VORLESUNGEN ÜBER VERGLEICHENDE ANATOMIE

VON

OTTO BÜTSCHLI †

PROFESSOR DER ZOOLOGIE IN HEIDELBERG

4. LIEFERUNG

ERNÄHRUNGSORGANE

HERAUSGEGEBEN VON

F. BLOCHMANN UND **C. HAMBURGER**
TÜBINGEN HEIDELBERG

MIT TEXTFIGUREN 1—274

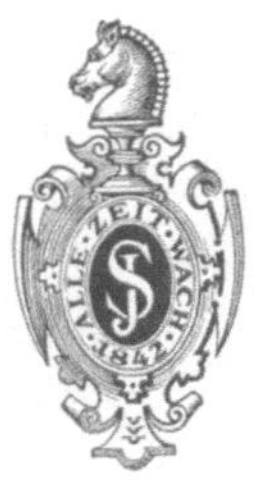

SPRINGER-VERLAG BERLIN HEIDELBERG GMBH 1924

ISBN 978-3-642-98750-2   ISBN 978-3-642-99565-1 (eBook)
DOI 10.1007/978-3-642-99565-1

Alle Rechte, insbesondere das der Übersetzung in fremde Sprachen, vorbehalten.

Inhaltsverzeichnis.

VORLESUNGEN ÜBER VERGLEICHENDE ANATOMIE

VON

OTTO BÜTSCHLI†

PROFESSOR DER ZOOLOGIE IN HEIDELBERG

5. LIEFERUNG

LEIBESHÖHLE

ÜBERARBEITET UND HERAUSGEGEBEN VON

C. HAMBURGER

HEIDELBERG

MIT TEXTFIGUREN 275—389

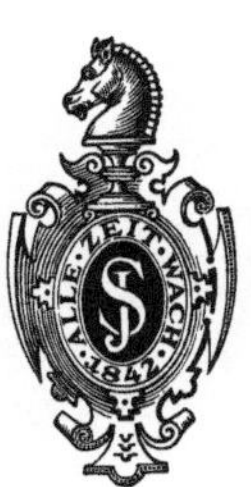

SPRINGER-VERLAG BERLIN HEIDELBERG GMBH 1931

ISBN 978-3-642-98750-2   ISBN 978-3-642-99565-1 (eBook)
DOI 10.1007/978-3-642-99565-1

Vorwort.

Herr Professor BLOCHMANN sah sich im Herbst 1928 aus Gesundheits-rücksichten genötigt, die Arbeit an diesem Werke ganz niederzulegen, nachdem er schon mehrere Jahre durch eine sehr angegriffene Gesundheit in der Arbeit stark behindert war. Es ist dies im Interesse des Werkes außerordentlich zu bedauern.

Auf Wunsch der Verlagsbuchhandlung übernahm die Unterzeichnete die weitere Herausgabe trotz der Größe der Verantwortung und der ganz außerordentlichen Schwierigkeit der übernommenen Aufgabe, um das Zu-endeführen des Bütschli'schen Werkes zu ermöglichen.

Die gründliche Durcharbeitung und teilweise notwendige Umarbeitung des nicht völlig druckfertig hinterlassenen Manuskriptes (z. T. unter starker Vermehrung der Abbildungen), die vielfach auch durch die jahrelang zurückliegende Niederschrift desselben nötig wurde, besorgt die Unter-zeichnete. Herr Professor v. BUDDENBROCK-Kiel stellte sich in dankens-werter Weise für eine eingehende kritische Durchsicht dieser Arbeit und, ebenso wie Herr Dr. LOESER-Dillingen, für das Mitlesen der Korrekturen freundlichst zur Verfügung. —

Verlag und Herausgeber haben sich entschlossen, das kurze Kapitel „Leibeshöhle" für sich drucken zu lassen, um die in dem Erscheinen des Werkes eingetretene Pause nicht zu verlängern und auf die Fortführung des Werkes aufmerksam zu machen.

Es ist beabsichtigt, „Atemorgane und Blutgefäß-System" in etwa $2^1/_2$ Jahren zur Veröffentlichung zu bringen, was sich dadurch ermöglichen lassen wird, daß neben dem Manuskript von Bütschli für beide Kapitel schon wichtige Vorarbeit geleistet ist.

Vor allem liegt eine weitgehende Durch- und Umarbeitung der „Atem-organe der Mollusken und Echinodermen" mit zahlreichen neuen Figuren von Herrn Professor BLOCHMANN vor und für das Kapitel „Blutgefäß-System", zu dem Figuren noch großenteils fehlten, hat die Unterzeichnete gleichfalls schon größere Vorarbeiten gemacht. Die Lieferung Leibeshöhle wird als Lieferung V, die folgenden Lieferungen „Atemorgane und Blut-gefäß-System" als Lieferung VI und VII bezeichnet werden. Lieferung VIII: Excretions- und Geschlechtsorgane ist ganz neu zu bearbeiten. Den Abschnitt über die wirbellosen Tiere wollen v. BUDDENBROCK und HAMBURGER gemeinsam bearbeiten, während für die Bearbeitung der Wirbeltiere Herr Professor HOEPKE-Heidelberg gewonnen wurde, so daß voraussichtlich in etwa 4 Jahren das Werk abgeschlossen vorliegen wird.

Für manche wertvolle Auskunft sowie die Überlassung von Literatur, Präparaten und Zeichnungen bin ich, ganz besonders den Herren ELZE-Rostock, HERBST-Heidelberg, HÖRSTADIUS-Stockholm, KALLIUS-Heidelberg, NAEF-Kairo und VAN WIJHE-Groningen, zu aufrichtigem Danke ver-pflichtet.

Die Verlagsbuchhandlung ist wie stets bemüht gewesen durch groß-zügige Bewilligung von Abbildungen für eine gute Ausstattung des Werkes zu sorgen.

Heidelberg, im Juni 1931.   **C. Hamburger.**

Inhaltsverzeichnis.

VORLESUNGEN ÜBER VERGLEICHENDE ANATOMIE

VON

OTTO BÜTSCHLI†

PROFESSOR DER ZOOLOGIE IN HEIDELBERG

6. LIEFERUNG

ATEMORGANE

ÜBERARBEITET UND HERAUSGEGEBEN VON

C. HAMBURGER

HEIDELBERG

UNTER MITWIRKUNG VON

F. BLOCHMANN† UND **W. v. BUDDENBROCK**
TÜBINGEN KIEL

MIT TEXTFIGUREN 390—650

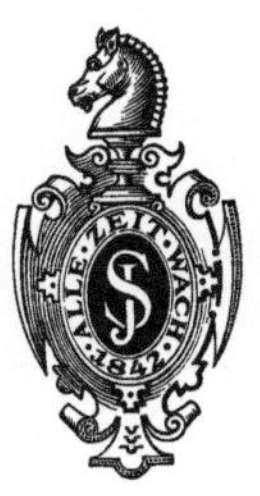

SPRINGER-VERLAG BERLIN HEIDELBERG GMBH 1934

ISBN 978-3-642-98750-2   ISBN 978-3-642-99565-1 (eBook)
DOI 10.1007/978-3-642-99565-1

Inhaltsverzeichnis

4. Abschnitt.

Vergleichende Anatomie der Metazoen.

7. Kapitel. Ernährungsorgane.

Einleitung.

Wie schon in der allgemeinen Einleitung (s. Bd. I, S. 7) dargelegt wurde, unterscheiden sich die Spongien in der Ausbildung ihres Ernährungsapparats so wesentlich von den übrigen Metazoen, daß wir die letzteren als Eumetazoen ihnen gegenüberstellen. — Im Folgenden wird dies noch näher zu begründen sein. — Dort wurde ferner hervorgehoben, daß die Eumetazoen von einer gasträaartigen Urform abgeleitet werden können, deren Entoderm als Urdarm die nahrungsaufnehmende und verdauende Höhle (*Gastralhöhle*) umschloß, aus welcher sich in der Eumetazoenreihe der gesamte Darmapparat mit seinen verschiedenartigen Abschnitten und Anhängen unter allmählicher Komplikation entwickelte, abgesehen von dem Teil des ursprünglichen Entoderms, welches an der Bildung des Mesoderms und seiner Derivate, namentlich auch der Coelomhöhle teilnahm. Demnach bildet ein vom Entoderm stammender, einfacher bis komplizierterer Darmapparat mit seiner Verdauungshöhle eine typische Auszeichnung der Eumetazoen, was jedoch nicht ausschließt, daß er gewissen Abteilungen, oder auch einzelnen Formen, fehlen kann. — In solchen Fällen ist jedoch unschwer nachzuweisen, daß es sich um die Rückbildung eines ursprünglich vorhanden gewesenen Darmapparats handelt. Alle Stufen solcher Rückbildung kommen vor; so in nicht wenigen Fällen ein Verlust des Afters und Enddarms (z. B. bei vielen *Asteroideen* unter den Echinodermen, bei einzelnen *Rotatorien, Nematoden* und anderen), woran sich manchmal eine noch weitergehende Reduktion des Apparats schließen kann. Die Gründe der Rückbildung können verschiedene sein, in erster Linie aber der Übergang zu parasitischer Lebensweise, welche eine völlige Veränderung der Nahrungsaufnahme hervorrufen, so den Darmapparat außer Tätigkeit setzen und rudimentär werden lassen, ja selbst sein völliges Eingehen hervorrufen kann. Beispiele hierfür bieten parasitische Formen der verschiedensten Abteilungen, vor allem der Würmer.

Unter den parasitischen *Nematoden* wird, im Anschluß an den Verlust des Afters und Enddarms, auch der Darm nicht selten rudimentär und funktionsunfähig, wie bei manchen *Filarien*, den *Mermitiden* und den sich anschließenden *Gordiiden*. Auch die *Acanthocephalen* haben den Darm völlig verloren, was ebenso bei allen *Cestoden* und gewissen *Trematoden* eingetreten ist. Da die übrigen Formen der letzteren Gruppe einen wohlausgebildeten Darm besitzen und auch bei der Sporocystengeneration der digenetischen Trematoden der Darm ganz ausgefallen ist, während er bei der Reliengeneration noch rudimentär existiert, so erscheint auch in diesen Fällen der Verlust durch Reduktion ganz zweifellos. — Ähnliche Erscheinungen treten bei parasitierenden Formen anderer Abteilungen auf; den parasitischen

Rhizocephalen unter den Cirripedien fehlt der Darm völlig, und auch eine in der Jugend parasitierende Gruppe der Copepoden (*Monstrillidae*) hat ihn verloren. — Auch gibt es eine Anzahl parasitisch gewordener *Gastropodenfamilien* (*Pyramidellidae, Eulimidae, Entoconchidae*), deren Darm mehr oder weniger reduziert, ja selten (*Enteroxenos*) ganz eingegangen ist.

Ein zweiter Grund, welcher die Rückbildung des Darmapparats hervorrufen kann, ist die erworbene Kleinheit und namentlich auch Kurzlebigkeit mancher Formen. Diese Erscheinung hat sich gleichfalls in verschiedenen Abteilungen selbständig hervorgebildet.

Wir begegnen ihr vor allem bei den Männchen fast sämtlicher *Rotatorien*, die, im Gegensatz zu den Weibchen, meist sehr stark verkleinert sind und selten auftreten. Da die Gattung *Seison* noch große Männchen mit normalem Darm besitzt und eine zweite Gattung (*Apodoides*) in der Jugend noch einen Darm besitzt, der im erwachsenen Zustand verkümmert, so bestätigt dies die Rückbildung des Apparats bei der großen Mehrzahl der Männchen. — Ähnliche Verhältnisse zeigen gewisse *Cirripedien*, bei welchen neben einer hermaphroditischen oder einer weiblichen Generation noch kleine sog. *komplementäre* Männchen auftreten, deren Darm geschwunden sein kann (*Cryptophialus, Ibla*, gewisse *Scalpellum*-Arten).

Eine dritte Quelle von Rückbildungserscheinungen steht mit der Koloniebildung im Zusammenhang. Bei den Kolonien sowohl von Cölenteraten (*Hydromedusen* und *Octocorallen*), als von *Bryozoen* und gewissen *Tunicaten* treten nicht selten Reduktionserscheinungen gewisser Individuen auf, welche auch den Ernährungsapparat ergreifen können, da die normalen Individuen in diesen Fällen als Ernährer der rückgebildeten zu funktionieren vermögen.

So können den rückgebildeten die Tentakel für die Nahrungszufuhr fehlen; der Mund kann sehr verengert sein oder auch ganz fehlen. Schließlich geht in extremen Fällen die ernährende Höhle, ja der gesamte Darmapparat, verloren.

Die primitiven Metazoen zeigen noch eine direkte Aufnahme der Nahrungspartikel durch die Nähr- und Entodermzellen, welche jener der Protozoen völlig entspricht, d. h. die Nahrungspartikel werden von den Nährzellen mittels pseudopodienartiger Fortsätze oder auch in anderer Weise ergriffen und dem Zellplasma einverleibt, in welchem sie wie bei den Protozoen verdaut werden. Diese *phagocytäre* oder *intracelluläre* Nahrungsaufnahme und Verdauung finden wir bei den *Spongien* und den *Cölenteraten* wohl allgemein, aber auch noch bei den primitiveren *Würmern* (*Plathelminthen*). Doch haben sich solche Vorgänge vereinzelt auch bei höheren Metazoen erhalten oder wieder hergestellt, so bei gewissen *Gastropoden* und wahrscheinlich auch einigen *Arthropoden* (*Milben*). Schon bei den Cölenteraten und Plathelminthen scheint es jedoch sicher, daß gewisse Entodermzellen auch verdauende Fermente (*Enzyme*) in die Darmhöhle entleeren können, welche hauptsächlich den Zerfall größerer Nahrungskörper in kleinere Partikel bewirken, die der Phagocytose zugänglich sind. Diese hier gewissermaßen in den Anfängen auftretende extracelluläre Verdauung wurde bei den übrigen Metazoen zur Regel. Die Auflösung oder chemische Zerlegung der Nahrung geschieht hier in der Verdauungshöhle mit Hilfe von Enzymen (speziell *Proteasen, Amylasen* und *Lipasen*), worauf die gelösten Nährstoffe von den Entodermzellen aufgesaugt (resorbiert) werden. Daß sich der Darmapparat im Zusammenhang mit der allmählich höher gesteigerten extracellulären Verdauung durch Entwicklung drüsiger Anhänge kompliziert, ist leicht verständlich.

A. Spongiae.

Die schon betonte Sonderstellung dieser Gruppe spricht sich vor allem darin aus, daß ihre *Nährzellen* (häufig als Entodermzellen bezeichnet) einen eigentümlichen Bau besitzen, wie er bei den Eumetazoen nicht vorkommt, dagegen jenem der früher erwähnten protozoischen *Choanoflagellaten* (s. Bd. I, S. 72, Fig. 9 *A*) ungemein gleicht. Wie letztere besitzen die Nährzellen der Spongien (*Choanocyten*, Fig. 1 *B*) eine meist recht lange Geißel, deren Basalteil von einem zarten plasmatischen Kragen umhüllt wird, auf dessen Boden die Geißel von einem *Basalkorn* (oder *Blepharoblast*) entspringt, das oberflächlich oder tiefer in der Zelle liegt und sich bei der Zellteilung wie ein Centrosom verhält.

Daß diesen Choanocyten in Übereinstimmung mit den Choanoflagellaten auch eine contractile Vacuole zukommt, scheint nach den neueren Erfahrungen unwahrscheinlich. Sicher dagegen ist, daß sie kleine Nahrungspartikel aufnehmen, zweifelhaft aber, ob dies genau ebenso wie bei den Choanoflagellaten geschieht; angeblich sollen dabei pseudopodienartige Fortsätze, welche sich in der Umgebung des Kragens bilden, mitwirken. Die Choanocyten sind, wie die Schwammzellen überhaupt, recht klein, und ihr einkerniger Körper ist entweder flach (z. B. *Hexactinelliden*) oder höher, bis cylindrisch; doch ist ihre Form veränderlich, ebenso auch der Kragen contractil; ja er vermag sich vorübergehend ganz zurückzubilden. — Die Teilung ist wie bei den Choanoflagellaten eine Längsteilung; doch wurde gelegentlich auch Querteilung beschrieben.

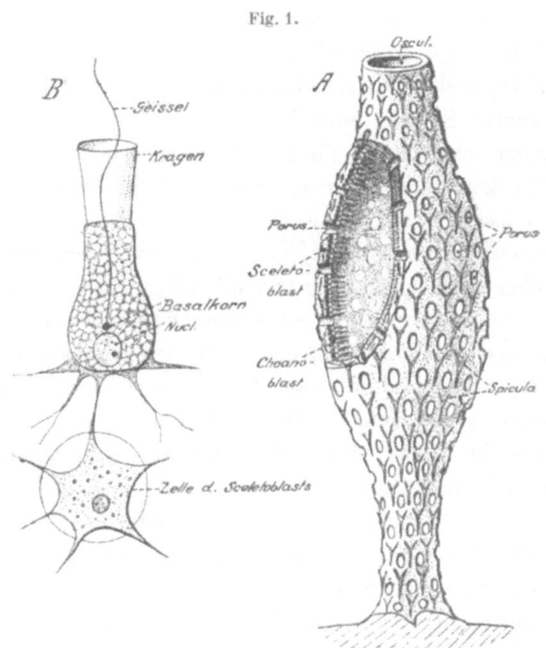

A Einfache Asconide (Kalkschwamm) schematisch; ein Stück der Wand herausgeschnitten, um die Centralhöhle mit der Choanocytenschicht zu zeigen (nach HAECKEL 1872, etwas verändert). *B* Euspongia (Hornschwamm); eine Choanocyte im Zusammenhang mit einer Zelle des Sceletoblasts (nach BURCK 1909). C. H.

Abgesehen von den eigentümlichen Choanocyten bieten jedoch auch der Bau der erwachsenen Spongien und ihre Ontogenie noch zahlreiche Besonderheiten, welche typische Verschiedenheiten der Gruppe von den Eumetazoen erkennen lassen.

Die einfachst gebaute Schwammform zwar (*Olynthus* form), wie sie sich allein bei gewissen *Calcarea* (*Homocoela*, *Asconida*) fortdauernd erhielt, bietet in ihrer Gesamterscheinung (Fig. 1 *A*) eine gewisse Ähnlichkeit mit einer Gastraea oder einem einfachen Hydroidpolypen. Sie erscheint als ein becher- bis schlauchförmiger Organismus, der mit dem Basalende festgeheftet ist (was ja überhaupt für fast alle Spongien gilt), während das entgegenstehende freie Ende weit geöffnet ist (*Osculum*). Das Körperinnere enthält eine weite Höhle (*Centralhöhle*, häufig *Gastralhöhle* genannt), so daß die Körperwand relativ dünn bleibt. Die Centralhöhle wird von einem einfachen Choanocytenepithel ausgekleidet (auch als *Gastralschicht* oder *Gastrallager* bezeichnet), zu der sich eine äußere dünne Lage (*Dermallager, skeletogene Schicht, Sceleto-* oder *Epiblast*) von meist bindegewebiger Beschaffenheit gesellt, in welcher die früher (Bd. I, S. 157) erwähnten Spicula entstehen, und deren oberflächlichste Zellen sich häufig zu einem sehr flachen Epithel differenzieren. — Als ein Hauptcharakter der Spongien tritt ferner hinzu, daß die Körperwand von zahlreichen feinen Poren durchsetzt wird, durch welche das Wasser samt den Nahrungspartikeln in die Centralhöhle einströmt, um schließlich durch das Osculum wieder auszutreten, wobei es hauptsächlich von den Choanocytengeißeln in Bewegung gesetzt wird.

Aus einer solch einfachen Olynthusform entwickelt sich die Gruppe der *homocölen Calcarea* (*Asconen*) zu etwas komplizierterem Bau. So bilden sich gelegentlich radiäre Längsfalten der Choanocytenschicht, die in die Centralhöhle vorspringen. — Häufig (besonders *Leucosolenidae*) wächst die Olynthuswand in äußere, fingerartige bis verzweigte hohle Fortsätze aus, in welche sich die Choanocytenschicht fortsetzt, die also den Bau der Olynthuswand zeigen. Gleichzeitig kompliziert sich der Bau in dieser Gruppe häufig noch durch Koloniebildung, welche durch Längsteilung oder Sprossung des einfachen Olynthus geschieht, und wobei im allgemeinen jedes der neu gebildeten Individuen ein Osculum erhält; die Centralhöhlen aller Individuen stehen in offenem Zusammenhang. Die besondere Ausgestaltung solcher Kolonien kann sehr verschieden sein.

Etwas anders bilden sich kompliziertere Formen in der Gruppe der *Clathriniden*. Bei diesen entwickelt die Olynthuswand nach außen gerichtete, faltenartige, meist mehr oder weniger längs gerichtete Erhebungen, die sich endlich bis auf ihre beiden Enden von der Wand abschnüren, so daß durch Fortschreiten dieses Prozesses aus dem Olynthus schließlich ein zusammenhängendes, netzartig anastomosierendes Röhrenwerk entsteht, dessen Hohlräume oder Kanäle gleichmäßig von der Choanocytenschicht ausgekleidet werden. — Auch die Clathriniden erlangen einen sehr verschiedenen Komplikationsgrad. In der Regel zeigen sie geringe Neigung zur Koloniebildung, besitzen also meist nur ein einfaches Osculum ihres Röhrenwerks. Zwischen den Maschen des letzteren liegen Zwischenräume, das *Interkanalsystem*, welches namentlich dann schärfer hervortritt, wenn sich, wie dies zuweilen eintritt, die äußeren Partien des Röhrenwerks verwachsend zu einem *Pseudoderm* mit Lücken (*Pseudoporen* oder

Ostien) vereinigen, durch welche das Wasser in das Interkanalsystem und schließlich in die primären Poren eintritt.

Die ursprüngliche Centralhöhle kann in das Röhrenwerk völlig aufgehen oder sich auch als erweiterte sog. *Kloakalhöhle* erhalten. Bei gewissen Formen aber bildet sich auch aus dem Interkanalsystem eine ansehnliche Höhle (*Pseudogaster*) hervor, die durch ein Pseudosculum mit der Außenwelt kommuniziert. Dieser Pseudogaster ist dann natürlich nicht von Choanocyten ausgekleidet.

Der gemeinsame Charakter aller der im Vorstehenden besprochenen homocölen Calcarea besteht demnach darin, daß ihr aus der Centralhöhle in verschiedener Weise hervorgehendes Röhren- oder Kanalsystem gleichmäßig von

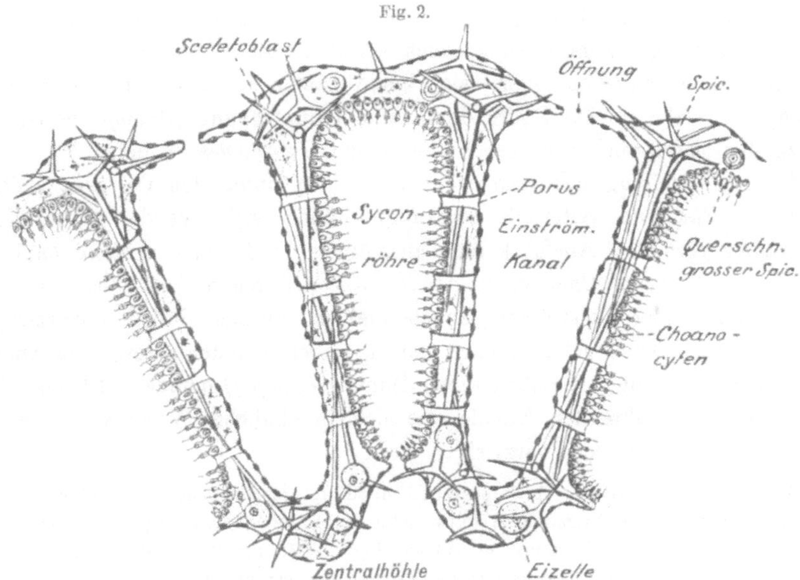

Syconform (Kalkschwamm) mit verwachsenen Syconröhren. Kleines Stück eines Querschnitts durch die Körperwand, mit verschiedenartigen Spicula: Ein-, Drei- und Vierstrahler (nach Minchin 1900 kombiniert). C. H.

der Choanocytenschicht ausgekleidet wird. Diesem Verhalten stehen die übrigen Calcarea, sowie alle übrigen Spongien gegenüber, bei welchen sich die Choanocyten auf gewisse Partien des Röhren- oder Kanalsystems zurückziehen. Die hierher gehörigen Calcarea wurden deshalb auch als *Heterocoelia* zusammengefaßt, zeigen aber zwei verschiedene Ausbildungstypen. — Der Bau der einfacheren Gruppe (*Syconida*, Fig. 2) läßt sich von dem der Leucosoleniden herleiten, nämlich durch Bildung radiär gerichteter, etwa fingerförmiger Ausstülpungen (*Tuben, Röhren*) auf der Oberfläche der olynthusartigen Ausgangsform. Im Gegensatz zu den Leucosoleniden, welche ja häufig ähnliche Ausstülpungen besitzen, zieht sich jedoch die Choanocytenschicht bei der Weiterentwicklung ausschließlich in diese *Syconröhren* zurück, während vom Osculum aus das flache Epithel der Dermallage in die Centralhöhle hineinwächst und hier die Stelle jener einnimmt.

Wenigstens ist dies die gewöhnliche Deutung dieser Umbildung, gegenüber der jedoch auch die Ansicht vertreten wird, daß das Epithel der Centralhöhle durch Umbildung ihrer ursprünglichen Choanocytenlage entstehe.

Bei einem Teil der Syconiden erheben sich die Syconröhren frei auf der Schwammwand; meist treten sie jedoch so dicht und zahlreich nebeneinander auf (Fig. 2), daß sie sich berühren und untereinander teilweise verwachsen, wobei gleichzeitig durch die Verwachsung ihrer Distalenden ein Pseudoderm mit Ostien entsteht, welche in die zwischen die Röhren radiär hineintretenden Interkanäle (*zuführende Kanäle*) führen, die durch unvollständige Verwachsung der Röhren entstanden sind. Das Pseudoderm kann sich gelegentlich verdicken und eine Art äußerer Rinde (*Cortex*) bilden; die Tuben selbst können durch Verzweigung komplizierter werden; auch vermögen sie sich gegen die Centralhöhle mehr abzuschließen, wobei sich kurze Kanäle aus der Centralhöhle ausstülpen, in welche je eine Röhre durch eine feine Öffnung (*Apopyl*, im Gegensatz zu den einführenden primären Poren oder *Prosopylen*) mündet.

In der Abteilung der *Leuconen* (s. Fig. 3 B) unter den Calcarea endlich erfährt der Bau eine weitere Komplikation, indem sich aus der Centralhöhle solch radiär gerichtete Ausführkanäle ausstülpen, in die eine größere Zahl relativ kurzer Röhren mit Choanocyten (*Geißelkammern* genannt) münden (Fig. 3 B). Diese Ausführ- oder Ausströmungskanäle bleiben zuweilen einfach unverzweigt, meist aber verzweigen sie sich nach außen, wobei in jeden Zweig eine Anzahl der Kämmerchen mit gewöhnlich weiter Öffnung *(Apopyl)* münden. Ebenso sind auch meist die zuführenden Kanäle, die sich in ähnlicher Weise wie jene der Syconiden ableiten lassen, verzweigt.

Wie dieser Bau entstand, ob durch eine Umbildung ursprünglicher Syconröhren, analog der ersten Entstehung der Syconröhren selbst, oder durch Vermehrung ursprünglich einfacher Röhren (Kämmerchen) durch Teilung, so daß an einem Ausführkanal schließlich eine größere Zahl solcher entstand, scheint zwar noch etwas unsicher; das letztere ist jedoch wahrscheinlicher.

Während sich die meisten *Kiesel-* und *Hornschwämme* (auch als *Demospongiae* zusammengefaßt) im Bau ihres Kanalsystems den Leuconen nahe anschließen, bleiben die *Hexactinelliden* (Glasschwämme) primitiver, indem ihr Bau mehr an jenen der Syconen erinnert. Ihre Choanocyten liegen nämlich ebenfalls in radiär gerichteten, etwa fingerhutförmigen Tuben oder Kammern, die in meist einfacher Lage etwa die mittlere Region der ziemlich dicken Körperwand bilden (Fig. 3 A). Jede poröse Tube oder Kammer ist nach außen geschlossen, nach innen dagegen mit einer weiten Öffnung (*Apopyl*) versehen, welche jedoch nicht direkt in die Centralhöhle führt, da sich zwischen die Tubenlage (*Choanosom*) und die Centralhöhle eine Lage von syncytial zusammenhängenden, verästelten Zellen (inneres oder *subgastrales Trabekelwerk*) schiebt, wie es auch äußerlich die Tubenschicht überkleidet. Eigentliche Kanäle, wie bei den heterocölen Calcarea, finden sich in diesem Trabekelwerk nicht, vielmehr strömt das Wasser nur in dessen Maschen; ebenso fehlt eine Intercellularsubstanz zwischen den verästelten Zellen des Trabekelwerkes völlig, so daß gerade die Hexactinelliden in dieser Hinsicht primitive Verhältnisse darzubieten scheinen. — Die Tubenlage kann sich dadurch komplizieren, daß sie inner-

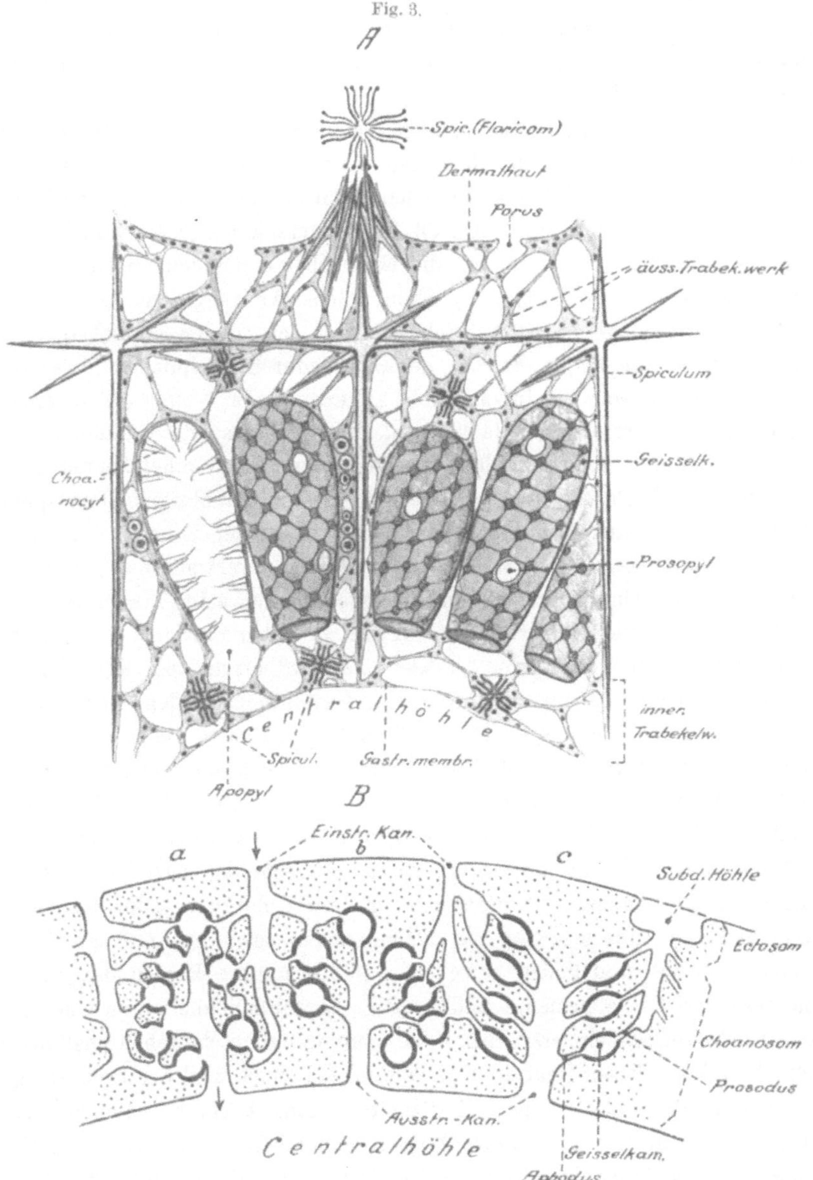

Spongiae. *A* Querschnitt durch einen kleinen Teil der Wand eines Hexactinelliden mit einigen Geißelkammern (nach F. E. SCHULZE 1887 und IJIMA 1901). *B* Drei Schemata des Kanalsystems der heterocölen Calcispongien, sowie der Demospongien kombiniert (mit Benutzung von MINCHIN 1900). O. B. u. v. Bu.

halb der Körperwand faltig wird, wodurch nach außen gerichtete Erhebungen, sowie andererseits eine Art ausführender Kanäle entstehen, die gegen die

Centralhöhle gerichtet, jedoch stets durch das subgastrale Trabekelwerk von ihr abgeschlossen sind. Auch finden sich Formen mit nach außen mehr oder weniger verästelten Tuben. — Interessant scheint ferner, daß die Choanocytenschicht der benachbarten Tuben bei den *Hyalonematiden* kontinuierlich zusammenhängt, also ein Verhalten darbietet, welches an das der homocölen Calcarea erinnert.

Wie schon bemerkt, schließen sich die Bauverhältnisse der *Demospongien* in gewissem Grad an die der leuconen Kalkschwämme an. Die Ausgangsform wäre auch hier ein mit einfacher Centralhöhle versehener Schwamm, der in seiner Wand eine große Anzahl Choanocytenkämmerchen führt, die mit weiter Öffnung (Apopyl) direkt in die Centralhöhle münden, nach außen dagegen durch ein feines Prosopyl. Eine solche Ausgangsform (*Rhagontypus*) ist jedoch nicht mehr erhalten, vielmehr hat sich in den einfachsten Fällen (z. B. *Plakina monolopha, Oscarella*) der Bau dadurch kompliziert, daß sich die freie Wand des Schwammes in zahlreiche Divertikel oder Falten erhob, zwischen welchen also zuführende Kanäle bleiben, ähnlich etwa wie bei den Syconen, jedoch dadurch unterschieden, daß im allgemeinen jedes Geißelkämmerchen nur einen zuführenden Porus (Prosopyl) besitzt. Bei allen übrigen Demospongien wird der Bau verwickelter, indem die Distalenden der Erhebungen zu einer von Ostien durchsetzten *Dermalhaut (Pseudoderm)* verwuchsen. Auf solche Weise bildet sich ein nach außen mehr abgeschlossenes Interkanalsystem oder ein zuführendes System von Kanälen, welche zuweilen auch als weitere, unter der Dermalhaut liegende Räume (*Subdermalhöhlen*) erscheinen, von denen die Poren in die Geißelkämmerchen führen. Gewöhnlich bilden sich aber von diesen Subdermalhöhlen ausgehende zuführende Kanälchen, die zu den Kämmerchen treten, und zwar derart, daß die Kanäle sich verästeln und ihre Endzweige je ein Kämmerchen versorgen (Fig. 3 *B*). — Nur selten bleibt die erwähnte Dermalhaut dünn; meist verdickt sie sich mehr oder weniger stark, so daß eine äußere Partie des Schwammkörpers zu unterscheiden ist, in welcher keine Kämmerchen vorkommen, sondern nur größere Hohlräume oder Kanäle (*Ectosome*) und eine innere Region mit Kämmerchen, sowie zu- und abführenden Kanälchen. Auch findet sich zuweilen, daß die äußere Region des Ectosoms durch besondere Skeletelemente und sonstige Eigentümlichkeiten zu einer eigenartigen Rinde differenziert erscheint. — Die ursprünglich einfachen ausführenden Kanäle bewahren diesen Charakter annähernd bei einem Teil der Demospongien, indem sie die mehr oder weniger entwickelten feinen Ausführkanälchen (*Aphodi*) einer großen Zahl der sie umlagernden Kämmerchen aufnehmen. — Bei den übrigen dagegen verzweigen sich die ausführenden Kanäle nach außen immer feiner, ebenso wie die zuführenden gegen innen, so daß jedes Kämmerchen gewissermaßen eine Erweiterung zwischen einem feinen zuführenden und einem ausführenden Kanälchenendzweig darstellt (*diplodaler Charakter*, Fig. 3 *B, c*). Die flachen Epithelzellen, welche die ausführenden Kanälchen auskleiden, können bei gewissen Demospongien eine Geißel tragen.

In der vorangehenden kurzen Schilderung des allgemeinen Aufbaues des ernährenden Kanalsystems der heterocöl gebauten Schwämme wurden die Verhältnisse eines einzelnen, dem Normalbau entsprechenden, also mit Osculum und Centralhöhle versehenen Schwammindividuums vorausgesetzt. Dieser Bau kann jedoch eine große Zahl von Abänderungen erfahren, sei es durch Koloniebildung, sei es durch eigenartige Umbildungen. So vermag sich in gewissen Fällen das Osculum und die Centralhöhle sehr zu erweitern, wobei das Schwammindividuum Becher- bis Schalenform annimmt; ja es kommt vor, daß die Centralhöhle durch Abflachung und Ausbreitung völlig schwindet, also zu einem Teil der Oberfläche wird, und Zu- wie Abfuhr des Wassers durch die Poren oder Ostien geschehen muß. — Ein ähnlicher Zustand kann ferner dadurch entstehen, daß das Osculum, welches sich durch die früher erwähnten (Bd. I, S. 401) contractilen Faserzellen, ebenso wie die Poren und Ostien, vorübergehend zu schließen vermag, durch eine von Ostien durchsetzte *Siebplatte* dauernd geschlossen wird. Wird eine solche Schlußmembran dicker und der übrigen Schwammrinde ähnlich, so fehlt also ein eigentliches Osculum; gesellt sich dazu noch Verengerung und Undeutlichwerden der Centralhöhle, so wird der Bau des ursprünglichen Schwammindividuums ganz verwischt.

Die im allgemeinen meist als eine Art Sprossungsprozeß verlaufende Koloniebildung erzeugt mannigfach verästelte und verzweigte Schwammformen, die ihren kolonialen Charakter häufig noch dadurch verraten, daß jedes Zweigende ein Osculum besitzen kann. Häufig ist dies aber nicht mehr an allen Zweigen der Fall, oder die einzelnen Oscula erheben sich nur sehr wenig papillenartig über die Oberfläche, so daß der koloniale Charakter undeutlich wird oder schließlich nicht mehr sicher festzustellen ist.

Die schon bei den Calcarea erwähnte Entstehung eines Pseudogasters, d. h. einer scheinbaren Centralhöhle, kommt auch bei den Demospongien wohl zuweilen vor.

Ganz besondere Bildungsverhältnisse treten bei einzelnen, nicht festgewachsenen *Tetractinelliden* auf; so bei *Tribrachion* die Entwicklung einer langen Röhre, an deren Ende sich das Osculum findet, und bei *Disyringa* gesellt sich zu der langen Osculumröhre am entgegengesetzten Ende des etwa kugeligen Körpers ein ähnlich langes Zufuhrrohr, welches das Wasser in den Körper leitet, da sich die oberflächlichen Ostien rückgebildet haben.

B. Eumetazoa.

1. Coelenterata.

Schon in der allgemeinen Einleitung (Bd. I, S. 10ff.) wurde ausgeführt, daß sich der Bau der Gastrulaform bei den Cölenteraten im allgemeinen dauernd erhält; bei den einfacheren Formen noch in wenig veränderter Weise, bei den komplizierteren in höherer Ausgestaltung. Sämtliche Cölenteraten besitzen daher eine verdauende Gastralhöhle, die vom Entoderm ausgekleidet wird und durch eine einfache Urmundöffnung, welche zur Ein- wie Ausfuhr dient, nach außen führt. Dies schließt nicht aus, daß sich bei verschiedenen Gruppen

und an verschiedenen Stellen sekundäre porenartige Verbindungen der Gastralhöhle mit der Außenwelt bilden können, welche jedoch meist nicht die Funktion
eines Afters besitzen. — Früher (Bd. I, S. 10 und 156) wurde schon erörtert, daß
Ecto- und Entoderm bei den ursprünglichsten Cölenteraten *(Hydropolypen)* nur
durch eine zellenlose Stützlamelle voneinander geschieden sind, während sich
zwischen ihnen bei den höheren ein mehr oder weniger ansehnliches Mesenchymgewebe entwickelt, das jedoch an einzelnen Körperstellen noch durch die
primitive Stützlamelle vertreten werden kann. — Charakteristisch für die Cölenteraten ist der strahlige oder radiär-symmetrische Bau, dessen wahrscheinliche Entstehungsbedingungen ebenfalls schon früher (Bd. I, S. 10) besprochen
wurden.

Die Gastralhöhle ist demnach im primitivsten Fall *(Hydropolypen)* ein einfacher weiter Hohlraum, der die äußere Körperform wiederholt, da die Körperwand dünn bleibt; andererseits kann sich die Höhle jedoch ansehnlich komplizieren, indem sie radiäre, taschenartige Ausstülpungen bildet *(Gastraltaschen)*,
welche peripher durch *Gastralsepten* geschieden werden *(Anthozoa)*. Oder es
kann sich vom Centralteil der Gastralhöhle aus ein System radiärer Kanäle
(Gastralkanäle) entwickeln, so daß die Gastralhöhle zu einem in verschiedenem Grad komplizierten *Gastrovascularsystem* wird, wie es bei den als Medusen bezeichneten Formen gewöhnlich der Fall ist. — In der Regel wird versucht, das kompliziertere Gastralsystem von zwei oder auch drei verschiedenen
Ausgangsformen abzuleiten; einmal dasjenige der Hydrozoa von dem einfachen
Urdarm der Hydropolypen, so daß also das komplizierte Gastrovascularsystem
der Hydromedusen direkt aus der einfachen Gastralhöhle entstanden sei. Im
Gegensatz dazu versucht man die als *Acalephen (Scyphomedusae)* zusammengefaßten medusenartigen Formen von einer Urform *(Scyphostoma)* abzuleiten,
deren Gastralhöhle mit vier radiären Gastraltaschen versehen war, und die gleiche
Urform wird häufig auch als Ausgangspunkt der *Korallenpolypen (Anthozoa)*
betrachtet; Acalephen und Anthozoen werden deshalb auch als *Scyphozoa* zusammengefaßt. Nicht ganz sicher erscheint es aber vorerst, ob sich die Urform dieser Gruppe wirklich ganz selbständig gebildet habe, oder ob sie phylogenetische Beziehungen zu vierstrahligen Hydromedusen besitzt. — Das Gastrovascularsystem der *Ctenophoren* zeigt einen sehr eigenartigen Bau und läßt
sich nur schwer von hydromedusenartigen Zuständen ableiten, obgleich ein
anderer Ausgangspunkt kaum bestimmt erwiesen scheint.

Die Koloniebildung, welche bei mehreren Cölenteratengruppen eine große
Rolle spielt, ruft Komplikationen im Bau der Gastralhöhlen der einzelnen Individuen hervor; in welcher Hinsicht allgemein gilt, daß die Gastralhöhlen aller
Einzelindividuen einer Kolonie zusammenhängen, indem sie aus der Knospung
oder Teilung eines Muttertiers hervorgehen, weshalb das Gastralsystem der
Kolonien ein gemeinschaftliches und daher auch häufig sehr kompliziertes ist.

Das einfache Entoderm der Gastraea hat sich bei den Cölenteraten stets
in verschiedenem Grade differenziert, indem neben den eigentlichen nahrungs-

aufnehmenden Zellen, die gewöhnlich eine oder mehrere Geißeln, seltener zahlreiche Cilien tragen, sich Drüsenzellen entwickelten, die an geeigneten Stellen reichlicher auftreten. — Wie schon früher dargelegt, wurde auch das Vorkommen von Sinneszellen im Entoderm mehrfach erwiesen (Bd. I, S. 648), und ebenso schon (S. 402) erörtert, daß die nahrungsaufnehmenden Zellen zugleich als Epithelmuskelzellen funktionieren können. Auch wird vielfach angegeben, daß Entodermzellen Nesselkaspeln zu bilden vermögen, obgleich in anderen Fällen nachgewiesen wurde, daß Ectodermzellen in die Gastralhöhle einwachsen und hier reichlich Nesselkaspeln enthalten können. — Wie schon oben (S. 2) hervorgehoben, gilt für die Cölenteraten die phagocytäre oder intracelluläre Verdauung, obgleich das Sekret der Drüsenzellen wohl eine gewisse Vorverdauung, resp. den Zerfall größerer Nahrungskörper bewirken kann.

Hydrozoa. Die einfachste Gastralhöhle finden wir bei den Polypenformen der Hydrozoa (s. Figg. 4 u. 5), wo sie im allgemeinen den weiten inneren Hohlraum des schlauch- bis becherförmigen, fast stets festsitzenden Körpers bildet und sich durch den Urmund am Ende eines distalen, gewöhnlich mehr oder weniger rüsselartig vorspringenden, kegelförmigen Abschnitts (*Proboscis, Hypostom*) öffnet. Die Mundöffnung ist häufig sehr erweiterungsfähig. — Da der festsitzende Basalteil des Polyps fast stets in einen, häufig langen, stielartigen Abschnitt (*Hydrocaulus*) ausgewachsen ist, so verengt sich in diesem Körperteil die Gastralhöhle kanalartig. — Charakteristisch für die meisten Hydropolypen ist die Bildung von Tentakeln, von welchen sich die den Mund umgebenden

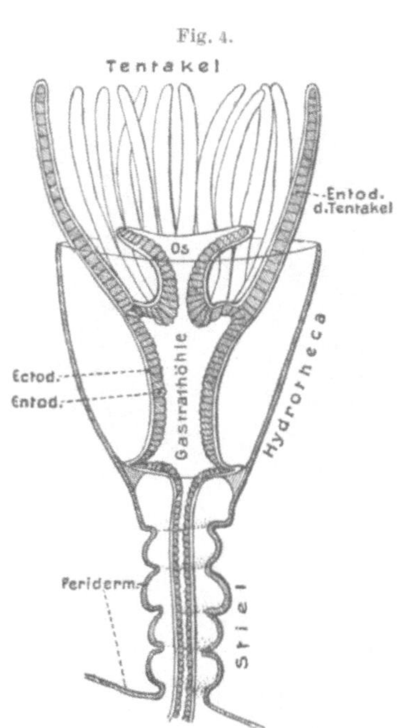

Obelia flabellata. Ein Polyp mit Hydrotheca; die Tentakel der dem Beschauer zugewendeten Seite nicht gezeichnet. Entoderm dunkel. Etwas schematisch. O. B.

an dem Nahrungserwerb beteiligen, die übrigen als Schutzorgane funktionieren. An der Tentakelbildung nimmt das Entoderm teil, und zwar meist so, daß eine einfache Reihe von Entodermzellen eine stützende Tentakelachse bildet, selten dagegen mehrere Reihen (z. B. *Tubularia*). Nur vereinzelt sind die Tentakel hohl (*Hydra, Myriothela* u. a.), indem von der Gastralhöhle ein Kanal bis zum Ende jedes Tentakels zieht. Tentakel fehlen bei Microhydra und Protohydra, ebenso bei manchen parasitisch oder epizoisch lebenden Arten.

Zahl und Stellung der Tentakel wechseln sehr; so finden sich Formen mit einem einzigen mundständigen (distalen) Tentakelkranz (z. B. *Hydra, Campanularidae,* Fig. 4), solche die außerdem noch einen proximalen besitzen (z. B. *Tubularia,* Fig. 5 *A*) und schließlich andere mit ganz unregelmäßig über den Körper verteilten Tentakeln (z. B. *Clavidae*). Die Tentakelzahl ist meist sehr groß, kann aber bis auf zwei, ja sogar einen einzigen herabsinken.

Wie gesagt, ist die Gastralhöhle in der Regel ein einfacher, nicht weiter untergeteilter Hohlraum, doch springt die Entodermschicht häufig etwas längsfaltig in ihn vor, ohne daß die Stützlamelle an dieser Faltenbildung teilnimmt. Kompliziertere Verhältnisse treten bei den *Tubularien* und Verwandten auf (s. Fig. 5 A), indem hier im Basalteil der eigentlichen Gastralhöhle, über dem Beginn des Stielkanals ein Ringwulst tief in die Höhle vorspringt, der diesen Abschnitt der Höhle stark einengt. Dieser Wulst entsteht dadurch, daß das Entoderm in dieser Region, in welcher der proximale Tentakelkranz entspringt, außerhalb des

Fig. 5.

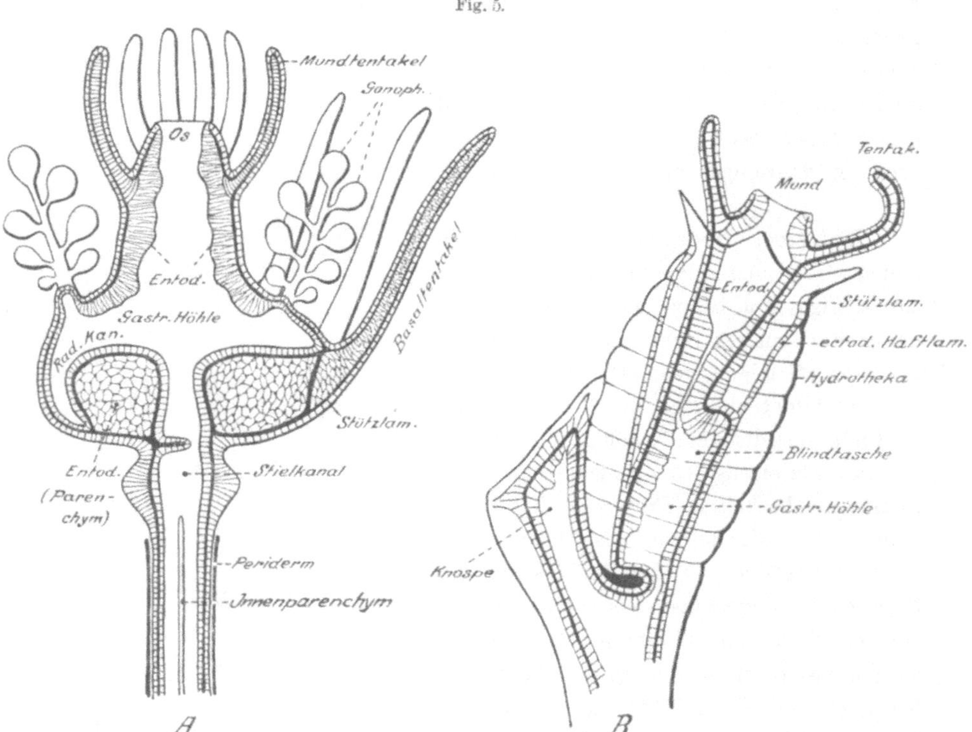

Hydropolypen. *A* Schematischer Längsschnitt durch die Hauptachse einer **Tubularia** (nach KÜHN 1913). *B* **Sertularella crassicaulis**, Endpolyp mit einer Knospe. Polyp im optischen Längsschnitt (nach KÜHN 1909).   v. Bu.

eigentlichen Entoderms der Gastralhöhle, eine massige Anhäufung bildet. Zwischen je zwei der hinteren Tentakel senkt sich eine kanalartige Fortsetzung der Gastralhöhle gegen das Stieloberende hinab, die sogar bei *Amalthaea* durch einen feinen Porus nach außen münden soll. — Bei dem durch besondere Größe und seinen bilateralen Bau ausgezeichneten *Branchiocerianthus* findet sich an Stelle dieses entodermalen Ringwulsts eine tief in die Gastralhöhle einspringende Entodermfalte, so daß sich ein oraler und ein basaler Abschnitt der Gastralhöhle unterscheiden lassen. Das Tentakelentoderm bildet hier an seiner Basis keinen geschlossenen Ringwulst, sondern radiäre, streifenartige Fortsetzungen längs der Entodermfalte, und die erwähnten Radiärkanäle verlaufen ebenfalls horizontal längs der Falte. — Hierzu gesellt sich weiter bei größeren Tubularien eine ringförmig vorspringende Entodermfalte am Distalende des Stiels, welche dessen Kanal gegen die Gastralhöhle des Polypen (auch *Magen* genannt) mehr oder weniger abschließt und durch Verwachsung zu einer von mehreren

Löchern durchsetzten (*gefensterten*) Membran werden kann. Endlich kann der sonst einfache Stielkanal bei letzteren Formen durch Einwachsen des Entoderms in eine Anzahl Längskanäle zerlegt werden. — Auch die Gastralhöhle mancher *Campanulariden* (*Thecophora*) zeigt eine Differenzierung, und zahlreiche *Plumulariden* besitzen eine in die Höhle einspringende diaphragmaartige Ringfalte, welche sie in eine kleinere orale (*Vormagen*) und eine größere basale Höhle (*Hauptmagen*) scheidet. Letztere kann einseitig stärker ausgebuchtet sein, was namentlich im zurückgezogenen Zustand des Polypen eine Art von Blindsack hervorruft (*abcauliner Blindsack*), der auch bei den bilateral umgestalteten Polypen der meisten *Sertulariden* (s. Fig. 5 *B*, *Blindtasche*) gut entwickelt ist.

Die ungeschlechtliche Vermehrung durch Knospung, an der sich in der Regel beide Blätter beteiligen, führt bei den allermeisten Hydropolypen zur Bildung von Kolonien, indem die Knospen dauernd untereinander zusammenhängen. Nur selten (so bei *Hydra* und einigen anderen Gattungen) lösen sich alle oder gewisse Knospen vom Muttertier ab, oder die Polypenknospung ist ganz rückgebildet (*Corymorpha*). Wie schon erwähnt, folgt aus dieser Entstehung der Kolonien, daß die Gastralhöhlen ihrer Einzelpolypen (*Hydranthen*) untereinander kommunizieren, indem sie durch die Stiele zusammenhängen und jeder Stiel von seinem Kanal durchzogen wird, der mit demjenigen, aus dem er durch Knospung hervorging, oder auch einer Gastralhöhle selbst, in Verbindung steht. Die besondere Bildung dieser Zusammenhänge wird natürlich durch den Bau der einzelnen Kolonien bedingt, worauf hier nur flüchtig eingegangen werden kann.

Je nach ihrem Entstehungsprozeß lassen sich die Kolonien als *dendroidale* oder *stoloniale* unterscheiden. Bei den ersteren wächst der ursprüngliche Mutterpolyp der Kolonie frei empor, indem von seinem sich verlängernden Stiel seitlich neue Polypen hervorsprossen, die sich in ähnlicher Weise vermehren wie der erste. Letzterer Vorgang kann in zweierlei Weise verlaufen wie Fig. 6 *A* u. *B* zeigt, wodurch *monopodiale* (*A*) und *sympodiale* (*B*) Kolonien entstehen, die sich baumartig verzweigt erheben. Eine dritte Bildungsweise freier dendroidaler Kolonien (mit *axopodialem* Wachstum) erinnert an die gleich zu besprechenden stolonialen. — Eine stoloniale Kolonie (Fig. 6 *C*) entsteht dadurch, daß vom basalen Befestigungspunkt des Mutterpolypen hohle Ausläufer (*Stolonen*) des Hydrocaulus ausgehen, die auf der Unterlage hinkriechen und sich meist verzweigen, sowie anastomosieren. Aus diesen Stolonen entspringen die Knospen, welche sich demnach nebeneinander auf dem basalen Wurzelwerk (*Hydrorhiza*) erheben und überrindende Überzüge bilden. — Die oben erwähnten *axopodialen* Kolonien lassen sich derart auffassen, daß bei ihnen ein solcher Stolo frei emporwächst und zur Bildung einer den dendroidalen ähnlichen Kolonie führt. — Die Richtigkeit dieser Auffassung folgt aus dem Vorkommen von Kolonien, bei welchen sich ein frei aufsteigender Stamm (Rhizocaulus) bildet, der aus mehr oder weniger zahlreichen, dicht nebeneinander verlaufenden und häufig anastomosierenden Stolonen besteht, von denen die Hydranthen entspringen (s. Fig. 6 *D*). — Da die Stiele und Stolonen der Hydropolypen (Fig. 4, S. 11) stets von Periderm überzogen werden, so nimmt dies an der Bildung eines solchen Rhizocaulus mehr oder weniger Anteil und kann durch Verwachsung zur Festigung solcher Stämme beitragen. Ähnliches kann auch an den basalen Stolonen echt stolonialer Kolonien auftreten (z. B. *Hydractinia*), indem sie durch Verwachsung des Periderms benachbarter Stolonen zu einer von einem Kanalnetz durchsetzten Platte werden. Im allgemeinen schließen sich jenen baumförmigen Kolonien mit Rhizocaulus auch die korallenähnlichen Kolonien der *Hydrokorallinen* an, wenn wir uns vorstellen, daß bei ihnen statt des cuticularen Periderms zwischen den Stolonen des Rhizocaulus trabekuläre Kalkmasse abgeschieden wird.

Neben den typischen, seither besprochenen Polypen (*Hydranthen*) treten bei fast sämtlichen Kolonien auch besondere Individuen auf, die von der Polypenform mehr oder weniger abweichen. Sehr verbreitet sind besondere Geschlechtsindividuen oder *Gonophoren*, in denen die Geschlechtsprodukte zur

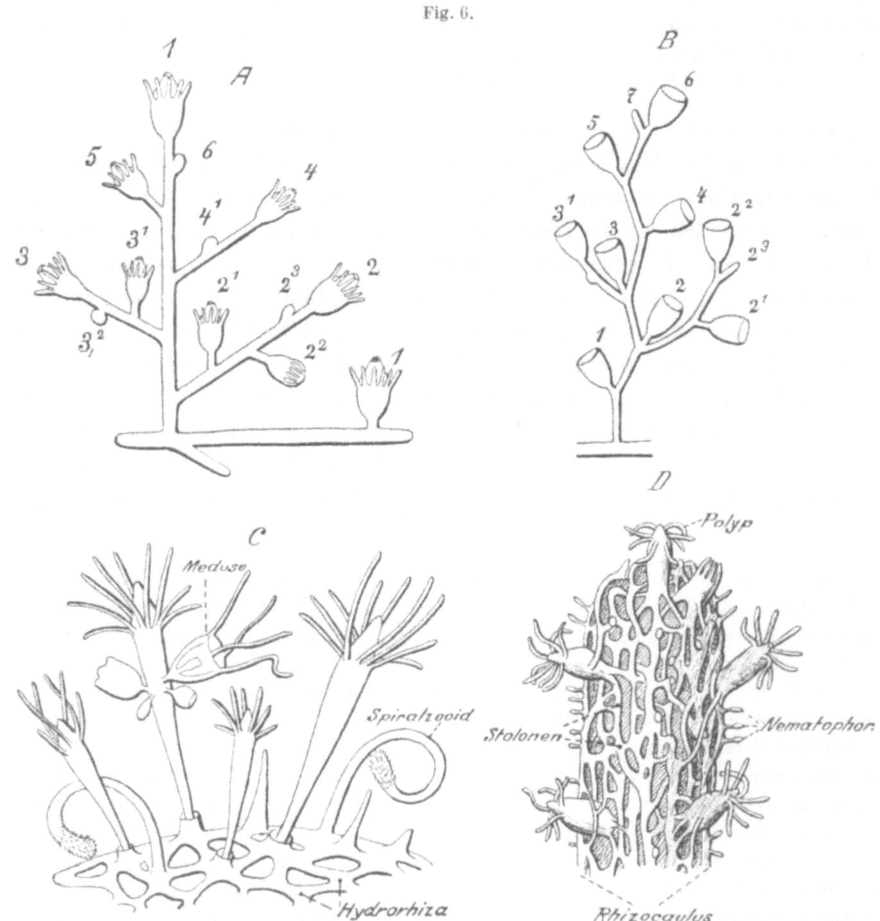

Hydroidea. Vier Schemata zur Koloniebildung der Hydropolypen. *A* Monopodiale Bildung; die successive hervorgewachsenen Individuen sind durch die Zahlen 1—6 u. s. f. bezeichnet. — *B* Sympodiale Bildung. Bez. wie in *A*. — *C* Stoloniale Bildung der Kolonie. — *D* Stoloniale Bildung der Kolonie (Chathrozoon Wilsoni) mit Erhebung freier Rhizocaulen; das Periderm ist nicht dargestellt und die oberflächlichen Polypen zum Teil entfernt. Ende mit Rhizocaulus. (*A* und *B* nach KÜHN 1913, *C* nach GROBBEN 1875 und HINCKS 1878, *D* nach W. B. SPENCER 1890.)　　　v. Bu.

Reife gelangen. Da diese Gonophoren in ihrer Majorität einen medusenförmigen Bau besitzen, so sollen sie erst später betrachtet werden. Hier sind nur diejenigen umgebildeten Individuen kurz zu besprechen, welche sich direkter von Polypen ableiten lassen, und die neben gewöhnlichen Hydranthen bei nicht wenigen Formen auftreten.

Hierher gehören in verschiedenem Grade zurückgebildete, meist reichlich mit Nesselkapseln versehene Polypen, die daher als Schutzorgane und z. T. auch Greiforgane für die

Nahrung dienen (*Machozooide*). Sie sind teils nur wenig rückgebildet, aber verlängert, und noch mit feiner Mundöffnung und kurzen Tentakeln versehen (*Spiralzooide* und *Dactylozooide* gewisser *Hydractinien, Hydrocorallinen* und anderer), bei denen aber auch Mund und Tentakel völlig schwinden können (s. Fig. 6 *C*). Selbst die Gastralhöhle kann sich schließen (*Clathrozoon*). — Letzteres findet sich auch bei den sehr stark rückgebildeten und verkleinerten Wehrpolypen (*Nematophoren*) der Campanulariden, die besonders regelmäßig bei den *Plumulariden* vorkommen, mit Hydrotheca versehen sind und häufig in regelmäßiger Verteilung die Hydranthen begleiten. Sie sind gewöhnlich sehr contractil und mit Nessel- sowie Klebzellen ausgerüstet. Ihre Funktion ist eine mannigfaltige und die Fähigkeit ihrer Ectodermzellen Pseudopodien zu bilden sehr eigentümlich.

Viele Hydroidkolonien sind ferner mit besonderen, tentakel- und mundlosen Polypen versehen, an denen sich die Geschlechtsknospen entwickeln (*Blastostyle*). Bei den Campanulariden besitzen letztere auch eine Theca (*Gonotheca*).

Eigentümlich verhalten sich die *Geschlechtsindividuen* gewisser Arten von *Myriothela* (Tubularide), wo der große einfache Hydranth zahlreiche mundlose, doch tentakeltragende Blastostyle hervorsprossen läßt, welche die Gonophoren erzeugen. Zwischen diesen Blastostylen stehen jedoch noch mundlose tentakelähnliche Individuen (*Haftschläuche, Eiträger, claspers* [Allm.]), die das aus den Gonophoren hervorgetretene Ei ergreifen und es bis zum Ausschlüpfen der Larve (Actinula) an ihrem Ende tragen.

Bei den Hydroiden, die einen vollkommenen Generationswechsel (Metagenese) besitzen, lösen sich die Gonophoren frühzeitig als Medusen ab und wachsen im freischwimmenden Zustand zu voller Reife heran. Diese Geschlechtsmedusen der Hydroiden unterschieden sich durch gewisse Merkmale von den ebenfalls medusenartigen Acalephen. Da nun auch eine größere Anzahl ihnen ähnlich gebauter Medusen vorkommt (*Trachymedusae* und *Narcomedusae*), die ohne Generationswechsel direkt aus dem Ei entstehen, so werden auch letztere den Hydroiden zugesellt. Ebenso gehört hierher auch die zweite Gruppe der Hydrozoa, die *Siphonophoren*, welche sich wahrscheinlich von Hydromedusen ableiten, oder deren medusenförmige Individuen doch die Charaktere der Hydromedusen besitzen.

Die Gestalt der freischwimmenden *Hydromedusen* ist im Gegensatz zu jener der Polypen bald mehr glocken-, bald mehr schirmartig (siehe Fig. 7 und Bd. I, Fig. 314, S. 466), weil das stielförmig ausgezogene Basalende des Polyps sich meist völlig reduziert hat, obgleich es bei einzelnen Formen noch angedeutet sein kann (Fig. 7 *A*). Der eigentliche Medusenkörper (*Schirm, Umbrella*) trägt im Centrum seiner Oral- oder Unterseite (*Subumbrellarseite*) einen rüsselartigen, etwa kegel- bis pyramidenförmigen, meist kürzeren, doch auch manchmal sehr langen Anhang (*Manubrium*, auch *Magen* oder *Magenstiel*, Fig. 7), der an seinem Ende die mäßig große, doch zuweilen sehr weite und erweiterungsfähige Mundöffnung trägt (*Aequoridae*, Fig. 7 *D*). Das Manubrium entspricht jedenfalls im allgemeinen der Proboscis (Hypostom) der Polypen. Nur selten (gewisse *Narcomedusen*) fehlt es als deutliche Bildung. — Die Mundränder sind häufig in 4—6 oder mehr Mundlappen ausgezogen, die auch krausenartig gefaltet sein können und manchmal so groß werden, daß sie an die Mundarme

Fig. 7.

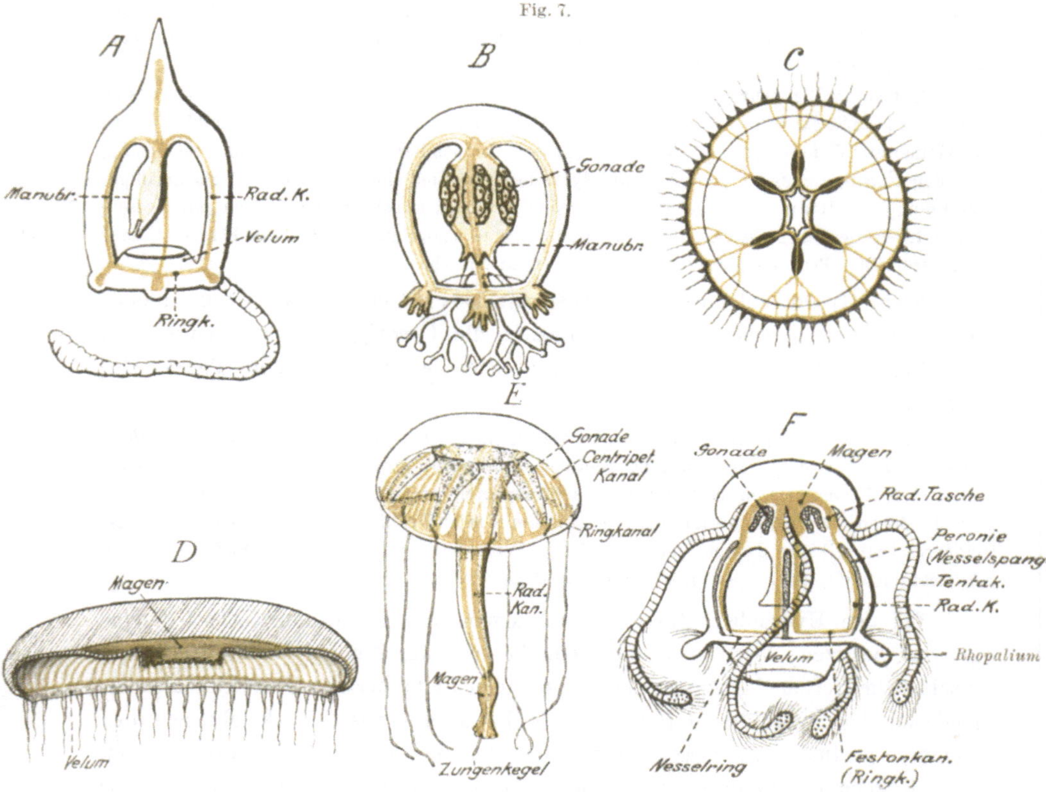

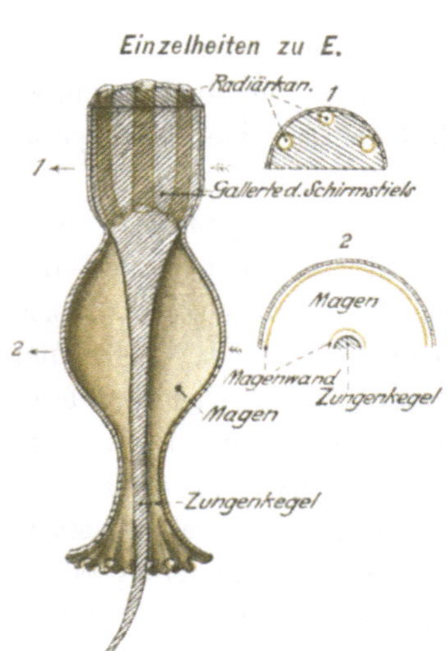

Verschiedene Hydromedusen (Craspedota) zur Demonstration des Gastrovascularapparats. *A* Corymorpha nutans (Anthomeduse). — *B* Bougainvillia (Margelis) maniculata (Anthomeduse). — *C* Dipleurosoma typicum (Leptomeduse) von der Umbrellarseite gesehen. — *D* Aequorea, durch einen medianen Längsschnitt halbiert (Schema) (Leptomeduse). — *E* Geryonia proboscidialis (G. hastata) (Trachymeduse). — *F* Cunantha primigenia (nach MAYER 1910 Larve von Aegina) (Narcomeduse). (Alle Figg., mit Ausnahme von *D* und *E* nach HAECKEL 1879, *D* mit Benutzung von Maas 1904 und Alkoholpräparat konstruiert, *E* nach HAECKEL 1864.) — Einzelheiten zu *E*, distaler Abschnitt des Magenstiels (i. d. Fig. Schirmstiel) axialer Längsschnitt (Schema) Pfeile 1 u. 2 geben die Höhe der Querschnitte an (mit Benutzung von HAECKEL 1864 konstruiert).　C. H.

der Acalephen erinnern. Meist kurze, selten längere und dann sogar auch verzweigte Tentakel (gewisse *Margeliden*, s. Fig. 7 *B*) können den Mund umstehen. Ansehnlichere Tentakel entspringen fast ausnahmslos in radiärer Anordnung und in sehr verschiedener Zahl vom Schirmrand und entsprechen wohl einem proximalen Tentakelkranz, wie er bei Polypen vorkommt. Diese sind meist einfach, seltener reich verzweigt (*Cladonemiden*), bei Antho- und Leptomedusen gewöhnlich sehr contractil und meist hohl. Bei den Trachy- und Narcomedusen sind dagegen wenigstens die primären oder sämtliche solid, ähnlich jenen der meisten Hydropolypen, sowie wenig contractil.

Sowohl bei manchen *Trachymedusen*, namentlich aber den *Narcomedusen* (Fig. 7 *F*) rücken die Randtentakel mehr oder weniger vom Schirmrand apicalwärts in die Höhe, womit eigentümliche Bildungen dieses Rands, besonders dessen Zerlegung in Lappen verbunden sein können. — Die Tentakel der Medusen ordnen sich dem Radialbau unter, treten daher häufig in der 4- und 8- doch auch in 6-Zahl (Fig. 7 *E*) auf, können sich aber sehr vermehren, wobei ihre Zahl auch unregelmäßiger wird (Fig. 7 *C* u. *D*). — Reduktionen der ursprünglichen vier Tentakel treten bei gewissen Anthomedusen auf, so auf zwei gegenständige, sogar einen einzigen (*Amalthaeiden*, s. Fig. 7 *A*), ja auch völlige Rückbildung. — Als Randcirren und Randtuberkel werden kleinere tentakel- oder warzenartige Gebilde unterschieden, die sich zuweilen am Schirmrande finden.

Der Mund führt in den Centralteil des Gastrovascularapparats (*Magen* oder *Magenstiel* genannt), der häufig auf das Manubrium beschränkt ist. In diesem Fall erstreckt sich der Magen, gewöhnlich ohne Erweiterung, bis in das subumbrellare Centrum des Schirms, wo er, wenn ein Scheitelaufsatz vorhanden ist, zuweilen (namentlich bei einigen *Anthomedusen*) einen kanalartigen Fortsatz in letzteren senden kann, der dem Stielkanal der Polypen gleicht (Fig. 7 *A*). Wie gesagt, liegt in diesen Fällen der Magen wesentlich im Manubrium. In anderen Fällen dagegen, so namentlich bei manchen Leptomedusen (speziell *Aequoriden* und *Trachymedusen*, auch *Narcomedusen*) kann sich der im Schirm liegende Basalteil des Magens ansehnlich erweitern, so daß der Centralteil des Schirms von einem flachen und weiten Magensack erfüllt wird. — Von dem in der Subumbrella gelegenen apicalen Teil des Magens entspringen die gastralen Radiärkanäle, welche dicht unter dem Ectoderm der Subumbrellarfläche gegen den Schirmrand ziehen und an diesem fast stets durch einen Ringkanal untereinander verbunden sind. Selten finden sich statt solcher Kanäle weitere radiäre Taschen (gewisse *Narcomedusen*, Fig. 7 *F*) oder sie fehlen ausnahmsweise auch ganz (manche *Narcomedusen*). In den Radiärkanälen, sowie den Tentakeln, prägt sich der Radiärbau besonders aus und das häufige Vorkommen von vier perradialen Kanälen spricht wohl dafür, daß diese Zahl die ursprüngliche ist. Dazu gesellen sich jedoch häufig noch vier interradiale und für gewisse Formen ist die Sechszahl charakteristisch. Die Zahl der Kanäle kann sich auch sehr vermehren, besonders bei den *Aequoriden* (*D*), wo sie bei manchen Formen auf Hunderte ansteigt, und mit dem Größenwachstum zunimmt. — Gabelungen oder Verzweigungen der Radiärkanäle kommen zuweilen vor, wobei die Zweige gewöhnlich ebenfalls in den Ringkanal einmünden (*C*), aber gelegentlich auch blind endigen können. — Vom Ringkanal gehen die Kanäle für die hohlen Tentakeln aus und bei verschiedenen Formen (mehrere Trachymedusen *E*) auch centripetale Kanäle, die gegen den Magen ziehen, aber blind endigen. — Nur bei manchen Narcomedusen obliteriert der Ringkanal völlig oder fehlt.

Interessant und in gewisser Hinsicht wichtig erscheint, daß vom Ringkanal der *Aequoriden* zahlreiche feine Kanälchen abgehen (*Stomata*, *Excretionsporen*), die sich auf der Subumbrellarfläche, nach innen vom Ursprung des Velums auf Höckern der Tentakelbasen nach außen öffnen. Daß diese Poren tatsächlich Auslaßöffnungen für Excretstoffe des Gastrovascularapparats darstellen, ist recht wahrscheinlich.

Bei nicht wenigen Hydromedusen senkt sich der Centralteil der Subumbrella, an welchem das Manubrium hängt, kegelartig in die Schirmhöhle hinab, so daß das eigentliche, den Magen enthaltende Manubrium erst das Distalende dieses Kegels bildet, an dem die Radiärgefäße zur eigentlichen Subumbrella emporsteigen. Bei gewissen Lepto- und Trachymedusen wird dieser kegelförmige Fortsatz sehr lang und dem eigentlichen Manubrium mit dem Magen ähnlich, das dann nur einen kleinen Teil seines Distalendes bildet. In diesem Fall ragt also dies *Pseudomanubrium* (auch *Magenstiel* im engeren Sinne genannt) weit aus der Schirmhöhle hervor und wird fast in seiner ganzen Länge von den Radiärkanälen durchzogen (Fig. 7 *E*). Manche Geryoniden zeichnen sich dadurch aus, daß die Gallerte des Pseudomanubriums einen den Magen in seiner Achse durchziehenden stilettförmigen Fortsatz bildet, — den *Zungenkegel* (s. Fig. 7 *E* und Einzelheiten hierzu). Er liegt entweder ganz in der Magenhöhle eingeschlossen oder kann ein Stück weit aus der Mundhöhle hervorstehen.

Charakteristisch erscheint stets, daß die Radiärkanäle nicht völlig von einander isoliert verlaufen, ihr Entoderm vielmehr durch eine meist einschichtige Lamelle von Entodermzellen (*Entodermlamelle, medusoide Lamelle*), die sich zwischen ihnen und dem Entoderm des Ringkanals und Magens ausspannt, zusammenhängt. Ferner ist das subumbrellare Entoderm der Kanäle und des Magens meist viel höher als das umbrellare. Die morphologische Bedeutung der erwähnten Entodermlamelle wird später besprochen werden.

Wie gewisse polypenartige Individuen der Kolonien, können auch die medusenartigen Gonophoren häufig rudimentär werden, was sich auch darin ausspricht, daß sie sich dann meist nicht mehr von den Polypenkolonien ablösen, sondern als medusoide Geschlechtstiere (*sessile Gonophoren*) an ihrem Entstehungsort dauernd befestigt bleiben, oder sich doch erst in reifem Zustand, und zwar selten, ablösen (*Eumedusoide* Kühn). Nach der Gesamtlage ist es sogar recht wahrscheinlich, daß sämtliche Gonophoren, auch diejenigen, welchen der ausgesprochene Medusenbau fehlt, durch Rückbildung oder Stehenbleiben auf einer früheren Entwicklungsstufe aus Geschlechtsmedusen entstanden sind. — Der Rückbildungsgrad der medusoiden Gonophoren ist jedoch sehr verschieden.

Da wir später bei den Geschlechtsorganen auf die Gonophoren näher einzugehen haben, so werde hier nur hervorgehoben, daß die Mundöffnung bei sämtlichen Gonophoren eingegangen, die selbständige Ernährung also ausgeschlossen ist. Der charakteristische Medusenbau spricht sich bei vielen noch im Vorhandensein der Schirm- oder Glockenhöhle aus, die entweder ähnlich jener der freien Medusen offen ist (besonders *Siphonophoren*) oder sich erst spät, bei der Entleerung der Geschlechtsprodukte öffnet. Bei Vorhandensein der Glockenhöhle findet sich in ihr entweder noch ein Manubrium oder es fehlt. Bei geringerem Grad der Rückbildung erhalten sich die Radiärkanäle, selten auch Reste der Randtentakel, ausnahmsweise auch noch die Sinnesorgane. Wenn sich die Radiärkanäle ebenfalls rückbilden, so kann an ihrer Stelle doch die oben erwähnte medusoide Lamelle erhalten bleiben. Schließlich wird auch letztere nicht mehr entwickelt, so daß solch stark vereinfachte Gonophoren (*styloide Gonophoren, Sporensäcke*) einem reduzierten mundlosen Polypen gleichen. — Die Gesamtheit der Erscheinungen, namentlich auch das Vorkommen solcher Vereinfachungen bei den verschiedensten

Untergruppen, macht es, wie gesagt, sehr wahrscheinlich, daß diese einfachen Gonophoren nicht primitive Bildungszustände darstellen, sondern weitgehende Rückbildungen.

Hydroidpolyp und Meduse sind jedenfalls aus einer Ursprungsform hervorgegangen, wobei es nicht zweifelhaft sein kann, daß der Polypenzustand der ursprünglichere ist.

Natürlich muß die Ontogenese oder der Knospungsvorgang der Medusen hierüber am ehesten Aufschluß zu geben vermögen, wobei jedoch zu beachten ist, daß diese Vorgänge offenbar in keinem Fall mehr dem phylogenetischen Bildungsgang entsprechen, sondern stark abgeändert sind. Es wurde schon betont, daß die Randtentakel des Medusenschirms jedenfalls einem proximalen Tentakelkranz des Polypen entsprechen, woraus folgt, daß die Bildung des Medusenschirms so erfolgt sein muß, daß der Teil der Polypenwand, welcher diesen Tentakelkranz trug, allmählich zum Schirm auswuchs. Da nun die Tentakel der primitiven Hydromedusen jedenfalls hohl waren und gewöhnlich am Ende der Radiärkanäle stehen, so mußten sich bei diesem Vorgang gleichzeitig auch die Radiärkanäle entwickeln, welche zu den hohlen Tentakeln treten. Sowohl in der Ontogenese als bei der Knospung verläuft aber die Entwicklung des Medusenschirms anders und zwar in einer Weise, die offenbar phylogenetisch unmöglich war. Der Schirm entsteht nämlich nicht durch freies Auswachsen der aus Ectoderm und Entoderm bestehenden Knospenwand, sondern dadurch, daß sich das Ectoderm des Distalpols der Knospe verdickt, proximalwärts gegen das Entoderm hineinwächst, dieses daher etwas abplattet oder einstülpt, wobei sich das Entoderm im Umkreis dieses ectodermalen *Glockenkerns* (*Entocodon*) zu schwachen Ausstülpungen erhebt, nämlich den Anlagen der Radiärkanäle. Die Glockenhöhle entsteht durch Aushöhlung im ectodermalen Glockenkern, und indem diese Höhle, samt dem Ectoderm, zwischen den Anlagen der Radiärkanäle und dem axialen Teil des Entoderms proximalwärts in die Tiefe wächst, bildet sich das Manubrium und die Subumbrella. Der Mund entsteht schließlich als Durchbruch. — Daß diese Bildung von Manubrium und Umbrella eine völlig abgeänderte sein muß, ist nicht fraglich. — Das Entstehen der Radiärkanäle und der sie verbindenden Entodermlamelle ist noch immer strittig. Früher wurde ziemlich allgemein angegeben, daß das Entoderm nebst der Gastralhöhle in die gesamte Schirmanlage bis zu deren Rand vorwachse, worauf die Radiärkanäle, sowie der Ringkanal dadurch entständen, daß die beiden Entodermlamellen des Schirms zwischen den späteren Radiärkanälen und·dem Ringkanal verwüchsen, also allein diese Kanäle offen blieben, die verwachsenen beiden Entodermlamellen dagegen die medusoide Lamelle bildeten. — Schon oben wurde jedoch betont, daß die Radiärkanäle nach den neueren Beobachtungen isoliert aus dem Entoderm hervorwachsen sollen und aus ihnen erst später durch periphere Verwachsung sowohl der Ringkanal als die medusoide Lamelle entstehe. Möglicherweise ließe sich jedoch der Gegensatz beider Ansichten insofern vermitteln, als die ersten Anlagen der Radiärkanäle im wesentlichen die Anlagen der auch bei der Meduse isolierten Tentakelkanäle bildeten, womit ja die ganze Entwicklung phylogenetisch angefangen haben muß, und daß die Entodermlamelle sich erst später zwischen ihnen erhebt und von Anfang an solid ist. Der Ringkanal ließe sich vielleicht als eine sekundäre Bildung deuten, die erst aus der Entodermlamelle, die wohl anfänglich, ähnlich dem Entoderm vieler Tentakel, eine stützende Bedeutung hatte, entstanden sein könnte. Wie gesagt, bleibt jedoch hier noch manches aufzuklären.

Siphonophora. Einem dem der Polypenkolonien ähnlichen, ja noch weitergehenden Polymorphismus begegnen wir bei den *Siphonophoren* und dementsprechend einer mannigfaltigen Ausgestaltung des Gastralapparats. Der seit alter Zeit vertretenen Ansicht, daß die Siphonophoren von freischwimmenden Polypenkolonien abstammten, steht eine andere gegenüber, welche sie von freien Hydromedusen abzuleiten sucht. Daß diese Gruppe zu den Hydrozoen gehört, ist leicht ersichtlich, da die Geschlechtsprodukte bei allen in besonderen, mehr oder weniger medusenartigen Gonophoren entstehen, die sich bei einzelnen Formen (besonders den *Disconanthen*) auch ablösen und, wo sie gut ausgebildet sind, den Bau von Anthomedusen zeigen. — Für die Ableitung der Siphonophoren von Polypenkolonien ist dies jedoch nicht entscheidend, weil es auch Hydromedusen gibt, die sich ungeschlechtlich, durch Knospung neuer Medusen vermehren können. Da der Bau der Gonophoren ein sehr gleichmäßiger ist, so mag hier gleich hervorgehoben werden, daß sie meist mit vier Radiärkanälen und einem Ringkanal, einem Velum und häufig einem großen mundlosen Manubrium versehen sind, an dem sich die Gonaden entwickeln (s. Fig. 8 *B*). — Die sich ablösenden Geschlechtsmedusen der *Disconanthae* sollen einen Mund erlangen und entwickeln die Gonaden erst im freien Zustand. Randtentakel finden sich nur selten und rudimentär; Sinnesorgane fehlen wohl stets.

Der Aufbau der Siphonophoren ist ungemein mannigfaltig und häufig sehr kompliziert, weshalb er hier nur in den Grundzügen betrachtet werden kann, zumal die Deutung der einzelnen Bestandteile, je nach der zugrunde gelegten Theorie, recht verschieden ausfällt. Schon in der systematischen Übersicht (Bd. I, S. 33) wurde betont, daß wir der Ableitung von freien Hydromedusen zuneigen, und daher diejenigen Siphonophoren, welche in ihrer Gesamtform noch an eine einfache Meduse erinnern, nämlich die Gruppe der *Disconanthen* für die ursprünglichsten halten. Man kann sich diese Formen aus einer achtstrahligen, flach schirmförmigen Meduse hervorgegangen denken (s. Fig. 8 *C*), deren Schirm bedeutende Umformungen erfahren hat, die hauptsächlich von der Entwicklung eines gaserfüllten, eigentümlichen Schwimmapparats an ihrem Apicalpol herrühren. Diese *Pneumatocyste* (auch *Pneumatophore, Luftkammer*), welche bei den Siphonophoren fast überall verbreitet ist, wird im allgemeinen durch eine Ectodermeinstülpung gebildet, welche eine cuticulare Membran ausscheidet, die den Gasraum umhüllt. — Die besonderen Bauverhältnisse der Pneumatocyste haben die verbreitete Ansicht hervorgerufen, daß sie einem rudimentären, eigentümlich umgebildeten Medusenindividuum entspreche. Gerade für die Disconanthen, deren Pneumatocyste meist so groß wird, daß sie die Umbrella nahezu erfüllt, ist dies jedoch nicht sehr wahrscheinlich. Die sehr komplizierten Bauverhältnisse, welche die Pneumatocyste bei dieser Gruppe erlangt, können nicht eingehender dargestellt werden; es sei nur erwähnt, daß sie außer einer ursprünglichen apicalen oder centralen Öffnung noch weitere, meist sehr zahlreiche erhält (Fig. 8 *C*). — Im Centrum der Subumbrella der Disconanthen findet sich ein großes Manubrium (*Hauptsipho, Freßpolyp, Gastrozooid*), das stets von einem oder zahlreichen Kränzen kleinerer ähnlicher *Siphonen* (*Porpitidae, Velellidae*) oder mundloser ähnlicher Gebilde (*Palponen*) umstellt ist, auf welche, am Umbrellarand, ein bis zahlreiche Kränze großer Tentakel folgen (ursprünglich acht). Am Mund des Hauptsipho finden sich keine Tentakeln, häufig aber acht Mundlappen. Haupt- und Nebensiphonen enthalten eine weite Magenhöhle, deren Entoderm gewöhnlich längsfaltig ist. An seinem Grunde sendet der Hauptmagen acht bis mehr radiäre

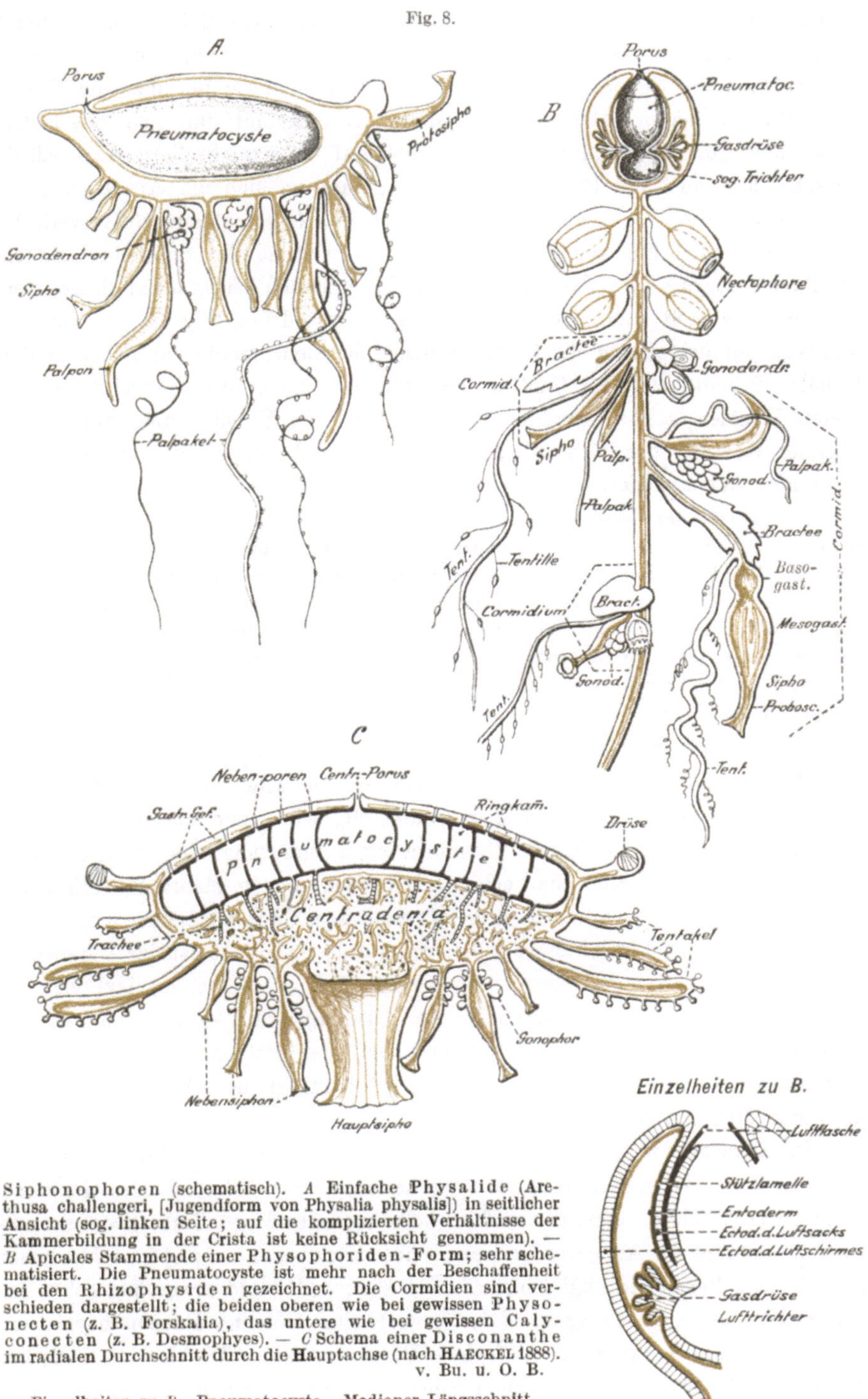

Siphonophoren (schematisch). *A* Einfache Physalide (Arethusa challengeri, [Jugendform von Physalia physalis]) in seitlicher Ansicht (sog. linken Seite; auf die komplizierten Verhältnisse der Kammerbildung in der Crista ist keine Rücksicht genommen). — *B* Apicales Stammende einer Physophoriden-Form; sehr schematisiert. Die Pneumatocyste ist mehr nach der Beschaffenheit bei den Rhizophysiden gezeichnet. Die Cormidien sind verschieden dargestellt; die beiden oberen wie bei gewissen Physonecten (z. B. Forskalia), das untere wie bei gewissen Calyconecten (z. B. Desmophyes). — *C* Schema einer Disconanthe im radialen Durchschnitt durch die Hauptachse (nach Haeckel 1888).
v. Bu. u. O. B.

Einzelheiten zu *B*. Pneumatocyste. Medianer Längsschnitt, schematisch. Blo. u. C. H.

Kanäle aus, die, an der Subumbrellarfläche gegen den Schirmrand ziehend, sofort in ein Netzwerk anastomosierender Kanäle übergehen, von welchen die Magenhöhlen der Nebensiphonen oder der Palponen, sowie peripher die Kanäle der hohlen Tentakeln entspringen. Eigentümlich erscheint, daß sich dies Kanalwerk, den Umbrellarrand umgreifend, auch auf die exumbrellare Körperfläche fortsetzt und hier die Pneumatocyste umspinnt, um sich am Apicalpol sternartig auszubilden. Bei dieser Gruppe wird das Gastrokanalsystem weiterhin recht eigentümlich und kompliziert, indem sich zwischen der Subumbrellarfläche der Pneumatocyste und der Subumbrella ein eigentümliches, meist dickes Zellgewebe entwickelt, die *Centradenia* (oder Centraldrüse, Fig. 8 *C*). Von den Randkanälen dringen in die Umbrellarfläche der Centradenia zahlreiche radiäre Kanäle ein, die sich im Centrum ebenfalls zu einem Stern vereinigen; von diesen Kanälen geht schließlich ein Netzwerk von Kanälen aus, welches das gesamte Gewebe der Centradenia durchsetzt und mit dem subumbrellaren Kanalnetz kommuniziert.

Das Gewebe der Centradenia besteht z. T. aus Nesselzellen, die gewöhnlich vom Ectoderm der Pneumatocyste abgeleitet werden, was auch nicht unwahrscheinlich ist, da die cuticulare Wand der Pneumatocyste zahlreiche feinröhrige und gegliederte Fortsätze (sog. *Tracheen*) tief durch die Centradenia herabsendet. Das Entoderm der centradenialen Gastralkanäle ist drüsiger Natur und soll im apicalen Teil wahrscheinlich verdauende Sekrete abscheiden, im oralen dagegen Guanin, also auch excretorisch tätig sein. — Alle diese Einrichtungen sind sehr seltsam, umsomehr als sie nur den Disconanthen zukommen, während sich die übrigen Siphonophoren viel einfacher verhalten.

Die Polypentheorie leitet die Siphonen und Palponen der Disconanthen von Polypen ab, welche sich von einem basalen scheibenartigen Stamm erheben; die Medusentheorie dagegen deutet sie, wie schon dargelegt, als vermehrte Organe, also vermehrte Manubria einer ursprünglichen Hydromeduse, wie sie auch gelegentlich bei echten Hydromedusen in Mehrzahl vorkommen können. Da die Vermehrung wichtiger Organe dem Ganzen stets einen mehr oder weniger kolonialen Charakter verleiht (vgl. Bd. I, S. 16), so ist der Unterschied beider Ansichten weniger schroff als es anfänglich erscheint; er liegt vielmehr wesentlich in der Verschiedenheit der Ausgangsform. — Da sich an der proximalen Hälfte der kleinen Siphonen und der Palponen die medusoiden Gonophoren entwickeln, so ist der Gesamtcharakter der Disconanthen auch nach der Medusentheorie ein kolonialer.

Im Gegensatz zu den Disconanthen stehen die übrigen Siphonophoren, die *Siphonanthen*, über welche hier nur kurz berichtet werden kann. Der Gegensatz besteht wesentlich darin, daß sich hier keine medusenartige Umbrella mehr entwickelt, sondern die Ausgangsform aus einem Manubrium (*Sipho*) besteht, dessen Apical- oder Basalende kuglig bis eiförmig abgerundet und etwas angeschwollen ist, sowie fast stets (ausgen. *Calyconectae*) eine einfache Pneumatocyste mit einem gewöhnlich apicalen, einfachen Porus enthält. Die Region zwischen der Pneumatocyste und dem ersten Sipho (*Protosipho*) wächst meist zu einem mehr oder weniger langen, von einem axialen Gastralkanal völlig durchzogenen

Stamm aus, aus dem die weiteren Anhänge hervorsprossen. Die Pneumatocyste nimmt also dann das Apicalende des Stammes ein und bleibt gewöhnlich relativ klein, am größten noch bei den *Cysto-* und *Auronectae*. Bei den *Cysto-* und *Physonectae* finden sich einfache Formen, die nur den Protosipho bilden und deren Stamm wenig entwickelt ist; sowie ferner nicht wenige Formen, deren Stamm kurz blasen- oder scheibenartig bleibt, so daß seine Anhänge dicht zusammengedrängt stehen. Dasselbe ist der Fall bei den *Auronectae*, deren Stamm kugelig bis zapfenartig erscheint. — Ganz eigentümlich verhält er sich bei den *Physalidae* (Cystonectae; Fig. 8 *A*), deren Pneumatocyste eine abnorme Größe und einen bilateralen Bau erlangt; sie wird so ansehnlich, daß sie den relativ kurzen Stammteil ganz erfüllt und die Anhänge dann einseitig an der sog. *Ventralseite* der großen Blase entspringen, indem die Pneumatocyste horizontal auf der Wasseroberfläche schwimmt und ihre Öffnung sich bei dieser Haltung nicht mehr oben, sondern an ihrem sog. *Vorderende* findet.

Eine gewisse Ähnlichkeit mit der Pneumatocyste der Physaliden besitzt die der *Auronecten*, welche ebenfalls groß und blasenartig ist und eine laterale, auf der Grenze zwischen ihr und dem Stamm liegende, eigentümlich gebaute Öffnung (*Aurophore*) besitzt. Da die Ontogenie nicht bekannt ist, so läßt sich das Verhalten der Auronecten schwer beurteilen doch findet sich bei einzelnen Physonecten (*Discoloba*) eine einfache Pneumatocystenöffnung in ähnlicher Lage, während die apicale Öffnung fehlt. Die den Calyconecten fehlenden Pneumatophoren werden in ihrer Bedeutung als Schwebeorgane in der Regel ersetzt durch Tropfen von oft lebhaft gefärbtem Öl, die sich in Entodermzellen entwickeln. Solche Ansammlungen von vergrößerten, vielfach Öltropfen führenden Entodermzellen finden sich als »*Saftbehälter*« am oberen Ende des Stammes, in den Deckstücken, seltener auch in den Schwimmglocken, besonders bei den *Diphyiden* und *Monophyiden*.

Außer dem Protosipho, der, wie erwähnt, bei einfachen Cysto- und Physonectae der einzige bleibt, entwickeln sich am Stamm stets noch weitere Anhänge und zwar bei den meisten Cystonecten zahlreiche weitere Siphonen, ferner Palponen und schließlich *Gonodendren*, d. h. palponartige, verzweigte Gebilde (*Genitaltaster*, auch *Gonopalponen* genannt), welche zahlreiche Gonophoren, jedoch an ihren Endzweigen auch je ein Medusoid tragen, das aber keine Geschlechtsprodukte bildet. — Bei den *Physo-*, *Auro-* und *Calyconecten* treten zu diesen Anhängen noch besondere medusenähnliche (Fig. 8 *B*), welche sich nur am apicalen Stammende finden und das active Schwimmen besorgen, *Schwimmglocken* oder *Nectophoren*; es sind dies rudimentäre vierstrahlige Medusen ohne Manubrium, mit Velum und kräftiger Muskulatur, selten sogar mit Tentakeln und ocellenartigen Gebilden. Ihre Zahl ist bei den *Auro-* und *Physonecten* meist ansehnlich, bei den *Calyconecten* dagegen gewöhnlich gering (1 bis 2, Ausnahme *Hippopodius* u. a.). — Wenn die Nectophoren zahlreich vorkommen, so stehen sie entweder in einem bis zahlreichen Kränzen an dem kurzen apicalen Stammstück (*Nectosom*) oder, wenn letzteres länger wird, in 2, 4 bis mehrfachen Reihen übereinander, eine *Schwimmsäule* bildend. Die Gestalt der Nectophoren ist häufig (besonders *Calyconectae*) recht absonderlich, indem sie kantig pyramidenartig erscheinen, auch mehr oder weniger unregelmäßig. — Die Physo- und Calyconectae besitzen noch eine weitere Kategorie von Anhängen, welche sich auf sehr rudimentäre Medusen zurückführen lassen, nämlich die *Deckstücke* oder *Bracteen* (Fig. 8 *B*). Dies sind mehr oder weniger plattenförmige, ovale bis eckige, mannigfaltig gestaltete Gebilde, die zuweilen noch eine distale, kleine Schwimmhöhle, sowie Andeutungen von Radiärkanälen zeigen, was es wahrscheinlich macht, daß sie stark umgestaltete, rudimentäre Medusenschirme darstellen. Sie fungieren als Schutzgebilde für die Stammanhänge und können auch bei gewissen Physonecten am apicalen Stammende die Stelle der Nectophoren einnehmen.

Alle Anhänge entwickeln sich am Stamm der Siphonanthen einseitig, in einer längs ihm herabziehenden Knospungslinie. Neue Knospen bilden sich stets apical, d. h. auf der Grenze von Stamm und Pneumatocyste. Wenn jedoch, wie bei den Physonecten, eine Schwimmsäule vorhanden ist, so hat diese einen besonderen apicalen Knospungspunkt ihrer Nectophoren, während sich jener für die Anhänge des Siphonosoms an dessen Apicalende findet.

Die Mehrreihigkeit der Nectophoren in der Schwimmsäule wird durch eine schraubige Drehung des Nectosoms hervorgerufen. Auch das Siphonosom zeigt eine solch schraubige Drehung, was besonders bei den Physonecten mit kurzem breitem Stamm an der spiraligen Anordnung der Anhänge hervortritt. Die Windung des Nectosoms und des Siphonosoms verlaufen jedoch entgegengesetzt. — In der Gruppierung der Anhänge am Stamm zeigt sich meist eine gewisse Regelmäßigkeit, indem sich ein oder mehrere Siphonen, samt einem bis mehreren Palponen und Gonodendren, z. T. auch noch ein steriles Medusoid, zu einer Gruppe (*Cormidium*) vereinigen (s. Fig. 8 *B*), welche bei Physonecten und Calyconecten gewöhnlich von einer bis mehreren Bracteen geschützt wird. Selten sind die Anhänge der Gruppen mehr zerstreut.

Die *Siphonen* der Siphonanthen gleichen jenen der Disconanthen, sind jedoch meist etwas komplizierter, indem sich mehr oder weniger deutlich vier Abschnitte an ihnen unterscheiden lassen (s. Fig. 8 *B*): 1) ein basaler stielartiger Teil, durch welchen der Gastralkanal vom Stammkanal zur Magenhöhle des Sipho zieht; hieran schließt sich: 2) ein erweiterter Abschnitt (*Basalmagen, Basogaster*), auf den 3) der *Hauptmagen* (*Mesogaster*) folgt, dessen Entoderm mit drüsigen Längsfalten oder Zotten (*Leberfalten* oder *-zotten*) versehen ist, und 4) ein verengerter Distalabschnitt (*Proboscis*). — Die *Palponen* (*Taster*) unterscheiden sich von den Siphonen vor allem durch den Mangel der Mundöffnung und der Leberfalten, sowie der Unterabschnitte des Körpers.

Weniger verschieden von den Siphonen sind die *Cystonen*, welche sich allein bei den Physonecten finden, und noch eine feine distale Öffnung der Gastralhöhle (sog. *Anus*) besitzen. Ihnen wird meist eine excretorische Funktion zugeschrieben.

Mit dem Mangel der ursprünglichen Umbrella bei den Siphonanthen finden sich auch die Tentakel der Disconanthen nicht mehr in der charakteristischen Weise, obgleich Tentakelgebilde den Siphonanthen nie fehlen, ja meist sehr entwickelt sind, sowohl an den Siphonen als auch häufig an den Palponen. Jeder Sipho trägt aber dann an seinem Stiel nur einen langen hohlen Tentakel (*Fangfaden*), von dem gewöhnlich zahlreiche, Nesselknöpfe tragende Seitenzweige (*Tentillen* oder *Seitenfäden* Fig. 8 *B*) entspringen, wie sie auch an den Tentakeln einiger Hydromedusen vorkommen. Die Physonecten und Physaliden besitzen auch an der Basis der Palponen einen tentakelartigen Anhang (*Palpakel, Senkfaden*), der jedoch nie Seitenzweige trägt (Fig. 8 *B*). Die Ableitung dieser Tentakel und Palpakel von denen der Disconanthen ist wenig klar, wenn auch nicht unmöglich.

Wie hervorgehoben, wird der gesamte Stamm der Siphonanthen von einem Gastralkanal durchzogen, welcher die Fortsetzung der Gastralhöhle des Protosipho darstellt und mit sämtlichen Gastralhöhlen der Anhänge kommuniziert. Wie dieser Kanal bei den Formen mit kurzem, scheiben- bis blasenartigem Stamm beschaffen ist, scheint wenig genau festgestellt. Der kugelig-zapfenartige Stamm der *Auronecten* wird von einem dichten Netzwerk von Kanälen durchzogen, die direkt unter der Pneumatocyste in eine flache gemeinsame Höhle übergehen. Von diesem Kanalnetz entspringen die Gastralhöhlen der Siphonen; bei primitiven Formen läßt sich in diesem Kanalwerk noch die Fortsetzung der Gastralhöhle des Protosipho als ein Achsenkanal erkennen, so daß die Entstehung des Kanalnetzes leicht zu verstehen ist.

Acalepha. Wie schon in der systematischen Übersicht hervorgehoben wurde, vereinigt man die *Acalephen* und die *Anthozoen* häufig zu einer Gruppe der *Scyphozoa*. Dies basiert darauf, daß sich beide Gruppen von polypenartigen Formen ableiten lassen, deren Bau etwas komplizierter ist als jener der Hydropolypen, und welche als *Scyphopolypen* bezeichnet werden. Das Hauptmerkmal dieser Scyphopolypen besteht gegenüber den Hydropolypen darin, daß von ihrer Körperwand radiär gerichtete, entodermale Scheidewände oder *Gastralsepten* in bestimmten Zahlenverhältnissen in die Gastralhöhle vorspringen.

Die weitere Angabe, daß den Scyphozoen ursprünglich stets ein eingestülpter ectodermaler, schlundartiger Teil der Verdauungshöhle zukomme, wie er bei den Anthozoa vorhanden ist (*Schlundrohr*), ließ sich für die Scyphopolypen der Acalephen nicht bestätigen, oder ist zum mindesten recht zweifelhaft. Immerhin bildet die regelmäßige Gastralseptenbildung der Scyphozoen ein Merkmal, welches eine gemeinsame Ausgangsform beider Abteilungen vermuten läßt, wenngleich auch Zweifel an der Homologie der Septen in beiden Gruppen geäußert und die Bezeichnung Scyphozoa deshalb auf die Acalephen beschränkt wurde. Jedenfalls bleibt die Beurteilung etwas unsicher, da auch die in mancher Hinsicht weitgehende Ähnlichkeit der Hydromedusen und Acalephen schwerlich nur auf Analogie beruhen dürfte.

Bekanntlich tritt der Scyphopolypenzustand der Acalephen (*Scyphostoma* oder *Scyphistoma*, insbesondere der *Discomedusen*, deren Entwicklung allein bekannt ist) nur als vorübergehendes Jugend- oder Larvenstadium auf, das aber gelegentlich (*Pelagia*) fehlen kann, indem sich die Planulalarve nicht festheftet und die Charaktere des Polypenstadiums stark rückgebildet bis geschwunden sind.

In der Regel wird auch jetzt noch die Beziehung des Scyphostoma zur ausgebildeten Acalephe als Generationswechsel (*Metagenese*) beurteilt. Streng genommen ist dies jedoch nicht richtig, da das Scyphostoma sich auch in seiner Totalität in eine Acalephe umbilden kann. Es handelt sich also richtiger um eine ungeschlechtliche Vermehrung im Larvenzustand, wie sie auch in der Entwicklung der Cestoden zu unrichtiger Deutung als Metagenese geführt hat.

Der festgeheftete Scyphostomapolyp (Fig. 9) erscheint wie viele Hydropolypen becherförmig mit einer etwas rüsselförmig vorspringenden Mundöffnung (*Proboscis*) und ursprünglich vier Tentakeln, die sich jedoch allmählich auf 8 16, 24, ja 32 vermehren. Diese Tentakel zeigen den Bau wie jene der meisten Hydropolypen; sie sind solid mit einreihiger Entodermachse. Ihre Haupteigentümlichkeit besteht darin, daß sich in den beiden Ebenen der vier primären Tentakel (*Perradialebenen*) aus dem Oralteil der Gastralhöhle vier gegen die Basis dieser vier Primärtentakel gerichtete taschenförmige Ausstülpungen der

Fig. 9.

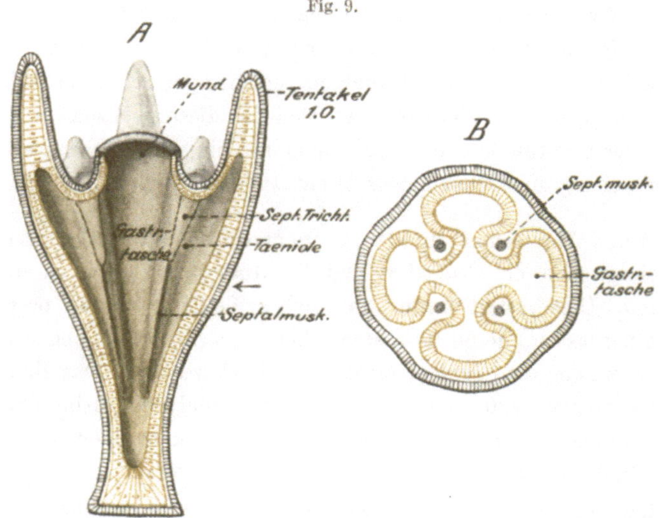

Scyphostomalarve (schematisch). *A* Perradial halbiert. — *B* Querschnitt in der Höhe des Pfeils auf Fig. *A*. (Unter Benutzung von CLAUS 1877 und GÖTTE 1887.)   C. H.

Gastralhöhle entwickeln. Da sich die Mundscheibe des Polyps vertieft, dagegen ihr Rand, in welchen diese vier Taschen hineinreichen, erhöht, so erscheinen die Taschen auf einem Querschnitt durch diese Region als abgeschlossene Säcke; etwas mehr basalwärts jedoch öffnen sie sich in die Gastralhöhle (Fig. 9 *A* u. *B*), so daß sie hier als offene rinnenartige Ausbuchtungen derselben erscheinen (*Magenrinnen*, *Gastraltaschen*), die durch vier Längsfalten (*Gastralsepten*, *Taeniolen*) des Entoderms, in welche die Stützlamelle (oder das Mesenchym) eindringt, gesondert werden. Über jeder dieser Gastraltaschen bildet sich einer der vier *Primärtentakel*, so daß die oralen Taschenteile eher den Eindruck machen, als seien sie in ihrem Beginn die Anlage des Entodermteils dieser Tentakel, um so mehr als sie ursprünglich klein sind und sich erst später seitlich bis zur Berührung ausdehnen. So entstehen als Fortsetzung der erwähnten Taeniolen zwischen den Taschen vier Septen.

Ich halte es daher auch für wahrscheinlich, daß die vier primären Gastraltaschen mit der Entwicklung der Tentakel zusammenhängen. Die gewöhnliche Ansicht ist, daß jene vier

Primärtaschen rein entodermale Bildungen sind, wie es oben dargestellt wurde. Eine andere Ansicht dagegen (GÖTTE) behauptet, daß zwei gegenüberstehende entodermal, die beiden andern dagegen ectodermal seien; letztere sollen nämlich aus einem vom Ectoderm sich einstülpenden Schlundrohr hervorwachsen, in welches Rohr jedoch auch die beiden entodermalen Taschen später durchbrächen. Das ectodermale Schlundrohr kleide die Proboscis innerlich aus und bilde später auch einen erheblichen Teil der subumbrellaren Gastralhöhlenwand der entwickelten Acalephe. Die meisten neueren Beobachter leugnen jedoch die Entstehung eines ectodermalen Schlundrohrs, welches den Scyphostomapolyp den Anthozoen sehr näherte, und leiten die gesamte Gastralhöhle, sowie die Auskleidung der Proboscis vom Entoderm ab.

Die vier Taeniolen reichen nicht sehr tief in die Gastralhöhle hinab; mit ihnen hängt jedoch eine besondere Einrichtung zusammen, indem sich **an den Stellen, wo sie sich an der Mundscheibe** (*Peristom*) anheften, vier trichterartige mehr oder weniger tiefe Einsenkungen des Ectoderms bilden (*Septaltrichter, Peristomtrichter*, Fig. 9 *A*), die in die Taeniolen hinabwachsen. Vom Basalende dieser Trichter geht ein Zellenstrang aus, der sich bis zur Basis des Polypen erstreckt und dessen Zellen längsgerichtete Muskelfortsätze bilden. So entsteht in jeder interradialen Taeniole ein bis zur Polypenbasis reichender *Septalmuskel*, der aber jedenfalls den Septalmuskeln der Anthozoen nicht entspricht, da letztere sicher entodermal sind (vgl. Bd. I, S. 403). — Die vier primären Gastraltaschen wachsen, wie bemerkt, allmählich seitlich aus, so daß sie sich nahezu berühren, gesondert von den peristomalen Fortsätzen der Taeniolen (Septen). Letztere erfahren später eine bedeutsame Veränderung, indem sie oral, zwischen den

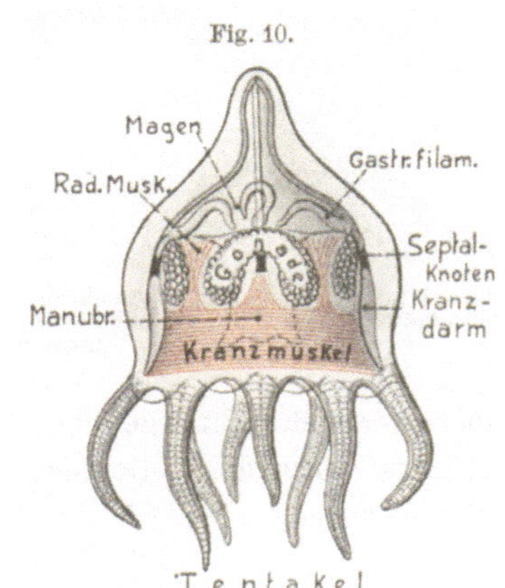

Tessera princeps (Acalephe). Ansicht auf einen Interradius. Muskeln rot (nach HAECKEL 1879). v. Bu.

Gastraltaschen von je einer Öffnung (*Ostium*) durchbrochen werden, so daß die Gastraltaschen nun einen zusammenhängenden *Ringsinus* oder *Kranzdarm* bilden. Diese Ostien verlängern sich allmählich basalwärts, so daß später ein erheblicher Teil jeder Taeniole als freier Strang durch die Gastralhöhle zieht, wobei jedoch der Septalmuskel in der Polypenwand verbleibt. — Bei der Metamorphose des Polyps zur Discomeduse schwinden schließlich die Taeniolen völlig und an ihrer Stelle entwickeln sich an der subumbrellaren Wand der Gastralhöhle die für die Acalephen charakteristischen *Gastralfilamente*. — Für jeden der sekundären Tentakel des Polyps bildet sich aus dem Kranzdarm eine taschenartige Ausstülpung, was die erwähnte Beziehung der vier primären Gastraltaschen zu den Primärtentakeln unterstützt.

Wie erwähnt, besitzen die erwachsenen Acalephen schon in ihrer äußeren Gestalt viel Ähnlichkeit mit den Hydromedusen, was auch im Bau des Gastralapparates hervortritt. Die ursprünglichsten Formen, welche wir als *Tesseronier* zusammenfaßten (s. Bd. I, S. 34), sind in der Regel glockenförmig (s. Fig. 10), die *Discomedusen* hingegen, wie schon der Name andeutet, schirm- oder scheibenförmig. Eine starke Entwicklung des exumbrellaren Mesenchyms (Gallerte) findet sich stets, und dieses enthält nicht nur Fibrillen, sondern meist

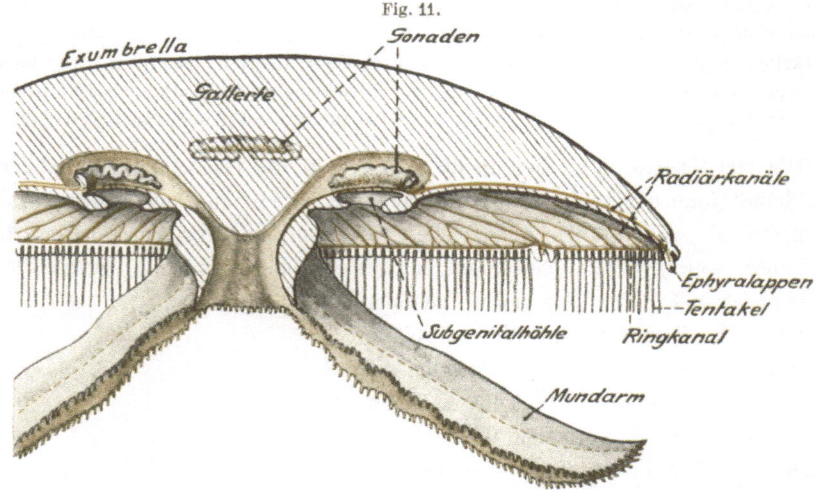

Aurelia (Medusa) aurita (Semaeostomee). Ein in den Interradien halbiertes Exemplar; Schnittebene schraffiert. Hintere Gonade nur angedeutet (sie liegt etwas zu hoch), die sie umgebende Gastralhöhle nicht eingezeichnet. (Schematisiert.) Orig. Blo. u. C. H.

auch verästelte Bindegewebszellen. Ein vierkantiges *Manubrium* (*Magenstiel*) ist stets vorhanden. Bei den *Tesseroniern* und den *Cannostomeen* (unter den Discomedusen, s. Fig. 16 *C*, S. 33) bleibt es meist klein, und die Ränder des vierstrahligen Mundes sind höchstens krausenartig gefaltet, wachsen aber nicht zu vier großen Mundarmen aus, wie es bei den *Semaeostomeen* (Fig. 11) und *Rhizostomeen* (Fig. 12) der Fall ist. — Die vier Kanten des Manubriums und die vier Mundecken entsprechen den Radien der vier Primärtentakel und den primären Gastraltaschen des Scyphostoma (*Perradien*). — Die meist sehr langen Mundarme der erwähnten Discomedusen entstehen durch

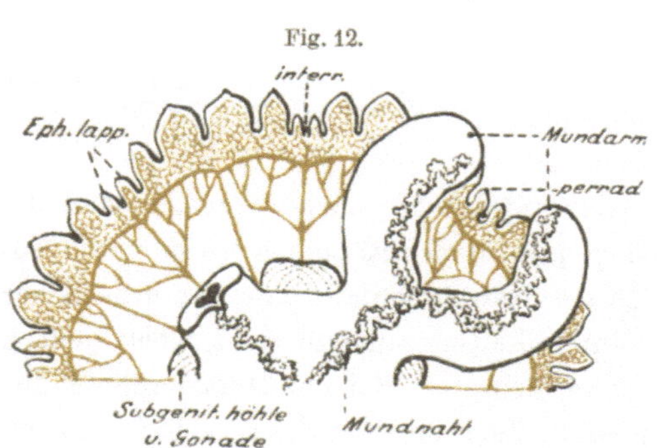

Archirhiza primordialis (einfache Rhizostomee). (Nach MAYER 1910 Jugendform einer Catostylusart), von der Umbrellarseite. Linker Mundarm abgeschnitten. Die Hälfte der kreuzförmigen Mundnaht zu sehen. (Nach HAECKEL, 1879.) C. H.

Auswachsen der vier Mundecken unter Teilnahme des krausenartig gefalteten Mundsaums, so daß längs der beiden Seiten jedes Arms eine reich gekräuselte Längsfalte hinzieht, zwischen welchen eine Armrinne verläuft, die sich durch das Manubrium bis in den Magen fortsetzt. Im Zusammenhang mit der Entwicklung der Mundarme verdicken sich die vier Manubriumkanten durch starke

Entwicklung von Mesenchym zu vier *Armpfeilern* (*Buccalpfeilern*), die sich in die Arme fortsetzen.

Die Mundarme der jugendlichen Rhizostomeen sind ähnlich gebaut wie jene der Semaeostomeen; später erfahren sie jedoch eine eigentümliche Veränderung, indem die beiden krausenartigen Falten jedes Arms miteinander verwachsen, ebenso wie ihre Fortsetzungen in den Mundsaum; so schließt sich der ursprüngliche Mund durch Verwachsung völlig und ebenso die Armrinnen zu einem die Arme durchziehenden Längskanal, der direkt in die Gastralhöhle (Magen) führt. Indem aber die Krausen der Armfalten nicht völlig verwachsen, bleiben an ihrer Verwachsungsnaht eine große Zahl feiner Öffnungen, zu denen sich zahlreiche verästelte Zweige des Armkanals begeben (Fig. 13). Als Ersatz des geschlossenen Mundes findet sich also eine große Menge feiner Öffnungen (*Saugmündchen* oder *-poren*) an den Armen.

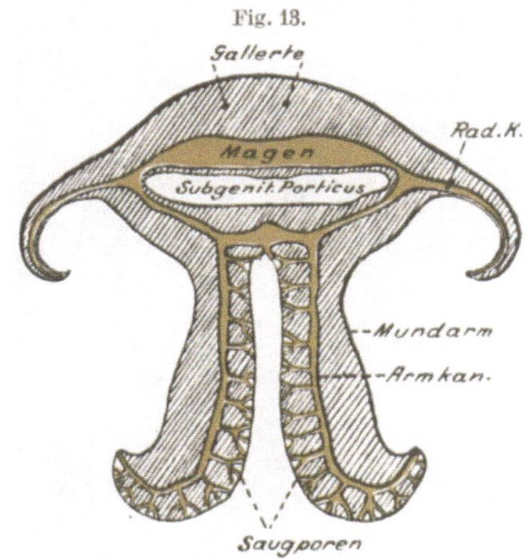

Cannorhiza connexa (Rhizostomee). Nahezu perradial halbiert, Schnittfläche schraffiert. (Nach HAECKEL 1879.) C. H.

Die vier Mundarme der Rhizostomeen komplizieren sich ferner noch dadurch, daß sie sich in ihrem Verlauf gabeln, wodurch acht Sekundärarme (Unterarme) entstehen, die sich noch weiter verzweigen können. — Die Anordnung der Krausen, welche die Saugmündchen tragen, führt zu mancherlei Besonderheiten; auch saugnapfartige Bildungen treten auf. Schließlich tragen die Saugkrausen häufig noch lange fadenartige Anhänge (*Mundtentakel* oder *Peitschenfilamente*), wie sie ähnlich schon an den Armfalten gewisser Semaeostomeae (z. B. *Aurelia* [*Medusa*]) vorkommen; auf sie wird bei den Gastralfilamenten zurückzukommen sein.

Die Gastralhöhle der primitiven Acalephen (*Ephyroniae, Cathammata* [Vanhoeffen]) erinnert an die Verhältnisse des Scyphostoma, indem in der centralen Magenhöhle sich vier bleibende Taeniolen, sowie ein peripher von diesen gelegener Kranzdarm (*Ringsinus*) finden. Auch im sonstigen Bau bieten diese Formen z. T. noch Ähnlichkeit mit dem Scyphostoma. Dies tritt am auffallendsten bei der als *Tessera* (Fig. 10) bezeichneten Form und der festsitzenden *Depastrella* hervor, doch wurde die selbständige Existenz der *Tessera* vielfach bezweifelt. Beide, speziell letztere Form zeigen noch einen ansehnlichen aboralen Stielfortsatz. Bei beiden finden sich nur noch vier kurze interradiale Verwachsungsknoten (*Cathammen*, Reste der Taeniolen) zwischen dem subumbrellaren und dem exumbrellaren Entoderm in der Tiefe der stark eingesenkten Subumbrellarhöhle, von denen sich durch den aboralen Teil des Magens bis ans Stielende vier schwach vorspringende Entodermfalten als Fortsetzungen der Taeniolen hinziehen. Peripher von den Cathammen, in der Glockenwand breitet sich der weite und einfache Kranzdarm bis zum Glockenrand aus, ohne besondere Differenzierungen. Der centrale Magen läßt also bei diesen Formen, wie auch den nächstverwandten *Lucernariden* und *Peromedusen* (und ähnlich gewissen Hydromedusen) einen im Stiel gelegenen *Grundmagen (Basogaster)*, *Hauptmagen (Mesogaster)* und *Buccalmagen (Stomogaster)* unterscheiden.

Eigentümliche Verhältnisse bieten die, sich in mancher Hinsicht an die *Depastrella* anschließenden, mit langem Stiel festsitzenden becherförmigen *Lu-*

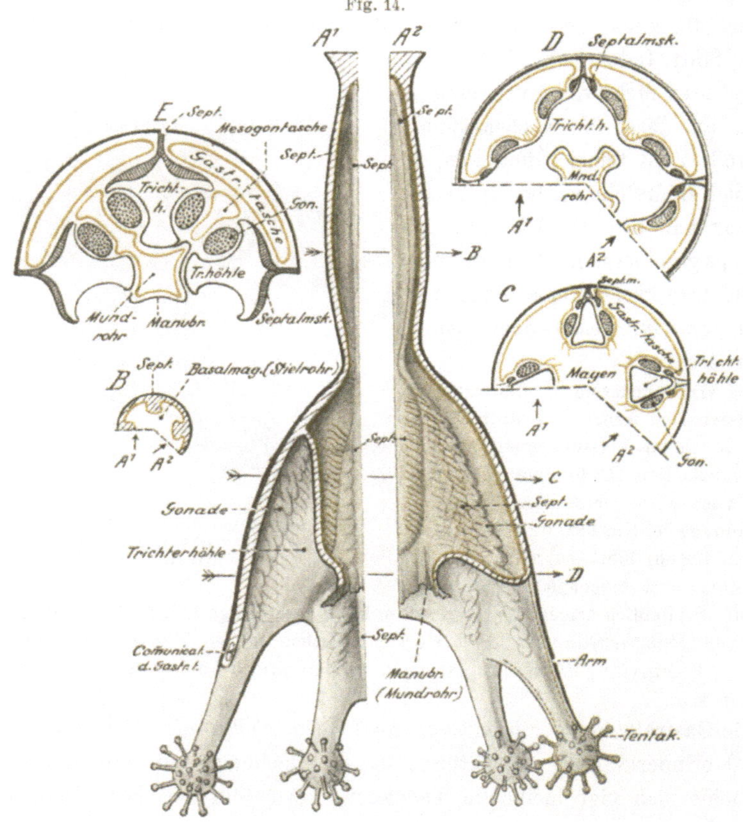

Lucernariden. *A¹* und *A²* Lucernaria. *A¹* Hälfte eines Tiers, durch einen axialen, interradialen Längsschnitt halbiert, der also durch die Medianebene einer Trichterhöhle führt. — *A²* ein ebensolcher Schnitt, der durch den Radius, also die Gastraltasche führt. — *B*—*D* Querschnitte durch *A¹* und *A²* in der Höhe der Pfeile. Die Pfeile *A¹* und *A²* in den Figg. *B*—*D* geben die Schnittfläche der Figg. *A¹* und *A²* an. Craterolophus (Halicyathide) etwas schiefer Querschnitt in der Höhe des basalen Manubriums (Mundrohrs); zeigt links noch den Zusammenhang der Mesogontasche mit der Gastralhöhle, während sie rechts abgesondert erscheint. (*A*—*D* mit Benutzung von HAECKEL 1879, *E* nach KLING 1877.) O. B. u. C. H.

cernariden (Fig. 14). Während der Glockenrand der Tesseronier acht schwach vorspringende Lappen besitzt, wächst er bei den Lucernariden in acht ansehnliche armartige, an ihren Distalenden mit zahlreichen Tentakelchen besetzte Fortsätze aus; diese Arme oder richtiger Randlappen sind gewöhnlich paarweise inniger vereinigt, so daß jedes Paar interradial, die einzelnen dagegen adradial stehen. Durch die gesamte Gastralhöhle des Stiels ziehen hier noch die vier interradialen Taeniolen oder Septen hin und setzen sich durch die Gastralhöhle des Bechers (*Hauptmagen*) bis zum Ursprung des kurzen Manubriums fort, wo sie mit der Subumbrellarwand verwachsen, um sich von da, als geschlossene Septen, durch jedes interradiale Armpaar bis zum Glockenrand zu erstrecken. So entstehen in der Glockenwand vier perradiale Gastraltaschen, die sich bis ans Ende je zweier benachbarter adradialer Arme fortsetzen und auch in die Höhlen der Tentakelchen eindringen. — An der Gabelungsstelle jedes Armpaars sind die Septen durchbrochen, so daß die vier Gastraltaschen an diesen Stellen kommunizieren, wodurch am Glockenrand ein wenig entwickelter Ringsinus entsteht (Fig. 14 *A*[1]). Die Bildung der vier Gastraltaschen hängt mit der Vertiefung der Subumbrellarhöhle und der Entwicklung der Arme zusammen, namentlich jedoch mit der Ausbildung von vier interradialen Trichterhöhlen, die sich als weite trichterförmige, ectodermale Einsenkungen des Glockenhöhlengrunds in die Septen, bis zum Basalende des Hauptmagens hinab erstrecken und die Septen in der Region des Hauptmagens stark in die Quere verbreitern. Diese *Trichterhöhlen* (*Subgenitalhöhlen*), die auch schon bei den Tesseriden, ja einigen Hydromedusen, angedeutet sein können, sind jedenfalls denen des Scyphostomapolyps homolog, obgleich dies auch geleugnet wurde. Sie bilden auch hier einen die Septen durchziehenden Längsmuskel, der sich bis in die Arme fortsetzt. Diese Trichterhöhlen kehren bei sämtlichen noch zu beobachtenden Acalephen wieder und bilden ein charakteristisches Merkmal der ganzen Gruppe.

In der Familie der *Halicyathidae* unter den Lucernariden komplizieren sich die Gastraltaschen, indem sie durch eine von der Region des Glockenrands, etwa parallel zur Subumbrella, in die Taschen hineinwachsende Entodermfalte in zwei Taschenräume zerlegt werden, nämlich eine umbrellare oder eigentliche Gastraltasche und eine subumbrellare oder *Mesogontasche* (Gastro-Genitaltasche), die etwas oralwärts von den Gastraltaschen in den Hauptmagen münden (s. Fig. 14 *E*).

In den allgemeinen Bauverhältnissen der Gastralhöhle zeigen auch die freischwimmenden *Peromedusae* noch viel Ähnlichkeit mit den Lucernariden, denen sie, ebenso wie den Tesseriden, auch durch die glockenförmige Gestalt und die Erhaltung eines Stielfortsatzes gleichen. Es findet sich daher noch ein Basalmagen, der bis zum Apex des Stiels aufsteigt. Im Hauptmagen bestehen vier etwa streifenförmige Cathammen, die sich jedoch, wie es scheint, häufig auf eine basale und eine orale Verwachsungsstelle eingeschränkt haben; von ihnen ziehen vier Taeniolenfalten bis zum Grund des Basalmagens. Zwischen den Cathammen führen vier längsspaltenartige Ostien in den hohen Ringsinus, der vom Basalmagen bis nahe an den Kranzmuskel reicht. — Ein Teil der Peromedusen besitzt noch die acht (vier Paar) interradialen Randlappen oder Arme der Lucernariden, die stets Rhopalien tragen, andere haben, im Zusammenhang mit der Vermehrung der Tentakel, je 4 mal 2, 4 mal 4 oder 4 mal 5, adradiale Lappen zwischen den vier interradialen Lappenpaaren gebildet. Hiermit hat sich der orale Rand des Ringsinus umgestaltet, indem zu jedem interradialen Lappenpaar und jedem Tentakel ein radiärer kanalartiger Fortsatz des Sinus zieht (*Kranztaschen*), die sich in ihrem Verlauf dreiteilen, so daß in jeden Tentakel und jedes Rhopalium ein Ast, ferner in jeden Lappen zwei Äste (*Lappentaschen*), die von zwei benachbarten Kranztaschen ausgehen, sich begeben. Die beiden Lappentaschen jedes Lappens kommunizieren an ihrem Distalrande miteinander, so daß auf diese Weise eine Art zusammenhängender Festonkanal entsteht, welcher den Schirmrand umzieht. In diesen Bildungen, sowie der Ausbildung der Randlappen und Tentakel verraten sich schon Beziehungen zu den Discomedusen. — Die sehr ansehnliche Entwicklung der vier Trichterhöhlen, die bis zum Beginn, ja bis zum Grund des Basalmagens aufsteigen können, erinnert ebenfalls noch an die Lucernariden.

Sehr eigentümliche, jedoch im allgemeinen mit denen der besprochenen Tesseronien übereinstimmende Verhältnisse zeigen die *Cubomedusae* (*Marsupialidae*, speziell *Charybdea*, s. Fig. 15).

Der hohe glockenförmige, vierkantige Körper, mit kurzem Manubrium, wird hauptsächlich dadurch charakterisiert, daß die vier Taeniolen (Cathammen) in der ganzen Glockenwand als lange Verwachsungssepten erhalten blieben, ähnlich etwa wie im Glockenrand der Lucernariden. Auf diese Weise wird die Gastralhöhle der Umbrella in vier breite, jedoch niedrige Gastraltaschen geteilt, die durch quere spaltartige Öffnungen zwischen den apicalen Taeniolenenden in den Hauptmagen münden. Am Glockenrand hingegen hängen die vier Taschen durch eine kanalartige Verbindung zusammen (*Ringsinus*), von welcher auch die Kanäle zu den vier interradialen hohlen Tentakeln

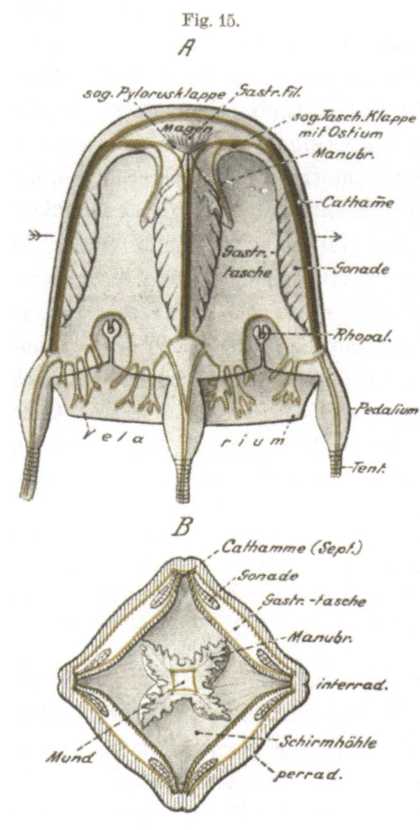

Charybdea marsupialis (Beutelqualle). *A* Ansicht von der Seite auf einen Interradius. — *B* in der Höhe des Pfeils in Fig. *A* halbiert; Ansicht der apikalen Hälfte von der Mundseite. Schnittfläche schraffiert. (Nach CLAUS 1876 und HAECKEL 1879.)   O. B. u. C. H.

oder den vier Tentakelbüscheln entspringen. — Da ein apicaler Stielfortsatz fehlt, so läßt sich ein Basalmagen meist nicht unterscheiden; dagegen erscheint der Hauptmagen vom Buccalmagen gewöhnlich durch eine Einschnürung des Manubriums abgesetzt. — Der Glockenrand der Gastraltaschen setzt sich in 8 oder 16 *Marginaltaschen* (*Lappentaschen*) fort, die meist kanalartige, häufig verzweigte Fortsätze in einen vom Glockenrand entstehenden muskulösen dünnen Saum (Velarium) senden, der dem Velum der Hydromedusen gleicht, ihm jedoch nicht homolog sein soll. Trichterhöhlen sind nur als geringe Vertiefungen im Grunde der Glockenhöhle entwickelt.

Die *Discomedusen* lassen sich sämtlich von der primitiven Form der *Ephyralarve* (*Ephyrula*) ableiten, wie sie direkt oder durch einen Querteilungsprozeß in größerer Zahl aus dem Scyphostoma hervorgeht. Ja, es gibt noch eine Anzahl primitiver Formen (*Cannostomeae* s. *Ephyropsidae*), welche den Bau der Ephyrula dauernd bewahren. Daß die Gestalt aller Discomedusen niedrig glocken- bis scheibenförmig ist, wurde schon hervorgehoben. Der charakteristische Bau der Ephyrula (s. Fig. 16 *A*) und der primitiven Discomedusen (die jedoch noch mancherlei Ähnlichkeit mit den Peromedusen besitzen) wird hauptsächlich durch die Bildung von acht Randlappenpaaren (*Ephyralappen*) bezeichnet, von denen jedes ein Rhopalium trägt, sowie die acht adradialen Tentakel. Daß die vier interradialen Ephyralappenpaare den interradialen Lappenpaaren (resp. Armen)

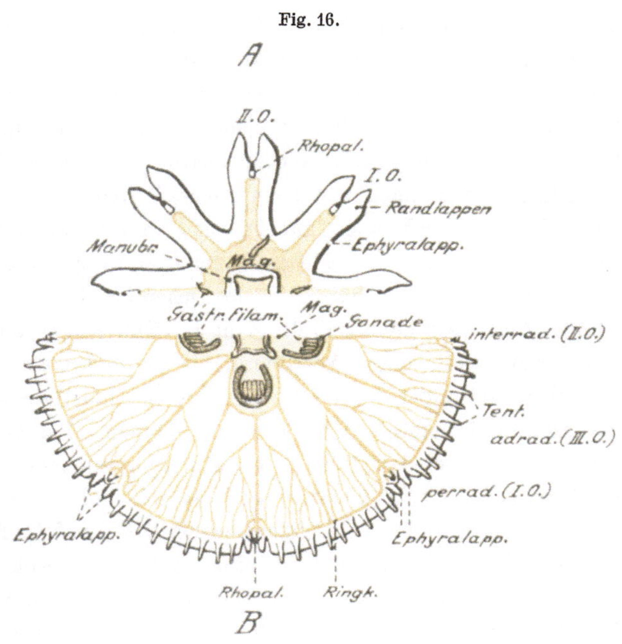

Fig. 16.

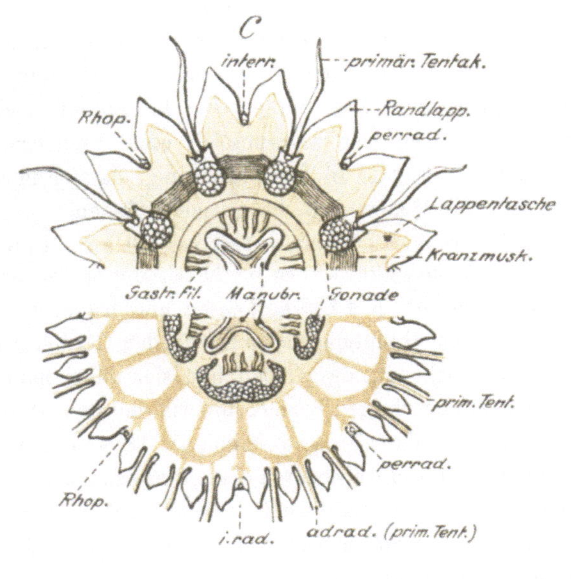

Discomedusen. Nur die Hälfte gezeichnet, etwas schematisch von der Umbrellarseite. *A* Junge Ephyralarve von **Aurelia** (**Medusa**) **aurita**. — *B* Junge **Aurelia** (**Medusa**) Semaeostomee; die Mundarme entfernt, um das Gastrovascularsystem zu zeigen. I—III O. Radien erster bis dritter Ordnung. — *C* **Nausithoe punctata** (albida) (Cannostomee). (Entodermachsen der Tentakel nicht eingezeichnet.) — *D* **Floresca parthenia** (Semaeostomee); Manubrium abgeschnitten, Tentakel nicht ausgezeichnet (*A—C* nach CLAUS 1877 und 1883, *D* nach HAECKEL 1879). C. H.

der Lucernariden und Peromedusen entsprechen, scheint wohl sicher. Für diese acht Lappenpaare bildet. auch die periphere Gastralhöhle acht Radial- oder Kranztaschen (auch Lappentaschen genannt), die sich an ihren Enden fast stets gabeln, so daß in jeden Randlappen ein solcher Gabelast eintritt. Zu den vorhandenen acht primären adradialen Tentakeln treten bei den komplizierteren Formen fast stets ebenfalls acht entsprechende Tentakeltaschen, die sich gewöhnlich auch gabeln, und in die Ephyralappen eintreten, wobei dann, ähnlich den Peromedusen, jeder Ephyralappen zwei Lappentaschen oder -kanäle aus den benachbarten Kranztaschen erhält. Bei gewissen Cannostomeen (*Atolla*, *Collaspis*) kann sich die Zahl der Ephyralappenpaare und der Rhopalien fortgesetzt durch Teilung vermehren bis 32 und mehr und damit auch die der Tentakel, sowie der Lappentaschen, deren Gabeläste sich sowohl hier als bei gewissen Rhizostomeen reich verästeln können. Bei vielen Semaeostomeen und Rhizostomeen treten zwischen den acht Ephyralappen, die im erwachsenen Zustand manchmal sehr klein werden (*Aurelia* und *Rhizostomeen*), adradiale Lappen (*Velarlappen*) in recht verschiedener Zahl auf (s. Fig. 16 *D*).

Reste der vier Taeniolen (Cathammen) finden sich noch bei den primitiven Cannostomeae als vier Verwachsungsknoten der umbrellaren und subumbrellaren Wand der Gastralhöhle, weshalb sich bei diesen Formen noch die Andeutung eines weiten peripheren Ringsinus findet. Bei den übrigen Discomedusen hingegen sind die Cathammen ganz verschwunden, so daß nur die Ursprungsstelle der Gastralfilamente die frühere Grenze zwischen Hauptmagen und Ringsinus andeutet. Der Centralmagen ist im Zusammenhang mit der Schirmform stets flach (s. Figg. 11 u. 13), und ein Basalmagen nie mehr vorhanden. Der Umriß des Centralmagens ist ursprünglich etwa kreisförmig, bei manchen Formen (z. B. *Aurelia*, Fig. 16 *B*) aber vierlappig, da sich interradial vier *Genitaltaschen* entwickeln, an denen sich die Gonaden finden.

Auf die näheren Beziehungen der Gastralhöhle zu den Gonaden (besonders die Bildung eines *Genitalsinus*) wird bei den Geschlechtsorganen einzugehen sein.

Während bei den *Cannostomeen* und manchen *Semaeostomeen* die von der Peripherie des Hauptmagens ausgehenden Radiärtaschen (16—32 und mehr) stets weit taschenförmig bleiben und sich daher nahezu berühren, verschmälern sie sich bei den übrigen Semaeostomeen und den Rhizostomeen zu Radiärkanälen oder -gefäßen, die also gewöhnlich zu 16 von dem Centralmagen entspringen und am Schirmrand meist durch einen Ringkanal zusammenhängen (Fig. 16 *B* u. *D*). Schon die Radiärtaschen sind jedoch nicht völlig voneinander getrennt, sondern durch eine sich zwischen ihnen ausspannende entodermale *Medusoidplatte* vereinigt, die jedenfalls dadurch entsteht, daß beim Auswachsen des Hauptmagens die zwischen den Ursprüngen der Radiärtaschen gelegenen Partien verlöten. Indem diese Verlötung bei den Formen mit Radiärkanälen viel breiter wird, bilden sich die Radiärtaschen in Kanäle um, und indem peripher die Verlötung unterbleibt, entsteht der Ringkanal. Ebenso erklärt sich, daß bei zahlreichen Semaeostomeen und Rhizostomeen ein Teil oder sämtliche der Radiärkanäle sich peripher verästeln, wobei sie sich auch vermehren können, ja, daß schließlich peripher oder durch den ganzen Schirm ein völliges Gefäßnetz entstehen kann, das sich manchmal sogar bis in die Randlappen hinein erstreckt (Fig. 12, S. 28).

Ob sich gelegentlich feine Auslaßöffnungen (Poren) am Ringkanal gewisser Semaeostomeen finden, was zuweilen angegeben wurde, scheint unsicher.

Die vier *Trichterhöhlen* finden sich bei den *Discomedusen* (mit Ausnahme der *Cannostomeen*) stets in Form von mehr oder weniger tief eingesenkten, interradialen Höhlen unterhalb der vier Gonaden zwischen je zwei Armpfeilern (*Subgenitalhöhlen, Atemhöhlen*), teils mit weiterem, teils mit stark verengtem Eingang (s. Fig. 11 u. 12, S. 28). Sie dürften denen der Tesseronier homolog sein, obgleich dies auch bezweifelt wird; in letzterem Fall wären sie also bei den Discomedusen selbständig aufgetreten.

Eine ganz besondere Entwicklung erlangen diese Höhlen bei zwei Familien der Rhizostomeen, indem sie tief gegen das Centrum des Hauptmagens auswachsen, hier schließlich zusammenstoßen und ineinander durchbrechen. So wird der Hauptmagen dieser Formen in zwei übereinanderliegende Abschnitte geteilt, einen exumbrellaren und einen subumbrellaren, die nur perradial miteinander zusammenhängen und durch das centrale Verwachsungsprodukt der vier Subgenitalhöhlen (*Subgenitalporticus*, Fig. 13, S. 29) voneinander geschieden werden.

Charakteristisch für *sämtliche Acalephen* ist das stete Vorkommen der *Gastralfilamente*, deren Beziehung zu den Taeniolen sehr innige sind. Im allgemeinen sind die Gastralfilamente (s. die Figg. 11 u. 16) fadenartige Auswüchse des Entoderms unter Teilnahme des Mesenschyms, deren Epithel zahlreiche Drüsen- und Nesselzellen enthält, auch viel Längsmuskelfasern bildet. Sie sind daher sehr beweglich und beteiligen sich wohl an der Verdauung. Ontogenetisch, sowie mit dem Wachstum nimmt ihre Zahl und ihre Ausdehnung durch die Gastralhöhle zu. In den frühesten Entwicklungszuständen findet sich in jedem Interradius ein einziges Filament, das dicht axial an der Cathamme steht. Dies wird auch für die Gattungen *Tessera* (Fig. 10) und *Ephyra* (unter den Semaeostomeen, Fig. 16 *A*) angegeben, bei denen es sich wohl aber um Jugendzustände handelt. Bei den übrigen Formen vermehren sich die Filamente gewöhnlich sehr, indem zu beiden Seiten des ersten successive neue hervorsprossen, so daß, wie dies namentlich bei den Discomedusen der Fall ist, in jedem Interradius eine etwas gebogene Querreihe (*Phacellum*) von Filamenten steht. In diesem Fall, wo Cathammen und Taeniolen meist ganz verschwunden sind, stehen die Filamente auf der subrumbrellaren Wand der Gastralhöhle. Bei *Tesserantha*, den *Lucernariden* (Fig. 14) und *Peromedusen*, wo sich lange Taeniolen (*Magenfalten*) längs der umbrellaren Magenwand erstrecken, ziehen die gewöhnlich sehr zahlreichen Filamente in je zwei langen Reihen an den Seiten jeder Taeniole hin; die *Cubomedusen* dagegen besitzen ein queres Phacellum am Apicalende jeder Taeniole, im Grunde des Hauptmagens (Fig. 15 *Gastr. fil.*). — Die Gastralfilamente begleiten daher fast stets auch die Gonaden, indem sie an diesen entlang ziehen.

3*

. Den Gastralfilamenten wurden (Häckel) auch die Tentakel und andersartig gestalteten Anhänge, die sich an den Armen der *Rhizostomeen,* jedoch auch an den Armfalten der *Ulmariden* (z. B. *Aurelia* [*Medusa*]) häufig finden, zugerechnet und daher angenommen, daß diese Anhänge (*Mundtentakel, Buccal-* oder *Brachialfilamente*) wie die Gastralfilamente vom Entoderm überkleidet seien. Da sich die eigentlichen Gastralfilamente sonst nie bis in das Manubrium erstrecken, so erscheint diese Ansicht etwas gewagt. Andererseits ist zu bemerken, daß auch die Meinung vertreten wurde, daß das Ectoderm an der Bildung der echten Gastralfilamente teilnahm, worauf bei den Anthozoen zurückzukommen sein wird.

Anthozoa (Korallenpolypen). Schon oben (S. 25) wurde hervorgehoben, daß aus gewissen Übereinstimmungen im Bau der Gastralhöhle auf eine nähere Verwandtschaft der Acalephen und Anthozoen geschlossen wurde. Namentlich das regelmäßige Vorhandensein von *Gastralsepten* (*Mesenterialsepten, Mesenterien*) bei den Anthozoen, die ähnlich den vier Taeniolen des Scyphostoma oder primitiver Acalephen in die Gastralhöhle vorspringen, wurde betont. Da jedoch septenartige Falten, wenn auch unregelmäßiger, schon bei gewissen Hydropolypen vorkommen und sich die Gastralsepten der Anthozoen von jenen des Scyphostoma ziemlich verschieden erweisen, so bietet die Annahme eines gemeinsamen Ursprungs der Acalephen und Anthozoen doch erhebliche Schwierigkeiten, ja wurde nicht selten ganz zurückgewiesen und den beiden Gruppen ein gesonderter Ursprung aus hydropolypenartigen Formen zugeschrieben.

Charakteristisch für die Anthozoen erscheint, daß sie nur in Polypengestalt auftreten und medusenartige Formen völlig fehlen. Die Gestalt der Polypen ist jedoch von der der Hydropolypen ziemlich verschieden, was natürlich auch den Bau der Gastralhöhle (auch *Enterocoel* genannt) beeinflußt. Im allgemeinen sind die Korallenpolypen nämlich kürzer oder länger cylindrisch mit etwa gleich großer und nahezu ebener Oral- und Basalfläche, welch letztere (*Fußfläche,* *Fußblatt, Basalfläche*) entweder zum Festhaften dient oder der Unterlage aufgewachsen ist. — Die Oralfläche (*Mundscheibe, Peristom*) trägt den centralen Mund, der sich nie als ein Rüssel oder Manubrium erhebt. Im Gegensatz zu den Hydrozoen ist der Mund niemals kreisförmig oder strahlig, sondern stets schlitzartig verlängert, und zwar in einer Ebene, die für den Gesamtbau des Gastralapparats bestimmend erscheint und deshalb auch als *Hauptebene* bezeichnet werden kann; der Mund ließe sich daher bei gewissen Korallenpolypen höchstens als zweistrahlig bezeichnen. — Ein Hauptcharakter ist ferner, daß der Mundrand stets (ausgenommen angeblich einige *Madreporaria*) mehr oder weniger weit in die Gastralhöhle hinabgewachsen ist, wodurch ein in der Hauptebene etwas abgeplattetes, zuführendes Rohr entstand (*Schlundrohr, Stomodaeum*), das sich an seinem Proximalende in die Gastralhöhle öffnet (s. Fig. 17). Die Ontogenie erweist diese Entstehung des Schlundrohrs, woraus folgt, daß seine Innenfläche von der Fortsetzung des Ectoderms der Mundscheibe, seine äußere, gegen die Gastralhöhle schauende Fläche vom Entoderm gebildet wird.

Den Hauptcharakter bilden die stets vorhandenen *Gastralsepten,* d. h. die von der Seitenwand (auch *Mauerblatt* genannt) des Polypen annähernd radial gegen die Achse vorspringenden Längsfalten des Entoderms, in welche sich stets eine dünne mittlere Lamelle des, bei den Anthozoen ziemlich stark entwickelten und häufig zellenhaltigen Mesenchyms fortsetzt (s. Figg. 17, 18, 19). Die Ontogenie scheint sicher zu erweisen, daß die Septen von der Seitenwand aus einwachsen, nicht aber etwa durch taschenartige Ausstülpungen der Gastralhöhle erzeugt werden; möglicherweise besitzt aber ihre erste Anlage Beziehungen zu den Ausstülpungen der Gastralhöhle in die fast stets vorhandenen hohlen Tentakel, die sich auf der Mundscheibe erheben. — Zwischen den benachbarten Gastralsepten liegen also radiäre Ausbuchtungen der Gastralhöhle, die *Gastraltaschen*.

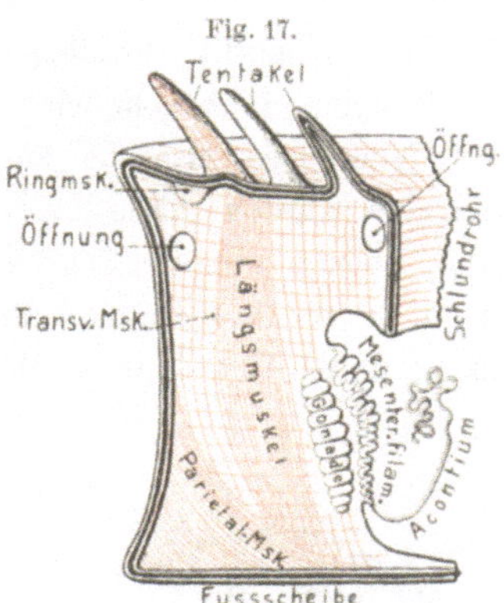

Actinie. Schematische Darstellung eines Gastralseptums mit dem angrenzenden Teil der Mundscheibe und der Wand des Schlundrohrs. Muskeln rot. (Mit Benutzung von HERTWIG 1879.) v. Bu.

Die Septen können entweder sämtlich, oder doch zum Teil, so weit einspringen, daß sie das Schlundrohr erreichen und mit ihm verwachsen (s. Fig. 18). Derartige Gastralsepten werden *vollständige* (*komplete*) genannt, im Gegensatz zu den unvollständigen (*inkompleten*), welche das Schlundrohr nicht erreichen. — In der oralen Region, soweit das Schlundrohr herab-

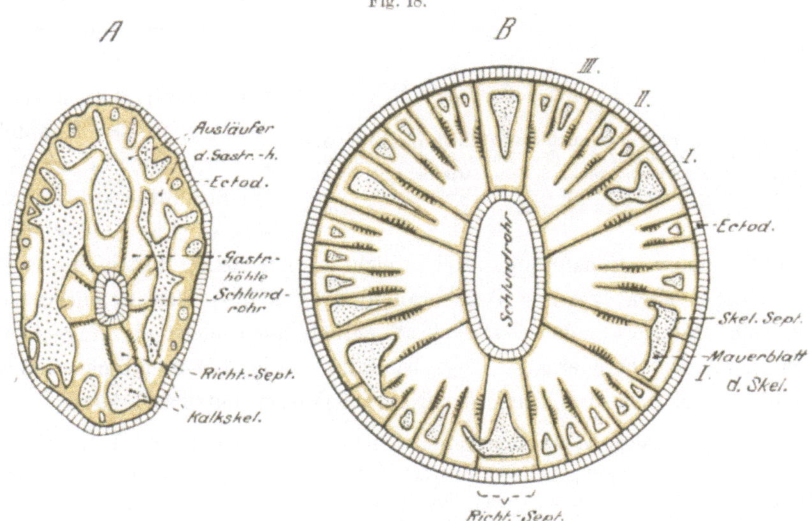

Madreporaria. Querschnitte durch den Körper eines Polypen mit Skelet, in der Höhe des Schlundrohrs. Entoderm hellbraun. *A Madrepora muricata. — B Astrangia solitaria.* (Nach DUERDEN 1902.) v. Bu.

reicht, wird die Gastralhöhle also durch die kompleten Septen in eine Anzahl radiärer Kammern geteilt, die jedoch nur Fortsetzungen der gemeinsamen Gastralhöhle darstellen, welche sich basalwärts vom Schlundrohr findet. —

Sowohl die Zahlenverhältnisse der Gastralsepten als ihr besonderer Bau und die Art ihrer successiven Vermehrung beim Wachstum der Polypen sind wichtig für die Unterscheidung der Untergruppen.

Wie bemerkt, erheben sich fast ausnahmslos hohle Tentakel auf der Mundscheibe, in welche sich die Gastralhöhle fortsetzt. Im allgemeinen kann über jeder Gastraltasche ein Tentakel stehen; wenn also die Taschen sehr zahlreich werden (viele *Hexacorallia*), so gilt dies auch für die Tentakel, die dann, ebenso wie die Septen, in mehreren Cyclen verschiedener Ordnung auftreten. — Bei den Octokorallen, die stets nur acht komplete Gastralsepten besitzen, finden sich daher auch stets nur acht, gewöhnlich zweireihig (selten mehrreihig) gefiederte Tentakel, die vom Rand der Mundscheibe entspringen. — Bei den Hexakorallen dagegen können sie sehr zahlreich werden, sind meist einfach fingerförmig, nur selten unregelmäßig mit fiederartigen Fortsätzen bedeckt. — Wenn die Tentakel in dieser Gruppe zahlreich auftreten, so bedecken sie die ganze Mundscheibe mehr oder weniger.

Das *Schlundrohr* ist, wie gesagt, stets mehr oder weniger in der Hauptebene komprimiert, so daß sein Querschnitt oval bis flach erscheint (Fig. 18 *B* u. 19 1, 2),

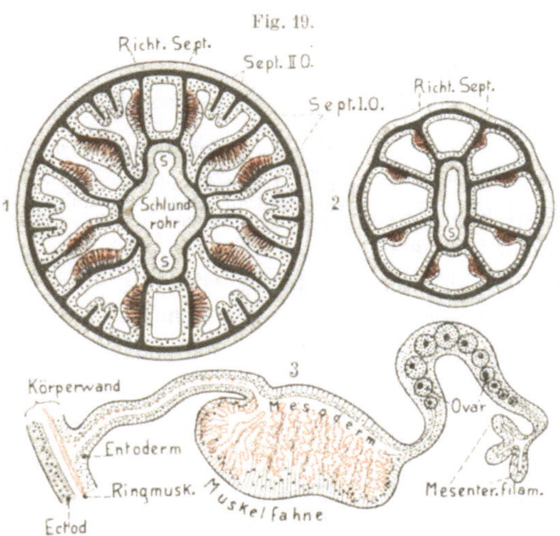

Schematische Durchschnitte durch eine **Hexakoralle** (1. Actinie) und eine **Octokoralle** (2). Beide in der Höhe des Schlundrohrs; S. Siphonoglyphe. 3. Schematischer Querschnitt durch ein größeres Septum einer Actinie. Muskeln rot. (Nach HERTWIG 1879.) v. Bu.

nur selten nahezu kreisförmig. Meist reicht es nur mäßig tief in die Gastralhöhle hinab, selten (gewisse Octokorallen) sehr tief. — Das Ectoderm seiner Innenfläche flimmert stets (*Geißelzellen*), enthält auch meist einzellige Drüsen. Es ist muskulös (entodermale Ringmuskulatur s. Fig. 17) und recht contractil, weshalb es bei der Einführung der Nahrungskörper mitwirken kann.

Letzteres geschieht jedoch zum Teil auch mittels der Cilien des Schlundrohrs, die gewöhnlich einwärts schlagen, bei der Ausfuhr von Stoffen jedoch auswärts. Zur Nahrungseinfuhr in den Mund kann aber auch die stets vorhandene Bewimperung der Mundscheibe und der Tentakel beitragen (besonders *Actiniaria*).

Gewöhnlich ist die eine oder sind beide schmale Kanten des Schlundrohrs, welche in die Hauptebene fallen, dadurch ausgezeichnet, daß sie zu besonderen Längsrinnen (*Schlundrinnen, Siphonoglyphen, Cardiawülste*) ausgesackt oder vertieft sind (s. Fig. 19 1, 2 u. 22 S. 43), in denen die Bewimperung besonders kräftig ist.

Wenn sich die Mundränder zusammenlegen, was häufig geschieht, so bleiben diese Rinnen nach außen geöffnet und können zur Ein- und Ausfuhr des Wassers dienen. Bei den Actinien wachsen die beiden Siphonoglyphen (bei den *Ceriantharia* nur die eine) am inneren Ende des Schlundrohrs häufig in zwei lange Zipfel (*Zungen, Languettes, Hyposulcus*) aus. Die *Octokorallen* und gewisse *Hexakorallen* (manche *Ceriantharien, Zoantharien,* einzelne *Edwardsien,* gewisse *Stichodactylinen,* sowie vereinzelte andere Formen) besitzen nur eine Siphonoglyphe, weshalb diese Kante des Schlundrohrs gewöhnlich als die ventrale bezeichnet wird, und danach die ganze Körperregion. — Diese einzige Siphonoglyphe

der Octokorallen wird häufig auch *Sulcus* genannt und danach ihre Region die sulcare; aus gewissen Gründen scheint jedoch die einzige Siphonoglyphe der Ceriantharien nicht der der Octokorallen zu entsprechen, sondern jener der andern Kante der Hexakorallen (der dorsalen des Schlundrohrs oder dem *Sulculus*). Für einige Octokorallen wurde außer der ansehnlichen ventralen auch eine schwächere dorsale Siphonoglyphe beschrieben; den *Madreporarien* (Fig. 18) und *Antipatharien* (Fig. 20) fehlen deutliche Siphonoglyphen, wie es scheint, stets, dagegen ist bei ersteren, wie auch bei manchen Actiniarien, die Innenfläche des Schlundrohrs längsfaltig.

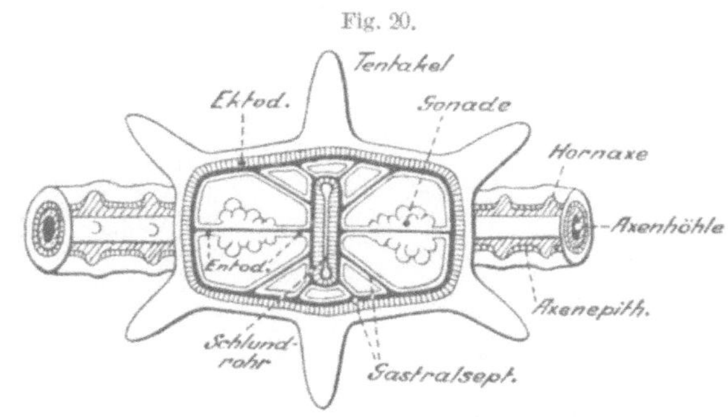

Antipathes larix. Ein Individuum auf einem kleinen Stück des Stamms, in oraler Ansicht im Querschnitt schematisch dargestellt. (Nach Bourne 1900 und Koch 1878.)   v. Bu.

Der freie axiale Rand der Septen, besonders der stärker in die Gastralhöhle vorspringenden, ist fast stets mehr oder weniger verdickt und sein Epithel eigentümlich entwickelt, weshalb man diese Ränder als *Mesenterialfilamente* (*Enteroide*) bezeichnet (s. Fig. 19³ u. Fig. 21 *B*). Die achtstrahligen Korallen besitzen daher acht solcher Filamente, die Hexacorallia dagegen viel mehr. Die Mesenterialfilamente der kompleten Septen beginnen am Gastralende des Schlundrohrs, wogegen die der inkompleten der Hexakorallen meist bis nahe an die Mundscheibe aufsteigen.

Die acht Filamente der Octokorallen ziehen sich mehr oder weniger tief an den Septen hinab, wobei die des dorsalen Septenpaars (*Richtungssepten*) gewöhnlich tiefer hinabreichen; letztere finden sich bei den tentakellosen Siphonozooiden (speziell *Pennatularia*) zuweilen allein, ja gewissen Zooiden der Pennatularien fehlen die Filamente ganz. — Die Filamente der Hexakorallen reichen im allgemeinen basal bis zum Fußblatt hinab. — Die Filamente der Octokorallen, auch die mancher Hexakorallen (besonders *Madreporarien,* ebenso jedoch im allgemeinen auch die schwachen und unvollständigen Septen) sind einfacher gebaut, da sie im Querschnitt kreis- bis etwa *v*-förmige Anschwellungen des Septenrands bilden. Das Epithel dieser Anschwellung besteht aus Geißelzellen, Stützzellen, Drüsen- und Nesselzellen; doch finden sich auch Filamente, z. B. die beiden langen des dorsalen Septenpaars der Octokorallen, sowie die-

jenigen der schwachen Septen (*Nebensepten*) der Hexakorallen, die nur von
Geißelzellen gebildet werden. Die Filamente der kompleten und der großen
Septen (*Hauptsepten*) der Actiniarien sind in ihrem oralen Abschnitt komplizierter
gebaut (Fig. 21 *B* u. *C*). Hier gesellt sich zu dem mit Drüsen- und Nesselzellen
versehenen Rand der Anschwellung (*Mittelstreif, Drüsenstreif*) jederseits noch
ein seitlicher Flügel (*Seitenstreif, Wimperstreif*), dessen Epithel nur von Geißelzellen gebildet wird, so daß der Querschnitt des Filaments kleeblattförmig

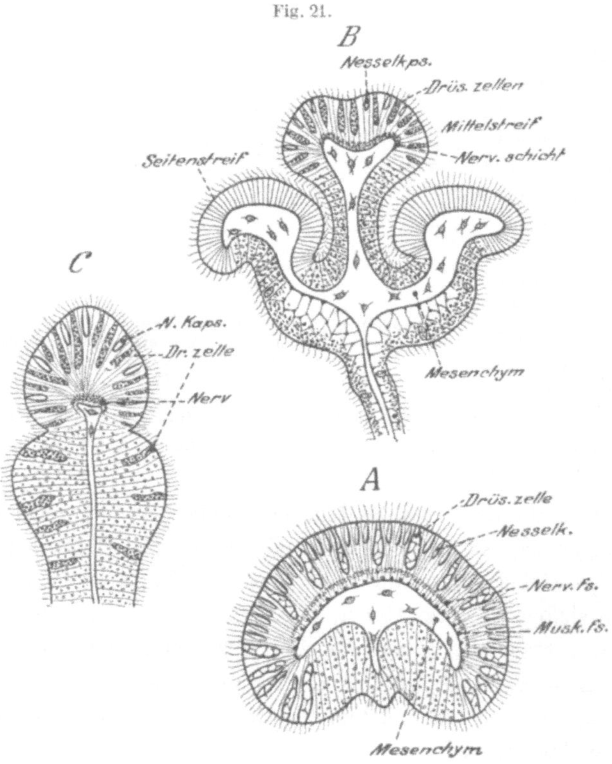

Sagartia parasitica (Actinie). *A* Querschnitt durch ein Acontium — *B* Querschnitt durch ein Me-
senterialfilament in der oralen Region. — *C* ebenso in der Basalregion (nach O. u. R. HERTWIG 1879). v. Bu.

erscheint (s. auch Fig. 19[3], S. 38); entsprechend dieser Dreiteilung des Filaments teilt sich auch die innere Mesenchymlamelle. Am basalen Teil des
Septums schwinden die beiden Wimperstreifen, so daß nur der Drüsenstreif
verbleibt (s. Fig. 21 *C*). — Die mittlere Region der Mesenterialfilamente der
Anthozoen erscheint wenigstens an den größeren Septen stets eigentümlich quer
geschlängelt oder gewunden (siehe Fig. 17, S. 37), eine Bildung, die besonders bei den Actiniarien häufig so stark wird, daß dieser Teil des Filaments
als ein Knäuel in die Gastralhöhle hineinhängt. Diese Erscheinung beruht
jedenfalls darauf, daß der Septenrand oder das Filament stärker in die Länge
wächst als das übrige Septum und sich deshalb hin und her winden muß. —

Bei gewissen Actiniarien (*Sagartia, Adamsia*, gewisse *Cerianthiden*) entspringt dicht neben dem Basalende der Filamente ein langer beweglicher Faden (*Acontium*, welcher frei in die Gastralhöhle hängt (s. Fig. 17, S. 37). Sein Querschnitt erscheint annähernd nierenförmig (s. Fig. 21 *A*) mit zahlreichen Drüsen- und namentlich Nesselzellen der konvexen Fläche, während die konkave nur von Geißelzellen gebildet wird. — Zahlreiche fadenartige Anhänge, die sich auch verzweigen können (*Mesenterialfäden, Craspedoneme*) entspringen bei den Cerianthiden am Oralende der Filamente und ergaben sich nach ihrem Bau als seitliche fadenartige Auswüchse der Schlingen des Mesenterialfilaments.

Da sich an den kompleten Septen eine direkte Fortsetzung des ectodermalen Schlundrohrepithels in das der Mesenterialfilamente findet, so wurde, teils auf anatomische, teils auf ontogenetische Befunde gestützt, vielfach eine Teilnahme des Ectoderms an dem Aufbau der Filamente angegeben. So sollten bei den Octokorallen die beiden Filamente der dorsalen Richtungssepten aus dem Ectoderm hervorgehen, die übrigen sechs dagegen entodermal sein, oder auch sämtliche ectodermal. Bei den Hexakorallen dagegen wurden die Filamente teils vollständig vom Ectoderm abgeleitet, teils nur das Epithel der Wimperstreifen der Actiniaria, wogegen das des Mittelstreifens entodermal sei. Gegenüber diesen Meinungen sprechen sich Andere auch für die völlig entodermale Natur der Filamente aus, indem sie namentlich auf die inkompleten Septen hinweisen, welche keine Verbindung mit dem Ectoderm des Schlundrohrs besitzen. Auch eine Beteiligung des Ectoderms an der Bildung der Anhänge der Mesenterialfilamente wurde angegeben. Das Problem ist daher noch nicht völlig gelöst.

Ebenso läßt sich schwierig entscheiden, ob irgendwelche morphologische Beziehungen zwischen den Gastralfilamenten der Acalephen und den Mesenterialfilamenten der Anthozoen bestehen. Für die eigentlichen Mesenterialfilamente ist dies recht unwahrscheinlich, für die Acontien und Mesenterialfäden ließe sich eher daran denken; doch scheint auch dies mehr als zweifelhaft.

Sowohl die Gastralfilamente der Acalephen als die Mesenterialfilamente der Anthozoen sollen sich bei der Verarbeitung der Nahrung besonders beteiligen, ja direkt phagocytär Nahrungskörper aufnehmen; ebenso wurde dies für die Acontien angegeben. Letztere, jedoch auch die Mesenterialfilamente haben aber wegen ihres Reichtums an Nesselzellen auch eine Schutzbedeutung; sie werden häufig aus dem Mund hervorgeschleudert oder -gestoßen. Bei gewissen Actinien (*Sagartia*) finden sich auch in der Seitenwand des Körpers feine Öffnungen (*Cinclides*), durch welche die Acontien hervorgeschleudert und wieder eingezogen werden können. — Obgleich den Madreporarien solche Cincliden fehlen, so können ihre Mesenterialfilamente doch häufig an den verschiedensten Körperstellen hervorgestoßen werden, indem sie hier temporäre Durchbrüche bilden, welche nach der Einziehung der Filamente wieder verwachsen.

Solche feine Öffnungen der Gastralhöhle nach außen, wie die Cincliden, können bei Anthozoen noch an verschiedenen Körperstellen gelegentlich auftreten; so kommt bei Actinien häufig ein Porus an der Spitze der Tentakel vor, oder sogar eine größere Zahl solcher Öffnungen an den Tentakeln (*Cerianthus*); letztere Form besitzt ferner im Centrum ihres Basalendes einen feinen Porus. Bei Actinien wurden gelegentlich auch auf der Mundscheibe Öffnungen gefunden, die aber jedenfalls in irgendeiner Weise aus der Verkümmerung oder Zerstörung von Tentakeln hervorgehen.

Während die kompleten Gastralsepten der meisten Anthozoen keine Durchbrechungen zeigen, treten solche bei den Actiniarien häufig in der Oralregion auf, da wo sich die Septen an die Mundscheibe anheften. Meist findet sich hier an jedem Septum, da wo es sich mit dem Schlundrohr verbindet, ein solch inneres Ostium (*Stoma*, s. Fig. 17, S. 37); dazu kann sich bei gewissen Formen (z. B. *Tealia, Actinoloba*) noch ein äußeres gesellen, das dicht an der äußeren Körperwand liegt, also auch an unvollständigen Septen vorkommen kann. Daß diese Ostien eine gewisse Ähnlichkeit mit den Verhältnissen des Kranzdarms der Acalephen herstellen, ist ersichtlich; da sie sich jedoch nicht allgemein finden, so kann wohl von einer eigentlichen Homologie keine Rede sein.

Schon bei der Besprechung der Muskulatur (Bd. I, S. 404) wurde betont, daß die eigentümlichen Längsmuskeln (*Muskelfahnen*) der Gastralsepten und ihre Anordnung von großer morphologischer Bedeutung sind, und daß gerade sie, neben andern Merkmalen, es bedingen, daß ein Teil der Anthozoen einen bilateralen Bau besitzt. Am ausgesprochensten tritt dies bei den Octokorallen hervor (s. Fig. 19², S. 38 u. Fig. 22), wo sämtliche Septalmuskeln an derjenigen Fläche der Septen liegen, die nach der *ventralen* Region des Polypenkörpers schaut. Hierdurch, sowie durch den langen Mundschlitz, die einzige (ventrale) Siphonoglyphe und den oben erwähnten abweichenden Bau des dorsalen Septenpaars wird ein ausgesprochen bilateraler Körperbau bedingt, indem der Körper durch die Haupt- oder Sagittalebene in zwei sich spiegelbildlich gleiche Hälften zerlegt wird. Ferner ergibt sich, daß die gegenüberstehenden Septen beider Körperhälften paarweise zusammengehören (*bilaterale Septenpaare*). Die beiden dorsalen Septen werden deshalb auch als *Richtungssepten* oder als das *Richtungsseptenpaar* bezeichnet, und alle übrigen Paare verhalten sich, in Hinsicht auf die Anordnung ihrer Septalmuskeln, ebenso wie jenes dorsale Paar.

Bei den typischen Hexakorallen (Bd. I, S. 35, als *Hexactiniaria* zusammengefaßt) gesellt sich zu einem System von drei Paar bilateraler Septen, wie sie die Octokorallen besitzen, noch ein zweites System von weiteren drei Paar solcher, deren Muskelfahnen jedoch umgekehrt orientiert sind, wie jene des ersten Systems. Es finden sich demnach 6 Septenpaare (s. Fig. 19¹, S. 38 u. Fig. 22, *Actinie*), die sich folgendermaßen gruppieren: je ein Paar an den beiden Kanten des Schlundrohrs mit abgewandten Muskelfahnen, die beiden *Richtungsseptenpaare*, und jederseits zwischen diesen beiden zwei Paare unilateraler Septenpaare, deren Muskelfahnen einander zugewendet sind. Diese zwölf ursprünglichen Septen der Hexakorallen, welche auch fast stets sämtlich komplete sind, wurden auch *Protosepten* oder *Protocneme* genannt, im Gegensatz zu den Gastralsepten höherer Ordnung, den *Metasepten* oder *Metacnemen*. Durch den Zutritt jenes zweiten Systems bilateraler Septenpaare bei den Hexakorallen wird der bilaterale Bau der Octokorallen wieder verwischt und in einen zweistrahligen verwandelt; rein sechsstrahlig ist der Bau begreiflicherweise nicht, wegen der abweichend gebauten Richtungssepten. — Beim weiteren Wachstum der typischen Hexakorallen vermehren sich die Gastralsepten, und zwar im allgemeinen stets so, daß in den Zwischenräumen zwischen den sechs Septenpaaren, den *Außenfächern* oder *-taschen* (*Exocöle*) im Gegensatz zu den *Binnenfächern* (*Entocöle*), welch letztere von den zusammengehörigen Septenpaaren umschlossen werden, je ein neues unilaterales Metaseptenpaar mit zugewandten Muskelfahnen entsteht, von demselben Bau also wie die lateralen Paare der Protosepten. Wenn wir daher die sechs ersten Protoseptenpaare als die I. Ordnung bezeichnen, so treten zunächst in den Außentaschen 6 Paare II. Ordnung auf (s. Fig. 22, *Actinie*), auf diese können 12 Paare III. Ordnung folgen in den Außenfächern zwischen je einem Paar I. und II. Ordnung; der Cyclus IV. Ordnung bestände aus 24 Septenpaaren und so fort. Höher als bis zur dritten und vierten Ordnung steigt je-

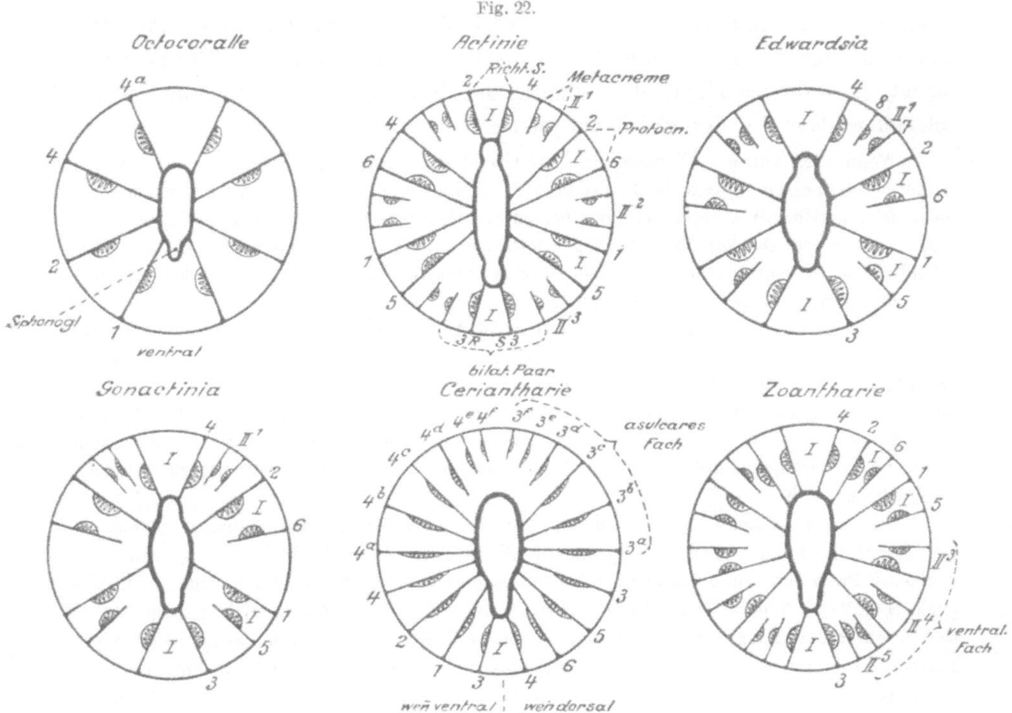

Fig. 22.

Schemata der Anordnung der Gastralsepten verschiedener Anthozoen. Die Muskelfahnen angedeutet. Bei der Actinie ist links die eine Deutung der Aufeinanderfolge der Septen in der Ontogenie angegeben, rechts die andere, die ich für wahrscheinlicher halte; auf Grund dieser letzteren Bezeichnung sind auch die Septen der Octocorallia nummeriert. Protocneme = I, Metacneme = II. — Bei der Ceriantharie sind links und rechts die beiden verschiedenen Auffassungen angegeben, je nachdem die einfache Siphonoglyphe als ventral (s. Octokoralle) oder dorsal gedeutet wird.   O. B. u. v. Bu.

doch die Septenzahl gewöhnlich nicht. — Da die Septenpaare einer höheren Ordnung häufig nicht gleichzeitig, sondern successive auftreten, so wird die Regelmäßigkeit in den Zahlen vielfach gestört. — Die Ontogenie zeigt nun aber, daß die zwölf Protosepten der Hexactiniarien nicht gleichzeitig entstehen, wie es für die acht der Octokorallen gilt, sondern nacheinander wobei vorübergehend ein bilateraler Bau der Larve deutlich hervortritt. — Die gewöhnliche Art der zeitlichen Aufeinanderfolge der Septen ergibt sich am einfachsten aus dem beifolgenden Schema (Fig. 22 *Act.* rechts) und läßt sich auch aus dem successiven Auftreten der Mesenterialfilamente an den Septen, sowie der damit übereinstimmenden Entstehung der Tentakel in gewissem Grade verfolgen. Dabei ist beachtenswert, daß die Larven meist einige Zeit auf dem Stadium mit den vier ersten Protoseptenpaaren (1—4) verharren (*Edwardsiastadium*), bevor die Paare 5 und 6 entstehen. Die Aufeinanderfolge dieser beiden letzteren Paare wird zuweilen auch umgekehrt angegeben; da sie ziemlich gleichzeitig auftreten, so ist sie jedenfalls schwierig festzustellen.

Wir halten die angegebene Aufeinanderfolge der Septen für die wahrscheinlichste, da sich darin der regelmäßige Wechsel der beiden ineinander geschachtelten Septensysteme 1, 2, 4 und 3, 5, 6 am klarsten ausspricht. Der Vergleich der 4 Septenpaare der Octokorallen mit denen der Hexakorallen macht es wahrscheinlich, daß erstere den Septenpaaren 1, 2, 4 und einem folgenden Paar 4 a des gleichen Systems entsprechen.

Wenn dies zutrifft, so ließe sich auf Grund der Ontogenie bestimmen, welches der beiden Richtungsseptenpaare der Hexactiniarien dem einzigen, sog. dorsalen, der Octokorallen entspräche und damit auch, welche der beiden Siphonoglyphen der Hexakorallen der einzigen, sog. ventralen, der Octokorallen. An den erwachsenen Hexactiniarien ist hingegen die Unterscheidung einer dorsalen und ventralen Region unausführbar und deshalb erscheinen diese Bezeichnungen hier auch ohne Bedeutung.

Gelegentlich wurde geleugnet, daß sich die beschriebene, regelmäßige Succession der Protosepten bei den Hexactiniaria überhaupt finde, oder es wurde eine etwas andere Folge angegeben. Namentlich für gewisse Actinien wurde behauptet, daß ihre Protosepten in unilateralen Paaren beiderseits auftreten, nämlich zuerst jederseits ein unilaterales Paar 3 und 4 dann das Paar 2 und 6 und schließlich das Paar 1 und 5. Dies scheint aber mit dem ersten Modus so unvereinbar, daß ernstliche Zweifel an dieser Entstehung der Septen kaum zu unterdrücken sind.

Das vorhin erwähnte Edwardsiastadium mit vier bilateralen Protoseptenpaaren schien bei der eigentümlich abweichenden Hexakoralle *Edwardsia* (Edwardsiiden) erhalten, die jene vier Paar Protosepten mit der entsprechenden Anordnung der Muskelfahnen dauernd besitzt (siehe Fig. 22). Neuere Erfahrungen ergaben jedoch, daß dies insofern nicht richtig ist, als sich in ihrer Oralregion noch vier Paar schwache und sehr kurze Septen finden, nämlich die Paare 5 und 6, sowie ein kleines unilaterales Paar II. Ordnung (7 und 8); eine andere Spezies soll sogar 20 Septen, also noch ein weiteres unilaterales Paar zweiter Ordnung besitzen. — Ebenso wie Edwardsia mit 16 Septen verhält sich auch *Gonactinia* (siehe Fig. 22). — Eine Anzahl weiterer actinienartiger Formen reihen sich hier an, mit unvollständigen unilateralen Septenpaaren zweiter Ordnung. Auch kann durch stärkere Ausbildung von vier unilateralen Septenpaaren zweiter Ordnung, ähnlich den sechs Protoseptenpaaren, eine anscheinende Zehnstrahligkeit hervorgerufen werden (*Tealia*). Auch das Fehlen eines unilateralen Septenpaars zweiter Ordnung kann eine Unregelmäßigkeit bedingen (*Polyopis*).

Bei manchen *Madreporarien* fand sich nur ein Richtungsseptenpaar, bei anderen überhaupt keins. Wahrscheinlich beruht dieser Mangel jedoch nur auf der Vermehrung solcher Formen durch Längsteilung, wobei vorkommen kann, daß die neuen Sprößlinge nur ein Paar der Richtungssepten erhalten, ja, daß sie bei fortgesetzter Teilung (besonders *Mäandrinen*) überhaupt keines mehr besitzen.

Ganz eigenartige Septenverhältnisse charakterisieren die beiden Gruppen der *Ceriantharia* und *Zoantharia*. Bei beiden herrscht eine ausgesprochene Bilateralität, was sich schon in der einzigen Siphonoglyphe ausspricht. Die Verhältnisse der *Ceriantharia* ergeben sich aus dem Schema Fig. 22. Daß die einzige Siphonoglyphe hier, im Gegensatz zu jener der Octokorallen, eine dorsale sei, wird daraus gefolgert, daß die sehr schwach entwickelten einseitigen Längsmuskelfasern der Septen von der Siphonoglyphe abgewendet liegen, nicht zugewendet wie bei den Octokorallen. Wie die Figur zeigt, werden gewöhnlich drei Paar Protosepten angenommen, die, wenn die Deutung der Siphonoglyphe als dorsale richtig ist, nicht den Protosepten 1, 2, 3 der Hexactiniaria entsprechen könnten, wie gewöhnlich angenommen wird, sondern 4, 2, 1 (womit jedoch ihre ontogenetische Aufeinanderfolge nicht recht stimmt). Weiterhin bilden sich nun bei den Ceriantharien successive neue Septenpaare von demselben Charakter in dem asulcaren Fach (*Vermehrungsfach*), so daß die Septenzahl mit der Größenzunahme dauernd steigt. Diese Septen sind nicht sämtlich gleich, sondern sowohl nach Länge als sonstigem Bau (Genitalorgane, Mesenterialfilamente usw.) verschieden, jedoch so, daß sich regelmäßig, nach der asulcaren Region zu, Gruppen von vier solcher Septen (Quartette) wiederholen.

Sehr eigentümlich ist der Bau der *Zoantharia* (s. Fig. 22), da sich hier die sechs Protoseptenpaare der Hexactiniarien finden, jedoch zum Teil vollständig, zum Teil unvollständig. Wenn ihre einzige Siphonoglyphe der sog. ventralen der Octokorallen entspricht, wie gewöhnlich angenommen wird, so würden in dem ventrolateralen Fach der Zoantharia successive, und zwar von dorsal nach ventral aufeinander folgend, neue unilaterale Metaseptenpaare entstehen (II³—II⁵), welche jedoch insofern eigentümlich sind, als das dorsale Septum jedes Paars ein Mikroseptum ist, das ventrale dagegen ein Makroseptum (vollständiges). Auch die Zoantharien sind daher streng bilateral gebaut.

In der sehr eigentümlichen Hexakorallengruppe der *Antipatharia* sind die sehr kleinen Einzelpolypen offenbar stark rückgebildet. Die Tentakelzahl steigt nicht über sechs und die der Septen beträgt meist zehn, selten (*Leiopathes*) zwölf. Die Septen (Fig. 20, S. 39) sind in bilateralen Paaren geordnet, von denen das laterale, das auf der Hauptebene senkrecht steht, besonders groß ist und meist allein gut entwickelte Filamente, sowie allein Gonaden besitzt. Hierzu gesellen sich noch vier oder fünf Paare kleinerer Septen, die basalwärts verschieden weit reichen, in der Oralregion jedoch alle bis zum Schlundrohr. Da sich keine Muskelfahnen finden und auch die Ontogenie unbekannt ist, so lassen sich die Septen nicht sicher mit den sechs Paaren der typischen Hexakorallen vergleichen; jedoch dürften die sechs Paare von *Leiopathes* wohl den Protosepten der letzteren entsprechen. — Bei der Gattung *Schizopathes* und Verwandten sollen sich die beiden lateralen Gastralkammern jederseits von der übrigen Gastralhöhle durch eine Trennungswand abschließen, ein nicht uninteressanter Fall, da dies gewissermaßen eine Art Sonderung einer Leibeshöhle von einer Darmhöhle (Gastralhöhle) andeutete.

Die schon früher (Bd. I, S. 160) erwähnte *Skeletbildung der Madreporaria* ruft in dieser Gruppe auch besondere Verhältnisse der Gastralhöhle hervor. Von dem Fußblatt des Skelets eines Einzeltieres (s. Fig. 23) erheben sich die vom Ectoderm abgeschiedenen Kalksepten, und zwar so, daß sich zu den sechs Paar Protogastralsepten sechs oder zwölf ursprüngliche Skeletsepten gesellen, von denen sechs in den Binnenfächern der Gastralsepten, sechs in deren Außenfächern aufsteigen (*Ento-* und *Exosepten*). Die Zwischenräume zwischen den Skeletsepten (im isolierten Skelet) werden auch als *Interseptalkammern* oder *Loculi* bezeichnet. Mit der Vermehrung der Gastralsepten vermehren sich auch die Skeletsepten, sowohl in den Binnen- als Außenfächern der Metagastralsepten (Fig. 18 S. 37), so daß also zu je 24 Gastralsepten auch 24 Skeletsepten gehören und so fort. — Gewöhnlich wird deshalb angenommen, daß die sechs ursprünglichen Skeletsepten der Außenfächer der sechs Protogastralseptenpaare, beim Auftreten der sechs Gastralseptenpaare zweiter Ordnung zu deren Entoskeletsepten werden und so fort. Immerhin bestehen gewisse Zweifel darüber, ob nicht die Exoskeletsepten stets solche bleiben. — Im allgemeinen bilden die Exoskeletsepten die inneren Cyclen der Kalksepten, die Entoskeletsepten die äußeren. — Bei der Bildung eines Mauerblatts (*Theca*) des Kalkskelets (s. Bd. I, S. 160) verwachsen bekanntlich die Skeletsepten an ihrem peripheren Rande oder etwas mehr axial davon, wobei sich ein sogenannter perithecaler oder oberflächlicher Teil der Gastralhöhle absondert (s. Fig. 23 und Fig. 18), der von den peripheren Rändern der Gastralsepten in regelmäßige Kammern geteilt wird oder auch nur von unregelmäßigen Kanälen durchzogen erscheint, die sich, wie die perithecalen Räume überhaupt, oral mit den Gastralkammern vereinigen. — Bei den *perforaten Madreporarien* entspringen vom Basalende der Polypen aus der Gastralhöhle zahlreiche Kanäle (s. Fig. 18 *A*), welche die Skeletsubstanz durchsetzen und sich auch mit den perithecalen Kanälen vereinigen, wodurch die Skeletsubstanz den hier porösen Charakter erhält, im Gegensatz zu jener der *Aporosa*.

Bei der Knospung der Madreporarien spielt die perithecale Körperregion eine wichtige Rolle, indem sich von ihr die Knospen erheben, welche dann durch das perithecale Gewebe mit den benachbarten Individuen der Kolonie in Zusammenhang bleiben oder sich später auch durch dessen Schwund von ihnen trennen, so daß die Polypen eines Skeletstocks keineswegs immer alle direkt zusammenhängen, sondern häufig weit voneinander isoliert sind. Das perithecale Verbindungsgewebe zwischen den Individuen ist es auch, welches die Kalkmasse abscheidet, die als *Coenenchym* die einzelnen Skeletkelche gewisser Madreporarien miteinander verbindet. Alle diese zum Teil recht schwer zu verstehenden Verhältnisse können hier nur angedeutet werden. Dies gilt überhaupt für die bei den Anthozoen so hoch entwickelte Koloniebildung, die zwar meist durch Sprossung, zum Teil aber auch durch Längsteilung (z. T. *Madreporarien*) geschieht. — Auf die große Mannigfaltigkeit dieser Koloniebildung kann nicht näher eingegangen werden. — Besonders hervorzuheben wäre nur, daß wegen der ansehnlichen Entwicklung des Mesen-

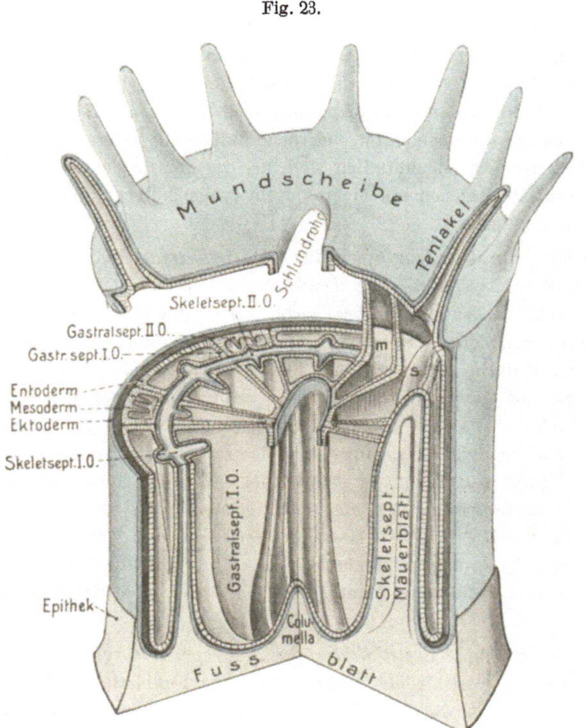

Fig. 23.

Schematische Darstellung des Skelets einer Steinkoralle (Madreporarie) (nach KOCH, mit Benutzung einer Fig. von BOURNE 1900 konstruiert). Durch 2 Querschnitte, von denen einer dicht unter der Mundscheibe, der andere etwa in der Mitte der Höhe geführt ist, wurde ein ansehnlicher Teil des Körpers herausgeschnitten. Ebenso etwa ¼ des Körpers durch zwei bis zur Längsachse gehende Radiärschnitte. Auf diese Weise ist links ein Querschnitt durch die Körperwand, das Mauerblatt, die Septen und das Schlundrohr bloßgelegt. Rechts sieht man ein Stück des Mauerblatts (*m*) von innen, in dem die Gastralsepten z. T. weggeschnitten sind; ferner ein Kalkseptum (*s*) in ganzer Höhe, ein anderes mit dem Ansatz des Mauerblatts steht davor. Ectoderm blau, Entoderm gestrichelt. Mesoderm schwarz. Kalkskelet weiß. O. B.

chyms die Kolonien in den meisten Fällen viel massiver erscheinen als jene der Hydroiden, daß ein erheblicher Anteil der Gastralhöhlen der Einzelpolypen sich in die gemeinsame Stockmasse einsenkt und nur die Oralregion der Einzeltiere sich frei über die Kolonieoberfläche erhebt. Die Gastralhöhlen der Einzeltiere bleiben auch hier durch Kanäle (*Solenia*) im Zusammenhang, die im allgemeinen auf Stolonenkanäle zurückzuführen sind, wie sie uns schon bei der Koloniebildung der Hydropolypen begegneten, und von welchen auch hier meist die Knospung ausgeht. — In den Kolonien gewisser Octokorallen (so den *Alcyonaria, Gorgonaria* und *Pennatularia*) spielen solche Kanäle etwas besonderer Art, die in der Stockachse bzw. längs des Achsenskelets verlaufen, eine wichtige Rolle. — Wie die Hydroidenkolonien zeigen auch viele der Octokorallen eine Polymorphie der Polypen, so daß sich die seither beschriebenen normalen oder *Anthozooide* von anderen, den *Siphonozooiden*, unterscheiden lassen. Bei letzteren sind die Tentakel gewöhnlich verkümmert oder rückgebildet, auch die Gastralsepten häufig mangelhaft entwickelt und die Gonaden fehlen. Diese Siphonozooide scheinen sich hauptsächlich an der Zu- und Abfuhr des Wassers in das Gastralsystem der Kolonie zu beteiligen, wofür besonders die ansehnliche Entwicklung ihrer Siphonoglyphe spricht. Ihre manchmal eigenartige Verteilung auf den Kolonien (besonders bei den Pennatularien, wo sie regelmäßig vorkommen) kann hier nicht näher besprochen werden. Auch von den Kolonien gewisser *Antipatharien* wurden gelegentlich zwei Individuenarten beschrieben, deren Unterschiede jedoch geringfügig sind.

Ctenophora. Wie mehrfach hervorgehoben wurde, weichen die *Ctenophoren* in ihrem Gesamtbau, namentlich auch dem des Gastralapparates, so sehr von den typischen Cölenteraten ab, daß sie häufig von ihnen abgetrennt und in nähere Beziehung zu den Plathelminthen gebracht wurden. Trotz dieser Besonderheiten finden sich doch auch so auffällige Übereinstimmungen mit den Cölenteraten, daß der Ursprung dieser Gruppe aus primitiven Cölenteraten wohl kaum bezweifelt werden kann. Zunächst spricht der deutliche Strahlenbau in diesem Sinne, und zwar besteht im allgemeinen Vierstrahligkeit, die sich jedoch einerseits durch periphere Vermehrung der Organe zur Achtstrahligkeit erhebt, andererseits durch Auftreten einzelner zweizähliger Organe, insbesondere der Tentakel, und durch sonstige Modifikationen mit Zweistrahligkeit kombiniert.

Die nähere Beziehung der Ctenophoren zu den übrigen Cölenteraten wurde in verschiedener Richtung gesucht, einerseits bei den Hydromedusen, andrerseits bei den Anthozoen. Es läßt sich jedoch nicht behaupten, daß diese Versuche sehr überzeugend sind und über einige allgemeine Vergleiche und Ähnlichkeiten hinausgehen; wenn auch nicht zu leugnen ist, daß gewisse Hydromedusen, so namentlich die mit den Narcomedusen verwandte *Hydroctena*, welche zwei aborale solide Tentakel mit Tentakelscheiden, ein apicales, an die Statocyste der Ctenophoren erinnerndes Sinnesorgan, zwei Tentakelgefäße und ein Trichtergefäß besitzt, die Möglichkeit der Ableitung der Ctenophoren von Hydromedusen wieder verstärkt. — Wir können hier nur die Grundzüge des Baus des Gastralapparates besprechen, da seine besondere Bildung von der recht verschiedenartigen Körperform der Ctenophoren abhängt, die, eingehender zu schildern, zu weit führen würde.

Die ursprünglichsten Ctenophoren (*Saccatae* = *Cydippidae*) sind etwa kugelig gestaltet, und die Ontogenie der abweichenderen Formen spricht dafür, daß auch sie von ähnlichen Vorfahren ausgingen. Am Pol des kugelähnlichen Körpers liegt die Mundöffnung, welche, ähnlich wie jene der Anthozoen, stets mehr oder weniger schlitzartig ist; am wenigsten bei den *Eurystomeae* (*Nuda* = *Beroidae*, Fig. 24), deren Mund sich annähernd kreisförmig zu erweitern vermag. Bei den *Lobaten* und *Cestiden* (= *Taeniatae*) setzen sich die seitlichen Ränder des

langen Mundschlitzes (*Mundlippen*) in sagittaler Richtung weit über die Mundseite fort, indem sie zwischen sich eine bewimperte Mundrinne einschließen,
die jedenfalls der Nahrungszufuhr dient. — Der Mund führt in eine axiale,
gegen den aboralen Pol aufsteigende Röhre, die gewöhnlich als *Magen* oder

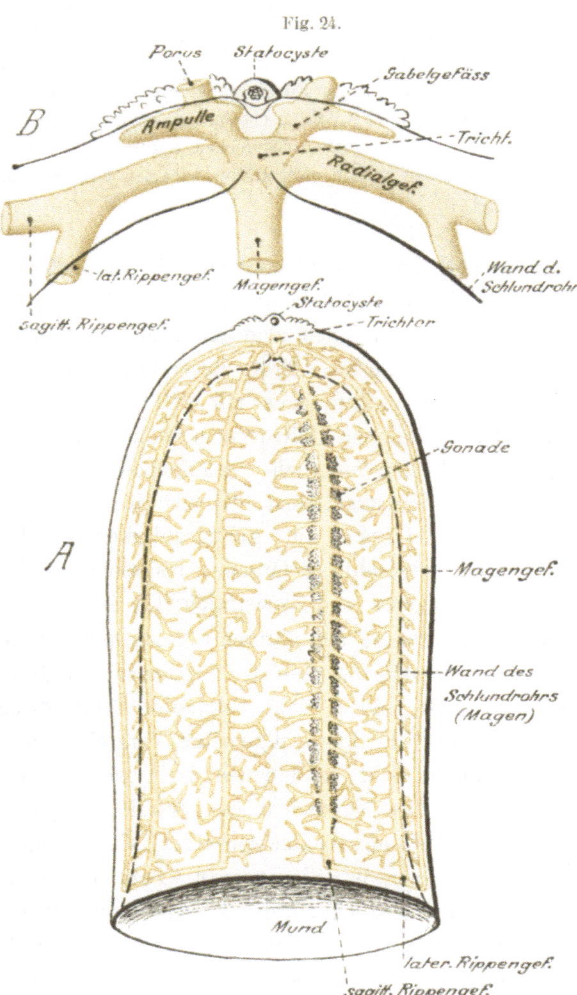

Beroë ovata. *A* Ansicht auf die Sagittalebene. — *B* Ansicht des
Apicalendes in lateraler Richtung, zur Demonstration des Ursprungs
der Rippen-Magen- und Trichtergefäße. (Nach CHUN 1888.)   v. Bu.

Magenrohr bezeichnet
wird, diesen Namen je-
doch nicht verdient, da
sie, wie die Ontogenie
erweist, ectodermaler
Herkunft ist, nämlich
durch Einwachsen des
äußeren Ectoderms ent-
steht; sie wird daher
richtiger als *Schlund-
rohr* oder *Stomodaeum*
bezeichnet. Dem schlitz-
förmigen Mund ent-
sprechend ist das Stomo-
daeum stark abgeplattet
(vgl. Fig. 25), wodurch
eine mittlere Ebene be-
zeichnet wird, die den
Körper in zwei kon-
gruente Hälften teilt,
die sog. *Sagittal- oder
Magenebene*, zu deren
beiden Seiten sich die
zweizähligen Organe an-
ordnen. Bei den Eu-
rystomeae (Fig. 24 *A*)
bleibt die Abplattung
geringer, das Stomo-
daeum ist hier eine
weite Höhle, die bis
nahe an den aboralen
Pol aufsteigt; die Ge-
stalt dieser Ctenophoren

gleicht daher etwa einem Fingerhut. Auch bei den *Lobaten* und den *Cestiden*
steigt das Schlundrohr weit über die Körpermitte empor, etwas weniger in der
Regel bei den Saccaten (Fig. 25 *A*). Es wird von bewimpertem Epithel ausgekleidet, das auch Drüsenzellen enthält.

In der Mundregion der Eurystomeen finden sich an dem Epithel sehr seltsame Cilien-
gebilde (*säbelförmige Cilien*) in großer Zahl, die stäbchenförmig und winkelig geknickt

sind; wahrscheinlich entsprechen sie dem verklebten Cilienbüschel je einer Zelle. — Bei dem Tentakelmangel in dieser Gruppe scheinen sich diese Cilien an der Einführung der Nahrungskörper in das Schlundrohr zu beteiligen. — Im Grunde des Schlundrohrs tritt an jeder seiner Breitseiten ein *Magenwulst* auf, der entweder als ein oralwärts konvexer Bogen erscheint, oder, indem er sich stärker mundwärts verlängert, elliptisch wird und dann wie aus zwei Parallelwülsten gebildet erscheint, die auch quergefaltet sein können (sog. *Leberstreifen*). Die Funktion der Magenwülste ist nicht näher bekannt und ihre Vergleichung mit den Gastralfilamenten der Acalephen jedenfalls unbegründet. — Das Schlundrohr mancher *Saccaten* kann ziemlich stark ausgebreitet oder hervorgestülpt werden, indem die Tiere sich auf solche Weise ansaugen oder auf dem scheibenartig ausgebreiteten Mundrohr sogar umherkriechen können. — Bei den *Beroiden* besitzt das Schlundrohr Längs- und Ringmuskulatur, die den übrigen Ctenophoren zu fehlen scheint.

Nach der gewöhnlichen Annahme soll im Schlundrohr die Verdauung der Nahrungskörper erfolgen; da dieselben zum Teil groß sind, so müssen sie wenigstens hier zerfallen; an der eigentlichen Verdauung aber dürfte sich wohl vorwiegend der entodermale Teil des Gastralapparats beteiligen.

Je nach der versuchten Ableitung der Ctenophoren wurde das Schlundrohr entweder mit dem Stomodaeum der Anthozoen oder der stark verengten Schirmhöhle einer Hydromeduse verglichen. Würde letzteres zutreffen, so müßten die Eurystomeen mit ihrem weiten Schlundrohr als die ursprünglichsten Formen erscheinen; dem widerspricht jedoch die Ontogenie, welche mehr auf eine sekundäre Erweiterung des Schlundrohrs in dieser Gruppe hinweist.

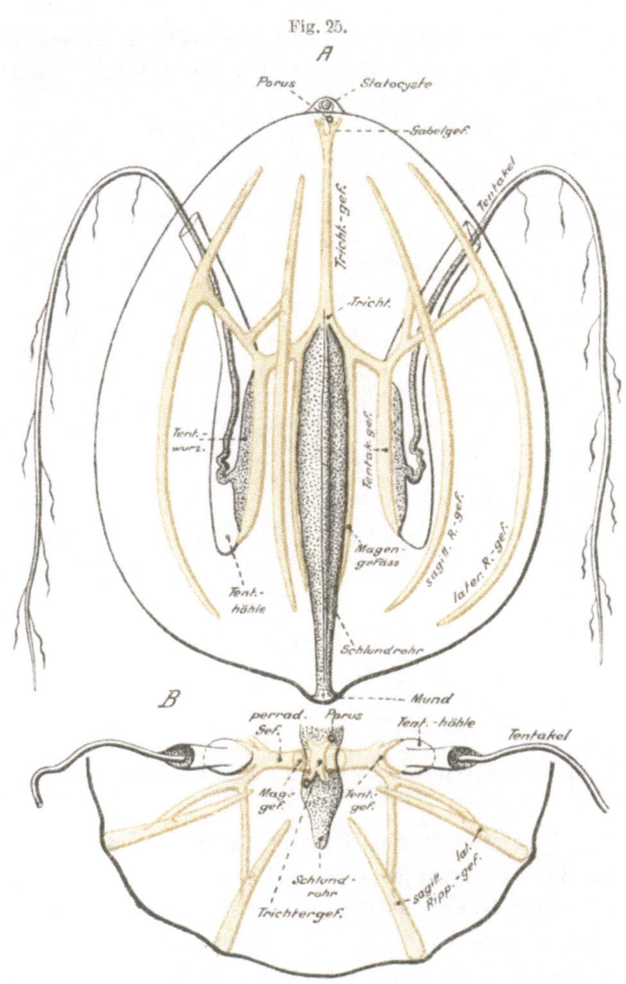

Pleurobrachia spec. *A* Ansicht in sagittaler Richtung. — *B* Ansicht auf den Apicalpol in derselben Stellung wie Fig. *A*. Original. v. Bu.

Das Stomodaeum führt durch eine enge apicale Öffnung, welche von zwei lateralen »Trichterklappen« begrenzt wird, in den Centralteil des entodermalen Gastralapparats, den *Trichter* (*Infundibulum*, s. die Figg. 24—27), der

also dem Magen der Hydromedusen entsprechen würde. Dieser Teil ist jedoch bei den Ctenophoren meist recht schwach entwickelt, so daß er häufig nur als die Zusammenflußstelle der von ihm ausstrahlenden Gefäße erscheint. Im Gegensatz zum Schlundrohr ist der Trichter stets in der auf der sagittalen senkrechten Ebene abgeplattet (s. Fig. 25 *B*), welche daher auch als Trichter- oder besser *Transversal-* oder *Lateralebene* bezeichnet wird. Die Weite des Schlundrohres und des Trichters variiert übrigens sehr mit dem Grade ihrer Füllung.

Fig. 26.

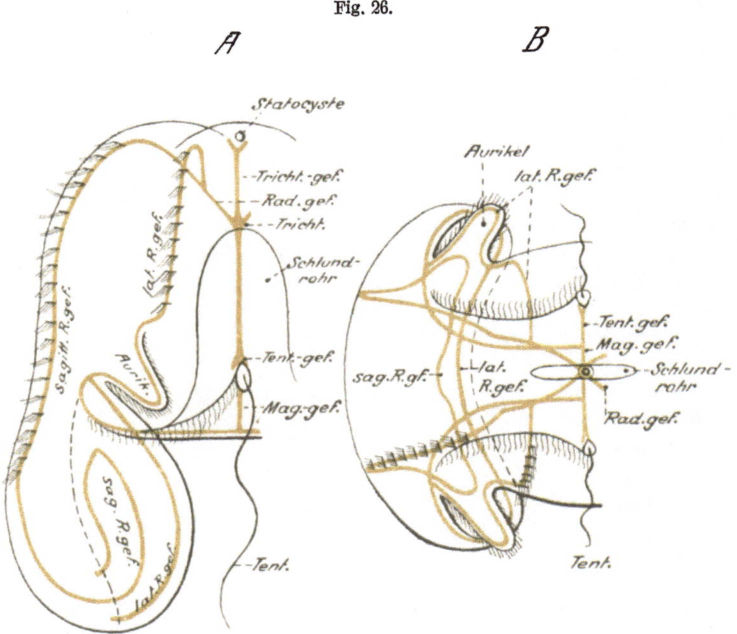

Eucharis multicornis (Lobate). *A* Ansicht in lateraler Richtung. — *B* Ansicht in gleicher Richtung auf den Apicalpol. (Nach Chun 1880, *B* etwas geändert.)   v. Bu.

Lateralwärts vom Trichter entspringt bei den Saccaten (Fig. 25) jederseits ein in der Transversalebene liegendes, horizontal ziehendes oder etwas auf- oder absteigendes Gefäß (*perradiales*, besser *laterales*), das sich nach kurzem Verlauf in je zwei radiale (auch interradiale genannt) Gefäße gabelt, die nahezu horizontal oder etwas aufsteigend zur Körperoberfläche ausstrahlen. In deren Nähe gabeln sie sich nochmals, indem sie in die acht *Rippengefäße* (meridionale oder adradiale Gefäße) übergehen, die sich längs der Körperoberfläche unter den acht Rippen oder Ruderplättchenreihen (Bd. I, Fig. 22, S. 96) hinziehen und oral wie aboral blind endigen. Bei den Saccaten findet sich die Übergangs- stelle der acht adradialen Gefäße in die meridionalen etwa in der Mitte der letzteren oder etwas über derselben, so daß an jedem Meridionalgefäß ein aboral aufsteigender und ein oral absteigender Teil zu unterscheiden ist. — Die acht Rippengefäße der Saccaten sind häufig völlig gleich, d. h. die vier der Transversalebene genäherten (*Transversal-* oder *Lateralgefäße*, auch *Subtenta-*

kulargefäße genannt) unterscheiden sich nicht von den vier der Sagittalebene genäherten (*Sagittalgefäße, Subventralgefäße*), oder doch bei einigen nur in ihrer Länge. — Bei den übrigen Ctenophoren bleiben die beiden vom Trichter ausgehenden lateralen Gefäßstämme ganz kurz oder sind gar nicht entwickelt, so daß die vier Radialgefäße direkt aus dem Trichter entspringen. Bei den Lobaten (Fig. 26) und Taeniaten (Fig. 27) steigen die Radialgefäße ansehnlich apicalwärts empor, bis in die Gegend des aboralen Pols, wo sie, sich gabelnd, in die Adradialgefäße übergehen, die, oralwärts umbiegend, sich direkt in die Meridionalgefäße fortsetzen; letztere ziehen bis in die Mundgegend herab. Ein aufsteigender Teil fehlt den Meridionalgefäßen hier vollständig. Letzteres gilt auch für die Eurystomeae (Fig. 24), deren vier Radialgefäße nicht aufsteigen, sondern horizontal verlaufen und unter Gabelung direkt in die absteigenden Meridionalgefäße übergehen, weshalb sich adradiale Gefäße nicht unterscheiden lassen.

Fig. 27.

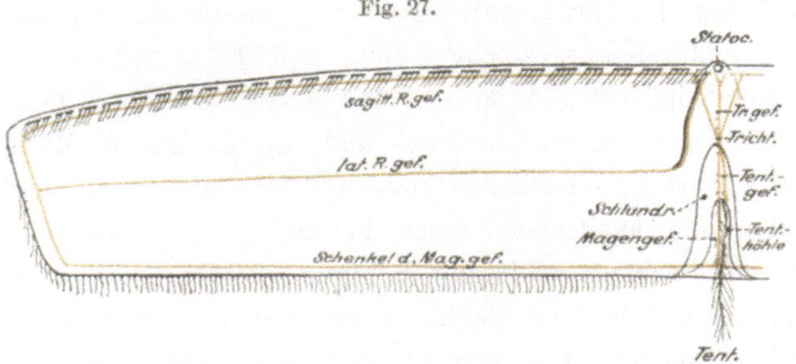

Cestus veneris. Ansicht einer Hälfte des Tiers von der Lateralseite. (Nach CHUN 1880.) v. Bu.

Bevor wir auf die weiteren Besonderheiten der Meridionalgefäße der letzterwähnten Ctenophoren eingehen, sollen die sonstigen Gastralgefäße, welche vom Trichter entspringen, geschildert werden. Bei allen Ctenophoren (ausgenommen die Saccate *Euchlora rubra*) geht jederseits vom Trichter ein lateral am Schlundrohr oralwärts herabziehendes Gefäß aus (*Magengefäß*), das bei den Saccaten in der Mundgegend blind endigt. Beide Magengefäße liegen dem Schlundrohr dicht an und sind in der Transversalrichtung ziemlich weit, in der Sagittalrichtung dagegen schmal. — Ferner entspringt bei allen mit Tentakeln versehenen Ctenophoren jederseits zwischen den beiden Radialgefäßen ein in der Transversalebene verlaufendes Tentakelgefäß, das zur Tentakelwurzel zieht, also je nach dem Ursprungsort des Tentakels entweder auf- oder absteigt. An der Tentakelwurzel gabelt es sich in zwei etwas erweiterte Fortsätze, die, sich dicht aneinanderschmiegend, die Tentakelwurzel unterlagern.

Gegen den Apicalpol steigt der Trichter als eine unpaare gefäßartige Fortsetzung, das unpaare *Trichtergefäß*, empor, das jedoch den Eurystomeen (Fig. 24 *B*) fehlt. Dies Gefäß gabelt sich in der Sagittalebene in zwei *Gabelgefäße*, die bei den Eurystomeen direkt aus dem Trichter entspringen. — Bei den *Saccaten* (Fig. 25) teilt sich jeder Gabelast nahe an den apicalen Polfeldern unter Anschwellung in zwei gegen den Apicalpol aufsteigende

Röhren (auch *Ampullen* genannt), die sich etwas seitlich von den Polfeldern
gegen die Körperoberfläche erheben, und von welchen stets zwei diagonal gegenüberstehende hier mit einer bewimperten Öffnung ausmünden. Bei der Ansicht
auf die Transversalebene ist es stets die rechte der dem Beschauer zugewandten
beiden Röhren, die ausmündet, und entsprechend die hintere linke. — Daß
ursprünglich alle vier Ampullen ausmündeten, geht daraus hervor, daß dies bei
Callianira bialata noch der Fall ist, doch bleiben die bei den übrigen Saccaten
blinden Ampullen auch hier viel schmächtiger.

Bei *Lobaten*, *Taeniaten* und *Eurystomeen* kann man eigentlich kaum mehr von vier
Ampullen reden, da jeder Gabelast des Trichtergefäßes distal, unter dem Polfeld, zu einem
transversal oder sagittal (*Eurystomeae*) sich ausdehnenden Behälter anschwillt, der einseitig
ausmündet. — Die Mündungsporen der Ampullen können geschlossen und wieder geöffnet
werden. Die ganze Einrichtung dient nachweislich zur Entleerung von Flüssigkeit und
Nahrungsresten aus dem Gastralapparat.

Komplikationen der Meridionalgefäße treten bei den *Lobaten* auf (s. Fig. 26),
die bekanntlich dadurch ausgezeichnet sind, daß ihr in der Sagittalebene mehr
oder weniger komprimierter Körper vor und hinter dem Mund lappenartig vorspringt. Die lateralen (*subtentakulären*) und die sagittalen Meridionalgefäße
verhalten sich hier recht verschieden; die sagittalen sind im allgemeinen länger,
indem sie unter den sagittalen Rippen herabsteigen, darauf in den beiden
Lappen mehr oder weniger zahlreiche Schlingen bilden, worauf schließlich je
die beiden zusammengehörigen Gefäße eines Lappens ineinander übergehen.
Die Lateralgefäße steigen unter den Lateralrippen herab und umziehen dann
die *Aurikeln* (zwei Paar lappiger Fortsätze jederseits, über die sich kleine
Ruderplättchen als Fortsetzung der Lateralrippen hinziehen); darauf treten die
beiden Lateralgefäße jeder Seite mit den beiden Gefäßen in Verbindung, die
aus der Gabelung des oralen Magengefäßendes dieser Seite hervorgehen, und
setzen sich schließlich, den Rand der beiden Lappen umziehend, fort, um sich
vorn und hinten mit den zugehörigen Lateralgefäßen der Gegenseite zu vereinigen. Mit Einschluß der Magengefäßschenkel wird also von den Lateralgefäßen eine Art Ringkanal am ganzen Mundrand der Lobaten gebildet.

Der Körper der *Taeniaten* (Fig. 27) ist ebenfalls in der Sagittalebene sehr
stark komprimiert oder richtiger in dieser Ebene lang bandförmig ausgewachsen.
Dabei haben sich die sagittalen Rippengefäße unter den sagittalen Rippen, die
längs des ganzen Apicalrands hinziehen, stark verlängert, während die Lateralgefäße, unter Verkümmerung der Lateralrippen bis auf wenige Ruderplättchen,
in die horizontale Mittellinie der seitlichen Körperfläche herabsteigen und, in
dieser hinziehend, sich am Vorder- und Hinterrande mit den Sagittalgefäßen
verbinden; an diesen Stellen treten ferner die beiden sehr langen Schenkel des
Magengefäßes jeder Seite, die am Oralrande hinziehen, mit den genannten Gefäßen in Kommunikation.

Wie schon hervorgehoben, steigen die acht Meridionalgefäße der *Eurystomeen*
(Fig. 24), die alle gleich gebaut sind, ebenso wie die beiden Magengefäße bis

zum Mundrand hinab, wo die jederseitigen fünf Gefäße durch die am Mundrand hinziehenden Magengefäßschenkel ber betreffenden Seite zusammenhängen. Ein geschlossenes Ringgefäß am Mundrand existiert daher nicht. Die Gefäße sind verhältnismäßig weit. — Rippen- wie Magengefäße entwickeln eine große Menge verzweigter Ästchen (Prolifikationen), die sich sowohl unter der Körperoberfläche ausbreiten, als auch in die Gallerte bis zum Schlundrohrrand eindringen, wo sie ein Gefäßnetz bilden können. Die oberflächlichen Prolifikationen bleiben entweder gesondert oder (*Beroë forskali*) bilden unter Anastomisieren ein zusammenhängendes oberflächliches Gefäßnetz; da dies auch zwischen den Prolifikationen der beiderseitigen Sagittalgefäße geschieht, so stehen in diesem Fall alle oberflächlichen Gefäße im Zusammenhang.

Das Entoderm des Gastralapparates ist im allgemeinen ein bewimpertes Plattenepithel, das jedoch auch *Körner-* und sog. *Glanzzellen* enthalten kann. An gewissen Stellen, so namentlich an der Außenwand der Rippengefäße und einigen anderen Orten erhöht es sich zu einem nicht bewimperten Cylinderepithel.

Merkwürdig erscheint die Verbreitung eigentümlicher kleiner Öffnungen (*Stomata*, *Wimperrosetten*) in der Wand der Gastralgefäße, durch welche Flüssigkeit in die Gallerte, oder auch aus dieser in den Gastralapparat treten kann. Diese Öffnungen im Plattenepithel sind von einem Kranz von Flimmerzellen umgeben, die sich in zwei Lagen finden, einer äußeren, die in die Gallerte vorspringt, und einer inneren, die ins Gefäßlumen schaut. Die Cilien der letzteren Zellen erstrecken sich in das Gefäßlumen, die der ersteren in die Gallerte.

Es finden sich einige ctenophorenartige Organismen, die eine kriechende, ja festsitzende Lebensweise angenommen haben, wenn sie auch das Schwimmvermögen zum Teil bewahrten. Diese Formen, welche als besondere Ordnung der *Archiplanulidea* (Willey) oder *Platyctenea* (Bourne) zusammengefaßt wurden, erlangten namentlich deshalb eine besondere Bedeutung, weil sie als wesentliche Stütze für die Verwandtschaft der Ctenophoren und Turbellarien, oder für deren Ableitung aus gemeinsamer Wurzel gelten. — Die Ontogenie einer dieser Formen (*Tjalfiella*), die bekannt ist, ergibt jedoch wohl sicher, daß es sich um spezialisierte Ctenophoren handelt, welche mit der Änderung der Lebensweise eine Modifikation und teilweise Rückbildung erfuhren. Ihr Körper ist im kriechenden Zustand stark abgeplattet, was hauptsächlich auf der Entwicklung zweier schirmförmiger sagittaler Lappen beruht, ähnlich jenen der Lobaten, die sich flach ausbreiten können, wozu sich noch eine teilweise Hervorstülpung des Schlundrohrs gesellen dürfte. Die Gegenwart zweier typischer Ctenophorententakel mit Greifzellen und Tentakelscheiden, der acht Rippen mit einigen Ruderplättchen (*Ctenoplana*), die jedoch bei andern völlig rückgebildet sind (*Coeloplana*. *Tjalfiella*), des ebenfalls erheblich um- und rückgebildeten apicalen statischen Sinnesorgans, eines auf jenen der Ctenophoren rückführbaren Gastralapparats, an dem sich gewöhnlich Trichtergefäße, Tentakel- und Radialgefäße unterscheiden lassen, die peripher in ein Gefäßnetz übergehen, das Vorkommen der charakteristischen Rosetten (Coeloplana) erweisen die nahe Zusammengehörigkeit mit den Ctenophoren, wogegen die Ableitung der Turbellarien von solchen Formen, wie den Ctenophoren überhaupt, vorerst doch recht fraglich und gezwungen erscheint; stimmen doch die Vertreter dieser Ansicht nicht einmal darin überein, ob die Sagittalebene dieser Würmer mit jener der Ctenophoren oder ihrer Transversalebene zu homologisieren sei.

Hier konnte auf jene eigentümlich umgeänderten Ctenophoren und ihre problematische phylogenetische Bedeutung nur kurz hingewiesen werden, ohne genaueres Eingehen auf die Bauverhältnisse ihres Gastralapparates.

Bilateria.

In der Einleitung (Bd. I, S. 13 ff.) wurde die wahrscheinliche Ableitung des Darmapparats der Bilaterien aus dem Urdarm der Gastraea und dem Gastralapparat der Cölenteraten kurz besprochen. Betont wurde auch, daß den primitiven Bilaterien (*aprocte Plathelminthen*) der After noch fehlt, der sonst stets auftritt, jedoch manchmal wieder rückgebildet werden kann. Die Ansichten über die phylogenetische Entstehnng des Afters wurde gleichfalls schon erörtert (Bd. I, S. 14). Wenn der After fehlt, so gliedert sich der Darm in der Regel in zwei Abschnitte: 1. ein vom Mund entspringendes Rohr (*Vorderdarm*), das in den 2. *Haupt- oder Mitteldarm* führt, dessen Epithel stets aus dem Entoderm des Urdarms hervorgeht, und der in der Regel den eigentlichen verdauenden und resorbierenden Abschnitt bildet und deshalb auch fast stets ansehnlicher ist als der Vorderdarm. Letzterer kann in seiner größten Ausdehnung entodermaler oder ectodermaler Entstehung sein; in letzterem Fall wird er häufig als *Stomodaeum* bezeichnet. Der Vorderdarm ist sehr verschieden kompliziert, von einem einfachen kurzen Rohr bis zu einem aus mehreren sekundären Abschnitten zusammengesetzten und mit besonderen Drüsenanhängen und anderen Differenzierungen versehenen Apparat. — Findet sich ein After, so ist dieser mit dem Mitteldarm durch ein kurzes bis längeres Rohr, den *Enddarm*, verbunden. Auch letzterer kann entodermaler oder ectodermaler Herkunft sein; ist das letztere der Fall, so wird er meist als *Proctodaeum* bezeichnet. Auch er kann sich sekundär komplizieren.

Ein nicht völlig gelöstes Problem bildet die Homologie des Gastralapparates der Cölenteraten und des entodermalen Darms der Bilaterien. Wenn letztere eine sekundäre Leibeshöhle (Coelom) besitzen, die, wie schon Bd. I, S. 17 ff. erörtert wurde, wahrscheinlich allgemein aus sich ablösenden Taschen des Vorderdarms hervorging, so folgt hieraus, daß der entodermale Darm dieser Bilaterien nicht dem gesamten Gastralapparat der Cölenteraten entspricht sondern nur dem Centralteil. Wenn jedoch, wie häufig angenommen wird, das Coelom zahlreicher Bilaterien ein Schizocoel ist, d. h. ein Spaltraum, der in einem, vom Entoderm aus gebildeten, ursprünglich soliden Mesoderm auftritt, so entstand zwar das Coelom gleichfalls vom Entoderm aus, erscheint jedoch mehr im Licht einer sekundären Weiterbildung der Verhältnisse der Cölenteraten, als einer direkten Ableitung aus Teilen von deren Gastralapparat. — Die Hauptschwierigkeit bereiten aber noch die ungegliederten Würmer, deren Leibeshöhle, wenn vorhanden, meist als eine primäre gedeutet wird, während ein Cölom höchstens im Hohlraum der Gonaden gesucht wird. Der entodermale Darmapparat dieser Formen, insbesondere der der aprocten Plathelminthen wird daher häufig dem gesamten entodermalen Gastralapparat der Cölenteraten gleichgesetzt. Da jedoch die ungegliederten Würmer eine Mesodermbildung, ähnlich jener der gegliederten und der Mollusken besitzen, so wurde schon früher dargelegt, daß wir es für wahrscheinlicher erachteten, daß sie ursprünglich ebenfalls ein Coelom besaßen, das sich teils um-, teils rückbildete, und ihr bleibender Darm daher gleichfalls nur einem centralen Teil des Gastralapparates der Cölenteraten entspreche.

2. Vermes.

Plathelminthes.

Wie hervorgehoben wurde, fehlt den aprocten Plattwürmern ein After durchaus; ihr Mitteldarm ist blind geschlossen. Dagegen besitzen die auch sonst abweichenderen *Nemertinen* eine feine, am Hinterende und meist etwas dorsal gelegene Afteröffnung, die, soweit die Ontogenie ergibt, erst spät als ein Durchbruch entsteht; ihre Homologie mit dem After der übrigen Bilaterien kann wohl nicht als über jeden Zweifel erwiesen gelten. — Die Lage der Mundöffnung ist sehr verschieden. Bei den *Turbellarien* findet sie sich stets auf der Ventralfläche, nicht selten in deren Mitte oder etwas davor, bis sogar erheblich weit dahinter (s. Fig. 29, S. 59 u. Bd. I, Figg. 319—21, S. 473—74); bei manchen (besonders *Rhabdocölen*, doch auch gewissen *Dendrocölen*) kann sie jedoch auch

Fig. 28.

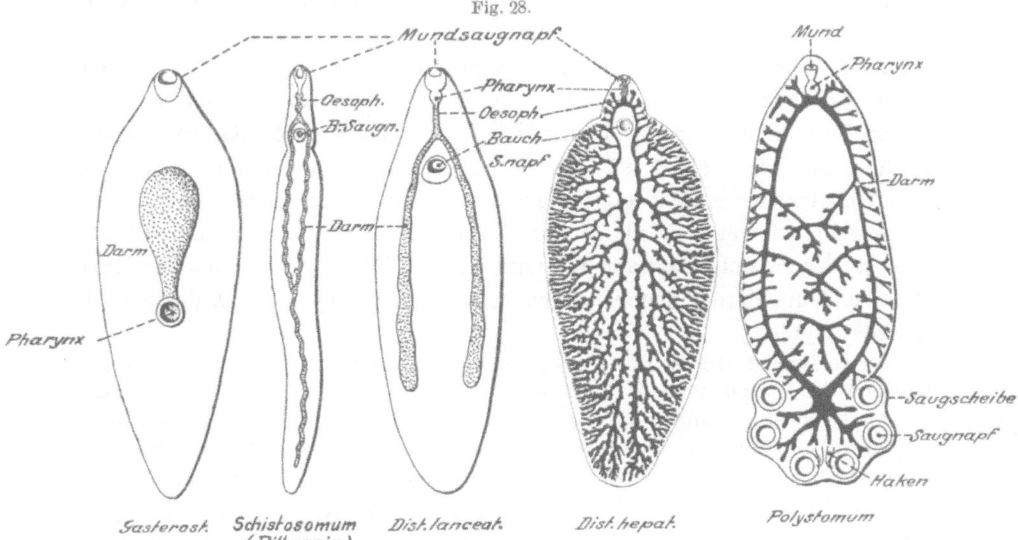

Darm ver|schiedener Trematoden. (Gasterostomum aus Bronn nach Levinsen 1881, die andern Figuren Originale). Blo. u. v. Bu.

ziemlich nahe ans Vorderende rücken, was bei den *Trematoden* noch mehr der Fall ist, wo sie sich fast ausnahmslos ganz dicht am Vorderende findet (nur bei *Gasterostomum* liegt der Mund etwas hinter der ventralen Körpermitte, s. Fig. 28).

Ventral und nahe dem Vorderende liegt auch stets der Mund der *Anopla* unter den *Nemertinen*, meist dicht hinter den Cerebralganglien (s. Bd. I, Fig. 327 *A*, S. 479), in einzelnen Fällen sogar noch weiter hinten. — Bei den *Enopla* (s. Fig. 30 *A*, S. 62 u. Bd. I, Fig. 327 *B*, S. 479) ist er vor die Cerebralganglien gerückt, selbst bis an die vordere Körperspitze, wie es sich auch bei einzelnen polycladen Dendrocölen, so *Oligocladus*, finden kann; dann mündet er aber gewöhnlich nicht direkt nach außen, sondern in die Vorhöhle des Rüssels (*Rhynchodaeum*), was jedenfalls durch eine sekundäre Einsenkung entstand, in welche Rüssel- und Mundöffnung einbezogen wurden. — Die mittlere ventrale Lage der Mundöffnung dürfte wohl die primitive der Plathelminthen gewesen sein, wofür im allgemeinen auch die Ontogenie spricht, obgleich das Hervorgehen des Munds aus dem Blastoporus nicht sicher erwiesen, wenn auch wahrscheinlich ist.

Der *Mund der Turbellarien* ist teils rund, teils schlitzförmig und meist sehr erweiterungsfähig; der der *Trematoden* hingegen klein, rund und nicht erweiterungsfähig. Er liegt bei den *Monogenea* zwischen den beiden vorderen Saugnäpfen, wenn solche vorhanden sind, bei den *Digenea* dagegen im Grund des vorderen Saugnapfes (Fig. 28), welcher manchmal zum Vorderdarm gerechnet wird, so daß der Eingang in den Saugnapf die eigentliche Mundöffnung darstellte. Eigentümlich abweichend verhält sich, wie bemerkt, *Gasterostomum*, dessen Mund in der Mitte der Bauchfläche liegt (s. Fig. 28).

Der Mund der Plathelminthen führt fast ausnahmslos in einen Vorderdarm, der selten ein einfaches Rohr, häufig jedoch bei den *Turbellarien* ein sehr kompliziertes Organ darstellt, wogegen er bei den *Nemertinen* ziemlich einfach bleibt. Der Mitteldarm bildet in seinem einfachsten und wohl ursprünglichsten Zustand einen Sack, dessen Wand etwa der äußeren Körperoberfläche parallel zieht (Fig. 29 [1], S. 59). Bei vielen Formen kompliziert er sich jedoch durch Entwicklung mehr oder weniger zahlreicher Verästelungen sehr.

Sowohl bei freilebenden als parasitischen Plattwürmern kann der Mitteldarm, ja der gesamte Darmapparat stark zurückgebildet werden; bei den *Acoela* unter den Turbellarien findet sich an seiner Stelle eine solide Zellmasse oder ein Zellsyncytium.

Dieser Zustand wird häufig als ein phylogenetisch primärer gedeutet, aus welchem der Mitteldarm der übrigen Plathelminthen durch Aushöhlung entstanden sei. Die umgekehrte Ansicht scheint aber richtiger, denn, daß das Darmlumen ontogenetisch durch Aushöhlung einer soliden Entodermanlage entstehen kann, dürfte hier ebensowenig als bei vielen Cölenteraten erweisen, daß dies dem phylogenetischen Entstehungsvorgang der Darmhöhle entspreche.

Die *Cestoden*, sowie mit ganz seltenen Ausnahmen die *Sporocystengenerationen* der digenetischen Trematoden, zeigen eine völlige Rückbildung des Darmapparats.

Vorderdarm. Der *Vorderdarm der Aprocten* wird gewöhnlich als *Pharynx* bezeichnet, was im ganzen wenig zutreffend scheint. Im einfachsten Fall, wie er sich bei manchen Turbellarien (*Acölen* und gewissen *Rhabdocölen*, so *Macrostomiden* und *Catenuliden*, selten bei gewissen *Trematoden*) findet, besteht er aus einem bei Turbellarien flimmernden, kurzen Kanal (*Pharynx simplex*), der von der Mundöffnung zum Mitteldarm führt. Seine Wand kann mit ziemlich kräftiger Muskulatur versehen sein. Im allgemeinen scheint dieser einfache Vorderdarm eine Einstülpung des Integuments zu sein, sein Epithel also ectodermaler Herkunft. Gewissen Acölen, deren eigentümliche Darmverhältnisse später genauer zu besprechen sind, kann jedoch der Vorderdarm auch ganz fehlen.

Recht einfach bleibt im allgemeinen auch der Vorderdarm der *Nemertinen*, der sich bei gewissen Protonemertinen (*Carinella*) sogar nur histologisch von dem Mitteldarm unterscheiden läßt. Er ist meist ein ziemlich weites, plattes Rohr, das namentlich bei den *Anopla* verhältnismäßig weit nach hinten zieht. Der Vorderdarm der *Enopla* (Fig. 30 *A, B*, S. 62) läßt mehr oder weniger deutlich drei Abschnitte unterscheiden: ein vorderes, zuführendes, enges Rohr (*Oesophagus*), einen mittleren, stark erweiterten Abschnitt (*Magendarm*) und einen hinteren engeren Teil (*Pylorusrohr*). Im allgemeinen macht der Vorderdarm der Nemertinen den Eindruck einer ectodermalen Bildung; auch die Ontogenie widerspricht dem nicht.

Der Vorderdarm der Aprocten kompliziert sich fast stets mehr oder weniger erheblich zu einem *Pharynx compositus.* Der Grundplan dieser Bildung besteht in erster Linie darin, daß sich die Umgebung der ursprünglichen Mundöffnung mehr oder weniger taschenförmig einsenkt, wodurch eine meist schwach muskulöse *Pharyngealtasche (oder -scheide)* entsteht, in deren Grunde die eigentliche Mundöffnung liegt, die in den stark muskulösen, etwa ellipsoidischen bis länglichen Vorderdarm oder *Pharynx* übergeht, an den sich häufig noch ein kurzes, einfaches Rohr (*Oesophagus*) anschließt, das in den Mitteldarm führt. In der Regel erhebt sich der muskulöse Pharynx etwas in die Pharyngealtasche, wodurch eine rüsselartige Bildung entsteht, die in sehr verschiedenem Grade entwickelt ist. Bei vielen Rhabdocölen und den Trematoden ist die Pharyngealtasche (oder -scheide) nur wenig eingesenkt und ein sich in sie erhebender Rüssel nicht oder wenig ausgebildet. Bei den Rhabdocölen wurde diese Pharynxform als die rosettenförmige bezeichnet (*Pharynx rosulatus*); sie erscheint weiterhin dadurch charakterisiert, daß die Pharynxmuskulatur durch eine muskulöse Hülle (*Septum*) gegen das umgebende Parenchym scharf abgesetzt wird, was dem Pharynx simplex fehlt. · Die eigentliche Pharynxmuskulatur ist in verschiedenem Grad kompliziert und besteht meist aus zahlreichen Radiärfasern, die äußerlich und innerlich noch eine Hülle von Ring- und Längsfasern besitzen. Doch bestehen hinsichtlich des Aufbaus der Muskulatur im einzelnen zahlreiche Verschiedenheiten. — Durch stärkeres Emporwachsen der rüsselartigen Erhebung des Pharynx rosulatus in der Pharyngealtasche entsteht ein in dieser Tasche eingeschlossener, mehr oder weniger kegelförmiger bis lang cylindrischer Rüssel (*Pharynx doliiformis*), an dessen Spitze die eigentliche Mundöffnung liegt. — Von diesem Pharynx doliiformis ist der *Pharynx variabilis*, der sich hauptsächlich bei einer Gruppe der Alloiocoela findet, wenig verschieden, namentlich durch recht variable Größe und besondere Contractilität.

Bei gewissen Rhabdocölen und Dendrocölen findet sich ein *Pharynx plicatus*, der in seinem Bauprinzip im allgemeinen dem Pharynx doliiformis entspricht, sich aber hauptsächlich dadurch von ihm unterscheidet, daß die Pharynxmuskulatur gegen das Körperparenchym nicht scharf abgegrenzt erscheint. Bei gewissen Polycladen und den Tricladen (s. Fig. 29$^{2-3}$ u. Bd. I, Fig. 319—20, S. 473) ist dieser Pharynx gleichfalls röhrenförmig und häufig recht lang, und da er bis zu seinem Grunde von der ansehnlichen Pharyngealtasche (oder -scheide) umschlossen wird, so besitzt er den Charakter eines vorstreckbaren, in seiner Scheide eingeschlossenen Rüssels in sehr ausgeprägter Weise. Ein wesentlicher Unterschied von dem Pharynx doliiformis scheint jedoch darin zu bestehen, daß, wie gesagt, die Pharyngealscheide bis zum Grund des Rüssels oder Pharynx reicht, also auch der muskulöse Pharynx sich nicht über die

Pharyngealscheide hinaus gegen den Mitteldarm verlängert, sondern die Rüsselmuskulatur am Grunde der Scheide endigt. Nach Vergleich mit den bisher
beschriebenen Pharynxformen dürfte sich der Pharynx plicatus teils durch starke
rüsselartige Erhebung des Pharynx in der Scheide, teils durch tiefere Einsenkung der Pharyngealscheide erklären.

Zwischen dem Pharynx und dem Mitteldarm findet sich selten die Andeutung
eines Oesophagusabschnitts. — Bei zahlreichen Polycladen und Landtricladen
verändert sich der Bau dieses Rüssels jedoch sehr erheblich, indem sich sein
Lumen an der Basis sehr erweitert, so daß die Muskelwand des Rüssels wie eine
Ringfalte von den Seitenwänden der weiten Pharyngealtasche zu entspringen
scheint und sich allmählich gegen die eigentliche Mundöffnung (*Pharynxmund*)
verengert. Auf solche Weise wird der Rüssel zu einem glocken- bis kragen-
artigen Gebilde, das in die relativ niedere Rüsseltasche vorspringt und sich
häufig noch dadurch stark kompliziert, daß sein freier Rand mehr oder weniger
stark krausenartig gefaltet ist (*krausenförmiger Pharynx*, Fig. 29[4 u. 5]).

Wahrscheinlich dürfte sich der Pharynx plicatus in der Weise ableiten, wie wir es im
Gange dieser Darstellung schilderten, d. h. aus der Umbildung eines einfachen Pharynx rosulatus oder eines muskulösen Pharynx simplex hervorgegangen sein. Die gewöhnliche
Auffassung sucht ihn dagegen in besonderer Weise abzuleiten, nämlich aus einer einfachen
Pharyngealtasche, in welche sich eine muskulöse Ringfalte allmählich erhoben habe; sie hält
daher den krausenförmigen Pharynx plicatus für die ursprünglichere Bildung, den röhrenförmigen dagegen gewissermaßen durch Verengerung dieser Ringfalte entstanden. Eine Konsequenz dieser Ansicht ist, daß sie das Lumen des krausenförmigen Pharynx als die dorsale
Partie der ursprünglichen Pharyngealtasche erklärt, woraus hervorginge, daß auch das Lumen
des röhrenförmigen Pharynx plicatus diese Bedeutung hätte, was doch kaum wahrscheinlich
und mit dem ähnlichen rüsselförmigen Pharynx doliiformis schwer vereinbar ist.

Wie bemerkt ist die Pharyngeal- oder Rüsseltasche (oder -scheide) des Pharynx plicatus
meist sehr groß und gewöhnlich länger als hoch; der sekundäre Mund mündet je nach der
Pharynxlage in der Mitte, vorn oder hinten in die Pharyngealtasche, und dies gilt ähnlich auch
für die Öffnung zwischen dem Pharynx und Mitteldarm, die bald in der Mitte der Tasche,
bald vorn, bald hinten liegt. Ebenso kann der rüsselförmige Pharynx plicatus nach hinten
(*Tricladen*) oder nach vorn (*gewisse Polycladen*) gerichtet sein. Wenn der krausenförmige
Pharynx komplizierter wird, so kann sich auch die Pharyngealscheide komplizieren, indem sie
seitliche, den Faltungen des Pharynx entsprechende Ausbuchtungen bildet. — Etwas Ähnliches tritt auch bei der seltsamen Pharynxvermehrung auf, die in abnormer Weise bei gewissen Tricladen, bei anderen hingegen normal stattfindet (*Phagocata, Planaria morgani,*
gewissen Abarten der *Planaria alpina*), wo sich außer dem normalen vorderen Pharynx
zwei Reihen accessorischer bilden, die in die hinteren Darmschenkel führen und in Seiten-
taschen der Pharyngealscheide stehen.

Die stärker entwickelten Rüssel der Turbellarien sind vorstreckbar und dienen zum Fang
der Beute, ja sollen sich sogar manchmal am Verdauungsakt beteiligen. Die Pharyngealscheide
spielt beim Vorstrecken des Rüssels keine Rolle, sie wird dabei nicht etwa ausgestülpt; vielmehr
wird es nur von der Rüsselmuskulatur bewirkt. Doch finden sich häufig besondere Retraktoren und Protraktoren am Pharynx, die aus der Körpermuskulatur hervorgehen. — Bei allen
Aprocten scheint der Pharynx reich an *einzelligen Drüsen* zu sein, die teils völlig in sein
Gewebe eingebettet sind, teils seitlich oder hinter ihm liegen und nur ihre Ausführgänge
durch das Gewebe senden, indem sie in das Pharynxlumen münden oder auch am Pharynx-
ende, in der Umgebung der eigentlichen Mundöffnung. Nach ihrem Sekret lassen sich meist

zweierlei Drüsenzellen unterscheiden: *Speichel-* und *Schleimdrüsen.* Auch Ganglienzellen wurden häufig im Pharynxgewebe angegeben, doch ist es wahrscheinlicher, daß es sich um Myoblasten handelt. Wie schon beim Nervensystem (Bd. I, S. 474 ff.) erwähnt wurde, treten zum Pharynx meist zwei Nerven, die sich in seinem Gewebe reich verbreiten, häufig unter Bildung zahlreicher Längsnerven und mehrfacher Plexus. Auch Excretionsgefäße verbreiten sich zuweilen reichlich im Pharynx.

Der Pharyngealapparat der Aprocta wird gewöhnlich als vollständig ectodermale Bildung gedeutet, als Stomodaeum. Wenn dies auch nicht unwahrscheinlich ist, abgesehen von dem hintersten, häufig als Oesophagus bezeichneten Verbindungsstück mit dem Mitteldarm, so erscheint diese Ableitung doch noch nicht als ganz gesichert.

Mittel- oder Hauptdarm (Magendarm). Wie schon erwähnt, ist dieser Abschnitt im einfachsten Fall, so bei den *Rhabdocölen* (Fig. 29 [1]) und einigen

Fig. 29.

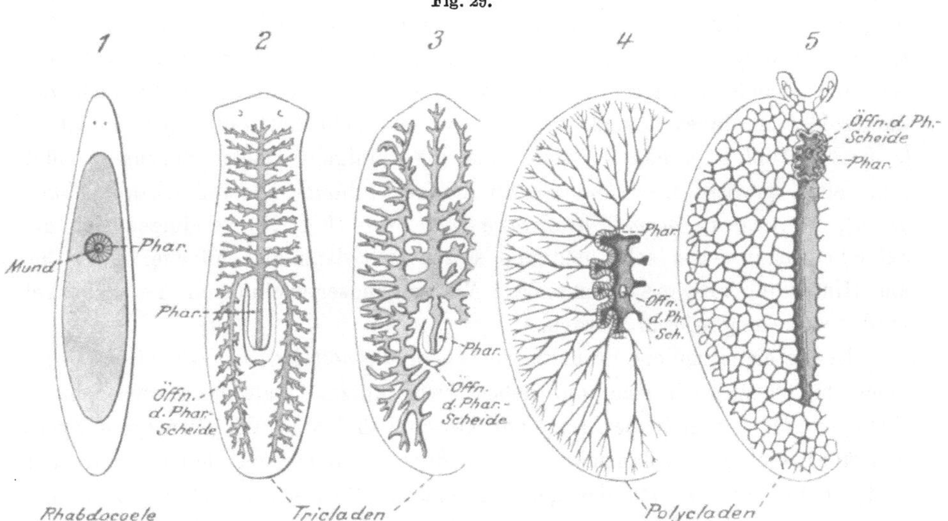

Ernährungsapparat von Turbellarien. Sämtliche Figuren von der Ventralseite. 1. Proxenetes gracilis (Rhabdocoele) (aus Bronn nach Graff 1882.) 2. u. 3. Tricladen: 2. Dendrocoelum lacteum, 3. Micropharynx parasitica. (Nach Wilhelmi 1913.) 4. u. 5. Polycladen: 4. Planocera graffii. 5. Thysanozoon brocchii. (Nach Lang 1884.)　　v. Bu.

Trematoden (Gasterostomum, Fig. 28, *Aspidogaster, Temnocephala* und der *Rediengeneration der Digeneen)* ein einfacher Sack oder Schlauch, welcher meist einen bedeutenden Teil des Körpers füllt, aber bei den Rhabdocölen recht verschieden groß sein kann, sogar bei einigen parasitischen Formen stark verkümmert (*Sanguinicola*), ja im Alter vollständig eingehen kann (*Fecampia*). Auch der Darm der Rediengeneration der digenetischen Trematoden bleibt sehr klein. Schon der Darm mancher Rhabdocölen erscheint etwas wellig gebuchtet oder entwickelt schwache seitliche Fortsätze (Divertikel) (z. B. *Meso-stomum* und *Alloiocoela*), als Andeutung der bei den Plathelminthen so verbreiteten Divertikelbildung. Daß die einfache Darmbildung die primitive ist, scheint sicher, da die komplizierte Bildung bei den Dendrocölen ontogenetisch aus einer solch einfachen Anlage hervorgeht.

Schon bei gewissen Alloiocölen (den *Cyclocölen*) spaltet sich der Darmschlauch am Grunde des Pharynx in drei Äste, von welchen der eine als der vordere Teil des ursprünglich einfachen Darms nach vorn, die beiden andern dagegen beiderseits nach hinten (hintere Darmschenkel) ziehen, um sich im Hinterende des Körpers wieder zu vereinigen. Diese Gabelung des Darms, welche vielleicht ursprünglich durch die starke Entwicklung des nach hinten gerichteten Parenchyms bedingt war, kehrt bei den *tricladen Dendrocölen* in scharfer Ausprägung wieder (Fig. 29 $^{2u.3}$); doch vereinigen sich die beiden hinteren Darmschenkel nur selten wieder. Das gleiche gilt auch für die meisten Trematoden (Fig. 28), jedoch mit der Modifikation, daß mit der Verschiebung des Munds und Vorderdarms ans Vorderende ein vorderer Darmast völlig einging, der Oesophagus also, der sich meist findet und wohl den Anfangsteil des Mitteldarms darstellt, sich nur in die beiden hinteren Darmschenkel spaltet. Die Länge der beiden Schenkel ist bei den Trematoden recht verschieden; häufig reichen sie bis zum Hinterende, doch können sie auch viel kürzer bleiben, ja es kommt vor, daß der eine Schenkel ganz rückgebildet ist (z. B. bei *Diplozoon* u. a.). Eine hintere Vereinigung beider Schenkel findet sich selten (gewisse *Monostomumarten*, *Calinella*, *Monocotyle* und *sonstige Monogenea*); bei *Schistosomum* (*Bilharzia*) *haematobium* (Fig. 28) vereinigen sich die Schenkel sogar schon sehr bald und setzen sich dann als einfacher Darm bis ans Hinterende fort. Auf sekundäre Vereinigungserscheinungen der Schenkel wird später hingewiesen werden.

Etwas eigentümliche Verhältnisse zeigen die *polycladen Dendrocölen*. Unter ihnen finden sich Formen, die neben zwei kurzen hinteren Darmschenkeln einen langen vorderen besitzen, der gewöhnlich bis in die Hirnregion reicht und über das Gehirn hinzieht. Bei anderen Formen, da deren Mund sehr weit hinten liegt, werden dagegen die hinteren Darmschenkel sehr klein und unterscheiden sich kaum von den übrigen Divertikeln. Bei zahlreichen Formen sind schließlich solche hintere Schenkel gar nicht mehr zu unterscheiden, sondern nur ein mittlerer Hauptdarm, der bald lang, bald relativ kurz ist (Fig. 29 ^{5}).

Die beiden Darmschenkel der *digenetischen Trematoden* bleiben meist einfach, ohne seitliche Divertikel, abgesehen davon, daß sich selten ein vorwärts gerichteter, blinddarmartiger Auswuchs an ihnen findet. Bei den meisten *Monogenea* hingegen und *manchen Digenea* (z. B. *Distomum hepaticum*) gehen von den Darmschenkeln laterale Divertikel aus, die sich in ihrem Verlauf häufig verzweigen (Fig. 28). Selten finden sich solche Divertikel auch an der Medialseite der Darmschenkel. Wie erwähnt, vereinigen sich die Schenkel hinten gelegentlich bei Digenea und Monogenea, und bei Polystomum finden sich sogar mehrere, selbst wieder mit Divertikel besetzte quere Commissuren im Verlauf beider Schenkel (Fig. 28).

Sowohl der vordere als die beiden hinteren Darmschenkel der *Tricladen* (Fig. 29 ^{2}) sind dicht mit ansehnlichen, gewöhnlich verzweigten seitlichen Di vertikeln besetzt, die sich an den Hinterschenkeln zuweilen auch medial finden, wo sie zu Commissurenbildung oder hinterer Vereinigung der beiden Schenkel führen können. Doch variiert die Darmbildung im einzelnen, selbst bei derselben Art, ziemlich stark.

Die reichste Divertikelbildung findet sich bei den *Polycladen* (Fig. 29 [4 u.5]), die danach ihren Namen erhielten. Die langen und reich verzweigten Divertikel, die bis zu den Körperrändern reichen, besitzen bei der Gruppe der *Acotyleae* gewöhnlich, wie bei den seither besprochenen Formen, keine Verbindungen untereinander (Fig. 29 [4]), doch können gelegentlich Anastomosen zwischen ihnen auftreten, was auch schon bei einzelnen Tricladen vorkommt. Bei einem Teil der *Cotyleae* unter den Polycladen werden diese Anastomosen zwischen den Divertikeln so zahlreich, daß letztere in ein völliges Netzwerk übergehen, das, vom Hauptdarm entspringend, den ganzen Körper bis zum Rand durchzieht (Fig. 29 [5]).

Fast stets zeigen die Darmdivertikel der Polycladen in ihrem Verlauf zahlreiche perlschnurartige Anschwellungen (selten auch der Hauptdarm), welche daher rühren, daß sich an den Einschnürungsstellen sphinkterartige Ringmuskeln finden. Der Hauptdarm der Polycladen besitzt ebenfalls Ring- und manchmal auch Längsmuskulatur; bei den Darmcontractionen wirken gleichzeitig die dorsoventralen Muskelfasern des Parenchyms mit. Bei den Rhabdocölen und Trematoden wurde eine Muskelschicht des Darms ebenfalls häufig angegeben, wogegen sie bei den Tricladen unsicher ist oder fehlen soll. Hier würden also nur die Parenchymmuskelfasern die Darmcontractionen hervorrufen.

Gewisse Polycladen (*Yungia* und *Cycloporus*) zeigen die Eigentümlichkeit, daß die seitlichen Darmdivertikel durch feine Öffnungen nach außen münden. Bei *Cycloporus* öffnen sich die Enden der Divertikel am Seitenrand des Körpers unter distaler ampullenförmiger Anschwellung; wogegen von den Divertikeln der *Yungia* in den Seitenfeldern des Körpers Röhrchen dorsal aufsteigen, die sich nach außen öffnen. Diese Einrichtungen, welche wohl analog den Poren des Gastralapparats mancher Cölenteraten zu beurteilen sind, sollen (*Cycloporus*) tatsächlich zur Ausscheidung aus dem Darm dienen oder (*Yungia*) zur Aufnahme von Wasser. — Etwas zweifelhaft dagegen erscheint eine mögliche hintere, dorsale Öffnung des Darms bei der Polyclade *Oligocladus*. — In die Kategorie dieser Bildungen gehört wohl auch das bei einem digenetischen Trematoden (*Balfouria monogama*) beschriebene Einmünden der beiden Darmschenkel in die Endblase des excretorischen Gefäßsystems, durch welche Darminhalt austreten könne; wogegen bei *Monocotyle* gewisse Individuen eine feine dorsale Ausmündung des hinteren einfachen Darmabschnitts über der Saugscheibe besitzen sollen.

Der *Mitteldarm der Nemertinen* ist stets ein einfaches, jedoch meist recht langes Rohr, das bei den primitiven Formen der Protonemertinen (s. Bd. I, Fig. 327 *A*, S. 479) völlig ohne oder doch nur mit schwachen seitlichen Ausbuchtungen versehen ist und sich äußerlich nur wenig vom Vorderdarm absetzt, in den es allmählich übergeht (was für die *Anopla* überhaupt annähernd gilt). — Bei den übrigen Nemertinen (Fig. 30 *A* u. Bd. I, Fig. 327 *B*) werden diese Ausbuchtungen zu regelmäßig paarweise aufeinander folgenden Darmtaschen oder Divertikeln, die bei manchen Anopla die 3—4fache Länge des Darmdurchmessers erreichen und distal auch verästelt sein können (z. B. *Pelagonemertes*). Wenn die Divertikel lang sind, münden sie nur durch eine enge Öffnung in

den Hauptdarm. — Da sie bei den Anopla von vorn nach hinten länger werden,
lassen sich zwei Abschnitte des Mitteldarms hier annähernd unterscheiden. —

Fig. 30.

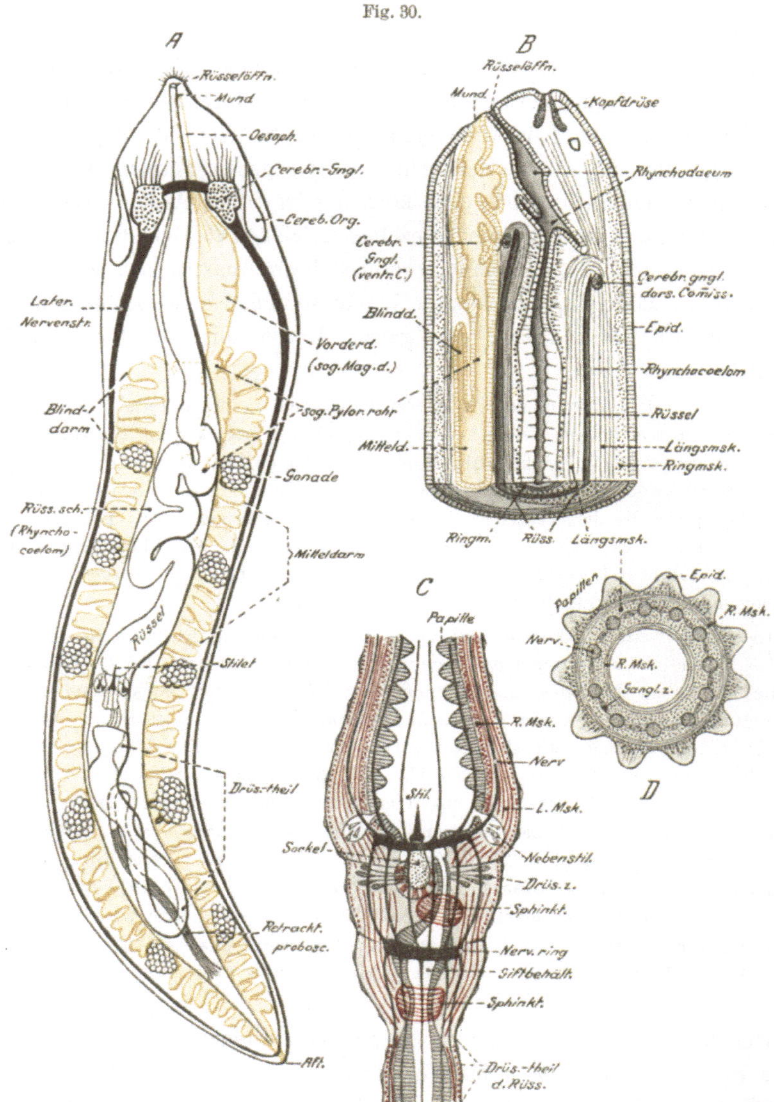

Ernährungsapparat von Nemertinen. *A* Amphiporus pulcher v. d. Dorsalseite gesehen.
(Nach Bürger 1895, vereinfacht.) — *B* Amphiporus marmoratus, schematischer Medianschnitt
durch das Vorderende. (Nach Bürger 1895, etwas verändert). — *C* Prosorhochmus korotneffi,
horizontaler Längsschnitt durch die Stiletregion des Rüssels. (Nach Bürger 1895 und Böhmig 1898). —
D Amphiporus pulcher, schematischer Querschnitt durch den ausgestülpten Rüssel. (Nach Bürger
1895 und Böhmig 1898.)   O. B. u. v. Bu.

Der Vorderdarm der *Enopla* (Fig. 30 *A*) ist dagegen stets scharf vom Mitteldarm abgesetzt, indem letzterer sich nach vorn über die Einmündung des
engen *Pylorusrohrs* des Vorderdarms hinaus als ein verschieden langer *Blind-*

darm ventral vom Vorderdarm fortsetzt (Fig. 30*A* u. *B*). Auch dieser Blinddarm ist gewöhnlich mit Divertikeln versehen.

Der kurze *Enddarm der Nemertinen* unterscheidet sich vom Mitteldarm nur durch den Mangel von Divertikeln, ist daher auch nicht scharf abgesetzt (Fig. 30*A*); er ist daher jedenfalls entodermal, kein eigentliches Proctodaeum.

Das *Mitteldarmepithel der Plathelminthen* läßt gewöhnlich zwei Zellsorten unterscheiden: 1. *indifferente Zellen* (*Phagocyten, resorbierende Zellen, Freßzellen*) und 2. *körnige, kolbenähnliche Zellen* (*Minotsche Kolben*), die meist als Drüsenzellen gedeutet werden, jedoch auch zuweilen nur als durch Nahrungsaufnahme veränderte, gewöhnliche Zellen aufgefaßt wurden. Die ersterwähnten Zellen tragen zuweilen Cilien (*Polycladen, Nemertinen*). Eine tiefergehende Verschiedenheit im histologischen Bau der Divertikel und des Hauptdarms findet sich meist nicht. Die gewöhnlichen Darmzellen der *Aprocten* vermögen nach vielen Angaben Pseudopodien zu entwickeln, mit denen sie Nahrung intracellulär aufnehmen können; doch bedürfen diese Angaben noch weiterer Sicherung. Jedenfalls sind auch Enzyme im Körper der Trematoden und Cestoden erwiesen worden. — Bei der Nahrungsaufnahme schwellen die Darmepithelzellen häufig stark an, was auch bei Nemertinen häufig beobachtet wurde, ja sollen bei Turbellarien gelegentlich zu einem Syncytium verschmelzen, was auch für das Divertikelepithel gewisser Polycladen angegeben wird. Diese vorübergehende Syncytienbildung, die sich bei gewissen Rhabdocölen (*Plistocoma*) stellenweise regelmäßig findet, wie denn auch bei andern Formen dieser Gruppen keine Zellgrenzen im Epithel nachweisbar sind, scheint zu den Verhältnissen der acölen Rhabdocoela überzuleiten. Den Hauptcharakter dieser Acoela, die in ihrem übrigen Bau den Rhabdocölen nahe stehen, bildet der vollständige Mangel einer Darmhöhle, an deren Stelle sich ein Syncytium von Zellen findet (*Parenchym*) das vom bindegewebigen Parenchym nicht scharf abgegrenzt ist. In dies verdauende Parenchym wird die Nahrung durch die Mundöffnung oder den nicht immer vorhandenen Pharynx direkt eingeführt. Dies Darmsyncytium ist entweder gleichförmiger, nur von unregelmäßig verteilten Vacuolen durchsetzt, oder netzförmig gebaut, oder besteht aus einer centralen Partie gleichförmigen Syncytiums und einer peripheren Region, die von rundlichen Bindegewebszellen gebildet wird, welche also wohl dem bindegewebigen Parenchym angehören. Die dorsoventralen Muskelfasern durchsetzen das Syncytium, und bei den beiden ersterwähnten Zuständen finden sich in ihm noch freie Zellen, sog. *Freßzellen*. Die Nahrungskörper werden direkt in die Plasmamasse des Syncytiums aufgenommen und finden sich hier in Nahrungsvacuolen, ähnlich wie bei Rhizopoden.

Die verbreitete Meinung will in diesem Bau der Acölen eine primitive Bildung erblicken, und hält daher die Acölen für die ursprünglichste Plathelminthengruppe. Schon oben wurde betont, daß wir diese Meinung nicht teilen, sondern den Zustand der Acölen für eine Umbildung des Darms rhabdocölenartiger Formen erachten, bei denen sich ja schon eine Neigung zur Bildung von Syncytien der Darmzellen zeigt, sowie deren gelegentliches Anschwellen bei der Nahrungsaufnahme bis zum Schwinden des Darmlumens.

Der Nemertinenrüssel. Bekanntlich findet sich in dieser Gruppe stets ein ansehnliches vorstülpbares Rüsselorgan (vgl. Fig. 30 u. Bd. I, Fig. 327, S. 479), das an der vorderen Körperspitze ausmündet, und das besonders bei den *Enopla* zum Beuteerwerb, wie auch als Abwehrorgan eine Rolle spielt. Die Ontogenie zeigt, daß dieser Rüssel ganz unabhängig vom Darm entsteht, wie er sich denn auch bei allen *Anopla* dauernd so erhält. Es scheint daher ungerechtfertigt, ihn mit dem Pharynx oder Mundrüssel der Turbellarien zu homologisieren, obgleich dies mehrfach geschehen ist.

Im allgemeinen ist der Nemertinenrüssel ein muskulöser cylindrischer Schlauch, der nahe der vorderen Körperspitze, jedoch stets etwas ventral, dicht unterhalb des früher erwähnten Frontalorgans (s. Bd. I, S. 134 u. 649) ausmündet und von hier aus, dorsal vom Darm, durch einen mehr oder weniger ansehnlichen Teil des Körpers nach hinten zieht. Wie schon früher bemerkt, mündet der Vorderdarm der meisten Enopla in den vordersten Rüsselabschnitt, was jedoch sicher eine sekundäre Bildung ist. Die Rüssel der Anopla und Enopla unterscheiden sich erheblich; der der ersteren bleibt einfacher, indem ihm ein Stiletapparat völlig fehlt, welcher bei den Enopla nur selten etwas rückgebildet erscheint.

Der Rüssel (Fig. 30 *A* u. *B*) beginnt stets mit einem vordersten kurzen Abschnitt, einer Art Vorhöhle oder *Rhynchodaeum*, das jedenfalls eine sekundäre Einstülpung der Körperoberfläche darstellt. Dieses meist enge Rohr besitzt keine eigene Muskulatur und wird von der Rüsselscheide nicht umhüllt. Es ist von Flimmerepithel ausgekleidet und nur bei den Protonemertinen drüsenreich. — Der darauf folgende eigentliche Rüsselschlauch liegt stets frei in einem ihn völlig umschließenden, mit Flüssigkeit erfüllten Hohlraum, der *Rüsselscheide* (*Rhynchocoelom*, vgl. Fig. 30 *A* u. *B* u. Bd. I, Fig. 271, S. 407), die, der Rüssellänge entsprechend, mehr oder weniger weit durch den Körper zieht, nicht selten bis zu dessen Hinterende. In ihr verläuft der Rüsselschlauch, manchmal stark gewunden, so daß er im ausgestülpten Zustand länger als der Körper sein kann, ja zuweilen die doppelte Körperlänge erreicht; jedoch ist seine Länge sehr verschieden. An das Hinterende des Rüsselschlauchs heften sich wohl stets zwei Retraktoren, die bis zum Ende der Scheide ziehen und hier inserieren; sie dienen zur Einziehung des ausgestülpten Rüssels, dessen Ausstülpung durch die Contraction der Körper- und Rüsselscheidenmuskulatur bewirkt wird. — Am einfacheren Rüssel der Anopla sind äußerlich nur selten zwei Abschnitte zu unterscheiden, doch differieren die vordere und hintere Rüsselhälfte meist in der Beschaffenheit ihres Innenepithels, das in der vorderen sehr hoch ist und sich häufig zu Papillen erhebt, auch stets Rhabditen und zuweilen Nesselkapseln enthält, während dem hohen drüsigen Epithel der hinteren Hälfte solche Einschlüsse fehlen. Die dicke Muskellage des eingestülpten Rüssels besteht von innen nach außen entweder aus Längs- und Ringmuskelschicht, oder aus Ring-, Längs- und Ringmuskelschicht. Gegen die Rüsselscheide wird der Rüssel äußerlich von Epithel überkleidet.

Am bewaffneten Rüssel der Enopla sind stets zwei etwa gleich lange Abschnitte unterscheidbar (Fig. 30 *A* u. *C*), zwischen welche noch ein kurzer mittlerer, etwa kugelig angeschwollener eingeschaltet ist, der den eigentlich bewaffneten Teil bildet. Der stark muskulöse Vorderabschnitt ist viel dicker als der hintere und ähnlich gebaut wie jener der Anopla. Sein Epithel erhebt sich in eine große Zahl recht verschieden gestalteter Papillen, die wesentlich aus Drüsenzellen (Fig. 30 *C Drüs. z.*) bestehen und ein schleimiges Sekret absondern. Das Sekret des hinteren Rüsselabschnitts dagegen ist flüssiger und sicher ein Gift, das beim Stechen des Rüssels austritt. — Der kurze mittlere Teil ist sehr muskulös, wodurch auch sein Lumen vorn und hinten so stark eingeengt wird, daß er nur in der Mitte kugelig erweitert erscheint (*Giftbehälter, Ballon*), während er vorn (*Ductus ejaculatorius*) und hinten (*Kanal*) kanalartig eingeengt ist; auch ist das Epithel hier einfach, platt bis höher. Durch diese Verengerung des Lumens im Mittelabschnitt des Rüssels wird gewissermaßen eine hintere Wand des vorderen Rüsselabschnitts (*Diaphragma*) gebildet, auf deren Mitte sich eine dolchartige Bildung, das *Stilet*, erhebt. Es ist dies ein nichtzelliges, gerades oder etwas gebogenes Gebilde, das seinem Ursprung nach wahrscheinlich Ähnlichkeit mit einem Rhabdit besitzt; sein Basalende ist etwas knopfförmig angeschwollen (Fig. 30 *C*). Das Stilet sitzt auf einer körnigen Masse (*Basis, Sockel*), welche das Sekret zahlreicher einzelliger Drüsen ist, die sie strahlig umziehen. — Bei *Drepanophorus* sind die Verhältnisse eigenartig modifiziert, indem sich im Grunde des vorderen Rüsselabschnitts eine sichelartige Erhebung findet, auf deren freier Kante zahlreiche (etwa 20) kleine Stilete, wie die Zähne einer Säge, stehen.

Im Umkreis des Stilets finden sich fast stets zwei, zuweilen mehr, ja sogar zahlreiche (*Drepanophorus*) *Reservestilettaschen*, d. h. anscheinend taschenförmige Einsenkungen, in denen sich ein bis mehrere *Neben-* oder *Reservestilete* frei vorfinden (Fig. 30 *C*). In Wirklichkeit ist jede Stilettasche von einer ansehnlichen Zelle erfüllt, in der die Reservestilete, etwa nach Art der Rhabditen abgeschieden werden. Die Bedeutung der Reservestilete wird gewöhnlich darin gesucht, daß sie zum Ersatz bei Verlust oder Abnutzung des Hauptstilets dienen. Dem wurde jedoch gelegentlich widersprochen, weil die Nebenstilete gewisser Formen etwas anders gebaut sein sollen als das Hauptstilet.

Bei der Ausstülpung wird der vordere Abschnitt des Enoplarüssels umgestülpt, so daß das Stilet auf der Spitze des vorgestülpten Rüsselteils sitzt. — Zwei Muskelsphincteren, die sich vorn und hinten am Ein- und Ausgang des Giftbehälters finden (Fig. 30 *C*), regulieren den Giftaustritt. — Der Anoplarüssel kann so weit ausgestülpt werden als es die Retraktoren gestatten. — Der hintere Abschnitt des Enoplarüssels fungiert jedenfalls als Drüse, deren giftiges Sekret bei der Betätigung des Stilets zur Geltung gelangt.

Die Rüsselscheide (*Rhynchocoelom*) umgibt, wie erwähnt, den gesamten Rüsselschlauch und scheint ganz abgeschlossen, obgleich für die Heteronemertinen die Möglichkeit besteht, daß sie mit dem Blutgefäßsystem kommuniziert. Ihre Länge hängt natürlich von der des Rüssels ab; bei manchen Formen reicht sie daher bis ans hintere Körperende. Eigentümlich erscheint sie bei *Drepanophorus*, wo sie beiderseits taschen- bis schlauchförmige Fortsätze entsendet, welche in ihrer Lage mit den Darmtaschen übereinstimmen und sehr lang werden können, so daß sie sich an den Körperseiten ventral herabbiegen und sogar bis zum Darmrohr erstrecken können. Über ihre Bedeutung ist Sicheres nicht bekannt. — Die Rüsselscheide wird innerlich von einem flachen, endothelartigen Epithel, ähnlich dem der Blutgefäße ausgekleidet. Dazu gesellt sich eine starke Muskellage, die sich nach hinten verdickt und meist aus inneren Längs- und äußeren Ringmuskelfasern besteht.

Die Bezeichnung Rhynchocoelom für die Rüsselscheide erweckt die Vermutung, daß sie dem Coelom der höheren Würmer entspreche, was auch angenommen wurde; doch bestätigte die Ontogenie diese Ansicht nicht; vielmehr wurde ein Hohlraum, der die Rüsselscheide selbst umgebe, bei gewissen Nemertinen als Rüsselcoelom beschrieben; doch ist auch diese Angabe vorerst zweifelhaft.

Der Nemertinenrüssel ist sehr reich an Nerven, die seiner Muskulatur eingebettet sind, oder, unter dem inneren Epithel liegend, ihn bei den Enopla gewöhnlich als zahlreiche (10—20) Längsnerven von vorn nach hinten durchziehen (Fig. 30 *C* u. *D*), während bei den

Anopla aus den beiden Rüsselnerven (s. Bd. I, S. 481) ein zusammenhängender Plexus hervorgeht. In dem Mittelabschnitt des Enoplarüssels bilden die Längsnerven in der Regel zwei
Nervenringe und setzen sich dann auf den hinteren Rüsselabschnitt fort.

Schon oben wurde darauf hingewiesen, daß die mehrfach versuchte Homologisierung
des Nemertinenrüssels mit dem Pharyngealapparat der Turbellarien sehr unwahrscheinlich ist,
sowohl in Rücksicht des Baus, als der Ontogenie und Funktion. Dagegen besitzen eine Anzahl rhabdocöler Turbellarien an ihrem vorderen Körperende ein rüsselartiges Organ, das viel
eher morphologische Beziehungen zum Nemertinenrüssel besitzen könnte. Im einfachsten Fall
handelt es sich nur um das besonders modifizierte, manchmal auch etwas abgesetzte vordere
Körperende, das in manchen Fällen vermittelst besonderer, zum hinteren Körperende ziehender
Retraktoren mehr oder weniger einstülpbar ist. In der Gruppe der *Calyptrorhynchia* schließlich
ist dieser Rüsselzapfen normalerweise in eine eingestülpte Tasche eingesenkt, sein Epithel
ferner mit Rhabditen oder Nesselkapseln versehen, auch sind besondere Protractoren zu seiner
Vorstülpung oder Fixierung vorhanden. Der solide Rüsselzapfen dieser Formen ist sehr
muskulös, hauptsächlich durch reiche Entwicklung von Längsmuskeln, die bei ihrer Contraction
den, gewöhnlich in die Rüsseltasche vorspringenden Zapfen ganz einzustülpen vermögen, sodaß er eine schlauchförmige Fortsetzung der Tasche bildet. Die Vergleichung des Nemertinenrüssels mit diesem Organ der Rhabdocölen erscheint .viel gesicherter als seine Rückführung auf den Pharyngealapparat, wenn auch deshalb nicht behauptet werden kann, daß
der erstere tatsächlich phylogenetisch aus diesem Rhabdocölenrüssel hervorgegangen sei. Zu
berücksichtigen ist vor allem, daß das, was an dem eben erwähnten Turbellarienrüssel, als
Rüsselscheide oder -tasche bezeichnet wird, mit der Rüsselscheide der Nemertinen nichts
gemein hat, die eine selbständige Bildung ist, welche weder im Pharyngealapparat noch im
letzterwähnten Rüssel der Turbellarien ein Homologon findet.

Nemathelminthes.

Die Nemathelminthen zeigen bei dem gewöhnlichen Vorhandensein eines
Afters die Dreiteilung des Darmapparats deutlich. Der *Mund* der *Fadenwürmer*
(*Nematoden*, Fig. 34) und *Nematorhynchen* (Fig. 31) liegt ganz an der vorderen
Körperspitze, dagegen der der *Rotatorien* (Bd. I, Fig. 23, S. 97) fast stets etwas
ventral, so daß, wie schon früher bemerkt, der hintere Wimperkranz (*Cingulum*)
in die Mundöffnung führt und dieser Nahrungskörper zuleitet. Bei einigen
Rotatorien (den *Rhizota*, z. B. *Stephanoceros* [Fig. 32] u. a.) ist er jedoch
mit der Umgestaltung des Räderorgans terminal und in das Räderorgan
hineingerückt. — Der *After der Nematoden* (Fig. 34) findet sich fast stets in
kleinerer oder größerer Entfernung von der Schwanzspitze ventral, weshalb der
auf ihn folgende hintere Körperabschnitt als Schwanz bezeichnet wird. Selten
(z. B. *Trichina* und Verwandte) kann er ganz ans Hinterende gerückt sein. —
Auch bei den *Nematorhynchen* liegt er hinten zwischen den beiden Gabelfortsätzen,
wenn auch bei den Gastrotrichen ganz wenig dorsal (Fig. 31). — Dagegen zeigen
fast sämtliche *Rotatorien* eine Verschiebung des Afters auf die Dorsalseite.
Diese Verlagerung hängt jedenfalls mit der Entwickelung des Rotatorienfußes
zusammen, der gewöhnlich aus dem Hinterende der Ventralseite hervorwächst;
da nun der After auch hier ursprünglich terminal lag (so noch bei *Trochosphaera*),
so wird er durch die Entwicklung des Fußes, der sich fast stets als eine hintere
Verlängerung des Rumpfes darstellt, dorsal verschoben (Fig. 32).

Je länger demnach der Fuß wird, desto mehr scheint der After nach vorn verschoben,
so namentlich bei den mit ihrem stielförmigen langen Fuß dauernd festgehefteten *Rhizota*

(z. B. *Stephanoceros*). Fehlt dagegen der Fuß oder verkümmert er sehr bis ganz, wie bei gewissen Gattungen (z. B. *Apsilus*, *Anuraea* u. a.), so wird der After wieder endständig.

Der Mund der Nemathelminthen führt fast stets in eine meist wenig entwickelte *Mundhöhle*, die zweifellos eine sekundäre Einsenkung der äußeren Haut ist und sich bei den einzelnen Gruppen recht verschieden verhält.

Der terminale Mund der *Nematoden* wird meist von einer Anzahl *lippenartiger Vorsprünge* umgeben, die wie schon früher (Bd. I, S. 650)

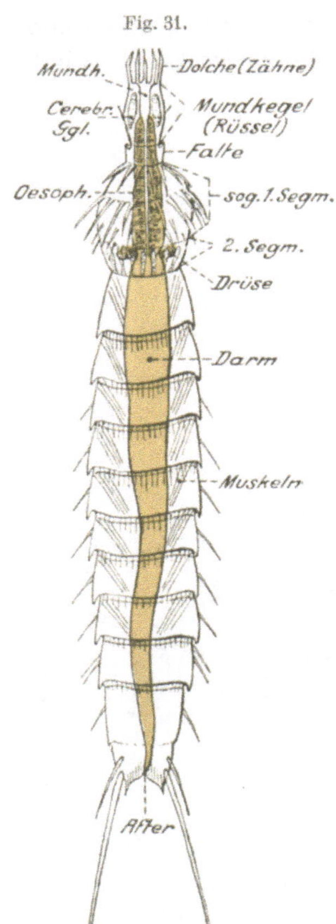

Echinoderes dujardini. Mit ausgestrecktem Vorderende; von der Dorsalseite. Darmapparat hellbraun. (Nach GREEFF 1869, SCHEPOTJEFF 1907 und ZELINKA 1908.) O. B.

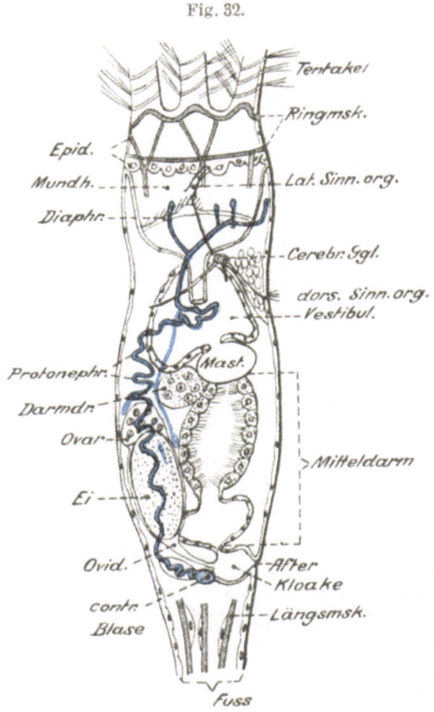

Stephanoceros fimbriatus Goldf. ♀ (Rotatoria). Darmapparat etwas schematisiert, von links gesehen. Von den Tentakeln (Räderorgan) und dem Fuße ist nur der Anfang abgebildet. Protonephridium blau. Nur die linke Darmseite zu sehen. (Nach MONTGOMERY 1903.) O. B.

geschildert wurde, Sinnespapillen oder Borsten tragen; nur selten sind diese *Lippen* ganz verkümmert. Ihre Zahl (2, 3, 4—6 [vgl. Fig. 33]) sowie der Grad ihrer Entwicklung schwankt sehr. Die Sechszahl dürfte wahrscheinlich die ursprüngliche sein, aus der die einfacheren Zustände durch Verwachsung benachbarter Lippen hervorgingen. Wenn sich, wie recht häufig, drei Lippen finden (s. Bd. I, Fig. 453 *A*, S. 650), so steht eine dorsal, die beiden anderen ventrolateral (subventral), wenn sich nur zwei Lippen finden, so stehen sie stets lateral. — Die *Mundhöhle (Mundkapsel)* ist häufig nur eine sehr schwach entwickelte napfförmige Einsenkung, die von einer Fortsetzung der äußeren Cuticula ausge-

kleidet wird. Sie kann jedoch auch länger röhrenförmig werden und sich
sowohl bei gewissen parasitischen als freilebenden Nematoden zu einem ansehnlichen *Mundbecher* oder einer *Mundkapsel* erweitern, in der sich bei gewissen Gattungen sogar zahn- bis stachelartige Vorsprünge ihrer Cuticularwand
bilden, die bei der Nahrungsaufnahme mitwirken oder als Haftorgane fungieren.
Solche Zahngebilde finden sich in Einzahl *Mononchus* (Fig. 33 *C*), oder Mehrzahl,
so häufig drei (*Enoplus, Oncholaimus*), jedoch auch mehr (*Ancylostomum* [Fig. 33 *E*]

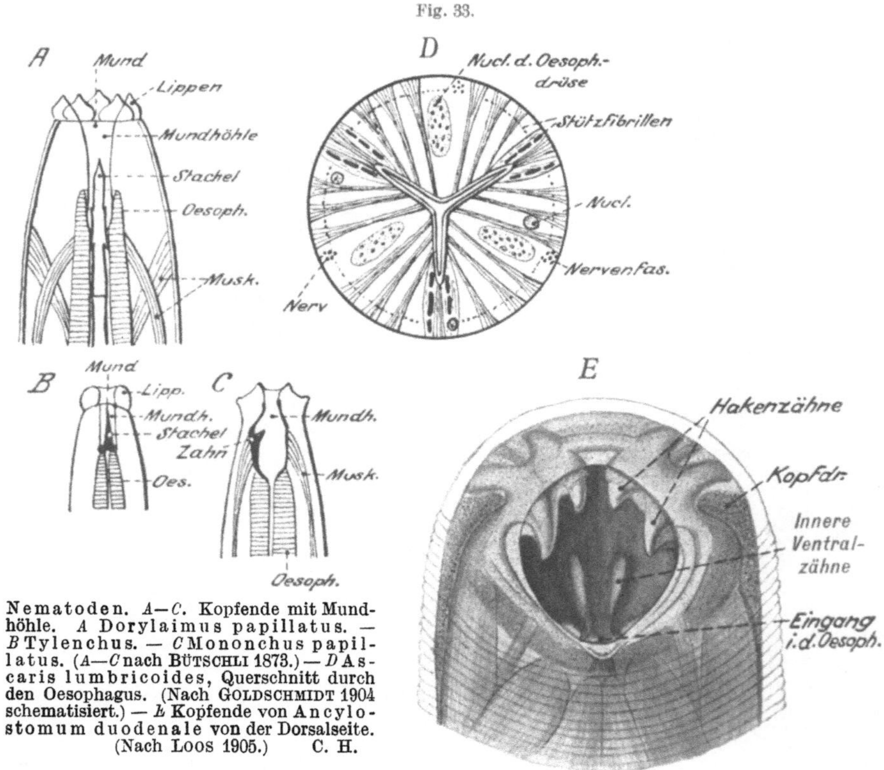

Nematoden. *A—C.* Kopfende mit Mundhöhle. *A* Dorylaimus papillatus. —
B Tylenchus. — *C* Mononchus papill-
latus. (*A—C* nach BÜTSCHLI 1873.) — *D* Ascaris lumbricoides, Querschnitt durch
den Oesophagus. (Nach GOLDSCHMIDT 1904
schematisiert.) — *E* Kopfende von Ancylostomum duodenale von der Dorsalseite.
(Nach LOOS 1905.)   C. H.

und verwandte Formen). Die Zahngebilde sind dann häufig auch verschieden-
artig entwickelt. — Eine zweite Art der Bewaffnung bildet ein vom Grund der
Mundhöhle aufsteigender, hohler oder solider, vorstoßbarer Stachel, wie er bei
manchen Freilebenden sich findet.

Ein solider spitzer, an seiner Basis knopfartig verdickter Stachel ist charakteristisch
für die Gattungen *Tylenchus* (Fig. 33 *B*) und *Aphelenchus*, ein hohler, an seiner Spitze ge-
öffneter für die Gattung *Dorylaimus* (Fig. 33 *A*); er bildet hier eine Fortsetzung des cuticularen inneren Oesophagusrohrs. Auch *Mermis* zeigt namentlich im jugendlichen Zustand
eine ähnliche, wenn auch schwache Stachelbildung der Mundhöhle.

Bei den *Rotatorien* ist eine Mundhöhle (*Mundrohr, Mundkanal*) meist wenig
entwickelt; sehr ansehnlich wird sie nur bei den *Rhizota* (*Stephanoceros* u. Verw.,
Fig. 32), wo sie eine tiefe und weite becherförmige Einsenkung bildet (*Vesti-*

bulum), die bei gewissen sogar durch ein mittleres queres Diaphragma in zwei Abschnitte geteilt wird; bei dem hierhergehörigen *Apsilus* ist sie ausstülpbar.

Nematodenähnlich erscheint die Mundhöhle (*Mundrohr*) der *Gastrotrichen*; sie ist mäßig groß, etwa kegelförmig und längsfaltig; von ihrer Innenwand entspringt ein Kranz nach außen gekrümmter Cuticularborsten, die, wenn die Mundhöhle abgeflacht wird, stärker nach außen hervortreten.

Die eigentliche Mundhöhle der *Echinoderiden* (Fig. 31) ist ein ziemlich enges Rohr, welches den als *Mundkegel* oder *Rüssel* bezeichneten vordersten Körperabschnitt (im ausgestreckten Zustand) durchzieht. Dieser Mundkegel trägt an seiner Spitze den terminalen Mund, der von einem Kranz starker Borsten umgeben ist (sog. *Dolche*), die bei der Nahrungsaufnahme mitwirken sollen und vielleicht den eben erwähnten Mundborsten der Gastrotrichen entsprechen. Da die folgende Körperregion (als *Kopf* oder erstes und zweites *Segment* bezeichnet) einstülpbar ist, so sinkt der Mundkegel im eingezogenen Zustand in den Grund dieses eingestülpten Teils hinab, in den er dann rüsselartig vorspringt. Dieser einstülpbare vordere Körperteil trägt 5—7 Kränze starker Borsten (*Scaliden* Zelinka).

Der *eigentliche Vorderdarm* der *Nematoden* (Fig. 34) wird gewöhnlich als *Schlund* oder *Oesophagus* bezeichnet, zuweilen auch als *Pharynx* nach Analogie mit den Verhältnissen der Plathelminthen. Wenn wir die ursprüngliche Bedeutung des Pharynx in der menschlichen Anatomie berücksichtigen, so erscheint der Name Oesophagus gewiß zutreffender. Bei der Mehrzahl der Fadenwürmer hat dieser Oesophagus einen recht einfachen Bau, indem er als ein gerades nach hinten sich allmählich verdickendes, äußerlich cylindrisches Rohr bis zum Anfang des Mitteldarms zieht. Seine Länge ist sehr variabel. Der Querschnitt des Schlunds zeigt ein nur spaltartiges, dreistrahliges Lumen, das von einer meist ziemlich starken Cuticula ausgekleidet wird (Fig. 33 *D*). Die drei Strahlen des Lumens entsprechen den Grenzen der drei Mundlippen, wo sich solche finden. Der feinere Bau dieses typischen Oesophagus ist ein rein muskulöser, ohne Unterscheidbarkeit von Zellgrenzen im erwachsenen Zustand, so daß ein Syncytium vorliegt, dem in regelmäßigen Abständen Kerne eingelagert sind, die von mehr oder weniger Sarcoplasma umgeben werden, während sich im übrigen Plasma zahlreiche radiäre Muskelfibrillen entwickelten, die von der inneren Cuticula zur äußeren Basalmembran (*Grenzmembran*) ziehen und bei ihrer Contraction das Lumen erweitern. Der Schlund dient daher besonders zum Saugen. Auch

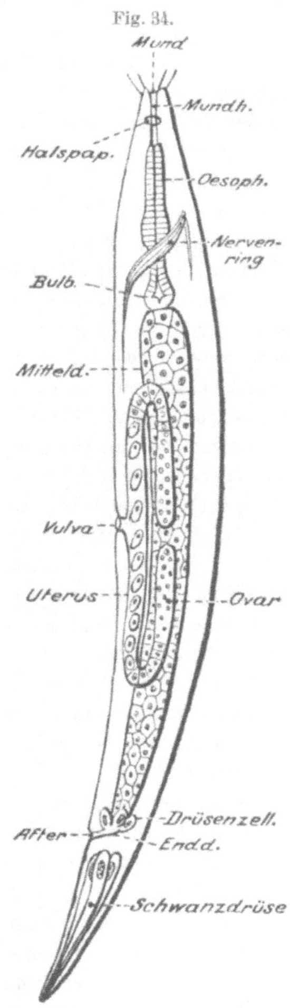

Rhabditis ♀. (Freilebender Nematode.) Von links. Schematisch. C. H.

längsgerichtete elastische Fasern (*Stützfibrillen*) treten im Oesophagusgewebe auf, sowie drei Längsnerven und Ganglienzellen (Fig. 33 *D*); im hinteren Abschnitt wurden bei *Ascaris* Nervenringe angegeben. Häufig schwillt die hintere Schlundregion zu einem Bulbus an, der bei manchen Formen (gewisse *Ascarisarten, Oxyuris, Rhabditis* u. a., s. Fig. 34) drei cuticulare Klappen enthalten kann (*Klappen-* oder *Ventilapparat*), die jedenfalls das Saugen unterstützen.

Bei manchen Formen zeigt der Schlund eine auffallende Differenzierung in zwei Abschnitte (z. B. *Trichina, Trichocephalus, Dispharagus, Cucullanus* u. a.), nämlich einen vorderen von der gewöhnlichen Beschaffenheit und einen hinteren, häufig viel längeren, der bei den Trichotracheliden aus einer Reihe ansehnlicher Zellen besteht, die von dem einseitig gelegenen, sehr engen Cuticularrohr des Schlunds durchsetzt wird. Bei Cucullanus und Dispharagus scheint dieser körnige Abschnitt keine Kerne zu enthalten. — Auch *Mermis* besitzt einen langen hinteren, aus spindelförmigen Zellen bestehenden Oesophagusabschnitt. Es kommt überhaupt häufiger vor, daß ein hinterster Abschnitt des Schlunds aus abgegrenzten gewöhnlichen Epithelzellen besteht. — Nach neueren Erfahrungen sind dem Schlundgewebe auch ein- bis mehrkernige *Drüsenzellen* eingelagert, obgleich eine scharfe Abgrenzung derselben gegen das übrige Schlundgewebe kaum besteht. Der ursprüngliche, bei Freilebenden nicht seltene Zustand scheint zu sein, daß diese Drüsenzellen, die sich weit nach hinten erstrecken können, als drei gleich große Gebilde dorsal und ventrolateral liegen und vorn in die Mundhöhle münden; wenn in dieser drei Zähne vorhanden sind, tragen diese die Mündungen. — Bei Parasiten sind diese drei Schlunddrüsen häufig ungleich, indem die dorsale viel länger ist und weit vorn in die Mundhöhle oder den Schlund mündet, während die beiden ventrolateralen im hinteren Schlundabschnitt liegen und auch hier in das Oesophaguslumen münden, wobei sie den hinteren Teil des Schlunds nicht selten etwas bulbusartig auftreiben und, als ein blindsackartiger Anhang des Schlundendes, längs des Beginns des Mitteldarms, etwas nach hinten ziehen. — Auch die bei Freilebenden nicht selten auf der Grenze von Oesophagus und Mitteldarm sich findenden drei oder mehr drüsenartigen Zellen erinnern an diese Bildungen. — Ein Paar lateraler Drüsen wurde bei einzelnen Freilebenden im Oesophagusgewebe beschrieben, während bei gewissen Parasiten (*Sclerostomum, Ancylostomum* Fig. 33 *E*) längs des Oesophagus ein Paar lateraler langer Kopfdrüsen hinziehen, die am Rand der Mundhöhle ausmünden.

Der Schlund der *Nematorhynchen* gleicht im allgemeinen wie im feineren Bau dem der Nematoden sehr. Seine Länge ist recht verschieden und die Gastrotrichen besitzen gewöhnlich eine schwache vordere und hintere bulbusartige Anschwellung. Das charakteristische dreistrahlige Lumen mit Cuticularauskleidung findet sich überall, ebenso der syncytiale Bau mit radiären Muskelfibrillen. — Der Oesophagus der *Echinoderiden* erscheint insofern etwas eigentümlich, als sein Lumen noch von einer besonderen niederen Epithelschicht ausgekleidet sein soll; bei welcher Gelegenheit darauf hingewiesen sei, daß auch gelegentlich für den Schlund der Nematoden eine Zusammensetzung aus ectodermalen und mesodermalen Elementen angenommen wird, was jedoch mit seinen Bauverhältnissen in Widerspruch steht. — Dem Schlund der *Gastrotrichen* liegen äußerlich zwei Paar Drüsenzellen an (*Speicheldrüsen*), während sich bei den *Echinoderiden* zwei Paare ähnlicher Drüsenzellen auf der Grenze zwischen Schlund und Mitteldarm finden.

Eigenartig hat sich der *Vorderdarm der Rotatorien* entwickelt (s. Figg. 35 u. 36). Auf die oben erwähnte, gewöhnlich schwach entwickelte Mundhöhle folgt ein meist annähernd kugeliger bis etwas gelappter muskulöser Abschnitt, der *Kaumagen* oder *Mastax* (*Pharynx*), der wohl dem muskulösen Schlund der Nematoden entspricht. Diesem schließt sich ein meist kurzes und enges Rohr an, das in der Regel als Oesophagus bezeichnet wird und in den Mitteldarm führt; über seine Zugehörigkeit zum Vorder- oder Mitteldarm bestehen Zweifel. Der Kaumagen bildet, wie gesagt, eine etwa kugelige Anschwellung des Vorderdarms, die an den mit Klappenapparat versehenen Bulbus mancher Nematoden erinnert, da sie gleichfalls fast stets einen cuticularen, recht komplizierten Klappen- oder Kauapparat enthält. Nur bei den *Rhizota* (Stephanoceros u. a., Fig. 32, S. 67) geht dem Kaumagen ein stark erweiterter, sackartiger, unbewimperter Abschnitt (*Kropf, Proventrikel, Vestibulum*) voraus, in den, von der Mundhöhle aus, ein zuführendes Rohr hinabhängt. Bei der Gattung *Seison* erscheint der Kaumagen als ein ventraler Anhang an einer langen Schlundröhre. — Der cuticulare Klappenapparat entsteht jedenfalls durch lokale Verdickung und Erhebung der inneren Cuticula des Kaumagens und ist,

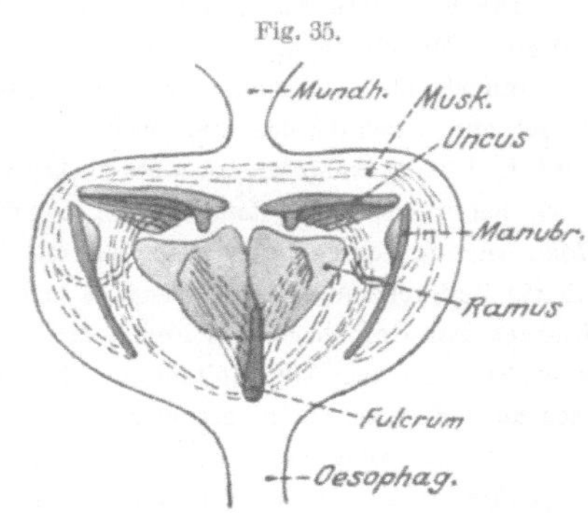

Schema der Mastax malleata (Kaumagen) einer Rotatorie mit dem Klappenapparat (dunkel) und Andeutung der Hauptmuskelzüge in Strichlinien. Von der Ventralseite gesehen. (Nach BEAUCHAMP 1909.) O. B.

wie gesagt, recht kompliziert, jedoch fast überall aus denselben, sich wiederholenden Teilen gebildet (Fig. 35). Es findet sich ein unpaares, von vorn nach hinten gerichtetes, schmales plattenartiges und solides Stück, das *Fulcrum*, auf welches sich oralwärts ein Paar Stücke stützen, die als *Rami* bezeichnet werden. Fulcrum und Rami werden auch als *Incus* zusammengefaßt. Beiderseits der Rami und des Fulcrums findet sich je ein meist schmales, längs bis etwas schief gerichtetes Stück, das *Manubrium*. An den Vorderrand der beiden Manubria schließen sich zwei etwa plattenförmige und quer gegeneinander gerichtete Stücke an, die *Unci*. Manubrium und Uncus jeder Seite werden zuweilen zusammen als *Malleus* bezeichnet. Die Unci sind gewöhnlich quer gerippt, wobei die Rippen sich

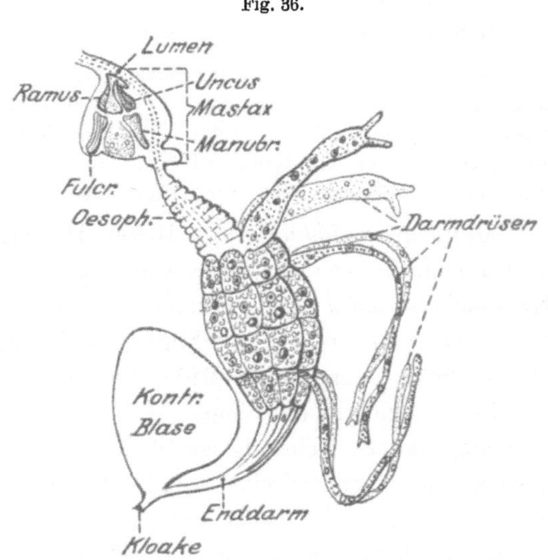

Triphylus lacustris Ehrbg. (Rotatorie.) Darm von links mit den 3 Paar Darmdrüsen. (Nach BEAUCHAMP 1909.) O. B.

am Innenrand in zähnchenartige Vorsprünge fortsetzen können. Diese cuticularen Stücke sind, abgesehen vom Fulcrum, hohl und enthalten dann Reste von Plasma mit Kernen; doch kann sich ihre Höhle im Alter auch abschließen. —

Eine reiche Muskulatur (Muskelfibrillen) verbindet die einzelnen Stücke miteinander, durch welche namentlich die Unci und die Rami andauernd klappen- oder zangenartig gegeneinander bewegt werden.

Die besondere Ausbildung des Kauapparats (*Mastax*) in den einzelnen Gruppen zeigt zahlreiche Modifikationen, die von der Art der Nahrung und ihrer Aufnahme bedingt werden. Eine eingehende Schilderung der sechs unterschiedenen Modifikationen würde zu weit führen. Es sei nur erwähnt, daß die Mastax gewisser Formen auch zum Ergreifen der Nahrung dient und dann vorgestreckt werden kann, so z. B. die *M. forcipata* (*Eosphora, Diglena* u. a), bei welchen die Rami in der Längsrichtung zangenartig angewachsen sind, und die *Mast. incuda*, deren Rami dorsoventral gerichtete Zangen bilden (z. B. *Asplanchna*). — Scharfe Zellgrenzen sind im Mastaxgewebe meist nicht zu unterscheiden; es gleicht in dieser Hinsicht dem Oesophagus der Nematoden; doch wird auch das Gegenteil (besonders *Hydatina*) angegeben und zwischen Epithel und Muskelzellen unterschieden. — Häufig sind dem Gewebe auch drüsige Zellen eingelagert; ebenso wurden bei gewissen Formen Ganglienzellen gefunden, die auch an der hinteren Ventralseite ein Ganglion bilden können (*Suboeso-phagealganglion*), sogar (Hydatina) einige Sinnesorgane im Lumen. Vom Cerebralganglion zieht ein Pharyngealnerv zur Mastax, der auf ihrer Dorsalseite einen Plexus bilden kann und sowohl die Muskelzellen innerviert als sich mit dem erwähnten Ganglion verbindet. — Die Speicheldrüsenzellen der Mastax können äußerlich über sie vorspringen und erscheinen dann als Anhangsdrüsen, von denen 2—3 Paare an der Mastax, jedoch gelegentlich noch weitere am Schlund beschrieben wurden.

Der obenerwähnte Oesophagus, der von der Mastax zum Mitteldarm zieht (Fig. 36), ist ein meist enges Rohr von recht verschiedener Länge, das sich bald schärfer bald weniger scharf von letzterem absetzt. Er ist innerlich entweder von einer Cuticula ausgekleidet und dann cilienlos oder bewimpert; namentlich in letzterem Fall erscheint er wie ein vorderer Abschnitt des Mitteldarms.

Der Vorderdarm der Nemathelminthen (besonders der *Nematoden* und *Rotatorien*) wird meist als *Stomodaeum* gedeutet und daher vom Ectoderm abgeleitet. Mir erscheinen die Ergebnisse der Ontogenie über seine Entstehung doch noch recht unsicher; manches scheint sogar mehr für seine entodermale Herkunft zu sprechen. Für die Nematoden wurde eine mesodermale Entstehung gelegentlich angegeben.

Mitteldarm (*Chylusdarm*). Dieser Darmabschnitt zieht fast ausnahmslos als ein einfaches gerades Rohr vom Vorderdarm bis nahe an den After, da der Enddarm meist sehr kurz bleibt. Nur für einen Nematoden (*Strongylus pinguicola*) wird ein langer schraubig aufgewundener Darm angegeben. Eine einfache Schlinge macht der Mitteldarm bei den Weibchen von Oxyuris blattae.

Der Mitteldarm der *Nematoden* (Fig. 34) ist ein einfach cylindrisches, seltener abgeplattetes Rohr, dessen Wand bei kleinen Formen häufig nur aus zwei, ja sogar nur einer Zellreihe besteht, bei größeren aus mehr bis zahlreichen, die ein niedriges oder hohes einschichtiges Epithel darstellen; syncytiale Verschmelzung der Zellen kommt nur selten vor. Bewimpert ist der Darm nie, wie ja den Nematoden jegliche Cilienbildung fehlt. Innerlich wird er gewöhnlich von einem *Stäbchensaum* ausgekleidet, der zwar manchmal von verschmolzenen Cilien abgeleitet wird, aber wohl eher eine cuticulare Bildung ist. Besondere Differenzierungen fehlen dem Mitteldarm gewöhnlich ganz. In einigen Fällen (so *Oxyuris blattae*, gewisse *Ascarisarten*) entsendet das Vorderende einen nach hinten oder vorn gerichteten, mäßig langen Blinddarm. Auch die ansehnliche Ausdehnung des zum *Fettkörper* umgebildeten Mitteldarms von *Mermis* neben dem Oesophagus nach vorn, ist wohl eine ähnliche Bildung.

Der Darm der *Nematorhynchen* (Fig. 31, S. 67) ist gleichfalls ein einfaches aus wenigen (*Gastrotrichen* 4) bis mehr Zellreihen gebildetes unbewimpertes Rohr.

Der Mitteldarm der *Rotatorien* (Figg. 32 u. 36) läßt meist zwei Abschnitte unterscheiden, einen weiteren und gewöhnlich längeren vorderen, den *Magen*, und einen kürzeren und engeren, der häufig *Enddarm* genannt wird, aber wohl besser als *Darm* zu bezeichnen ist. Beide Abschnitte sind innerlich meist bewimpert. Im Zusammenhang mit der allgemeinen Körperform ist der Magen meist relativ kurz und verschmälert sich caudalwärts etwas. Seine Wand besteht fast immer aus deutlichen großen Zellen, die zahlreiche Fetttropfen und sonstige Einschlüsse enthalten. Die sehr dicke Magenwand der *Philodinen* hingegen ist syncytial und das sonst gewöhnlich weite Lumen eng röhrenförmig, sowie häufig schlingenförmig gewunden. Am Vorderende trägt der Magen fast stets ein Paar lateraler *Anhangsdrüsen*. Diese Magendrüsen (*Pancreasdrüsen*) sind stets solide syncytiale Gebilde, welche einen bis mehrere Kerne enthalten. Bei den Philodinen gesellt sich zu ihnen gewöhnlich eine dritte oder sogar noch eine vierte. Die Drüsen der Gattung *Triphylus* (Fig. 36) sind lang schlauchartig und es finden sich neben ihnen noch zwei weitere ähnliche Paare, das eine am mittleren, das zweite am hinteren Teil des Magens. — Der *Darm* (*Enddarm*) setzt sich meist scharf vom Magen ab, indem sich auf der Grenze häufig ein Sphincter befindet. Er ist gewöhnlich kurz, jedoch häufig ziemlich weit und mit starken Cilien versehen, die nur selten fehlen (z. B. bei den *Rhizota*, Fig. 32, S. 67). Seine Zellen unterscheiden sich von denen des Darms meist durch den Mangel an Einschlüssen.

Enddarm (*Rectum, Mastdarm, Kloake*). Der Enddarm der *Nematoden* (Fig. 34) bleibt fast immer sehr kurz und wird häufig mehr oder weniger reichlich von drüsenartigen Zellen umgeben. Innerlich ist er von einer Fortsetzung der äußeren Cuticula ausgekleidet. Der Enddarm des Männchens zeichnet sich dadurch aus, daß der Ductus ejaculatorius stets in seine Ventralfläche mündet, er also die Bedeutung einer *Kloake* erhält. Ebenso münden auch die Taschen der Begattungsorgane (*Spicula*), wenn vorhanden, in seine Dorsalwand ein. Bei den *Gordiaceen* gilt die Einmündung in den Enddarm auch für die weiblichen Organe. — Der sehr kurze Enddarm der *Nematorhynchen* (Fig. 31, S. 67) bedarf kaum einer besonderen Besprechung. Der Enddarm der Rotatorienweibchen ist meist ebenfalls ziemlich kurz und cilienlos; er nimmt nicht nur die Eileiter auf, sondern auch die Protonephridien und wird so zu einer typischen Kloake. Bei nicht wenigen Formen münden die Protonephridien direkt in ihn, bei den übrigen jedoch in eine besondere contractile Blase (Fig. 32), welche jedenfalls durch eine Ausstülpung der Enddarmwand entstand (*Excretionsblase*). —

Der Enddarm der Nemathelminthen wird gewöhnlich als eine ectodermale Bildung, ein Proctodaeum, gedeutet, was auch berechtigt erscheint; da die Geschlechtsorgane der Nematoden und Rotatorien jedenfalls ursprünglich besondere Öffnungen besaßen, so ist ihre Mündung in den Enddarm sicherlich auf eine sekundäre Einsenkung in denselben zurückzuführen.

Darmmuskulatur. Die Muskelverhältnisse des Vorderdarms wurden schon oben besprochen. Sowohl bei Fadenwürmern als Rädertierchen wurde in gewissen Fällen eine schwache Muskulatur am Mitteldarm beobachtet und ist daher wohl verbreiteter. In beiden Fällen (*Heterakis*, gewisse *Oxyuren* u. a., *Hydatina*, *Apsilus*) handelt es sich um anastomosierende Muskelfasern, die sich bei den Nematoden am hinteren Mitteldarmabschnitt finden. Bei den *Rotatorien* treten schon am Oesophagus zarte Längsfasern auf, die sich auch auf den Magen fortsetzen können. An diesem und dem Darm finden sich netzartig anastomosierende Fasern, die sowohl auf der Grenze zwischen Magen und Darm, als zwischen letzterem und der Kloake einen Sphincter bilden und sich auf die Kloake, sowie die Excretionsblase fortsetzen können. Wie erwähnt, kommt ein Sphincter auch den Nematoden zwischen Mittel- und Enddarm gewöhnlich zu und besteht aus einer oder wenigen Muskelzellen.

Eigentümliche Verhältnisse zeigt der Mitteldarm von *Gordius*, dessen Zellen in ihrem Plasma ringförmig gerichtete Muskelfibrillen bilden sollen, so daß sich hier am Mitteldarm Ähnliches wiederholte, was für den Oesophagus Regel ist.

Bei *Ascariden* finden sich am hinteren Darmabschnitt zwei lateral gelegene besondere Muskelzellen (*Dilatatorzellen*), die mehrere Fortsätze durch die Leibeshöhle zur Körperwand senden. — Auch bei Rädertierchen wurde beobachtet, daß Fortsätze der Darmmuskelfasern zur Leibeswand ziehen können.

Bei vielen parasitischen Nematoden funktioniert der Darm jedenfalls nur in beschränktem Maße bei der Nahrungsaufnahme, indem eine Aufsaugung durch die Körperoberfläche hierfür eintritt. Bei nicht wenigen führte dieser Zustand zu weitgehender, ja schließlich völliger Verkümmerung des Darms; doch läßt sich in diesen Fällen bei den Embryonen oder Larven stets noch ein Darm nachweisen. — So besitzen schon einzelne *Filarien* (so *Filaria medinensis*, ähnlich auch *Nectonema*) einen stark rückgebildeten Darm mit umgebildetem Oesophagus und sehr schmächtigem Mitteldarm, ohne Enddarm und After beim erwachsenen Weibchen. Ähnlich verhalten sich die *Gordiaceen*, deren Mund und Schlund manchmal ganz obliteriert, wogegen der Mitteldarm als enges Rohr stets vorhanden zu sein scheint, ebenso der Enddarm und After wegen ihrer Beziehung zu den Geschlechtsorganen. Der Mitteldarm der *Mermitiden* ist in den lumenlosen, aus zwei körnerreichen Zellreihen bestehenden *Fettkörper* umgebildet. Dem Weibchen fehlen Enddarm und After völlig; bei den Männchen findet sich kein Zusammenhang zwischen dem Fettkörper und dem Ductus ejaculatorius, dessen Endabschnitt vielleicht vom Enddarm gebildet sein könnte. — Bei einigen parasitischen Fadenwürmern aus Insekten (gewissen parasitierenden *Tylenchus*formen, *Bradynema*, *Allantonema* und der merkwürdigen *Sphaerularia*) ist der gesamte Darmapparat hochgradig bis völlig verkümmert; doch besitzen sie zum Teil noch eine freilebende Generation mit wohlausgebildetem Darm.

Auch bei *gewissen Rotatorienweibchen*, so *Asplanchna* und *Paraseison* wurden Enddarm und After rückgebildet. Den kleinen, kurzlebigen *Männchen der Rotatorien* fehlt (mit Ausnahme der *Seisoniden*) der Darm in der Regel fast ganz; ein letzter Rest findet sich in Form eines kurzen Strangs, der von der ehemaligen Mundgegend zum Vorderende des Hodens zieht; nur in vereinzelten Fällen kann dieser Strang vorn hohl sein, ja gelegentlich noch einen stark reduzierten Kauapparat bilden (*Rhinops vitrea* und *Proales wernecki*).

Die Nemathelminthengruppe der *Acanthocephalen* hat infolge des Parasitismus den Darm völlig eingebüßt; doch findet er sich beim Embryo noch in der Anlage. — Wenn sich bei den Erwachsenen möglicherweise noch ein Darmrudiment fände, so wäre es nur im *Ligament* zu suchen, das etwas an den vorhin erwähnten Hodenstrang der Rotatorien erinnert; es könnte sich aber nicht um den entodermalen Darm handeln, sondern nur um dessen Muskelhaut, da das Ligament sicher mesodermaler Herkunft ist.

Annelida.

Chaetopoda, Hirudinea und *Gephyrea.* Der Darm der typischen gegliederten Würmer läßt stets Vorder-, Mittel- und Enddarm unterscheiden, die wir schon bei den Rundwürmern fanden. Zunächst mögen diese Begriffe hier nicht streng morphologisch aufgefaßt werden, sondern nur im Sinne eines zuleitenden Vorderteils, eines sicher entodermalen und hauptsächlich verdauenden Mittel- oder Hauptteils, an den sich ein meist sehr kurzer ausführender Endabschnitt anschließt. Namentlich der Vorderdarm bietet der morphologischen Vergleichung seiner Abschnitte und ihrer Beziehungen zu Ecto- und Entoderm noch viele Schwierigkeiten; auch scheint sicher, daß er nur in gewissen Fällen in seiner Gesamtheit einem ectodermalen Stomodaeum entspricht.

Der *Mund* liegt fast stets dicht am Vorderende und zwar, wie es schon für die gegliederten Bilaterien überhaupt hervorgehoben wurde (siehe Bd. I, S. 19), ursprünglich ventral, auf der Grenze von *Prostomium (Kopfzapfen oder -lappen)* und dem ersten Segment. Diese Lage erhält sich bei den *Chätopoden* meist noch recht deutlich, obgleich das Prostomium hier gewöhnlich nur mäßig groß bleibt (s. Bd. I, Figg. 332—34, 337, S. 487—491). Bei den *Polychäten* bilden Prostomium und erstes Segment (seltner Prostomium und die beiden ersten Segmente) unter inniger Vereinigung den mannigfaltig gestalteten Kopfabschnitt, auf dessen Ventralseite sich also der Mund findet. — Dieser ist häufig ein Querspalt; streckt er sich jedoch in die Länge, wie bei gewissen Formen, so kann er auch

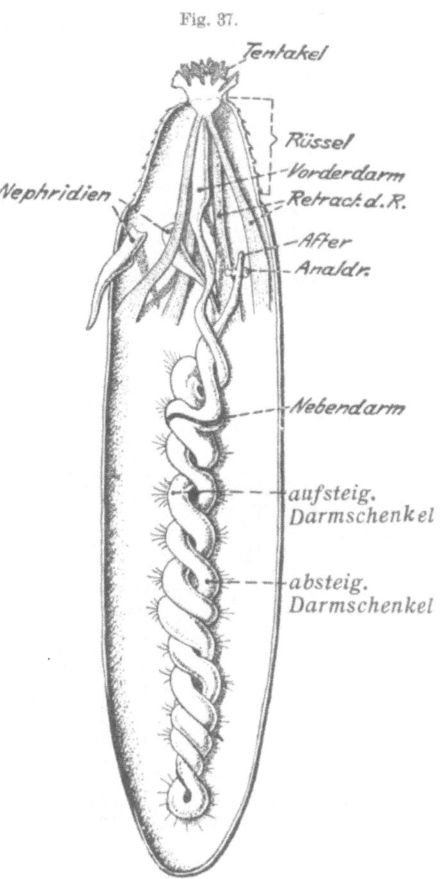

Sipunculus nudus. Mit ausgestrecktem Rüssel. (Dorsal, etwas seitlich geöffnet.) (Nach LANG, Vergleichende Anatomie, etwas verändert.) C. H.

zwischen die folgenden Segmente hineinreichen, also seine ursprüngliche Lage sekundär wesentlich ändern. — Wenn sich das Prostomium stark reduziert, wie bei den sedentären, röhrenbewohnenden Formen der Polychäten (besonders *Terebelliden* und *Serpuliden,* selten auch bei gewissen *Oligochäten*), so rückt der Mund mehr terminal. Das letztere gilt auch für die *achäten Gephyreen,* deren Prostomium ganz rückgebildet ist, weshalb der Mund ganz terminal liegt. Bei letzteren Formen hat sich gleichzeitig der vorderste, den Mund tragende Körperabschnitt eigenartig differenziert und ist einstülpbar (*Rüssel*, s. Fig. 37); gerade umgekehrt verhalten sich die *chätiferen Gephyreen* (Fig. 38), bei welchen sich das Prostomium (*Rüssel*) abnorm vergrößerte und als ein löffelartiger, ventral ausgehöhlter bis lang hammer- oder fadenartiger, vorderer Anhang erscheint, der sich offenbar an der Nahrungsaufnahme beteiligt. — Den *Hirudineen* fehlt ebenfalls ein deutliches Prostomium, doch liegt der Mund ausgesprochen ventral.

Der *After* der *Chätopoden* findet sich fast ausnahmslos am letzten Körpersegment, häufig etwas dorsal; ganz selten (so *Criodrilus* und *Sparganophilus* unter den Oligochäten) liegt er einige Segmente vor dem Hinterende dorsal. — Der After der *Hirudineen* (siehe Fig. 39) liegt fast stets dorsal über dem hinteren Saugnapf, der nur ausnahmsweise fehlt (*Lumbricobdella*).

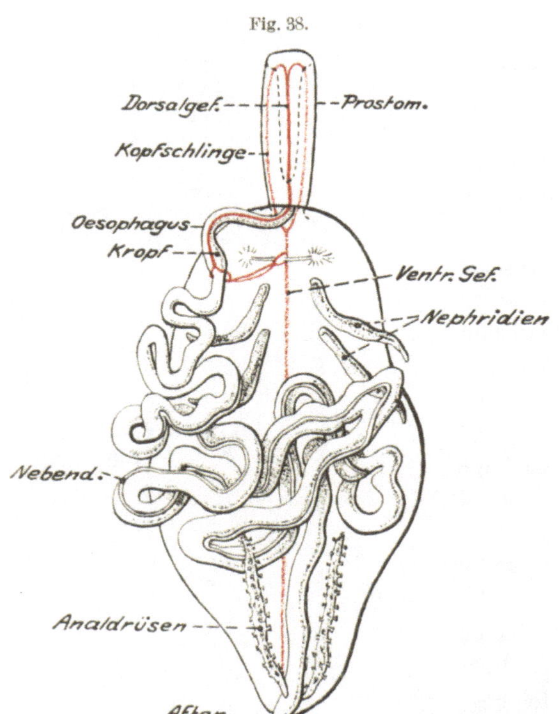

Echiurus pallasi. Von dorsal. (Nach LANG, Vergleichende Anatomie und GREEFF 1879 kombiniert.)   C. H.

Da dieser Saugnapf, soweit bekannt, stets aus mehreren Segmenten (7—8) hervorgeht, so scheint es möglich, daß sich der After ursprünglich auch hier einige Segmente vor dem Hinterende fand. — Bei gewissen Formen soll er jedoch im hinteren Saugnapf liegen.

Während sich der After der meisten *Gephyreen* ganz terminal findet, wurde er bei den *Sipunculiden* (Fig. 37) durch eigentümliche Wachstumsprozesse dorsal und sehr weit nach vorn verschoben, so daß er dem Vorderende naherücken kann. Obgleich seine dorsale Lage schon bei der Larve angedeutet ist (sich jedoch auch bei den Chätopodenlarven gelegentlich findet), entsteht doch die starke Verlagerung, die sich bei den erwachsenen Sipunculiden findet, erst später dadurch, daß das Wachstum der Bauchseite das der Rückenseite stark überwiegt.

Der Vorderdarm. Er beginnt gewöhnlich mit einer *Mundhöhle*, deren Entstehung durch ectodermale Einsenkung sicher scheint. — Da der übrige Vorderdarm eine einheitliche Gliederung nicht genügend erkennen läßt und auch sehr wesentliche Verschiedenheiten darbietet, so ziehen wir es vor, ihn für die einzelnen Gruppen gesondert zu betrachten, indem wir mit den *Hirudineen* beginnen, wo er verhältnismäßig einfach bleibt.

Hirudineen (**Fig. 39**). Das Vorderende der Blutegel ist durch ein besonderes Haftorgan, den oralen oder *vorderen Saugnapf* ausgezeichnet, der sich im all-

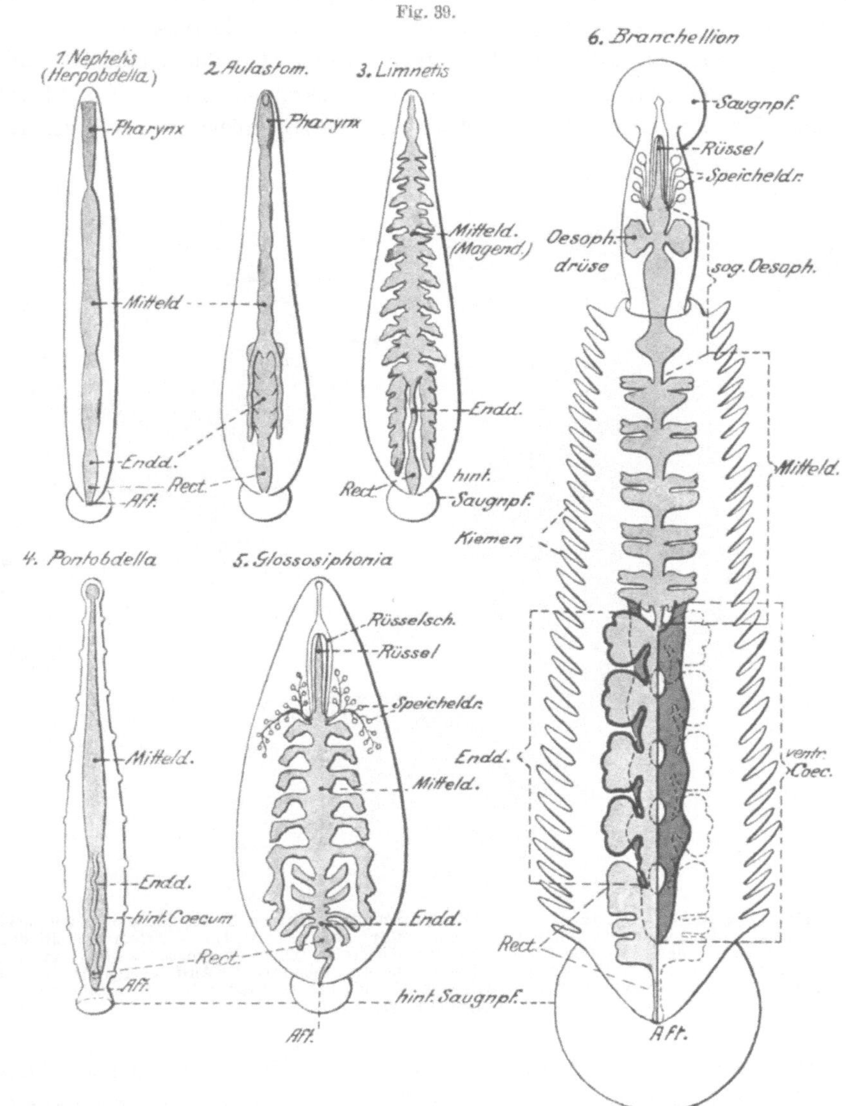

Darmkanal verschiedener **Hirudineen** von der Dorsalseite gesehen. Bei Branchellion die rechte Hälfte des Enddarms punktiert, um das ventrale Coecum mit seinen Durchbrechungen deutlich hervortreten zu lassen; deshalb ist dieses getönt. Auch bleibt es zweifelhaft, ob der ganze als Rectum bezeichnete Abschnitt dem Rectum der andern entspricht. Die an seinem Anfang vorkommenden angeblich excretorischen Anhänge sind weggelassen. (*1, 2, 3, 4* nach MOQUIN-TANDON 1846, *5* nach HARDING 1910, *6* nach SUKATSCHOFF 1912.)   v. Bu.

gemeinen als eine erweiterte muskulöse und ausbreitbare Mundhöhle auffassen läßt, in deren Grunde die sog. eigentliche Mundöffnung liegt. Auf diesen Abschnitt folgt bei den *Gnathobdelliden* (*Kieferegeln* [39, 1—3]) ein meist kurzes

bis mäßig langes, sehr muskulöses Rohr (Radiär-, Ring- und Längsfasern) mit
wenigstens vorn dreistrahligem Lumen (ähnlich dem des Nematoden-Oesophagus),
das jedoch nach hinten gewöhnlich mehrfaltig wird. Gegen die Mundhöhle
grenzt sich jedoch dieser Oesophagus (der auch häufig *Pharynx* genannt wird)
so wenig scharf ab, daß seine Vorderregion den Grund der Mundhöhle bildet.
An dieser Stelle entwickeln sich die das dreistrahlige Lumen des Pharynx
bedingenden drei Längsfalten, zu den drei *Kiefern*, indem sie als bogenartige

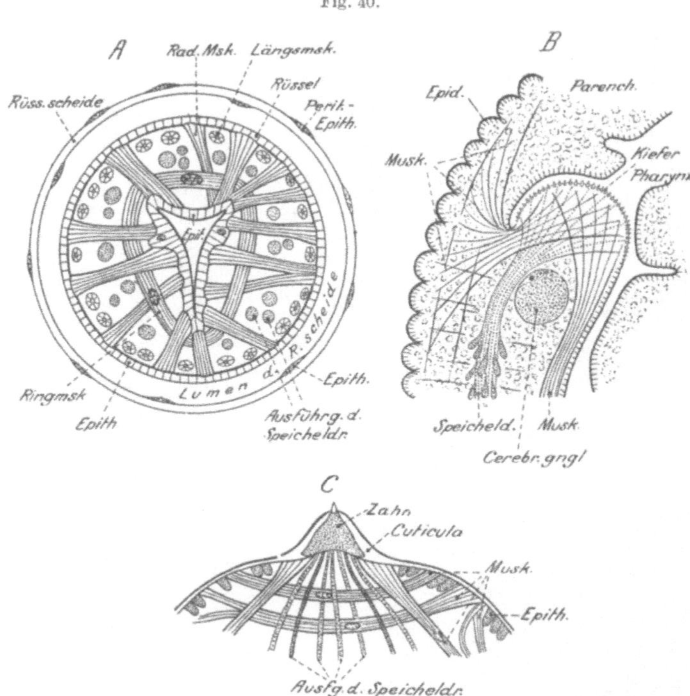

Hirudinea. *A* **Branchellion torpedinis.** Querschnitt durch den Rüssel und die Rüsselscheide;
stark schematisiert (nach SUKATSCHOFF 1912). *B* und *C*. **Hirudo medicinalis.** — *B* Medianschnitt durch
das Vorderende mit dem Längsschnitt des dorsalen Kiefers in seiner Pharyngealtasche (Original). —
C Querschnitt durch die Schneide eines der Kiefer. Die Endabschnitte der Ausführgänge der Speicheldrüsen liegen zwischen je zwei aufeinander folgenden Zähnen und sind daher durch den Zahn verdeckt.
(Nach APÁTHY 1897, schematisiert.)   v. Bu.

Gebilde stärker vorspringen (Fig. 40 *B*); einer der Kiefer steht demnach dorsal,
die beiden anderen lateroventral. Wenn diese ebenfalls mit einer komplizierten
Muskulatur versehenen und daher sehr beweglichen Kiefer gut entwickelt sind
(z. B. *Hirudo*), so tragen sie auf ihrer Firste eine Reihe zahlreicher cuticularer
verkalkter Zähnchen (Fig. 40 *B* u. *C*), die von zwei Cuticularleisten eingefaßt
sind, und zwischen welchen die Ausführgänge der später zu besprechenden
Speicheldrüsen münden. Bei nicht blutsaugenden Gnathobdelliden (z. B. *Aulastomum*) ist die Zahl der hier gröberen Zähne gering, und gewissen Gnathobdelliden fehlen sie ganz, ja sogar die Kiefer überhaupt (z. B. *Nephelis* [*Herpobdella*]).

Typisch verschieden ist der Vorderdarm der *rhynchobdelliden Hirudineen* gebildet (Fig. 39, 4—6). Die hintere Region der Mundhöhle hat sich hier röhrenartig eingesenkt, so daß sie sich von dem zum Saugnapf gehörigen vorderen Teil wesentlich unterscheidet; diese Einsenkung reicht so weit nach hinten, daß der gesamte Pharynx bis zu seinem Grunde von ihr umwachsen wird, indem letzterer wohl gleichzeitig nach vorn mehr oder weniger auswuchs. Dabei löst er sich natürlich von der Körperwand, mit der er bei den Gnathobdelliden innig verwachsen ist, ab und liegt nun frei in der Einsenkung, oder *Rüssel-scheide*, in Form eines lang cylindrischen ausstülpbaren und rückziehbaren *Rüssels*, welcher in vieler Hinsicht an den Pharynx doliiformis der Turbellarien (s. S. 57) erinnert. Besondere Rückziehmuskeln dieses Rüssels sind gewöhnlich vorhanden; die Ausstülpung geschieht teils durch die Pharynxmuskulatur selbst, welche den Rüssel verlängert, teils durch die Contraction der dünnen, muskulösen Rüssel-scheide. Der feinere Bau des Pharynx gleicht durchaus dem der Gnathobdelliden (s. Fig. 40 *A*), so daß die Homologie beider Bildungen nicht zweifelhaft erscheint.

Wie aus der Schilderung hervorgeht, öffnet sich die Rüsselscheide fast stets im Grunde des vorderen Saugnapfs. Hiervon bildet *Haementaria* eine Ausnahme, wo sie etwas vor dem Saugnapf mündet; dies ist jedenfalls eine sekundäre Bildung, hervorgerufen durch Verwachsung zweier in die Höhle des vorderen Saugnapfs vorspringender Längsfalten, die als „*Rüsselhalter*" auch sonst vorkommen.

Soweit die Ontogenie ergab, scheinen die beschriebenen Abschnitte des Vorderdarms der Hirudineen ectodermal zu sein; doch wird ihnen zuweilen auch noch ein folgender Teil des Mitteldarms als Oesophagus zugerechnet, der aber richtiger erst später zu betrachten ist.

Chaetopoda. Der Vorderdarm der kleineren Oligochäten (insbesondere vieler süßwasserbewohnender Formen, die früher als *Limicolen* vereinigt wurden) bleibt relativ einfach. Auf die bei den Oligochäten meist wenig entwickelte, manchmal vorstülpbare Mundhöhle folgt ein mäßig langer, gewöhnlich dick muskulöser röhriger Teil, der *Pharynx*, der sich jedoch meist nicht scharf von der Mundhöhle abgrenzt. Auch dieser kann bei gewissen Formen vorstülpbar sein (z. B. *Criodrilus*, *Dero*, *Tubifex*), wozu besondere Pro- und Retraktoren dienen; wie denn der Pharynx meist durch zahlreiche Radiärmuskeln an der Körperwand befestigt ist; dies gilt besonders auch für den der *Terricolen* (Fig. 41 *A*). — Das Pharynxepithel der *Limicolen* ist häufig ganz oder teilweise bewimpert. Bei den parasitischen Branchiobdellaarten findet sich dorsal und ventral je ein cuticularer Kiefer. — Das Lumen zeigt gewöhnlich die dreistrahlige oder faltige Bildung (Fig. 41 *G*), die schon für die Hirudineen erwähnt wurde, doch wie bei *Nephelis* (Herpobdella) mit einer dorsalen und zwei latero-ventralen Falten. Im allgemeinen rührt diese Bildung daher, daß zwei laterale Längseinfaltungen (Wülste) nach innen vorspringen, die jedoch, wenn die Muskulatur sehr dick wird (besonders *Terricolen*) am Pharynx äußerlich nicht mehr hervortreten. Durch sekundäre Faltenbildungen kann sich das

Lumen noch mehr komplizieren. Diese Falten bedingen auch, daß die Muskulatur der dorsalen Pharynxwand meist beträchtlich stärker ist, als die der

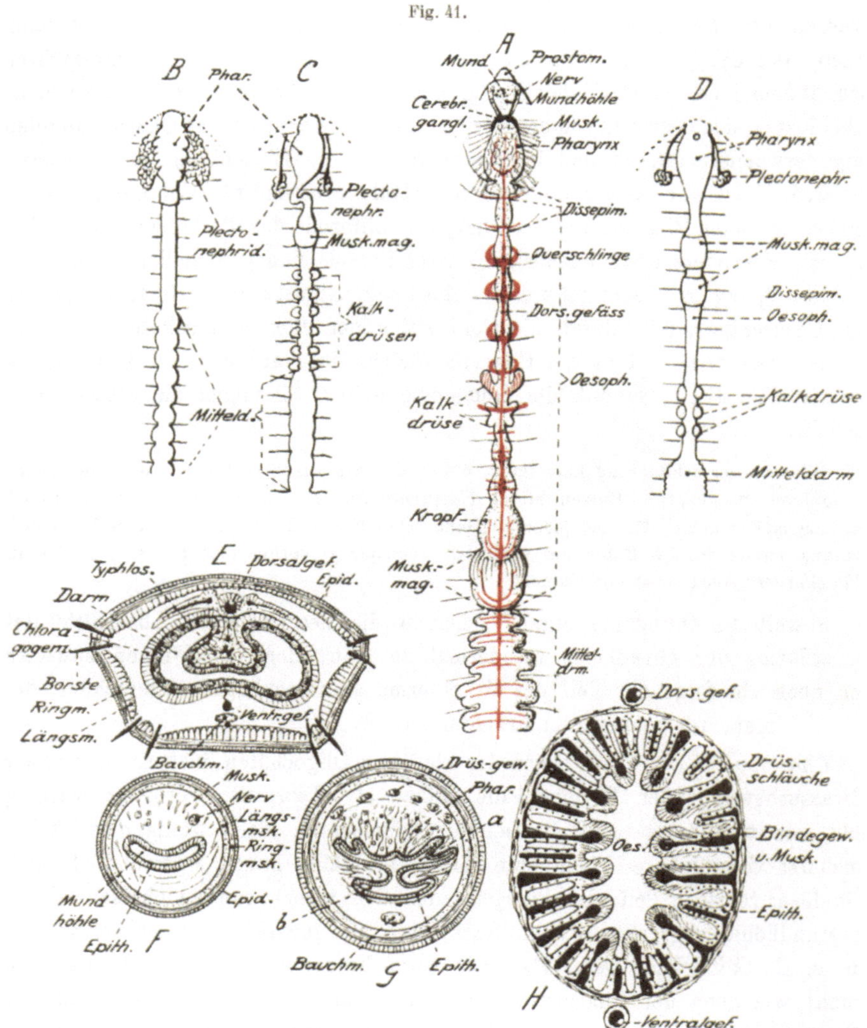

Oligochäten. Darm. *A* Lumbricus terrestris. Vorderdarm und Anfang des Mitteldarms mit Dorsalgefäß, Gefäßschlingen und Cerebralganglion. — *B—D* Schemata des Vorderdarms von: *B* Megascolides, *C* Rhinodrilus, *D* Dichogaster (nach Benham 1890). — *E* Querschnitt durch Lumbricus terrestris in der hinteren Körperhälfte, (mit Ben. v. Claparède 1869). — *F* und *G* Querschnitte durch d. Pharynx von Allolobophora foetida. *F* dicht hinter der Mundöffnung, *G* weiter hinten. — *H* Schematischer Querschnitt durch das Vorderende der Kalkdrüse von Allolobophora foetida. Auf der rechten Hälfte ist der Ursprung der einzelnen Drüsenschläuche durch Ausstülpung des Oesophagusepithels zu sehen; auf der linken Seite ist der Schnitt etwas weiter hinten geführt und die Drüsenschläuche sämtlich gegen das Oesophaguslumen abgeschlossen. Blutgefäße schwarz (A u. F—H Originale)
O. B.

ventralen. — Nur die beiden ventralen Taschen (Fig. 41 *G, b*) des Pharynxlumens setzen sich bei den Terricolen caudalwärts in den folgenden Darmabschnitt fort; die dorsale Tasche endet hier blind.

An den Pharynx der Limicolen schließt sich ein mehr oder weniger langer, in der Regel dünnerer röhrenförmiger Abschnitt an, der gleichfalls ganz oder teilweise bewimpert ist und meist als Oesophagus bezeichnet wird (s. Figg. 41 *A—D*). Seine Länge variiert sehr; wenn sie erheblicher wird (einzelne Limicolen), kann der Oesophagus auch schlingenförmig gewunden sein. Soweit die Ontogenie, die Regeneration und die ungeschlechtliche Vermehrung erkennen lassen, ist dieser Abschnitt jedoch entodermaler Herkunft, gehört also nicht mehr zum eigentlichen Stomodaeum. Immerhin aber kann er dem Vorderdarm im weiteren Sinn zugerechnet werden, da ja dieser allgemeine Begriff auch entodermale Bildungen umfaßt, wie bei den Wirbeltieren u. a. üblich.

Dieser Oesophagus kompliziert sich bei den Terricolen. Einmal erweitert sich sein hinterer Abschnitt zuweilen kropfartig (*Lumbricus*, Fig. 41 *A*); auf diesen Kropf folgt bei Lumbricus noch ein kurzer, sehr muskulöser Abschnitt, der gewöhnlich ein Segment erfüllt und meist *Muskelmagen* genannt wird. Bei anderen Terricolen kann ein ähnlicher Muskelmagen in sehr verschiedenen Regionen des Oesophagus auftreten, ja es können sich im Oesophagusverlauf mehrere (2—10) derartige Bildungen wiederholen (vgl. Fig. 41 *C* u. *D*).

Der Oesophagus größerer Oligochäten zeigt auf den Segmentgrenzen, an den Anheftungsstellen der Septen häufig schwache Einschnürungen, ja die hierdurch bedingten taschenförmigen Ausbuchtungen wachsen bei einzelnen Formen sogar divertikelartig aus; eine Erscheinung, wie sie am Mitteldarm der Anneliden verbreitet ist. — Auf solch divertikelartige Bildungen lassen sich auch die drüsenartigen Anhänge (*Kalkdrüsen, Morrensche Drüsen*) zurückführen, die bei größeren Oligochäten (*Terricolen*) sehr verbreitet sind und sich dadurch auszeichnen, daß sie Calciumkarbonat in amorpher oder kristallinischer Form (Rhomboëder) abscheiden. Solch paarige Kalkdrüsen (*Kalksäckchen*) treten in verschiedener Zahl (1—8 Paare, Fig. 41 *A*, *C* u. *D*) und in wechselnden Regionen des Oesophagus auf.

Der Bau dieser Kalkdrüsen ist wenigstens bei *Lumbricus* und *Allolobophora* sehr eigentümlich, indem sich jede Drüse aus sehr zahlreichen Längsschläuchen zusammensetzt, die der eigentlichen Oesophaguswand ganz dicht aufliegen, so daß sie nun eine Verdickung derselben hervorrufen (Fig. 41 *H*). Diese Drüsenschläuche gehen am Vorderrande der ersten Drüse aus den Längsfalten der Oesophagusschleimhaut in der Weise hervor, daß sich die tiefen Furchen zwischen den Längsfalten zu den Drüsenschläuchen abschließen. Ferner ergibt sich, daß, wenigstens bei *Lumbricus*, die drei Paar Kalkdrüsen keine wirklich gesonderten Organe sind, sondern daß dieselben Schläuche, welche die vorderste Drüse bilden, auch in die beiden folgenden übergehen, welche nur dadurch entstehen, daß die Schläuche in ihrem Bereich stark anschwellen. Die Gesamtheit der drei Drüsen mündet also nur am Beginn der vordersten Drüse mit zahlreichen Öffnungen in den Oesophagus. Ob sich die mehrfachen Kalkdrüsenpaare anderer Terricolen ebenso verhalten, bedarf weiterer Aufklärung. Die Drüsen sind sehr reich an Blutgefäßen und wurden deshalb gelegentlich sogar als Atmungsorgane gedeutet, welche die Kohlensäure des Blutes durch Bindung als Kalkkarbonat entfernen. — Ähnliche Anhänge (2—4) wurden auch in der hinteren Gegend des Vorderdarms gewisser *Enchytraeiden* beobachtet und als Organe zur Aufsaugung der Nahrungssäfte (*Chylustaschen*) betrachtet. — Bei zahlreichen *Eudriliden* finden sich noch drei unpaare ventrale Drüsensäcke (*Kalktaschen, Chylustaschen*, neben einem Paar Kalkdrüsen), deren Funktion jedoch nach gewissen Angaben

eine andere sein soll, obgleich auch in ihnen Kalk gefunden wurde. Bei anderen Genera
der Eudriliden kommt eine größere Zahl paariger Drüsen von sehr modifiziertem Bau und
ohne Kalkabscheidung vor. Auf sonstige Drüsengebilde, die noch am Vorderdarm der Oligochäten auftreten, wird später hingewiesen werden.

Polychaeta. Der Vorderdarm beginnt auch hier fast stets mit einer Mundhöhle, in welche der meist querspaltartige, zuweilen bewimperte Mund führt, der
auch häufig von lippenartigen Wülsten umgeben ist. Da die Mundhöhle häufig
sehr muskulös und ja auch schon bei den Oligochäten und Hirudineen nicht
scharf vom Pharynx gesondert ist, so wurde sie häufig in ihrer ganzen Ausdehnung, oder doch ihr hinterer Abschnitt, als Pharynx bezeichnet. An diesen
Abschnitt schließt sich meist ein gewöhnlich dünneres, mehr oder weniger
langes Rohr an, das i. d. R. Oesophagus genannt wird. Es ist wahrscheinlich,
daß es, wie der bei den Oligochäten ebenso genannte Abschnitt, entodermaler
Herkunft ist. Bei zahlreichen Polychäten, besonders den röhrenbewohnenden
Terebelliden und den *Serpulaartigen,* aber auch manchen Formen anderer Gruppen
ist kein Teil des Vorderdarms rüsselartig ausstülpbar. Bei den übrigen dagegen
tritt dies in verschiedenem Grade auf. Im einfachsten Falle ist nur die Mundhöhle als *Rüssel* vorstülpbar (z. B. *Arenicola, Capitelliden*); in andern Fällen
scheint sich die Mundhöhle, resp. ihr hinterer pharynxartiger Abschnitt mehr
oder weniger stark zu verlängern, ohne jedoch besonders muskulös zu werden.
Letzterer Abschnitt, der wohl der gleich zu besprechenden Rüsselscheide der
Formen mit bewaffnetem Rüssel entspricht, ist vorstülpbar und kann sogar
mit inneren oder äußeren Wülsten, ja Ausstülpungen versehen sein, so daß
der ausgestülpte Rüssel eine verzweigte bis tuberkulöse Beschaffenheit erlangt
(*Ariciiden* s. Fig. 42 *D, Opheliiden, Disomiden*).

Bei den früher als *Errantia* oder *Rapacia* zusammengefaßten Polychäten
wird der Vorderdarm noch komplizierter. Er läßt gewöhnlich drei Abschnitte
mehr oder weniger scharf unterscheiden (Fig. 42 *A, B*); 1. ein an die Mundhöhle
sich anschließendes kurzes bis längeres, manchmal sogar sehr langes, verhältnismäßig dünnwandiges Rohr, das wohl durch die Verlängerung einer ausstülpbaren Mundhöhle entstanden ist. Es wurde als *Rüsselröhre* oder *-scheide,*
manchmal auch als Rüssel selbst bezeichnet. 2. Auf diese Rüsselröhre folgt
ein verschieden langer, meist dickerer, mit starker Muskelwand und daher
engem Lumen versehener Teil, in dessen Oralregion sich die cuticularen
Kiefergebilde entwickeln, die bei den typischen Errantien (= *Nereiformia*)
fast stets vorkommen. Dieser zweite Abschnitt erhielt sehr verschiedene Be-
nennungen, so *Rüssel, Magen, Kiefersack, Kieferträger* und so fort. Da er wohl
sicher dem Oligochäten-Pharynx homolog ist, so dürfte der Name *Pharynx*
am geeignetsten erscheinen. — Die Grenzregion zwischen der Rüsselröhre und
diesem Pharynx wird häufig durch einen bis mehrere in das Lumen vorspringende Papillenkränze bezeichnet. 3. An den Pharynx schließt sich häufig,
jedoch nicht stets noch ein engeres, gerades oder zuweilen auch schlingenförmig
gebogenes Rohr an, das meist *Oesophagus* (auch *Vormagen* oder *Proventrikel*)

genannt wurde und auch wohl dem oben (S. 81) erwähnten Oesophagus der
Oligochäten entspricht.

Fig. 42.

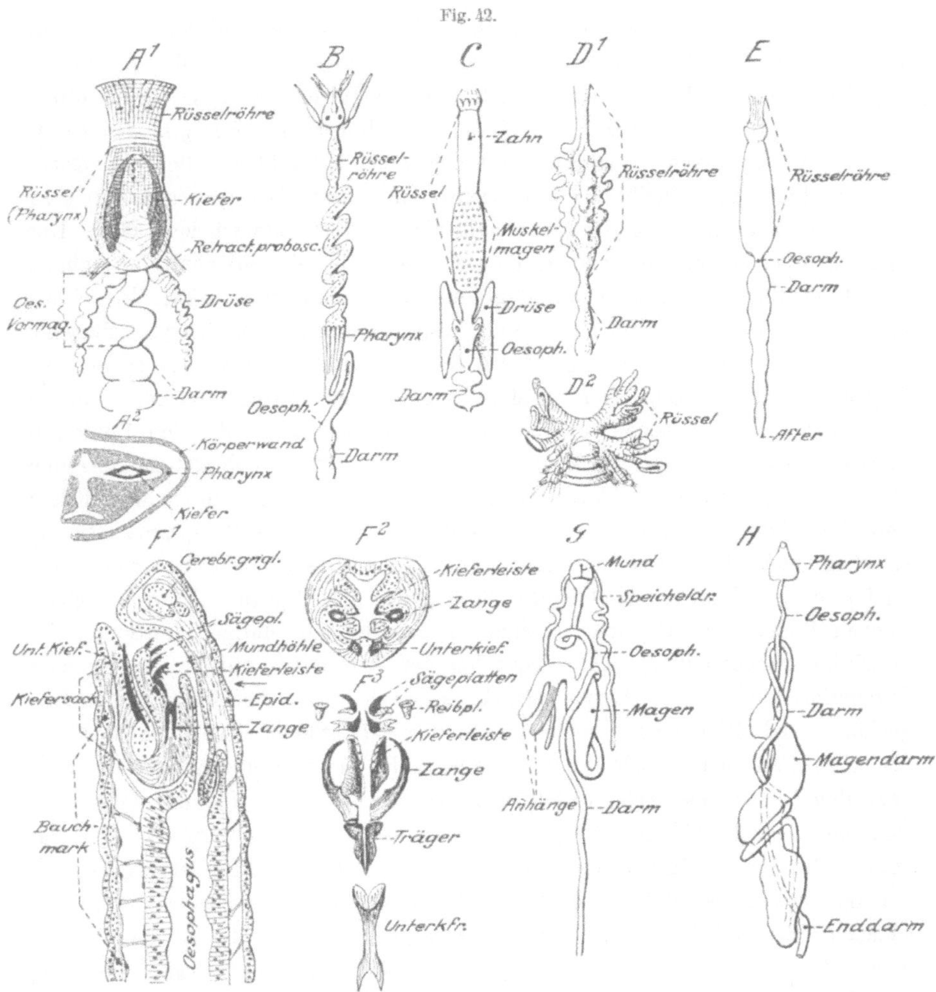

Polychäten. Darm und Rüssel. _A¹_ und _A²_ Nereis cultrifera. _A¹_ Vorderdarm und Anfang des
Mitteldarms von der Dorsalseite (vergl. auch Bd. I, Fig. 339 A, S. 493). _A²_ Querschnitt durch die Pharyn-
gealregion (schematisch). — _B_ Eulalia virens. Vorder- und Anfang des Mitteldarms. — _C_ Syllis
krohni. Vorder- und Anfang des Mitteldarms. (_A—C_ nach EHLERS 1864—68). — _D¹_ und _D²_ Ariciidae.
_D¹_ Scoloplos (und Aricia). Vorderdarm und Anfang des Mitteldarms (konstruiert nach EISIG 1914).
_D²_ Nainereis, ausgestülpter Rüssel von der Dorsalseite, etwas vereinfacht (nach EISIG 1914). — _E_ Amphi-
corina cursoria. Gesamtdarm (nach QUATREFAGES 1865). — _F¹⁻³_ Eunicidae. _F¹_ und _F²_ Ophryotrocha
puerilis. _F¹_ Medianschnitt des Vorderendes, etwas schematisiert. _F²_ Querschnitt des Pharynx in der
Region des Pfeils auf Fig. _F¹_. — _F³_ Lumbriconereis nardonis, Kiefer von der Ventralseite. (_F¹_ und _F²_
nach KORSCHELT 1893, _F³_ nach EHLERS 1864/68). — _G_ Chloraema dujardini (nach QUATREFAGES 1849),
_H_ Sternaspis scutata (nach VEJDOVSKY 1881).　　　　O. B.

Bei den _Syllideen_ differenziert sich der hintere Abschnitt des Pharynx zu
einem durch starke Radiärmuskulatur ausgezeichneten besonderen Abschnitt,
der auch durch seine papillöse Oberfläche charakterisiert erscheint. Dieser
häufig als _Drüsenmagen_, _Proventrikel_ oder _Kropf_ bezeichnete Abschnitt darf

daher wohl *Muskelmagen* genannt werden. Auf letzteren Abschnitt folgt dann entweder sofort der Mitteldarm (Darm) oder zunächst ein Oesophagusabschnitt (Fig. 42 *C*).

Ausstülpbar sind in der Regel nur die Rüsselröhre und der Anfangsteil des Pharynx, so daß an der Spitze des ausgestülpten Rüssels die erwähnten Papillen, sowie die Kiefer frei hervortreten. — Bevor wir diese Kiefer etwas genauer besprechen, sind die besonderen Verhältnisse des *Pharynx der Euniciden* und sich ihnen annähernde Bildungen zu betrachten. Bei den *Euniciden* (s. Fig. 42 *F*[1]) bleibt die Rüsselröhre (hier auch *Vormagen* genannt) sehr kurz, so daß sie sich von der Mundhöhle nicht scharf unterscheiden läßt. Der Pharynx aber bildet eine sehr muskulöse Tasche, die sich als ventraler Anhang der Mundhöhle nach hinten ausstülpt und die Kiefer in sich enthält (*Kiefersack*). Das Hinterende der Mundhöhle, resp. der Beginn der Pharyngealtasche, zeigt auf dem Querschnitt (Fig. 42 *F*[2]) das dreifaltige Lumen, wie es bei den Oligochäten schon besprochen wurde, dazu noch ein mittleres laterales Faltenpaar, das auch dort schon vorkommen kann (*Lumbricus*). Bei den Euniciden setzt sich jedoch im Gegensatz zu den Lumbriciden nur die dorsal aufsteigende Tasche in den folgenden Vorderdarm oder den Oesophagus fort; die mittlere und die ventralen Taschen sind es, welche sich in den Pharyngealsack erstrecken und hier blind endigen. Die Wände dieser Taschen sondern die Kiefer ab. — Unter den *Ariciiden* besitzt nur die Gattung *Theostoma* einen solchen Pharyngealsack, jedoch ohne Kiefer; bei den übrigen Gattungen ist er offenbar rückgebildet, da er noch bei der Aricialarve auftritt, später aber degeneriert. Daß der Pharyngealsack in der Tat eine dem Pharynx der Oligochäten und Hirudineen homologe Bildung ist, scheint sicher, um so mehr, als sich schon bei einzelnen Oligochäten (z. B. *Tubifex*) die Andeutung einer ventralen Pharyngealtasche findet, und bei dem, in seiner Stellung etwas unsicheren, jedoch mit den Oligochäten nahe verwandten *Ctenodrilus* eine gut entwickelte Pharynxtasche vorkommt, welche jedoch kieferlos ist; ebenso bei den mit ihm verwandten, jedoch mit einem komplizierten Kieferapparat versehenen *Histriobdelliden*, der, wie es scheint, in der Ventralwand des Vorderdarms liegt, also wohl sicher in einem homologen Pharyngealsack. Wichtig erscheint ferner, daß die gleiche kieferlose Tasche auch bei den *Archianelliden* vorkommt, jedoch nur bei *Protodrilus* stark muskulös ist; alles dies erweist wohl sicher, daß der Pharyngealsack ein phylogenetisch altes Organ ist, worauf auch sein Vorkommen bei dem merkwürdigen *Dinophilus* hindeutet. — Wie schon bemerkt, setzt sich bei den erwähnten Formen mit Pharyngealsack die dorsale Schlundtasche nach hinten in einen verschieden langen röhrigen Oesophagus fort, der gelegentlich an seinem Hinterende noch einen kurzen, kugelig angeschwollenen Abschnitt besitzt (*Eunice*). Da es der Anfang dieses Rohrs ist, welcher bei den Ariciiden den Rüssel bildet, so scheint es möglich, daß dieser Abschnitt des Vorderdarms der Rüsselscheide verglichen werden darf. — Die durch lokale Erhebungen und Verdickungen der pharyngealen

Cuticula gebildeten *Kiefer* sind bei den verschiedenen Formen nach Zahl wie Gestalt recht verschieden. Die größeren Kiefergebilde sind vielfach hohl, indem sich die Muskulatur in sie erstreckt; kleinere dagegen solid. Auch die Rüsselscheide kann mit cuticularen Zähnchen ausgerüstet sein. Entsprechenden Bildungen werden wir im Pharynx der *Priapuliden* begegnen.

Es können sich zwei große hakenförmige laterale Kiefer finden (z. B. *Nereis*), doch auch ein dorsaler und ein ventraler (*Nephtys*), vier (*Glycera, Polynoe*) oder auch zahlreichere kleinere, zähnchenartige. Bei gewissen *Syllideen*, deren Kiefer meist stiletförmig sind, kann die Zahl auf einen einzigen herabsinken. Bei dem mit den Syllideen verwandten parasitischen *Ichthyotomus* finden sich zwei Stilete, die, sich scherenartig kreuzend, aufeinander gelenken und als Haftapparat dienen. — Besonders kompliziert wird der Kieferapparat der *Euniciden*, wo sich paarige dorsale Ober- und Unterkiefer finden, zu denen sich noch eine Anzahl kleinerer, zahn- bis plattenartiger Gebilde gesellt (s. Fig. 42 *F*).

Es läßt sich nicht leugnen, daß der gesamte Pharynx der Polychäten und seine Kiefergebilde eine gewisse Ähnlichkeit mit der Mastax der Rotatorien und ihrem Kauapparat besitzen, namentlich erinnert die Bildung der Mastax von *Seison*, als ventrale Aussackung des Vorderdarms, an den Pharyngealsack. Eine Homologie dieser Organe beider Abteilungen scheint daher nicht ausgeschlossen.

Der ausstülpbare Teil des Vorderdarms ist in der Regel mit besonderen Retraktoren versehen, während sich Protraktoren nicht oder wenig entwickelt finden. Diese Muskeln scheinen häuptsächlich aus denen der Dissepimente hervorzugehen. — Auf das Nervensystem des Vorderdarms und seine zum Teil reiche Entwicklung wurde schon früher (s. Bd. I, S. 492 und Fig. 339) hingewiesen.

Wie hervorgehoben, ist ein Oesophagus als mäßig langes, oder, wenn ansehnlicher, häufig als lang schlingenförmig gewundenes Rohr zu unterscheiden. Er kann bei den Polychäten sehr erweiterungsfähig sein, mit relativ dünner Wand und mäßig starker Muskulatur; im nicht erweiterten Zustand erscheint er meist dünner als Pharynx und Mitteldarm. — Dieser Abschnitt ist bei gewissen Formen mit einem Paar besonderer drüsen- oder taschenartiger Anhänge versehen, die meist klein bleiben (so z. B. bei *Nereis*, s. Fig. 42 *A*[1], *Arenicola* und Verwandten, *Ammotrypane*, gewissen *Hesioniden* und *Syllideen*); die aber auch sehr ansehnliche, nach vorn, seitlich oder auch mit einem Zipfel gleichzeitig nach hinten sich erstreckende Anhänge darstellen können (s. Fig. 42 *C*). Diese, zuweilen als *Speicheldrüsen* bezeichneten Anhänge können, wenn groß (besonders *Hesione sicula*, Fig. 43), sehr contractil und daher in ihrem Umfang recht variabel sein. Bei dieser Art enthalten sie neben Flüssigkeit (angeblich Meerwasser, das durch den After und Mitteldarm aufgenommen werde) häufig ansehnliche Mengen von Gas, weshalb ihnen auch die Funktion von Schwimmblasen (oder gleichzeitig Atemorganen) zugeschrieben wurde, was aber wohl nur vorübergehend der Fall sein wird. — Die *Ariciiden* und *Ichthyotomus* besitzen an ähnlicher Stelle, jedoch vom Vorderende des eigentlichen Mitteldarms entspringend, ein Paar meist ansehnlicher, oralwärts ziehender, etwas faltiger Schläuche, die den soeben beschriebenen wohl homolog sind, sich aber, wie gesagt, deutlich als modifizierte Mitteldarmdivertikel erweisen. Damit scheint auch die Bedeutung der ersterwähnten Anhänge als solche Divertikel-bildungen erwiesen; ebenso wie die Deutung des sog. Oesophagus als vorderster entodermaler Darmabschnitt. Auch bei den *Chlorämiden* (Fig. 42 *G*) finden sich zwei ansehnliche beutelförmige, verschieden strukturierte Anhänge, die mit gemeinsamem Stiel in den Anfang des Mitteldarms münden und an die sog. *Schwimmblasen* von *Hesione* erinnern; ebenso scheint die ansehnliche *Magendrüse* der nahe verwandten *Flabelligera* (*Siphonostoma*) hierher zu gehören. —

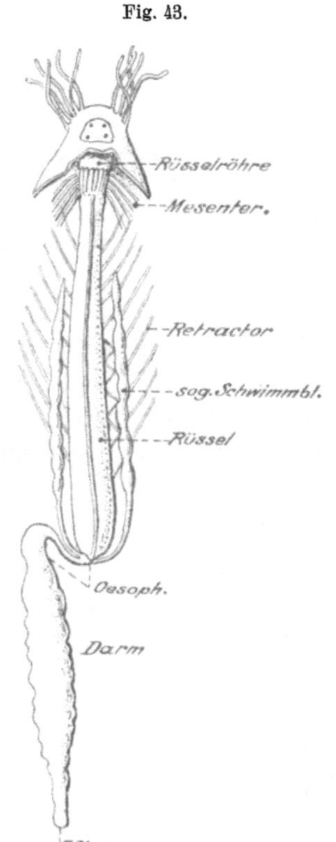

Fig. 43.

Hesione sicula. Darm von der Dorsalseite (nach Eisig 1880). O. B.

Ähnliche drüsige Anhänge am Vorderdarm wurden noch mehrfach beschrieben; so steht jeder der vier Kiefer von *Glycera* mit einer beutelförmigen Drüse in Verbindung, die auch äußerlich vorspringt. Ebenso wurden bei *Terebella* und *Aphrodite* solche Anhänge am Vorderdarm erwähnt.

Bei den *Gephyreen* folgt auf den Mund ein muskulöser, mäßig großer Pharynxabschnitt, der bei den *Priapuliden* den gesamten Vorderdarm darstellt und innerlich mit zahlreichen Kränzen rückwärts gerichteter Cuticularzähnchen ausgerüstet ist. — Bei den übrigen (Fig. 37 u. 38, S. 75 u. 76) schließt sich dem wenig scharf hervortretenden Pharynx ein röhriger *Oesophagus* an, der vom eigentlichen Mitteldarm wenig scharf abgegrenzt ist und bei den *Chätiferen* gewunden sein kann. Bei letzteren vermag er sich an seinem Hinterende zu einem kropfartigen drüsenreichen Abschnitt (*Kropf*) zu erweitern, dem zuweilen ein starker muskulöser Muskelmagen (*Thalassema*) vorausgehen kann. Sehr wahrscheinlich ist nur der Pharynx ectodermal, der Oesophagus auch hier der Vorderteil des entodermalen Darms.

Sonstige Drüsen am Vorderdarm. Schon die Mundhöhle und der Pharynx können mit einzelligen Drüsen oder komplexen Anhäufungen solcher versehen sein, die häufig als *Speicheldrüsen* bezeichnet werden.

So gehört hierher z. B. ein Drüsenpaar (Giftdrüsen?), das bei *Lumbriconereis* in die Pharynxtasche führt; ferner die zwei Paare Drüsen von *Protodrilus* (Archianneliden), die in die Mundhöhle münden, sowie die zwei Paare ähnlicher Drüsen, welche bei dem blutsaugenden parasitischen *Ichthyotomus* am gleichen Ort vorkommen, und deren Sekret (Haemophilin) wahrscheinlich, wie das der sog. Speicheldrüsen der *Hirudineen*, die Blutgerinnung verhindert. Interessant erscheint jedoch, daß sich bei Ichthyotomus entsprechende Drüsen an den Parapodien wiederholen. — Zwei Paar schlauchförmiger sog. Speicheldrüsen finden sich auch bei *Flabelligera* (Siphonostoma), ebenso wohl bei den übrigen *Chlorämiden* (Fig. 42 *G*, S. 83); bei ersterer Form sollen sie jedoch an der Kopfbasis, nicht in die Mundhöhle oder den Pharynx münden.

Die sog. *Speicheldrüsen der Hirudineen* (s. Fig. 39[5.6], S. 77) sind Anhäufungen langer einzelliger Drüsen, die sich bei den *Gnathobdelliden* (besonders *Hirudo*) an den Seiten des Darms weit nach hinten erstrecken und deren feine Ausfuhrgänge zwischen den Zähnchen der Kiefer münden (Fig. 40 *B*, *C*, S. 78). Bei den *Rhynchobdelliden* liegen diese Drüsen, zu einem bis mehreren Paaren von Gruppen vereint, vorn, beiderseits der Rüsselscheide oder auch noch des Mitteldarms, und senden ihre Ausführgänge zur Basis des Pharynx *(Rüssels)*, wo sie, in dessen Muskulatur eindringend, wenigstens zum Teil bis an die Rüsselspitze ziehen, um hier zu münden (40, *A* u. *C*.). Die Drüsenzellen sind nicht stets gleich (z. B. Branchellion).

Bei den wasserlebenden *Oligochäten* finden sich ebenfalls häufig Gruppen einzelliger Drüsen, die an den Dissepimenten befestigt sind (*Septaldrüsen* oder Speicheldrüsen) und wahrscheinlich in den Pharynx münden. Sie wiederholen sich häufig in mehreren Segmenten (Fig. 44 B). Bei gewissen Formen (z. B. *Enchytraeus*) wurden sie jedoch auch als mehrzellige Drüsen eigentümlicher Art beschrieben und sogar mit modifizierten Nephridien verglichen (*Plectonephridien*). Diese Anschauung stützt sich hauptsächlich darauf, daß in der Tat bei gewissen Terricolengattungen (z. B. *Octochaetus Acanthodrilus* u. a., s. Fig. 41 *B—D*) vorderste Nephridien in die Mundhöhle oder den Pharynx münden sollen, worauf wir später bei den Excretionsorganen genauer eingehen werden.

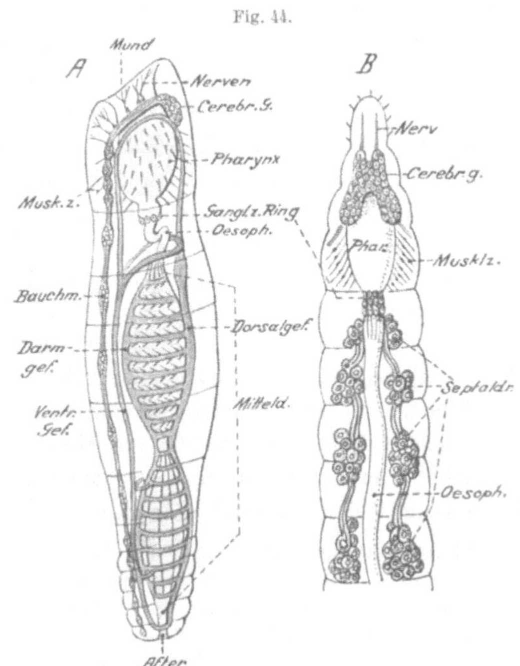

A **Chaetogaster** (Oligochaete). Tier von der linken Seite mit Darm, Nervensystem und Blutgefäßsystem. B **Phreatothrix pragensis**. Vorderende von der Dorsalseite mit Septaldrüsen (nach VEJDOVSKY 1884). O. B.

Mitteldarm. Der entodermale Mitteldarm durchzieht bei der großen Mehrzahl der Anneliden als gerades Rohr die Körperachse, befestigt durch ein dorsales und ventrales Mesenterium, sowie die metameren Dissepimente, soweit solche nicht rückgebildet sind, wie es für das dorsale Mesenterium, sowie die Dissepimente bei allen *Gephyreen* gilt. Selten wird der Mitteldarm der *Chätopoden* länger, so daß er schraubig verläuft oder Schlingen bildet.

Derartiges findet sich nur selten bei einzelnen *Oligochäten* (so gewissen Terricolen: *Pontoscolex, Plagiochaeta, Digaster*); ebenso nur selten bei *Polychäten* (so ein schlingenförmig gewundner Darm bei den *Chlorämiden* [Fig. 42 G, S. 83], *Petta, Pectinaria, Ammotrypane*, schraubig bei *Spirographis*). Relativ am längsten wird der Mitteldarm bei der etwas abweichenden, mit den Chlorämiden verwandten *Sternaspis*, wo er unter schraubiger Aufrollung nach hinten zieht, dann in ähnlicher Weise sich wieder nach vorn wendet, um schließlich wieder nach hinten zum After umzubiegen (Fig. 42 H., S. 83).

Mit Ausnahme der *Priapuliden*, die einen geraden Mitteldarm besitzen, gilt seine starke Verlängerung für alle Gephyreen (Figg. 37 u. 38, S. 75 u. 76). Ihr Darm zieht gleichfalls schraubig aufgerollt nach hinten, um sich hierauf bei den Sipunculiden nach vorn zu wenden, zum weit vorn und dorsal gelegenen After, wobei ihm ein die Windungsachse durchziehender Muskelfaden *(Spindelmuskel)* als Stütze dienen kann.

Wahrscheinlich steht die starke Verlängerung des Darms mancher Polychäten, und Gephyreen mit der Aufnahme von Schlamm oder Sand in Beziehung, wenn auch die Terricolen dadurch nicht ähnlich beeinflußt wurden.

In der Regel ist der Mitteldarm weiter als der hintere Abschnitt des Vorderdarms (sog. *Oesophagus)* und in vielen Fällen ein einfaches, etwa gleich weites Rohr ohne irgendwelche Anhänge. So gilt dies allgemein für die *Gephyreen*, die meisten *Oligochäten* und viele Polychäten, abgesehen von geringfügigen Einschnürungen, welche durch die Dissepimente hervorgerufen werden. Auch gewisse vereinfachte Hirudineen (so *Nephelis* [Herpobdella], Fig. 39, 1, S. 77, *Cyclobdella*) können wieder einen solch einfachen Mitteldarm besitzen. — Eine eigenartige Erweiterung des vorderen Teils des Mitteldarms kommt sowohl bei Polychäten als Hirudineen vor, so daß man in diesen Fällen von einem *Magen* oder *Magendarm* und einem darauf folgenden Darm (besser *Hinterdarm* oder *Enddarm)* reden kann. Bei Chätopoden und Hirudineen tritt sehr häufig die Neigung zur Bildung von sich metamer wiederholenden Divertikeln auf, die eine sehr verschiedene Länge und Größe erreichen können. Obgleich der Darm der Oligochäten auf den Segmentgrenzen zum Teil eingeschnürt ist, sind doch eigentliche Divertikel nur selten vorhanden.

Divertikelbildungen treten in großer Zahl z. B. bei gewissen *Cryptodrilen (Millsonia)* auf; vereinzelte, aber ansehnlich lange bei gewissen *Perichaeta* und *Urobenus*. Auch die bei einzelnen Terricolen *(Megascolex)* vorkommenden *nierenförmigen Drüsen*, die den Darmtaschen anhängen, gehören vielleicht hierher.

Unter den Polychäten sind die taschenförmigen Ausbuchtungen des Darms weit verbreitet und können mit besonderen Sphincteren versehen sein; im ganzen aber sind sie selten zu wirklichen Divertikeln (Coeca) entwickelt, z. B. bei *Euphrosyne*, *Chrysopetalum*, wo sie jedoch klein bleiben, namentlich aber bei *Ichthyotomus*, *Sigalion* und *Aphrodite*. Bei letzterer (Fig. 45) werden sie lang röhrenförmig mit verzweigten Enden, ähnlich auch bei *Ichthyotomus*, wo sie bis in die Parapodien und Cirren eindringen. Bei Aphrodite biegen sie distal dorsalwärts um und sind durch Sphincteren gegen den Darm abgesetzt.

Charakteristisch ist die Divertikelbildung ferner im allgemeinen für die *Hirudineen*, namentlich an dem vorderen *Haupt- oder Magendarm* (auch *Mitteldarm)*, doch fehlt sie auch dem Enddarm nicht. Bei den *Gnathobdelliden* (Fig. 39, 3, S. 77) sind die Divertikel im allgemeinen schwächer entwickelt und nach hinten gerichtet. Ihre Sonderung setzt sich auch ins Darminnere scheidewandartig fort. Die der *Rhynchobdelliden* sind meist (z. B. Glossosiphonia, Fig. 39, 5) verhältnismäßig länger schlauchartig und können sich distal verzweigen. Die Zahl der Magendarmdivertikel ist verschieden; so bei *Hirudo* 10, bei *Glossosiphonia* 6—7; das hinterste Divertikelpaar des Magendarms ist stets viel länger als die vorhergehenden und zieht längs des Enddarms bis nahe zum After. Es ist nicht selten selbst wieder mit lateralen Divertikelchen besetzt.

Seltsam erscheint, daß bei einzelnen Rhynchobdelliden (*Ichthyobdella* und *Crangobdella*) eine weitgehende Verschmelzung der Divertikel jeder Seite vorkommt.

In beiden Hirudineengruppen finden sich jedoch Formen, welchen die Divertikel äußerlich ·bis auf das hinterste des Magendarms fehlen (so *Aulastomum*, Fig. 39, 2, S. 77, und gewisse Glossosiphoniidae); auch der Magendarm von *Pontobdella*, (Fig. 39, 4) zeigt äußerlich keine Anhänge, doch finden sich innerlich tiefe quere Scheidewände, die ihn in Kammern teilen (die jedoch auch bei Aulastomum und Nephelis [Herpobdella] schwach angedeutet sind), weshalb dieser Zustand durch innige Verwachsung der Divertikel hervorgerufen zu sein scheint. Statt des ansehnlichen hinteren Divertikelpaars besitzt *Pontobdella* ein langes unpaares, ventral vom Enddarm gelegenes Coecum (ähnlich auch *Cyclobdella* und nach gewissen Angaben auch *Piscicola*), das zweifellos aus der Verwachsung des hinteren Paars hervorging. Daß dies der Fall ist, scheint sicher, da die beiden langen hinteren Divertikel von *Branchellion* und anderer Ichthyobdelliden (so *Platybdella*, *Cathobdella*) in ihrem Verlauf an mehreren Stellen und hinten gänzlich verwachsen.

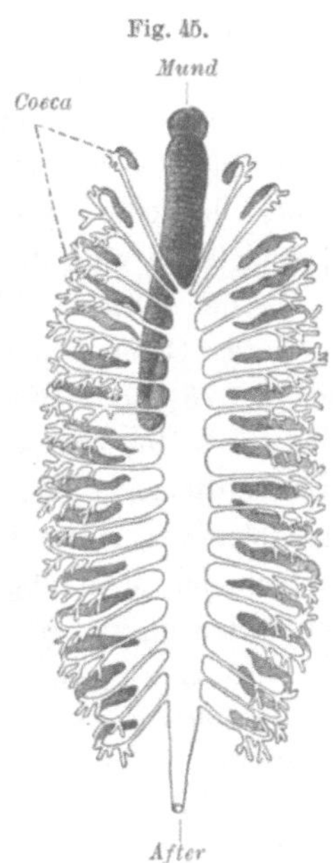

Aphrodite. Darmkanal von ventral gesehen (aus GEGENBAUR, Vergl. Anatomie).

Der hintere Abschnitt des Mitteldarms der Hirudineen ist zu einem meist dünneren, selten dickeren (z. B. *Aulastomum*) Enddarm differenziert. Seine Zugehörigkeit zum entodermalen Mitteldarm spricht sich darin aus, daß auch er häufig mit Divertikeln versehen ist.

Eigentümlich ist die Angabe, daß sich bei der Hirudinee *Salifa* eine feine röhrenförmige dorsale Ausmündung des Magendarms finde; ähnliches wurde auch für gewisse *Nephelis* (Herpobdella) angegeben.

Das Mitteldarmepithel der Anneliden ist gewöhnlich hoch und erhebt sich meist in zahlreiche Längsfalten, die entweder nur vom Epithel selbst oder auch vom umgebenden Bindegewebe gebildet werden. Das Epithel ist häufig vollständig bewimpert und enthält besondere Drüsenzellen. — Die Muskelschicht bleibt am Mitteldarm in der Regel mäßig stark und besteht gewöhnlich aus einer inneren Ring- und äußeren Längsfaserschicht, doch gilt dies nicht durchaus. Zwischen diesen beiden Schichten, seltener direkt unter dem Epithel, findet sich ein reiches Blutgefäßnetz oder sogar ein zusammenhängender Blutsinus (gewisse *Polychäten* und *Gephyreen*). Äußerlich wird der Darm von dem Peritonealepithel überzogen, das bei den Oligochäten (besonders *Terricolen*, Fig. 41 *E*, S. 80) und manchen Polychäten sehr dick und mehrschichtig werden kann und viele bräunlich gefärbte Excretstoffe sowie sonstige Einschlüsse in seinen Zellen enthält. Dies *Chloragogengewebe* ist gleichfalls sehr reich an Blutgefäßen. Es steht in naher Beziehung zur *Typhlosole der Terricolen*, einer Längsfalte, die sich in der dorsalen Mittellinie des Mitteldarms mehr oder weniger tief in sein Lumen hinabsenkt und, vorn beginnend, häufig nahe bis ans Darmende reicht. Sie kann in sehr verschiedenem Grad entwickelt sein und, wenn stark ausgebildet (z. B. *Lumbricus*, Fig. 41 *E*), sich im Darmlumen sogar verzweigen. Die Einsenkung der Falte wird von dem Chloragogengewebe ausgefüllt. Ihre Hauptbedeutung besteht wohl in einer erheblichen Vergrößerung der resorbierenden Epithelfläche. Auch bei den Polychäten wurden gelegentlich typhlosoleartige Falten beschrieben (so 1—2 ventrale bei *Pectinaria*, zwei dorsale bei *Aricia*).

Nicht selten findet sich im Mitteldarm der Polychäten und Gephyreen eine in der ventralen Mittellinie hinziehende stark bewimperte Rinne (so z. B. bei *Hesione*, zahlreichen *Sedentariern*: *Arenicola*, *Capitelliden*, *Flabelligera*, *Pectinaria*), doch gehören wahrscheinlich auch die beiden ventralen Falten von *Terebella* hierher. *Myxicola* besitzt eine solche Rinne im Oesophagus. — Unter den *Gephyreen* findet sich die Rinne bei zahlreichen Chätiferen und Sipunculiden. Sie kann sich nach vorn bis auf den entodermalen Oesophagus ausdehnen und nach hinten bis oder nahe bis zum Ende des Mitteldarms. — Gelegentlich soll sich jedoch auch eine dorsale Rinne finden *(Chaetopterus)*.

Die ventrale Wimperrinne gibt bei gewissen Polychäten und den erwähnten Gephyreen einem besonderen Organ, dem *Nebendarm* (Figg. 37 u. 38, S. 75, 76) oder *Sipho* den Ursprung. Bei den *Capitelliden* nämlich und den *chätiferen Gephyreen* schnürt sich der Grund der Rinne in großer Ausdehnung vom Mitteldarm ab, so daß er nun als ein geschlossenes feines Rohr ventral an letzterem hinzieht und sich vorn und hinten in die Rinne öffnet; wobei sich jedoch der nicht abgeschnürte Rest der Rinne als eine sekundäre Bildung über dem Nebendarm erhalten kann.

Etwas unsicher erscheint noch die Nebendarmbildung bei *Bonellia*, da sie teils so beschrieben wird wie bei den übrigen Chätiferen, teils dagegen als in drei getrennte Abschnitte zerlegt, von welchen die beiden vorderen keine Verbindung mit dem Darm besitzen. Bei den *Echiuren* zieht längs der Wimperrinne ein Muskelband hin, das auf den Nebendarm übergeht; es scheint sich auch bei *Priapulus* (ohne Rinne?) zu finden und entspricht vielleicht dem *Spindelmuskel* der Sipunculiden.

Bei letzteren geht das Hinterende der Rinne am Beginn des Hinterdarms in ein offenbar rudimentäres blind geschlossenes feines Divertikel über, das wohl sicher das Rudiment eines Nebendarms ist.

Eine nebendarmartige Bildung findet sich ferner bei einem Teil der *Euniciden (Oligognathus* und anderen), wo sie jedoch von der Ventralseite des Pharyngealsacks ausgeht und eine Fortsetzung von dessen ventraler Tasche darstellt. Sie zieht ventral vom Darm weit nach hinten und scheint schließlich fein strangartig blind zu endigen.

Der Nebendarm der Anneliden wurde mehrfach mit der Chorda oder auch der Hypochorda (s. Bd. I, S. 179) der Chordaten homologisiert. Soweit sich urteilen läßt, ist ein solcher Vergleich unwahrscheinlich; eher ließe sich die Hypobranchialrinne oder die Thyreoidea der Chordaten zum Vergleich heranziehen.

Enddarm (Proctodaeum). Wie schon bemerkt, findet sich bei den *Hirudineen* ein durch abweichende Weite und sonstige Beschaffenheit vom Haupt- oder Magendarm verschiedener entodermaler Enddarm, vielfach als Hinterdarm bezeichnet. — Ein eigentliches ectodermales Proctodaeum ist, wo es bei Anneliden überhaupt vorkommt, stets ein sehr kurzes enges Rohr, ohne besondere Auszeichnungen. Es wurde bei den Hirudineen und auch sonst als *Rectum (Mastdarm,* auch *Kloake)* bezeichnet.

In diesen Enddarm münden bei den chätiferen Gephyreen die beiden eigentümlichen nephridienartigen Excretionsorgane *(Analschläuche).* Es ist dies insofern interessant, als auch für einzelne Terricolen (*Octochaetus multiporus* und eine *Allolobophoraart)* angegeben wird, daß zahlreiche Nephridien in den hintersten Darmabschnitt (ob jedoch Proctodaeum?) einmünden, was später genauer zu besprechen sein wird.

Oligomera.

(Phoronida, Bryozoa, Brachiopoda, Chaetognatha, Pterobranchia und *Enteropneusta).*

Wie schon in der Übersicht des Systems (Bd. I, S. 40) sowie in der Einleitung (Bd. I, S. 22) hervorgehoben wurde, reiht sich diese Gruppe den Anneliden an, doch unter starker Herabsetzung der Metamerenzahl, so daß nur 2—3 Segmente zu erkennen sind und auch diese nicht immer sämtlich (Bryozoa). Da sich die Metamerie schon bei den Gephyreen stark rückbildet und wenigstens die Sipunculiden auch in ihrem Gesamtbau mancherlei Übereinstimmung mit gewissen Oligomeren (besonders Phoroniden und Bryozoen) verraten, so verstärkt dies weiterhin die Beziehungen zwischen den Oligomeren und den Anneliden. Wahrscheinlich dürften sich die ersteren daher von primitiven, in gewissem Grad rückgebildeten Gliederwürmern ableiten, wobei jedoch die Zwei- bis Dreizahl der Segmente eigentümlich genug erscheint, um die Vermutung hervorzurufen, daß Stammformen von dieser Beschaffenheit bestanden haben dürften, zu denen möglicherweise auch die ungegliederten Würmer und die Echinodermen in näherer Beziehung standen (vgl. Bd. I, S. 23).

In der Ausbildung des Darmapparats der Oligomeren bestehen, trotz sonstiger Übereinstimmung, anscheinend recht erhebliche Verschiedenheiten, indem der After, der nur selten rückgebildet ist *(testicardine Brachiopoden),* teils am Hinterende liegt *(Enteropneusten),* teils ventral, in gewisser Entfernung vor dem Hinterende *(Chaetognatha),* ähnlich wie bei den Nematoden, teils jedoch dorsal und weit bis sehr weit oralwärts verschoben *(Phoroniden, Bryozoen, Pterobranchier),* ja sogar unsymmetrisch rechtsseitig (gewisse *Brachiopoden).* Da wir eine solche Verschiebung des Afters schon bei den *Sipunculiden* fanden, so scheinen die Verwandtschaftsverhältnisse in der Gesamtgruppe hierdurch nicht wesentlich beeinträchtigt; verhalten sich doch auch die Mollusken in dieser Hinsicht höchst verschieden. — Auch die Lage des Mundes ist ziemlich variabel. Zwar lag er jedenfalls ursprünglich ventral, auf der Grenze zwischen einem kleinen vordersten Körperabschnitt, der entweder dem Prostomium der Anneliden verglichen oder als das erste Segment gedeutet wird. Am schärfsten tritt dies *Prosom* noch bei den *Pterobranchiern* und den *Enteropneusten* hervor, wo es in der Regel als *Kopfschild* (s. Fig. 52, S. 98) oder als *Eichel* (s. Fig. 53, S. 101) bezeichnet wird. Bei den *Phoroniden, Bryozoen* und *Brachiopoden* ist

es sehr stark oder sogar vollständig rückgebildet, nämlich als kleines, zapfen-
artiges Gebilde (*Epistom*); bei den *lophophoren Bryozoen* (Fig. 46) und den
Phoroniden (Fig. 47) ist es noch vorhanden, wogegen es bei den *Brachiopoden*
durch die *Armfalte* vertreten wird (Fig. 50, S. 96). Bei den *Chätognathen*
(Bd. I, Fig. 341, S. 495) wird das Prosom wahrscheinlich durch den *Kopf* reprä-
sentiert, auf dessen Ventralseite ziemlich weit vorn der Mund liegt. — Die starke Rückbildung des Prosoms der Bryozoen bewirkt, daß ihr Mund terminal

Fig. 46.

Plumatella (Alcyonella) **fungosa**. Lophopode. Zwei
Individuen einer Kolonie von der linken Seite gesehen.
Die Cirren großenteils basal abgeschnitten. Rechts ein
Tier mit eingestülpter Tentakelscheide (nach van BENEDEN
1850 u. KRAEPELIN 1887). O. B. u. C. H.

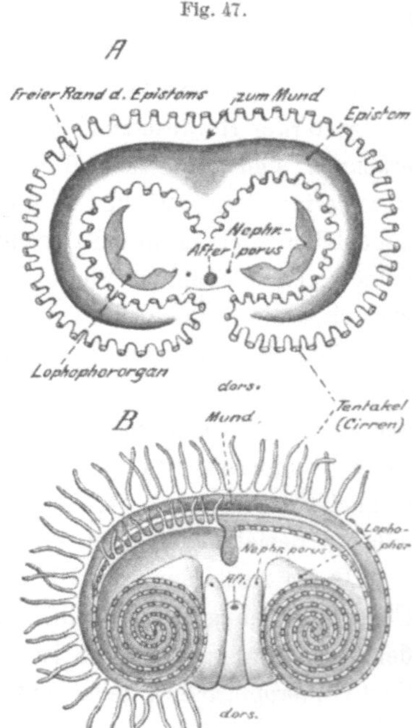

Phoronis. Ansicht von vorn auf den Tentakelkranz. *A* Phoronis psammophila, Tentakel nicht völlig ausgezeichnet (nach CORI
1891, etwas verändert). — *B* Phoronis austra-
lis mit eingerollten Schenkeln des Lopho-
phors; die Tentakel z. T. an der Basis abgeschnitten (nach BENHAM 1889). Beide Figuren schematisiert.
C. H. u. v. Bu.

verschoben ist, während er bei den Phoroniden und Brachiopoden noch deutlich
ventralwärts schaut.

Die *Darmabschnitte* sind ziemlich wechselnd, obgleich sich die Dreiteilung
im allgemeinen wiederholt. Wie bei den Anneliden scheint ein eigentliches
Proctodaeum meist nicht oder doch nur sehr schwach ausgebildet. — Ob der
zuführende Anfangsteil des Darms, der gewöhnlich als Oesophagus oder Pharynx
bezeichnet wird, ein wirkliches Stomodaeum ist, wie häufig angenommen wird,

läßt sich vorerst nicht sicher erweisen, obgleich es nicht unwahrscheinlich ist. — Darmdrüsen sind im allgemeinen spärlich entwickelt, fehlen entweder ganz oder beschränken sich auf den sicher entodermalen Mitteldarm. — Die Beziehung zu den Anneliden spricht sich auch im Vorhandensein von Aufhänge-bändern des Darms (*Mesenterien*) aus; so finden sich zwei Längsmesenterien (dorsales und ventrales) mehr oder weniger deutlich noch bei den Chätognathen, Phoroniden (Fig. 48), Brachiopoden, Pterobranchiern und Enteropneusten, zu denen sich auf den Segmentgrenzen noch 1—2 Quermesenterien (*Dissepimente*) gesellen, die sehr allgemein vorhanden zu sein scheinen. — Da, wie gesagt, in der Darmbildung große Verschiedenheiten bestehen, so wollen wir die Gruppen,

welche stärker ab-weichen, gesondert betrachten, indem wir mit den verhältnis-mäßig einfachen Ein-richtungen der Chäto-gnathen beginnen.

Chaetognatha (s. Bd. I, Fig. 341, S. 495). Der kleine, meist längliche Mund liegt ventral in der Vorder-region des Kopfes (*Prosom*). Rechts und links von ihm steht je eine Gruppe an-sehnlicher cuticularer, hohler *Greifhaken*, in

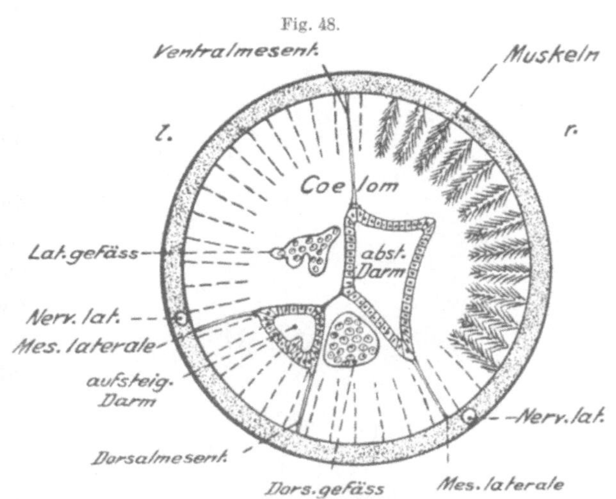

Phoronis sabatieri. Querschnitt durch die Mittelregion des Körpers zur Demonstration des Coeloms und der Mesenterien (nach SELYS-LONG-CHAMPS 1907). C. H.

jeder Gruppe etwa halbkreisförmig geordnet; außerdem finden sich vor dem Mund noch Gruppen cuticularer Zähnchen. Die Möglichkeit, daß diese Haken etwa den Tentakelcirren der tentaculaten Oligomeren entsprechen, scheint nicht ganz ausgeschlossen. — Auf den Mund folgt ein seitlich stark komprimierter Oeso-phagus (oder vielleicht besser *Pharynx*; auch *Kopfdarm* genannt), während die gelegentlich erwähnte Mundhöhle nur das etwas einziehbare Feld ist, in welchem Mund und Greifhaken stehen. Der Oesophagus endigt an dem Dissepiment, welches den Kopfabschnitt vom Rumpfsegment sondert. Der Mitteldarm (auch *Chylusdarm* genannt) durchzieht das Rumpfsegment als gerade gestrecktes, gleichfalls seitlich stark abgeplattetes Rohr, befestigt durch das dorsale und ventrale Mesenterium; er mündet durch den feinen ventralen After auf der Grenze von Rumpf (*Mesosom*) und Schwanzsegment (*Metasom*), ohne deutlich erkennbaren Enddarm. Sein Epithel ist bewimpert.

Der Oesophagus besitzt zarte dorsoventrale (wohl eigentlich Ring-) Muskelfasern und Längsfasern; dem Mitteldarm fehlt die selbständige Muskulatur.

Wie erwähnt, zeigen die *Phoroniden, Bryozoen, Pterobranchier* und *Brachiopoden* in ihrem Darmapparat, namentlich aber auch in den den Mund umgebenden Hilfsorganen zur Nahrungsaufnahme, große Übereinstimmung. Dieser Cirren- oder Tentakelapparat bleibt bei den Bryozoen noch recht einfach. Wie hervorgehoben, ist mit der völligen Rückbildung des Prosoms bei den meisten Bryozoen (*Stelmatopoda* oder *Gymnolaemata* und *Entoprocta*) oder seiner Rückbildung zum Epistom bei den *Lophopoden* (= *Phylactolaemata*) zu einem zungenartigen Fortsatz, der sich dicht dorsal vom Mund erhebt, der Mund ans Vorderende verschoben.

Im einfachsten Fall (*Stelmatopoda* und *Entoprocta*) wird er von einem einfachen Kranz auf ihrer Oralfläche bewimperter, hohler Cirren umgeben, die der Nahrungszufuhr dienen (Fig. 49). Bei den *entoprocten Bryozoen* ist auch der After so weit nach vorn verschoben, daß er in den Cirrenkranz hineingerückt ist, wogegen er bei den Ectoprocten weit vorn dorsal, doch außerhalb des Cirrenkranzes liegt (Fig. 46). Bei allen Ectoprocten ist ferner der vordere Körperabschnitt bis hinter den After samt dem Cirrenkranz einstülpbar in den hinteren, ansehnlicheren Körper, der

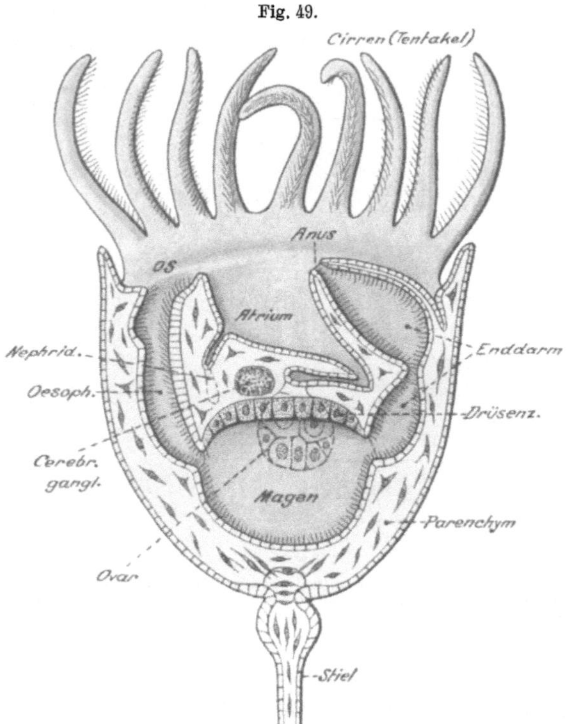

Fig. 49.

Pedicellina (schematisch). In der Medianebene halbiert; rechte Hälfte (nach EHLERS 1890 konstruiert).   v. Bu.

mit einer stärkeren cuticularen, sogar zuweilen verkalkten Hülle versehen ist. Der die Cirren dann einschließende, einstülpbare vordere Körperabschnitt wird als *Tentakelscheide* bezeichnet (Fig. 46).

Der Cirrenkranz der *Lophopoden* (*Lophophor*) zeigt eine Weiterbildung, indem er dorsalwärts in 2 armartige Fortsätze (*Lophophorarme*) auswächst (Fig. 46), welche daher mit einer doppelten Cirrenreihe besetzt sind. Die bei einzelnen Formen noch kurzen Lophophorarme werden meist recht lang. — Diesen Einrichtungen der Lophopoden schließen sich die *Phoroniden, Brachiopoden* und *Pterobranchier* nahe an, so daß es fast den Anschein hat, als wenn die letzerwähnte Bildung des Cirrenapparats die älteste unter den Bryozoen darstellt.

Bei den *Phoroniden* (Fig. 47 *A*) leitet sich der Tentakelapparat ebenfalls von einem ursprünglichen Cirrenkranz ab, der sich wie jener der Lophopoden an der Dorsalseite, zu beiden Seiten des Afters, dorsalwärts auszieht, so daß er die Hufeisengestalt annimmt, welche für die Lophopoden charakteristisch ist. Eigentliche, dorsal ausgewachsene Lophophorarme entwickeln sich jedoch nicht oder nur wenig; dagegen erheben sich die beiden Cirrenreihen, welche durch die hufeisenförmige Einkrümmung hervorgebracht werden, auf je einer, nahezu senkrecht emporsteigenden Hautausstülpung des Mesostoms, die besonders dorsal ansehnlich emporsteigt und in der Regel als Lophophor bezeichnet wird, was ja auch im allgemeinen richtig ist. Bei gewissen Arten wird dieser Lophophorcirrenkranz viel komplizierter (Fig. 47 *B*), indem die beiden Dorsalenden des hufeisenartigen Cirrenkranzes jederseits nach innen zu einer Spirale von mehreren Windungen auswachsen.

Auch der Apparat der *Brachiopoden* leitet sich von dem hufeisenförmigen Cirrenkranz der Lophopoden ab, wie er sich bei gewissen Formen (so *Argyrotheca* = *Argiope*, s. Fig. 50 *A*) noch findet, wo er sich, ohne Erhebung in armartige Fortsätze, auf dem an den Mund grenzenden Teil des dorsalen Mantellappens ausdehnt; in diesem Fall ist die Cirrenreihe einfach. — Bei den *ecardinen Brachiopoden* und gewissen Testicardinen (so *Rhynchonella* u. a., Fig. 50 *B*) wächst hingegen etwa die dorsale Umbiegungsstelle dieses hufeisenförmigen Cirrenkranzes jederseits des Mundes in einen langen armartigen Fortsatz (*Arm*) aus, der sich mehr oder weniger schraubig aufrollt, wobei die Achse der Spirale je nach den Arten verschieden gerichtet sein kann, so daß die Armenden gegen die Dorsalschale oder mehr lateral gerichtet sind. Diese Arme sind jedoch nur auf ihrer Lateralseite mit Cirren besetzt, während sich auf ihrer Medialseite eine Längsfalte erhebt (Bd. I, Fig. 318 *B*, S. 497), die dorsal vom Mund (vor diesem) in jene der anderen Seite übergeht und daher wohl dem ausgewachsenen Epistom der Lophopoden entspricht, das schon bei den Phoroniden zu einer langen Falte ausgezogen ist. Die Cirren stehen nicht mehr in einer einfachen Reihe, sondern etwas alternierend, weshalb sie anscheinend zwei Reihen bilden, die jedoch wohl sicher aus der ursprünglich einfachen hervorgingen. Bei den meisten Testicardinen (z. B. *Terebratula*, *Waldheimia* u. a.) kompliziert sich der Apparat in eigentümlicher Weise. Hier (Figg. 50 *C* u. 51 *B*) sind nämlich die beiden Spiralarme wahrscheinlich median verwachsen, so daß dorsalwärts ein einfacher, spiral aufgerollter Arm entspringt, der an seinen beiden Seiten die Cirrenreihe sowie die jene begleitenden Armfalten trägt. Die beiden Cirrenreihen gehen jedoch am Ende dieses Arms nicht ineinander über. Aus der Basis dieses Spiralarms ist beiderseits ein wohl accessorischer Seitenarm hervorgewachsen, den die Cirrenreihen und die Armfalte als Ausstülpungen umziehen, so daß jeder Seitenarm 2 Cirrenreihen und 2 Armfalten besitzt. In der angegebenen Weise erklärt sich wohl die eigentümliche Bildung dieses Apparats am besten.

Ursprünglicheren Verhältnissen begegnen wir unter den *Pterobranchiern* bei *Rhabdopleura* (s. Fig. 52), wo sich von der Dorsalseite des zweiten Segments (*Mesosom*), hinter dem ersten (*Kopfschild*), zwei lange Arme erheben, die jedenfalls den Lophophorarmen der Bryozoen und Brachiopoden im allgemeinen entsprechen. Jeder Arm ist beiderseits mit einer Cirrenreihe besetzt, wie bei den Lophopoden, doch umgreifen die lateralen oder ventralen den

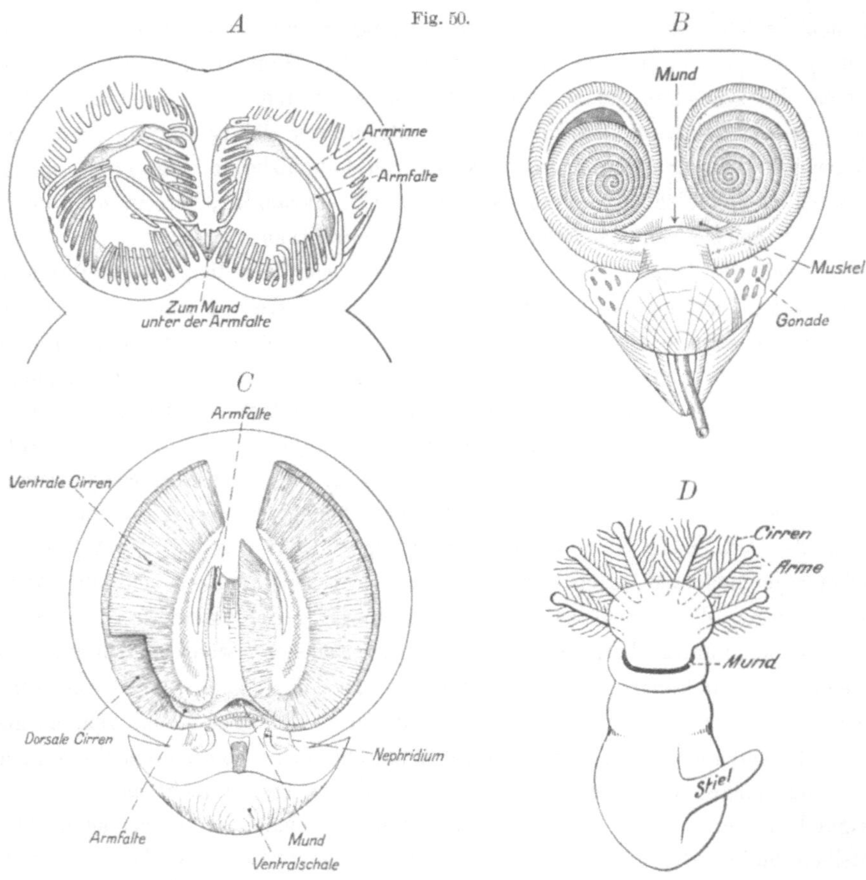

A Argyrotheca cordata Risso (= Argiope neapolitana Dav.). Innenansicht des dorsalen Mantels mit dem Armapparat (Lophophor). Der freie Rand der Armfalte ist rechts und links eine Strecke weit umgeschlagen. — B Rhynchonella (Hemithyris) psittacea Gmel. Armapparat von der Dorsalseite gesehen (nach Entfernung des größten Teils der dorsalen Schale und des dorsalen Mantels). C Macandrevia (Waldheimia) cranium O. F. M. Armapparat von der Ventralseite und etwas von hinten. Ventralschale und Ventralmantel bis auf einen kleinen Rest entfernt. Hinter dem Munde sind die Cirren abgeschnitten, ebenso teilweise auf der rechten Seite (links in der Abbildung). — D Cephalodiscus dodecalophus (nach Mc. Intosh 1873 - 76).

A—C Orig. Blo., D v. Bu.

Mund nicht, sondern endigen jederseits an der Armbasis. Da die Entwicklung der Cirren bei den Brachiopoden und wohl auch den Bryozoen nicht allseitig oder kreisförmig und gleichzeitig um den Mund geschieht, sondern ursprünglich bilateral seitlich und successive fortschreitend, so läßt sich diese Verschiedenheit wohl verstehen. Eine Bildung, welche der Armfalte der Brachiopoden entspräche, fehlt, d. h. sie wird durch den *Kopfschild* vertreten. —

Bei *Cephalodiscus* (Fig. 50*D*) ist der
Apparat viel komplizierter, da sich
an der entsprechenden Körperregion
nicht zwei, sondern mehr (sechs oder
zwölf) Arme finden, die jedoch in
zwei lateralen Gruppen zu je drei
oder sechs stehen, und auch an der
Basis dieser Gruppen verwachsen
sein können; sie gingen daher wahrscheinlich aus der Verzweigung
zweier ursprünglicher Arme hervor.
Jeder der Sekundärarme wird wieder
von zwei Cirrenreihen umzogen, so
daß die zahlreichen und langen
Cirren einen ansehnlichen Busch am
Vorderende bilden.

Der *Darm* der besprochenen
Tentaculaten zeigt große Übereinstimmung, indem er sich meist in
drei Abschnitte: *Oesophagus* oder

Fig. 51.

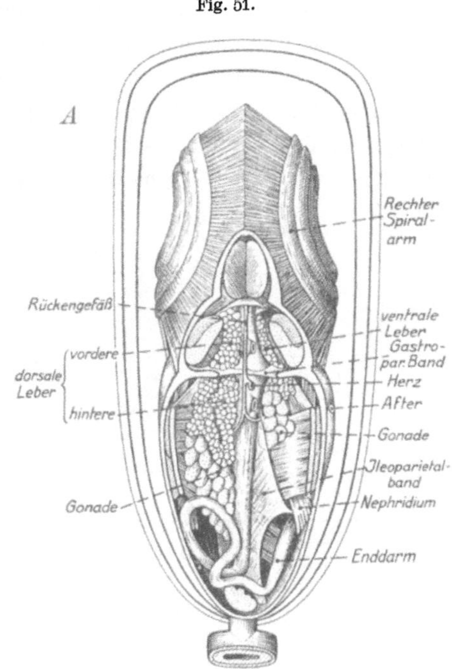

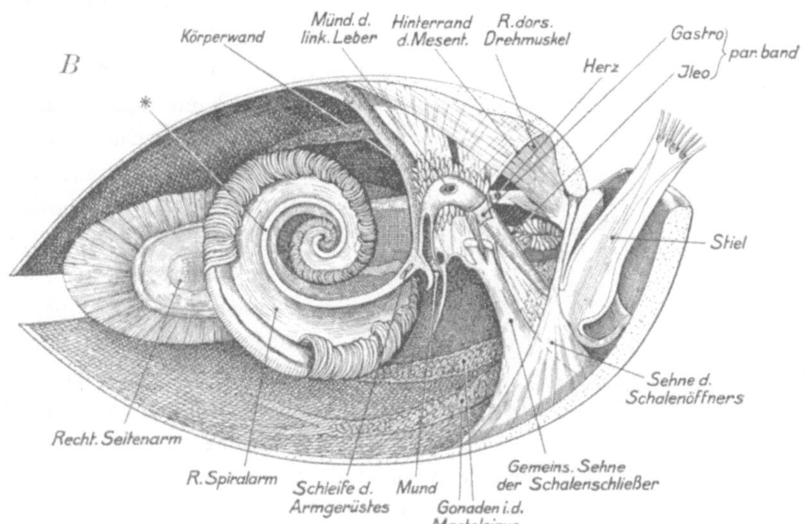

A Lingula anatina Lam. (Ecardine). Auf der Dorsalseite ist Mantel und Körperwand abgetragen.
Auf der rechten Seite ist die vordere und hintere Leber entfernt. — *B* Macandrevia (Waldheimia)
cranium O. F. M. Längsschnitt etwas links von der Sagittalebene. Dementsprechend ist der Spiral-
teil des Armapparates halbiert; man sieht bei * die Schnittfläche; in dieser erscheint der Querschnitt
durch die Schleife des Armgerüsts. An der erhalten gebliebenen rechten Hälfte des Spiralteils sind an
einer kleinen Strecke die Cirren abgeschnitten, um die Armfalte zu zeigen. Am Darm ist nur der Oesophagus angeschnitten dargestellt. Von dem im übrigen unversehrten Darm ist die linke Leber weggenommen. Die schwarze Öffnung hinter dem Oesophagus ist der kleine Armsinus. Von den beiden
Schließmuskeln der linken Seite sind nur die Anfänge ihrer Sehnen erhalten.
(Im Anschluß an eine Abbildung von Hancock 1858.) Blo.

Pharynx, Magen (auch *Mitteldarm* genannt) und *Hinterdarm* (auch *Rectum* genannt) gliedert. Ein eigentliches Proctodaeum scheint zu fehlen und auch der Oesophagus ist hinsichtlich seiner ectodermalen Entstehung etwas zweifelhaft, obgleich sie für gewisse Gruppen angegeben wird. Wie hervorgehoben, ist der schlingenförmige Verlauf des Darms, welcher, abgesehen von den Brachiopoden, durch den weit nach vorn auf die Dorsalseite verschobenen After hervor-

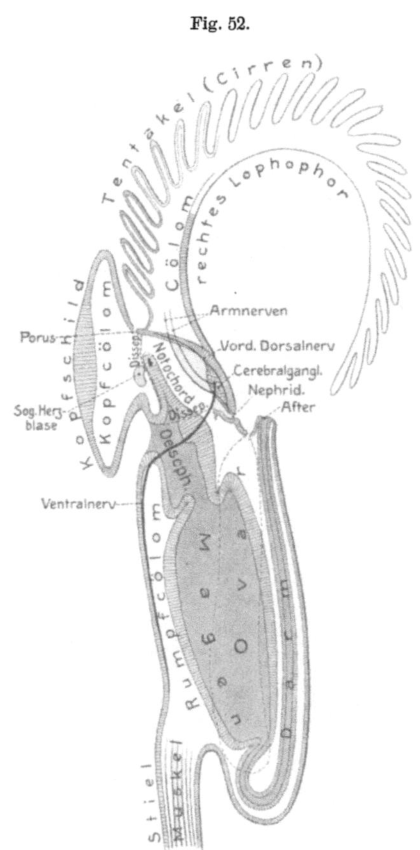

Rhabdopleura. Schema eines Einzelindividuums einer Kolonie von der linken Seite (nach Schepotjeff 1906 konstruiert). O. B. u. He.

gerufen wird, sehr bezeichnend. Der After der Brachiopoden liegt bei gewissen Ecardinen (*Crania*) am Hinterende des Weichkörpers in der Sagittalebene terminal, bei *Lingula* (Fig. 51 *A*) und *Discina* dagegen rechtsseitig, etwa in der mittleren Körperregion. Den *Testicardinen* (Fig. 51 *B*) hingegen fehlt der After durch Reduktion; ihr Hinterdarm endigt daher blind.

Der Oesophagus ist meist ein mäßig langes Rohr, das bei den *Bryozoen* (Fig. 46, S. 92 u. Fig. 49), *Phoroniden* und *Pterobranchiern* (Fig. 52), wo er ziemlich kurz bleibt, annähernd gerade nach hinten zieht, während er bei den *Brachiopoden* (Fig. 51 *B*) von dem ventral schauenden Mund dorsal aufsteigt, um sich erst später nach hinten zum Magen umzubiegen. Sein hinterer Abschnitt kann sich bei den ectoprocten Bryozoen darmartig verschmälern, weshalb der vordere erweiterte Teil manchmal als Pharynx von diesem schmäleren Oesophagusteil unterschieden wird. Bei gewissen Bryozoen (*Ctenostomen*) differenziert sich ein kleiner hinterster Abschnitt des Oesophagus zu einem *Kaumagen*, indem er muskulöser wird und innerlich cuticulare Zähnchen entwickelt; auch für eine *Brachiopode* (*Glottidia*) wurde eine Reibplatte im Oesophagus angegeben. Das Oesophagusepithel ist gewöhnlich bewimpert; eine schwache Muskulatur ist vorhanden.

Der *Oesophagus der Pterobranchier* sendet, wie schon früher (Bd. I, S. 175) hervorgehoben wurde, von seiner Dorsalwand, dicht hinter seinem Ursprung, ein röhrenförmiges, aber häufig mehr oder wenig obliteriertes Divertikel nach vorn, das auf der Grenze zwischen Kopfschild (*Prosom*) und Hals (*Mesosom*) in das vordere Dissepiment eingelagert ist. Wie schon früher bemerkt, wurde dies Gebilde mit der Chorda verglichen und häufig als *Noto-* oder *Stomochord* bezeichnet (Fig. 52). Wie noch darzulegen sein wird, kehrt es bei den Enteropneusten wieder. — Der Oesophagus des Pterobranchiers *Cephalodiscus* besitzt ein Paar lateraler spaltartiger Öffnungen, die in der Region des Mesosoms nach außen führen und wohl mit Recht den Kiemenspalten der Enteropneusten und Chordaten homologisiert werden.

Diese Spalten führen in zwei eigentümlich beschaffene, an der dorsolateralen Innenwand des Oesophagus herabziehende Längsrinnen, deren hohe Epithelzellen stark vacuolisiert sind. Der Querschnitt des Oesophaguslumens erhält so eine etwa dreieckige Form, wie es auch bei früher besprochenen Würmern zum Teil hervortrat. — Bei *Rhabdopleura* finden sich keine eigentlichen Kiemenspalten, dagegen ähnliche bewimperte Rinnen, welche sich aber noch vor den Mund bis zur Basis der beiden Arme fortsetzen (*Kiemenrinnen*). Sie dürften wohl der Nahrungszufuhr dienen.

Der Oesophagus der Tentaculaten geht meist ohne scharfe Grenze in einen mehr oder weniger erweiterten sack- bis röhrenartigen Darmabschnitt, den *Magen*, über, der sich auch histologisch vom Oesophagus und dem folgenden Hinterdarm unterscheidet und meist ebenfalls, wenn auch häufig schwächer und nicht allseitig bewimpert ist. Bei den *Phoroniden* ist dieser Magen länger, schlauchartig und zieht bis ans hintere Körperende, wo sich der Darmschlauch nach vorn umbiegt. Er differenziert sich hier in der Regel in einen vorderen und engeren Vormagen und einen weiteren Hauptmagen, die jedoch nicht scharf voneinander abgesetzt sind.

Der mehr sackartige *Magen der Bryozoen und Pterobranchier* (Fig. 52) reicht nicht so weit nach hinten und bleibt bei den letzteren sowie den Entoprocten (Fig. 46, S. 92) einfach, während er bei den Ectoprocten (Fig. 49, S. 94) an seinem Hinterende stets einen mehr oder weniger langen, nach hinten gerichteten Blindsack aussendet.

Der *Brachiopodenmagen* ist eine meist schwache, einfache Erweiterung des Darms, die sich weder gegen den Oesophagus noch den Hinterdarm scharf abgrenzt (Fig. 51).

Wie schon für die Chätognathen, so gilt im allgemeinen auch für die Brachiopoden, daß der Magen etwas vor dem ersten Dissepiment (*Gasteroparietalband*) beginnt; für die *Phoroniden* (Larve) und die *Pterobranchier* dagegen erst am zweiten Dissepiment. Ob hieraus Schlüsse auf die Natur des Oesophagus gezogen werden dürfen, scheint fraglich.

Nur die Brachiopoden besitzen ansehnliche *Magendrüsen* (sog. *Leber*) und zwar meist ein Paar im Prosom, die als mehr oder weniger reich verzweigte tubulöse bis acinöse Drüsen entweder in die vordere oder mittlere Magenregion, teils durch je eine einzige, teils durch einige Öffnungen, seitlich münden. Bei *Lingula* (Fig. 51 *A*) sind sie innig vereinigt, so daß sich nur ein kurzer gemeinsamer Ausführgang findet. Bei den *Ecardinen* kann dieser Drüsenapparat komplizierter werden, indem sich im Prosom noch eine ventrale Drüse zugesellt (Discinisca und Lingula) und bei Lingula noch ein Paar hinterer dorsaler im Mesosom. In die Leberschläuche der Brachiopoden kann die Nahrung eintreten.

Mit den Magendrüsen vergleichbar sind wahrscheinlich die am Vorderende des Magens
der Phoronidenlarven (*Actinotrocha*) sich findenden beiden lateralen Divertikel, die von stark
vacuolisierten Zellen gebildet werden; bei gewissen Larven findet sich jedoch nur ein einziges
ventrales solches Divertikel, das jedoch wohl durch Vereinigung der paarigen entstanden ist.
Auch diese paarigen Divertikel wurden gelegentlich mit der Chorda verglichen und daher
als Pleurochorden bezeichnet, was jedoch haltlos erscheint.

Den übrigen Oligomeren fehlen Magendrüsen; doch wird bei den entoprocten Bryozoen
die orale Wand des etwa quer gerichteten Magens von unbewimperten drüsigen Zellen gebildet und auch bei den Ectoprocten enthält das häufig längsgefaltete Magenepithel reichlich
Drüsenzellen. Solche Längsfaltung der Magenwand, wie auch der übrigen Darmabschnitte,
ist überhaupt weit verbreitet. Auch *Phoronis* besitzt im Magen zwei laterale Epithelpartien,
die unbewimpert und drüsenartig sind; sie sollen die Nahrung aufnehmen, indem sie syncytiale Fortsätze entwickeln und intracellular verdauen. Eine stärker bewimperte dorsale
Längsfalte des Vormagens setzt sich bei Phoronis als eine Flimmerrinne in den Magen fort. —
Auch gewisse Brachiopoden (*Lingula*) besitzen eine Magenrinne von schraubigem Umlauf,
die sich auch in den Hinterdarm erstreckt.

**Wie schon betont, ist der auf den Magen folgende *Hinterdarm* (häufig
Rectum genannt) wohl überall entodermal, wenigstens ließ sich in fast keinem
Fall ein ectodermales Proctodaeum erweisen; dieses bleibt, wenn überhaupt vorhanden, sehr kurz und undeutlich. Bei den *Tentaculaten* und den *Pterobranchiern*
(Fig. 52) wendet sich der Hinterdarm scharf nach vorn, um zu dem weit vorn
gelegenen After zu gelangen. Er ist stets enger als der Magen und auch
histologisch von ihm verschieden, jedoch wenig scharf abgesetzt. Bei den Pterobranchiern lassen sich keine Abschnitte an ihm unterscheiden, ebensowenig bei
Lingula. Bei den testicardinen Brachiopoden (Fig. 51 *B*) bleibt er kurz und
ist blind geschlossen, mit zuweilen (besonders *Rhynchonella*) ampullenartig erweitertem Ende. Bei den mit After versehenen Ecardinen (besonders *Lingula*,
Fig. 51 *A*) wird er lang und bildet Schlingen; sonst ist sein Verlauf überall
ein gerader. Der hintere Abschnitt des Hinterdarms erscheint bei *Crania* blasenförmig erweitert und wurde daher als *Rectum* vom vorhergehenden Teil (*Dünndarm*) unterschieden. — Auch bei den *Bryozoen* lassen sich meist zwei Abschnitte unterscheiden, ein etwas erweiterter vorderer Teil (*Darm, Intestinum*)
und ein engerer Endteil (*Rectum*); ähnliches kehrt bei *Phoronis* wieder, nur
bleibt der etwas erweiterte Anfangsteil (*Darm*, auch zweiter Magen genannt)
sehr kurz; der Endteil (*Rectum*) hingegen ist lang röhrenförmig.**

Unter den koloniebildenden Bryozoen können in gewissen Gruppen (*Ctenostomen, Chilostomen*) darmlose, zum Teil stark rückgebildete Individuen auftreten. Bei den Chilostomen
sind es die *Avicularien, Vibracularien* und vielleicht auch die *Ovicellen*, die sehr rückgebildet und ganz darmlos sind. Die Avicularien und Vibracularien dienen wohl zum
Schutz der Kolonie, zur Abwehr gegen andere Organismen, die Ovicellen dagegen zur Aufnahme der Eier bei ihrer Entwicklung. Erwähnenswert scheint ferner, daß bei marinen
Ectoprocten (besonders Chilostomen) der Darmapparat häufig degeneriert und wieder rege-
neriert, in ähnlicher Weise wie bei der Knospenbildung. Diese Vorgänge waren es hauptsächlich, die früher zu der etwas seltsamen Vorstellung führten, daß der Bryozoenkörper gewissermaßen aus zwei ineinander geschachtelten Individuen bestehe, so etwa wie man den
Cysticercus der Cestoden aus zwei Individuen sich zusammengesetzt dachte, der Blase und
dem Scolex. Hiermit hängt zusammen, daß auch jetzt noch häufig die Körperwand des

Bryozoenindividuums als Cystid, der Darm mit Tentakelapparat und Tentakelscheide dagegen als Polypid bezeichnet werden, was ebenso unnötig als verwirrend erscheint.

Enteropneusta. Den interessantesten Darmbau zeigt diese Gruppe. Einerseits schließt sich ihr Darm wegen der Ausbildung zahlreicher Kiemenspalten an Cephalodiscus an, von dem er jedoch im übrigen stark abweicht, andererseits an den der Chordaten, mit welchen er in gewisser Hinsicht so bedeutende Übereinstimmungen, selbst in Einzelheiten, darbietet, daß es kaum möglich scheint, direkte Beziehungen ganz zu leugnen.

Wie schon hervorgehoben, ist in dieser Gruppe der vordere, gewöhnlich als Prostomium gedeutete Körperteil (*Eichel*, *Prosom*) groß, und der Mund liegt daher ventral zwischen ihm und dem darauf folgenden Kragenabschnitt (*Mesosom*, s. Fig. 53). Der After dagegen findet sich, abweichend von den übrigen Oligomeren, hinten terminal; demnach verläuft der Darm gerade und ohne Schlingenbildung. Auf den Mund folgt ein im Kragen gelegener kurzer Abschnitt, der *Schlund* (oder die Mundhöhle), welcher dem Oesophagus der Pterobranchier entsprechen muß. Von der Dorsalseite dieses Abschnitts

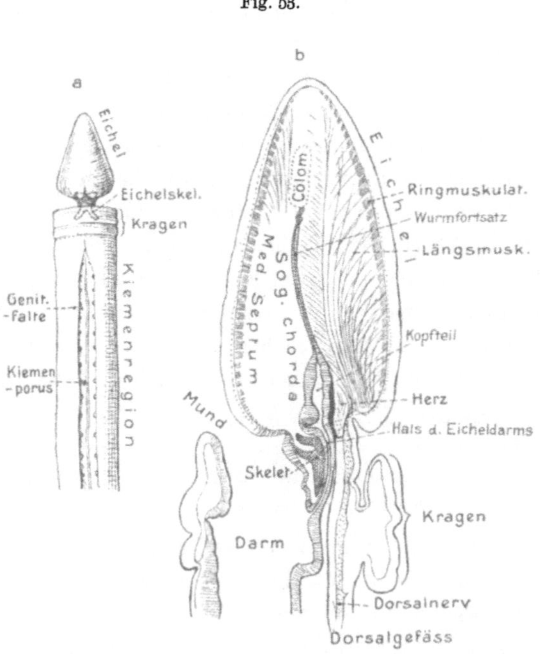

Schizocardium brasiliense (Enteropneuste). a) Vorderes Körperdrittel in Dorsalansicht. b) Medianschnitt durch Eichel und Kragen (nach Spengel 1893, etwas schematisiert).
O. B.

entspringt nämlich ein ansehnliches Divertikel, das nach vorn mehr oder weniger tief in das mediane Mesenterium der Eichel eindringt, der *Eicheldarm*, welcher dem schon beschriebenen Divertikel der Pterobranchier entspricht und wie dieses der Chorda homologisiert wurde (Fig. 53). Er läßt gewöhnlich zwei Abschnitte unterscheiden: einen stielförmigen Ursprungsteil (*Hals*) und einen angeschwollenen *Kopfteil*, zu dem sich bei gewissen Formen noch ein längerer, fadenförmiger Endteil gesellt (*Wurmfortsatz*). Vereinzelt löst sich das Divertikel vom Oesophagus auch ganz ab, und sein Halsteil fehlt dann. In letzterem ist das Lumen meist gut erhalten und das hohe Epithel einschichtig, mit zahlreichen Drüsenzellen; im Kopfteil dagegen ist das Lumen meist stark eingeengt, indem die Wand sehr dick und faltig wird; ja es kann streckenweise auch ganz obliterieren. Das Gewebe der Wand verändert sich in diesem Abschnitt eigentümlich, indem es dem der Chorda ähnlich wird; was hauptsächlich den Vergleich mit letzterer hervorrief. Daß sich dies Gewebe von dem einfachen Darmepithel ableitet, kann nicht gegen diesen Vergleich sprechen, immerhin bedarf es aber noch genauerer Feststellung seiner Beschaffenheit. Schwerer spräche gegen den Vergleich des Divertikels mit der Chorda bei Enteropneusten wie Pterobranchiern, wenn sich der Oesophagus (*Schlund*) sicher als ectodermal ergäbe, also auch das *Notochord* ectodermal wäre, da ja die typische Chorda ein entodermales Produkt ist. Jedenfalls macht das Organ der Enteropneusten in vieler Hinsicht den Eindruck eines in Degeneration befindlichen.

·An den Oesophagus (Schlund) schließt sich der meist ziemlich lange respiratorische Darmabschnitt an (*Kiemendarm*), der durch den Besitz zahlreicher Kiemenspalten und -taschen ausgezeichnet ist. Dieser Abschnitt darf nach der Ontogenese wohl noch zum ursprünglichen Oesophagus gerechnet werden und ist wohl sicher entodermal. Seine dorsolaterale oder laterale Wand stülpt sich rechts und links zu zwei Reihen zahlreicher, paariger und dicht aufeinander folgender Kiementaschen aus, welche durch enge, dorsoventral herabsteigende Kiemenspalten jederseits in den respiratorischen Darm münden (Fig. 54 *A*). Die Kiementaschen öffnen sich rechts und links von der dorsalen Mittellinie durch je einen feinen, mit Sphincter versehenen Porus nach außen (s. auch Fig. 53 *a*).

Da sich bei gewissen Formen (*Ptychodera* u. a.) seitlich von jeder der beiden Porenreihen die dorsolaterale Körperwand zu einer flügelartigen Längsleiste erhebt, welche sich dorsal gegen die Mittellinie einkrümmt, so bildet sich in diesem Falle eine Art *Atrium*, in welches die Kiemenporen münden.

Die Zahl der Kiementaschenpaare nimmt beim Wachstum hinten fortgesetzt zu, weshalb die hinteren stets kürzer und einfacher erscheinen. Die dorsalen Enden der Spalten, welche aus dem Darm in die Taschen führen, liegen stets in geringer Entfernung rechts und links von der dorsalen Mittellinie des Darms, und von hier erstrecken sich die Spalten verschieden weit am Darm ventralwärts hinab, so bei *Balanoglossus* etwa bis zur lateralen Mittellinie, bei *Schizocardium* bis nahe zur ventralen Medianlinie (s. Fig. 54 *D*). Eigentümlich verhalten sich besonders Ptychodera u. a., deren Kiemenspalten ebenfalls nur etwa bis zur Mitte des Darms hinabreichen, indem die ventrale Darmhälfte durch eine horizontale, längs verlaufende Einschnürung von der mit den Spalten versehenen dorsalen mehr oder weniger scharf abgesetzt ist (Fig. 54 *A*); sie wird daher im Gegensatz zur dorsalen als *nutritorischer Darm* (auch *Oesophagus* genannt) bezeichnet.

Wie schon bemerkt, folgen die Kiementaschen sehr dicht hintereinander, weshalb sich ihre Vorder- und Hinterwände dicht berühren und zu muskulösen Septen zwischen ihnen verwachsen. In der Ontogenese sind die Spalten ursprünglich einfache vertikale Schlitze; bei ihrer Weiterentwicklung wächst jedoch vom Dorsalende jedes Spalts ein vertikaler Fortsatz (*Zunge*) in die Spalte, bis nahe an ihr Ventralende hinab und scheidet so die etwa U-förmig gewordene

Spalte in eine orale und kaudale Hälfte (Fig. 54 *B*, *C*). Diese Zungen sind hohl,
indem sich ein Fortsatz der Coelomhöhle in sie erstreckt. Bei gewissen Gattungen schließlich (z. B. den *Ptychoderiden* u. a.) bilden sich zwischen dieser

Fig. 54.

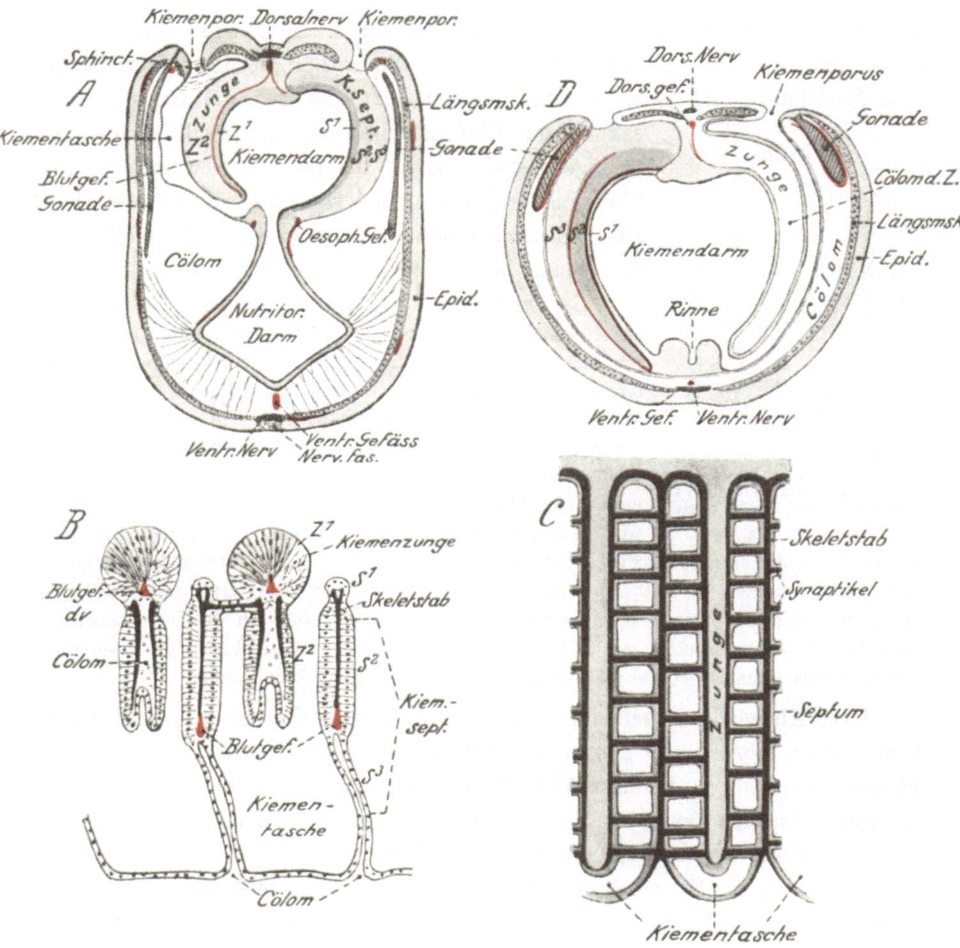

Enteropneusta. Darmapparat *A—C*. Ptychodera minuta. *A* Schematischer Körperquerschnitt
durch die Kiemenregion. Der Schnitt geht links durch eine Kiementasche, rechts durch ein Kiemenseptum. — *B* Horizontaler Längsschnitt durch 2 Kiementaschen und -septen. Kiemenskelet schwarz,
Blutgefäße rot. — *C* Schema des Kiemenskelets dreier Septen und zweier Zungen in Flächenansicht. —
D Schizocardium brasiliense. Schematischer Körperquerschnitt durch die Kiemendarmregion.
Der Schnitt geht rechts durch eine Zunge, links durch ein Kiemenseptum. Die Buchstaben S^1, S^2, S^3
und Z^1, Z^2 auf Figg. *A* u. *D* entsprechen den ebenso bezeichneten Regionen der Septen und Zungen
auf Fig. *B* (nach Spengel 1893).   O. B.

Zunge und dem oralen und kaudalen Rand jeder ursprünglichen Spalte mehrere
zarte, brückenartige, horizontale Verwachsungen (*Synaptikel*), wodurch also jede
ursprüngliche Spalte in ein Gitterwerk von Durchbrechungen zerlegt wird. —
Im Innern der Septen wie der Zungen bildet sich ein eigentümliches stützendes,
nichtzelliges Skelet aus, das aus der unter dem Epithel befindlichen Basal-

(Grenz-)Membran, unter Teilnahme des Mesoderms, hervorgehen soll. In jedem Septum zwischen zwei Kiementaschen bildet sich so ein plattenförmiger Skeletstab, der sich am Ventralende der Kiemenspalten in zwei divergierende Enden (*Zacken*) spaltet (Fig. 54 *C* u. 55). Dorsal spaltet er sich ebenfalls bogenförmig in zwei Fortsetzungen, welche die Dorsalenden der beiden benachbarten Kiemenspaltenhälften bogenförmig umgreifen und hierauf in die Zunge letzterer eintreten und sie fast vollständig durchziehen. So enthält demnach jede Zunge zwei Skeletstäbe und jedes einzelne Skeletelement, das zu zwei benachbarten

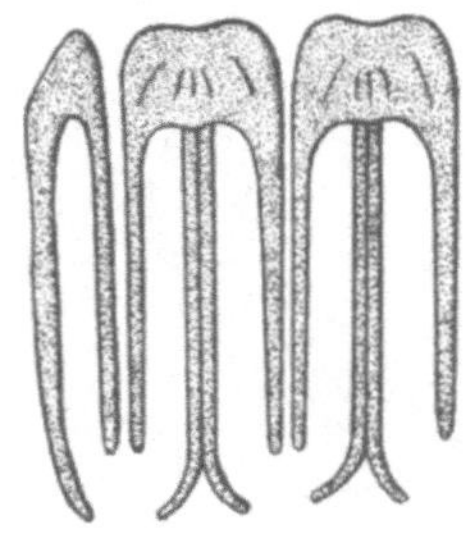

Fig. 55.

Die drei vorderen Skeletgabeln des Kiemenskelets von Balanoglossus Kowalevskyi (nach Spengel 1893). C. H.

sekundären Kiemenspalten gehört, stellt eine dreizackige Gabel dar. — Bei den Formen mit Synaptikeln bilden sich auch in letzteren zarte Skeletstäbchen aus, welche die Stäbe der Septen mit den zugehörigen der beiden benachbarten Zungen verbinden.

Das Epithel der Kiemenspalten ist stark bewimpert, das der Kiementaschen schwächer, so daß jedenfalls ein Wasserstrom aus dem respiratorischen Darm durch die Kiementaschen und ihre Pori getrieben wird. Das Blutgefäßsystem des respiratorischen Darms ist nur mäßig entwickelt, wie später genau zu schildern sein wird. Wir werden noch sehen, daß dieser komplizierte Bau des respiratorischen Darms der Enteropneusten eine große Ähnlichkeit mit jenem der Acranier besitzt, die so weit geht, daß hierin schwerlich nur eine Analogie oder Convergenz zu erblicken sein dürfte. — Wenn sich die Kiemenspalten ventralwärts am Darm weit hinab erstrecken, so bleibt zwischen ihren Ventralenden am Darm ein schmaler Längsstreif, der auch zu einer Längsrinne vertieft sein kann, die etwas an die Hypobranchialrinne der Chordaten erinnert; auch die gesamte nutritorische ventrale Region des respiratorischen Darms erinnert, wo sie schärfer abgegrenzt ist, an diese Einrichtung.

Dem Kiemendarm schließt sich ein von ihm nicht scharf geschiedener Abschnitt an (*zuführender Darm, Genitalregiondarm, postbranchialer Darm*), der jedenfalls noch als ein hinterer Abschnitt des respiratorischen anzusehen ist, dem die Kiementaschen fehlen und damit auch die häufig so deutlich abgegrenzte dorsale Region, von welcher die Kiementaschen ausgehen, da sie sich in der hinteren Region des Kiemendarms allmählich verengert und schließlich schwindet. Dieser Darmabschnitt bildet demnach die direkte Fortsetzung des ventralen nutritorischen Teils des Kiemendarms und durchzieht die Genitalregion. — In der darauf folgenden Körperregion erweitert er sich etwas zum *Leberdarm* oder *Magen*. Dieser entweder gerade oder etwas geschlängelte Abschnitt wird durch hohes Wimperepithel charakterisiert, das zahlreiche grünliche bis bräunliche Drüsenzellen enthält. Bei gewissen Gattungen (*Ptychodera, Schizocardium, Glossobalanus* u. a.) finden sich diese hauptsächlich in den *Lebersäckchen*, d. h. zwei dorsolateralen Reihen säckchenartiger Darmausstülpungen, welche die Körperwand wulstig vortreiben und daher auch äußerlich schon bemerkbar sind.

Sie münden mit ziemlich weiten spaltartigen Öffnungen in den Darm, sind von stark gefaltetem Epithel ausgekleidet und auch, wie der gesamte Leberdarm, sehr blutreich. Die

Zahl der Lebersäckchen ist recht verschieden, indem sie sich sowohl vorn als namentlich hinten vermehren. Über den Eintritt der Nahrung in die Lebersäckchen lauten die Angaben verschieden. — Bei gewissen *Ptychoderiden* kommt direkt ventral von ihnen noch je eine Reihe sehr kleiner ähnlicher Säckchen vor. — Ventral an den Mündungen der Lebersäckchen der Ptychoderiden zieht jederseits ein etwas erhöhtes, längs verlaufendes Wimperband hin, das in die ventrale Lebersäckchenreihe, wenn diese vorhanden, hineinzieht, jedoch gelegentlich auch etwas in die dorsalen. Der Wimperstreif kann auch (*Glossobalanus*) nur einseitig ausgebildet sein. Er setzt sich manchmal nach vorn noch eine Strecke weit auf den postbranchialen Darm fort und durchzieht ebenso den folgenden Hinterdarm fast in ganzer Länge. — Eine besondere Einrichtung in der vorderen Region des Leberdarms und des schon besprochenen postbranchialen Darms bilden die *Darmpforten*, d. h. kurze flimmernde Kanäle, die vom Darmlumen dorsolateral aufsteigen und etwas seitlich von der dorsalen Mittellinie nach außen münden. Sie fehlen den *Ptychoderiden* stets, sind aber bei den übrigen Familien recht verbreitet. Sie kommen teils paarig, teils nur asymmetrisch einseitig (unpaar) vor; ihre Urform ist daher jedenfalls die paarige. Die paarigen Pforten finden sich meist in der vorderen Leberregion (*hintere Pforten*) und zwar zu ein bis etwa sechs Paaren. Neben ihnen treten aber in der Region des postbranchialen Darms häufig noch die einseitigen oder unpaaren in recht verschiedener Zahl auf (*vordere Pforten*). Die nahe Beziehung letzterer zu den paarigen folgt schon daraus, daß sie gelegentlich mit solchen abwechseln (*Schizocardium*). — Es ist kaum fraglich, daß die Darmpforten im allgemeinen den Kiementaschen homolog, d. h. wohl als auf der Anlage stehen gebliebene Kiementaschen zu betrachten sind. Bei einer *Glandiceps*art sollen sie gruppenweise in eine Art äußerer Ampulle münden.

Auf den Leberdarm folgt noch ein längerer, einfach gebauter Abschnitt (*abführender Darm, Hinterdarm*), in den sich die beiden dorsolateralen Wimperstreifen fortsetzen; auch eine mediane ventrale Wimperreihe kommt ihm zuweilen zu. Er mündet schließlich durch einen kurzen *Enddarm*, dem die Wimperstreifen fehlen, im After aus.

Unter der ventralen Mittellinie des Hinterdarms zieht bei gewissen *Ptychoderiden* ein häufig unterbrochener kielartiger Zellstrang hin (*Pygochord*), der hie und da mit dem Darmepithel zusammenhängt. Er scheint eine rudimentäre Nebendarmbildung zu sein, zumal gelegentlich eine vordere und hintere Einmündung in den Darm beschrieben wurde. — Ein richtiger, unbewimperter Nebendarm findet sich am Leberdarm gewisser *Glandiceps*arten. Er liegt dorsal vom Darm, mündet vorn und hinten in ihn ein, und ist jedenfalls ähnlich wie der Nebendarm der Anneliden aus einer ursprünglichen Darmrinne hervorgegangen, die sich auch bei nebendarmlosen Arten dieser Gattung an seiner Stelle findet.

3. Arthropoden.

Einleitung.

Wie zu erwarten, zeigt der Darmapparat in diesem Phylum nähere Beziehungen zu dem der Rundwürmer und der Anneliden. Schärfer als bei letzteren tritt jedoch die Unterscheidung der drei Abschnitte des » *Vorder-*, *Mittel-* und *Enddarms* « hervor, indem nur der Mitteldarm (*Mesodaeum, Enterodaeum, Chylusdarm, Magen*) entodermaler Herkunft ist, die beiden Endabschnitte dagegen, soweit dies sicher erforscht, in ihrer Gesamtheit durch Einstülpungen des Ectoderms entstehen, also ein typisches Stomo- und Proctodaeum darstellen. Hiermit steht im Einklang, daß diese beiden Abschnitte innerlich von einer Chitincuticula (Intima) ausgekleidet werden, welche die direkte Fortsetzung der äußeren Cuticula bildet, und wie diese gehäutet wird. Dem Mitteldarm fehlt dagegen eine solche Chitinhaut, obgleich auch er zuweilen eine Art Intimabildung besitzt. — Da den Arthropoden Cilien überhaupt fehlen, so ist auch der Darm stets unbewimpert und die Bemühungen, den *Stäbchensaum* seiner Epithelzellen auf eine ursprüngliche Chitinbekleidung zurückzuführen, sind sehr unsicher.

Mund und After haben in der Regel die gleiche Lage, wie bei den Anneliden. Der Mund liegt ursprünglich ventral zwischen dem Prostomium und dem ersten Segment, schiebt sich jedoch bei deutlicher Kopfbildung fast stets etwas nach hinten. — Der After findet sich stets am hintersten Segment terminal bis etwas ventral. — Der Darmapparat der primitiven Arthropodengruppen bleibt sehr einfach, indem er den Körper als gerades, in drei Abschnitte differenziertes Rohr durchzieht, dessen ansehnlichsten Teil der Mitteldarm bildet, während Stomo- und Proctodaeum kurze und gerade Zu- und Ableitungsröhren bleiben. Von diesem Zustand ausgehend, kompliziert sich der Apparat jedoch in allen drei Abschnitten allmählich stark; sei es, daß diese sich in sekundäre Abschnitte gliedern, sei es, daß Divertikel und Drüsenbildungen an ihnen auftreten, die gleichzeitig noch weitere Differenzierungen hervorrufen können. So kann der Darmapparat schließlich (besonders bei zahlreichen Insekten) recht kompliziert werden. — Alle drei Abschnitte sind fast stets mit einer Muskelhaut (*Muscularis*) versehen, die sich aus Ring- und Längsfasern zusammensetzt, welche jedoch an den einzelnen Abschnitten nicht stets die gleiche Lage zueinander besitzen. Diese Darmmuskelfasern sind fast immer quergestreift (Ausnahme: *Protracheata* und *Tardigrada*).

Relativ selten treten Reduktionserscheinungen des Darmapparats auf, so namentlich bei parasitischen Formen der *Crustaceen* und einzelnen *Arachnoideen*, oder analog den Rotatorien bei *rudimentären Männchen* mancher *Cirripedien*. Der Darm kann sich in solchen Fällen in verschiedenem Grad rückbilden, bis zu völligem Schwund im erwachsenen Zustand. Auch bei manchen kurzlebigen Imagines gewisser Insekten reduziert sich der Ernährungsapparat zuweilen etwas bis vollständig *(Phylloxera)*.

Tardigrada.

Der Darmapparat der Tardigraden ist in vieler Hinsicht eigentümlich und wird daher besser zuerst kurz geschildert. Im Gegensatz zu allen übrigen Arthropoden finden wir bei diesen, nur aus wenigen (fünf) Segmenten bestehenden Formen weder eine Regionenbildung des Körpers (s. Fig. 56), noch die Differenzierung von Gnathiten. Der eigentümliche Stiletapparat, welcher mit dem Vorderdarm zusammenhängt, läßt sich weder nach seinem Bau, noch seiner Entwicklung von einem Extremitätenpaare ableiten, wie dies früher häufig angenommen wurde. — An den etwa kreisförmigen, terminalen Mund, der auf einer papillenartigen Erhebung (*Mundpapille*) liegt, schließt sich eine kurze trichterartige, selten etwas länger röhrenförmige Mundhöhle an, welche zuweilen vorstülpbar ist. Auf sie folgt ein stärker cuticularisiertes, ziemlich langes Rohr (*Mundrohr*). Dies geht plötzlich in einen kugeligen *Bulbus* über (auch *Schlundkopf, Pharynx, Kau- oder Saugmagen*), der gewöhnlich als der Abschluß des eigentlichen Vorderdarms betrachtet wird. Da jedoch das enge Rohr (*Oesophagus*), welches ihn mit dem Magen verbindet, gleichfalls noch gehäutet wird, so muß dieser Oesophagus wohl zum Vorderdarm gerechnet werden.

Ob die geschilderten Abschnitte sämtlich ecto- oder entodermal sind, wurde auf Grund der Ontogenie verschieden beurteilt, jedenfalls sind die Untersuchungen hierüber vorerst ungenügend.

Der Bau des Bulbus (Fig. 56) ist sehr interessant, da er selbst in Einzelheiten mit dem Nematodenoesophagus übereinstimmt (vgl. Fig. 33 *D*, S. 68). Das auf dem Querschnitt (Fig. 56 *B*) dreistrahlige Lumen, die radiären Muskelfibrillen mit Sarcoplasmaeinlagen und Kernen, ja sogar die charakteristischen stäbchenartigen Verdickungen der inneren Cuticula kehren wieder. Letztere erscheinen in der Ansicht von außen als drei Reihen paariger, stäbchenartiger Bildungen (Fig. 56 *A*). — Mit dem Vorderdarm ist bei allen Tardigraden ein *Stechapparat* verbunden.

Dieser wird von einem Paar cuticularer verkalkter *Stilete* (*Zähne*) gebildet, die beiderseits der Mundröhre liegen und mit ihren distalen zugespitzten Enden durch kleine Öffnungen in diese, oder auch weiter vorn in die Mundhöhle ragen. Die proximalen Stiletenden sind meist etwas gablig gespalten und diese Fortsätze häufig angeschwollen; sie stützen sich auf zwei, von der Cuticula der Mundröhre ausgehende quere *Stiletträger* deren seitliche Enden, auf welchen die Stilete sitzen, meist ebenfalls gablig gespalten sind. — Die Bewegungen der Stilete auf diesen Trägern werden durch je zwei von dem Proximalende jedes Stilets zum Vorderende des Mundrohrs ziehende Protractoren und zwei von der gleichen Stelle nach hinten zum Bulbus tretende Retraktoren bewirkt. Viele Tardigraden (z. B. *Macrobiotus* u. a.) besitzen ein Paar mehrzelliger beutelförmiger Drüsen (*Speichel- oder Giftdrüsen*), die sich etwas vor den Stileten in die Mundröhre öffnen.

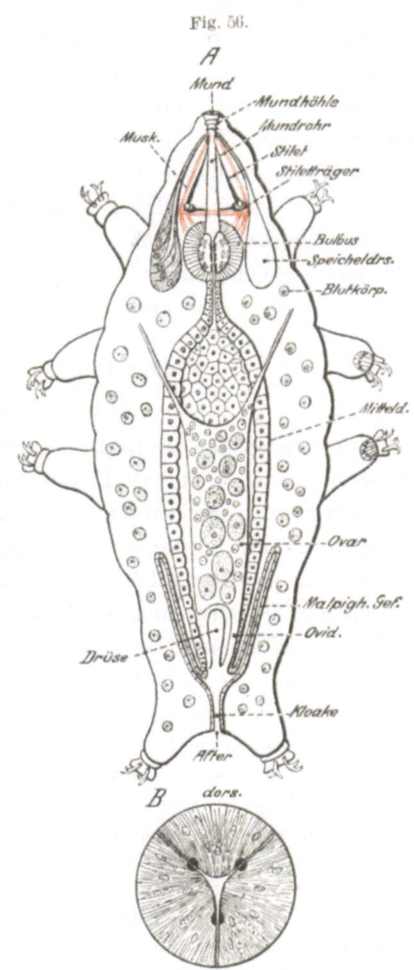

Macrobiotus hufelandi (Tardigrade). Etwas schematisiert. *A* Ansicht von der Dorsalseite. Am Mitteldarm das Epithel, teils im optischen Längsschnitt, teils von der Fläche. — *B* Querschnitt des Bulbus. (Nach PLATE 1888 u. BASSE 1906.) O. B. u. C. H.

Wie bemerkt, schließt sich dem Bulbus ein Rohr an, das, wie schon hervorgehoben, zum Vorderdarm zu gehören scheint und an den Oesophagus der Rotatorien erinnert. — Der erweiterte eigentliche *Mitteldarm* oder *Magen*,

der einige Längsmuskelfasern besitzt, zieht bis nahe ans Hinterende, um hier
in einen ziemlich scharf abgesetzten kurzen und engen Enddarm überzugehen,
der durch den terminalen, zwischen den beiden hinteren Extremitäten liegenden
After ausmündet. Daß der Enddarm ectodermaler Natur, ein *Proctodaeum* ist,
läßt sich wohl sicher daraus schließen, daß der Ausführgang der Gonade in
ihn mündet, wie bei den männlichen Nematoden und den weiblichen Räder-
tieren. — Etwa auf der Grenze von Mittel- und Enddarm mündet seitlich ein
Paar, meist ziemlich ansehnlicher *Drüsenschläuche*, die ontogenetisch vom Entoderm ausgehen sollen und daher den Malpighischen Gefäßen der Arachnoideen
homologisiert wurden. Ein in derselben Region mündender dorsaler, meist
sackförmiger Anhang wird gewöhnlich als accessorische Drüse des Geschlechts-
apparats betrachtet, doch auch gelegentlich funktionell den Malpighischen
Schläuchen gleichgestellt; beiderlei Drüsen sollen bei gewissen Formen (*Macrobiotus macronyx*) nur durch drei Gruppen von je drei Drüsenzellen vertreten
werden.

Die typischen Arthropoda.

Mundwerkzeuge (Gnathiten).

Die Arthropoden besitzen bekanntlich fast immer eine deutliche Kopfbildung
(*Cephalon*). Der Kopf besteht aus einer innigen Vereinigung, gewöhnlich Verschmelzung, mehrerer vorderer Segmente zu einem einheitlichen Abschnitt, der
von dem darauf folgenden Rumpf meist deutlich gesondert ist. Bei starker
Rückbildung des Gesamtkörpers und seiner Metamerie, wie sie besonders durch
Parasitismus hervorgerufen wird (so unter den Krebsen bei gewissen parasitischen *Copepoden, Isopoden* und den *Rhizocephalen*, unter den Arachnoiden bei
den *Acarinen*), kann die Kopfbildung undeutlich werden, indem das Cephalon
mit dem Rumpf verschmilzt.

Am einfachsten erscheint das Cephalon der *Protracheaten*, wo es vom Rumpf nicht
scharf abgesetzt ist und, soweit bekannt, aus nur drei Segmenten hervorgeht (s. Fig. 57 *B* u. Bd. I,
S. 501, Fig. 348). Bei den *Chelicerata, Palaeostraca* und *Arachnoidea* setzt es sich
dagegen schon aus sechs Segmenten zusammen, die zu einem vorderen, seit alter Zeit meist
irrtümlich als *Cephalothorax* bezeichneten Abschnitt verschmolzen sind (ev. sieben bei Arachnoideen, wenn das Prostomium als besonderes Segment gezählt wird; bei den Trilobiten dagegen vielleicht fünf, da nur fünf Extremitäten am Cephalon gefunden wurden). — Das Cephalon
der übrigen Arthropoden scheint sich den Verhältnissen der Cheliceraten nahe anzuschließen,
soweit sich darüber zurzeit einigermaßen sicher urteilen läßt, da sich entweder im Cephalon
der *Crustaceen* fünf (oder wenn die Augenstiele als Extremitäten gedeutet werden, sogar sechs),
bei den *Insekten* fünf, bei den *Myriopoden* wahrscheinlich sechs Segmente nachweisen lassen.
Im allgemeinen ergibt sich also, daß alle diese Gruppen ein Cephalon von fünf bis höchstens sieben Segmenten besitzen, also in dieser Hinsicht große Übereinstimmung zeigen.

Nicht alle Cephalonsegmente tragen Extremitäten, obgleich dies bei den
ursprünglicheren Formen (*Chelicerata*) der Fall zu sein scheint. Alle Extremitäten dürften ursprünglich hinter dem Mund gestanden haben, obgleich das
erste Paar nachträglich stets vor den Mund rückt und hier bei den Cheliceraten die *Cheliceren (Kieferfühler, Oberkiefer)* bildet, die bei den Trilobiten
fühlerartig ausgebildet waren, bei den übrigen *Chelicerata* dagegen kurz, zwei-

bis dreigliedrig und entweder klauenförmig oder scherenförmig (besonders *Arachnoidea*). Warum dieses Extremitätenpaar nicht den Antennen der Protracheaten, Myriopoden und Insekten, sowie dem ersten Fühlerpaar der Crustacea entsprechen soll, wie gewöhnlich behauptet wird, ist nicht recht einzusehen.

Die auf die Fühler (ein, bei Crustaceen zwei Paare) folgenden Extremitäten des Cephalon sind zu *Mundwerkzeugen* (*Gnathiten*) umgebildet und in nähere Beziehung zum Mund getreten, der sich meist mehr oder weniger nach hinten, bis in die Mitte der ventralen Cephalonfläche verschoben hat, indem er zwischen die Gnathitenpaare rückte.

Sehr einfache Mundwerkzeuge besitzen die *Protracheaten*, bei denen sich nur die Extremitäten des zweiten Cephalonsegments unter starker Reduktion in ein Paar einfacher chitinöser Kieferhaken umgebildet haben, die im erwachsenen Zustand in den Grund der Mundhöhle gerückt sind, wogegen sich das dritte Extremitätenpaar beiderseits der Mundhöhle in

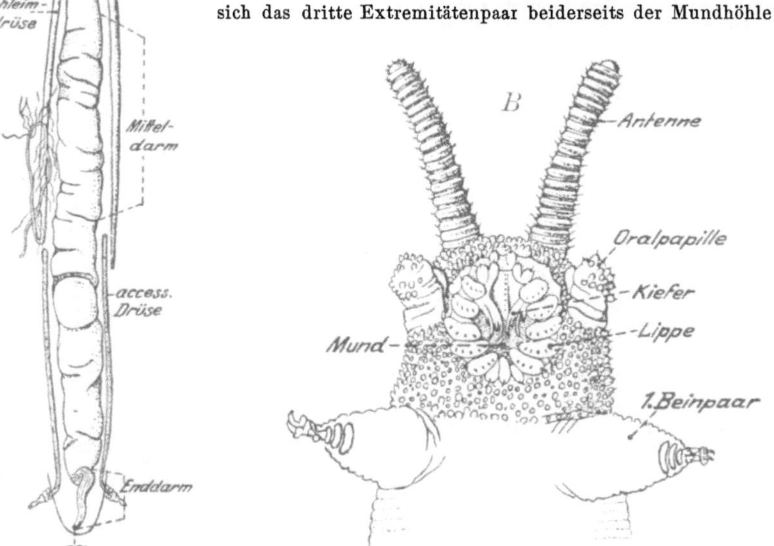

Peripatus capensis ♂. *A* Darm nebst Kopf und Hinterende von der Ventralseite, samt Speichel-, Schleim- und accessorischer Drüse. — *B* Vorderende stärker vergrößert. (Nach BALFOUR 1883).
O. B. u. C. H.

Form stark reduzierter *Oralpapillen* findet, auf welchen die beiden Schleimdrüsen münden (Fig. 57 *B*). — Sehr primitive Verhältnisse zeigen noch die *Chelicerata*, und zwar die *Palaeostraca* die ursprünglicheren. Auf die erwähnten Cheliceren der Palaeostraken folgen nämlich am Cephalon fünf Paar (Trilobiten nur vier, soweit festgestellt) ansehnliche, zum Kriechen dienende Extremitäten (Fig. 58), die sich zu beiden Seiten des etwas länglichen Mundes gruppieren. Diese, bei den Merostomen und Poecilopoden (Fig. 59) einfachen, d. h. nicht gespaltenen Gliedmaßen fungieren sämtlich auch als Gnathiten, indem sich ihr Basalglied gegen die Mundöffnung zu ladenartig verbreitert (*Kaulade*), dessen freier Rand mit Zähnchen oder Dornen besetzt ist. Auf die weiteren Besonderheiten dieser Extremitäten, die sich zuweilen (*Merostomen*) eigentümlich differenzieren können, ist hier nicht näher einzugehen. — Bei den *Trilobiten* (Fig. 58) waren die bis jetzt nachgewiesenen vier Gnathitenpaare Spaltfüße, wie sie bei den

Crustaceen verbreitet sind und bei den Merostomen am Rumpf vorkommen, woraus geschlossen werden dürfte, daß auch die einfachen Gnathiten der Merostomen und Poecilopoden ursprünglich von solchen Spaltbeinen abstammen.

Die *Arachnoideen* zeigen insofern eine Vereinfachung, als nur die beiden vordersten Extremitätenpaare des Cephalon ihre Beziehung zum Mund bewahrt haben, die vier hinteren dagegen ausschließlich zur Bewegung dienen, obgleich bei den Scorpioniden das dritte (zuweilen auch noch das vierte Paar eine basale Kaulade besitzen kann, Fig. 60); ähnliches findet sich bei den *Opilioniden*, ja bei gewissen Formen noch Rudimente der Laden an allen vier Beinpaaren; ebenso werden bei den Embryonen der Scorpioniden noch Laden am zweiten bis sechsten Extremitätenpaar angelegt. Demnach ist bei den Arachnoideen meist

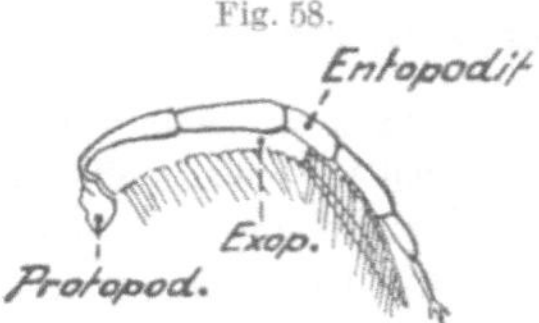

Fig. 58.

Spaltbein des dritten Brustsegments von T r i a r -
t h r u s b e c k i (nach BEECHER 1893).
C. H.

Fig. 59.

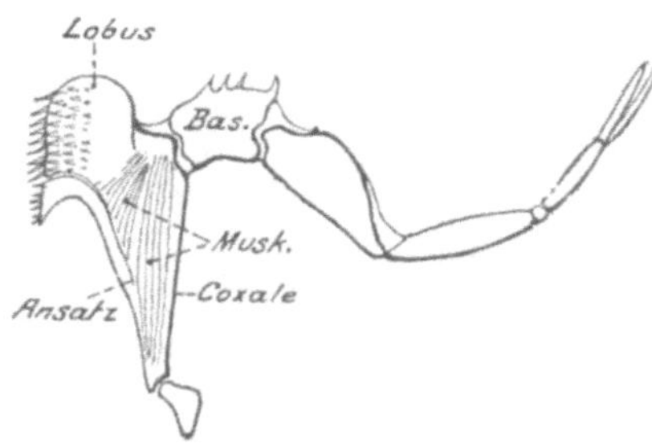

L i m u l u s p o l y p h e m u s ♀. Vierte linke Extremität von der Ventralseite.
Orig. O. B.

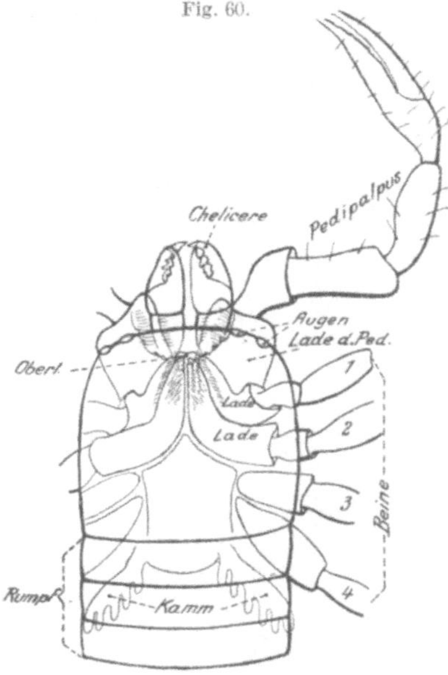

Scorpio europaeus. Kurz nach der Geburt.
Cephalon und Anfang des Rumpfs von der Dorsalseite, mit den Gnathiten und dem Ursprung der vier Beinpaare.   Orig. O. B.

nur das zweite Gnathitenpaar (*Pedipalpen, Unterkiefer*) mit einer basalen Kaulade versehen und steht in Beziehung zu der kleinen, sich nicht weiter nach hinten erstreckenden Mundöffnung. Der der Kaulade sich anschließende Fortsatz dieses Extremitätenpaares (*Taster, Palpus*) kann noch sehr lang bleiben (*Scorpioniden, Pseudoscorpioniden, Solifugen, Pedipalpen*) oder ist stark verkürzt (*Opilioniden, Araneinen, Acarinen*).

Der vordere und hintere Rand der Mundöffnung der Cheliceraten werden von einer besonderen lappenartigen, queren Hautfalte begrenzt, der *Oberlippe* (*Epistom, Labrum*) und der *Unterlippe* (*Hypostom, Metastom*). Diese Bildungen kehren auch bei den übrigen Arthropoden meist wieder; die Oberlippe ganz allgemein, die ursprüngliche Unterlippe dagegen wird bei den *Myriopoden* und *Insekten* dadurch ersetzt, daß das hinterste Gnathitenpaar unter mittlerer Verwachsung an ihre Stelle tritt und eine Unterlippe (*Labium*) bildet, die morphologisch vom Metastom ganz verschieden ist, das ebensowenig als das Epistom oder Labrum etwas mit Extremitäten zu tun hat.

Die Verhältnisse der *Crustaceen* liegen insofern etwas eigentümlich, als sich das Cephalon häufig nicht scharf vom Rumpf absetzt, so namentlich bei den Entomostraken, und daß ferner die Neigung hervortritt, daß ein (*Copepoda, Arthrostraca*) bis mehrere, ja sämtliche Segmente der Brust (Thorax) mit dem Cephalon zu einem Cephalothorax verschmelzen (*Malacostraca*). Dabei können ein bis mehrere der vorderen Brustbeine eine gnathitenartige Umbildung erfahren (*Kieferfüße, Maxillipeden, Gnathopoden*). Es scheint daher mehr Konvention, daß man den Crustaceen, analog den Insekten, gewöhnlich ebenfalls drei Gnathitenpaare zuschreibt und die hintere Grenze des Cephalon dementsprechend zieht. Außer den beiden Antennenpaaren (vordere = *Antennulae*, hintere = *Antennae*) trägt das Cephalon der Crustaceen (abgesehen von gelegentlicher Reduktion) daher drei eigentliche Gnathitenpaare (1. = Mandibel, 2. und 3. = Maxille I und Maxille II). — Die ursprünglichen Extremitätenformen, von denen sich auch die der Gnathiten ableitet, ist bei den Crustaceen wohl das *Spaltbein* (s. Fig. 61, *1.2*), d. h. eine gegliederte Extremität, deren proximaler

Fig. 61.

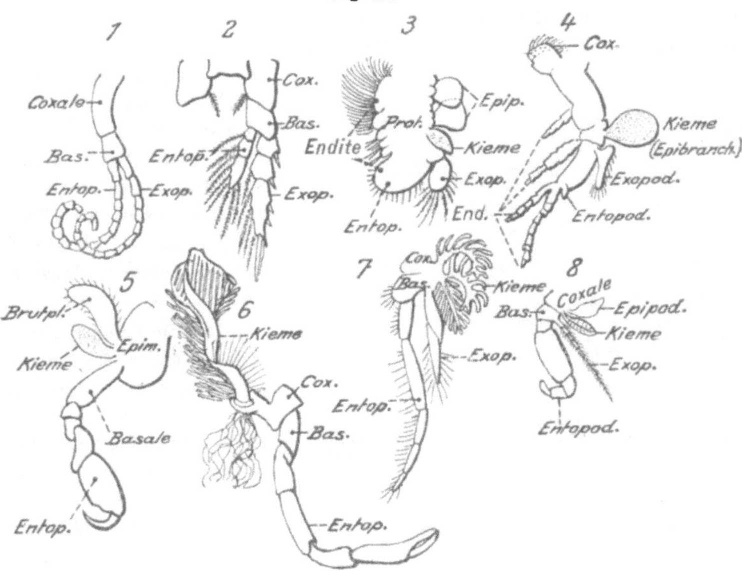

Crustaceen. Thoracalbeine (Thoracopodien) von der Ventralseite gesehen. Fig. 5 u. 6 gehören der linken, alle andern Figg. der rechten Seite an. *1* Cirripedie (Thoracica). *2* Copepode. *3* Phyllopode, etwa Branchipus. *4* Phyllopode, etwa Apus. *5* Amphiphode (Epim. = Coxale + Epimerit). *6* Decapode (Astacus). *7* Dichelopode (Euphausiacee). *8* Decapode (Penaeide). (Nach GIESBRECHT aus LANG, vergl. Anat., 2. Aufl.). C. H.

Stammteil (*Protopodit*) aus zwei Gliedern (*Coxale* = Hüftglied und *Basale*) gebildet wird, während sich die distale Fortsetzung in zwei Äste spaltet, einen Innen- oder Medialast (= *Entopodit*) und einen Außen- oder Lateralast (*Exopodit*). Unter den typischen Spaltbeinen scheint wiederum das bei den *Phyllopoden* verbreitete *Blattbein* besonders ursprünglich, von dem es jedoch etwas fraglich bleibt, ob es nicht in gewissem Grade rückgebildet ist, um so mehr, als dies ja wohl für die Phyllopoden überhaupt gilt. Die Gliederung der im ganzen kurzen Blattbeine (s. Fig. 61, *3*) ist wenig deutlich; das ganze Bein ist blattförmig abgeplattet; der Stammteil (*Protopodit*) ansehnlich und sowohl an seinem Medial- als Lateralrand mit einer Anzahl lappenförmiger Fortsätze (*Endite* oder *Exite*) versehen (daher *Blattbeine*). Der Stammteil entwickelt einen distalen, meist schwachen Fortsatz, der dem inneren Spaltast der echten Spaltbeine (Entopodit) entspricht, während der distalste Exit dem Außenast des Spaltbeines (Expodit) homolog ist. — Es ist nun charakteristisch, daß die Gnathiten der Crustaceen im allgemeinen den Blattbeinen der Phyllopoden sich ähnlich erhalten haben. Im ganzen gilt, daß das hinterste Gnathitenpaar (Maxille II) die ursprünglichste Form bewahrt hat und die vorderen sich successive vereinfachen. Wenn sich, wie gewöhnlich, Maxillipeden finden, so zeigen auch diese, von hinten nach vorn fortschreitend, sowohl eine allmähliche Verkürzung als eine Annäherung an die Gestalt der eigentlichen Gnathiten. Indem wir einen flüchtigen Blick auf die Kiefergebilde werfen, beginnen wir daher mit den *hinteren (II.) Maxillen*, welche den Phyllopodenblattbeinen häufig sehr ähnlich sehen. Wie diese besitzen sie einen ansehnlichen Stammteil (Protopodit), der nur selten in ein deutliches Coxale und Basale gegliedert ist und sich an seinem Medialrand fast stets in einer Anzahl lappiger Endite (*Kauladen*) fortsetzt. Der Entopodit (*Palpus*) bleibt meist kurz ist jedoch zuweilen deutlich gegliedert, und der gewöhnlich vorhandene, manchmal stark verkümmerte Exopodit ist meist blattartig (Fig. 62, Max.², vergl. Fig. 61, *4*). Lang und beinartig bleibt die zweite Maxille manchmal bei den *Ostracoden*. — Die erste gleicht häufig der zweiten sehr, ist jedoch meist noch mehr vereinfacht; so fehlt manchen Entomostraken (Pyllopoda, Cirripedia, Branchiura) sowie den Malacostraken der Exopodit ganz. Kauladen des Protopodit finden sich in der Regel zwei. Der Entopodit (Palpus) ist deutlich gegliedert oder sehr verkürzt und ungegliedert. — Noch weiter vereinfacht ist die *Mandibel*, indem ihr ein Exopodit gewöhnlich ganz fehlt (Ausn. viele *Copepoda*, *Ostracoda* und *Dichelopoda*); fast immer ist er jedoch stark reduziert. Gewöhnlich beschränkt sich die Mandibel daher auf eine ansehnliche Kaulade (selten zwei), die einen kurzen Entopodit (Palpus) trägt, der jedoch auch eingehen kann (*Phyllopoda*, *Cirripedia*, *Amphipoda* und manche *Isopoda*, einzelne *Decapoda*).

Daß die Vereinfachung der Gnathiten sekundär eingetreten ist, läßt sich häufig deutlich verfolgen, indem sie bei den Larven gewöhnlich noch die Form typischer Spaltfüße besitzen, aus welchen allmählich die Gestalt der fertigen Gnathiten hervorgeht.

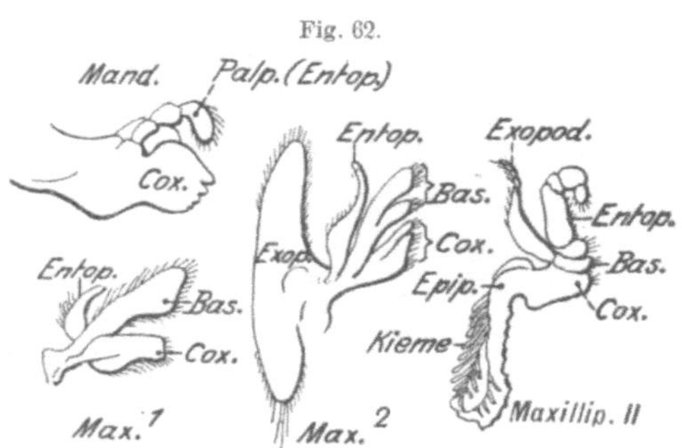

Fig. 62.

Astacus fluviatilis (Potamobius astacus). Kiefer und zweiter Kieferfuß der rechten Seite von der Ventralseite gesehen. (Nach HUXLEY 1882 aus LANG, Vergl. Anat., 2. Aufl.)
C. H.

Wie schon erwähnt, dienen auch häufig die vordersten Thorakalbeine (*Maxillipeden*) als Hilfsorgane beim Ergreifen der Nahrung und sind daher mehr oder weniger kieferartig umgebildet. So besitzen schon die vorderen thorakalen Blattbeine der *Branchiopoden* an ihrem Protopodit eine charakteristische Kaulade (Fig. 61, *4*), wenngleich ohne morphologische Beziehung zum Mund.

Die die Maxillipeden tragenden Segmente sind in der Regel mit dem Cephalon verschmolzen (*Cephalothorax*). Bei den *Entomostraken* und *Leptostraken* tritt diese Erscheinung nicht oder wenig deutlich hervor; nur die *Copepoden* besitzen regelmäßig ein Maxillipedenpaar; ebenso findet sich auch bei manchen Malacostraken (*Anomostraca* und *Dichelopoda*) kein deutlicher Maxilliped. Bei *Isopoden* und *Amphipoden* ist das vorderste Thorakalbein als Maxilliped entwickelt; bei den *Anisopoda* auch das zweite (*Scherenfuß*) umgestaltet. *Ein* Maxilliped findet sich bei den Schizopoden; bei den *Cumacea* (Sympoda) erhöht sich ihre Zahl auf zwei bis drei Paare; drei Paar kommen den *Decapoden* zu, den *Stomatopoden* sogar fünf Paare. Wenn sich mehrere Paare von Maxillipeden finden (besonders *Decapoda* und *Stomatopoda*), so nimmt ihre Länge nach hinten zu und ihre Gestalt nähert sich der der darauffolgenden Brustbeine (oder Peräopoden) (Fig. 62, Maxillip. II).

Die Mundwerkzeuge der *Myriopoden* bilden, wie es scheint, eine Art Vermittelung zwischen dem sehr primitiven Zustand der Protracheaten und dem der Insekten. Die *Symphyla* und *Diplopoda* besitzen deren nur zwei Paare (*Mandibel* und eine *Maxille*), die Chilopoden hingegen drei Paare, indem sich noch ein zweites Maxillenpaar zugesellt (Fig. 63). Sie stehen am vierten und fünften oder noch dem sechsten Kopfsegment, wenn es zutrifft, daß sich allgemein ein *Präantennalsegment* vor den Antennen und ein *Intercalarsegment* zwischen letzteren und dem Mandibelsegment anlegt. Die *Mandibel* ist wie jene der Insekten stets tasterlos, etwa haken- bis klauenförmig und an ihrem medialen Kaurand mit zahnartigen Fortsätzen und gewöhnlich noch Querreihen von Borsten versehen. Ihre Chitincuticula zeichnet sich gegenüber der der Insekten dadurch aus, daß sie eine Zusammensetzung aus einer Anzahl Stücken erkennen läßt, was aber wohl nicht auf wirkliche Gliederung hindeutet. An die eigentliche freie Mandibel der Diplopoden (Fig. 64 *B*) schließen sich an den Kopfseiten zwei Chitinplatten an, eine größere vordere und eine kleinere hintere, die zuweilen, und wohl mit Recht, dem Stipes und dem Cardo der ersten Insektenmaxillen homologisiert, und gelegentlich auch dem Hüftglied (*Coxa*) der Insektenbeine und dem ihm proximal anliegenden Stück, der *Subcoxa*, verglichen werden. — Die *erste Maxille der Chilopoden* (s. Fig. 63) bleibt verhältnismäßig einfach und besteht meist aus drei Gliedern, von denen das basale medialwärts in eine schwache Kaulade auswächst, während die beiden Endglieder als kurzer Palpus erscheinen. Die beiden Laden sind median dicht zusammengerückt und durch die Bauchplatte (*Sternit*) des Segments innig verbunden, so daß gewissermaßen eine Verwachsung im Gange ist. — Diese Verwachsung ist bei der ähnlich gebauten zweiten Maxille unter Teilnahme des Sternits eingetreten, weshalb diese eine Art Unterlippe bilden. Eine Lade fehlt den zweiten Maxillen, dagegen ist ihr Palpus länger und gewöhnlich viergliederig. — Bekanntlich ist das erste Beinpaar der Chilopoden (*Maxilliped*, *Raub-* oder *Kieferfuß*) ähnlich wie der Taster der zweiten Maxillen umgebildet und enthält die früher (s. Bd. I, S. 139) erwähnte Giftdrüse, die am klauenförmigen Endglied ausmündet. Die

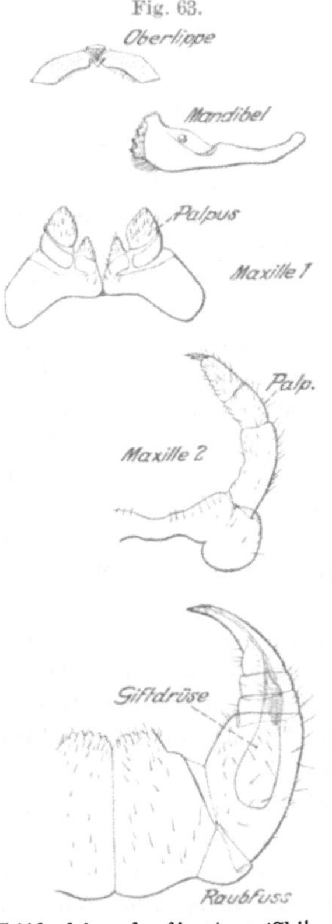

Lithobius forficatus (Chilopoder Myriopode). Mundwerkzeuge ventral. Orig. Blo.

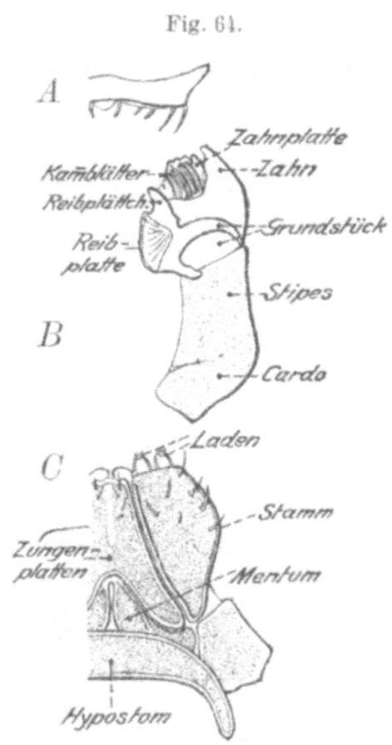

Glomeris (Diplopoder Myriopode). Linke Mundwerkzeuge ventral. *A* Oberlippe. *B* Mandibel. *C* Unterlippe. (Gnathochilarium). (Bez. der Teile nach VOM RATH 1886.) Orig. C. H.

ansehnliche Unterlippe (*Gnathochilarium*) der *Diplopoden* besteht aus zwei paarigen äußeren Platten den *Stämmen* (*Stipites*), denen sich proximal zwei (bei *Glomeris* relativ große) Angeln anfügen, während sie an ihrem Vorderrande zwei kleine zapfenförmige Gebilde tragen (*Laden* [vom Rath], *Malae* [Latzel], *mittlere* und *äußere Taster* [Verhoeff]). Medial von den Stämmen liegen hintereinander drei, in etwas verschiedner Ausbildung bei allen Diplopoden wiederkehrende, meist unpaare Platten (*Promentum* [*Zungenplatten*], zuweilen paarig, *Mentum*, *Hypostom* [*Gula*, Verhoeff]), die möglicherweise auf Sternite zurückzuführen sind. Über die Homologie der Teile des Gnathochilariums mit den Mundwerkzeugen der Chilopoden, spez. die Frage ob 1 oder 2 Maxillenpaare an seinem Aufbau beteiligt sind, gehen die Ansichten auseinander. Während die vergleichende Morphologie für 2 Paare zu sprechen scheint, ergeben entwicklungsgeschichtliche Untersuchungen, daß die I. u. II. Maxillen zwar angelegt werden, die I. aber wieder zugrunde gehen. Doch genügen die bisherigen Untersuchungen nicht, um ein endgültiges Urteil zu ermöglichen. — Auch die Mundhöhle der Diplopoden besitzt ein häufig echt kompliziertes Chitingerüst, auf das wir nicht näher eingehen.

Die *Mundwerkzeuge der Insekten* schließen sich denen der Chilopoden an, da gleichfalls stets drei Gnathitenpaare vorkommen, die *Mandibeln* (Oberkiefer), die ersten und zweiten *Maxillen* (erster und zweiter Unterkiefer), welche auch hinsichtlich ihrer Ausbildung den Gnathiten der Chilopoden gleichen, da die Mandibeln tasterlos sind und die zweiten Maxillen stets zu einer Unterlippe verwachsen. Den ursprünglichen Bau der Mundwerkzeuge zeigen natürlich diejenigen Insektenordnungen, welche die primitive Funktion der Gnathiten als Beiß- und Kauwerkzeuge bewahrten (*Apterygoten*, *Orthopteren*, *Neuropteren*, *Coleopteren*, ebenso auch fast stets die Larven (Fig. 65), mit Ausnahme derer mancher Dipteren (besonders *Musciden*), bei welchen die Gnathiten, unter teilweiser Verwachsung und Versenkung in die Tiefe (Mandibeln), schließlich ganz schwinden, so daß sich nur ein kümmerlicher Teil des Labiums in dem tief eingesenkten Mund und ein geringfügiger Rest des Maxillarpalpus erhält). Die Mandibeln dieser Insekten sind stets zu einer einfachen hakenartigen Kaulade, häufig mit gezähntem Kaurand, ohne Tasteranhang reduziert, ähnlich wie bei den Chilopoden. Bei gewissen *Apterygoten* schließt sich der eigentlichen Mandibel noch ein besonderes längliches Stück an, das den beiden Basalstücken (*Cardo* und *Stipes*) der Diplopoden-Mandibel zu entsprechen scheint. Bei den übrigen Insekten erhält es sich nur selten, so bei gewissen *Hemipteren* (*Corixa*). Auf die recht mannigfaltigen Größen- und Bauverhältnisse der Mandibeln bei den verschiedenen Ordnungen kann hier nicht eingegangen werden; erwähnt werde nur, daß die lang hakenförmigen Mandibeln gewisser saugender Larven (so bei *Dytiscus*, *Myrmeleo*, *Chrysopa* u. Verw.) mit einer Längsrinne versehen sind, die bei Myrmeleo und Chrysopa von der ähnlich verlängerten Lade der ersten Maxillen bedeckt, und so zu einem Kanal abgeschlossen wird; die Rinnen führen in den verengten Mundspalt. Die zangenförmigen Kiefer der Leuchtkäferlarven (*Lampyriden*) werden von einem geschlossenen Kanal durchsetzt, der sich distal und basal öffnet. Der Bau der Mandibeln obengenannter Larven

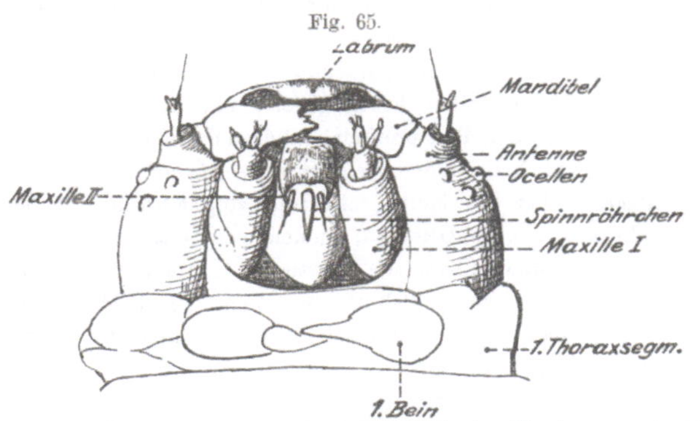

Larve (Raupe) von Agrotis (Schmetterling). (Kopf von ventral.) Orig. C. H.

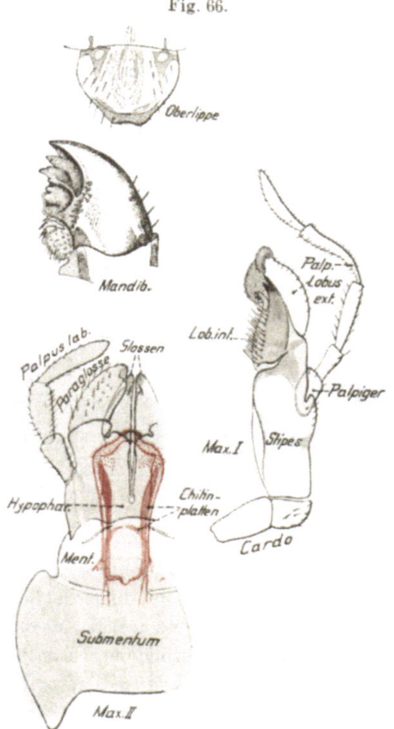

Blatta orientalis. Mundwerkzeuge isoliert, von der Ventralseite gesehen. In die Unterlippe ist der Hypopharynx rot eingezeichnet. Die an der Basis des Hypopharynx liegende Ausmündung des Speicheldrüsenausführgangs ist fortgelassen.
Orig. O. B. u. C. H.

hängt mit ihrer besonderen Ernährungsweise zusammen, indem sie durch den Mandibelkanal ein Sekret entleeren, das die Beute schon außerhalb des Körpers in verschiedenem Grade zu verdauen vermag, so daß sie die Lösung einfach aufsaugen oder sie mit dem Mund (Lampyris) leicht aufzunehmen vermögen. Die verdauende Flüssigkeit scheint in allen diesen Fällen Mitteldarmsekret zu sein.

Die *erste Maxille der Orthopteren* (Fig. 66) wird von einem zweigliedrigen basalen Stamm gebildet, der sich aus einem proximalen Stück (*Cardo*) und einem distalen (*Stipes*) zusammensetzt. Am distalen Außenrand des Stipes entspringt der gegliederte *Palpus*, der in der Regel als die direkte Fortsetzung des Stamms, also als Homologon des Entopodits der Crustaceen gedeutet wird. Sein Basalglied ist häufig ansehnlicher entwickelt und wird zuweilen als *Palpiger* (*Schuppenglied*) bezeichnet. Dem Distalrand des Stipes setzen sich zwei *Kauladen* oder *Loben* auf, eine innere (*Lacinia*) und eine äußere (*Galea*), von welchen namentlich die innere am Kaugeschäft teilnimmt. — Die Stammteile der *zweiten Maxillen* sind, wie bemerkt, stets median miteinander verwachsen, lassen jedoch bei den Orthopteren die einzelnen Partien noch gut unterscheiden. Durch Verwachsung der beiden Cardines bildet sich das proximale Stammstück der Unterlippe (*Submentum*), durch Verwachsung der Stipites das *Mentum* (auch *Ligula* genannt). Dem latero-distalen Rand des Mentum entspringen die beiden Palpen, zwischen welche sich vom distalen Rand des Mentum die den beiden Kauladenpaaren der ersten Maxille homologen *inneren Zungen* (*Glossae* = den Laciniae) und die *Nebenzungen* (*Paraglossae* = Galeae) erheben. — Auf der Dorsalfläche des Unterlippenstamms springt ein weichhäutiger Längswulst empor (*Hypopharynx*, auch *Zunge* oder *Lingua* genannt), an dessen Basis der Eingang in den Vorderdarm (eigentlicher Mund) liegt. Dieser Hypopharynx kann mit besonderen stäbchen- oder lamellenförmigen Chitinbildungen in Verbindung stehen. Morphologisch wird er jetzt häufig auf die Sternite der drei Kiefersegmente zurückgeführt. An der Hinterseite seiner Basis mündet der Ausführgang der Speicheldrüsen. Auch bei den Myriopoden findet sich schon ein wahrscheinlich entsprechendes Organ. Wie wir sehen werden, kann der Hypopharynx bei manchen Insekten eine besondere Entwicklung erreichen. Eine ähnliche, jedoch wenig scharf abgegrenzte Bildung, die sich an der Ventralfläche der Oberlippe (Labrum) findet, der *Epipharynx*, kann ihm dorsal gegenüberstehen. — Auch an der Ober- und Unterlippe der *Crustaceen* wurden Borstenanhäufungen zuweilen als Epi- und Hypopharynx bezeichnet. Daß namentlich der letztere mit jenem der Insekten keine Beziehungen besitzt, folgt schon aus der ganz verschiedenen morphologischen Bedeutung der Unterlippe beider Gruppen. Ein Paar lappiger Anhänge an der Unterlippe mancher Crustaceen wird gewöhnlich als *Paragnathen* bezeichnet. Während die kauenden Mundwerkzeuge gewöhnlich frei hervorragen, sind die Mandibeln, die ersten Maxillen, sowie der Hypopharynx bei den *Collembolen*, den *Apterygoten* und gewissen *Thysanuren* (*Japyx, Campodea*) tief eingesenkt, indem sich Ober- und Unterlippe stark verbreitern und verlängern und sie umschließen. Man hat diesen Zustand als den *entotrophischen* bezeichnet, im Gegensatz zu dem gewöhnlichen oder *ectotrophischen*.

Bei zahlreichen Insektenordnungen bilden sich die Mundwerkzeuge im Zusammenhang mit besonderer Ernährungsweise stark um, indem sie sich entweder zu leckenden und schlürfenden oder zu saugenden und häufig gleichzeitig stechenden entwickeln. — Analoge Umbildungen treten jedoch auch bei gewissen *Crustaceen* und *Arachnoideen* auf und sollen im Anschluß an die der Insekten kurz erwähnt werden.

Relativ geringfügig erscheint die Umgestaltung, welche die Gnathiten bei den primitiveren *Hymenopteren* erfuhren (Fig. 67). Die Mandibeln erhalten sich hier stets in ziemlich ursprünglicher Beschaffenheit und bleiben bei den Blattwespen, Wespen u. a. noch verhältnismäßig große, gut funktionierende Kauorgane, wogegen sie sich bei den typischen Bienen (Fig. 68 *B*) stark reduzierten und verkleinerten. Die Unterlippe verlängert sich mehr oder weniger stark, und zwar sowohl ihr Stamm als die median verwachsenen Glossen, was in dem Maße zunimmt, als die Formen zu rein leckender Nahrungsaufnahme übergehen. Die *Glossen* werden so schließlich zu der langen, auf der Ventralfläche mit einer tiefen Längsrinne versehenen, reich behaarten *Zunge*; wogegen die *Paraglossen* sich kaum vergrößern und als kleine Gebilde an der Zungenbasis stehen. Auch die Labialpalpen verlängern sich entsprechend der Zunge sehr und umscheiden sie. In dem Maße als die Unterlippe auswächst, verlängern sich die I. Maxillen, besonders deren äußere Laden (*Galeae*, doch auch als *Laciniae* gedeutet), die sich zu einer paarigen Scheide entwickeln, welche die verlängerte Unterlippe (Zunge) beiderseits einschließt und schützt; wogegen die inneren Laden (*Laciniae*, doch auch als Galeae gedeutet) klein bleiben und die Palpen verkümmern. Auf diese Weise bildet sich bei den typischen Bienen ein ansehnlicher Leckapparat (Rüssel) zum Aufsaugen der Blütensäfte, dessen allmähliches Hervorgehen aus den ursprünglich kauenden Werkzeugen gut zu verfolgen ist.

Die Mundwerkzeuge der *Lepidopteren* (Fig. 69) sind ebenfalls in einen Saugrüssel umgebildet, jedoch in ganz anderer Weise als bei den Hymenopteren. Unter den Mikrolepidopteren (Mikropterygiern, speciell *Eriocephala*) finden sich noch vereinzelte primitive Formen, deren Gnathiten jenen der Orthopteren ähnlich blieben, indem sie kräftige Mandibeln besitzen und den charakteristischen Bau der I. Maxillen und der Unterlippe noch

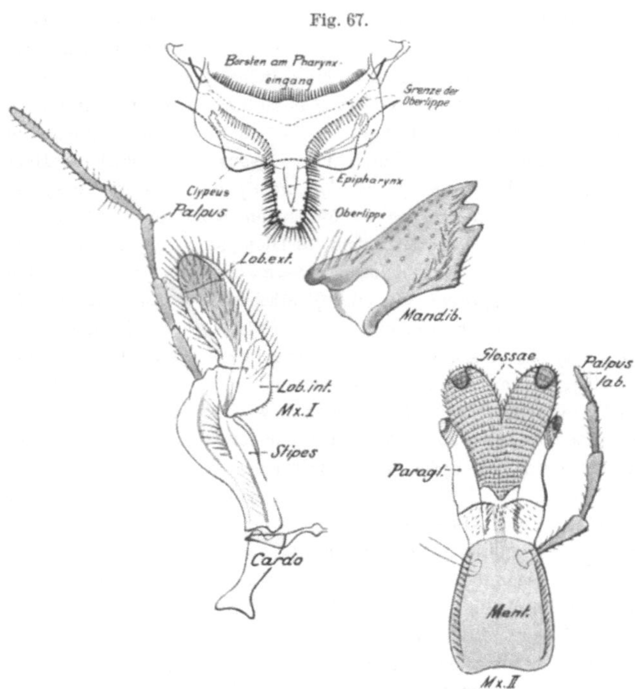

Vespa crabro (Hornisse). Mundwerkzeuge von der Ventralseite.
Orig. O. B. u. Prell.

ziemlich ursprünglich zeigen. Die übrigen Lepidopteren besitzen einen verschieden langen, nicht selten sogar sehr langen, in der Ruhe spiralförmig nach hinten und ventral eingerollten Saugrüssel, der ausschließlich von den lang ausgewachsenen beiden Laden der I. Maxillen gebildet wird. Diese sind nicht miteinander verwachsen, sondern lange rinnenförmige Stäbe, die nur dadurch verhältnismäßig fest zu einem Rohr verbunden sind, daß ihr Dorsal- und Ventralrand eine dichte Reihe zahnartiger Plättchen trägt, die sich innig und in etwas verschiedenartiger Weise ineinander falzen (s. Fig. 69). Die Palpen der ersten Maxillen sind sehr klein geworden, finden sich jedoch fast ausnahmslos an ihrem Grunde noch vor. Die Mandibeln der Macrolepidopteren sind fast völlig eingegangen. Auch die Unterlippe bleibt sehr klein und einfach, doch haben sich ihre Palpen gut erhalten und schützen gewissermaßen die Rüsselbasis beiderseits. Bei den Imagines gewisser Macrolepidopteren (besonders den *Bombycinen*, Spinnern) kann der Rüssel verkümmern; die betreffenden Formen vermögen keine Nahrung mehr aufzunehmen.

Eine rüsselartige Umbildung der Gnathiten zeigen schließlich die *Rhynchoten* und *Dipteren*, wobei in beiden Ordnungen ein analoges Bildungsprinzip herrscht und der Rüssel häufig zu einem Stechapparat wird. In beiden Fällen ist es der Stamm der II. Maxillen, der sich stark verlängert und, indem sich seine Dorsalfläche rinnenförmig aushöhlt, zu einer dorsal spaltartig geöffneten Rüsselröhre von sehr verschiedener Länge wird. Diese Röhre

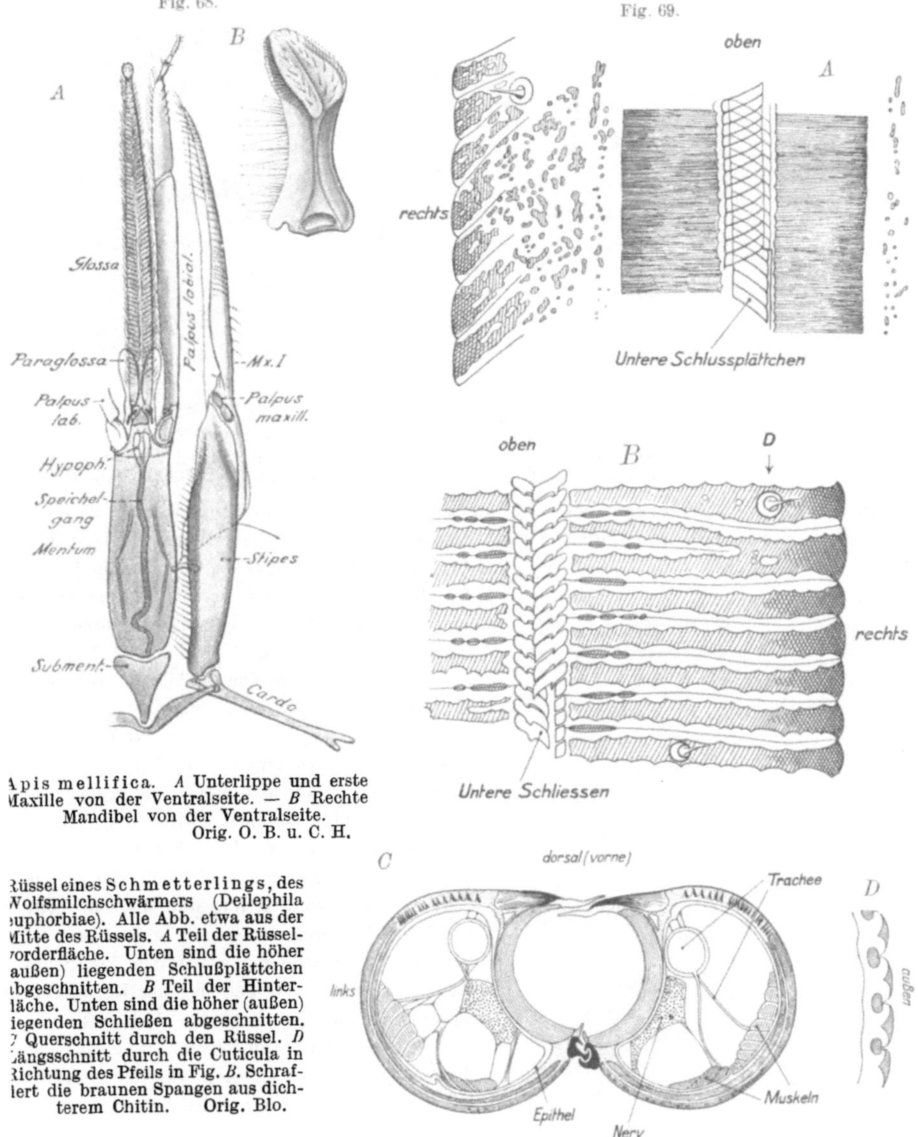

Apis mellifica. *A* Unterlippe und erste Maxille von der Ventralseite. — *B* Rechte Mandibel von der Ventralseite. Orig. O. B. u. C. H.

Rüssel eines Schmetterlings, des Wolfsmilchschwärmers (Deilephila euphorbiae). Alle Abb. etwa aus der Mitte des Rüssels. *A* Teil der Rüssel-vorderfläche. Unten sind die höher (außen) liegenden Schlußplättchen abgeschnitten. *B* Teil der Hinter-fläche. Unten sind die höher (außen) liegenden Schließen abgeschnitten. *C* Querschnitt durch den Rüssel. *D* Längsschnitt durch die Cuticula in Richtung des Pfeils in Fig. *B*. Schraffiert die braunen Spangen aus dichterem Chitin.   Orig. Blo.

ist bei den *Rhynchoten* stark chitinisiert und gegliedert (fast stets vier Glieder, selten drei), jene der *Dipteren* dagegen bleibt ungegliedert und weichhäutig; sie erweitert sich an ihren Distalenden in zwei lappenartige bewegliche Fortsätze (*Labellen*, als Paraglossen oder auch Taster gedeutet), die namentlich bei den leckenden, nicht stechenden Formen (z. B. den *Musciden*) stark entwickelt sind. Der basale Teil des dorsalen Rüsselspalts, ja zuweilen der ganze Spalt, wird in beiden Gruppen von der verlängerten Oberlippe, samt dem verlängerten

Epipharynx bei gewissen Diptera (so *Tabaniden*), mehr oder weniger bedeckt und abgeschlossen. Bei den letzterwähnten Dipteren kann dieser *Labroepipharynx* auf seiner Ven-

Fig. 70.

Fig. 71.

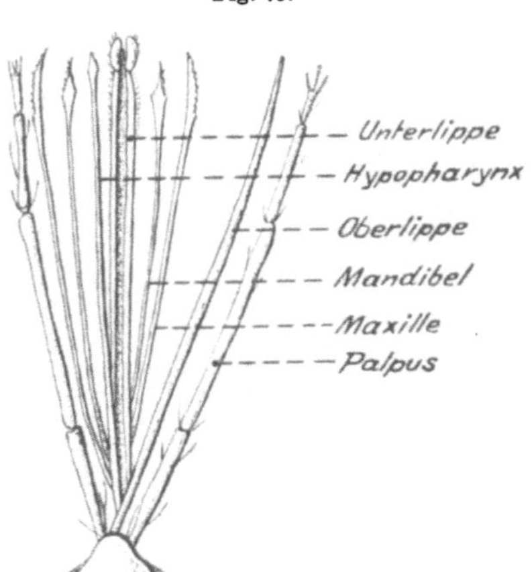

Mundwerkzeuge von **A n o p h e l e s m a c u l i p e n -
n i s**, etwas auseinander gelegt. Von dorsal gesehen (nach GRASSI 1900).   C. H.

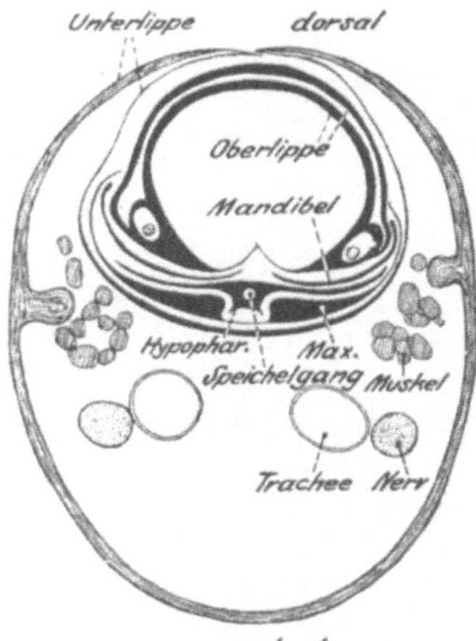

Querschnitt durch den Rüssel von **A n o p h e l e s
m a c u l i p e n n i s** ♀ (nach VOGEL 1921).   C. H.

tralseite mit einer Rinne versehen sein, die mit jener der Mandibeln zusammen eine Art
Saugröhre bildet. Bei den Culiciden wird das Saugrohr von der Oberlippe allein gebildet
(Fig. 71). Auch bei vielen Hemipteren ist die Oberlippe rinnenförmig nach der Ventralseite eingekrümmt und kann dann in die Rüsselröhre eingeschlossen werden.

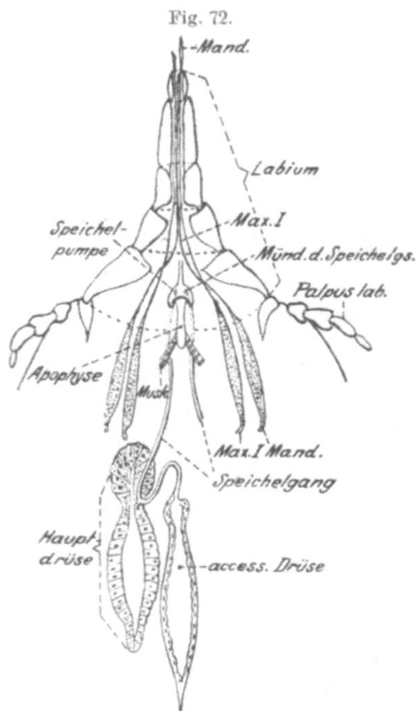

N o t o n e c t a. Schema des Rüssels mit den
Rüsselborsten von der Dorsalseite; die Speichelpumpe, sowie die Speicheldrüsen der linken
Seite sind eingezeichnet (nach FAURET-FREMIET
1910).   O. B.

Bei den stechenden weiblichen *Dipteren*
(Fig. 70) und den *typischen Rhynchoten* (Fig. 72)
sind die *Mandibeln* und die sehr vereinfachten
ersten Maxillen zu langen Stechborsten ausgewachsen, die in der Rüsselröhre liegen und vorgestoßen werden können. Diese Stechborsten
senken sich bei manchen Rhynchoten (z. B. *Aphiden* und *Cocciden*) proximal häufig tief in den
Körper hinab, so daß nur ihre distalen Teile
frei in die Rüsselröhre ragen. — An der Basis der
I. Maxillen der Dipteren erhält sich der Palpus
meist ansehnlich, während der der Rhynchoten
gewöhnlich ganz verkümmert, doch erhält er
sich gelegentlich noch in Resten. Der eigentliche
Stamm der Maxillen soll sich, wie die Ontogenie
lehrt, am Aufbau der seitlichen Kopfwände
beteiligen. Eine etwaige Rückführung der gegliederten Rüsselröhre der Rhynchoten auf die
verwachsenen Labialpalpen, die gelegentlich versucht wurde, ist unwahrscheinlich; wahrscheinlicher dagegen, daß die beiden Basalglieder
dem Submentum und Mentum entsprechen, die
beiden Endglieder den verwachsenen Laden.
— Die Rüsselröhre der stechenden Dipteren

umschließt noch ein unpaares borstenförmiges Gebilde, den stark verlängerten *Hypopharynx* (Fig. 70, 71), in dem der unpaare Ausführgang der Speicheldrüsen verläuft. Bei den *Rhynchoten*

Fig. 73.

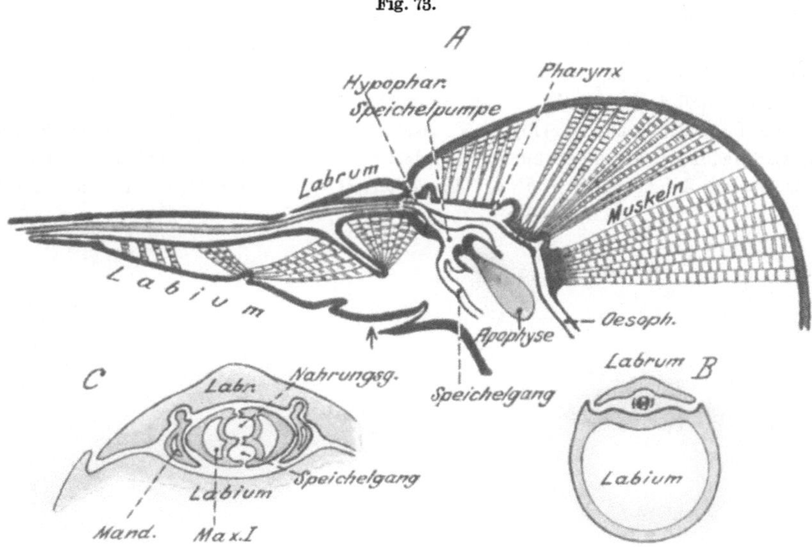

Notonecta. *A* Schematischer Medianschnitt durch Kopf und Rüssel. — *B* Querschnitt durch den Rüssel in der Richtung des Pfeils auf Fig. *A.* — *C* Die obere Partie dieses Querschnitts stärker vergrößert (nach GEISE 1883). O. B.

(speciell den Hemipteren) sind die maxillaren oder inneren Stechborsten rinnenförmig und mit ihren Rändern, ähnlich den Maxillen der Lepidopteren verfalzt, so daß sie zusammen ein Rohr bilden (Fig. 73 *B* u. *C*); dies wird jedoch durch eine leistenartige Längsfalte in zwei innere Röhren geschieden, eine dorsale, welche als Saugrohr zur Aufnahme der Nahrung dient und eine ventrale, die das Speichel- oder Giftrohr bildet und sich proximal an den kurzen Hypopharynx (länger bei den *Cicaden*) anschließt, auf dessen Spitze der Speicheldrüsengang mündet. — Schon bei Stechmücken (namentlich den Männchen) verkümmern jedoch häufig die Mandibeln und Maxillen, während der Hypopharynx mit der Unterlippe verwächst. Bei den leckenden Dipteren sind die Mandibelborsten stets rückgebildet und die I. Maxillen entweder stark verkümmert oder bis auf einen geringen Rest äußerlich ganz geschwunden (z. B. *Musciden* u. a.). Dies gilt auch für die stechenden Brachycera (z. B. *Stomoxys* und *Glossina*), welche mit der Unterlippenröhre. stechen, und deren Mundwerkzeuge daher denen der leckenden ganz ähnlich sind.

Die Cocciden unter den Rhynchoten besitzen einen kurzen, röhrig geschlossenen Saugrüssel, wahrscheinlich aus der Unterlippe hervorgegangen, in dem bei den Weibchen die beiden Paare von Stechborsten eingeschlossen sind. — Die Mundwerkzeuge der den Rhynchoten meist angeschlossenen *Pediculiden* (Siphunculata, Läuse) werden recht verschieden beurteilt. Der vorderste Abschnitt der Mundhöhle kann als ein rüsselartiges, mit Häkchen besetztes Gebilde ausgestülpt werden. Von der Ventralseite der Mundhöhle stülpt sich ein

Fig. 74.

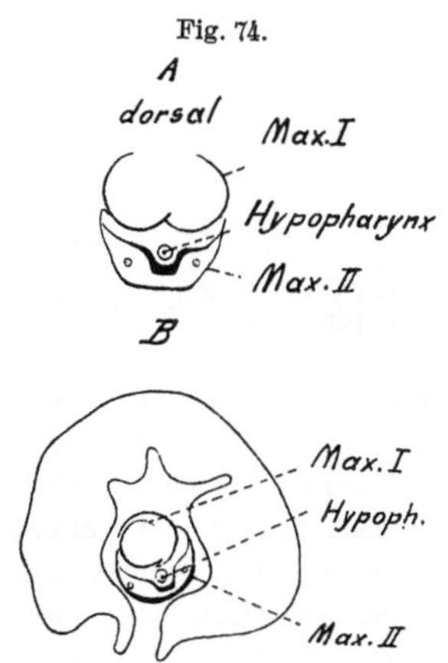

Querschnitt durch den Stachel von Pediculus vestimenti. *A* Stachel in der Gegend der sog. Scheide weiter hinten als *B*. — *B* Stachel, vorgestoßen innerhalb der Mundhöhle (nach VOGEL 1921). C. H.

zarter Schlauch nach hinten aus (*Stachelscheide* oder *Rüssel*), in welchem 3 zarte, borstenförmige, vorstoßbare Gebilde zum Stachel vereinigt sind (Fig. 74). Die ventrale halbcylindrische, wahrscheinlich aus dem Labium hervorgegangene Borste besitzt eine dorsomediane Rinne zur Aufnahme des dünnen Speichelrohres (Hypopharynx), außerdem sind ihre Seitenränder mit der dorsalen Borste verwachsen. Diese besteht aus zwei nebeneinander liegenden, median verwachsenen Chitinrinnen, die meist als Reste der I. Maxillen gedeutet werden. Beim Stich werden diese Halbrinnen in der engen Mundhöhle derartig zusammengepreßt, daß ein geschlossenes Blutsaugrohr entsteht (Fig. 74 *B*). Nach einer der Ansichten sollen sich bei *Haematopinus* stark reduzierte Mandibeln finden, die jedoch weit seitlich von der Mundöffnung stehen. — Die stechenden Mundorgane der *Flöhe* (*Aphaniptera*) weichen erheblich von denen der Di-

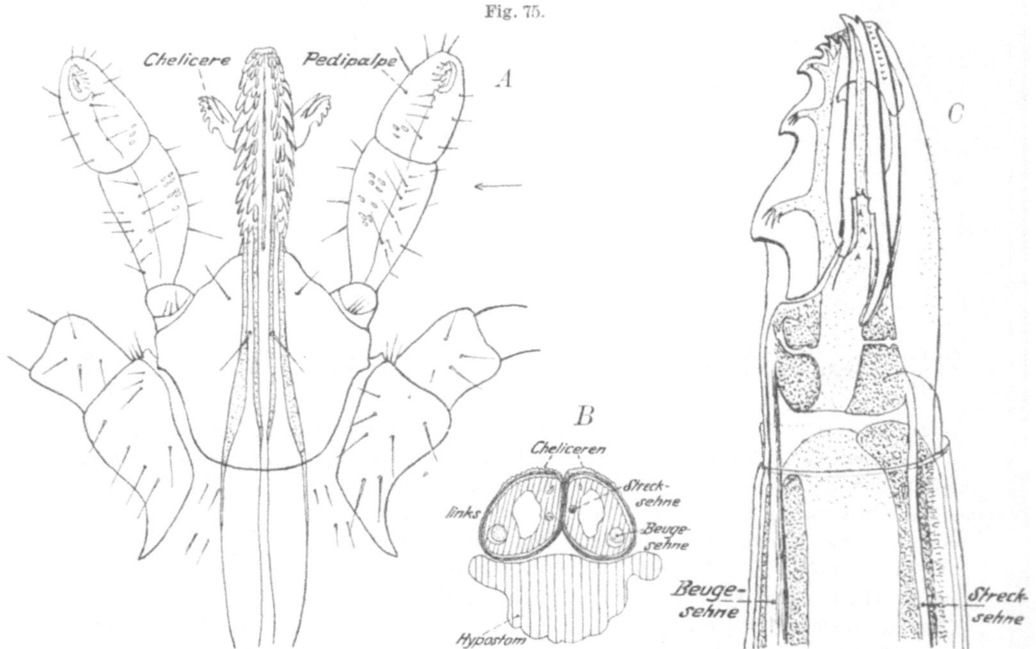

Ixodes ricinus L. ♀ Mundwerkzeuge. *A* Von der Ventralseite. — *B* Querschnitt durch den Rüssel in der Höhe des Pfeils in *A*. — *C* Rechte Chelicere. Ventralansicht, stärker vergrößert.　Orig. Blo.

pteren ab, indem eine Art Rüsselröhre durch die beiden verlängerten, jedoch nicht verwachsenen Labialpalpen gebildet wird, in der sich die zu rinnenförmigen Stechborsten ausgewachsenen beiden Mandibeln, sowie die lange Oberlippe befinden (die jedoch auch als Hypopharynx gedeutet wurde); letztere bildet mit den Mandibeln zusammen das eigentliche *Saugrohr*. Die ersten Maxillen mit ansehnlichen Tastern sind nicht sehr verlängert und liegen seitlich vom eigentlichen Rüssel, den Stamm des Labiums umscheidend. — Auch den saugenden *Blasenfüßen* (*Physoptera*) kommen stechende Mundwerkzeuge zu, indem sich die rechte Mandibel sowie die I. Maxillen zu Stechborsten entwickeln; die linke Mandibel dagegen fehlt; die Unterlippe bleibt klein und bildet keine Saugröhre.

Wie schon hervorgehoben, finden sich auch bei gewissen *Milben* (*Ixodiden* = Zecken u. a. s. Fig. 75) stechende Mundwerkzeuge, indem die Cheliceren der Ixodiden stiletartig verlängert sind und auf einem ventralen rüsselartigen Fortsatz hingleiten, der aus den verlängerten Laden der Pedipalpen hervorging, und von dessen Basis jederseits der ansehnliche Palpus entspringt. Eine Art Mundrohr (*Capitulum*), in welches die Cheliceren eingeschlossen oder rückziehbar sind, ist bei den Milben weiter verbreitet und scheint gewöhnlich durch Verwachsung der Basen der Pedipalpen und einen oberlippenartigen Fortsatz gebildet zu werden.

Bei parasitischen Formen der *Crustaceen* haben sich gleichfalls saugende und stechende Mundwerkzeuge entwickelt, so bei vielen *parasitischen Copepoden* und *Cirripedien*. Hier findet sich eine kurze Rüsselröhre, die aus der verlängerten Unter- und Oberlippe hervorgegangen sein soll; sie schließt die zu Stileten umgebildeten Mandibeln ein, während sich rechts und links von ihr sehr rudimentäre I. Maxillen finden. Auch die Mundwerkzeuge der *parasitierenden Isopoden* sind häufig in einen Stechapparat umgebildet, indem sich die Mandibeln und I. Maxillen zu Stechorganen verlängern; die unterlippenartigen II. Maxillen, sowie die Kieferfüße schließen sich als verlängerte Gebilde an; eine eigentliche Saug- oder Rüsselröhre fehlt jedoch. Bei den hierher gehörigen *Bopyriden* sind die Mundwerkzeuge sehr vereinfacht.

Stomodaeum.

Der zunächst auf den Mund folgende Abschnitt des Vorderdarms ist meist zu einer *Mundhöhle* (*Atrium*) mehr oder weniger erweitert; obgleich in manchen Fällen (besonders bei solchen Insekten, deren Mundwerkzeuge tiefer eingesenkt sind, jedoch auch bei manchen *Arachnoideen*) hauptsächlich eine sekundäre Einsenkung zwischen den Gnathiten, sowie dem Epi- und Hypostom, die Stelle dieser

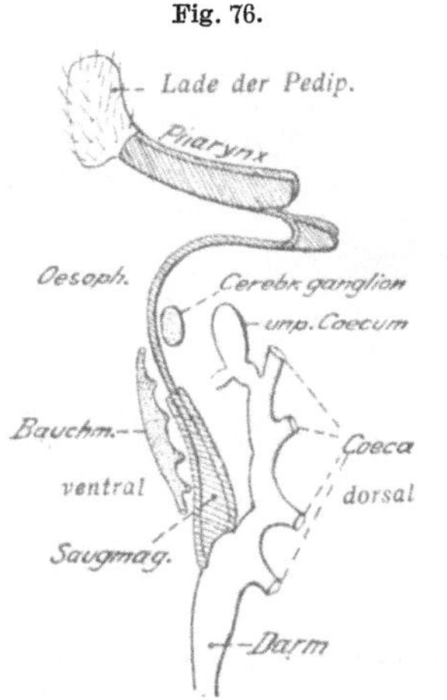

Fig. 76.

Psalmopoeus (Avicularide). Vorderdarm und vorderer Mitteldarm von der linken Seite. Orig. C. H.

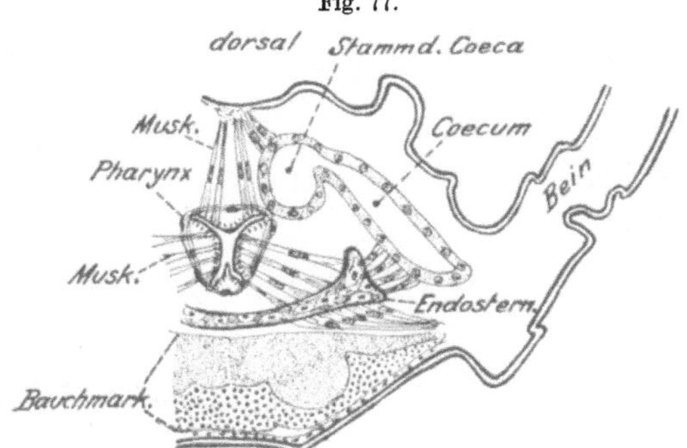

Fig. 77.

Argyroneta aquatica (Araneine). Querschnitt durch die Pharynxregion. Orig. C. H.

Mundhöhle vertritt. Der hintere, meist stärker muskulöse und häufig erweiterte Teil der Mundhöhle, der namentlich bei den Tracheaten durch von den Kopfwänden herantretende Muskelbündel stark erweiterungsfähig ist, wird meist als *Pharynx* bezeichnet und verhält sich auch funktionell wie der so bezeichnete Darmabschnitt der Vertebraten. Der Pharynx kann sich sowohl von der Mundhöhle als dem anschließenden Oesophagus mehr oder weniger deutlich absetzen, doch sind seine Grenzen häufig wenig scharf.

Wenn starke Muskelzüge zum Pharynx treten, so verdickt sich seine innere Chitincuticula häufig zu einem aus Platten oder Leisten bestehenden Gerüst, das sowohl bei *Myriopoden* als *Arachnoideen* (namentlich *Araneinen*, Fig. 76 u. 77), aber auch manchen Insekten stark entwickelt und kompliziert

gebaut sein kann, indem sich die Muskelzüge an das Gerüst anheften. In
solchen Fällen funktioniert der erweiterungsfähige Pharynx als Schluck- oder
Saugapparat und ist daher auch häufig bei saugenden Formen (namentlich
Arachnoideen und vielen *Insekten*) gut entwickelt und ansehnlich.

In gewissen Fällen, so z. B. bei den Larven der *Musciden,* findet sich im Pharynx ein
kompliziertes, aus paarigen und unpaaren Stücken bestehendes Chitingerüst, das teilweise
vorgestülpt werden kann, und bei der Bewegung als Haftapparat dient; mit den Gnathiten,
die hier fast ganz rückgebildet sind, hat es nichts zu tun.

Der auf den Pharynx folgende *Oesophagus* stellt bei primitiver Ausbildung
ein verhältnismäßig kurzes, gerades bis etwas gebogenes Rohr ohne Unterabschnitte dar, das meist enger ist als der Pharynx.   Gegen den gewöhnlich

Fig. 78.

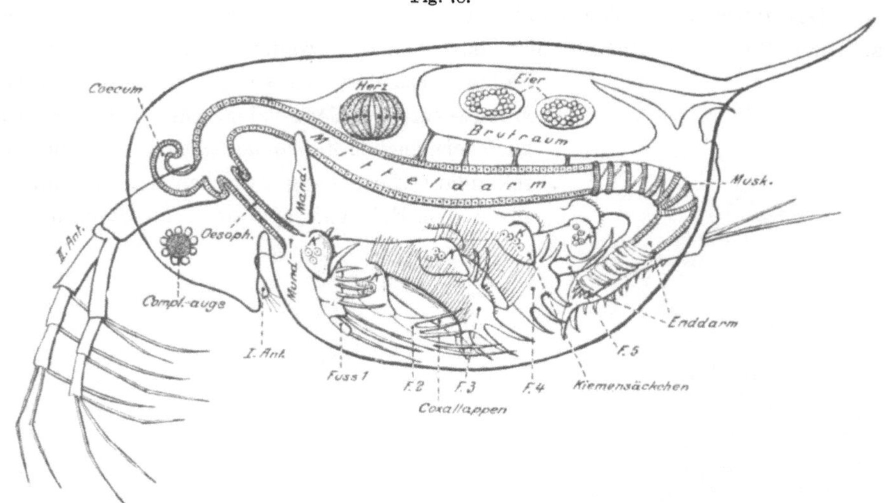

Daphnia similis (Cladocere).   Von links. F. 1—5 Beine, K. Kiemensäckchen (nach CLAUS 1876 und
LEYDIG 1860, etwas verändert).   C. H.

weiteren Mitteldarm setzt sich der Oesophagus durch eine Einschnürung in der
Regel scharf ab.   Innerlich stülpt er sich, unter Bildung einer *Klappe* (*Valvula
cardiaca*), meist etwas in den Mitteldarm ein, wie schon häufig bei Würmern.
Die Tiefe dieser Einstülpung ist sehr verschieden, auch kann sie durch Bildung
von Längsfalten komplizierter werden oder sich gelegentlich einseitig, zungen-
artig stärker verlängern. — In solch einfacher Form erhält sich der Oesophagus bei den *Protracheaten* (Fig. 57 *A*, S. 109), manchen *Arachnoideen* (vielen
Milben (Fig. 97 *C*, S. 141), einem Teil der *Myriopoden, einfacheren Insekten,*
den meisten *Insektenlarven,* sowie den einfacheren *Crustaceen* (besonders Entomostraken, vgl. Fig. 78 u. Fig. 85, S. 127).   Der Verlauf des Oesophagus hängt
zum Teil von der Mundlage ab. Wenn der Mund weit vorn, ja nahezu terminal
liegt, wie bei den *Protracheaten, Myriopoden,* den meisten *Insekten,* vielen
Arachnoideen (so namentlich den Acarinen), so zieht der Oesophagus meist
gerade nach hinten.   Ist der Mund dagegen, wie bei den *Pöcilopoden* und den

meisten *Crustaceen*, weiter nach hinten verschoben, so steigt der Oesophagus zunächst dorsal, ja sogar etwas nach vorn empor und biegt erst dann nach hinten um. Auch bei den *Araneinen*, deren Mund ziemlich weit vorn liegt, steigt der ansehnliche mit zwei verdickten Chitinplatten versehene Pharynx hoch empor und der enge Oesophagus kann in seinem Verlauf eine ventral absteigende Schlinge bilden (Fig. 76, S. 121). Bei den übrigen Arachnoideen hingegen bleibt sein Verlauf in der Regel ziemlich gerade.

Schon bei den *Pöcilopoden* (*Limulus*) erweitert sich der hintere Oesophagusabschnitt zu einem *Vormagen* (*Proventrikel*), dessen längsfaltige dicke Chitinhaut zu zahlreichen Höckerreihen verdickt ist. Dieser Abschnitt wird daher auch häufig als *Kaumagen* bezeichnet. — Ihm entspricht jedenfalls der erweiterte längliche *Saugmagen* (hintere Schlundpumpe, im Gegensatz zum Pharynx), der sich bei den *Araneinen* (Fig. 76) und *Pedipalpen* (Fig. 97 *D*, S. 141) an gleicher Stelle findet und ebenfalls plattenartige Verdickungen seiner Chitinintima zeigt. Auch bei den *Opilioniden* ist eine solche Bildung angedeutet und bei einzelnen Milben (*Bdellidae*) sogar stark entwickelt. Auch die chilopoden Myriopoden besitzen einen mehr oder weniger ausgeprägten Proventrikel, in dem sich entweder ein Kranz von Chitinhöckern oder zuweilen zahlreiche Längsreihen nach hinten gerichteter gezähnter Chitinborsten erheben, die das Lumen fast völlig erfüllen (*Cryptops*). Diese Einrichtung macht daher mehr den Eindruck eines Verschluß- und Filterapparates (Darmreuse), als eines Kauapparates.

Wie betont, ist auch der Vorderdarm vieler *Insekten* und ihrer Larven ein einfaches, mäßig langes Rohr. Auch wenn er länger wird, ja bis in das Abdomen reicht (so z. B. häufig bei *Lepidopteren*, [Fig. 79] auch gewissen *Hymenopteren*, während er bei den *Coleopteren*, *Rhynchoten* und *Dipteren* häufig recht kurz bleibt), und sich in besondere Abschnitte differenziert, bewahrt er fast ausnahmslos den geraden Verlauf. — Daß seine Weite von der Beschaffenheit der Nahrung abhängt und daher namentlich bei saugenden Formen nicht selten sehr gering ist, erscheint leicht verständlich. Bei nicht wenigen Insekten, namentlich solchen mit kauenden Mundwerkzeugen, erweitert sich der Oesophagus hinten mehr oder weniger zu einem kropfartigen Abschnitt (*Ingluvies, Kropf*), der zur Aufspeicherung der Nahrung oder auch in gewissem Grade zu ihrer Ver-

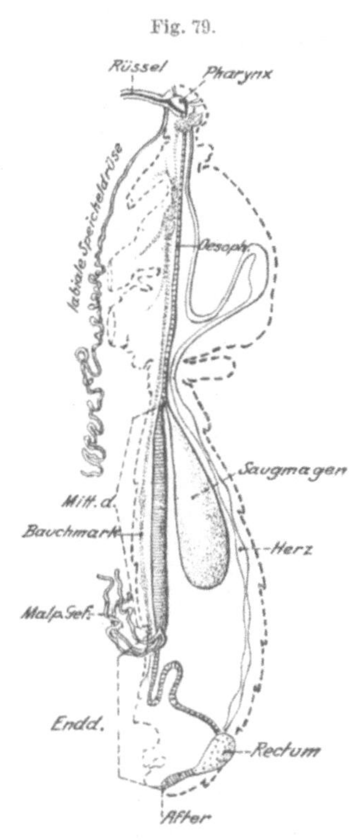

Danais archippus. Darm, schematisch, von der linken Seite gesehen. Körperumrisse punktiert (nach Burgess 1880). C. H.

arbeitung, besonders unter der Einwirkung des Speichelsekrets, dient (Fig. 80 u. 81). Den Larven kommt eine solche Bildung nur selten zu, so z. B. gewissen Raupen. Dieser sehr erweiterungsfähige und, wie der Oesophagus überhaupt, häufig längsfaltige, bis sogar gelappte Kropf bildet häufig eine allseitige Anschwellung des Oesophagus, so schon bei gewissen *Thysanuren* (*Lepisma*), den meisten *Orthopteren* (Fig. 80, *Blatta*), manchen *Dermapteren* (*Forficula*), gewissen *Rhynchoten* und zahlreichen *Coleopteren*, aber auch bei den *bienenartigen Hymenopteren* (Fig. 81), wo er zur Aufspeicherung der aufgesaugten Blütensäfte oder des Honigs dient, der unter dem Einfluß der Speichelfermente aus ersteren

Fig. 80.

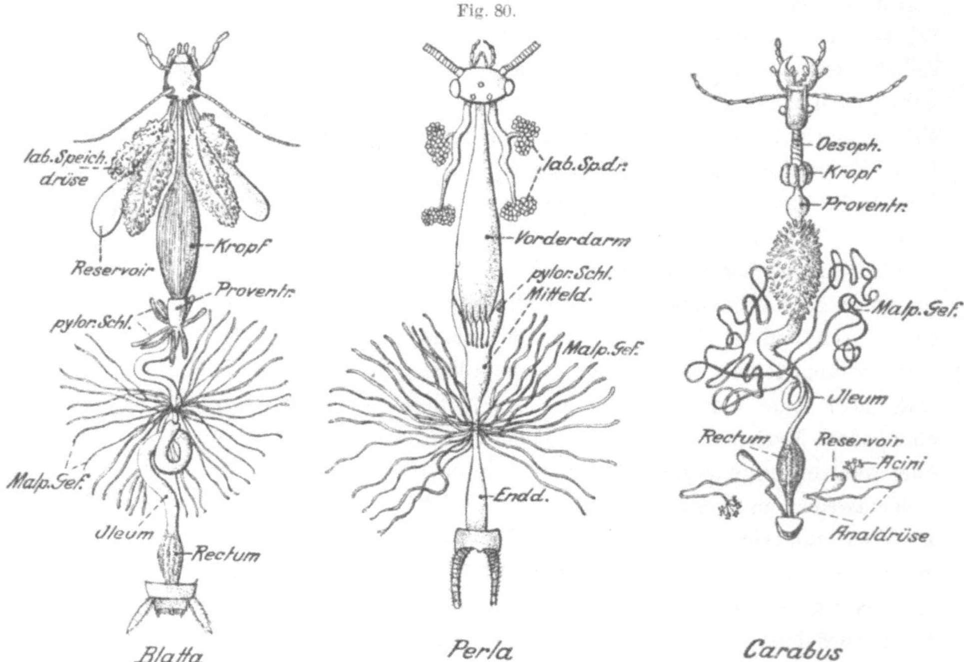

Darmkanal von Insekten von der Dorsalseite. *A* **Blatta orientalis** (Orthoptere). — *B* **Perla bicaudata** (Pseudoneuroptere). — *C* **Carabus auratus** (Coleoptere) (nach DUFOUR. *A* und *B* 1841. *C* 1824—36).　　　　C. H.

entsteht. In anderen Fällen, so bei einzelnen Orthopteren (*Gryllotalpa*) und Neuropteren (z. B. *Myrmeleo* u. a.), den Pelzfressern (*Mallophaga*), gewissen Hymenopteren (*Crabroniden*), erscheint er als eine einseitige Ausbuchtung des Oesophagus. An letztere Bildung schließt sich der *Saugmagen* an, der bei vielen *Lepidopteren* (Fig. 79) und den meisten *Dipteren* (linksseitig, Fig. 83, *Tabanus*) vorkommt; ein beutel- bis herzförmiger, teils sogar drei- bis mehrlappiger, einseitiger Anhang am mittleren bis hinteren Oesophagusabschnitt, mit dem er durch einen stielartig verengten Teil zusammenhängt. Er kann so lang werden, daß er bis in das Abdomen reicht (Fig. 93, S. 135). Zum Saugen dient er nicht, da dies allgemein durch den Pharynx zu geschehen scheint. Er fehlt den *Dipteren* nur selten (so den Pupiparen und Asilus).

Ein dem Saugmagen ähnlicher Anhang kommt gelegentlich auch bei einzelnen Coleopteren (*Oedemera*) vor. Gewisse Stechmücken (*Culiciden, Fhlebotomus*) besitzen neben dem eigentlichen Saugmagen noch zwei laterale ähnliche Oesophagusanhänge, die wie der Saugmagen häufig von Gas erfüllt sind, das auch sonst im Saugmagen gelegentlich angetroffen wurde, so bei manchen *Musciden* (*Glossina*) und *Lepidopteren*, weshalb er in solchen Fällen auch als aërostatischer Apparat angesprochen wurde. Die ziemlich variable Form des Saugmagens der Lepidopteren läßt sein allmähliches Hervorgehen aus einer einseitigen Kropfbildung deutlich verfolgen, da sich letztere bei primitiveren Formen (so *Tineinen* und *Micropteryginen*) gewöhnlich findet.

Zahlreiche, namentlich kauende Insekten besitzen neben einem Kropf einen *Proventrikel* oder *Kaumagen*. Er folgt gewöhnlich direkt hinter dem Kropf und bildet in der Regel den hintersten Abschnitt des Vorderdarms (Fig. 80, *Blatta, Carabus*); doch kann sich ihm zuweilen (so z. B. bei *Termiten* Fig. 105, S. 155 u. a.) noch ein kurzer röhriger Vorderdarmabschnitt anschließen. Der Proventrikel ist meist kugelig bis ellipsoidisch und setzt sich namentlich gegen den Mitteldarm scharf ab. Seine Muskulatur, besonders die Ringmuskulatur, welche am Vorderdarm meist innen liegt, ist stark entwickelt. Seine Intima erscheint fast stets ansehnlich verdickt und springt meist (besonders *Orthopteren* und *Coleopteren*) als eine Anzahl (4, 6, 8 und mehr) Längsleisten (s. Fig. 82) nach innen stark vor, zwischen denen sich noch Längsreihen von zahn- bis borstenförmigen Chitinfortsätzen finden, so daß das Lumen sehr eingeengt ist. Wegen dieses Baues wurde der Proventrikel früher allgemein als Kaumagen bezeichnet und als Zerkleinerungsapparat für die Nahrung gedeutet; daß dies für nicht wenige Insekten zutrifft, scheint sicher. In manchen Fällen wurde er

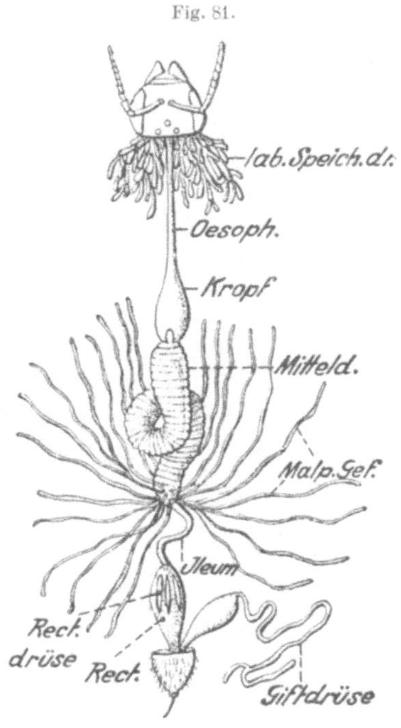

Apis mellifica. Darm von dorsal (nach DUFOUR 1841).   C. H.

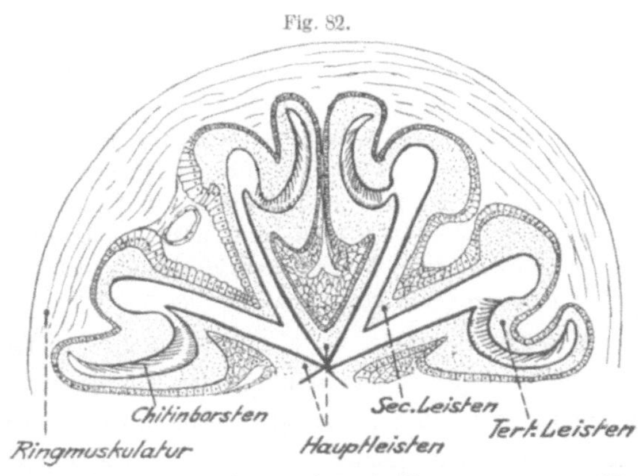

Proventrikel von Cybister. Querschnitt (n. DEEGENER 1904).   C. H.

jedoch als ein besonderer Verschlußapparat gegen den Mitteldarm oder als ein Filtrierapparat für die Nahrungspartikel gedeutet, was bei schwächerer Entwicklung seiner Bewaffnung wohl zutreffen kann.

Mit der ersteren Ansicht stimmt seine Verbreitung bei gewissen *Thysanuren* (*Lepisma*), vielen *Orthopteren* (Ausn. *Acridier* und *Phasmiden*), *Pseudoneuropteren* (Ausn. *Perla*) und einzelnen *Neuropteren* überein. Auch manche *Hymenopteren* (*Vespidae*, *Formicidae* usw.) besitzen einen kleinen Kaumagen, der häufig zwischen den angrenzenden Darmabschnitten

Fig. 83.

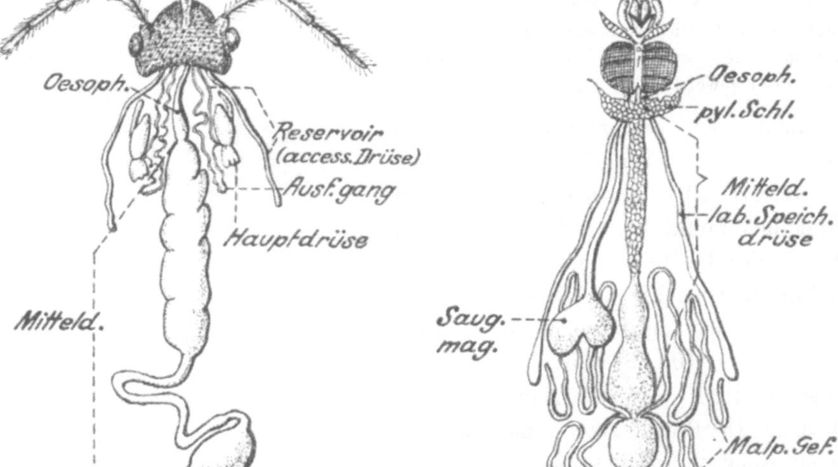

Pyrrhocoris aptera (Rhynchote) und Tabanus bovinus ♀ (Diptere) (nach Dufour 1833 und 1851).
C. H.

versteckt ist. Bei rein saugenden Insekten findet er sich nur selten, so bei gewissen *Dipteren* (*Teichomyza* u. a.), den *Puliciden*, wo er natürlich keine Kaufunktion haben kann. Auch bei den *Larven* der Pseudoneuropteren und Coleopteren kommt der Proventrikel schon vor, kann sich jedoch auch bei Larven finden und der Imago fehlen (so *Perla*); vereinzelt tritt die Proventrikelbildung bei den *Muscidenlarven* und der wachsfressenden Raupe der Lepidoptere *Galleria* (Wachsmotte) auf.

Crustaceen. Wie erwähnt, ist auch der Vorderdarm der Crustaceen im einfachsten Fall, so bei den meisten Entomostraken, ein kurzes, aber häufig ziemlich weites Rohr, das als Oesophagus bezeichnet wird. Sein fast stets dorsal und sogar häufig etwas nach vorn aufsteigender Verlauf wurde schon früher (S. 123) betont. Diese Erscheinung gilt auch für den als Oesophagus bezeichneten vorderen Teil der höheren Krebse fast allgemein. Häufig zeigt der Querschnitt des Oesophagus die charakteristische vierstrahlige Beschaffenheit, die schon erwähnt wurde. Sein Hinterende springt auch bei den Crustaceen fast stets als Ringfalte, die aber häufig in einige sekundäre klappenartige Fortsätze zerschlitzt ist (sog. *Pylorusklappen*), in den Mitteldarm vor, wie es schon für die Tracheaten erörtert wurde. — Der Oesophagus ist mit Ring-, zum Teil auch Längsmuskeln (Fig. 84 *A*) versehen und besitzt, ähnlich wie der Pharynx der Tracheaten, meist zahlreiche zur Körperwand ziehende Dilatatoren.

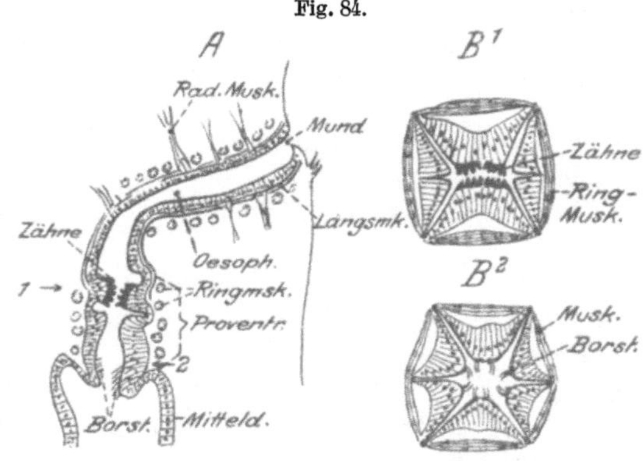

Cryptophialus (zu den Abdominalia gehörige Cirripedie)· Vorderdarm. *A* Im Längsschnitt. — *B¹* und *B²* Querschnitte durch den Proventrikel in den Regionen der Pfeile 1 und 2 auf Fig. *A* (nach BERNDT 1906).   O. B.

Das Stomodaeum der *Leptostraken* und *Malacostraken* wird länger, indem es in einen geraden, nach hinten ziehenden Endteil umbiegt, der mehr oder weniger erweitert und fast stets mit besonderen inneren Chitinverdickungen versehen ist. Letzterer Ab-

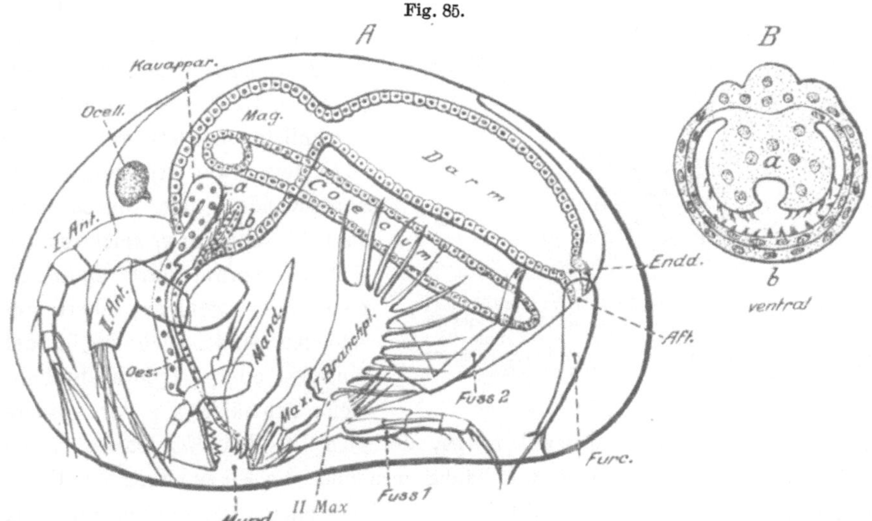

Cypris (Ostracode). *A* Linksseitige Ansicht; etwas schematisiert. a und b der Kauapparat. — *B* Querschnitt durch den Kauapparat (nach VÁVRA 1891 und CLAUS 1892 und 1895).   C. H.

schnitt wird daher als *Magen, Kaumagen* oder *Proventrikel* bezeichnet und entspricht im allgemeinen wohl auch dem Proventrikel der Tracheaten, obgleich er selbständiger Entstehung sein dürfte. Bei den Entomostraken findet sich nur selten eine ihm homologe Bildung (auch *Kropf* genannt).

So bei zahlreichen *Ostracoden*, als ein schwach erweiterter hinterer Abschnitt des aufsteigenden Oesophagus (s. Fig. 85 *A* u. *B*). Ein dorsaler, reich mit queren Borstenreihen besetzter Wulst (Einfaltung der Wand) springt in ihn vor und kann ziemlich tief in den Mitteldarm hineinragen. Auch sonstige Chitinverdickungen seiner Intima sind noch vorhanden. Am kompliziertesten wird dieser Proventrikel bei den marinen *Bairdien*. — Auffallend ist, daß eine Cirripedie, *Cryptophialus* (zur Gruppe der Abdominalia gehörig), einen gut entwickelten, wenn auch wenig erweiterten Proventrikel besitzt (Fig. 84). Die ventrale und dorsale Falte des Oesophagus tragen im vorderen Abschnitt dieses Proventrikels je eine gezähnte chitinöse Kauplatte, während sich im hinteren Teil die lateralen Längsfalten längs teilen, so daß insgesamt sechs Falten entstehen, die zusammen acht Längsreihen von Borsten tragen (Fig. 84 *B*2). Dieser hintere Teil des Proventrikels dient daher wohl als *Filtrier-*, der vordere als *Kauapparat*.

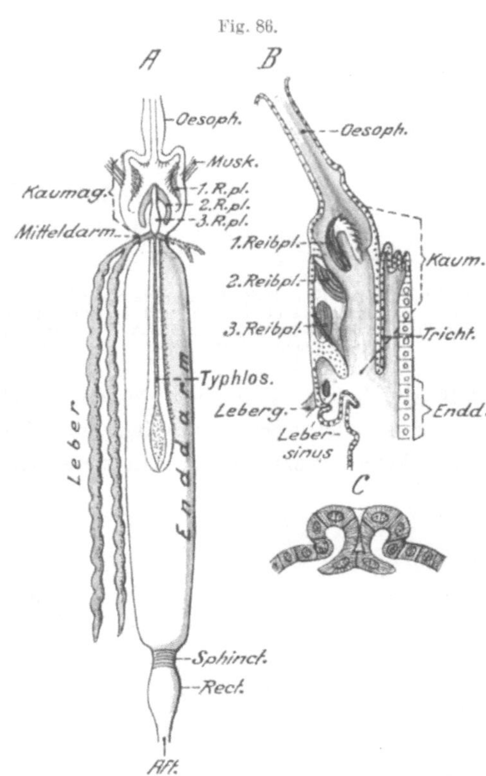

Oniscus asellus (Landassel. *A* Darm von Dorsalseite. — *B* Vorderdarm mit Mitteldarm und Anfang des Enddarms in der Medianebene halbiert. — *C* Typhlosole des Enddarms im Querschnitt durch die mittlere Region (nach IDE 1892, mit Benutzung von MURLIN 1902). O. B.

Der *Kaumagen* (*Proventrikel*) der *Malacostraken* wird meist größer und ist, wie bemerkt, im allgemeinen horizontal nach hinten gerichtet. Bei den *Leptostraken* und *Arthrostraken* (Fig. 86) bleibt er noch verhältnismäßig klein; bei den *Thoracostraken*, besonders den *Decapoden* (Figg. 88 u. 89, S. 130 u. 131), wird er meist sehr ansehnlich. Bei letzteren läßt er fast stets zwei Abschnitte gut unterscheiden, die durch eine quere Einschnürung, welche hauptsächlich ventral stark eindringt, mehr oder weniger scharf geschieden sind; auch bleibt der hintere oder Pylorusabschnitt meist schmäler als der vordere oder cardiale. Dieser Cardiateil ist es, der sich bei den *Thoracostraken* besonders ansehnlich entwickelt und häufig vorn über die Einmündung des Oesophagus stark vorspringt (s. Fig. 88 *B*); er ruft daher namentlich die Vergrößerung des Proventrikels der Thoracostraken hervor, wogegen er bei den *Arthrostraken* (Fig. 86), deren Proventrikel hauptsächlich vom Pylorusteil gebildet zu werden scheint, klein bleibt und meist wenig deutlich abgesetzt ist.

Äußerlich erscheint der Proventrikel teils mehr sackartig rundlich, teils länger gestreckt. Innerlich kann er sich sehr komplizieren, doch läßt sich sein Bau im allgemeinen wohl auf ein gemeinsames Schema zurückführen, das vom vierfaltigen Oesophagus abgeleitet werden kann. Wenn wir von letzterem ausgehen, so sehen wir im einfacheren Proventrikel der Arthrostraken (Figg. 86 *B* u. 87 *B*) die dorsale Falte wenig oder nicht entwickelt, während sich die seitlichen in der Vorderregion tief einstülpen, häufig auch in ihrem Verlauf nach hinten in zwei teilen, indem sich zwischen beiden Teilfalten eine Rinne einsenkt. Die ventral aufsteigende Falte ist im Vorderteil des Proventrikels wenig entwickelt, erhebt sich jedoch allmählich nach hinten stark zu einer in der Sagittalebene aufsteigenden unpaaren, zungenförmigen Scheidewand (Fig. 87 *mv*), indem sich gleichzeitig beiderseits von ihr je eine Längsfalte erhebt, welche die Rinne (*u*) in zwei sekundäre Rinnen (u^1 und u^2) zerlegt. Dieser hintere Abschnitt sackt sich auch ventral häufig stärker aus. Die erwähnten Falten sind teils mit Borstenhaaren oder zahnartigen Chitinhäkchen besetzt, und ihre Chitinintima

ist auch stellenweise zu zart gestreiften und behaarten Platten (*Reibeplatten*) verdickt. Eine solche Platte kommt namentlich jederseits an der Falte *mv* gewöhnlich vor und bildet mit den Borsten der Rinnen u^2 eine Art Filtrierapparat. — Obgleich wirkliche mechanische Zerkleinerung der Nahrung durch diese Einrichtungen des Arthrostraken-Proventrikels nicht ausgeschlossen scheint,

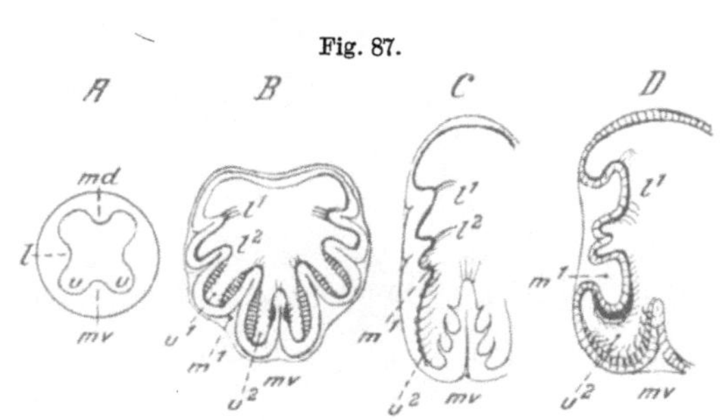

Fig. 87.

Schema von Querschnitten durch Oesophagus und Proventrikel von malacostraken Crustaceen. *A* Oesophagus. — *B* Proventrikel (Pylorusabschnitt) von Isopode. — *C* Proventrikel von Schizopode. — *D* Proventrikel (Pylorusabschnitt) von Astacus (Potamobius) (nach IDE 1892 und GELDERD 1909). O. B.

dürfte er doch mehr als ein Reusen- oder Filtrierapparat funktionieren. Sowohl die Ventralfalte als die beiden Seitenfalten können hinten frei zipfelförmig enden und so eine Art von Klappen bilden, die in den Mitteldarm vorspringen.

Im Pylorusteil der *Malacostraken* (s. Fig. 87 *A—D* u. Fig. 88 *D a* u. *b*) scheinen sich ähnliche Verhältnisse zu wiederholen wie bei den Arthrostraken; auch hier springt die Ventralfalte (*mv*) zungenförmig stark vor und ist an ihren Seiten mit stärkerer Chitinintima bedeckt, die mit zarten Leisten versehen ist, die in Haare auslaufen und zwischen denen freie Rinnen bleiben. Die Falten l^1 und l^2 dringen auch hier stark ins Innere vor und scheiden gewissermaßen das Lumen des Pylorusteils in einen ventralen und dorsalen Kanal, von denen angegeben wird, daß der dorsale zur Ableitung der gröberen Nahrungsteile in den Enddarm diene, der ventrale hingegen zur Leitung der feineren in den Mitteldarm und die Leber. — Auf der Grenze zwischen Pylorus- und Cardiateil steigt, besonders bei den *Decapoden*, eine ziemlich tiefe Einstülpung stark in das Lumen auf und bildet die *Cardiopylorusklappe*. — Der sehr ansehnliche Cardiateil der Decapoden (Fig. 88) ist ein kräftiger Kaumagen, indem sich in seiner dorsolateralen Region jederseits eine starke seitliche Einfaltung entwickelt, die mit dicker verkalkter Chitinintima und einer Längsreihe von Zähnen versehen ist (*Lateralzähne*, Fig. 88 *B*, 5), während sich in der Dorsallinie eine nach hinten gerichtete Einstülpung gebildet hat (4), die gleichfalls mit dicker verkalkter Chitinhaut versehen ist und den dorsalen oder medianen Zahn bildet. Diese drei Zahnbildungen wirken gegeneinander als kräftiger *Kau-(Triturations-)*Apparat.

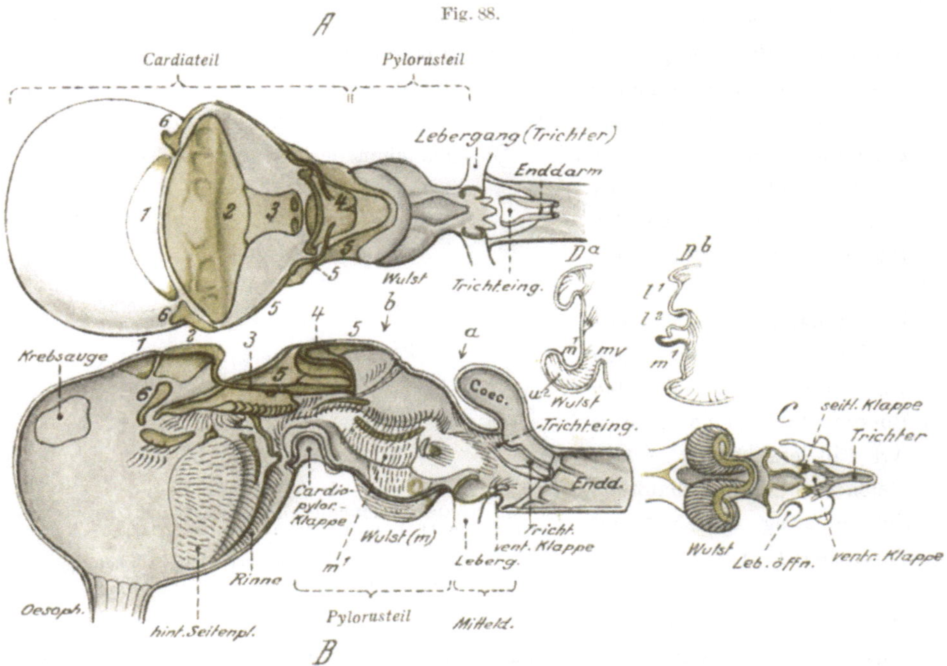

Astacus fluviatilis (Potamobius astacus). Kaumagen, Mitteldarm und Anfang des Enddarms. Von Kaumagen und Vorderdarm überhaupt ist nur die isolierte Cuticula gezeichnet, mit den Verkalkungen, die braun angegeben sind. *A* Ansicht von der Dorsalseite. — *B* In der Sagittalebene halbiert. Ansicht auf die Innenseite der rechten Hälfte. Die verkalkten Partien im Cardiateil sind: 1. Superomedianum (Zygocardialstück, HUXLEY), 2. das vordere Superomedianum (Cardialstück, H.), 3. dessen Fortsatz zum Zahnstück (4), das auch als ein mittleres Superomedianum (Urocardialstück, H.) bezeichnet wird; 4. das Zahnstück (Praepyloricalstück, H.), welches durch eine nach hinten gerichtete Einstülpung den medianen Zahn bildet; 5. das mittlere Superolaterale (Pyloricalstück, H.), welches die lateralen Zähne bildet. Vorn schließt sich an 5. das vordere Superolaterale 6. (Pterocardialstück, HUXLEY) an. — *C* Polyrusteil und Mitteldarm von ventral gesehen. Der Wulst (Seitentasche HUXLEY) wurde auch als Inframedianum des Pylorusteils bezeichnet und seine hintere Fortsetzung als Zwischenstück. — *D* a und b siehe die Pfeile: a und b in *B*.   Orig. O. B.

Wahrscheinlich dürften die seitlichen Zähne aus einem vorderen Teil der Seitenfalten hervorgegangen sein; der mediane Zahn der Decapoden dagegen scheint bei den Arthrostraken kein Homologon zu besitzen und auch bei den übrigen Thoracostrakengruppen wenig oder nicht entwickelt zu sein. — Ventral von den Seitenzähnen findet sich bei den Decapoden jederseits eine stark borstige, etwa ovale Chitinplatte (*Seitenplatte*), die sich jedoch kaum erhebt; sie entspricht vielleicht einer Fortsetzung der lateralen Falte l^2. — Wie schon hervorgehoben, verkalkt die Chitinhaut des Proventrikels der Decapoden an verschiedenen Stellen mehr oder weniger stark, wie dies von *Astacus* (*Potamobius*)

auf Fig. 88 braun angegeben ist. Eine Aufzählung dieser komplizierten
verkalkten Leisten und Platten, für die eine verwickelte Nomenclatur errichtet
wurde, würde zu weit führen, um so mehr als solche Verkalkungen wohl überall
eintreten können, wo besondere Festigkeit vorteilhaft erscheint, also an Vor-
sprüngen, Rinnenbildungen u. dgl.

Einer Erörterung bedarf noch die Verbindung des Pylorusteils des Proventrikels mit dem Mitteldarm. Im allge-
meinen wäre hervorzuheben, daß eine
scharfe Grenze zwischen dem Pylorusteil
und dem Mitteldarm gewöhnlich gar
nicht vorhanden ist, so daß nur die
Beschaffenheit des Epithels, sowie das
Aufhören der Cuticula des Vorderdarms
die hintere Grenze des Pylorusteils bezeichnet. Der hinterste Abschnitt des
Pylorusteils wird daher schon vom Entoderm gebildet; in diesem Abschnitt münden die vorderen Darmdrüsen (Leber,
Fig. 88 A u. 89) ein. — Wie erwähnt, ist auch
bei den Crustaceen stets eine Einsenkung
des Hinterrandes des Vorderdarms in den
Anfang des Mitteldarms (*Pylorusklappe*)
vorhanden, die bei den Entomostraken
teils ringförmig, teils lappig in verschiedenem Grade ausgebildet ist. — Bei den
Malacostraken (besonders *Astacus*) erscheint sie eigentümlich, indem sie im
hintersten Teil des Pylorusabschnitts als
eine Lamelle von der Dorsalwand des
Vorderdarms entspringt, sich nach hinten
verbreitert und zu einem Rohr ventralwärts zusammenkrümmt, das jedoch an
seiner Ventralseite stets spaltartig geöffnet bleibt (s. Fig. 88 A—C, *Trichter*).

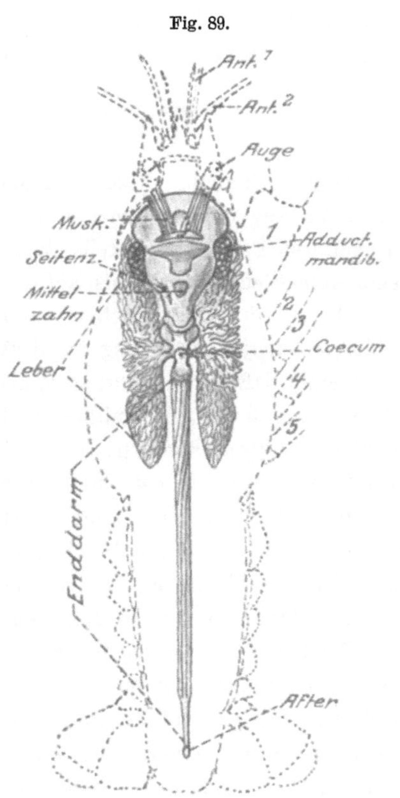

Astacus fluviatilis (Potamobius astacus).
Darm von der Dorsalseite (von den Muskeln des
Kaumagens sind nur die vorderen angegeben)
mit Benutzung von HUXLEY (Der Krebs) und
anderen Autoren.   O. B.

Dieser *Trichter* (oder die Ringlamelle) ist auf seiner Innenseite jedenfalls vom
Ectoderm gebildet, da er hier eine Chitinhaut ausscheidet. Vielleicht hat er
gewisse Beziehungen zu der bei den Tracheaten als Trichter bezeichneten Bildung, eher jedoch zu der dort erwähnten Cardiaklappe. — Der Trichter ragt
mehr oder weniger tief in den Anfang des Mitteldarms hinein, ja wenn letzterer sehr kurz ist (so z. B. bei *Astacus* und den *Isopoden*), bis zum Anfang
des Enddarms. Bei manchen Isopoden sollen sich sogar zwei ineinander ge-
schachtelte solche trichterartige Bildungen finden und dazu noch eine nicht ein-
gekrümmte Lamelle (Lame recourante).

Bei parasitischen *Isopoden* (Epicarida, so den *Bopyriden* und *Entonisciden*, besonders den Weibchen) findet sich an Stelle des Proventrikels eine ihm wohl homologe ansehnliche sackartige Erweiterung, in welche innerlich zahlreiche zottenförmige Fortsätze vorspringen (*Zottenmagen, Saugmagen*).

Der Proventrikel der Crustaceen besitzt im allgemeinen natürlich eine kräftig entwickelte Muskulatur, die teils aus Ring- oder Quermuskelzügen besteht, die sich an den Hauptfalten anheften, teils aus Muskeln, die zur Körperwand ziehen und im allgemeinen als Dilatatoren wirken. Bei den Decapoden wird diese Muskulatur recht kompliziert.

Drüsenbildungen der Mundregion, Speicheldrüsen im weiteren Sinne.

Drüsenbildungen dieser Art sind bei den Tracheaten sehr verbreitet und zeigen im allgemeinen den Charakter von Hautdrüsen. Sie finden sich häufig zu mehreren Paaren, was teils darauf beruht, daß sie sich an mehreren Kopfsegmenten wiederholen, teils auf der Differenzierung eines solchen Drüsenorgans in mehrere sekundäre Partien. — Sie münden im allgemeinen in die Mundhöhle, stehen jedoch häufig in direkter Verbindung mit den Gnathiten, weshalb es scheint, daß sie sich ursprünglich, wenigstens zum Teil, von Drüsen herleiten, die mit den Extremitäten verbunden waren, besonders den früher schon erwähnten *Cruraldrüsen* (s. Bd. I, S. 137). — Im allgemeinen werden sie als Speicheldrüsen bezeichnet, obgleich ihre Funktion vielfach noch unsicher erscheint und auch in manchen Fällen gewiß eine andere ist. Manche dieser Drüsen hätten füglich schon bei den Hautdrüsen aufgezählt werden können, wie dies auch für die Giftdrüsen in den Cheliceren der Araneinen (Bd. I, S. 139) und die Spinndrüsen der Insektenlarven geschehen ist.

Bei den *Araneinen* findet sich häufig eine beutelförmige *Frontaldrüse* (*Rostraldrüse*), die in der Oberlippe liegt und an deren Distalende mündet. Auch bei gewissen *Acarinen* wurde eine solche Rostraldrüse festgestellt. — Den ersten Gnathiten der Araneinen (Cheliceren) gehören die schon früher (Bd. I, S. 139) besprochenen *Giftdrüsen* zu, und ebenso die am gleichen Ort bei den *Pseudoscorpionen* vorhandenen Spinndrüsen (Fig. 97 *B*, S. 141). Auch die Laden der zweiten Gnathiten (Pedipalpen) der Araneinen sind mit einer größeren Zahl kleiner schlauchförmiger Drüschen ausgerüstet, die an ihrem Innenrand oder auf einer besonderen von Poren durchsetzten Siebplatte ausmünden. Sie sondern ein eiweißverdauendes Ferment ab, das die Weichteile der Beutetiere auflöst und deren Aufsaugen ermöglicht. — Besonders verbreitet sind *Speicheldrüsen* bei den *Acarinen*; sie treten, wie gewöhnlich angegeben wird, in sehr verschiedener Zahl (1 bis etwa 5 Paare) auf, die bei derselben Art häufig verschieden gebaut sind, so: rundlich, nierenförmig bis acinös, aber auch schlauchförmig. Da sich jedoch die Ausführgänge aller dieser Drüschen einer Seite zu einem gemeinsamen Gange vereinigen, der nach der gewöhnlichen Angabe zum Mund, also wohl der Mundhöhle führt, so dürften sie alle wohl nur Verzweigungen und Differenzierungen eines ursprünglichen Paars sein.

Bei gewissen Gruppen (so den *Prostigmata*, *Uropodidae*, *Gamasidae*) kann sich zu ihnen noch eine unpaare schlauchförmige Drüse gesellen, die manchmal so lang wird, daß sie die Körperlänge übertrifft; sie mit einem Malpighischen Gefäß zu homologisieren, wie dies gelegentlich geschehen, scheint kaum gerechtfertigt. — Da sich an der Coxa des ersten Beinpaares gewisser *Ixodiden* (*Ornithodorus*) eine Drüse findet und auch an der Basis der Cheliceren (*Gamasus*) eine solche vorkommt, so lassen sich die Speicheldrüsen der Milben wohl gleichfalls auf Cruraldrüsen zurückführen.

Im allgemeinen gehören zur Kategorie der hier zu besprechenden Drüsen auch die schon früher geschilderten Schleimdrüsen der Protracheaten (s. Fig. 57 *A*, S. 109 u. Bd. I, S. 137 u. Fig. 348, S. 501). Bei den beiden Hauptgruppen der *Myriopoden* (Diplopoda und Chilopoda) findet sich in der Regel eine größere Zahl von Drüsen am Kopf. Sowohl bei den Chilopoden als Diplopoden treten vorn am Kopf ein bis zwei Paar kleinerer Drüsen auf, die jedoch den Chilopoden gelegentlich zu fehlen scheinen, vordere *Kopf-* oder *Buccaldrüsen* (Fig. 90). Sie münden vorn in die Mundhöhle und könnten vielleicht in Beziehung zur Frontaldrüse der Araneinen stehen. — Allgemein verbreitet ist eine *Mandibulardrüse*, die bei den Chilopoden (s. Fig. 90) lang schlauchförmig bis acinös, ja verzweigt erscheint und bis weit in den Rumpf reichen kann; sie mündet an der Mandibelbasis, manchmal an deren Außenseite. — Die *Diplopoden* besitzen eine Drüsenmasse um den Oesophagus, die zwischen Mandibel und Hypopharynx ausmünden soll und wohl der Mandibulardrüse entsprechen dürfte. — Eine ansehnliche *Maxillardrüse* kommt den *Chilopoden* ebenfalls zu (besonders groß bei *Scolopendra*, Fig. 90); neben ihr kann sich noch eine zweite Maxillardrüse finden (*Lithobius*, *Scutigera*), die aber vielleicht zum zweiten Maxillarsegment gehören dürfte. — Das Paar der Maxillardrüsen ist bei den Diplopoden und wohl auch den Symphyla weit verbreitet; bei den ersteren bildet sie die ansehnlichste Drüse, von schlauch-

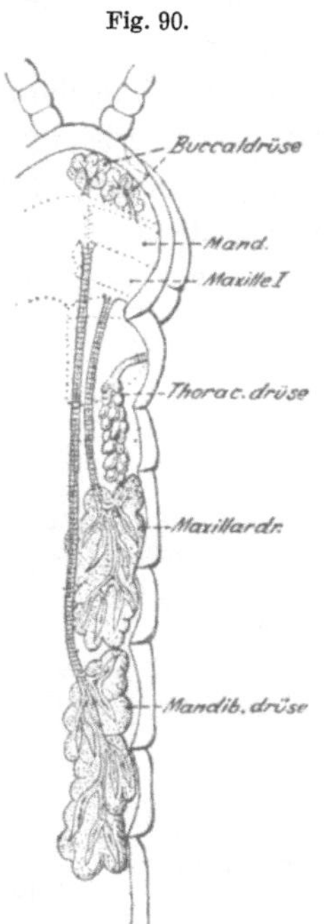

Fig. 90.

Scolopendra. Schema der Speicheldrüsen von der Dorsalseite. Die Rückendecke entfernt gedacht. Die Drüsen der Deutlichkeit wegen etwas größer als normal dargestellt. Gnathiten punktiert angedeutet (nach HERBST 1893). O. B.

förmiger bis am Ende verzweigter Bildung, und reicht bei *Julus* als gewundener Schlauch bis zum hinteren Körperende. Sie mündet vorn auf der Ventralseite des Gnathochilariums (Maxille) aus und dürfte deshalb kaum als eigentliche Speicheldrüse funktionieren. Gewisse Chilopoden (*Scolopendra*) und Diplopoden (*Polydesmus*) besitzen noch eine ansehnliche paarige Drüse im ersten Rumpfsegment, welche den Speicheldrüsen gleicht; sie mündet bei *Scolopendra* (Fig. 90) seitlich unter dem Tergit des ersten Rumpfsegments. Die Chitinintima des Ausführgangs mancher der aufgezählten Myriopodendrüsen ist mit spiraligen Verdickungen, ähnlich den Tracheen, versehen, was auch bei Insekten häufig vorkommt.

Im allgemeinen schließen sich die *Speicheldrüsen der Insekten* denen der
Myriopoden an, da sich häufig ebenfalls mehrere Paare finden, die zu den drei
Kiefersegmenten gehören und an den Gnathiten oder doch in deren Nähe münden.
Das ansehnlichste dieser Drüsenpaare ist gewöhnlich das der II. Maxille, die
Labialdrüse, indem sie sich meist bis in den Thorax, ja zuweilen sogar ins
Abdomen erstreckt. Ihre Funktion kommt jedenfalls der einer echten Speichel-
drüse am nächsten. In vielen Fällen scheint sie das einzige Paar zu sein,
wenigstens wurde bei vielen Insekten bis jetzt nur ein Drüsenpaar beschrieben,
das wohl in der Regel der Labialdrüse entspricht. Da diese Drüse also die
größte Bedeutung besitzt, betrachten wir sie zunächst. Ein besonderer Charakter der Labialdrüse ist wohl immer, daß sich ihre beiden Ausführgänge
distal zu einem verschieden langen gemeinsamen
Gang vereinigen, der durch eine Öffnung an der
Dorsalseite der Unterlippe, und zwar gewöhnlich auf
dem Hypopharynx oder an seinem Distalende mündet,

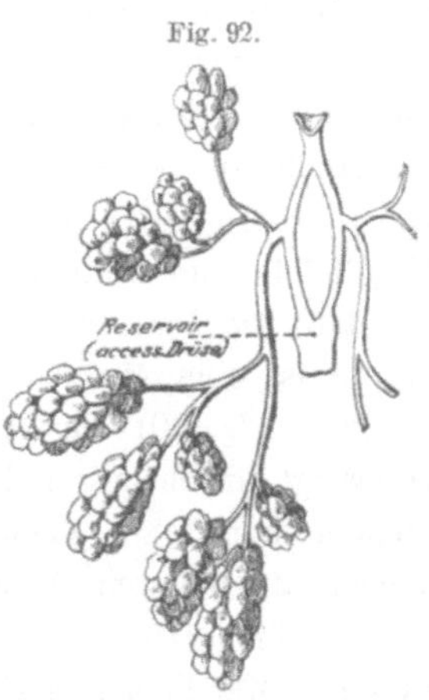

Fig. 92.

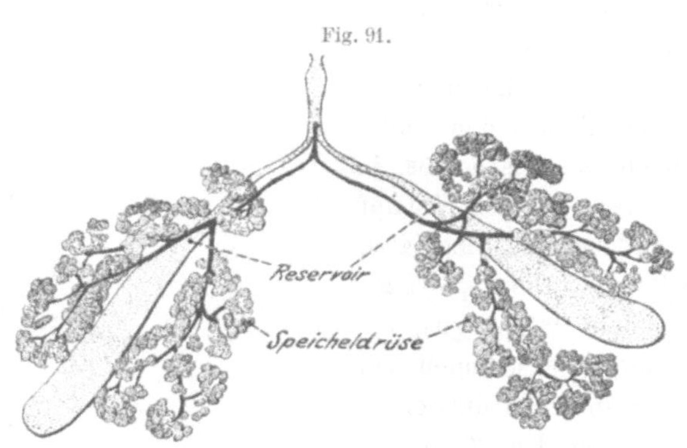

Fig. 91.

Speicheldrüsen und Reservoire von **Blatta germanica** nach
Präparat von H. Prell.   Orig. C. H.

Gryllus domesticus. Labialdrüse; nur die eine Hälfte gezeichnet. Die beiden Reservoire (accessorische Drüsen) sind verschmolzen
(nach CHOLODKOWSKY 1901).
                                        C. H.

obgleich ihre Ausmündung häufig, etwas ungenau, nur in den Mund oder die
Mundhöhle angegeben wird. Wie gesagt, scheint die Labialdrüse fast allgemein
verbreitet zu sein; sie wurde jedoch bei *Ephemeriden* und *Libelluliden*, sowie zahlreichen Familien der *Coleopteren* vermißt, aber bei einigen (z. B. *Blaps, Tenebrio,
Coccinella* u. a.) beobachtet. Die Drüsen sind, wie bemerkt, häufig sehr groß, so
namentlich bei vielen *Orthopteren* (Fig. 80, S. 124 u. Fig. 91 u. 92), *Hymenopteren*
und *Rhynchoten*, sowie gewissen Larven, besonders denen der *Musciden*. Wenn
sie kleiner bleiben, so sind sie manchmal einfach säckchenförmig bis kurz oder
lang schlauchförmig (so namentlich bei gewissen *Neuropteren, Dipteren, Lepidopteren* (Fig. 79, S. 123), kleineren *Rhynchoten* und *Coleopteren*), können sich
jedoch auch in einige Acini oder Schläuche verzweigen, die dem Ausführgang anhängen. Die großen Drüsen der *Orthopteren* (Figg. 91 u. 92), gewisser
Pseudoneuropteren, der *Hymenopteren* (Fig. 95, S. 138) und größeren *Rhynchoten*
(*Hemipteren* und *Cocciden*), selten die gewisser *Coleopteren* sind in der Regel

vielfach verzweigt und die sekundären Gänge schwellen an ihren Enden
meist zu den secernierenden Acini an. Auch können sich die Acini büschelförmig an den Enden sekundärer Gänge gruppieren, so daß jede Drüse
in eine Anzahl sekundärer aufgelöst scheint, deren Ausführgänge sich jederseits
allmählich zu einem gemeinsamen vereinigen (Fig. 92). Dies führte dazu, daß
häufig von mehreren Drüsenpaaren die Rede war, obgleich es sich offenbar nur
um eine differenzierte Labialdrüse handelte, z. B. bei den *Culiciden*, denen
gewöhnlich zwei Paar Speicheldrüsen zu-
geschrieben werden, die sicher nur einem
Labialdrüsenpaar angehören, und sonst
noch in ähnlicher Weise. Auch die einfach schlauchförmigen Drüsen werden
zuweilen sehr lang, so bei gewissen *Musciden*, wo sie bis zum hinteren Körperende reichen, ja sich wieder nach vorn
umbiegen können (z. B. *Stomoxys*, *Glossina* [Fig. 93]), und zahlreichen sonstigen
Dipteren; sie sind dann auch häufig gewunden bis aufgeknäuelt. Ebenso können
die · schlauchförmigen Drüsen einzelner
Käfer (z. B. *Coccinella*) lang und gewunden
bis ins Abdomen reichen.

An den beiden Ausführgängen der
Orthopteren-Labialdrüsen findet sich meist
je ein schlauch- bis beutelförmiger Anhang, der in der Regel als Reservoir für
den abgeschiedenen Speichel betrachtet
wird. Die beiden Reservoire können jedoch auch vom gemeinsamen Endgang
ausgehen (Fig. 91); sie finden sich ähnlich auch bei gewissen *Neuropteren* (*Hemerobius*). Bei *Gryllus domesticus* (Fig. 92)
verschmelzen sie an ihrem Hinterende
zu einem unpaaren Säckchen. — Auch
die schlauchförmigen Drüsen können

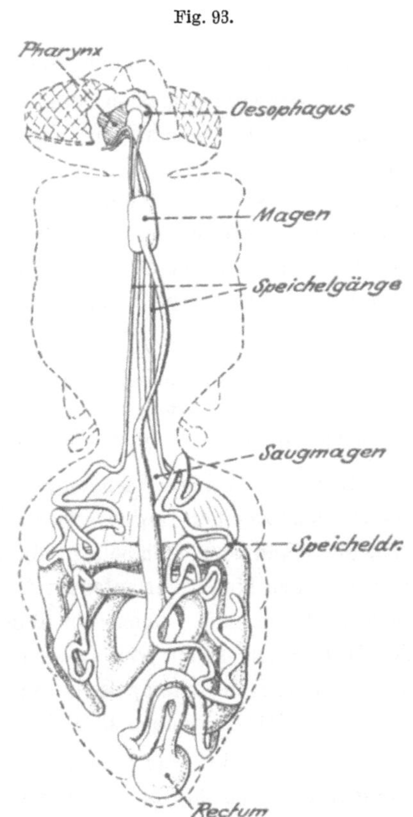

Darmapparat von Glossina palpalis. Von
dorsal. Kopf nach links gedreht (nach MINCHIN
1905). C. H.

manchmal eine Anschwellung an ihrem Distalende besitzen, die als Reservoir
funktioniert.

Unter den *Rhynchoten* besitzen die Hemipteren (Fig. 83 *Pyrrhocoris*, S. 126)
sowie die Cicaden meist ansehnliche Labialdrüsen, wogegen die der *Phyto-
phtires* klein und dementsprechend einfach gebaut sind, nämlich kugelige bis
längliche, häufig mehr oder weniger acinöse Gebilde, zu denen sich zuweilen noch
eine unpaare Drüse gesellt, die in den Oesophagus münden soll (*Coccidinen*
und gewisse *Aphiden*). Die großen Drüsen der Rhynchoten zeigen eine ge-

wisse Übereinstimmung mit jenen der Orthopteren; jede Drüse (Hauptdrüse) besteht gewöhnlich aus zwei Abschnitten (s. Fig. 72, S. 118), einem kleinen vorderen und einem größeren hinteren, die entweder dicht zusammenhängen oder auch durch einen sie verbindenden engen Gang (besonders *Cicaden*) schärfer gesondert erscheinen. Die beiden Drüsenabschnitte sind endweder einfach oder mehr oder weniger gelappt bis acinös, zuweilen auch mit schlauchförmigen Anhängen besetzt, ja selbst in Schlauchbüschel aufgelöst. Von der Verbindungsstelle der beiden Abschnitte entspringt der Ausführgang, der sich mit dem der anderen Seite zum unpaaren Speichelgang vereinigt, der an der Rüsselbasis in die ventrale Rüsselrinne mündet (s. S. 119).

Von der Ursprungsstelle des Ausführgangs entspringt aber noch ein zweiter Gang, der sehr verschieden lang wird und sich an seinem hinteren blinden Ende häufig ampullenartig erweitert. Wenn er sehr lang wird, so zieht er nach vorn bis in den Kopf, biegt hier schlingenförmig nach hinten um, um wieder weit nach hinten zu verlaufen. — Dieser Gang oder Anhang entspricht offenbar dem erwähnten Reservoir der Orthopteren, wird jedoch jetzt meist als accessorische Drüse bezeichnet, da er wohl an der Sekretion teilnimmt, was übrigens auch für das Reservoir der Orthopteren nicht ausgeschlossen ist.

Daß das Sekret der einzelnen Abschnitte der Hauptdrüse sowie der accessorischen Verschiedenheiten zeigen kann, ist erwiesen, wie auch bei manchen anderen Formen Verschiedenheiten im Bau der Acini der Labialdrüsen gefunden wurden.

Kurz vor seiner Ausmündung erweitert sich der Speichelgang der Rhynchoten meist zu einer *Ampulle (Speichelpumpe* s. Fig. 72, S. 118), deren hintere oder ventrale Wand sich stempelartig in das Lumen einstülpt. Zu diesem Stempel tritt ein nach hinten verlaufender Muskel, durch dessen Contraction der Stempel zurückgezogen, das Lumen der Pumpe also erweitert, sowie der Speichel aus den Drüsen angesaugt wird, wogegen er bei der Erschlaffung des Muskels und der Rückkehr des Stempels in seine Ruhelage durch den Speichelkanal der maxillaren Rüsselborsten (s. S. 120) ausgepreßt wird.

Schon bei den Hautdrüsen wurde der *Spinndrüse* vieler Insektenlarven gedacht (Bd. I, S. 137 ff.), die besonders bei den Lepidopterenraupen ansehnlich entwickelt ist (Fig. 94). Dies Drüsenpaar mündet durch eine unpaare Öffnung am Vorderrand des Labiums auf einem Spinnröhrchen aus; es kann daher nicht zweifelhaft sein, daß sie der Labialdrüse der übrigen Insekten entspricht. Die beiden langen schlauchförmigen Drüsen (*Sericterien*) reichen gewöhnlich bis ans hintere Körperende und sind häufig stark geschlängelt. Zwei vordere enge Ausführgänge vereinigen sich zu dem kurzen gemeinsamen Endgang, der sich häufig zu einer Art Ampulle erweitert, deren starke Muskulatur zum Ansaugen wie zum Auspressen des Sekrets dient, die also eine ähnliche Funktion besitzt wie die Speichelpumpe der Rhynchoten (s. Figg. 72 u. 73*A*, S. 118, 119). In jeden der paarigen Ausführgänge mündet meist noch eine accessorische, gewöhnlich fingerartig zerteilte Drüse (*Lyonetsche* Drüse), deren Sekret nach der gewöhnlichen Ansicht zur Verklebung der beiden Spinnfäden dient, die von den Sericterien gebildet werden.

Der Bau der Raupen-Spinndrüsen erinnert demnach an die Verhältnisse bei den Hemipteren, indem die eigentliche Spinndrüse der accessorischen Drüse (*Reservoir*) der Hemipteren vergleichbar scheint, die Lyonetsche Drüse dagegen der Hauptdrüse der Hemipteren. Daß die Spinndrüse der Insektenlarven der Labialdrüse der Imaginen morphologisch entspricht, scheint sicher; wenigstens ließ sich bei den *Hymenopteren* (*Apis*) nachweisen, daß die Labialdrüse bei der Metamorphose aus den Resten (Ausführgängen) der zerfallenden Spinndrüse hervorwächst.

Die Labialdrüse ist auch bei den *Apterygoten* allgemein verbreitet, zeigt jedoch bei den *Collembolen* eine veränderte Funktion, indem sich ihre Öffnung auf der Außenseite der Unterlippe findet und das Sekret von hier durch eine längs der Ventralseite hinziehende Rinne zum *Ventraltubus* am Anfang des Abdomens geleitet wird; es scheint zur Anheftung zu dienen.

Ein Paar *Mandibeldrüsen*, die im allgemeinen an der Basis der Mandibeln münden, scheint ziemlich verbreitet; obgleich es in nicht wenigen Fällen sicher fehlt. So finden sich Mandibulardrüsen schon bei Apterygoten (*Collembolen*), gewissen Orthopteren (*Mantis, Blattoideen, Phyllium, Forficula*, fehlen dagegen den *Heuschrecken* und *Grillen*), bei *Termiten* (*Fontanellendrüse*), gewissen *Neuropteren* (*Myrmeleo, Chrysopa* [Larve und Imago], bei manchen *Phryganidenlarven*), vielen *Hymenopteren* (*Apiden, Formiciden* u. a.), sowie sehr verbreitet bei den *Larven der Lepidopteren*. Im einfachsten Fall (z. B. *Collembolen*) kann die Drüse ein Komplex von Zellen sein; bei höherer Entwicklung (z. B. *Mantis, gewissen Raupen*) erscheint sie als eine kleine beutelförmige mehrzellige Drüse, die im Kopf liegt. Bei der Bienenkönigin wird sie besonders groß, ist dagegen bei den Drohnen fast ganz verkümmert. Am größten werden die Mandibulardrüsen vieler Raupen (Fig. 94), indem sie ähnlich den Spinndrüsen zwei lange, häufig

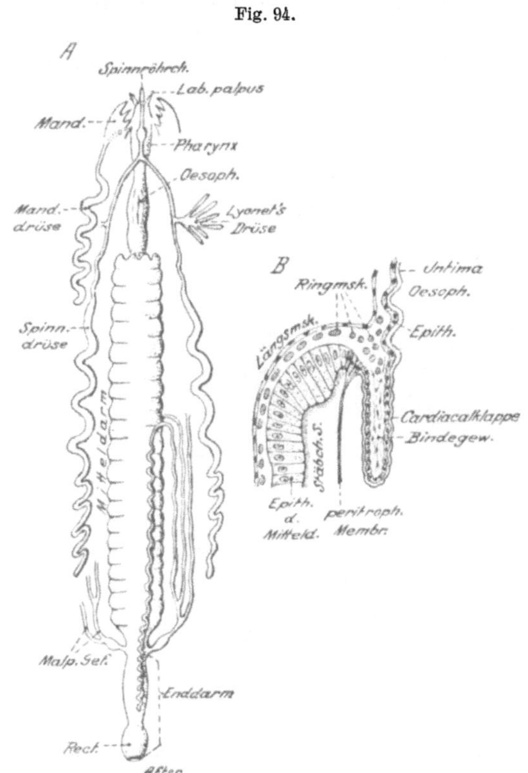

A Schema eines **Raupendarms** mit Mandibeln und der Unterlippe, den Spinn- und den Mandibulardrüsen, sowie den MALPIGHIschen Gefäßen. — *B* Längsschnitt durch die eine Wand der Grenze des Oesophagus und Mitteldarms einer Raupe mit der Cardiaklappe, sowie der peritrophischen Membran und der sie abscheidenden Zellen des Mitteldarms (nach BORDAS 1909 u. 1911). O. B.

gewundene Schläuche darstellen mit meist engerem Ausführgang, der sogar zu
einem ampullen- bis schlauchförmigen Reservoir anschwellen kann.

Das Sekret ist bei Raupen und Bienen ölig, stark riechend und scheint mehr zur Abwehr zu dienen, als bei der Nahrungsaufnahme mitzuwirken.

**Eine paarige *Maxillardrüse* kommt zuweilen vor, scheint aber weniger
verbreitet und nie ansehnlicher entwickelt.**

Nachgewiesen wurden sie bei gewissen *Apterygoten* (so *Orchesella*, *Sminthurus*, *Eosentomon*), bei einem Käfer (*Galleruca*), gewissen *Neuropteren* (*Chrysopalarve*, *Phryganidenlarven*), ebenso bei der Wasserwanze *Nepa* an der Rüsselbasis. — Die *Apiden* (Fig. 95)

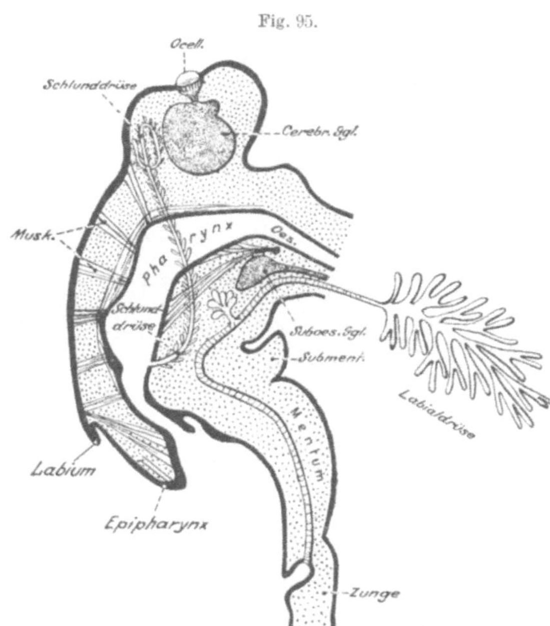

Apis mellifica. Schematischer Medianschnitt des Kopfes mit
eingetragenen Speicheldrüsen (nach METZER 1910).
C. H.

besitzen eine paarige Drüse im
Kopf (*Schlunddrüsen*, *Submaxillardrüsen*), die auf der
Ventralseite des Pharynx auf dem
Schlundplättchen mündet und
den Charakter einer komplexen
einzelligen Drüse mit langem
gewundenen Sammelgang zeigt.
Bei *Apis* beschränkt sie sich auf
die Arbeiter und soll den Futter-
saft zur Ernährung der Brut abscheiden. Auch bei den *Formiciden* findet sich dies Drüsenpaar in vereinfachter Bildung.
Wahrscheinlich sind diese Drüsen der Hymenopteren typischen
Maxillardrüsen homolog, deren
Ausführöffnungen weiter nach
hinten verlegt wurden.

Außer den erwähnten Drü-
sen wurden im Kopf mancher
Insekten noch weitere beschrieben. So eine weit vorn liegende
unpaare *Frontaldrüse* bei den
Soldaten der *Termiten*, die bei
gewissen Formen bis ins Abdomen reicht und deren Sekret

zur Abwehr diene. Auch bei einem *Käfer* (*Paussus*) wurde eine Frontaldrüse gefunden.
Paarige kleine Drüsen wurden teils in der Mundregion, teils in der Hinterhauptsregion verschiedener Insekten (so z. B. gewisser *Hymenopteren*, *Apterygoten*, *Forficula*) angegeben. —
Im ganzen selten finden sich Drüsen, die direkt in den Pharynx oder Oesophagus münden,
so bei Forficula, bei den Formiciden (zwei fingerartig verzweigte Drüsen, die in der Hirnregion
liegen). Einzellige Drüsen finden sich im Oesophagus vieler Käfer.

Hinsichtlich der Funktion der hier als Speicheldrüsen zusammengefaßten Organe wäre
hervorzuheben, daß nur die Labialdrüsen der Tracheaten (*Insekten*) als Speichelorgane im
engeren Sinn aufzufassen sein dürften, da sie, wie vielfach nachgewiesen wurde, eine Amylase, daneben vielleicht manchmal noch eine Protease enthalten. Bei den stechenden Formen
der Dipteren und Rhynchoten enthält der Speichel wohl auch Stoffe, die reizend auf die
angestochene Beute wirken, möglicherweise auch solche, welche die Blutgerinnung hindern,
Gallenbildung und dgl. erregen; doch gehören eingehendere physiologische Erörterungen nicht
hierher.

Crustaceen. Gruppen oder Komplexe einzelliger Drüsen sind in der Oberlippe der *Entomostraken* (*Branchiopoden, Cladoceren, Ostracoden*) sehr verbreitet und finden sich in zwei, drei oder sogar fünf Gruppen. Sie münden gewöhnlich an der Oberlippe aus, nach gewissen Angaben bei manchen auch in der Mundhöhle. Bei *Halocypris* können sie so lang werden, daß sie nach hinten bis zum Herz reichen. Wie früher erwähnt (Bd. I, S. 907), wurden sie bei gewissen marinen Ostracoden (*Pyrocypris, Gigantocypris*) als Leuchtorgane gedeutet. — Den *Cirripedien* (*Thoracica, Abdominalia*) kommen ähnliche Drüsen in der Unterlippe zu. — Auch bei den *Malacostraken* (so *Amphipoden, Decapoden, Stomatopoden*) finden sich Oberlippendrüsen vom Bau der komplexen einzelligen Hautdrüse vor und münden an der Ventralseite der Oberlippe. Bei *Decapoden* und gewissen *Amphipoden* treten sie auch an der Unterlippe auf, ebenso jedoch im Distalteil des Oesophagus; auch liegen Angaben vor, daß sich bei gewissen Crustaceen entsprechende Drüsen an den Maxillen finden. Über die Funktion aller dieser Drüsen ist natürlich nur wenig bekannt.

Mitteldarm.

(*Mesodaeum, Magen-* oder *Chylusdarm*). Wie schon hervorgehoben wurde, bildet der Mitteldarm der primitiven Arthropoden den ansehnlichsten Abschnitt des Nahrungskanals, da Stomo- und Proctodaeum kurz bleiben und die eigentliche Verdauung und Resorption ausschließlich, oder doch vorwiegend, in ihm geschieht. In solchen Fällen (*Protracheaten, Pöcilopoden*, fast alle *Arachnoideen, Myriopoden*, die meisten *Insektenlarven*, sowie die primitiven *Crustaceen*) zieht der Mitteldarm gerade und ungewunden, durch den Körper und bleibt daher auch stets kürzer als letzterer. Den Vorder- und Enddarm übertrifft er häufig an Weite; doch zeigen sich in dieser Hinsicht große Verschiedenheiten. Manchmal kann er auch stark verkürzt sein, wie dies bei gewissen *Myriopoden* (z. B. *Cryptops*) und Insekten (z. B. manchen *Hymenopteren, Perla* [Fig. 80, S. 124], vielen *Neuropteren*, gewissen *Dipteren*) vorkommt. Bei den *Arachnoideen* findet sich nur ganz selten eine Schlingenbildung des Mitteldarms (so bei den *Pseudoscorpioniden*, Fig. 97 *B*, S. 141). Bei vielen Insekten verschiedener Ordnungen kann er sich dagegen bedeutend verlängern, so daß er eine einfache Schlinge bis mehrere Schlingen bildet, so hauptsächlich bei zahlreichen *Coleopteren, Rhynchoten* (Fig. 100 *A*, S. 146), besonders den Cicaden, manchen *Orthopteren* und *Dipteren*, was auch gelegentlich bei verhältnismäßiger Kürze auftreten kann (Fig. 80, S. 124 Blatta; Carabus); auch gewisse Larven, so die der *Musciden* und sonstiger *Brachyceren* besitzen einen langen, vielfach gewundenen Mitteldarm.

Zuweilen kann die Schlingenbildung des Mitteldarms auch durch bedeutende Verlängerung des Enddarms sekundär hervorgerufen werden (Fig. 100 *B*, S. 146). Die *Gesamtlänge des Darms* wird bei gewissen Insekten, so manchen *Coleopteren* (speciell Kot- und Aasfressern), doch auch vielen *Rhynchoten* und manchen *Dipteren* (*Hypoderma* usw.) sehr groß, in gewissen Fällen erreicht sie das Acht- bis Zehnfache der Körperlänge, wovon der Mitteldarm bis 90 % betragen kann (gewisse çoprophage Coleopteren). Wie bei den Wirbeltieren steht die Darmlänge der Insekten in Beziehung zur Nahrung, indem Pflanzenfresser zu größerer

Darmlänge neigen als Fleischfresser; doch ist diese Beziehung eine sehr lose, da die Darmlänge noch von sonstigen Bedingungen abhängt. Im allgemeinen ist namentlich auch die
Gesamtkörpergestalt von Einfluß, da langgestreckte Tiere in der Regel einen geraden wenig
gewundenen Darm besitzen (vgl. z. B. die Schlangen), während bei kurzer gedrungener Körpergestalt der Darm meist relativ länger ist als der Körper und Schlingenbildung eintritt.

Wie schon früher hervorgehoben wurde, fehlt dem Mitteldarm eine eigentliche chitinöse Intima. Seine Muscularis ist meist gut entwickelt und besteht aus
Ring- und Längsmuskelfasern, die zuweilen auch anastomosieren und häufig umgekehrt liegen wie am Vorderdarm, d. h. die Ringmuskeln innen, die Längsmuskeln außen.

Eine Abschnittsbildung kann am Mitteldarm dadurch mehr oder weniger hervortreten, daß sich sein Vorderteil magenartig erweitert, ohne sich aber vom folgenden Abschnitt scharf abzugrenzen. Dies findet sich häufig bei *Arachnoideen* (so namentlich den *Araneinen* Fig. 96, *Pseudoscorpionen* Fig. 97 *B*, *Pedipalpen* Fig. 97 *D* und manchen *Acarinen*), kommt jedoch auch bei nicht wenigen Insekten vor (so schon bei gewissen *Thysanuren*, besonders *Lepisma*, vielen *Coleopteren*, *Rhynchoten* und manchen *Dipteren*), eben-so auch bei gewissen *Entomostraken*. Auch im Verlaufe des Mitteldarms kann gelegentlich eine Erweiterung auftreten (z. B. bei *Solpugiden* und gewissen *Insekten*, so häufig bei *Dipteren*, doch auch sonst).

Der Mitteldarm der *Arachnoideen* erscheint im allgemeinen dadurch charak-
terisiert, daß er mit mehr oder weniger zahlreichen, sich metamer wiederholenden Anhängen versehen ist, die in mancher Hinsicht an die Divertikel der Anneliden

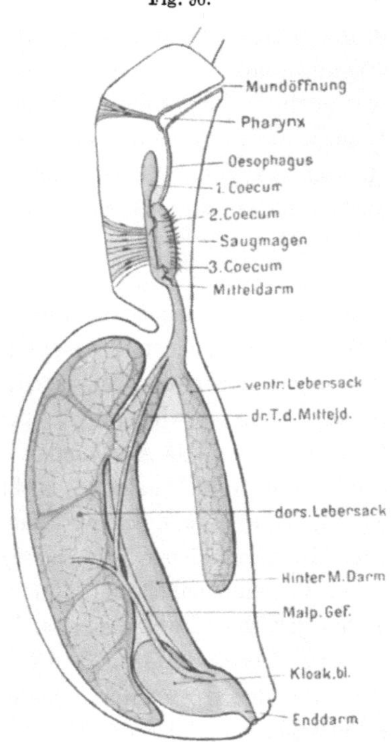

Fig. 96.

Schematische Seitenansicht des Darmapparats einer Spinne (Argyroneta aquatica). Coecum 2 u. 3 abgeschnitten. Malpighische Gefäße nicht vollständig gezeichnet. Dorsaler Lebersack durchschnitten gedacht (nach Hamburger 1910). C. H.

erinnern. Diese Anhänge können sich in recht verschiedener Form entwickeln,
obgleich sie sicher homonome Gebilde sind, d. h. entweder als einfache
Blindschläuche (*Coeca*) oder als reich verästelte Drüsen. Die Zahl dieser
Divertikel war wahrscheinlich ursprünglich sehr groß (bis etwa 13 Paar),
kann sich jedoch stark vermindern, ja schließlich können sie völlig eingehen,
so bei manchen *Acarinen* und den *Linguatuliden*. Bei gewissen *Pedipalpen*
(so *Koenenia*) sind alle Divertikel einfache kurze Coeca (ein Paar im Cephalon
und sechs im Rumpf, [*Abdomen*]). Bei nahen Verwandten erscheinen die des
Rumpfs schon gelappt und schließlich bei den übrigen Pedipalpen (bis acht

Paare) zu reich verästelten, sich innig aneinander schmiegenden bräunlichen Drüsen entwickelt (*Leber, Hepatopancreas*). — Wie bemerkt, findet sich im Cephalon der primitiven Pedipalpen nur ein einfaches Paar Coeca, ein Verhalten, das sich ebenso bei den *Pseudoscorpionen* (Fig. 97 B) und *Scorpionen* (Fig. 97 A) wiederholt; bei den letzteren ist es mit feinen Acini dicht überkleidet und wurde deshalb früher als Speicheldrüse beschrieben. — Dagegen

Fig. 97.

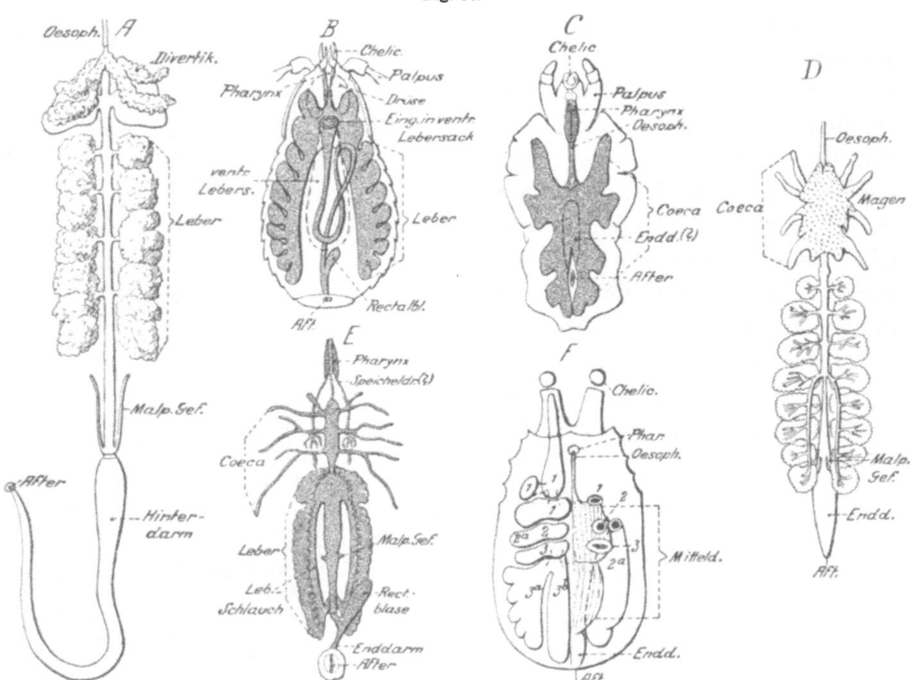

Arachnoidea. Darmkanal. *A* Scorpio. Darm von der Dorsalseite. Der Hinterdarm ist der Raumersparnis wegen nach vorn umgebogen gezeichnet; nur der Beginn der MALPIGHIschen Gefäße gezeichnet (nach NEWPORT 1843). — *B* Chernes (Pseudoscorpion). Darmkanal in die Umrisse des Tiers gezeichnet von der Ventralseite. Der abgeschnittene ventrale Lebersack ist punktiert eingezeichnet. Etwas schematisch (nach CRONBERG 1888). — *C* Trombidium fuliginosum (Acarine). Larve. Darmkanal in die Umrisse des Tiers eingezeichnet von der Ventralseite; der sog. Enddarm ist punktiert eingezeichnet (nach HENKING 1882). — *D* Telyphonus (Pedipalpe). Darmkanal von der Dorsalseite. Nur der Ursprung der MALPIGHIschen Gefäße eingezeichnet (nach BOERNER 1904). — *E* Galeodes (Solifuge). Darmkanal etwas schematisch. Nach DUFOUR (1862) und BERNARD (1894) zusammengestellt. Die von ersterem angegebenen Speicheldrüsen leugnet der letztere. Leber nach BERNHARDS Angaben konstruiert. — *F* Phalangium (Opilionide). Schema des Darms in die Umrisse des Tiers eingezeichnet. Links die Coeca 1—3 des Mitteldarms mit ihren Verzweigungen, wie sie von der Dorsalseite erscheinen; ihre Zusammenhänge sind punktiert angegeben. Rechts sind die dorsalen Teile der Coeca abgeschnitten, so daß die Eingänge in die 3 Coeca (1—3) zu sehen sind, sowie der sich ventral erstreckende Zweig des Coecums 2 (2a) (nach LOMAN 1903). C. H.

finden wir im Cephalon der *Telyphoniden* (Fig. 97 D) und der *Amblypygen* unter den Pedipalpen vier Paar mäßig lange Coeca. Da nun die Coeca ontogenetisch nicht durch Darmausstülpung sondern durch Einwachsen des umgebenden Gewebes entstehen, so ließe sich denken, daß diese vier Paare von Coeca, die zu den vier Beinsegmenten gehören, aus einem ursprünglich einfachen, durch sekundäre Einwachsungen hervorgehen. Dieselben vier Paare von Coeca finden sich auch im Cephalon der *Solpugiden* (Fig 97E); die beiden hinteren Paare werden hier länger, so daß sie bis in die Basis der Beine hineinreichen, auch besitzen sie ein hinteres Seitenästchen, was auch bei den Pedipalpen vorkommen kann. — Das gleiche Verhalten kehrt bei den meisten *Araneinen* wieder, doch kann sich hier noch ein fünftes vorderstes Paar, das gegen die Pedipalpen gerichtet ist, hinzugesellen (z. B. *Epeira* [Fig. 98] u. a.), bleibt aber meist klein. Bei gewissen Araneinen (*Atypus, Argyroneta*) sinkt die Zahl der Coeca auf drei Paare herab; dann scheinen die zweiten und dritten Paare zu fehlen. Die Coeca entspringen bei den Araneinen (Fig. 98 u. 99 *A*) jederseits von einem Paar ansehnlicher Schläuche, die neben dem Oesophagus nach vorn ziehen und entweder vorn getrennt bleiben (z. B. *Argyroneta* und *Atypus*) oder miteinander verwachsen (Fig. 99 *A*), wodurch der Magen ringförmig wird (*Ringmagen* bei *Agelena, Tegenaria* u. a., sowie den meisten *Aviculariden*). — Auch bei den Araneinen werden die Coeca häufig so lang, daß sie bis

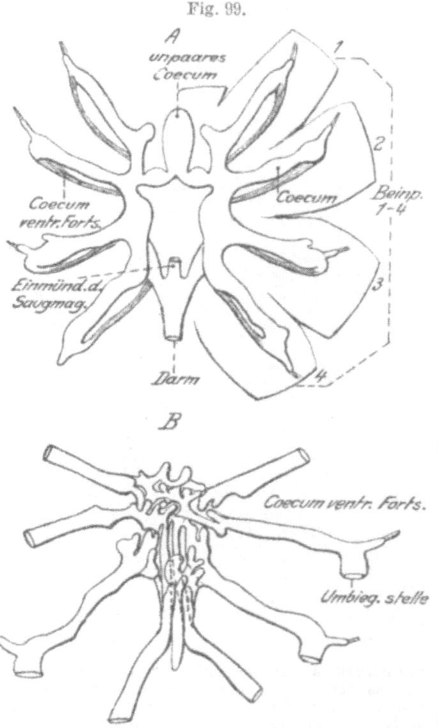

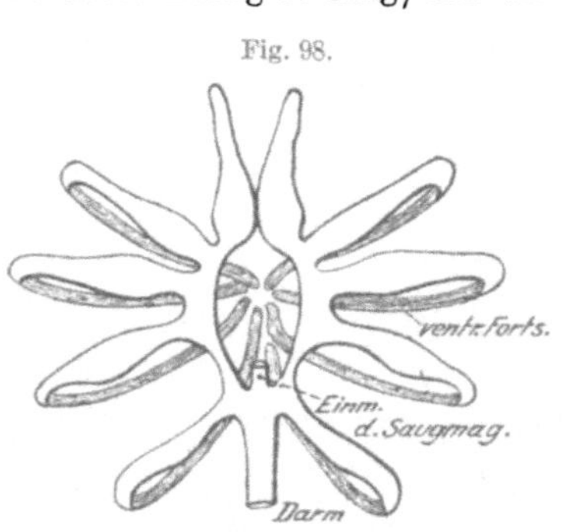

Epeira. Mitteldarm mit Coeca von der Dorsalseite (nach PLATEAU 1877, aus HAMBURGER 1916). C. H.

Psalmopoeus (Avicularide). Mitteldarm mit Coeca. *A* von der Dorsalseite. *B* von der Ventralseite, um die Verzweigungen und Anastomosen der Ventralseite der Coeca zu zeigen (nach HAMBURGER 1916). C. H.

in die Basis der Beine reichen. Eigentümlich aber erscheint, daß ihre Enden umkehren können und rückläufig werden. Diese rücklaufenden Teile der vier Hauptcoeca werden bei *Epeira* (Fig. 98) und vielen *Aviculariden* so lang, daß sie bis in den Mittelpunkt des Cephalon unter das Suboesophagealganglion dringen, sich hier reich verzweigen und, wie es scheint, bei gewissen Aviculariden sogar anastomosieren (Fig. 99 *B*). Die physiologische Deutung dieser Bildung ist vorerst ganz unklar.

Eigentümlich erscheinen die Coeca im Cephalon der *Opilioniden* (Fig. 97 *F*), bei welchen früher häufig 30 solcher angegeben wurden. Da jedoch die Zahl der Einmündungsstellen viel geringer ist (teils werden drei Paar, teils fünf Paar angegeben), so beruht die höhere Zahl nur auf sekundärer Verzweigung, die jedoch viel geringer bleibt als die obige Zahl. Die Coeca sind hier weit und dringen auch tief in den Rumpf (*Abdomen*) ein. Das dritte Paar zum mindesten gehört auch wohl zu den Rumpfdivertikeln und ist ein zusammengesetztes, wie wir es häufig im Rumpf der Arachnoideen finden werden.

Auch den *Acarinen* (Fig. 97 *C*, S. 141) kommen solche Coeca häufig zu. Da ihr Rumpf und damit der hintere Teil des Mitteldarms stark rückgebildet ist, so ist wahrscheinlich, daß die Coeca denen des Cephalon der seither besprochenen Gruppen entsprechen. Die Zahl dieser Coeca schwankt sehr. Es finden sich Formen mit fünf Paar, die zuweilen (*Hydrachna, Paurisus, Thyas*) wie bei den Araneinen von zwei seitlichen Schläuchen ausgehen und einen ringförmigen Magen bilden, ähnlich den Aviculariden, sogar mit einem unpaaren vorderen Coecum; doch soll der Oesophagus hier in den vorderen Teil des Rings münden, die beiden Schläuche also nach hinten ziehen. Sonst aber entspringen die Coeca jederseits direkt aus dem Magen. Häufig reduziert sich ihre Zahl auf drei oder zwei und schließlich können sie auch ganz fehlen (so *Eriophyidae, Demodex* und *Sarcoptidae* z. T.). Da die Coeca der Milben sich häufig verästeln, so können höhere Zahlenangaben zum Teil auch hierauf beruhen.

Eine auffallende Ähnlichkeit mit dem Mitteldarm der Arachnoideen besitzt der der *Pantopoden*, von dessen magenartiger Erweiterung gleichfalls fünf Paar Coeca ausgehen, von welchen die vier hinteren ungemein lang sind und sich tief in die Beine erstrecken, deren Ende sie fast erreichen. Wie bei zahlreichen Milben, ist der Rumpf hier fast ganz verkümmert, weshalb der Mitteldarm kurz bleibt. Das erste Paar der Coeca ist kurz und zieht nach vorn gegen die Mundwerkzeuge.

Wie schon hervorgehoben, finden sich bei gewissen Pedipalpen (*Koenenia*) am Rumpfteil des Mitteldarms eine größere Anzahl Divertikel, die sich bei den übrigen Pedipalpen zu reich verästelten acinösen Drüsen entwickeln, die, innig zusammentretend, die sog. *Leber* bilden, wie sie sich ebenso bei den *Scorpioniden, Solpugiden* und *Araneinen* ansehnlich entwickelt findet und den größten Teil des Rumpfes erfüllt. Wie bemerkt, besitzen die *Telyphoniden* (Fig. 97 *D*) nicht weniger als acht Paare weiter Divertikel, wohl die Höchstzahl, die überhaupt vorkommt, wobei die hinteren fünf Paare nicht mehr direkt vom Mitteldarm sondern aus einem jederseits von ihm ausgehenden gemeinsamen Schlauch entspringen. Dies ist wohl sicher eine sekundäre Modifikation, die durch Ablösung der Divertikel vom Darm entstanden ist; sie erinnert lebhaft an die ähnliche Ablösung der hinteren Divertikel vom Darm bei den Hirudineen (siehe S. 88). — In entsprechender Weise haben sich alle acht Paare ziemlich einfacher Divertikel der *Pseudoscorpioniden* (Fig. 97 *B*, S. 141) vom Darm abgelöst und münden daher in zwei seitliche Schläuche. Auch bei den *Solpugiden* münden nur die beiden vordersten Leberdivertikel direkt in den vorderen Teil des Mitteldarms, die vielverzweigten übrigen hingegen in zwei laterale

Schläuche. Bei den Scorpionen (Fig. 97 *A*) bilden nur fünf Divertikel die ansehnliche Leber, wie dies bei den Erwachsenen aus den Ausführgängen ebenso auch aus der Ontogenese folgt. — Bei den Araneinen nimmt der hintere Mitteldarm bald nach seinem Eintritt in den Rumpfabschnitt drüsige Beschaffenheit an (s. Fig. 96, S. 140) und steht hier in breiter dorsaler Verbindung mit dem großen, dorsalen Divertikel, welches nur durch das ihm angelagerte Herz eine tiefe, dorsale Furche aufweist, sonst aber eine einheitliche Masse darstellt. Hierauf verliert der Darm seine drüsige Beschaffenheit und gibt noch paarige Gänge in, nach den Arten verschiedener Zahl, zum dorsalen Divertikel ab. Zu diesem gesellt sich noch ein kleineres, ventrales, das ganz vorn in den Rumpfabschnitt des Mitteldarms mündet (s. Fig. 96); auch bei den *Pseudoscorpioniden* kommt es als ein einfacher Sack vor und scheint auch bei den *Telyphoniden* angedeutet zu sein. — Die Leberdivertikel sind im allgemeinen ungemein reich verzweigt und ihre Verästelungen anastomosieren untereinander, so daß die gesamte Drüse als ein einheitliches Organ erscheint.

Bei den Araneinen wurde das Eindringen der Nahrung in die Verzweigungen der Leber erwiesen, was auch bei den anderen Gruppen stattzufinden scheint. Hieraus folgt, daß das Organ auch als verdauendes und resorbierendes funktioniert. — Bei den Araneinen wurde sowohl Protease, als Zymase und Amylase in ihr gefunden. Im Epithel finden sich zweierlei Zellen, die wohl beide zu secernieren vermögen.

Das Cephalon der *Pöcilopoden* enthält eine sehr große paarige Verdauungsdrüse, die lebhaft an die Leber der Arachnoideen erinnert. Sie ist reich verzweigt und gelappt und breitet sich durch das gesamte Cephalon aus, reicht jedoch nur wenig in den Rumpf hinein. Sie mündet durch zwei Paar Öffnungen in die Vorderregion des Mitteldarms. Wie die Ontogenie zeigt, geht sie aus sechs Paar Divertikeln im Cephalon hervor, die durch septale Einwachsungen auf der Segmentgrenze entstehen. Da diese Einwachsungen verschieden tief eindringen, so hat dies zur Folge, daß die drei vorderen und die drei hinteren Divertikel später durch je einen gemeinsamen Stamm in den Darm münden. Der erwachsene Zustand entsteht durch fortgesetzte Weiterverzweigung der Divertikel.

Wahrscheinlich dürften die sechs Divertikel den Segmenten des Cephalon entsprechen. Daß sie der Leber der Arachnoideen nicht homolog, sondern nur homonom sind, ergibt sich aus ihrer Zugehörigkeit zum Cephalon; sie entsprechen also den Coeca des Cephalon. Dies geht weiter daraus hervor, daß auch am Rumpfdarm der Pöcilopoden eine erhebliche Zahl von Divertikeln (ca. acht) angelegt werden, die später wieder ganz eingehen.

Drüsenanhänge am Mitteldarm der Insekten.

Wie schon bemerkt, kommt bei nicht wenigen Insekten eine vordere Magenanschwellung des Mitteldarms vor. Sie ist bei nicht wenigen *Coleopteren* noch dadurch besonders ausgezeichnet, daß sie mit feinen zottenartigen Drüsenschläuchen dicht besetzt ist (s. Fig. 80, S. 124 *Carabus*), die sich häufig auch auf die folgende Mitteldarmregion ausdehnen, aber hier meist kleiner und spärlicher bleiben; doch erstrecken sie sich zuweilen gleichmäßig über den ganzen Mitteldarm.

Bei Borkenkäfern (*Scolytiden*) treten solche Anhänge in verschiedener Form an zwei aufeinanderfolgenden mittleren Regionen des Darms auf, so daß sich hier vier Abschnitte unterscheiden lassen. Auch der Mitteldarm einzelner *Hymenopteren* (so *Xylocopa*) ist mit einer großen Menge solch feiner Fortsätze besetzt. Bei den Weibchen des Sandflohs (*Sarcopsylla*) soll der Mitteldarm während ihres parasitischen Lebens eine verzweigte Form annehmen, indem er viele Fortsätze entwickelt.

Die dichte Ringelung, welche der Miteldarm der *Hymenopteren* (Fig 81, S. 125) und gewisser *Coleopteren*, sowie zahlreicher Larven und einzelner anderer Insekten (z. B. *Phasmiden*) zeigt, rührt von der Ringmuskulatur her, die zwischen den Ringen besonders kräftig ist.

Ähnliche Anhangsgebilde des Mitteldarms kommen bei den Insekten da und dort vor. Als solche sind anzuführen die *pylorischen Schläuche* (*vordere Coeca*), die sich am Vorderende nicht selten finden. Im einfachsten Fall handelt es sich nur um zwei divertikelartige, nach vorn gerichtete, sack- bis schlauchförmige Darmausbuchtungen, die häufig kaum als besondere Organe anzusprechen sind, so bei gewissen Thysanuren (z. B. *Machilis*) und Orthopteren (*Locustiden* und *Grylliden* [*Myrmecophila*]), ähnlich bei gewissen Käfern (*Buprestis, Elater*), den *Mallophagen, Pediculiden*, vielen *Dipteren* (s. Fig. 83, S. 126), sowie ihren Larven. Wenn die Zahl der Anhänge größer wird, so vier (Larven und Imagines gewisser Dipteren, z. B. *Syrphiden*, wo die vier Schläuche jedoch durch Gabelung eines einfachen Paars entstehen), sechs (gewisse Orthopteren, die Raupe von *Galleria*), acht (andere Orthopteren u. Pseudoneuropteren, z. B. *Blatta, Perla* (Fig. 80, S. 124), Culiciden [Larve von *Ptychoptera*]); zahlreich sind sie auch schon bei gewissen Thysanuren [*Machilis*], so werden sie gewöhnlich schlauchförmig und drüsenartiger. Sie umstehen dann kranzförmig den Anfang des Mitteldarms, indem sie sich bald mehr nach vorn, bald mehr nach hinten richten, selten mit einem Fortsatz nach vorn und einem nach hinten.

Daß die beiden großen Coeca von *Gryllotalpa*, wie behauptet wurde, den gesamten entodermalen Mitteldarm darstellten, ist sehr unwahrscheinlich, da der ontogenetische Beweis fehlt. Im allgemeinen besitzt das Epithel der Coeca den gleichen Bau wie das des Mitteldarms; soweit bekannt secernieren sie auch ähnlich wie dieser, sollen sich jedoch auch an der Resorption beteiligen. Ob die vorderen Mitteldarm-Coeca vielleicht denen der Crustaceen homolog sind, ist vorerst kaum zu entscheiden, aber doch wohl nicht ausgeschlossen.

Die physiologische Bedeutung dieser pylorischen Schläuche ist noch nicht in jeder Hinsicht geklärt.

Die bei gewissen Insekten am hinteren Teil des Mitteldarms auftretenden Anhänge sollen später bei den Malpighischen Gefäßen betrachtet werden.

Ein höchst eigentümliches Verhalten zeigt der Mittel- sowie der Anfang des Enddarms bei zahlreichen *homopteren Rhynchoten*, besonders den *Cicadinen*, *Cocciden* und *Psylliden*.

Wie schon früher hervorgehoben, wird der Mitteldarm der Rhynchoten häufig recht lang und ist dann vielfach schlingenförmig gewunden. Bei Homopteren (einzelne Cicaden, z. B. *Lycorma*, Fig. 100) sind diese Schlingen durch Tracheen und Muskeln innig miteinander vereinigt, so daß sie ein gemeinsames Knäuel bilden. Gleichzeitig hat sich auf der Dorsalseite des vorderen Mitteldarmabschnitts eine ansehnliche, etwas unregelmäßige Anhangstasche entwickelt. Bei anderen (z. B. *Cicada*) bildet der Mitteldarm, dessen Anfang magenartig erweitert ist, zunächst eine weite freie Schlinge, deren hinterer Abschnitt wieder nach vorn zieht und unter die Muscularis des vorderen Mitteldarmteils tritt, hier kleinere Schlingen bildet und in den Enddarm übergeht, der schließlich frei hervortritt. Bei den *Schaumcicaden* (*Cerco-pidae*) sind schließlich diese engen Schlingen des hinteren Mitteldarmabschnitts, sowie der Anfang des Enddarms samt den Malpighischen Gefäßen in eine Einfaltung der dorsalen Anhangs-tasche des Mitteldarms eingelagert und diese ganze Bildung wird von einer muskulösen und tracheen-reichen Haut umhüllt (Fig. 100 *B*). — Die *Cocciden* (Fig. 100 *C*) zeigen diese Bildung insofern etwas verändert, als der verhältnismäßig kurze Mitteldarm in seiner ganzen Länge oder nur seinem Vorder- oder Endteil (*Dorthesia*) mit dem dicken Endteil des Enddarms (Rectum) sich innig verbindet, wie bei den oben geschilderten Homopteren. Bei *Psylla* ist es ein mittlerer Teil des langen Enddarms, der unter vielfacher Schlingenbildung mit dem Vorderende des Mitteldarms verwächst.

Über die vielfach noch etwas unsicheren *histologischen Verhältnisse des Mitteldarms der Insekten* kann hier nur wenig mitgeteilt werden. — Das Epithel ist in der Regel hoch und erhebt sich gewöhnlich in starke Längs- oder Ringleisten (nicht Einfaltungen), so daß seine innere Oberfläche bedeutend vergrößert erscheint. Häufig sind alle Zellen gleich und müssen daher sowohl resorbieren als secernieren. Nur bei gewissen Formen (namentlich Raupen) wurden besondere Schleim- oder Becherzellen (*Calycocyten*) gefunden, die ein eigenartiges Sekret abscheiden, während die Sekretion der gewöhnlichen Zellen wohl meist durch Ablösung plasmatischer Tropfen an der freien Fläche geschieht. — Letztere wird fast stets von einem ziemlich dicken Grenzsaum (*Stäbchensaum, Rhabdorium*) überkleidet, wie er schon bei Würmern auftritt und auch im Mitteldarm und dem Hepatopancreas zahlreicher Crustaceen vorkommt. — Die Einsenkungen zwischen den *Ring-* und *Quer-leisten* stülpen sich häufig zu dicht gedrängt stehenden, kurzen Schläuchen aus, die jedoch

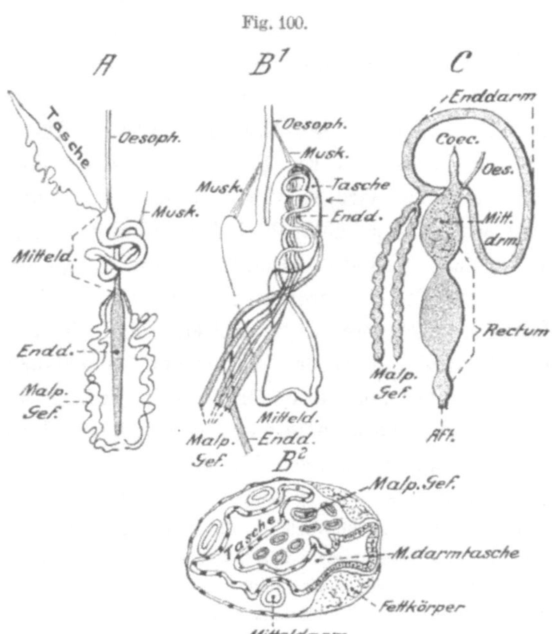

Darmkanal von homopteren Rhynchoten schematisch und vereinfacht. *A* Lycorma denticulata (Larve). - *B¹* u. *B²* Cercopide. *B¹* Gesamtdarm; *B²* Querschnitt durch die Mitteldarm-tasche in der Gegend des Pfeils auf Fig. *B¹*. — *C* Lecanium hesperidum. Gesamtdarm von dorsal gesehen. Der Enddarm ist überall dunkel getönt. (*A* u. *B* schematisch und vereinfacht nach LICENT 1909. — *C* nach MARK 1877). O. B.

äußerlich am Darm nicht vorspringen, da sie dicht aneinandergelagert und von der Muscularis umschlossen sind. Diese Ausstülpungen werden gewöhnlich als *Krypten* bezeichnet, sind jedoch ihrem Wesen nach jedenfalls dasselbe wie die früher erwähnten zottenartigen Anhangsschläuche am Mitteldarm vieler Käfer. Zweifellos erscheint daher, daß diese Krypten im allgemeinen secernieren und wohl auch resorbieren, ähnlich jenen Zotten, und daher der Zustand, wie er bei gewissen Insekten (z. B. Imago von *Hydrophilus*) vorkommt, daß nämlich die Krypten durch das Darmepithel, sowie eine von diesen nach außen abgeschiedene Membran (angeblich Chitin) vom Darmlumen abgeschlossen werden, als sekundäre Bildung erscheint. — Zwischen die Basen der Mitteldarmzellen sind gewöhnlich Zellen eingelagert, welche die Innenfläche nicht erreichen; dies sind Regenerationszellen, die, sich vermehrend, zur Epithelerneuerung dienen. Solche Zellen können entweder vereinzelt oder in Gruppen durch das Epithel zerstreut sein, oder finden sich bei Ausbildung von Krypten oder Anhangszotten an deren Grunde als eine größere Gruppe auf verschiedenem Entwicklungszustand. — Die Regeneration des Epithels erfolgt sowohl im Larven- als auch im Imagozustand und verläuft entweder kontinuierlich oder periodisch, so bei den Larven zum Teil während der Häutungen; dabei kann sogar das gesamte Epithel abgestoßen und erneuert werden, was sich bei manchen Formen in recht kurzen Perioden wiederholt (so bei der Imago von *Hydrophilus*).

Die Hauptverdauung und Resorption der Insekten geschieht jedenfalls meist im Mitteldarm, in dem eine ganze Anzahl Enzyme nachgewiesen wurden, so eine trypsinähnliche Protease, bei gewissen Formen eine Tyrosinase, ein Chymosin (milchgerinnendes Ferment), bei Pflanzenfressern auch Amylase und Xylase (welche gewisse Bestandteile des Holzes löst), doch keine eigentliche Cytase und zuweilen auch Lipase (fettspaltendes Enzym). — Für gewisse Formen wurde wahrscheinlich gemacht, daß die Verdauung schon im Vorderdarm (besonders dem Kropf) beginnt (z. B. *Carabus*), indem das Mitteldarmsekret in diesen Abschnitt vordringt, ja, sogar nach außen auf die Nahrung entleert werde und eine äußerliche Verdauung einleite (vgl. S. 115 oben). — Bei gewissen Insekten (so *Ephemeriden*), die als Imagines keine Nahrung aufnehmen, kann sich der Mitteldarm mit Gas erfüllen.

Wie schon früher betont wurde, fehlt im Mitteldarm eine eigentliche Chitinintima. Den Insektendarm durchzieht jedoch gewöhnlich eine feinere bis gröbere röhrenförmige Membran, welche den Darminhalt umschließt und mit dem Epithel nicht im Zusammenhang steht, die *peritrophische Membran*. (Fig. 94 *B*, S. 137). Sie wird mit den Nahrungsresten in den Enddarm und später nach außen entleert. Da diese Membran zuweilen sehr widerstandsfähig ist, wurde sie auch als chitinös bezeichnet, obgleich kein sicherer Beweis hierfür vorliegt. Sowohl über ihre Entstehung, als ihre morphologische und physiologische Bedeutung bestehen noch Zweifel, da die Angaben sich sehr widersprechen. Zuweilen wird außer ihr eine ähnliche Umhüllungsmembran der Nahrung unterschieden (der *Trichter*), von der noch bestimmter behauptet wird, daß sie aus Chitin bestehe. Wahrscheinlich dürfte es aber kaum möglich sein, diesen Trichter von der allgemein verbreiteten peritrophischen Membran scharf zu unterscheiden.

Auch bei verschiedenen Crustaceen (so *Cirripedien*, *Branchipus* und *Ostracoden*) wurden Bildungen im Mitteldarm beschrieben, welche an die peritrophische Membran der Insekten erinnern.

Der Mitteldarm der Crustaceen ist in der Regel ein einfaches gerades Rohr, welches daher die Körperlänge fast nie überschreitet. Nur bei manchen *Cladoceren* (besonders *Lynceiden* und einigen andern) kommt ein- bis mehrfache Schlingenbildung vor. Ebenso tritt eine vordere magenartige Mitteldarmerweiterung nicht gerade häufig auf, findet sich jedoch bei gewissen freilebenden und parasitischen *Copepoden* (so z. B. *Pachysoma*, *Sapphirina*, *Lernaea*, *Argulus*, Fig. 101) und manchen *Cirripedien* (z. B. *Lepas*); besonders deutlich wird sie bei manchen *Ostracoden* (Fig. 85, S. 127), wo sich der vordere, magenartig erweiterte Teil durch eine Einschnürung scharf vom hinteren, dünneren Darm absetzt. Unter den Malacostraken findet sich Ähnliches nur selten bei gewissen *Amphipoden* (z. B. *Phronima*).

Während der Mitteldarm der Entomostraken den längsten Darmabschnitt bildet, was auch bei *Leptostraken* und *Amphipoden* der Fall ist, verkürzt er sich bei nicht wenigen *Decapoden* bedeutend, indem der Enddarm lang wird. In dieser Hinsicht bestehen jedoch bei den *Decapoden* große Verschiedenheiten; während z. B. der Enddarm von *Homarus* und den *Eucyphiiden* nur $1/_5$ bis $1/_6$ der Mitteldarmlänge erreicht, wird er bei *Carcinus* viermal und bei *Astacus* (Fig. 89, S. 131) sogar 13 bis 15 mal so lang als der Mitteldarm, so daß

der Mitteldarm nur ein ganz kurzes, zwischen Stomo- und Proctodaeum ein-
geschaltetes Stück des Darmrohrs bildet. Noch weiter geht die Verkürzung des
Mitteldarms bei den *Isopoden* (Fig. 86, S. 128), soweit wenigstens die Verhältnisse
durch die Anatomie und Ontogenie aufgeklärt sind, was nicht für die gesamte
Gruppe der Fall ist. Er beschränkt sich hier auf einen ventralen hinteren
Abschnitt des Proventrikels, den *Drüsensinus*, in welchen die ansehnlichen Leberdrüsen münden.

Fig. 101.

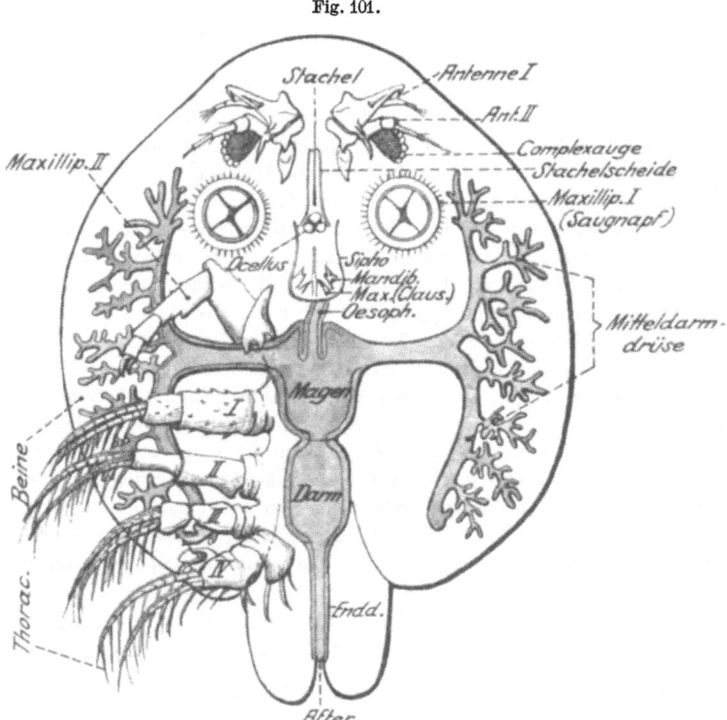

Argulus foliaceus (Karpfenlaus). Von der Ventralseite zur Demonstration der Körperform und der
Anhänge, sowie des Darms (nach CLAUS 1875 kombiniert).   O. B. u. C. H.

Am Mitteldarm der Crustaceen finden sich sehr gewöhnlich Divertikel oder
coecumartige Anhänge, ähnlich wie bei den Arachnoideen. Ganz fehlen sie
vielen *Copepoden*, gewissen *Cladoceren* (*Leptodora* und einigen anderen) und
Ostracoden (so den Cyprididen). Es scheint daher, daß ihr völliges Fehlen
auf Reduktion beruht. Sie treten gewöhnlich am vordersten Ende des Mitteldarms (*Coeca anteriora*) auf, doch können sich zuweilen auch am Hinterende
Anhänge finden (*Coeca posteriora*). Als seltener Fall wiederholen sich bei
gewissen *Copepoden* (so *Sapphirina*, Fig. 102 und einzelnen Parasiten) paarige,
sogar zum Teil etwas verästelte solche Coeca hintereinander an der Magenerweiterung des Darms, was an die Arachnoideen erinnert. Ähnliches dürfte
sich auch bei manchen *Cirripedien* finden (*Alcippe*), wo der sackartige Mitteldarm überall mit einfachen bis verzweigten Divertikeln besetzt ist. Auch der

Mitteldarm mancher anderer Cirripedien ist mit feinen zottigen Fortsätzen versehen; sechs bis acht coecumartige Anhänge finden sich vorn am Mitteldarm gewisser *Balanus* arten.

In der Regel aber entspringen bei den Crustaceen vom Vorderende des Mitteldarms ein Paar lateraler bis ventraler, kleiner oder sehr ansehnlicher Anhangsdrüsen, die meist als *Leberdrüsen* (oder *-schläuche*) oder *Hepatopancreas* bezeichnet werden. Daß diese *Coeca anteriora lateralia* und *ventralia* je nach ihrer Einmündung morphologisch verschieden seien, dürfte kaum anzunehmen sein. Bei den *Entomostraken* bleiben sie häufig sehr klein, so bei zahlreichen Ostracoden, Branchipus und Artemia, als mäßig große nach vorn gerichtete und gekrümmte Schläuche bei den Cladoceren (Fig. 78, S. 122), während sich die der Ostracoden nach hinten richten und bei stärkerer Entwicklung (Fig. 85, S. 127) sogar in die Leibeshöhlenräume der Schalen eindringen. Daß sie bei den erwähnten Entomostrakenarten dorsolateral münden, dürfte keinen Grund bilden, um sie morphologisch von den ventrolateralen zu unterscheiden. Bei manchen Copepoden finden sie sich schwach entwickelt, auch lassen sich die vordersten der oben für gewisse Copepoden erwähnten Divertikel ihnen vergleichen.

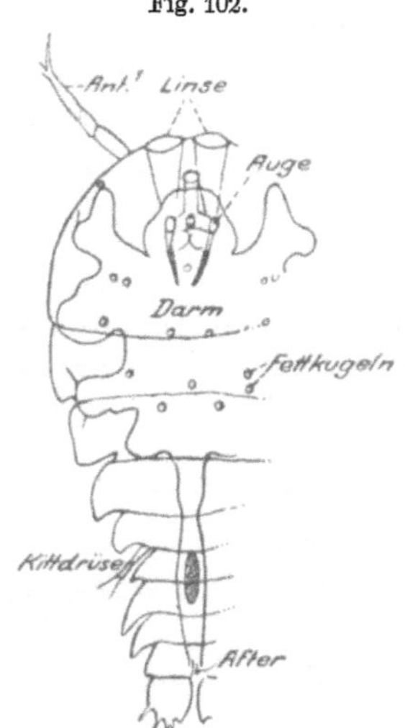

Fig. 102.

Sapphirina pachygaster (Copepode). Darm von dorsal (nach CLAUS 1863). O. B.

Ansehnlicher werden sie bei gewissen *Branchiopoden*, so den *Limnadien*, gleichfalls nach vorn gerichtet, aber ziemlich reich verzweigt; wogegen bei Apus sieben Paar mit drüsigen Acini besetzte Schläuche vom vorderen erweiterten Mitteldarmende ausgehen, die aber jedenfalls auf Verzweigung eines ursprünglich einfachen Paars zurückzuführen sind. — Besonders ansehnlich werden die beiden Drüsen bei den *Branchiuren* (*Argulus*, Fig. 101), wo sie sich nach kurzem seitlichen Verlauf in einen vorderen und hinteren Ast teilen, die beide wieder zahlreiche verzweigte, äußere Anhänge entsenden.

Bei den *Leptostraken* und *Malacostraken* sind die lateroventralen Anhangsdrüsen fast stets ansehnlicher entwickelt und zeigen große Neigung sich kurz nach ihrem Ursprung in zwei bis mehr Schläuche zu teilen; doch findet sich gelegentlich auch nur ein einfaches Paar, so bei manchen Amphipoden (*Hyperinen, Caprelliden*) und Isopoden (*Tanaiden* und *Epicariden*); bei den letzteren sind sie lateral zuweilen mit sekundären Coeca besetzt, was eine gewisse Ähnlichkeit mit den Arachnoideen hervorruft. Bei den übrigen Arthrostraken teilen sie sich meist sofort in zwei oder drei (gewisse Isopoden, z. B. *Apseudes*, zwei lange und ein kurzer Schlauch jederseits), die häufig bis tief in das Abdomen nach hinten ziehen (Fig. 86, S. 128). Daß diese zwei bis drei Schläuche durch Teilung eines ursprünglich einfachen entstehen, erweisen die Anatomie und

Ontogenie. Bei Isopoden und Leptostraken münden sie · durch einen gemeinsamen Drüsensinus (s. Fig. 86 *B Lebersinus*) ventral in den Pylorusteil
des Proventrikels; dieser Sinus der Isopoden ist, wie schon hervorgehoben,
der Rest des Mitteldarms. Bei einzelnen Amphipoden bleiben sie sehr kurz
(*Phronima*), ja fehlen auch ganz (*Phronimopsis*). — Die *Leptostraken* (*Nebalia*)
zeigen eine Vermehrung der Schläuche auf vier jederseits, von denen einer
nach vorn zieht.

Ähnliche Verhältnisse wie die Arthrostraken zeigen noch die einfacheren
Malacostraken, so die *Cumaceen* (*Sympoda*) mit ein bis vier Paar Schläuchen.
Die *Schizopoden* besitzen gewöhnlich jederseits fünf von ungleicher Länge.
Bei den *übrigen Malacostraken* (bes. *Decapoden*) verzweigt sich die Drüse sofort
in zahlreiche, zum Teil weiter verästelte Schläuche, welche eine den Cephalothorax jederseits erfüllende, häufig sekundär vielfach gelappte, gelbe bis bräunliche Drüsenmasse bilden, die selten bis ins Abdomen reicht (Fig. 89, S. 131).

Daß die besprochenen Leberdrüsen Verdauungsfermente abscheiden, ist sicher, wie sich
auch daraus ergibt, daß besondere Drüsenzellen (Fermentzellen) bei verschiedenen Formen
in ihnen nachgewiesen wurden, die sich gelegentlich (so *Schizopoda*) in vorspringenden
Falten in den Schläuchen anhäufen. Im allgemeinen entspricht ihr Epithel dem des Mitteldarms; sie besitzen auch eine Muskulatur und sind daher bei den Arthrostraken häufig durch
die Ringmuskeln perlschnurartig eingeschnürt. Wenn der Mitteldarm stark verkürzt ist, wie
bei zahlreichen Decapoden und Isopoden, ist es wahrscheinlich, und wird für *Astacus* und
einige andere Formen direkt angegeben, daß die Nahrung in die Drüsen eindringe und in
ihnen resorbiert werde.

Außer den geschilderten Divertikeln und Coeca besitzen zahlreiche
Crustaceen am Vorderende des Mitteldarms noch dorsale paarige oder unpaare.
Sie bleiben meist klein und ziehen gewöhnlich nach vorn. Ob sich diese
dorsalen Anhänge scharf von den ventrolateralen unterscheiden lassen, neben
denen sie in der Regel auftreten, ist wohl nicht ganz sicher, um so mehr als
wir bei den Insekten an der gleichen Stelle zuweilen zahlreiche Divertikel im
ganzen Umkreis des Darms finden. Wir haben deshalb die häufig als solch
dorsale Coeca gedeuteten Schläuche der *Branchiopoden.* und *Cladoceren* schon
bei den lateroventralen besprochen. — Schon bei manchen Copepoden (*Calanus*,
Cetochilus u. a.) verlängert sich der Mitteldarm vorn in ein kurzes *Coecum
anterius dorsale*; den übrigen Entomostraken dagegen fehlen solche Anhänge,
wenn man, wie gesagt, nicht die paarigen vorderen Divertikel der Branchiopoden, Cladoceren und Ostracoden hierher rechnet. — Dagegen treten sie bei
den Malacostraken häufig auf, teils als unpaarer kurzer Anhang, so bei
gewissen Amphipoden (*Gammaridae*) und Anomostraken *(Anaspidea)*, jedoch mit
paariger Mündung, teils paarig bei gewissen *Caprelliden* und *Hyperiiden*. Ob
sie den Isopoden ganz fehlen, wie gewöhnlich angegeben wird, scheint nicht
ganz sicher.

Die *Thoracostraken* besitzen häufiger solche Anhänge, so die *Schizopoda*
meist einen unpaaren, selten paarigen, wie auch die *Dichelopoden* (*Euphausiiden*).
Ein schwaches unpaares Dorsalcoecum tritt bei *Astacus* (*Potamobius*, Fig. 88 *A*),

Homarus (Astacus) und anderen Decapoden auf, ist jedoch manchmal zweizipfelig bis gespalten, was darauf hinweist, daß die paarigen Coeca anteriora dorsal aus dem unpaaren hervorgehen oder umgekehrt.

Bei *Paguriden* und *Brachyuren* sind sie dagegen meist paarig und werden zuweilen sehr lang, indem sie sich aufknäueln (z. B. *Carcinus, Cancer* u. a., wo sie fast Körperlänge erreichen). — Auch die beiden langen Mitteldarmdrüsen der *Stomatopoden* (Fig. 103) werden gewöhnlich den Coeca anteriora dorsalia zugerechnet, da sie durch eine gemeinsame dorsale Öffnung in den Pylorusabschnitt des Proventrikels münden. Sie senden jederseits einen Ast nach vorn und einen viel längeren nach hinten, der bis in das letzte Abdominalsegment reicht, wo, wie es scheint, die beiderseitigen Schläuche verwachsen. Von den hinteren Ästen gehen lateral regelmäßig metamere Zweige aus (*Squilla* zehn Paar) und im hintersten Segment zahlreiche feinere Schläuche. Im ausgebildeten Zustand umwachsen diese Schläuche den Mitteldarm fast völlig und sind mit zahlreichen Acini bedeckt. Aus diesem Grunde wurde früher vielfach angegeben, daß der Mitteldarm der Stomatopoden zahlreiche metamere Divertikel besäße. Ich möchte annehmen, daß die Darmdrüsen dieser Gruppe, trotz ihrer dorsalen Mündung, den ventrolateralen der übrigen Crustaceen entsprechen.

Auch am Hinterende des Mitteldarms vieler Crustaceen treten Divertikelbildungen auf (*Coeca posteriora dorsalia und ventralia*). Unter den Entomostraken findet sich eine solche Bildung nur bei gewissen *Cladoceren* (besonders den *Lynceiden*) als ein ventraler, kurzer bis recht langer Schlauch, bei *Pleuroxus* mit dünnerem Endstück. — Auch die paarigen dorsalen taschenartigen Anhänge am hinteren Mitteldarm gewisser *Ostracoden* (*Cyprididae*) werden hierher gestellt. — Häufiger finden sich hintere Divertikel bei den *Leptostraken* und *Malacostraken*. Den meist nach vorn ziehenden paarigen hinteren Coeca der *Amphipoden* begegnen wir besonders bei den *Gammariden*, gewissen *Hyperiiden* (*Vibilia*) und *Caprelliden*; sie können auch nur einseitig oder unpaar ausgebildet sein (bei *Goplana, Melita*, den *Anomostraca*). Ihre Länge ist recht verschieden; bei *Orchestia*, wo sie relativ lang sind, entspringen sie weiter vorn am Mitteldarm

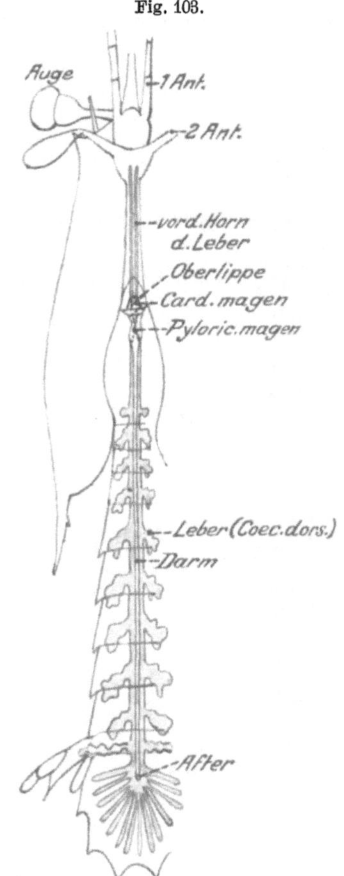

Fig. 103.

Squilla (Alimalarve) von der Ventralseite; Darm (dunkel) (nach Jurich 1904). O. B.

und ziehen nach hinten. Die Anomostraca besitzen noch ein in der Mittelregion
des Darms entspringendes unpaares Coecum. — Ziemlich verbreitet sind dorsale
unpaare kurze bis lange Coeca posteriora bei den Decapoden; besonders lang
bei manchen *Brachyuren* (z. B. *Cancer*, wo das Coecum die sechsfache Körperlänge erreicht und aufgewunden ist.)

Die hinteren Coeca der Krebse wurden häufig mit den Malpighischen Gefäßen der Tracheaten verglichen und wie diese als Excretionsorgane gedeutet. Da, wie wir später sehen
werden, die Malpighischen Gefäße der Insekten
vom Enddarm ausgehen, so wurde dieser Vergleich
aufgegeben; doch wird später auf diese Frage zurückzukommen sein. Daß diese Anhangsdrüsen
excretorisch funktionieren können, scheint nicht
unmöglich, da auch das Epithel des hinteren Mitteldarms zuweilen in dieser Weise tätig ist (*Copepoden*); auch der Inhalt der Divertikel mancher
Formen spricht dafür.

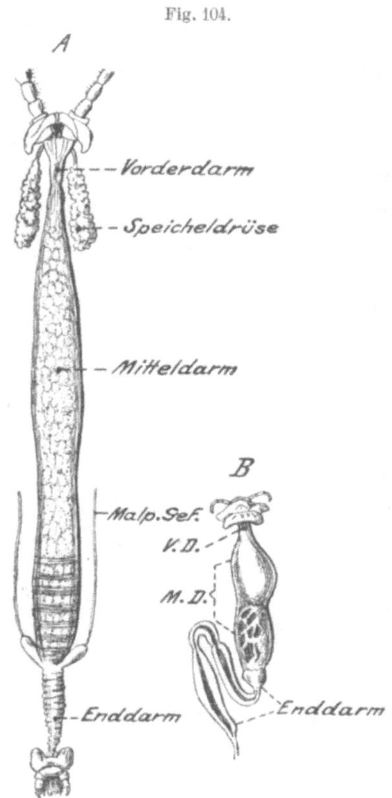

Fig. 104.

Darmapparat von: *A* Lithobius forficatus, *B* Glomeris limbata (nach PLATEAU
1878).   C. H.

Das Proctodaeum (Enddarm).

Wie schon betont wurde, ist der Endabschnitt des Arthropodendarms stets ectodermaler Herkunft und daher wie der Vorderdarm
von Chitin ausgekleidet. Er bleibt bei den
ursprünglicheren Formen sehr kurz, ein einfaches Ausleitungsrohr zum *After*, der teils
terminal (viele *Entomostraken*), teils etwas
ventral (*Malacostraken und die meisten übrigen Arthropoden*), doch gelegentlich auch
etwas dorsal am hinteren Körpersegment
(*Telson*) liegt. Nur selten rückt der After
auf der Ventralseite mehr nach vorn (so
bei gewissen *Acarinen*, *Pöcilopoden*, wo
dies mit der Entwicklung des Schwanz-
stachels zusammenhängt) oder dorsal bei
den Thoracica unter den Cirripedien, wegen
der Bildung des caudalen Cirrus. — Die
Abgrenzung des Proctodaeums gegen den
Mitteldarm macht sich entweder durch verschiedene Weite der beiden Darmabschnitte kenntlich oder durch eine Einschnürung und einen Muskelsphincter,
der mit einer inneren Klappenbildung verbunden sein kann.

Ein einfaches, kurzes und gerades Proctodaeum, das entweder eng, seltener
angeschwollen ist und den Mitteldarm dann an Weite übertrifft, besitzen die
Protracheaten (Fig. 57 *A*, S. 109), *Myriopoden* (Fig. 104 *A*), *Arachnoideen* (Fig. 96,
S. 140) und im allgemeinen auch die *Entomostraken* (Fig. 85, S. 127). Bei
den *Myriopoden* wird es selten (gewisse *Pauropoden*, *Glomeris*, *Glomeridesmus*)
etwas länger, kann sogar eine Schlinge bilden und einen erweiterten Endteil

(*Rectum*), ja drei Abschnitte (*Glomeris*. Fig. 104*B*) unterscheiden lassen. — Die Innenfläche ist im allgemeinen meist längsfaltig, und zwar durch wirkliche Epitheleinfaltungen; häufig finden sich sechs solcher Falten. — Der, wie schon früher hervorgehoben, so stark verlängerte Enddarm der *Landasseln* (*Onisciden*, s. Fig. 86*A*, S. 128) ist noch dadurch ausgezeichnet, daß sich in der dorsalen Mittellinie seiner Vorderhälfte eine Rinne ausstülpt, in deren Medianlinie sich eine Längsleiste einstülpt, die nur aus zwei Zellreihen besteht. Vor ihrem Hinterende erweitert sich diese Rinne zu einem etwa ovalen Gebilde. Diese, hinsichtlich ihrer Funktion kaum verstandene Einrichtung wird häufig mit der *Typhlosole* der Oligochäten (s. S. 89) verglichen. — Am langen Enddarm dieser Isopoden hat sich ferner ein hinterer, etwas spindelförmig erweiterter Abschnitt als *Rectum* differenziert, der sich vom langen Vorderabschnitt durch einen Sphincter scharf absetzt.

Der hintere Abschnitt des Enddarms oder auch der gesamte Enddarm der Crustaceen ist häufig mit kräftiger Muskulatur versehen (besonders radiären Dilatatoren und Ringfasern, Constrictoren) und wird dann gewöhnlich als Rectum oder Mastdarm bezeichnet, obgleich er sich äußerlich meist wenig scharf vom vorausgehenden Abschnitt absetzt. Stärkere Entwicklung der Ringfasern kann zuweilen (so *Cladoceren*) eine Ringelung des Enddarms hervorrufen (s. Fig. 78, S. 122).

In verschiedenen Arthropodengruppen ruft Parasitismus eine Rückbildung des Proctodaeums hervor, die zuweilen auch nur zum Verschluß des Afters führt, wie es schon von parasitischen Würmern erwähnt wurde.

Diese Erscheinung tritt schon bei einzelnen *Ostracoden* auf, deren Proctodaeum muskellos, ja bei gewissen Formen (*Halocypris*) rückgebildet ist. — Bei parasitischen *Cirripedien* (gewissen *Abdominalia* und den *Apoda* [= Ascothoracica]) sind Enddarm und After geschwunden, so daß der Mitteldarm blind geschlossen erscheint. Dasselbe wiederholt sich in verschiedenem Grade bei den parasitischen *Isopoden* (*Entonisciden, Cryptonisciden, Bopyriden*), teils nur im weiblichen Geschlecht, teils in beiden. Auch die Copepoden *Haloptilus* und *Chondracanthus* sollen sich ähnlich verhalten.

Unter den *Acarinen* ist dieselbe Erscheinung bei verschiedenen Familien (z. B. *Hydrachniden, Tyroglyphiden* u. a., die man häufig als Prostigmata zusammenstellt) verbreitet. Ihr Mitteldarm soll nach den etwas schwankenden Angaben blind geschlossen sein; doch findet sich hier meist ein eigentümliches, schlauchförmiges sog. *Excretionsorgan*, das dorsal vom Darm hinzieht, sich vorn gewöhnlich in zwei Schläuche teilt und mit einfacher Öffnung ventral mündet. Wahrscheinlich ist aber dies Organ der Enddarm, der seine Verbindung mit dem Mitteldarm aufgegeben hat, und seine beiden Anhangsschläuche sind die Malpighischen Gefäße. — An letzteren Fall erinnert der gewisser Insektenlarven (der *Hymenopteren*, mit Ausnahme der *Tenthrediniden*, der *Pupiparen* unter den Dipteren, der *Strepsipteren* und mancher *Neuropteren*, so *Myrmeleo* u. a.), da sich bei ihnen der embryonale Abschluß des Enddarms gegen den Mitteldarm während des ganzen Larvenlebens erhält. Die Kommunikation zwischen beiden Darmabschnitten tritt erst während der Metamorphose auf, worauf die Entleerung der in der Larvenzeit im Mitteldarm aufgespeicherten Nahrungsreste erfolgt. Die Erscheinung hängt in diesen Fällen nicht mit Parasitismus zusammen, sondern wohl mit der Art der Nahrung und ihrer sehr ausgiebigen Ausnutzung, so daß wenig Kot gebildet wird, ähnlich wie bei Parasiten. Unter den erwachsenen Insekten findet sich eine starke Reduktion des Afters nur bei einzelnen *Aphiden* (*Phylloxera*); nach einzelnen Angaben soll er hier sogar völlig fehlen (wenigstens den Geschlechtstieren).

Der Enddarm der *Arachnoideen* bleibt im allgemeinen kurz und ist vom Mitteldarm nicht scharf abgesetzt. Bei den *Scorpionen* (Fig. 97 *A*, S. 141) zwar findet sich scheinbar ein langer Enddarm, der von der Einmündungsstelle der Malpighischen Gefäße bis zum After reicht und weiter ist als der Mitteldarm. Die Ontogenie lehrt aber, daß nur ein sehr kleines Endstück dieses Abschnitts ectodermaler Herkunft ist. Das Proctodaeum bleibt also sehr kurz und ist vom Mitteldarm nicht scharf geschieden. — Bei den übrigen Arachnoideen unterscheidet sich der Enddarm stets durch spindelförmige bis blasige Anschwellung vom Mitteldarm. Unter den *Pedipalpen* und *Acarinen* tritt dies wenig hervor, sehr auffallend dagegen bei *Pseudoscorpionen*, *Solpugiden*, *Opilioniden* (Fig. 97 *B*, *E*, *F*) und *Araneinen* (Fig. 96, S. 140), sowie einzelnen *Acarinen* (z. B. *Gamasiden*), indem sich die Dorsalwand des Enddarms (Rectum) zu einer mehr oder weniger großen Blase ausstülpt, in welche in der Regel (Ausn. *Solpugiden*) die Malpighischen Gefäße münden. Später wird jedoch gezeigt werden, daß diese Rectalblase (auch Kloake oder Kloakalblase genannt) entodermaler Entstehung ist, wie die Malpighischen Gefäße. Die besonderen Verhältnisse des Enddarms gewisser Milben wurden schon oben (s. S. 153) erörtert.

Das Proctodaeum der *Insekten* ist viel mannigfaltiger entwickelt, als das der meisten seither besprochenen Arthropoden. Im einfachsten Fall zwar, so namentlich bei vielen Larven, jedoch auch nicht wenigen Imagines, bleibt es kurz und gerade. Fast stets ist es jedoch in zwei Abschnitte differenziert (Tabanus, Fig. 83, S. 126), einen dünneren röhrenförmigen vorderen (meist *Dünndarm* oder *Ileum* genannt) und einen mehr oder weniger angeschwollenen, spindel- bis blasenförmigen Endteil, das *Rectum* (*Mastdarm*). Letzteres ist besonders muskulös und dient zur Ansammlung des Kots, der in ihm zuweilen (so Raupen und manche Imagines) zu besonderen Ballen formiert wird. — Wenn der Enddarm sehr kurz bleibt (namentlich manche Landwanzen, *Geocores*, *Pyrrhocoris*, s. Fig. 83, S. 126) kann er sich auf das Rectum beschränken. Relativ kurz bleibt er im allgemeinen bei zahlreichen Insekten verschiedenster Gruppen, doch kann er in anderen Fällen die Hälfte der gesamten Darmlänge bis mehr erreichen; dann verläuft der *Dünndarm* gerade nach hinten oder in gewissem Maße geschlängelt bis gewunden (s. Fig. 83, *Ileum*). — Besonders lang wird der Enddarm mancher Käfer (so gewisser *Lamellicornier* [Kotfresser] und *Silphiden* [Aasfresser]); bei den letzteren kann der Enddarm gegen 80 % der ganzen Darmlänge erreichen und stark gewunden sein. Sehr lang und vielfach gewunden ist er ferner bei den *Termiten*, *Cicaden* und manchen *Cocciden* (Fig. 100 *B*¹, S. 146), bei denen, wie schon (S. 145) betont wurde, auch der Mitteldarm recht lang wird. Auch die Larven der Musciden und einzelner sonstiger *Brachyceren* mit ihrem langen Darm besitzen ein stark verlängertes Proctodaeum, was ebenso von manchen Dipteren-Imagines gilt. —

Der vordere oder mittlere Teil des Enddarms ist zuweilen erweitert, so ansehnlich bei den *Termiten* (vgl. Fig. 105), weshalb man bei letzteren vier (unter Berücksichtigung seines inneren Baus sogar fünf) Abschnitte am Proctodaeum unterscheiden könnte. — Bei manchen Insekten (Larven und Imagines) stülpt sich das Vorderende des Rectums zu einem *Blindsack* (*Coecum*) aus, der auch zuweilen zur Aufspeicherung der Harnexcrete dient, wie bei den Arachnoideen.

Diese Einrichtung findet sich vereinzelt bei den *Coleopteren*, so den *Dytisciden*, wo bei deren Larven dieser weite, in seiner Form ziemlich variable Blindschlauch so lang werden kann, daß er bis zum Kopf nach vorn zieht; bei den Imagines erscheint er dagegen stark geschrumpft und verkürzt; ferner bei *Silphiden*, deren Coecum sehr kurz bleibt, und den Larven von *Myrmeleo*. — Die *Landwanzen* (*Geocores*) besitzen selten ein schwaches Coecum (*Coreus*, *Pelogonus*), die *Hydrocores* und *Cocciden* (s. Fig. 100 *C*, S. 146) dagegen fast stets. — Verbreitet ist es ferner bei vielen *Lepidopteren* und kommt auch bei *Tipuliden*larven vor, wo es etwas vor dem Rectum entspringt. — Über die Funktion des mächtigen Coecums der Dytiscidenlarven wurden sehr verschiedene Ansichten geäußert; so sollte es, sowie das der Hydrocores, als hydrostatischer Apparat dienen, als Kotbehälter oder auch als Verteidigungsorgan durch Ausspritzen des Kots oder nur ein Korrelationsorgan für die wechselnde Füllung der Leibeshöhle sein. Die Sache ist eben noch recht unsicher.

Das meist ziemlich niedere Epithel des Insektenenddarms ist innerlich ebenfalls meist längsfaltig.

In der vordersten Region des Proctodaeums wird die Muscularis häufig besonders stark, weshalb dieser Abschnitt manchmal als Pylorusteil bezeichnet wird. Auch im Verlauf des Dünndarms lassen sich histologisch gelegentlich noch Unterschiede feststellen. — Die Chitinintima kann stellenweise zähnchenartige Fortsätze, ja selten (Larven von *Lamellicorniern*) verzweigte Borsten bilden.

Das Rectum vieler Insekten ist mit eigenartigen Bildungen versehen, die *Rectalpapillen* **oder** *-drüsen* **genannt werden; nur den** *Coleopteren* **und** *Rhynchoten* **fehlen sie fast stets.**

Schema des Termitendarms (nach HOLMGREN 1909). C. H.

Bei ersteren wurden sie bei *Cyphon*, *Paussus* und *Silpha* gefunden (hier zu Hunderten); den *Pediculiden* kommen sie zu. Den Larven der holometabolen Insekten fehlen sie stets, da sie sich erst während der Metamorphose entwickeln.

Eine solche Rectaldrüse wird im allgemeinen dadurch gebildet, daß das Epithel in ihrem Bereich stark erhöht ist, während das übrige Rectumepithel niedrig bleibt, ja in vielen Fällen, wo sich Rectalpapillen finden, fast ganz reduziert erscheint. Dabei springt das verdickte Epithel entweder nur wenig in das Lumen des Rectums vor oder erhebt sich in dasselbe mehr oder weniger stark (besonders *Dipteren*, **s. Fig. 106** *B*), **sodaß die Organe dann kegelförmige Zapfen darstellen und das Rectallumen nahezu erfüllen. An der Basis oder im Umkreis der Papillen verdickt sich die Chitinintima gewöhnlich zu einem Ring und kann auf den Papillen auch Zähnchen oder schüppchenartige Fort-**

sätze bilden. Von der Fläche erscheinen die Organe kreisrund bis elliptisch, mit der größeren Achse in der Längsrichtung. Einen Hauptcharakter bildet die reiche Versorgung der Organe mit Tracheen (Fig. 106 *B*). Zu jeder Papille treten ein bis mehrere Tracheenstämmchen, die z. T. unter Verästelung direkt zwischen die Epithelzellen eindringen, sich z. T. jedoch in einem blasigen und zelligen sog. Bindegewebe verbreiten, welches das Epithel flacher Papillen unterlagert, bei hohen (*Dipteren*) dagegen den inneren Raum erfüllt.

In diesem Gewebe scheinen die sich stark verzweigenden und verfeinernden Tracheenröhrchen an ihren Enden gewöhnlich schlingenförmig in einander umzubiegen. — Auch ein Nerv tritt in die Organe ein. — Die Zahl der die Papillen aufbauenden Epithelzellen hängt natürlich von ihrer Größe ab, die sehr wechselt; Zellgrenzen scheinen manchmal (z. B. Lepidoptera) zu fehlen. — Die Papillen (Drüsen) treten in sehr verschiedener Zahl auf.

So finden sich bei den *Dipteren* und einigen *Hymenopteren* (s. Fig. 81, S. 125) gewöhnlich *vier*; *sechs* bei *Orthopteren* (Forficula, Embia), *Neuropteren*, *Hymenopteren* und manchen *Lepidopteren*, *Pulex*, *Pediculiden*; bei gewissen *Ichneumoniden* soll sich ihre Zahl auf *zwölf* erhöhen; bei der Neuroptere *Limnophilus* auf *dreißig* und *vierzig*, ebenso bei den meisten *Lepidopteren*, wo sie sich auch auf das Coecum ausdehnen und bis zu hundert, ja zweihundert vorhanden sein sollen; sie bleiben hier natürlich entsprechend klein.

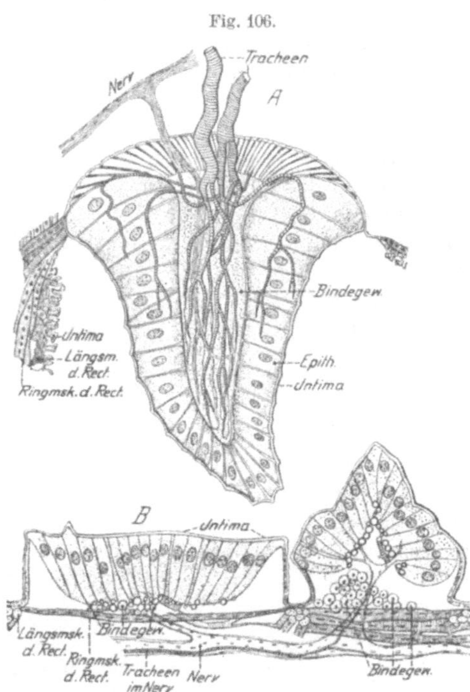

Rectaldrüsen von Insekten, schematisch. *A* Musca vomitoria. Querschnitt durch einen kleinen Teil der Wand des Rectums mit einer durch einen Längsschnitt halbiert gedachten Rectaldrüse. — *B* Locusta viridissima ebenso mit 2 Rectaldrüsen; die linke abgeflacht gedacht, bei nicht kontrahierter Wand des Rectums; die rechte stark vorspringend bei kontrahierter Rectalwand (nach Chun 1875). C. H.

Mit den Rectalpapillen wurden häufig die im Rectum der *Odonaten* (*Libellen*)-*Larven* in großer Zahl vorkommenden *Rectalkiemen* homologisiert; ja die Rectalpapillen wurden gelegentlich als die Rudimente von früher allgemeiner verbreiteten solchen Rectalkiemen gedeutet. — Da sich jedoch bei den Odonatenlarven im hintersten, röhrig verengten Rectalabschnitt sechs einfach gebaute Rectalpapillen finden, so bereitet dies der Homologie der Rectalkiemen und -papillen gewisse Schwierigkeiten.

Die Rectalkiemen sind zarte dünne blättchenartige Gebilde (Fig. 107), die von der Innenfläche des Rectums, in sechs Längsreihen, weit in das Lumen vorspringen. Jede Längsreihe besteht jedoch aus einer Doppelreihe solcher Blättchen, die nicht ganz quer sondern ein wenig schief gestellt sind und daher eine etwas asymmetrische Form haben, während sie in jeder Doppelreihe symmetrisch zueinander angeordnet sind. Jedes Blättchen wird durch eine Einfaltung des sehr dünnen Rectalepithels gebildet und trägt an seiner inneren (d. h. der Mittellinie der Doppelreihe zugewendeten) Basis eine ungefähr scheibenförmige Partie verdickten Epithels, welches an das verdickte Epithel der Rectalpapillen erinnert, um so mehr, als es wie dieses von einer fettkörperartigen Gewebsmasse unterlagert wird. Längs jeder Doppelreihe von Blättchen zieht ein Tracheenstamm nach hinten herab, der beiderseits zahlreiche Ästchen in die Blättchen sendet, welche unter sehr reicher Verzweigung in diese eindringen und sie völlig durchziehen, indem sie, wie in den Rectalpapillen, schlingenförmig ineinander übergehen (Fig. 107 B).

Aus dieser kurzen Schilderung ergibt sich, daß besonders der verdickte Epithelwulst an der Blättchenbasis an die Rectalpapillen erinnert, während ihr sehr dünner Hauptteil jedenfalls eine Bildung besonderer Art ist. Daß die sechs eigentlichen hinteren Rectalpapillen der Odonatenlarven ihrer Stellung nach mit den sechs Doppelreihen der Kiemen alternieren, ließe sich mit der allgemeinen Homologie der Rectalkiemen und -papillen wohl vereinen, da die sechs rectalen Längsfalten, aus welchen die beiderlei Organe jedenfalls hervorgehen, sich im Bereich der Kiemen zu je zwei Falten gespalten haben dürften, aus welchen sich die Rectalkiemen entwickelten. — Daß die Rectalkiemen der Libellenlarven tatsächlich Atmungsorgane sind, scheint sicher, da Wasser regelmäßig in das Rectum aufgenommen und wieder ausgestoßen wird. Bei der in Raupen von *Pieris brassicae* parasitisch lebenden Larve von *Apanteles glomeratus* (Braconide) ist der

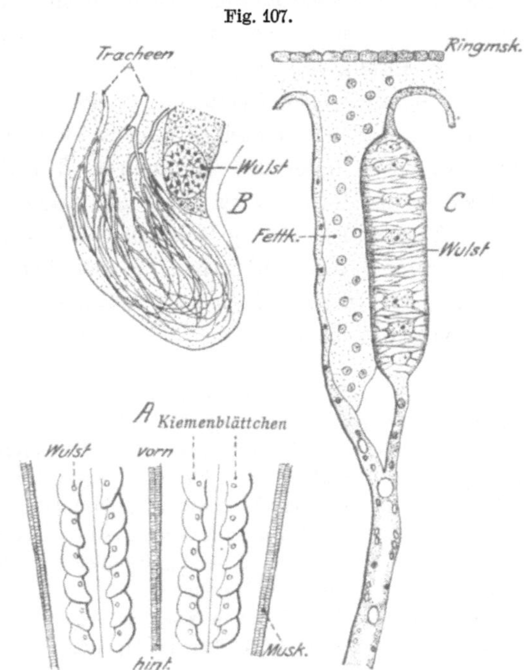

Libellula depressa. Rectalkiemen. *A* Kleines Stück der Wand des Rectums aufgeschnitten und ausgebreitet mit 2 Doppelreihen von Kiemenblättchen (schematisch). — *B* Ein Kiemenblättchen von der Fläche, mit Tracheen. — *C* Längsschnitt durch den Basalteil eines Kiemenblättchens (nach Sadones 1896). C. H.

Enddarm als große dünnwandige, prall mit Blut gefüllte Blase ausgestülpt und dient als Atemorgan.

Für gewisse Käferlarven (besonders die der *Carabiden*) wurde angegeben, daß das Rectum ausstülpbar sei und als Haftorgan bei der Bewegung diene. Die genauere Erforschung ergab jedoch, daß es sich nicht um das eigentliche Rectum handelt, sondern um einen Teil des zehnten Abdominalsegments oder das ganze, das in der Ruhe eingestülpt ist und bei der Bewegung als fußartiger Anhang hervortritt. Die früher als After bezeichnete Öffnung ist also nicht der ursprüngliche Anus sondern eine sekundäre Bildung. Der fußartig vorgestülpte Teil setzt sich an seinem Ende häufig in zwei bis zahlreiche schlauchartige Anhänge fort, die im eingestülpten Zustand ebenfalls eingestülpt sind.

Drüsenanhänge am Enddarm der Tracheaten.

Bei den *Myriopoden* und *Insekten* entspringt fast stets am Beginn des Enddarms eine verschiedene Anzahl meist feiner und gewöhnlich unverzweigter

Drüsenschläuche, die *Malpighischen Gefäße* (*Vasa Malpighii*), welche als Excretionsorgan funktionieren, jedoch wegen ihres Hervorgehens aus dem Proctodaeum an dieser Stelle besprochen werden sollen. Die Gefäße entstehen nämlich durch Ausstülpung aus dem Vorderende des Proctodaeums, sind daher sicher ectodermal.

Die *Myriopoden* besitzen stets nur eine geringe Zahl solcher Organe, so die *Chilopoden* und *Symphylen*, soweit bekannt, ein Paar lateraler, die Chilognathen dagegen zwei Paare, welche jedoch jedenfalls durch Teilung der beiden ursprünglichen Gefäße hervorgingen. Die Gefäße sind meist gewunden und ziehen am Mitteldarm nach vorn.

Die Malpighischen Gefäße der *Insekten* zeigen ein äußerst verschiedenes Verhalten. Daß sie einzelnen kleinen und auch sonst reduzierten Formen fehlen (so *Japyx* unter den Thysanuren, den *Poduriden* und *Aphiden*), beruht wohl sicher auf Rückbildung. Zahl und Länge der Gefäße sind sehr verschieden; wahrscheinlich war jedoch auch bei den Insekten ursprünglich nur ein Paar lateraler Gefäße vorhanden, die sich jedoch häufig durch successive Verästelungen bis zu hoher Zahl vermehrten, oder zu denen sich durch besondere Ausstülpungen neue gesellten.

Nur selten hat sich ein *einziges Paar* erhalten: so bei gewissen *Cocciden* (Coccus u. a. Fig. 100 *C*, S. 146), angeblich bei gewissen *Hymenopterenlarven*, Larven von *Cecidomyia*, einzelnen *Tineiden* (*Lepidopteren*), der Coleoptere *Necrophorus*?

Vier, resp. *zwei Paar Gefäße* sind sehr verbreitet: so bei zahlreichen *Coleopteren* (speciell vielen sog. Pentameren, s. Fig. 80 *Carabus*, S. 124), den meisten *Rhynchoten* (Fig. 100 *A*, *B*, S. 146), *Dipteren* (Fig. 83 *Tabanus*, S. 126) und ihren Larven, *Aphaniptera*, *Pediculiden*, ebenso den meisten Larven der *Hymenopteren* (ausgenommen die Tenthrediniden), einzelnen *Lepidopteren* und ihren Larven. — Eigentümlich erscheint das Vorkommen von fünf Gefäßen bei den *Culiciden* unter den Dipteren (es könnte sich um eine ausnahmsweise Vermehrung eines der vier bei den Dipteren sonst vorkommenden handeln oder um eine Reduktion ursprünglich vorhandener sechs). Bei der Tipulide *Psychoda* schwankt die Zahl sogar zwischen vier und fünf. — Recht verbreitet ist die *Sechszahl*: so bei *Coleopteren* (Tetramera, Trimera und Heteromera), den meisten *Lepidopteren*, gewissen *Neuropteren* (z. B. *Sialis, Panorpa, Phryganiden*), den *Termiten*, auch manchen *Thysanuren* (so *Machilis*, doch hier sich sofort zweiteilend, *Nicoletia, Anajapyx, Eosentomon*).

In den aufgezählten Fällen mit vier oder sechs Gefäßen läßt sich teils ontogenetisch, teils anatomisch nachweisen, daß die Vermehrung durch Verzweigung eines ursprünglichen Paares entstand; so münden die vier Gefäße der Dipteren und Rhynchoten häufig paarweise jederseits durch ein gemeinsames Endstück in den Darm, das bei den Hemipteren nicht selten blasig angeschwollen ist (sog. *Harnblase* s. Fig. 83 *Pyrrhocoris*, S. 126); bei nicht wenigen Hemipteren scheinen diese beiden Anschwellungen gewissermaßen zusammenzufließen, so daß alle vier Gefäße in eine Blase führen, die sich in den Enddarm öffnet, oder die auch sein angeschwollenes vorderstes Stück repräsentiert. — Ebenso kommt es bei gewissen Dipteren (so *Stratiomyiden*) zu einem gemeinschaftlichen Endgang der vier Gefäße. — Die vier oder sechs Gefäße der *Coleopteren* dagegen münden fast stets gesondert.

Die sechs Gefäße der *Lepidopteren* (Fig. 79, S. 123) zeigen das Hervorgehen aus den zwei ursprünglichen in der Regel sehr klar, da sich fast stets ein gemeinsamer Endgang findet, aus dem durch successive zweimalige Gabelung die drei Gefäße jeder Seite hervorgehen. Eine Art Harnblasenbildung des Enddarms zeigen manche Raupen, selten sogar eine gemeinschaftliche Blase für alle sechs Gefäße.

Acht Gefäße finden sich nicht selten bei den *Neuropteren* (z. B. *Myrmeleo, Chrysopa, Sisyra, Hemerobius*), werden auch von einzelnen *Thysanuren* (gewissen Lepismaarten) erwähnt, ebenso von dem Käfer *Anobium*, wo die acht Gefäße jedoch zu vier Schlingen vereinigt sind. — Eine starke Vermehrung erfahren die Gefäße bei den *Orthopteren* (incl. *Pseudoneuropteren*, Fig. 80 *Blatta, Perla*, S. 124) und *Hymenopteren*, (*Apis* Fig. 81). Bei den ersteren, sowie den *Dermapteren*, finden sich kaum weniger als dreißig, meist jedoch über fünfzig bis über hundert und mehr. Sie münden gewöhnlich einzeln im ganzen Umkreis des Vorderendes des Proctodaeums; bei den *Locustiden* führen sie büschelig in fünf bläschenförmige Anhänge am Enddarm, und bei den *Grylliden*, wo sie am zahlreichsten sind, vereinigen sich alle zu einem ziemlich langen Endgang.

Die Vermehrung der Gefäße tritt bei den Hymenopteren allmählich ein; so haben gewisse *Ameisen* und *Ichneumoniden* noch wenige (12—15); bei den übrigen steigt ihre Zahl ansehnlich und kann bei *Apis* schließlich über 150 erreichen. Auch hier geschieht die Einmündung gesondert im ganzen Umkreis.

Die Länge der Gefäße ist recht verschieden und steht annähernd im umgekehrten Verhältnis zu ihrer Zahl, doch finden sich auch manche Formen, die nur wenige kurze Gefäße besitzen, ja sehr verkümmerte (so gewisse *Thysanuren*). Lange Gefäße sind meist vielfach gewunden, indem sie den Darm umschlingen und sogar mit ihm in innigere Verbindung treten, wie dies schon früher (s. S. 145 unten) für die *Cicaden* und *Cocciden* erwähnt wurde. Ähnliches findet sich auch sonst, so z. B. bei vielen Coleopteren und gewissen Raupen, wo sich die Gefäße mit ihren Enden häufig am Rectum befestigen. Bei den Käfern mit sechs Gefäßen erfolgt dies häufig so, daß sie sich am Rectum zu zwei Stämmen oder sogar einem äußerlich zusammenlegen, worauf sie unter die Muscularis eindringen, und, unter ihr sich wieder sondernd, nach hinten ziehen, um blind zu endigen.

In verschiedenen Ordnungen tritt zuweilen die eigentümliche Erscheinung auf, daß je zwei Gefäße jeder Seite an ihren Distalenden paarweise schlingenförmig ineinander übergehen.

Dies findet sich häufig bei *Käfern* (Fig. 80 Carabus) und *Rhynchoten* (Fig. 83, S. 126 Pyrrhocoris, sowohl *Hemipteren* als *Homopteren*), doch auch gewissen Dipteren (manche *Tipuliden*). Es kann auch vorkommen, daß einzelne Gefäße sich in dieser Art schlingenförmig vereinigen, andere hingegen frei endigen (so bei der Coleoptere *Donacia* und der Neuroptere *Sisyra*). Wie eigentlich die paarweise Schlingenbildung zustande kommt, blieb bis jetzt unaufgeklärt.

Wie gesagt, sind die Malpighischen Gefäße der Insekten fast stets unverzweigt, häufig aber mehr oder weniger varikös.

Unter den Käfern besitzt *Melolontha* jedoch fiederartige Anhänge an den langen Gefäßen, bei *Galleruca* sollen sich die Gefäße, in die Muskulatur des Mitteldarms eindringend, verzweigen, ebenso bei den Lepidopteren *Galleria* und *Amphomia* reich verästelt sein, ähnlich bei der Larve einer Pilzmücke (*Mycetophila*).

Im allgemeinen besitzen alle Malpighischen Gefäße einer Species den gleichen Bau, wenn sich auch namentlich in ihrer Länge und ihrer Farbe (weiß, gelblich bis braun und grünlich) häufig große Verschiedenheiten finden, die jedoch kaum auf funktionelle Differenzen hinzuweisen scheinen. Nur selten treten tiefer gehende Unterschiede auf, wie wir sie schon bei der Schlingenbildung fanden.

So münden bei gewissen Chrysomeliden (*Donacia, Haltica, Crioceris*) die vier schlingenbildenden Gefäße durch eine gemeinsame Harnblase in den Enddarm, die beiden freien hingegen direkt, und sind bei Donacia viel kürzer und dicker. Auch sonst findet sich bei den pentameren Coleopteren häufig, daß zwei der sechs Gefäße länger und feiner sind als die übrigen. Bei der Curculionide *Apion flavipes* finden sich neben vier langen Gefäßen zwei kurze, an ihren freien Enden keulenförmig angeschwollene, die sich sowohl histologisch als in ihrem Sekret von den ersteren unterscheiden. Das Weibchen der Cantharidide *Dacytes niger* besitzt neben den sechs gewöhnlichen Malpighischen Gefäßen noch sechs kleine keulenförmige accessorische, die dem Männchen fehlen und wohl selbständige Gebilde sind. Sie scheinen zu drei Zellhaufen (*Oenocyten*) in Beziehung zu stehen. Bei der Phasmide *Diapheromera* münden von den zahlreichen Gefäßen je fünf in ein Endsäckchen zusammen, und zwar je vier hintere dünne und längere und je ein dickes kürzeres vorderes.

Auch in ihrem Verlauf können die Gefäße Differenzierungen zeigen.

So lassen sie gelegentlich histologisch verschiedene Regionen unterscheiden (z. B. bei der Larve der Coleoptere *Anthrenus*). Von den acht Gefäßen der *Myrmeleo-* und *Chrysopalarve* verlaufen zwei frei, die sechs übrigen schließen sich mit ihren Hinterenden dem hinteren Ende des Dünndarms innig an und werden samt ihm von einer gemeinsamen Peritonealhülle umschlossen. Bei *Myrmeleo* entwickeln sich die freien Teile dieser sechs Gefäße in der späteren Larvenzeit zu den Spinnorganen, indem sich ihre Zellen verändern und ihre Kerne verästeln, während ihre distalen Partien, die in den Peritonealsack eingeschlossen sind, sich excretorisch erhalten. Bei *Chrysopa* scheinen alle Malpighischen Gefäße diese Veränderung zu erfahren. Eigentümlich erscheint, daß die Gefäße gewisser Heuschrecken (*Locusta, Oedipoda*) durch Öffnungen in das Herz eindringen und es durch die Ostien wieder verlassen können.

Eine zarte *Muscularis* besitzen die Gefäße der Insekten meist, und ihre peristaltischen Bewegungen sind gewöhnlich gut zu beobachten. — Die excretorische Tätigkeit der Gefäße wird durch die Natur ihres Inhalts erwiesen, in dem sich Harnsäure und harnsaure Salze (Natrium- und Ammoniumurat), Leucin, jedoch auch Calciumoxalat und -phosphat feststellen ließen.

Auch am Darm der *Arachnoideen* finden sich gewöhnlich excretorische Gefäße ähnlicher Beschaffenheit, die man früher anstandslos als Homologa der Malpighischen Gefäße beurteilte. Da sie nur manchen und häufig stark rückgebildeten Formen fehlen, so den kleinen *Koenenien* (*Microtelyphoniden*) unter den *Pedipalpen*, den *Pseudoscorpionen, Opilioniden* und manchen *Acariden* (so *Eryophiden, Demodex, Tyroglyphiden* zum Teil, und wohl auch anderen), so waren sie ursprünglich gewiß allgemein verbreitet. Die Zahl der Gefäße beträgt wohl nie mehr als ein Paar, obgleich für einzelne Scorpione gelegentlich zwei Paar angegeben wurden, was aber wohl nur auf frühzeitiger Teilung beruht. Die beiden Gefäße münden lateral, gewöhnlich auf der Grenze zwischen Mittel- und Enddarm und, wo die früher erwähnte Kloakalblase vorkommt, meist in diese (so *Araneinen* und *Gamasiden*). Bei den *Scorpionen* erwies die Ontogenie sicher, daß die Gefäße weit vor dem eigentlichen Enddarm aus dem Mitteldarm hervorgehen; das gleiche findet sich bei den *Solpugiden* (Fig. 97 *E*, S. 141), wo sie nicht in die Kloakalblase, sondern weit vor ihr in den Darm münden. Auch für die Araneinen und Pedipalpen ergab die Ontogenie, daß sie samt der Kloakalblase entodermalen Ursprungs sind, sich also sehr wesentlich von den Malpighischen Gefäßen der Insekten und Myriopoden unterscheiden. Die Gefäße der *Scorpione, Solpugiden* und *Pedipalpen* teilen sich sofort in einen vorderen und hinteren Ast, die längs des Darms nach vorn und hinten ziehen und sich weiterhin reichlich verzweigen. Bei den Araneinen dringen sie zwischen das Lebergewebe ein, um sich hier ungemein zu verästeln, mit Anastomosenbildung der Endäste. Auch die Gefäße der *Milben* sind gewöhnlich verästelt. — Wie schon früher (S. 153) erwähnt, wird bei den prostigmaten Milben der mit dem Mitteldarm nicht mehr zusammenhängende Enddarm meist als Excretionsorgan betrachtet, und die beiden Schläuche, in welche er sich vorn gewöhnlich teilt, werden als Malpighische Gefäße gedeutet.

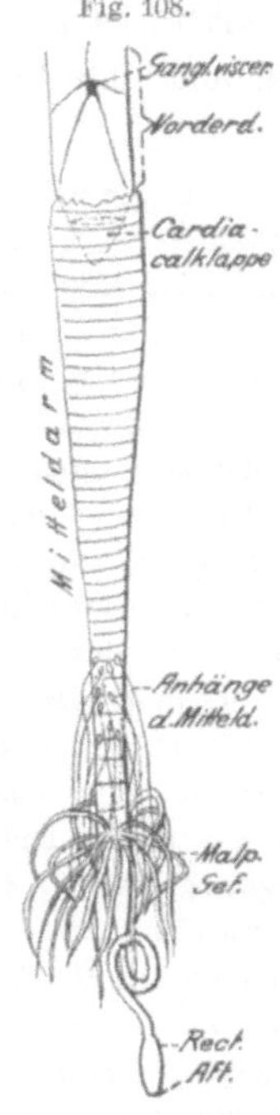

Bacillus rossi (Orthoptere). Darm schematisch (nach Heymons 1897 etwas verändert). C. H.

Der entodermale Ursprung der Excretionsgefäße der Arachnoideen und Tardigraden (s. S. 108) wird jetzt meist als Beweis ihrer Nicht-Homologie mit den wahren Malpighischen Gefäßen der Insekten erachtet; doch lassen sich gegen diese Auffassung gewisse Zweifel erheben. Da die Malpighischen Gefäße der letzteren auf der Grenze von Mittel- und Enddarm ectodermal entstehen, so wäre es wohl nicht unmöglich, daß sich in gewissen Fällen das Entoderm allmählich an ihrem Hervorgehen beteiligt und so ihr Ursprung schließlich rein auf das Entodermgebiet verschoben werden konnte. Zwar spricht die Ontogenese der Scorpione, wo sie in erheblicher Entfernung vor dem Enddarm aus dem Mitteldarm hervorgehen, gegen diese Deuntug. Für dieses Problem scheint es nun nicht unwichtig, daß für eine Käferlarve (*Pyrochroa*) neuerdings angegeben wird, die Malpighischen Gefäße mündeten in

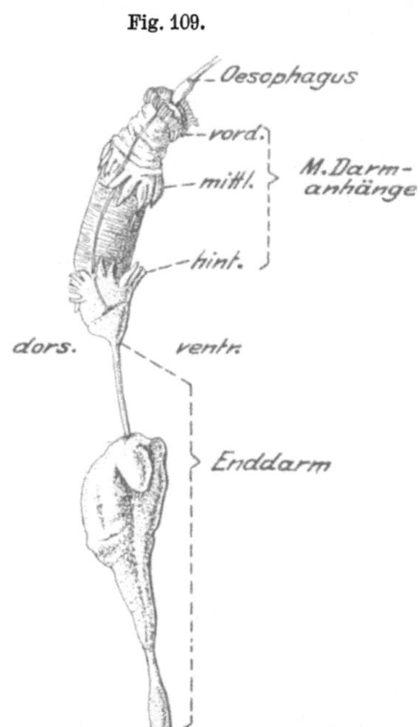

Darm der Larve von Oryctes nasicornis von der rechten Seite gesehen. Die Malpighischen Gefäße sind weggelassen (nach Mingazzini 1889). C. H.

den Mitteldarm, dicht vor seinem Hinterende. Weiterhin wäre zu beachten, daß bei gewissen Insekten, insbesondere zahlreichen *Gespenstheuschrecken* (*Phasmidae* s. Fig. 108) am hinteren Abschnitt des Mitteldarms zahlreiche sehr dünne und lang fadenartige Anhangsschläuche vorkommen, deren Bau dem der Malpighischen Gefäße sehr gleicht, die jedoch keine Excrete absondern. Die Angabe, daß diese Anhangsdrüsen ebenfalls ectodermaler Herkunft seien, ist nur eine Folgerung aus der jedenfalls irrigen Ansicht, welche den ganzen Mitteldarm der Insekten aus dem ectodermalen Stomo- und Proctodaeum hervorgehen läßt; denn daß diese Anhänge morphologisch zum Mitteldarm gehören, also auch wie dieser als entodermal aufzufassen sind, scheint unbestreitbar. Es könnte sich also hier vielleicht nur darum handeln, daß auch der Mitteldarm die Fähigkeit erlangt habe, Malpighische Gefäße zu bilden. — Eine Anzahl kleiner Anhangsschläuche am hinteren Teil des Mitteldarms finden sich auch bei gewissen Hemipteren (*Pyrrhocoris*, Fig. 83, S. 126) und ihnen entsprechen wahrscheinlich die bei einigen anderen Landwanzen (namentlich *Pentatoma*, *Coreus* u. a.) in großer Zahl vorhandenen kleinen

Drüsenschläuche, die in vier oder zwei Längsreihen zusammengedrängt dem hinteren Abschnitt des Mitteldarms entlang ziehen. — Auch die Larve der Coleoptere *Oryctes* besitzt einen Kranz meist ansehnlicher Anhangsschläuche in der hinteren Mitteldarmregion und noch einen ähnlichen weiter vorn, sowie am Anfang des Mitteldarms (Fig. 109). Bei dieser Form handelt es sich jedoch wohl eher um stark entwickelte Kryptenschläuche (s. S. 146); während die Anhangsdrüsen der Hemipteren wahrscheinlicher Beziehungen zu den erwähnten der Phasmiden besitzen. Jedenfalls scheint die Möglichkeit nicht ausgeschlossen, daß die Malpighischen Gefäße der Arachnoideen und Insekten trotz ihrer verschiedenen Entstehung substitutionell homologe Organe sind; dann ließe sich aber auch erwägen, ob die entodermalen hinteren Coeca der Crustaceen nicht doch Beziehungen zu den Malpighischen Gefäßen haben könnten.

Analdrüsen (*Pygidialdrüsen*). Obgleich diese Organe als Hautdrüsen schon früher (Bd. I, S. 140) kurz erwähnt wurden, so mag hier doch über ihre Verbreitung und ihren Bau einiges Genaue zugefügt werden.

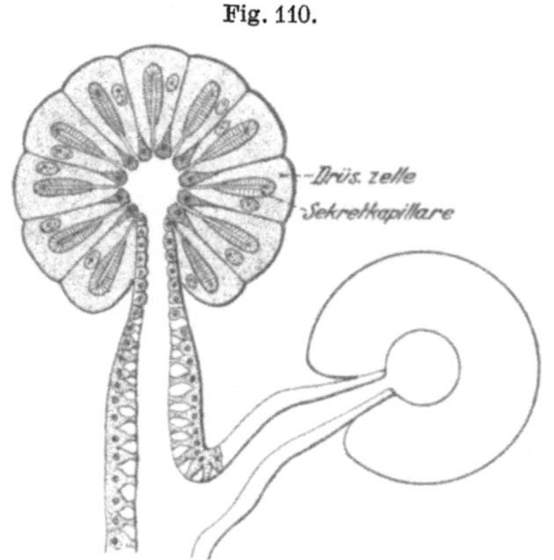

Fig. 110.

Carabide. 2 Endacini der Analdrüse. Schema im Längsschnitt (nach DIEROKS 1899).
C. H.

Unter den *Insekten* finden sie sich bei nicht wenigen *Käfern* (besonders *Carabiden* s. Fig. 110, *Dytisciden, Gyriniden, Silphiden* u. a.) als fast stets paarige und häufig ziemlich ansehnliche Drüsen, die dicht neben dem After ausmünden. Jede Drüse besteht entweder aus einem Acinus oder aus mehreren bis zahlreichen Acini (*Pseudoacini*, Fig. 110), die durch feine Gänge in einen Sammelgang führen, oder aus einem einfachen bis etwas verästelten Drüsenschlauch. Der Sammelgang besitzt stets einen beutelförmigen Anhang, der als *Reservoir* für das Sekret dient und an seinem Distalende zuweilen noch eine Gruppe von einzelligen Drüsen besitzt. Nur bei den Silphiden findet sich eine ähnliche, jedoch *unpaare* Drüse, die in das Endstück des Rectums führt.

Bei gewissen Familien (so *Staphyliniden, Tenebrioniden*) bleiben die Drüsen klein und einfach beutelförmig; bei den ersteren können sie sogar teilweise ausgestülpt werden. — Ein ähnliches kleines Drüsenpaar kommt bei *Gryllotalpa* vor und dürfte wohl noch weiter verbreitet sein. — Wie schon früher erwähnt, finden sich paarige Analdrüsen auch bei gewissen *Ameisen* (Unterfam. der *Dolichoderinen*). Jede Drüse besteht aus einem ansehnlichen Endsack, der anal mit dem anderseitigen zu einem dorsal vom After mündenden kurzen Endgang zusammenfließt. Die eigentliche Drüse liegt dem Sack seitlich auf und mündet hinten durch einen Ausführgang in ihn. — Eine Analdrüse wurde auch bei gewissen *Dipteren* (*Sepsiden*) gefunden. — Wie schon früher bemerkt (s. Bd. I, S. 140 u. Fig. 53) sind die Analdrüsen der Insekten komplex einzellige. — Sie scheinen nicht stets als Wehrdrüsen zu funktionieren, sondern ihr öliges Sekret kann auch (speciell *Dytisciden*) zur Einfettung dienen.

Ein ähnliches Drüsenpaar wurde bei einigen *diplopoden Myriopoden* (*Polydesmus* und *Craspedosoma*) beschrieben; es mündet durch paarige Ausführgänge in den hintersten Teil des Rectums. — Unter den *Arachnoideen* kennt man entsprechende Organe nur bei gewissen *Pedipalpen* (*Telyphoniden*) als ein Paar Schläuche, die gemeinsam mit dem After münden und etwas asymmetrisch gebildet sind. Sie funktionieren als Wehrdrüsen und ihr Sekret soll reich an Ameisensäure sein.

Bei den *Crustaceen* finden sich nur selten Organe, die möglicherweise Analdrüsen verglichen werden können; so wurde bei der Amphipode *Goplana* eine solche beschrieben, die ins Rectum führt; auch bei der Dichelopode *Stylocheiron* findet sich an der Ventralseite des Rectums ein kurzes Divertikel, während bei der Amphipode *Vibilia* jederseits des Enddarms ein Komplex von Drüsenzellen vorkommt.

4. Mollusca.

Einleitung.

Der Darmapparat der Mollusken schließt sich im allgemeinen dem der seither besprochenen, mit After versehenen Bilaterien an, zeigt namentlich Beziehungen zu dem der *Rotatorien*, mancherlei Anklänge auch an jenen der *Anneliden*, ja sogar der *Arthropoden*, wie aus der genaueren Schilderung der einzelnen Abschnitte hervorgehen wird. — Wie bei den genannten Gruppen lassen sich meist drei Abschnitte unterscheiden, nämlich stets ein *Vorder-* und *Mitteldarm*, wogegen ein *Hinterdarm* nicht immer deutlich differenziert ist. Wie die Ontogenie lehrt, bildet sich der Oralteil des Vorderdarms stets ectodermal, ist also ein Stomodaeum; aber die hintere Grenze dieses ectodermalen Teils scheint kaum irgendwo ganz sicher festgestellt, weshalb es fraglich bleibt, ob der gesamte Vorderdarm, wenigstens in gewissen Fällen, wirklich als ectodermal anzusehen ist. Die Verhältnisse liegen hier ähnlich unsicher wie bei den meisten *Chätopoden*; auch wird die Grenze zwischen Vorder- und Mitteldarm im erwachsenen Zustand nicht selten ganz unscharf. — Hinsichtlich des Hinterdarms schließen sich die Mollusken gleichfalls den Chätopoden an, da ein ectodermales Proctodaeum, wenn es überhaupt ausgebildet ist, ganz kurz bleibt. Wenn ein Hinterdarm (*Rectum*) vorkommt, so ist er demnach ein Erzeugnis des entodermalen Darms. Der Mitteldarm zeigt häufig eine Neigung zu bedeutender Verlängerung und deshalb reicher Schlingenbildung. Auch hier hängt die Darmlänge im allgemeinen mit der Ernährungsweise zusammen, d. h. sie ist bei Pflanzenfressern größer.

Der Mund liegt bei den meisten Mollusken, so manchen *Aplacophoren* und *Gastropoden*, den *Scaphoden* und *Cephalopoden* (ausgenommen Opisthoteuthis) am Vorderende, also an der Spitze des bei den höheren Formen häufig kopfartig differenzierten Vorderteils. Bei manchen *Aplacophoren*, den *Placophoren*, sowie gewissen *Gastropoden* (so nicht wenigen *Opisthobranchiern* und den *Oncidiiden* unter den Pulmonaten) rückt er etwas ventral, indem sich die vordere Körperspitze ein wenig über ihn hinaus verlängert. Ausgesprochener tritt dies meist bei den *Lamellibranchiern* hervor. — Die ursprüngliche bilaterale Symmetrie des Molluskenkörpers spricht sich noch in der terminalen Afterlage aus, die bei den *Amphineuren* und den *Lamellibranchiern* dauernd erhalten blieb. Der After liegt fast stets in der Mantelrinne, also bedeckt von der Mantelfalte. Mit dem Auswachsen der Dorsalseite zu einem mehr oder weniger ansehnlichen Eingeweidesack, der schief dorsal und nach hinten aufsteigt, wie es schon bei der Betrachtung der Schale (s. Bd. I, S. 102 ff.) genauer erörtert wurde, verlagert sich der After bei den *Scaphopoden* (Fig. 113, S. 167) und *Cephalopoden* (Bd. I, Fig. 31 u. 32, S. 105) in der Sagittalebene scheinbar ventral, indem man die Achse des Eingeweidesacks gewöhnlich als die Längsachse betrachtete.

Bei den allermeisten *Gastropoden* verlagert sich der After hingegen asymmetrisch und zwar fast stets auf die rechte Seite, wie es schon früher (Bd. I, S. 517 ff.) erörtert wurde. So gelangt er schließlich ganz nach vorn in die rechte vordere Region und senkt sich mit der Vertiefung der Mantelrinne zur Mantelhöhle in letztere mehr oder weniger ein (s. Bd. I, Fig. 369 *c-d*, S. 518), ähnlich wie bei den Cephalopoden mit symmetrisch gelegenem After.

Wie schon früher hervorgehoben (s. Bd. I, S. 523), bildet sich die asymmetrische Verschiebung des Afters bei den *Opisthobranchiern* und den mit ihnen verwandten *Pteropoden*, sowie gewissen *Pulmonaten* mehr oder weniger bis völlig zurück, so daß er sekundär wieder eine symmetrische, dorsale, ventrale, ja terminale Lage erhalten kann. Daß es sich dabei um Rückbildung handelt, wird durch die Ontogenie sicher erwiesen.

Auch schon bei gewissen *Prosobranchiern* kann der After ziemlich weit nach hinten rücken, so z. B. bei den *Cypräiden* und gewissen *Heteropoden* (Pterotrachea). After und Mantelhöhle der *tectibranchen Opisthobranchier* sind bis in die Mitte der rechten Körperseite oder noch weiter nach hinten verlagert. Bei den *Nudibranchiern* liegt der After teils etwas rechtsseitig in der mittleren Rückenregion (Äolidier, Tritoniidier u. a.) oder ganz symmetrisch in der Dorsallinie der hinteren Körperhälfte (Dorididen); ebenso rückt er samt der Lungenhöhle bei manchen Pulmonaten rechts weit nach hinten (z. B. *Auricula, Testacella*) und kann schließlich wieder eine völlig terminale Lage erreichen (so bei *Vaginulus* und den *Oncidiiden*). Der After der Pteropoden besitzt eine recht verschiedene Lage; teils findet er sich noch asymmetrisch rechtsseitig, teils links in der Mantelhöhle oder auch median in der ventral verschobenen Mantelhöhle (d. h. eigentlich wieder hinten). Bei den *Gymnosomen* liegt er stets rechtsseitig und anscheinend ventral. — Die Gastropoden mit links gewundener Aufrollung des Eingeweidesacks und der Schale zeigen gewöhnlich eine völlige Umkehr in der Lage der Eingeweide, also auch des Afters, doch kommen Formen vor, bei denen dies nicht der Fall ist.

Die erwähnten Darmabschnitte zeigen gewisse allgemeine Eigentümlichkeiten. Auf den Mund folgt gewöhnlich eine Mundhöhle, die bei den meisten Gruppen in einen charakteristischen erweiterten und muskulösen Teil des Vorderdarms führt, der als *Pharynx* (*Schlundkopf, Buccalmasse* oder *Bulbus*) bezeichnet wird und auf einem aufsteigenden Wulst seines Bodens die für die Mollusken bezeichnende *Reibplatte* (Raspel) oder *Radula* trägt. Den *Lamellibranchiern* fehlen Pharynx und Radula völlig, was vereinzelt auch bei Formen anderer Gruppen vorkommt. Um so sicherer erscheint es, daß dieser Mangel die Folge der besonderen Ernährungsweise der Muscheln ist, also eine Rückbildung. Mundhöhle und Pharynx sind sicher ectodermal und die Pharynxbildung besitzt sehr wahrscheinlich Beziehung zu jener gewisser Chätopoden, ja vielleicht sogar zum Kauapparat der Rotatorien. Auf den Pharynx folgt fast immer ein Leitungsrohr des Vorderdarms, der *Oesophagus* oder Schlund, der einfach bis sehr verschieden differenziert sein kann, und wie der Pharynx mit drüsigen Anhängen ausgerüstet ist. Pharynxdrüsen (= *Buccal-* oder *Speicheldrüsen*) bilden einen fast allgemeinen Besitz der Mollusken (Ausnahme: *Lamellibranchier*).

Der Mitteldarm ist fast überall durch eine vordere Magenerweiterung gekennzeichnet, mit der die meist sehr ansehnliche Mitteldarmdrüse (*Hepatopan-*

creas, *Leber*) zusammenhängt, ein wohl stets ursprünglich paariges Organ. Daß diese Drüse lebhaft an jene erinnert, die am Beginn des Mitteldarms der Rotatorien, mancher Chätopoden und vieler Arthropoden vorkommt, bedarf kaum besonderer Begründung. Der nun folgende schlauchförmige Teil des Mitteldarms differenziert sich, wie erwähnt, nicht selten in einen vorderen Hauptteil (*Darm* oder *Dünndarm*) und einen Hinterdarm (*Rectum*). Sein Verlauf hängt natürlich von der Afterlage ab. Wo letzterer terminal liegt, kann er gerade gestreckt verlaufen, ist aber auch dann häufig stark verlängert und gewunden. Liegt der After scheinbar ventral oder ist er asymmetrisch nach vorn verschoben, so muß der Darm stets eine nach vorn offene Schlinge beschreiben, die jedoch, da der Darm meist recht lang wird, häufig noch sekundäre Schlingen bildet.

Flimmerepithel kann in allen Darmabschnitten auftreten. Eine Darmmuskulatur ist gewöhnlich vorhanden.

Auch unter den Mollusken (gewissen Prosobranchiern) kann der Darmapparat durch Parasitismus stark beeinflußt werden, so daß Ausfall des Afters, ja schließlich völlige Reduktion des Darmes eintreten kann.

Vorderdarm.

Mund, Mundhöhle und Pharynx.

Über die Mundlage wurde schon oben (S. 163) kurz berichtet. Der Mund ist meist eine rundliche Öffnung, die wohl auch etwas querspaltartig bis drei- oder viereckig werden kann. Sein Rand erhebt sich als eine meist muskulöse Ringlippe; doch sind diese Verhältnisse ziemlich wechselnd, da der Mund mehr oder weniger retraktil ist und die Mundhöhle nicht selten etwas vorstülpbar. Die cirkuläre Lippenhaut springt bei den Cephalopoden, namentlich den Dibranchiaten, trichterartig vor (innere Lippenhaut) und kann noch von einer ähnlichen äußeren Lippenhaut umzogen sein (s. Fig. 111*A*); letztere wird schließlich von einer cirkulären Hautfalte (Buccalhaut) umfaßt, welche bei den Dibranchiaten die Armbasen verbindet.

Der, wie schon oben berichtet, gewöhnlich ventral verschobene Mund der Lamellibranchier bildet einen meist engen und breiteren Querspalt (s. Fig. 112*A*), der bei den mit zwei Adductoren versehenen Formen ventral von dem vorderen Adductor oder etwas hinter ihm liegt; bei den Formen, welchen der vordere Adductor fehlt, wobei sich der Körper in der Längsachse meist bedeutend verkürzt, liegt der Mund etwas vor oder etwas über dem hinteren Schließer. — Der Lippensaum bildet zwei Querfalten, eine vor (oder dorsal von), die andere hinter (oder ventral von) dem Mundspalt.

Die Lippen gewisser *Pecten*- und *Lima*arten können fransenartige, verzweigte Anhänge entwickeln und bei manchen *Lima*arten (ohne Byssus) verwachsen beide Lippen median, so daß sich die Mundöffnung verdoppelt.

Charakteristisch für die allermeisten Muscheln erscheint, daß die Ober- und Unterlippe jederseits in einen blattförmigen, analwärts gerichteten Fortsatz von sehr verschiedener Größe auswachsen, die *Mundlappen* (*Segel* oder *Palpen*,

auch *Tentakeln*, s. Fig. 112 *A*).   Diese beiden Lappenpaare sind meist dreieckig
uud mit ihrer Basis am Körper angeheftet.   Die beiden Lappen jeder Seite
entspringen bald dicht beieinander, so daß sie als äußere (zur Oberlippe gehörig) und innere (zur Unterlippe) angeordnet sind, bald hintereinander, so daß
sich vordere und hintere unter-
scheiden lassen.   An ihrem
Dorsalrand sind sie mehr oder
weniger verwachsen. Auf ihren
einander zugekehrten Flächen

Fig. 111.

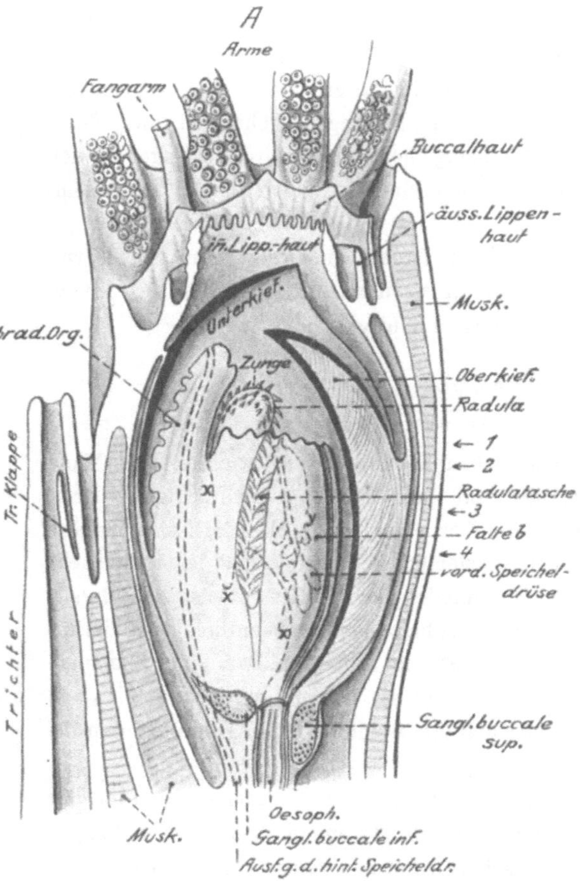

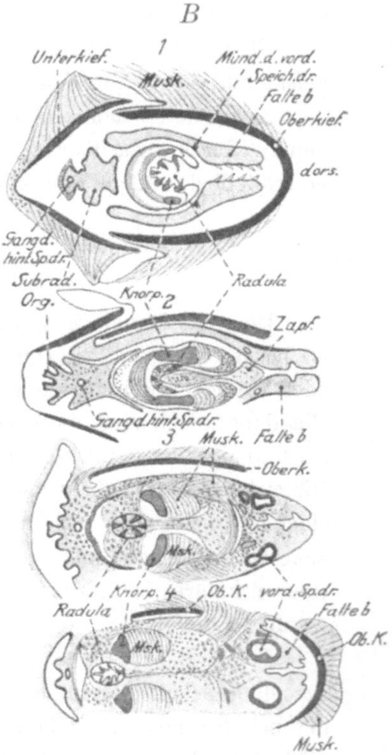

Sepia.   *A* Zur Demonstration der Kiefer, des Pharynx und Anfangs des Oesophagus. Die Körperwand,
Mund, Lippenhäute und Kiefer durch einen medianen Sagittalschnitt halbiert, ebenso der Oesophagus.
Der Pharynx nicht durchschnitten, sondern in toto von der linken Seite und etwas dorsal gesehen zur
Demonstration des Subradularorgans (in welchem der Ausführgang der hinteren Speicheldrüse mit Strich-
linien eingezeichnet), ferner der Zunge mit der Radula (deren Fortsetzung in die Radulatasche ange-
geben ist), der Falten oder Seitenleisten (Zungentasche) *b*, deren Ursprungslinie von dem Pharynx in
Strichlinien (*x*) eingezeichnet ist.   Die Strichlinie *y* gibt die dorsale Mittellinie des Pharynx an.   Die linke
vordere Speicheldrüse ist gleichfalls in Strichlinien angegeben nach den Querschnitten von Sepiola (*B*). —
B 1—4 Aufeinanderfolgende schematische Querschnitte durch den Pharynx und Umgebung einer
jungen Sepiola in der Region der Pfeile 1—4 auf Fig. *A*.   Die Kiefer schwarz, die Radulaknorpel
dunkel.   Quermuskeln faserig, Längsmuskeln durch kleine Kreischen bezeichnet; auf Schnitt 2 u. 3 ist
der Querschnitt des Oberkiefers nicht ausgezeichnet; er würde so erscheinen wie auf Schnitt 1.

Orig. O. B.

tragen sie Querfalten und Wimpern, so daß sie hauptsächlich der Nahrungszufuhr zum Munde dienen.   Doch können sie gleichzeitig wohl als Sinnesorgane
funktionieren und sich an der Respiration beteiligen.

Wie bemerkt, sind die Mundlappen recht verschieden groß; bei gewissen Formen (so namentlich *Luciniden* und einigen anderen) sind sie rückgebildet; bei einzelnen werden sie ansehnlich, so den *Nuculiden* und *Lediden,* wo sie sogar zwei tentakelartige contractile Anhänge tragen, die aus der Schale vorgestreckt werden können. — Ob die bei *Dentalium* (Solenoconchen) den Mund umstehenden acht blattförmigen Anhänge (siehe Fig. 113, Tentakel) den Mundlappen verglichen werden dürfen, scheint unsicher.

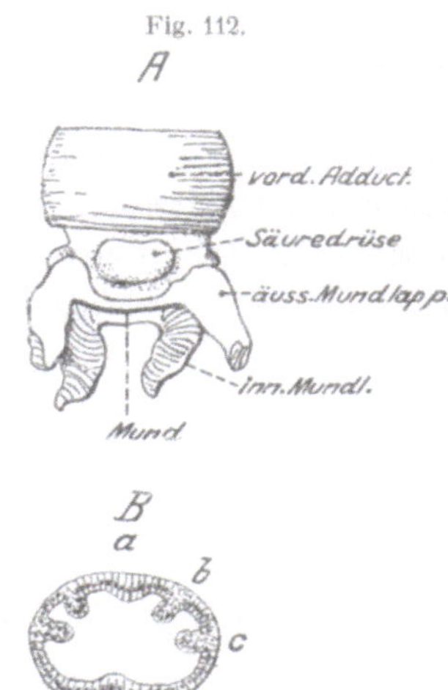

Lithodomus cristatus. Mund mit Mundsegeln (Mundlappen) von vorn (nach PELSENEER 1911). — *B* Leda sulcata. Querschnitt durch den Oesophagus; *a* = Leitrinnen, *b* = dorsolaterale Falten (Leitwülste), *c* = Lateralfalten (nach STEMPELL 1898). C.H.

Der Mund der typischen glossophoren Mollusken führt in die *Mundhöhle* (auch *Vestibulum* genannt), die jedoch meist ohne scharfe Grenze in die Pharynxhöhle übergeht. Diese beiden vordersten Regionen des Vorderdarms müssen deshalb gemeinsam besprochen werden und bedürfen zunächst einer allgemeinen Orientierung. In die häufig von einer ziemlich dicken Cuticula ausgekleidete Mundhöhle springen gewöhnlich zwei dorsolaterale Längsfalten (*Leitwülste*) vor (s. *b*, Fig. 114, *2* u. *3*), wodurch ihr Lumen im Querschnitt meist eine drei- bis vierstrahlige Figur bildet mit zwei dorsalen taschenartigen Ausstülpungen (*a*), die in Wirklichkeit natürlich Rinnen sind und in ihrer Gesamtheit auch als dorsale Leitrinnen bezeichnet werden. Der ventral gerichtete Ast des Lumens (*p*) erweitert sich nach hinten sehr rasch, indem sich von seinem Boden ein muskulöser, meist sehr ansehnlicher Längswulst erhebt, die *Zunge*, deren Vorderende frei in die Mundhöhle hineinragt. Dieser

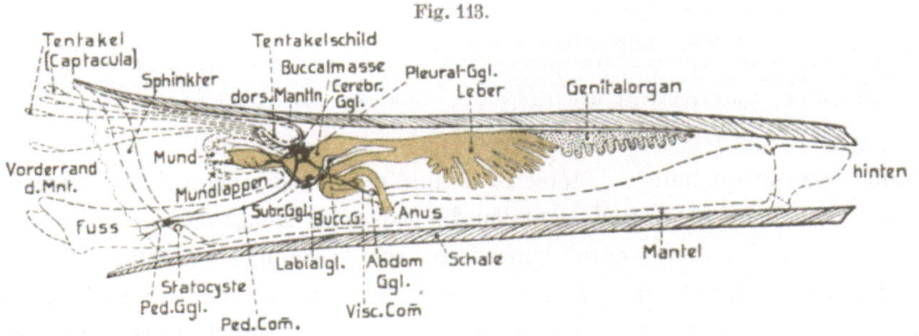

Dentalium vulgare (Solenoconche), Ansicht von links. Körperumrisse gestrichelt. Schale im Durchschnitt dargestellt (nach LACAZE-DUTHIERS 1856/57, mit Korrektur nach PLATE 1892). O. B.

erweiterte Teil des ventralen Lumens, welcher die Zunge umscheidet, kann als die eigentliche Pharyngealhöhle bezeichnet werden. Nach hinten nimmt die Zungenoberfläche allmählich eine paarige Bildung an, indem sich ihre mediane Oberfläche einfaltet, d. h. sich allmählich immer mehr einsenkt (Fig. 114, *3*) und schließlich nach hinten in eine schlauchartige ventrale Ausstülpung, die

Radulatasche, übergeht, von der noch genauer die Rede sein wird. Die Zungenbildung der *Cephalopoden* (s. Fig. 111, S. 166) ist etwas eigentümlich, indem
sich der Oesophagus erst am dorsalen Hinterende vom Pharyngealbulbus ablöst,
also die dorsale Region der Pharyngealhöhle hier durch den ganzen Bulbus
bis an dessen Hinterende zieht und auch seitlich um die Zunge fast bis zur
ventralen Mittellinie hinabgreift. Auf diese Weise liegt die relativ schmale,
aber große Zunge nur ventral befestigt frei in der Pharyngealhöhle. Die beiden
oben erwähnten dorsolateralen Falten (*b*, Fig. 111 *A* u. *B*) rücken bei dieser Erweiterung der Dorsalregion (*a*) in die Pharyngealhöhle ventral herab und werden
sehr groß. Sie entspringen rechts und links von der Zungenanheftung, indem

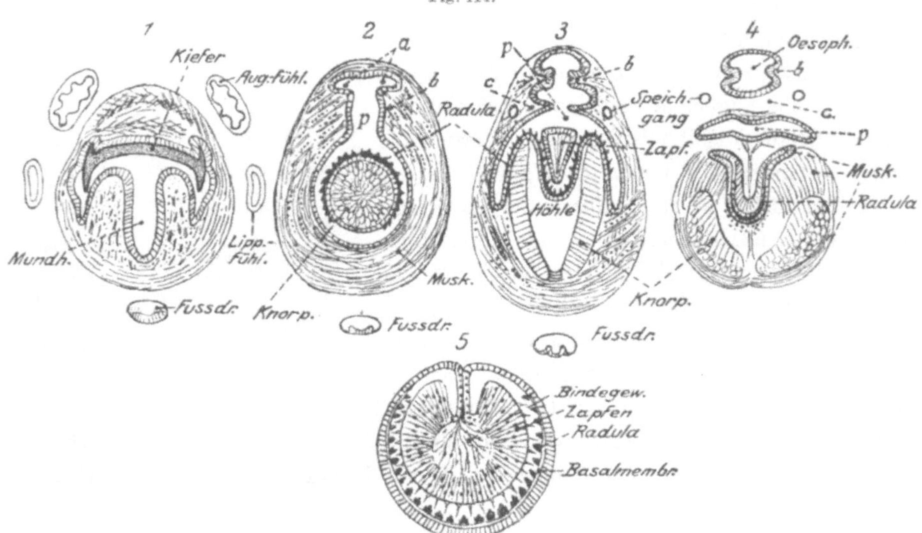

Limax laevis. *1—4* Aufeinanderfolgende Querschnitte durch die Mundhöhle (*1*) und den Pharynx
mit Zunge, Radula und Anfang des Oesophagus (*4*). — *5* Querschnitt durch den geschlossenen Teil der
Radulatasche stärker vergrößert. — *a* = Leitrinnen. *b* = dorsolaterale Falten (Leitwülste). *c* = Lateralfalten, die, sich median verbindend, den Oesophagus ventralwärts abgrenzen. *p* = Lumen des Pharynx.
Orig. O. B.

sie mit dem Zungenbulbus jederseits hinten verwachsen erscheinen; nach vorn
werden sie immer freier und umhüllen die Zunge als *Zungentasche*, welche längs
der Dorsalseite der Zunge durch einen Längsschlitz geöffnet erscheint.

Indem die Zunge der Mollusken aus dem Boden und der hinteren Ab-
schlußwand der Pharyngealhöhle hervorwächst, schwindet letztere nach hinten
immer mehr und endigt schließlich blind. Dies wird weiterhin dadurch vervollständigt, daß sich der dorsale Teil (*a* in Fig. 114) des Mundhöhlenlumens
allmählich durch Hervorwachsen zweier neuer Lateralfalten der Wand (*c*), die
sich schließlich median vereinigen, vom Pharyngeallumen (*p*) ganz abtrennt und
so die als Oesophagus bezeichnete Fortsetzung des Vorderdarms bildet.

Die Cuticula, welche die Zungenoberfläche bedeckt, trägt eine größere
oder kleinere Anzahl cuticularer Zähnchen. Dieser stark verdickte Teil der

Cuticula wird als die *Reibplatte* oder *Radula* (Raspel) bezeichnet, manchmal auch ungenauer als Zunge selbst. Diese Radulaplatte senkt sich in die erwähnte mediane Zungenrinne ein, indem gleichzeitig ein zapfenartiger Fortsatz (*Zapfen*) von der hinteren Zungenoberfläche in die Zungenrinne ventralwärts vorspringt (Fig. 114, *3*). Nachdem sich letztere zu der Radulatasche (oder dem Radulasack) abgeschlossen hat, bewirkt dieser Zapfen, daß sich die dorsale Epithelwand der Tasche tief in letztere einstülpt, wodurch ihr Lumen ungemein eingeengt erscheint. Die eingefaltete Radulaplatte setzt sich bis ans Ende der Radulatasche fort und füllt deren enges Lumen fast ganz aus.

Im blinden Ende der Tasche wächst die Radula unter Neubildung andauernd fort, so daß der durch Abnutzung am Vorderende der freien Radula eintretende Verlust der Zähne ergänzt wird, wobei sich jedoch die Radula nicht eigentlich verschiebt, sondern nach der gewöhnlichen Ansicht, samt dem sie erzeugenden Epithel, nach vorn vorwächst (Fig. 120, S. 176). Zur Stütze der Radula tritt in der Zunge knorpelartiges Gewebe auf, wie es schon Bd. I, S. 163 geschildert wurde.

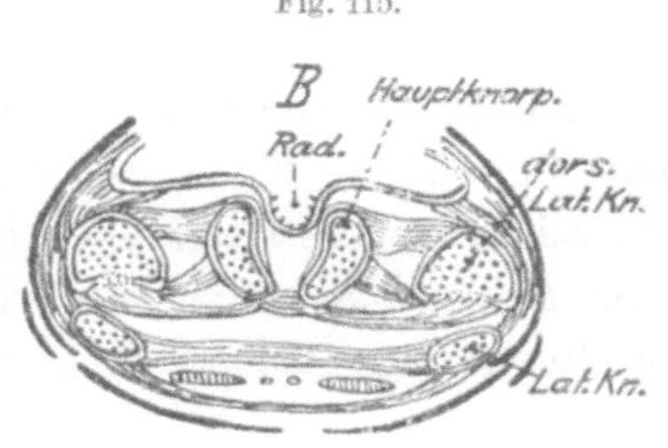

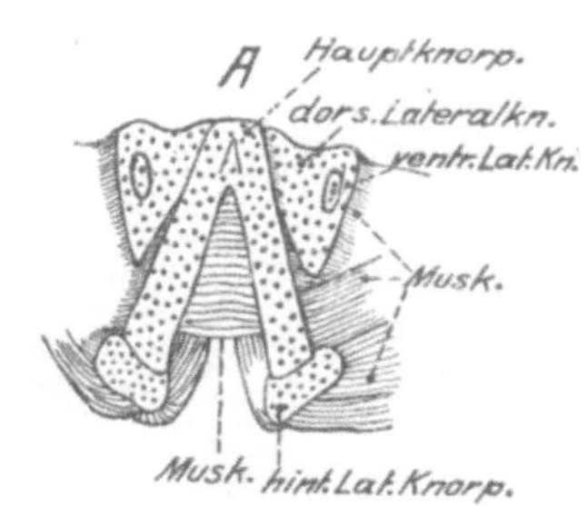

Zungenknorpel von Patella. *A* Dorsalansicht der Knorpel. — *B* Querschnitt durch den Bulbus mit den Knorpeln. Knorpel punktiert, Muskeln faserig (nach AMAUDRUT 1898). C. H.

Ursprünglich fanden sich wohl ein Paar solcher Knorpel (*Radulastützen*), welche als zwei meist längsgestreckte Stücke unterhalb der Radula hinziehen, häufig aber vorn, in der freien Zungenspitze verwachsen (so bei einem Teil der Prosobranchiaten und der Pulmonaten, s. Fig. 114, *3*, *4*).

Die *Diotocardia* (besonders *Patella* und Verwandte) zeigen eine Differenzierung jedes der beiden Knorpel in vier Stücke (s. Fig. 115), die bei den übrigen Diotocardiern und gewissen Monotocardiern jederseits wieder teilweise bis völlig verschmelzen. Einfach paarige Stücke sind die Knorpel auch bei den *Placophoren* (Fig. 116) und *Aplacophoren* (wenn sich solche finden, z. B. bei *Chaetoderma*), den *Solenoconchen* und *Opisthobranchiern*. Für die

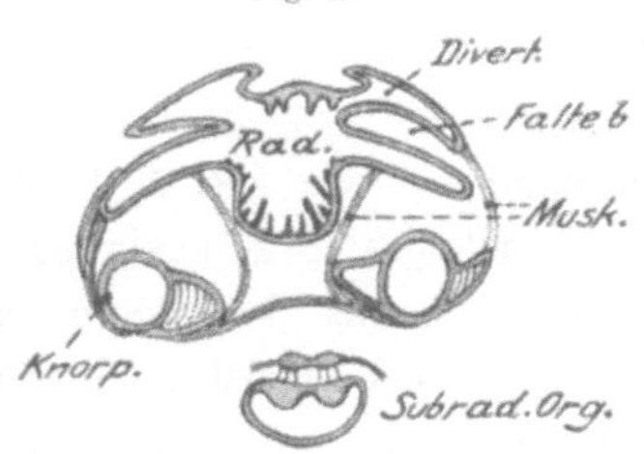

Acanthopleura. Querschnitt durch den Pharynx (nach PLATE 1897). O. B.

Cephalopoden werden gewöhnlich keine Zungenknorpel erwähnt, wie dies auch früher (Bd. I, S. 163) dargestellt wurde.

Es scheint jedoch sicher, daß sich auch bei ihnen (besonders den Dibranchiaten) ein Paar Zungenknorpel oder Radulastützen finden, die jenen der übrigen Mollusken homolog sind (s. Fig. 111 *B*, S. 166). Eigentümlich erscheint, daß jeder Zungenknorpel der Placophoren eine von Flüssigkeit erfüllte Höhle einschließt, während sich bei den Pulmonaten gewöhnlich (so *Helix, Limax* z. B. Fig. 114, *3*) zwischen den beiden Knorpeln und der sie übergelagernden Radula eine ansehnliche Höhle im Zungeninnern findet. In histologischer Hinsicht zeigen die Radulastützen große Verschiedenheiten, jedoch ist die Knorpelgrundsubstanz stets nur mäßig entwickelt. Bei manchen Pulmonaten tritt die knorplige Bildung zurück, indem Muskeln (manchmal quergestreifte) zwischen die blasigen sog. Knorpelzellen mehr oder weniger reichlich eindringen.

Mundhöhle und Pharynx werden von Bindegewebe und starker Muskulatur umhüllt, weshalb dieser Teil des Vorderdarms meist als eine ansehnliche Anschwellung oder Erweiterung erscheint, die in ihrer Gesamtheit häufig als *Mund-* oder *Buccalmasse* bezeichnet wird. Besonders stark wird die Muskulatur in der Region der Radula, d. h. dem eigentlichen Pharyngealsack oder Bulbus.

Fig. 117.

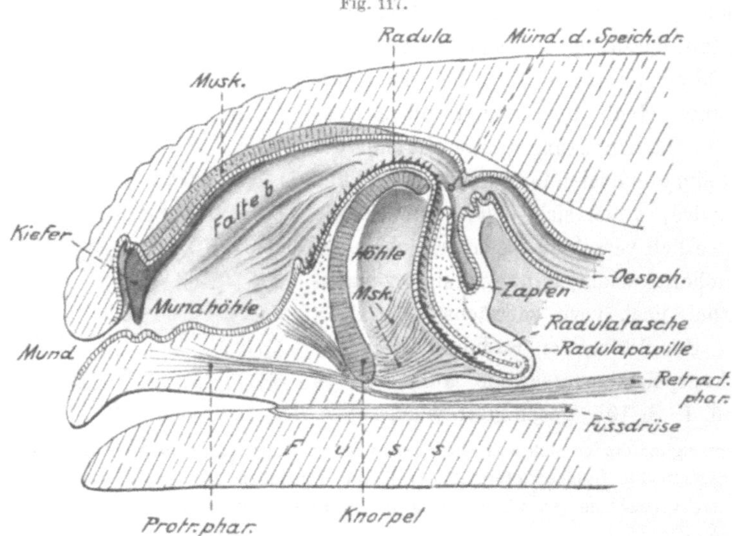

Helix pomatia. Vorderende sagittal halbiert. Ansicht der rechten Hälfte zur Darstellung der Mundhöhle, des Pharynx mit Zunge und Radula und des Anfangs des Oesophagus. Körperwand schraffiert (etwas schematisiert).   Orig. O. B.

Da nämlich, wie Fig. 114, S. 168 und Fig. 117 zeigen, der dorsale, über den dorsolateralen Längsfalten (*b*) liegende Teil des Vorderdarmlumens es ist, welcher sich als Oesophagus abschnürt, so setzt sich der ventrale Teil des Pharyngealsacks meist noch ventral vom Oesophagus mehr oder weniger weit nach hinten fort. Besonders lang kann dieser Pharyngealsack bei Diotocardiern und manchen Pulmonaten (z. B. *Testacella*) werden. Der Oesophagus entspringt demnach meist ziemlich weit vorn von der Dorsalseite des Pharynx; doch hängt dies im allgemeinen von der Ausdehnung des Pharyngealsacks und der Pharyngealhöhle nach hinten ab; je geringer sie ist, um so weiter hinten entspringt der Oesophagus, was bei nicht wenigen Gastropoden, den Scaphopoden und namentlich den Cephalopoden hervortritt, bei welchen der Oesophagus, wie bemerkt, die hintere Verlängerung des Pharynx bildet.

Wie gesagt, ist die Pharynxmuskulatur recht kompliziert und kann deshalb hier nicht genauer erörtert werden. Äußerlich findet sich im allgemeinen eine Ringmuskellage, wie sich denn die gesamte Muskulatur von einer äußeren Ring- und einer inneren Längsmuskellage ableiten dürfte.

Die inneren Muskeln verbinden teils die Knorpelstücke in verschiedener Richtung miteinander (Fig. 115, S. 169), teils gehen sie von diesen zur Cuticula der Zunge und der Radula und dienen wesentlich zur Bewegung dieser Organe. Ferner finden sich wohl stets Protractoren, die, von der Mundgegend kommend, sich am Vorderende des Pharyngealbulbus inserieren. Von hinten treten (besonders bei Gastropoden) im allgemeinen paarige Retractoren heran, die sich teils direkt zum Pharynx begeben, zum Teil auch an die Radulatasche, doch auch in das Innere des Pharynx eindringen können. Ursprünglich (z. B. Diotocardier, doch auch Pulmonaten) sind diese Retractoren Abzweigungen des Columellarmuskels (s. Bd. I, S. 416); bei höheren Formen sondern sie sich von letzterem ab und entspringen von der Körperwand. Meist treten sie in ihrem Verlauf durch den Schlundring. Hierzu gesellt sich bei den Prosobranchiern gewöhnlich noch ein zweiter paariger zarter Retractor, der durch den Pharynx hindurch bis zur Zungencuticula zieht und in der Gegend der Fußganglien entspringt. — Den *Lamellibranchiern* fehlt mit der Zunge und Radula der Pharynx völlig; doch wurde bei primitiven Formen (Nucula, Leda, Arca u. a.) eine Erweiterung des Oesophagusanfangs gefunden, mit einer taschenförmigen Ausstülpung jederseits, die wohl der Pharynxtasche der übrigen Mollusken entspricht. Hier dürften also noch Reste der Pharynxbildung vorliegen. — Die Vergleichung ergibt, daß der Pharyngealapparat der Mollusken eine beachtenswerte Übereinstimmung mit dem gewisser *Polychäten* (besonders der *Euniciiden* s. S. 84) besitzt. Daß letzteres Organ, wie dort betont, schon bei recht primitiven Chätopodenformen auftritt, macht die Homologie mit dem Mollusken-Pharynx noch wahrscheinlicher. Wenn dies zutrifft, so muß natürlich auch die Radula den Kiefergebilden der Polychäten im allgemeinen homolog sein.

Die einzelnen Teile des Mund- und Pharyngealapparates bedürfen noch einer etwas genaueren Erörterung. Mit Ausnahme der Lamellibranchier treten in der Mundhöhle cuticulare, bei der Nahrungsaufnahme wirksame *Kiefergebilde* auf. Sie entstehen durch lokale stärkere Abscheidung von Cuticula und entsprechender Modifikation des absondernden Epithels. Ursprünglich waren es wohl sicher ein Paar laterale Gebilde, wie sie schon die *Aplacophoren* vereinzelt besitzen (z. B. *Chaetoderma radulifera*), ebenso die meisten *Proso-* und *Opisthobranchier*, wogegen den übrigen Aplacophoren eigentliche Kiefer fehlen. Die primitiven Kiefer der *Chaetoderma* und der *Proso- und Opisthobranchier* sind plattenartige Gebilde, die jedenfalls rechts und links in der dorsalen Leitrinne liegen, sich jedoch bei den Gastropoden in dieser zuweilen gegen die dorsale Medianlinie weiter ausdehnen bis zu gegenseitiger Berührung, ja Verwachsung. So entsteht, besonders bei den *Docoglossen* (z. B. *Patella*), ein unpaarer dorsaler Kiefer. Ein unpaarer Kiefer ist ferner charakteristisch für die *Solenoconchen* (sehr reduziert) und die *Pulmonaten*; er findet sich vereinzelt auch bei *Nudibranchiern*. Die Form der Kiefer ist natürlich recht mannigfaltig. — Der unpaare dorsale Kieferbogen der Pulmonaten (s. Fig. 117) ist häufig längsgerippt und dementsprechend an seiner freien, ventralwärts gerichteten Schneide gezähnt. Der der Docoglossen ist noch dadurch ausgezeichnet, daß sich an ihm eine horizontale, dem Gaumen anliegende, nach hinten ziehende Gaumenplatte entwickelt, weshalb der Kiefer gewissermaßen ausgehöhlt erscheint; ähn-

liches findet sich häufig auch bei Opisthobranchiern. Die Kiefercuticula der
primitiven Opisthobranchier ist aus haken- oder schuppenartigen Gebilden zusammengesetzt, welche den einzelnen Epithelzellen entsprechen, doch wird sie
häufig durch inniges Verschmelzen dieser Elemente ganz strukturlos. Auf
solche Verhältnisse ist es jedenfalls auch zurückzuführen, daß der Kiefer
mancher basommatophoren Pulmonaten (so *Ancylus* und Verwandte) in eine
große Zahl kleiner Plättchen aufgelöst erscheint; ähnliches dürfte bei den
Pteropoden vorliegen, deren zwei *Oberkiefer* bei den *Gymnosomen* ventral verlagert sind. In allen erwähnten Gruppen kommen Fälle völliger Kieferreduk-
tion vor.

So fehlen sie fast allen Aplacophoren; unter den Prosobranchiern zahlreichen Rhipidoglossen, gewissen Tänioglossen (z. B. *Cyclostoma*, manchen *Cypraeen*, den *Heteropoden* und
den parasitisch lebenden Formen), den Toxoglossen und den meisten Rhachiglossen; ebenso
gewissen Opisthobranchiern (z. B. manchen *Dorididen, Thetys*) und Pteropoden (*Clione*). —
Unter den Pulmonaten mangelt der Kiefer den meisten räuberischen Formen (*Testacelliden*)
und fast allen *Oncidiiden*.

Die mächtigsten Kiefer besitzen die *Cephalopoden* (s. Fig. 111*A*, S. 166).
Bei ihnen findet sich an der Dorsalwand der Mundhöhle ein Oberkiefer, dem
ein ähnlicher Unterkiefer genau gegenübersteht. Die beiden Kiefer sind stark
hakenförmig gekrümmt und springen tief in die Mundhöhle vor, indem jeder in
eine Spitze ausläuft, wobei die des Unterkiefers über jene des Oberkiefers hin-
übergreift. Jeder der Kiefer, die häufig mit einem Papageischnabel verglichen
wurden, besitzt eine ansehnliche Gaumenplatte zur Anheftung der ungemein
starken Muskeln, welche in die hohlen Kiefer eindringen. Die Kiefer von
Nautilus (Fig. 130, S. 185) (auch *Chaetoderma radulifera*) sind etwas verkalkt.
Daß sie bei den Cephalopoden als kräftige Beißorgane funktionieren, unterliegt
keiner Frage.

Bei gewissen *Dorididen* (z. B. *Goniodoris, Idalia*) findet sich statt der Kiefer weiter
vorn in der Lippenregion der Mundhöhle ein aus dicht gestellten Cuticulardörnchen zusammengesetzter *Greifring*, der entweder geschlossen ist oder aus zwei lateralen Hälften besteht.
Ob diese Bildung den hier fehlenden Kiefern entspricht, scheint unsicher.

Radula. Die allgemeine Bildung dieses wichtigen Organs wurde schon
oben kurz erörtert. Ihr vorderer Teil bedeckt die freie Dorsalfläche der Zunge
als ein Band und übergreift die Zungenspitze ventralwärts, sowie häufig auch
seitlich. Nach hinten faltet sich die Radula in der geschilderten Weise (siehe
S. 169) ein und tritt schließlich in ihre Tasche ein, in der sie fast röhrenförmig
zusammengekrümmt das ganze Lumen erfüllt. Auf der cuticularen Membran
der Radula erheben sich die Zähnchen (s. Fig. 111*A*, S. 166, Fig. 114, *5*,
S. 168 u. Fig. 120, S. 176), welche im allgemeinen schief dorsalwärts emporsteigen
und in Längs- und Querreihen angeordnet sind, wodurch die Radula eine feilen-
artige Beschaffenheit erhält. Die Mannigfaltigkeit ihres Baues ist sehr groß
und besonders in der großen Gruppe der *Prosobranchier* für die Feststellung
der verwandtschaftlichen Beziehungen sehr wichtig. Auf diese Verschiedenheiten
kann hier natürlich nur kurz hingewiesen werden. Das Radulaband ist bald

breiter, bald schmäler; häufig verbreitert es sich nach vorn, seltener umgekehrt.
Seine Länge ist, wenn man den in der Radulatasche eingeschlossenen Teil hin-
zurechnet, sehr verschieden, wie sich noch ergeben wird. Die Zahl sowohl
der Längs- als auch der Querreihen von Zähnchen ist äußerst verschieden.
Im allgemeinen scheint die primitivere Radula eine größere Zahl von Längsreihen aufzuweisen.

So besitzen die ursprünglichsten Prosobranchier (besonders die *Rhipidoglossen*, Fig. 118 *A*)
eine hohe Zahl (bis über 200); noch höher steigt sie bei den *Pulmonaten* (Fig. 118 *D*, von
ca. 15—700); auch die *Opisthobranchier* haben zum Teil noch über 100. Bei den höheren
Prosobranchiern und zahlreichen Opisthobranchiern vermindert sich die Zahl der Längsreihen
meist stark bis schließlich sogar auf zwei, ja bei gewissen Opistho- und Prosobranchiern auf
eine einzige. Auch die
übrigen Gruppen haben
eine beschränkte Zahl von
Längsreihen, so die *Placophoren* 17, *Scaphopoden* 5,
Pteropoden 3 bis etwa 25
und *Cephalopoden* 7 (Di-
branchiaten) bis 13 (Tetrabranchiaten).

Die Zähne einer
Querreihe sind bilateral
symmetrisch angeord-
net, indem sich eine
mediane Reihe symme-
trisch gebauter Zähne
(*Rhachiszähne* s. Fig.
118) findet, die jedoch
bei verschiedenen Grup-
pen der Prosobran-
chier, manchen Opi-
sthobranchiern, auch wenigen Pulmonaten durch Reduktion ausfallen kann. —

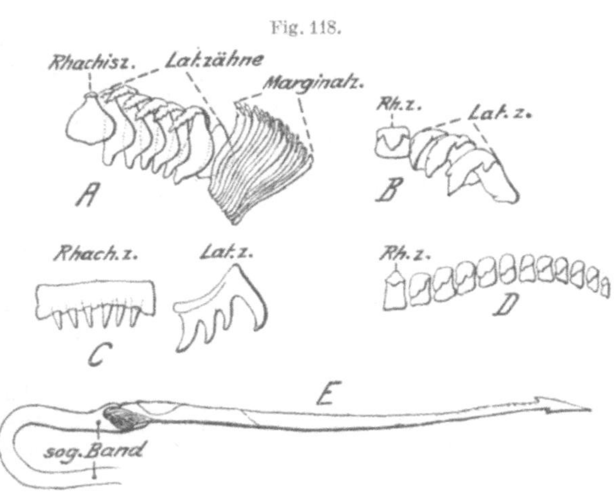

Radulazähne verschiedener Gastropoden in dorsaler Flächenan-
sicht. Es ist jeweils nur die rechte Hälfte einer Querreihe dargestellt.
A Rhipidoglosse (Eumargarita). — *B* Taenioglosse (Cypraea).
— *C* Rhachiglosse (Buccinum). — *D* Pulmonate (Bulimus). —
E Toxoglosse (Conus) ein pfeilförmiger Zahn (aus Bronns Kl.
u. Ordn., 2. Aufl., nach verschiedenen Autoren). C. H.

Die Zähnchen der seitlichen Längsreihen hingegen sind asymmetrisch gestaltet, indem sie sich beiderseits symmetrisch zur Mittelreihe (*Rhachis*) ordnen.
Abgesehen hiervon, können die Zähne einer Querreihe, namentlich bei Radulae
mit vielen Längsreihen, also vielen Seitenzähnen, im allgemeinen sehr übereinstimmend gebaut sein, so daß die ganze Radula eine ziemlich gleichmäßige
Beschaffenheit darbietet. Das Einzelzähnchen besitzt dann gewöhnlich die Form
eines Plättchens (Basalplatte), welches der *Basalmembran (Grundmembran)* der
Radula fest aufsitzt, und dessen Vorderrand zahnartig schief nach hinten emporsteigt (s. Fig. 120, S. 176). Dieser eigentliche Zahnfortsatz läuft an seiner Schneide
in ein bis mehrere kaudalwärts gerichtete Spitzchen (*Dentikel*) aus. Sehr gewöhnlich, besonders bei den Prosobranchiern, jedoch auch bei anderen,
differenzieren sich die seitlichen Zähne zu verschiedenartigen Formen, so daß
man im allgemeinen außer den medianen *Rhachiszähnen* (*R*) an sie anschließend

jederseits eine bis mehrere Reihen *Lateralzähne* (*L*) und randlich von letzteren eine verschiedene Zahl von *Marginalzähnen* (M) unterscheiden kann (Fig. 118 *A*), und den Bau einer Querreihe durch die Formel *M. L. R. L. M.* auszudrücken vermag, indem man die Zahl für die einzelnen Kategorien einsetzt und bei sehr hoher Zahl (speciell der Marginalzähne) dies durch ∞ bezeichnet. — Die Gesamtzahl der Zähne kann bei großen Radulae viele Tausende betragen.

Bei den *Rhipidoglossen* mit ihrer großen Menge von Längsreihen sind die Marginalzähne sehr zahlreiche lange und schmale Gebilde, die fächerartig dicht zusammengestellt sind (Fig. 118 *A*). — Die Radula der höheren Prosobranchier wird schmäler und die Zahnzahl in einer Querreihe nimmt daher ab. In der großen Gruppe der *Tänioglossen* besteht jede Querreihe gewöhnlich nur aus sieben Zähnen der Formel 3 R 3 (Fig. 118 *B*); doch treten bei gewissen Formen hierzu noch einige äußere Marginalzähne, namentlich bei den früher als Ptenoglossen zusammengefaßten. Die Marginalzähne gewisser Tänioglossen (z. B. *Heteropoden* u. a.) werden sehr lange, hakenförmig gekrümmte Gebilde, die im Ruhezustand, nach innen sich überkreuzend, zusammenklappen, ähnlich wie die Marginalzähne der Rhipidoglossen, sich aber beim Vorstrecken der Radula aufrichten; diese Zähne sind daher in gewissem Grade beweglich auf der Basalmembran befestigt. — Bei den *Rhachiglossen* (s. Fig. 118 *C*) sinkt die Zahnzahl der Querreihe auf 1 R 1 oder sogar nur auf R herab. Diese Reduktion wird hier wie bei den Tänioglossen zuweilen auch mit Verwachsung von Zähnchen in Zusammenhang gebracht, doch scheint es mir etwas problematisch, aus der Zahl der Dentikel auf solche Verwachsungen zu schließen. — Sehr eigentümlich werden die Verhältnisse bei den !*Toxoglossen* (Pfeilzüngler), die ursprünglich noch eine an die der Tänioglossen erinnernde Radula besitzen, gewöhnlich aber, unter Verlust der Rhachiszähne, nur jederseits eine einzige Reihe von Seitenzähnen; letztere aber werden bei ihnen dolch- bis pfeilförmig, sind gleichzeitig rinnenartig, ja sogar hohl (s. Fig. 118 *E*) und zeigen auch sonstige Komplikationen. Bei *Conus* sitzen sie auf bandartigen Fortsätzen der Basalmembran; doch bedürfen gerade diese Verhältnisse noch genauerer Untersuchung. —

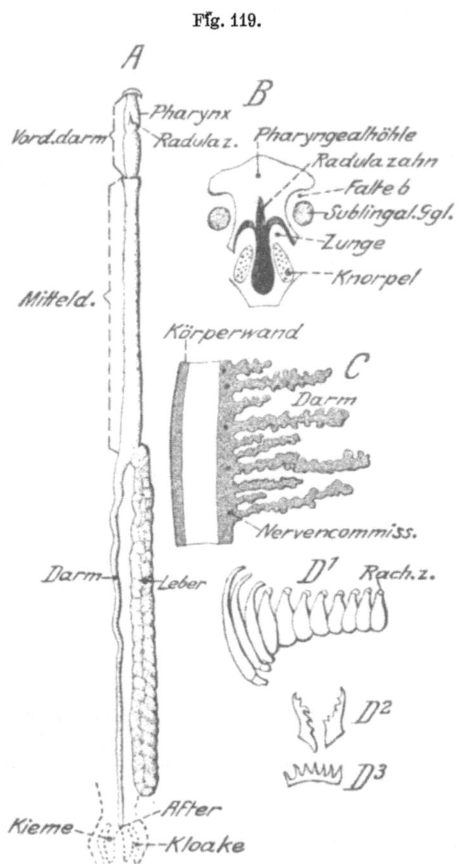

Aplacophoren. *A* u. *B* Chaetoderma nitidulum. Darm herauspräpariert. Die Umrisse des Hinterendes des Körpers mit den Kiemen punktiert eingezeichnet. Schematisch. — *B* Querschnitt durch den Pharynx und die Radula. — *C* Neomenia. Horizontaler Längsschnitt durch die Darm- und Körperwand, um die Darmfalten zu zeigen (*A*—*C* nach Wiren 1892). — *D 1—3* Einzelne Querreihen der Radulae verschiedener Formen. *D*¹ Hälfte einer Querreihe von Proneomenia (nach Hubrecht 1881), *D*² von Lepidomenia (nach Kowalevsky u. Marion 1887), *D*³ von Macellomenia (nach Pruvot aus Pelseneer 1906). C. H.

Die Radula der *Aplacophoren* ist meist stark rückgebildet, ja fehlt zum Teil ganz (so den *Neomeniiden*). Sie kann aber auch recht gut entwickelt sein, so bei *Proneomenia* (s. Fig. 119 D^1) mit bis 40 Längsreihen; doch sinken diese bei Verwandten häufig auf zwei herab (z. B. *Lepidomenia*, Fig. 119 D^2 u. a.), ja eine einzige (z. B. *Dondersia*). Daß die Zähne manchmal untereinander zusammenhängen, beruht wohl nur auf sehr schwacher Entwicklung der Basalmembran. Unter den *Chätodermen* gibt es Formen mit noch ziemlich gut entwickelter Radula (so *Chaetoderma radulifera* mit fünf Längsreihen), andererseits auch solche mit einem einzigen dolchartig großen Zahn (s. Fig. 119 D^3), der wohl aus einem oder mehreren Rhachiszähnen hervorging.

Wie eben für die *Aplacophoren* erwähnt, tritt völlige Reduktion der Radula zuweilen auch sonst auf.

So unter den Prosobranchiern bei einigen *Rhachi-* und *Toxoglossen,* und in der Regel bei den *parasitischen Tänioglossen* und gewissen *Opisthobranchiern* und *Pteropoden* (z. B. *Thetys, Dorididae, Cymbuliopsis* u. a.), ebenso einzelnen *octopoden Cephalopoden* (*Cirroteuthidae*).

Die Radulatasche (oder -scheide) erreicht eine sehr verschiedene Länge. Den Aplacophoren fehlt eine vorspringende Tasche überhaupt, doch findet sich häufig noch eine in den Pharyngealboden eingesenkte. Wenn die Tasche kurz bleibt, so ist sie auch sonst völlig im muskulösen Zungenbulbus eingeschlossen, so in der Regel bei den *Scaphopoden* und *Cephalopoden,* manchen *Opisthobranbranchiern* und *Pteropoden,* seltener bei einzelnen *Prosobranchiern* (Terebriden) und *Pulmonaten* (Testacella u. a.). — Bei den übrigen Formen setzt sich die Radulatasche als ein fast stets vom ventralen Hinterende des Bulbus entspringender Anhang fort, der in die Leibeshöhle ragt. Wenn dieser Anhang kurz bleibt, wie es gewöhnlich bei den Pulmonaten und vielen Prosobranchiaten der Fall ist, so spricht man auch von einer *Radulapapille* (Fig. 117, S. 170). Bei den Placophoren, vielen Diotocardiern (besonders *Patella*), gewissen Prosobranchiern (z. B. *Littorina*) und einzelnen Pulmonaten (*Urocoptiden*) erreicht die freie Radulatasche eine bedeutende Länge, übertrifft die des Pharynx und kann manchmal die Körperlänge erreichen; sie bildet dann Schlingen oder rollt sich spiralig auf (Littorina und Urocoptiden). — Eigentümlicherweise gabelt sich das blinde Ende der Radulatasche bei den Rhipidoglossen und Janelliden (Pulmonaten) auf eine kurze Strecke.

Über die Bildung der Radula in ihrer Tasche sei hier nur Weniges bemerkt. Wie schon früher hervorgehoben, erfolgt die Bildung neuer Zähne, wie die Verlängerung der Radula überhaupt, im Hinterende der Tasche; hier erhöhen und vergrößern sich gleichzeitig Gruppen von Zellen (*Odontoblasten,* Fig. 120) entsprechend der Zahl der Längsreihen. Jede solche emporgewölbte Odontoblastengruppe, die entweder ventral, etwas vor dem Taschengrund oder ganz im Grunde selbst liegt, scheidet ein Zähnchen aus und die vordersten Zellen der Gruppen bewirken gleichzeitig das Auswachsen der *Radulamembran* (*Basalmembran, Grundmembran*), die jedoch später durch weitere Abscheidung des Epithels noch verdickt werden kann. Während früher die Ansicht herrschte, daß jede Odontoblastengruppe eine Anzahl oder sogar die Gesamtzahl der Zähne einer Längsreihe absondere, meint man jetzt, daß jede Gruppe nur einen einzigen Zahn bilde, mit diesem vorrücke und sich dabei in gewöhnliches Epithel umbilde, daß also für jeden neuen Zahn eine besondere Odontoblastengruppe gebildet werde. Dies würde jedoch auch ein Zugrundegehen der Epithelzellen am Vorderende der Radula erfordern, worüber nichts bekannt ist. — Wie schon betont, senkt sich die Dorsalwand der

Radulatasche tief in ihr Lumen ein, so daß ihr Epithel die Dorsalfläche der Radula bedeckt und sich auswachsend zwischen die Querreihen der Zähnchen, ihre Zwischenräume ganz aus-

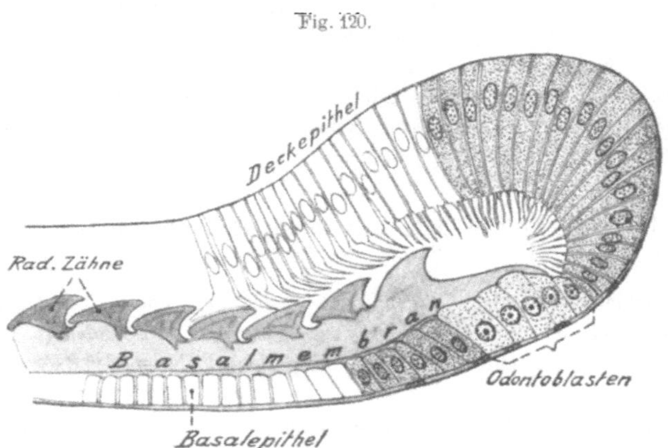

füllend, hineinerstreckt (vgl. Fig. 120). Früher wurde daher allgemein angenommen, daß sich dies dorsale Epithel an der Absonderung der Zähne, namentlich ihrer äußeren sog. *Schmelzschicht*, welche isotrop sein soll, im Gegensatz zur übrigen Zahnsubstanz, beteilige; jetzt ist diese Ansicht jedoch ziemlich aufgegeben, aber doch wohl nicht ganz bestimmt widerlegt.

Medianer Längsschnitt durch das blinde Ende der Radulatasche von Agriolimax zeigt die Entstehung der Radulazähne und der Basalmembran (= Grundmembran der Radula; hat mit Basalmembran im histologischen Sinne nichts zu tun). Nur die Epithelzellen des blinden Endes genauer ausgeführt (nach SPEK 1921).   C. H.

Mundhöhle und Rüsselbildung.

Wie schon betont wurde, bleibt die Mundhöhle im allgemeinen kurz; als ihre hintere Grenze wird häufig die Kieferregion bezeichnet. Sie ist jedenfalls meist mehr oder weniger ausstülpbar, da ja die Kiefer bei ihrer Tätigkeit hervortreten und auch die Zunge gewöhnlich so weit vorgeschoben werden kann, daß sie mit ihrer Spitze aus dem Mund ragt; ja sie kann manchmal (so bei den carnivoren Pulmonaten, besonders *Testacella*) weit aus dem Mund hervorgestreckt werden. — Bei manchen Formen verlängert sich die Mundhöhle zu einem röhrenförmigen Kanal (*Mundrohr, Mundkanal*) wohl infolge sekundärer Einstülpung. Dies findet sich

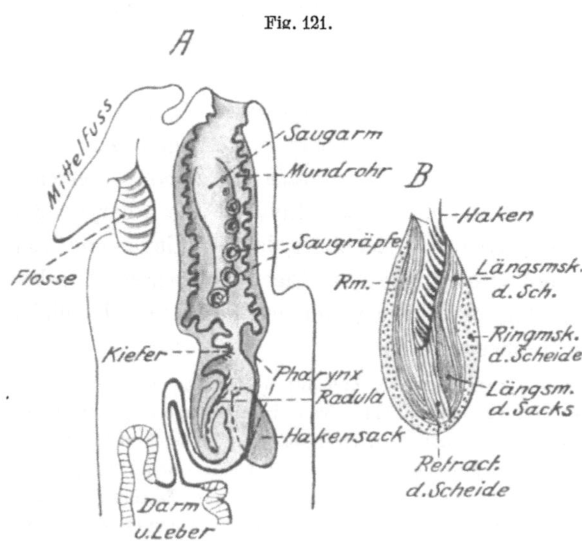

Pteropoden. A Spongiobranchaea, von links, mit Mittelfuß und linker Flosse, Vorderdarm und Beginn des Mitteldarms. Der Vorderdarm ist halbiert eingezeichnet, so daß die rechte Hälfte von innen zu sehen ist, mit rechtem Saugarm und Hakensack. — B Ein Hakensack von Clione längs halbiert, so daß die Muskulatur sichtbar (nach MEISENHEIMER 1905, A etwas verändert).   O. B.

bei den *Scaphopoden*, ferner häufig bei den *Opisthobranchiern* verschiedener Gruppen, wobei das Mundrohr gleichzeitig als rüsselartige Bildung ausgestülpt werden kann *(Rüssel)*. Unter den nahe verwandten Pteropoden ist ein solches Mundrohr zuweilen sehr ansehnlich entwickelt. — Während es bei den beschalten Pteropoden (*Thecosomata* Fig. 129 *A*, S. 184) kurz bleibt, aber bei *Cymbulia* und Verwandten eine rüsselförmig ausgewachsene Schnauze durchzieht, wird es bei den *Gymnosomen* meist länger und ist dann rüsselartig ausstülpbar (s. Fig. 121 *A*).

Eine ganz besondere Länge erreicht das Schlundrohr bei *Clionopsis*, wo es sich in Windungen legt und mehrere Abschnitte unterscheiden läßt; es ist hier in seiner ganzen Länge als Rüssel vorstülpbar. — Die meisten Gymnosomen (ausgenommen *Notobranchaea* und *Halopsyche*) sind ferner dadurch ausgezeichnet, daß an der Innenfläche der Seitenwände des ausstülpbaren Mundrohrs besondere Haft- oder Greiforgane auftreten, welche bei der Ausstülpung hervortreten. Bei den *Clioniden* sind dies die, zu ein bis drei Paar vorhandenen, tentakelartigen *Mund-* oder *Buccalkegel*, welche in ihrem Epithel Sinneszellen führen, doch auch Drüsenfollikel; bei den *Pneumodermatiden* hingegen die meist zu einem Paar vorhandenen *Saugarme* (Fig. 121 *A*), zu denen bei *Pneumodermopsis* noch ein unpaarer treten kann. Diese Arme tragen gut ausgebildete Saugnäpfe, sind daher Haftorgane und können sich (*Schizobrachium*) verzweigen.

Fig. 122.

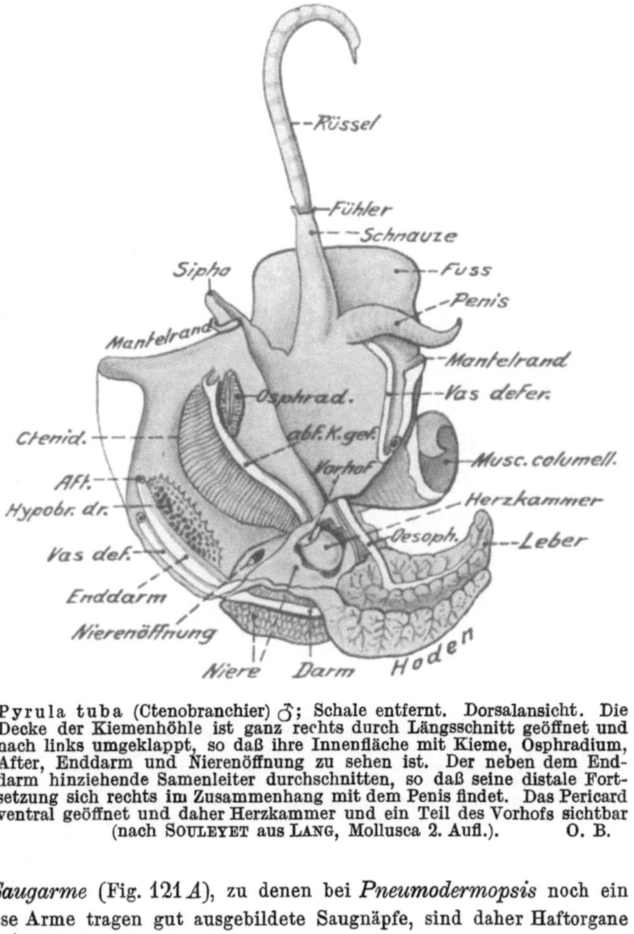

Pyrula tuba (Ctenobranchier) ♂; Schale entfernt. Dorsalansicht. Die Decke der Kiemenhöhle ist ganz rechts durch Längsschnitt geöffnet und nach links umgeklappt, so daß ihre Innenfläche mit Kieme, Osphradium, After, Enddarm und Nierenöffnung zu sehen ist. Der neben dem Enddarm hinziehende Samenleiter durchschnitten, so daß seine distale Fortsetzung sich rechts im Zusammenhang mit dem Penis findet. Das Pericard ventral geöffnet und daher Herzkammer und ein Teil des Vorhofs sichtbar (nach SOULEYET aus LANG, Mollusca 2. Aufl.). O. B.

Den erwähnten rüsselartigen Bildungen schließt sich auch der bei vielen Prosobranchiern vorhandene *acrembolische Rüssel* an, der zahlreichen Tänioglossen zukommt (Fig. 122). Seine Entstehung wird gewöhnlich so gedeutet (s. Fig. 123 *A*), daß die vor den Fühlern gelegene Mundregion schnauzenartig verlängert und einstülpbar wurde, indem sich aus ihrer Längsmuskulatur jederseits zwei Retractoren ablösten, die sich an den Rüsselwänden befestigten. Wahrscheinlicher dürfte jedoch sein, daß sich die verlängerte und ausstülpbare Mundhöhle wesentlich an dieser Rüsselbildung beteiligte. Eine ansehnlich verlängerte Schnauze kommt übrigens gewissen Tänioglossen zu, so namentlich den Heteropoden. Der acrembolische Rüssel entspricht im allgemeinen der Rüsselbildung, wie wir sie bei den Polychäten fanden (s. S. 82). Er bleibt stets relativ kurz. Beim eingestülpten Rüssel *(Mundrohr)* liegt der Pharynx am Grunde der Einsenkung, beim ausgestülpten Rüssel dagegen auf dessen Spitze. Die Öffnung des ausgestülpten Rüssels entspricht daher im allgemeinen der ursprünglichen Mundöffnung.

Bei gewissen *Tänio-* und den *Rhachiglossen* (z. B. *Muriciden* und *Bucciniden*) ist nur der Basalteil des ausgestülpten Rüssels, an dem sich in diesem Falle die Retractoren anheften, einstülpbar, wobei sein Distalabschnitt in eine durch Einstülpung entstandene Rüsselscheide zurückgezogen wird (Fig. 123 *B*). Diese Rüsselbildung wird als die *pleurembolische* bezeichnet und hat sich wohl allmählich aus einfacheren acrembolischen Zuständen hervorgebildet. Das Vorstrecken dieses Rüssels geschieht also z. T. durch Ausstülpung der Rüsselscheide, wozu sich jedoch die Verlängerung des eigentlichen Rüssels durch Contraction seiner Ringmuskulatur gesellt; doch dürfte zu erwägen sein, ob sich die Rüsselscheide nicht durch eine sekundäre Einstülpung im Umkreis des hier nicht einstülpbaren distalen Teiles des Rüssels bildete.

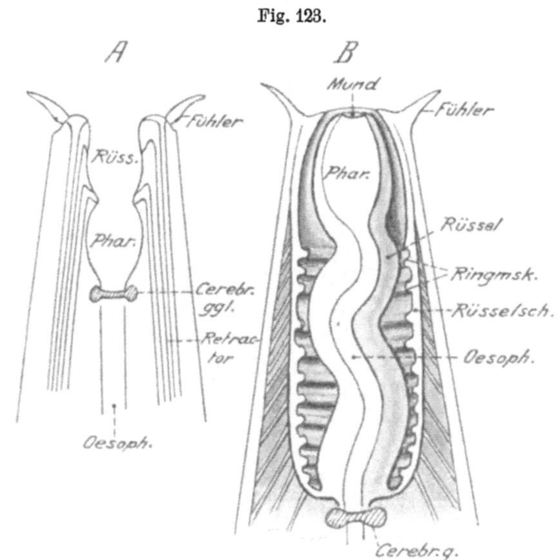

Prosobranchiata. Schema der Rüssel. *A* Einfache (acrembolische) Rüsselbildung im eingestülpten Zustand, etwa Cypraea (nach AMAUDRUT 1898). — *B* Von Buccinum etwa. Der pleurembolische Rüssel ganz in die Rüsselscheide eingezogen, deren größerer hinterer Teil mit starken Ringmuskeln versehen ist; vorderer Teil der Rüsselscheide mit der Körperwand verwachsen. Das Schema ist so gedacht, daß Körperwand und Rüsselscheide in der Horizontalebene halbiert sind, der Rüssel durchsichtig gedacht ist, so daß Pharynx und Oesophagus zu sehen sind. Orig. O. B.

Analoge Einrichtungen begegneten uns schon im Rüssel der *Turbellarien* (S. 57) und *Hirudineen* (S. 79). Eine Modifikation des pleurembolischen Rüssels entsteht dadurch, daß die Rüsselscheide nur teilweise oder fast garnicht mehr ausstülpbar ist, indem sie sich durch radiäre Muskeln an der Körperwand festheftet (Fig. 124), weshalb man pleurembolische Rüssel mit freier und solche mit festgehefteter, ja mit der Körperwand teilweis verwachsener Rüsselscheide unterscheiden kann. Die Öffnung der Scheide (bei eingestülptem Rüssel) wird häufig als *Rhynchostom*, ihr Lumen als *Rhynchodaeum* bezeichnet. — Im allgemeinen wird der pleurembolische Rüssel

länger als der acrembolische, ja kann eine große Länge erreichen. An die letzt-
erwähnte Modifikation des pleurembolischen Rüssels schließt sich eine weitere
an, die bei gewissen *Tänioglossen* (*Cassididae* und *Doliidae*, namentlich aber
den *Toxoglossen*) verbreitet ist. Gewöhnlich wird angegeben, daß bei diesem
sog. *Trokarrüssel* eine posttentaculäre (intercalare) Körperregion zu einer einen
nicht umstülpbaren Rüssel umgebenden Scheide, dem *Trokar* ausgewachsen sei.
Im allgemeinen macht jedoch diese Bildung den Eindruck, daß der Trokar
nichts anderes sei, als die schon oben erwähnte Rüsselscheide, die bis nahe
an ihr Hinterende mit der Körperwand innig verwuchs, also hier nichts Besonderes vorliege, höchstens daß sich die Rüsselscheide verhältnismäßig tief

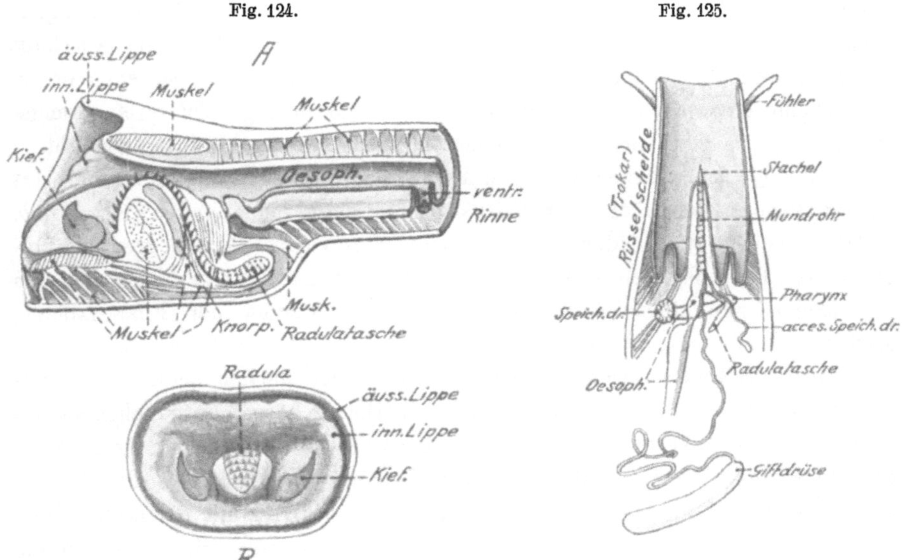

Fig. 124.   Fig. 125.

Dolium galea. *A* Vorderes Rüsselende in der Sagittalebene   Conus. Rüssel (Trokarrüssel) mit
halbiert. — *B* Vorderes Rüsselende von vorn, so daß die Lippen,   Vorderdarm. Rüssel dorsal geöffnet
Kiefer, Mundhöhle, sowie das Vorderende der Zunge und Radula   gedacht (nach AMAUDRUT 1898).
zu sehen sind.   Orig. O. B.   O. B.

nach hinten eingesenkt habe. Der in der Scheide eingeschlossene schlankkegel-
förmige Rüssel (s. Fig. 125) bleibt kurz oder wird verhältnismäßig lang und
zeichnet sich namentlich dadurch aus, daß der Pharynx nicht wie bei den
seither beschriebenen Rüsselformen direkt auf die Mundöffnung folgt, sondern
sich an letztere ein enger *Rüsselkanal* (*Mundrohr*) anschließt, der erst im
basalen Rüsselabschnitt zum Pharynx anschwillt. Dieser Kanal läßt sich nur
als ein durch sekundäre Einsenkung des Mundes oder der Mundhöhle ent-
standenes Rohr auffassen; er ist im Ruhezustand meist geringelt, zum Beweis,
daß der eigentliche Rüssel stark contractil und ausdehnungsfähig sein muß.
Auf der Spitze des Trokarrüssels von *Conus* und *Terebra* steht ein stiletartiges
Stechorgan. Letztere Gattung zeigt insofern noch ein eigentümliches Verhalten,

12*

als der Trokar oder die Rüsselscheide von ihrer Spitze aus in das Scheidenlumen (Rhynchodaeum) eingestülpt werden kann, so daß sie im Ruhezustand als hinten geöffnetes Rohr in das Rhynchodaeum tief hinabhängt.

Während beim längeren pleurembolischen Rüssel der vom Pharynx entspringende Oesophagus eine im Raum zwischen der Rüsselscheide und der Körperwand nach vorn ausgebuchtete Schlinge bilden kann, so daß die Cerebralganglien hinter der Rüsselscheide am analwärts ziehenden Teil dieser S förmigen Schlinge liegen, fehlt dem Trokarrüssel eine solche Oesophagealschlinge, deren Entstehung durch die Verwachsung der Rüsselscheide mit der Körperwand nicht möglich ist. — Auch die Lage der Speicheldrüsen wird durch diese Verhältnisse beeinflußt. — Die Ausstülpung des acrembolischen Rüssels geschieht jedenfalls durch den Druck der Leibeshöhlenflüssigkeit, wie bei ähnlichen Rüsselbildungen; auch für den pleurembolischen Rüssel gilt dies, soweit der basale Abschnitt der Rüsselscheide noch ausstülpbar erscheint. Jedenfalls ist aber auch der in der Scheide eingeschlossene eigentliche Rüssel hier häufig sehr verlängerungsfähig, was, wie erwähnt, in noch höherem Maße für den Trokarrüssel gilt.

Buccaltaschen. Schon oben wurde auf die besondere Beschaffenheit des Pharynxlumens durch die dorsolateralen Leitwülste oder -falten (Fig. 114*b*, S. 168), welche die beiden dorsalen Leitrinnen ventralwärts begrenzen, hingewiesen. Die seitlichen Ausbuchtungen dieser Rinnen stülpen sich bei den *Placophoren* und *Diotocardiern* weit vorn, am Beginn der Pharynxhöhle, stärker aus zu zwei *Buccaltaschen*, die auch bei den primitiveren *Monotocardiern* noch schwach entwickelt sind. Wahrscheinlich dürften auch die Buccaltaschen (*Backentaschen*) der Solenoconchen hierher gehören, doch stehen sie mit dem Mundrohr in Verbindung. Auch für gewisse Opisthobranchier (so *Actaeon,* gewisse *Bulla*) wurden buccaltaschenartige Anhänge angegeben; bei den *Pleurobranchiden* findet sich in den Taschen je eine cuticulare, mit der Radula vorstülpbare Platte, was an die Hakensäcke der Gymnosomen erinnert. — In die Buccaltaschen münden bei den Diotocardiern die Speicheldrüsen, bei den Placophoren dagegen etwas vor ihnen. Auf die Verhältnisse der Cephalopoden wurde schon oben (s. S. 168) hingewiesen. Auch die *Hakensäcke* der meisten gymnosomen Pteropoden entsprechen ihrer Lage nach den Buccaltaschen. Es sind dies ein Paar stark muskulöser, meist grubenförmiger, seltener (*Clione*, Fig. 121 *B*, S. 176 *Pneumoderma*) langer, sackartiger Ausstülpungen der dorsolateralen Region der vordersten Pharyngealhöhle, die eine Anzahl ansehnlicher cuticularer Haken enthalten. Diese Säcke samt ihren Haken können gleichzeitig mit dem Rüssel aus der Mundöffnung vorgestülpt werden. Sie funktionieren wohl als Greif- oder Wehrapparate.

Ob etwa auch das dorsale unpaare Pharynxcoecum gewisser Nudibranchier (*Goniodoris, Idalia*) hierher gehört, ist kaum zu entscheiden.

Oesophagus. Wie wir schon sahen, ist die Grenze zwischen Oesophagus und Mitteldarm ontogenetisch wenig sicher festgestellt; ja, wenn der Magen schlauchförmig erscheint, kann wenigstens äußerlich eine scharfe hintere Schlundgrenze fehlen. — Die *Aplacophoren* lassen einen besonderen Oesophagus kaum erkennen; auch der der *Placophoren, Solenoconchen* und *Opisthobranchier* bleibt relativ kurz; das gleiche gilt für die *Lamellibranchier*, deren kurzer Oesophagus meist recht weit ist. Der Schlund der *Prosobranchier, Pulmonaten* und *Cephalopoden* wird dagegen gewöhnlich lang, verläuft aber doch in der Regel gerade nach hinten; nur bei den mit pleurembolischem Rüssel versehenen Prosobranchiaten bildet, wie schon erwähnt, sein Vorderabschnitt bei eingezogenem Rüssel häufig eine nach vorn gerichtete Schlinge. — Die beiden dorsolateralen Falten setzen sich bei den Gastropoden meist in den Oesophagus fort, wozu sich häufig noch zwei ventrale gesellen, die manchmal auch zu einer verschmelzen. Zu diesen Falten treten jedoch früher

Haliotis tuberculata. *A* Darm von der Dorsalseite. Bei * ist die Darmschlinge etwas nach rechts verschoben. Das Spiralcoecum, das der von der Leber freigelassenen Fläche des Magens aufliegt, ist nach rechts und hinten um 180° heruntergeklappt, so daß man seine ventrale, der dorsalen Darmwand aufliegende Fläche sieht. — *B* Der Magen von der Dorsalseite geöffnet. Spiralcoecum wie in *A* heruntergeklappt.   Orig. Blo.

oder später meist zahlreiche weitere, so daß der Oesophagus der Mollusken überhaupt innerlich gewöhnlich reich längsfaltig erscheint. Sein Epithel wimpert meist, kann jedoch auch teilweise oder ganz (z. B. *Cephalopoden*) mit Cuticula bedeckt sein.

Vom hinteren Abschnitt der Pharyngealhöhle stülpen sich bei den primitiven Prosobranchiern (*Diotocardiern*) ein Paar lateraler Taschen aus, die sich nach Ablösung des Oesophagus vom Pharynx auf ersteren mehr oder weniger weit fortsetzen und lateral oder etwas mehr ventral zwischen den dorsolateralen und ventralen Oesophagusfalten jederseits bruchsackartig nach außen treten (Fig. 126 *A*). Sie werden gewöhnlich als *Oesophagealtaschen* bezeichnet (früher

auch als hintere Buccal- oder Speicheldrüsen, manchmal wohl auch als Vorderdarmerweiterung). Diese Oesophagealtaschen der Diotocardier werden meist
recht groß, so daß sie dorsal und ventral bis zum Zusammenstoßen um den
Oesophagus herumwachsen und ihn umhüllen können (Fig. 126). Dabei stehen
sie in ihrer ganzen Länge mit dem Oesophagus in offener Verbindung, weshalb
sie eigentlich nur als dessen Aussackung erscheinen, so daß der Oesophagus
sich bei manchen Formen von ihnen streckenweise kaum scharf abgrenzen läßt.
So können die beiden Oesophagealtaschen nach hinten zu allmählich in eine
kropfartige Erweiterung des Oesophagus übergehen (*Kropf, Jabot, Vorderdarmerweiterung*), an welcher sich der von den beiden dorsolateralen Falten begrenzte eigentliche Oesophagus als eine dorsale Rinne hinzieht (s. Fig.
127 *B*). Indem die beiden Ventralfalten zuweilen schwinden, können
die beiden Oesophagealtaschen auch in einem einheitlichen ventralen,
kropfartigen Anhang des Oesophagus zusammenfließen (*Turbo,
Trochus*). — Die Wand der Taschen springt meist in zahlreichen Papillen oder einfachen bis verzweigten, dicht gestellten Querfalten in
ihr Lumen vor, was den Taschen einen drüsenartigen Charakter verleiht. Die Taschen der *Docoglossen* (besonders *Patella*) wurden deshalb
häufig als Blättermagen bezeichnet.

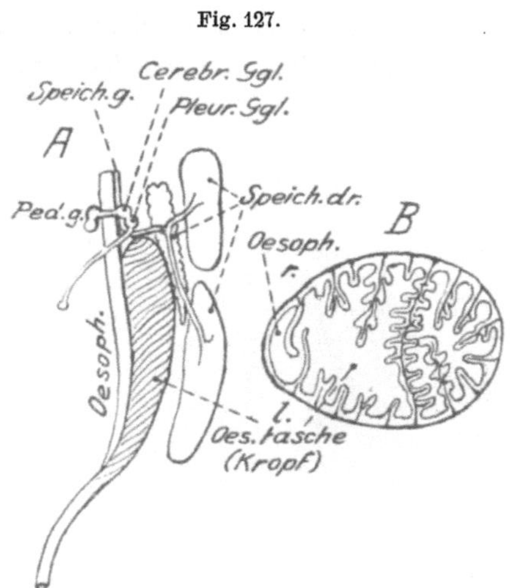

A Cassidaria echinophora. Vorderdarm mit Oesophagealtasche (Kropf) und rechter Speicheldrüse von der
Dorsalseite des Tieres gesehen. Oesophagus und Oesophagealtasche zeigen infolge der Drehung die rechte
Seite. — *B* Triton cancellatum. Querschnitt durch
Oesophagus und Pharyngealtasche (nach HALLER 1893).
O. B.

Diesen Oesophagealtaschen entsprechen jedenfalls die *Zuckerdrüsen* der *Placophoren* (s. Figg. 139,
S. 196 u. 143, S. 201), ein Paar
sackförmiger drüsenartiger Anhänge, die etwa auf der Grenze von Oesophagus
und Pharynx mit je einem kurzen Ausführgang münden. Ihr Epithel springt in
hohen Zotten in das Lumen vor und enthält neben gewöhnlichen Faden- auch
Drüsenzellen. — Hierher gehören ferner die beiden Oesophagealdivertikel der
Solenoconchen. — Kleine Oesophagealtaschen finden sich noch bei primitiven
Monotocardiern (so *Cyclophorus, Ampullaria*) am Oesophagusanfang als beutelförmige Gebilde. Andere (z. B. *Paludina*) besitzen eine vordere kropfartige Oesophaguserweiterung, die wohl verschmolzenen Oesophagealtaschen entspricht, ähnlich jenen der Trochiden. — Eine ansehnliche ventrale, kropfartige Erweiterung
des vorderen oder mittleren Oesophagusabschnitts ist unter den *Tänioglossen* weit
verbreitet und wohl überall auf einen hinteren Abschnitt der ursprünglichen Oesophagealtaschen zurückzuführen, um so mehr als sie durch die beiden dorsolateralen

Falten (Fig. 127 *B*, *r* u. *l*) vom eigentlichen Oesophaguslumen deutlich gesondert erscheint (so bei *Cypräiden, Naticiden, Cassididen*, Fig. 127). Dieser Kropf kann sich manchmal vorn und hinten ziemlich scharf vom Oesophagus absetzen bis ablösen und ist innerlich häufig mit tief in das Lumen vorspringenden Querfalten (streckenweise zuweilen auch Längsfalten) versehen, die an jene der Oesophagealtaschen der Diotocardier erinnern. Auch gewisse *Rhachiglossen* (so *Concholepas*) und *Toxoglossen* (manche *Conus*arten) zeigen noch eine ähnliche Kropfbildung (mittlere Vorderdarmerweiterung), doch bildet sich bei den ersteren der Hauptteil zu einer ansehnlichen ventralen Drüse um, indem er sich vom Oesophagus abschließt und nur durch einen kurzen Ausführgang in ihn mündet (Fig. 125, S. 179); auch schon bei der Rhipidoglosse *Nerita* schnürt sich die Oesophagealtasche von hinten nach vorn vom Oesophagus ab, so daß sie nur eine vordere Einmündung besitzt. Diese *Leibleinsche Drüse* (Fig. 128) mündet meist in die mittlere Oesophagusregion, sie ist etwa birnförmig, mit nach hinten gerichteter Verjüngung, und mehr oder weniger gelappt; ja bei gewissen Rhachiglossen (*Halia* und *Marginella*) wird sogar eine vordere und hintere Einmündung der schlauchförmigen Drüse in den Oesophagus angegeben. Die Rhachiglossen sind ferner dadurch ausgezeichnet, daß etwa in der Mitte des vor dieser Drüse liegenden Oesophagusabschnitts eine birnförmige Erweiterung auftritt (*birnförmiges Organ, Leibleinscher Pharynx* (Fig. 128), in welcher sich die rechte dorsolaterale Falte stark erhebt. — Auf eine Differenzierung und Ablösung der

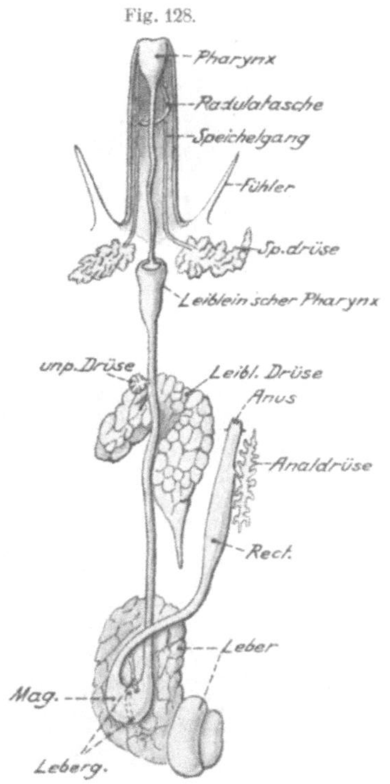

Murex (Rhachiglosse Prosobranchiate). Darmapparat von Dorsalseite (nach HALLER 1887, mit Benutzung von HIRSCH 1915).
O. B.

ursprünglichen Oesophagealtaschen ist wohl auch die ventrale, schlauchförmige Drüse (*suboesophageale Drüse*) zurückzuführen, die bei *Dolium* (Tänioglosse) vorn in den Oesophagus führt; bei den Toxoglossen (*Conus*, Fig. 125, S. 179, *Terebra*) findet sich eine entsprechende, jedoch viel längere und mit langem, gewundenem Ausführgang versehene Giftdrüse, die ganz vorn in den Schlund mündet.

Der Oesophagus, ja z. T. schon der Pharynx der besprochenen Prosobranchier ist in verschiedenem Grad von rechts über dorsal nach links tordiert, so daß die rechte Seite und ihre Anhangsorgane dorsal, ja bis nach links verschoben sein können; an den dorsolateralen Falten läßt sich dies gewöhnlich deutlich verfolgen. In der obigen Schilderung wurde die Lage und Mündung der Anhangsorgane ohne Rücksicht auf diese Torsion angegeben, also im rückgedrehten Zustand. Wahrscheinlich ist jedoch eine solche Torsion bei den Gastropoden noch weiter verbreitet; so findet sie sich sicher bei größeren Opisthobranchiern (*Bulla, Aplysia*). Mit der Torsion des Eingeweidesacks hat sie wohl direkt nichts zu tun, dürfte aber in ursächlichem Zusammenhang mit der Vertiefung der Mantelhöhle und der Chiastoneurie stehen. Bei den Toxoglossen beginnt diese Torsion schon am Pharynx, so daß dessen Bulbus, der sich hier scharf von dem stark erweiterten Oesophagusanfang absetzt, als ein nach rechts schauender Anhang des Oesophagus erscheint, also um 90° aus seiner ventralen Lage verdreht ist (s. Fig. 125, S. 179).

Eine kropfartige Anschwellung im Verlauf des Oesophagus tritt auch bei den *Pulmonaten* häufig auf (teils Kropf oder Proventrikel, ja nicht selten auch Magen genannt), bald nur in einer kürzeren Region des Schlunds, bald nahezu auf den ganzen sich ausdehnend. Wir werden später bei der Magenbildung auf die Schwierigkeiten, die hier und anderweitig hinsichtlich

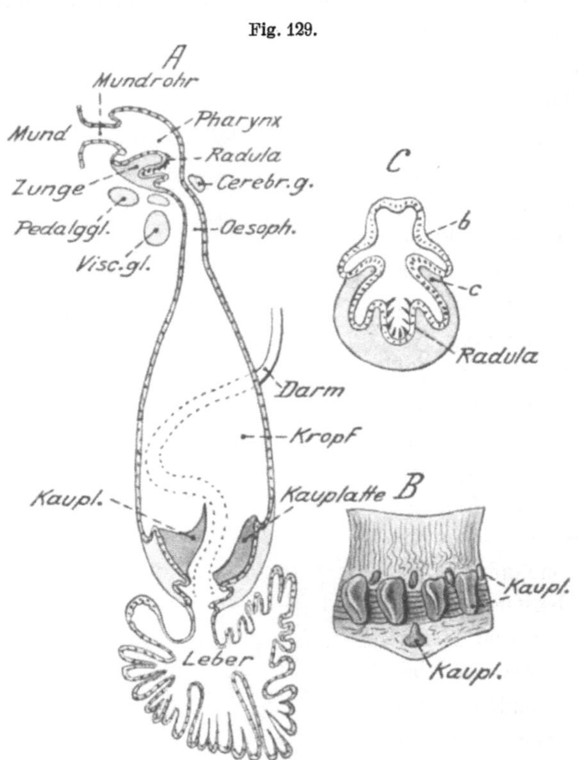

Pteropodendarm. *A* und *B* Cavolinia schematisch. *A* Darm von der linken Seite gesehen. Der Vorderdarm und die Leber im Medianschnitt gezeichnet, der folgende Darm in seinem Verlauf eingetragen. — *B* Der Kaumagen oder Kropf längs geöffnet und ausgebreitet, um die Kauplatten zu zeigen. — *C* Clio. Querschnitt durch den Pharynx. *b* und *c* die gewöhnlichen Falten oder Leisten (nach MEISENHEIMER 1905, *A* vereinfacht und etwas verändert).

O. B.

der Begrenzung von Schlund und Mitteldarm bestehen, genauer hinweisen. Dieser Kropf scheint, ebenso wie die häufige Schlunderweiterung der *Opisthobranchier* und *Pteropoden* auf einer allseitigen Anschwellung des Oesophagus zu beruhen, also dem erwähnten Kropf der Prosobranchier nicht völlig zu entsprechen. Diese Schlunderweiterung vieler tectibranchiaten Opisthobranchier und der thecosomen Pteropoden (*Kaumagen* oder *Proventrikel, Kropf,* Fig. 129 *A*) bildet innerlich cuticulare zahnartige Kauplatten, die sogar zuweilen verkalken (s. Fig. 129 *B*). Die Platten sind in beiden Gruppen häufig in Vierzahl kranzförmig angeordnet (abgesehen von kleineren accessorischen); sie entsprechen in ihrer Stellung wohl den vier Oesophagealfalten (dorso- und ventrolateralen), auf denen sie sich erheben, manchmal sogar auf einem unterliegenden knorpelartigen Polster. Bei den *Aplysien* und Verwandten werden die Kauplättchen oder -zähnchen im Kaumagen zahlreicher, auch lassen sich hier, wie bei gewissen *Pleurobranchus*-arten, mehrere Abschnitte an der Schlunderweiterung unterscheiden.

Fig. 130.

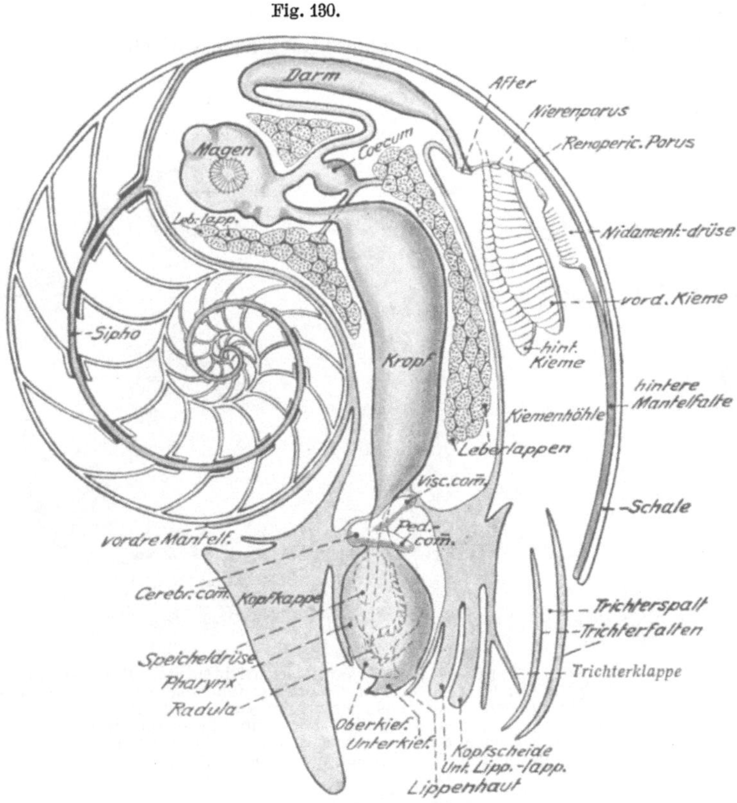

Nautilus pompilius. Schematische Ansicht der linken Seite mit Eintragung des Darms. Die Umgebung des Munds, spez. Kopfkappe, Lippenhaut, Kopfscheide, welche die äußeren Tentakel trägt, und unterer Lippenlappen, der die inneren Tentakel trägt, sind im Sagittalschnitt dargestellt, der Pharynx dagegen durchscheinend in toto. Von der sehr gelappten Leber sind nur Teile dargestellt (mit Benutzung von Figg. von GRIFFIN 1902, HALLER 1905 und PELSENEER 1906 zusammengestellt). v. Bu.

Gewisse Opisthobranchier (z. B. *Lobiger, Bulliden, Hermaea*) zeigen am Oesophagusanfang einen coecumartigen Anhang; ob er vielleicht auch mit den Oesophagealtaschen verglichen werden darf, scheint sehr fraglich.

Eine kropfartige Erweiterung zeigt schließlich der Oesophagus von *Nautilus* (Fig. 130), während die *Octopoden* (Fig. 131 *C*) einen einseitigen kürzeren oder längeren Anhang besitzen, der an ähnliche Bildungen der Prosobranchier erinnert. Der Oesophagus der *Decapoden* dagegen (Fig. 131*A* u. *B*) ist ein enges Rohr ohne Anhänge.

Drüsen des Vorderdarms (soweit sie nicht schon beim Oesophagus erwähnt wurden) finden sich bei den Weichtieren fast stets und werden als *Speicheldrüsen* bezeichnet. Bei den Lamellibranchiern sind sie zwar im Zusammenhang mit der besonderen Ernährungsweise stets rückgebildet. Daß auch sonst eine Reduktion eintreten konnte, erweisen die parasitischen Prosobranchier, denen sie gewöhnlich fehlen, und einige nicht parasitische, sowie die Solenoconchen. Die eigentlichen Speicheldrüsen (*Hauptdrüsen*) finden sich in der Regel als ein Paar und münden weit vorn in die Pharyngeal- oder Mundhöhle; doch gesellen sich zu ihnen manchmal noch accessorische, deren morpho-

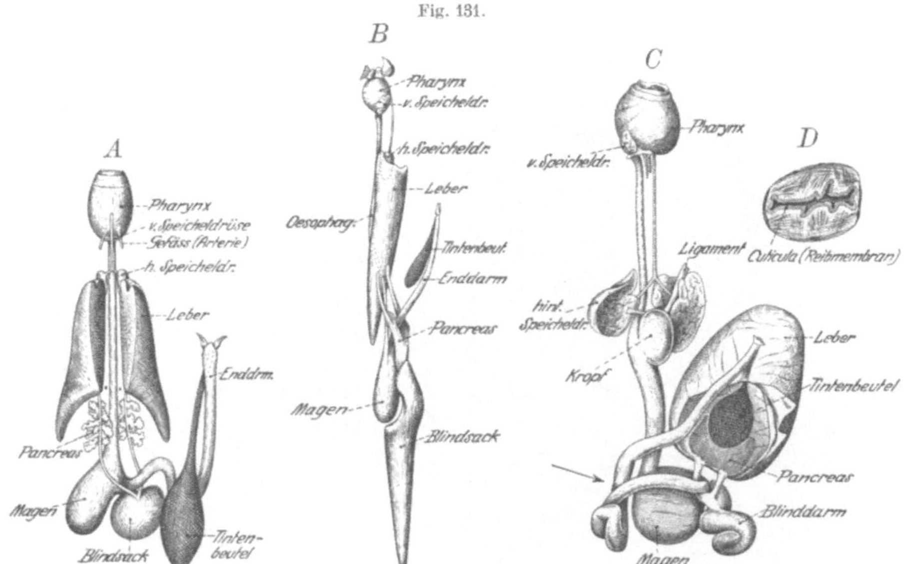

Darm von Dibranchiaten. *A* Sepia officinalis von der Trichterseite. Der Enddarm mit dem Tintenbeutel zur Seite gezogen. Nur im vorderen Teil der Leberausführgänge sind die Pancreasanhänge gezeichnet. Bei ·· sind die Lebern mit dem Oesophagus verwachsen. — *B* Loligo vulgaris von der rechten Seite. — *C* u. *D* Octopus vulgaris. *C* von der Trichterseite. Leber mit dem Enddarm seitlich verschoben. Pharynx so gedreht, daß seine rechte Seite sichtbar wird. — *D* Querschnitt durch den vorderen Teil des Magens (in Richtung des Pfeils Fig. *C*).   Orig. Blo.

logische Auffassung vorerst unsicher scheint. Bevor wir die Speicheldrüsen im engeren Sinne besprechen, sei erwähnt, daß auch die Mundhöhle drüsige Bildungen entwickeln kann, die, weil sie sich weit vorn in der Lippengegend finden, auch als *Lippen-* oder *Schnauzendrüsen* bezeichnet wurden.

Hierher gehören die bei vielen *stylommatophoren Pulmonaten* vorkommenden Drüsen (*Sempersches Organ*), welche als Läppchen am dorsalen Mundrand stehen, jedoch auch als paarige ansehnliche Gebilde entwickelt sein können (*Amalia*). — Recht verbreitet scheinen solche Lippendrüsen (Drüsenwulst) auch am Mundrohr vieler *Opisthobranchier.* Es handelt sich um Komplexe einzelliger Hautdrüsen. Auch bei gewissen Aplacophoren (*Chaetoderma*) kommen schon ähnliche Drüsen am dorsalen Mundrand vor. — Das Epithel des Prosobranchierrüssels ist namentlich an seiner Spitze häufig reich an einzelligen Drüsen, die aber auch rüssellosen Formen in der Mundgegend nicht fehlen. Ob sich aus solchen Lippendrüsen das langschlauchförmige Drüsenpaar entwickelt hat, das bei vielen *Rhachiglossen* (z. B. *Purpuriden, Volutiden* u. a.) an der Rüsselspitze mündet (*Gift-* oder *Bohrdrüsen, Glandes annexes, accessorische Speicheldrüsen*) scheint zweifelhaft. Ihre Größe ist recht verschieden. Gewöhnlich geht von jeder schlauchförmigen Drüse ein ziemlich langer Ausführgang aus, doch vereinigen sich beide Gänge häufig bald zu einem unpaaren. Ob sich diese mit der schon erwähnten unpaaren *Giftdrüse* der Toxoglossen (s. Fig. 125, S. 179) vergleichen läßt, scheint zweifelhaft, da letztere in den Anfang des Oesophagus mündet. Doch ist zu berücksichtigen, daß sich bei diesen Toxoglossen ein langes Mundrohr findet, also eine starke Rückverlagerung der Ausmündung möglich scheint. Ob das ähnliche langschlauchförmige Drüsenpaar der Pulmonate *Atopos* hierher gehört, ist wegen der Unsicherheit seiner Mündung zweifelhaft (um so mehr als sich, wie wir sehen werden, accessorische Speicheldrüsen finden, die wohl aus der Differenzierung der Hauptdrüsen hervorgehen).

Eine drüsige Bildung in der Pharyngealhöhle der dibranchiaten Cephalopoden findet sich an dem früher erwähnten Subradularorgan, das in die ventrale Höhle unter der Zunge hineinragt, indem dieses auf seiner Ventralfläche zahlreiche grubenförmige drüsige Einsenkungen bildet (s. Fig. 111*A*, S. 166), die *Subradulardrüse* (*Submandibular-*, *Unterkiefer-* oder *Sublingualdrüse*). Eine ähnliche bei den *Placophoren* beschriebene Drüse ließ sich nicht bestätigen.

Das Paar der Hauptspeicheldrüsen der *Gastropoden* mündet ursprünglich weit vorn in die Pharyngealhöhle, wie es besonders die Diotocardier deutlich zeigen, bei welchen es in die oben erwähnten Buccaltaschen führt (s. Fig. 132), woraus wohl folgt, daß es überhaupt aus den dorsalen Leitrinnen hervorgewachsen ist. Die Angaben über die Mündung bei den übrigen Gastropoden sind vielfach etwas unsicher, da die Ausführgänge meist frühzeitig in den Pharyngealbulbus eindringen, weshalb ihre eigentliche Mündung nur auf Schnitten sicher feststellbar ist. Gewöhnlich scheinen sie dorsal, beiderseits des Oesophagusursprungs zu münden (s. Fig. 126 *A*, S. 181). Jedenfalls dürften aber ihre Mündungen zuweilen mehr ventral verlagert sein, ja vielleicht sogar ganz ventral, wie es bei den *gymnosomen Pteropoden* der Fall zu sein scheint, wo sich die unpaar gewordene Mündung etwas vor der Zunge auf einem an das Subradularorgan der Dibranchiaten erinnernden Vorsprung findet; doch ist es etwas unsicher, ob diese Drüsen den Hauptspeicheldrüsen entsprechen. — Die sehr kleinen Speicheldrüsen der *Placophoren* münden sogar noch etwas vor den beiden Buccaltaschen

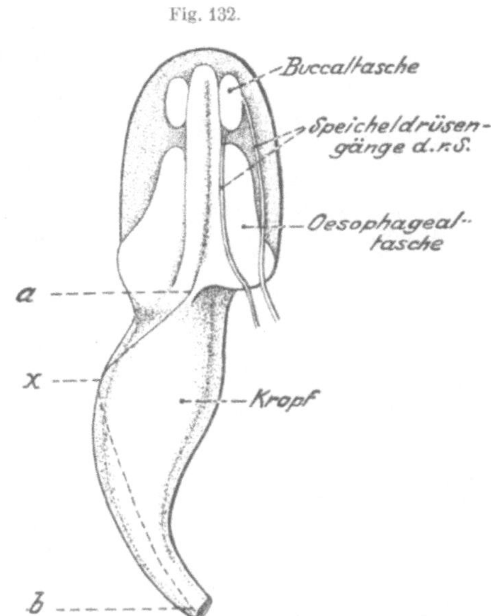

Vorderdarm von P a t e l l a v u l g a r i s von dorsal gesehen. Die Linie *a—x—b* gibt die dorsale Mittellinie des Darmes (die zwischen den beiden Dorsalfalten liegende verdünnte Wandstelle) an. Soweit ausgezogen liegt sie dorsal (oben), bei *x* gelangt sie infolge der Torsion nach ventral (unten). Die Ausführgänge der linken Speicheldrüse sind nicht eingezeichnet (nach AMAUDRUT 1898). C. H.

dorsal aus (s. Fig. 139, S. 196 u. 143, S. 201), entsprechen daher jedenfalls den Hauptdrüsen der Gastropoden. — Letztere sind recht verschieden groß, meist jedoch ziemlich lang, so daß sie weit nach hinten am Oesophagus hinabreichen, ja sich noch über ihn hinaus erstrecken können (s. Fig. 133). Dann hat sich auch stets ein dünnerer Ausführgang differenziert. — Die Drüse selbst kann einfach sack- bis schlauchförmig sein, meist ist sie jedoch in verschiedenem Grade gelappt oder zerschlitzt, selbst traubig. Ihr feinerer Bau erscheint teils tubulös, teils mehr acinös. Gelegentlich können die beiderseitigen Drüsen verschieden groß sein. Bei gewissen Tänioglossen (so *Dolium*, *Ranella* u. a.) differenziert sich die Drüse in zwei bis drei Abschnitte, welche auch histologisch etwas verschieden gebaut sind; der hintere namentlich ist sackartig erweitert. Letzterer Abschnitt scheint besonders die freie Schwefelsäure abzuscheiden, die sich bei diesen Formen häufig in bedeutender Menge (bei *Dolium galea* bis 4 %) im Sekret findet, und zur Erweichung der Kalkskelete oder Schalen der Beute (bes. Seesterne) dient.

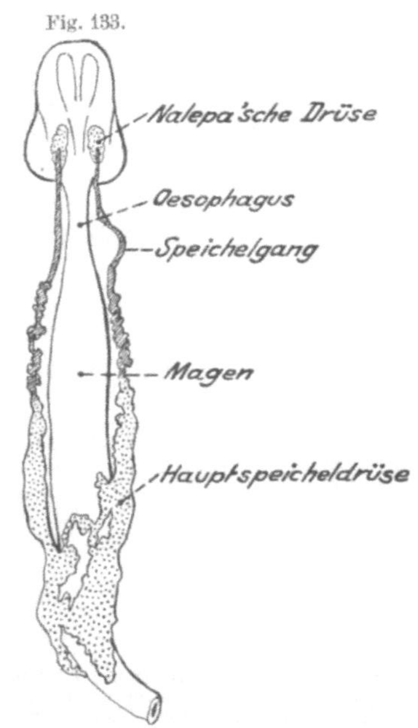

Vorderer Darmtractus und Speicheldrüsen von **Helix pomatia** von dorsal (nach Pacaut und Vigier 1906). C. H.

Verwachsung beider Drüsen findet sich gelegentlich bei Prosobranchiern, so bei den Toxoglossen (*Conus* und *Terebra*, s. Fig. 125, S. 179), wo jedoch die doppelten Ausführgänge die ursprüngliche Paarigkeit erweisen. Ebenso sind die schlauchförmigen Drüsen der meisten gymnosomen *Pteropoden* an ihrem Hinterende verschmolzen. Auch manche *Pulmonaten* zeigen teilweise bis vollständige Verschmelzung (*Periphanta*); schon bei Helix sind in der hinteren Region meist Verbindungen zwischen beiden Drüsen vorhanden (Fig. 133); bei den *Gadiniiden* können sie zu einem Ring um den Oesophagus verwachsen; doch bleiben ihre beiden Gänge auch hier gesondert. — Wenn die Ausführgänge länger werden (die Drüsen also weit hinten liegen), so treten sie gewöhnlich durch den Schlundring, was natürlich auch von dessen Lage abhängt; wenn er ganz vorn am Pharynx liegt (so Diotocardier), findet sich kein solcher Durchtritt. Bei gewissen *Tänioglossen* schwellen sie an ihren Ausmündungsstellen etwas an, weshalb man diese Erweiterung den Buccaltaschen der *Diotocardier* verglich; bei *Helix* entwickeln sich an diesem Distalteil der Gänge accessorische Drüsenschläuche, *Neben-* oder *Nalepasche* Drüse (s. Fig. 133). — Gewisse Proso- und Opisthobranchier besitzen neben der Hauptdrüse noch ein Paar *accessorischer* Drüsen.

So zeigen die Docoglossen unter den Diotocardiern gewöhnlich noch ein zweites, meist

kleineres Paar (hintere Buccaldrüsen), das bei *Patella* ebenfalls in die Buccaltaschen münden
soll; doch wird sein Eintritt in den Pharynx bei anderen Formen weiter hinten angegeben. —
Ein zweites Paar findet sich ferner bei den früher als Ptenoglossen bezeichneten Tänioglossen (so *Janthina* und *Scalaria*). Auch einige *Opisthobranchier* besitzen ein accessorisches Drüsenpaar, andere noch eine unpaare dorsale Drüse (*Phyllidea*, *Pleurobranchus*
und *Pleurobranchaea*), die bei beiden letzteren Gattungen sehr groß und reich verzweigt
ist (Fig. 134); sie mündet auf der Grenze zwischen dem Mundrohr (Rüssel) und dem
eigentlichen Pharynx und scheidet Schwefelsäure aus. Ob sich diese accessorischen Drüsen
vielleicht aus der Differenzierung oder Teilung der ursprünglichen Hauptdrüse herleiten lassen,
ist vorerst zweifelhaft. — Die Lage der Hauptspeicheldrüsen am Oesophagus läßt bei den Gastropoden zuweilen dessen früher erwähnte Torsion deutlich erkennen (so besonders bei *Aplysia*),
indem sich die rechte Drüse über den Oesophagus hinüber nach links auf die Ventralseite
schlägt, die linke dagegen umgekehrt unter
dem Oesophagus auf die Dorsalseite, was
eine Torsion um 180° andeutet.

Die *dibranchiaten Cephalopoden*
(s. Fig. 131, S. 186) besitzen zwei
Paar Speicheldrüsen. Die ansehnlicheren (als hintere oder Abdominaldrüsen bezeichnet) münden weit
vorn auf der Spitze des Subradularorgans durch einen langen unpaaren
Gang (Fig. 111 *A*, S. 166), der meist
bis zur Leberregion nach hinten
zieht und sich hier bei den *Myopsiden* und *Octopoden* gabelt, um in
die beiden kompakten, innerlich
aber reich tubulösen Drüsen überzugehen. Schon bei gewissen *Sepioliden* (*Heteroteuthis*, *Rossia*) tritt Neigung zur Verschmelzung der Drüsen
auf; bei den *Loliginiden* (Fig. 131 *B*,
S. 186) und Ögopsiden sind sie völlig verwachsen, mit einfachem Ausführgang.

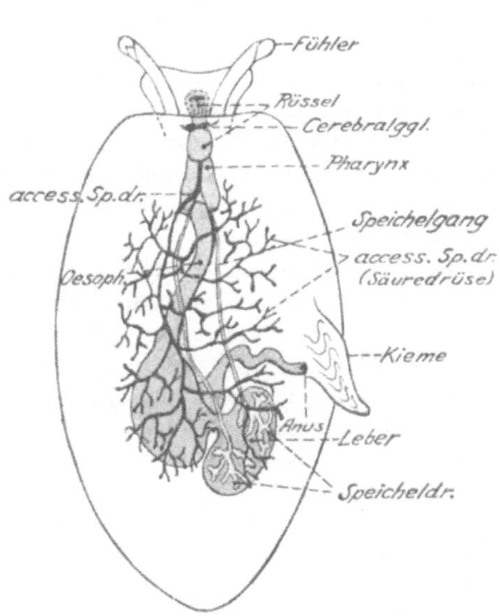

Fig. 134.

Pleurobranchus aurantiacus von der Dorsalseite geöffnet. Darm und Anhangsorgane. (Nach Lacaze-
Duthiers 1859 kombiniert.) O. B.

Die Ontogenie erweist jedoch, daß der unpaare Zustand aus dem paarigen entstanden
sein dürfte. Die erste Anlage der Drüsenausstülpung ist zwar unpaar und tritt in der ventralen Rinne der Mundhöhle, die hinten den Pharynxsack bildet, auf; es scheint daher schwer
annehmbar, daß diese hintere Drüse der Cephalopoden der Hauptdrüse der Gastropoden entspreche. Ob sie vielleicht der ähnlich gebauten und mündenden Drüse der gymnosomen
Pteropoden vergleichbar ist, scheint ebenfalls unsicher.

Neben dieser hinteren Speicheldrüse findet sich eine vordere, die stets
paarig ist. Bei den meisten *Decapoden* ist sie ganz in die dicke muskulöse Wand
der Hinterregion des Pharynxbulbus eingebettet (s. Fig. 131 *A* u. *B*, S. 186),
als zwei Gruppen von Schläuchen, die sich oralwärts zu zwei Ausführgängen
vereinigen, die beide weit vorn auf der Innenfläche der *Zungentaschenfalten*

münden. Bei den *Loliginiden* (Fig. 131*B*) und Ögopsiden gesellt sich zu dem im Pharyngealbulbus eingeschlossenen Drüsenteil noch ein äußerer, der dem hinteren Bulbusende jederseits anliegt und mit dem inneren Drüsenteil zusammenhängt. Die *Octopoden* (Fig. 131 *C*) schließlich besitzen nur diesen äußeren Teil in Form zweier kompakter Drüsen, deren kurze Ausführgänge hinten in den Bulbus eintreten.

Dies Speicheldrüsenpaar entsteht paarig und läßt sich jedenfalls eher mit der Hauptdrüse der Gastropoden homologisieren. Soweit die Verhältnisse von *Nautilus* bekannt sind, verhalten sich dessen Speicheldrüsen hinsichtlich ihrer Mündungen und ihres Einschlusses in den Bulbus wie jene der Myopsiden; es ist daher wohl sicher, daß sie den vorderen entsprechen; die hinteren scheinen hier zu fehlen.

Die Speicheldrüsen der *Aplacophoren* bieten ziemliche Verschiedenheiten. Gewissen (so *Neomenia*) sollen sie ganz fehlen; bei den übrigen Neomeniomorphen findet sich ein Paar ventral liegender, die bald recht klein bleiben, bald ansehnlicher, ja lange Schläuche werden. Ihre Gänge münden entweder getrennt oder vereinigt auf der Zunge in der Radulagegend. Bei gewissen Formen (so *Paramenia*) findet sich noch ein zweites Paar schlauchförmiger Drüsen, die an der Dorsalseite der Pharyngealhöhle vereint oder gesondert münden; bei gewissen auch eine unpaare kleine derartige Drüse (*Proneomenia*); ein kleines Paar dorsaler Drüsen besitzt auch *Chaetoderma*. — Nur die dorsalen Drüsen dürften den Hauptspeicheldrüsen der Gastropoden und Placophoren sowie den vorderen der Cephalopoden vergleichbar sein, die ventralen dagegen vermutlich den hinteren der Cephalopoden, vielleicht auch gewissen accessorischen der Gastropoden.

Im Sekret der Hauptspeicheldrüsen der herbivoren Gastropoden (speziell *Helix*) findet sich vor allem Mucin; doch wurde auch Amylase und Xylase angegeben, ebenso die Speicherung von Glycogen; Protease fehlt. — Auch die oben (S. 182) erwähnten *Zuckerdrüsen* der Placophoren bilden Amylase. Zahlreiche carnivore Tänioglossen und manche Opisthobranchier (so *Pleurobranchus*, *Pleurobranchaea*) scheiden, wie schon oben bemerkt, in ihrem Speichel freie Schwefelsäure aus, neben der jedoch gewöhnlich etwas freie Salzsäure vorkommt, andere dagegen (z. B. *Triton*) eine organische Säure (Asparaginsäure). Da das Sekret zuweilen (so *Dolium* u. a.) hervorgespritzt werden kann, so ist nicht ganz ausgeschlossen, daß es zuweilen zur Verteidigung dient; doch bildet seine Hauptfunktion jedenfalls die Erweichung und Zerbröckelung von Kalkteilen der Beute, vielleicht auch das Anbohren von Muschelschalen. — Protease scheint nur in seltenen Fällen bei Prosobranchiern gebildet zu werden; sie wurde neuerdings für *Murex* angegeben. — Im Sekret der hinteren Speicheldrüse der Cephalopoden, besonders der Octopoden, wurde zuweilen etwas Mucin gefunden, daneben aber namentlich ein Gift, sowie eine Eiweiß lösende Protease. Das Gift, welches möglicherweise ein Alkaloid ist, dient zum raschen Töten der Beute, die Protease dagegen zur Lösung der verdaulichen Teile noch außerhalb des Darms, was aber jedenfalls nur in beschränktem Umfang gilt, da im Darm der Cephalopoden auch unverdaute Nahrungskörper angetroffen werden. Eine Amylase scheint das Sekret kaum zu enthalten. — Über die Funktion der *Subradular*- und der *vorderen Speicheldrüse* ist nichts Sicheres bekannt. Hinsichtlich der Secretion der Oesophagustaschen, der Leibleinschen Drüse und sonstiger Anhänge am Oesophagus ist wenig festgestellt; nach neueren Erfahrungen soll jedoch die Oesophagustasche von *Natica* Protease, die Leibleinsche Drüse von *Murex* Amylase abscheiden.

Mitteldarm.

Den einfachsten Bau dieses Darmabschnittes zeigen die *Aplacophoren*, auch scheint dabei keine Vereinfachung im Spiel zu sein. Ihr Mitteldarm (s. Fig. 119 *A*, S. 174) ist fast ausnahmslos ein gerades, in seiner ganzen Länge gleich weites

Rohr, das nahezu den ganzen Körper durchzieht. Sein Oralende setzt sich bei den Neomeniomorphen meist in eine Art vorderes Coecum von verschiedener Länge fort, das über den Pharynx hinzieht. — Eine magenartige Erweiterung fehlt fast stets; nur bei *Chaetoderma* (Fig. 119 *A*, S. 174) ist etwa die Vorderhälfte des Darms bedeutend weiter, weshalb man hier von einem Magen und Darm sprechen könnte; doch wird dies wesentlich dadurch bedingt, daß auf der Grenze beider Abschnitte ein weiter Leberblindschlauch entspringt, der ventral vom hinteren Darm hinzieht. — Die innere Darmfläche der Neomeniomorphen erscheint meist dadurch bedeutend vergrößert, daß sie entweder unregelmäßig ausgebuchtet ist oder in zahlreichen, dicht aufeinander folgenden Querfalten (Septen) in das Lumen vorspringt (Fig. 119 *C*, S. 174), wodurch enge taschenartige Darmausbuchtungen entstehen, ähnlich denen des Nemertinendarms. Diese Querfalten können verschieden hoch sein, so daß solche verschiedener Größe und Ordnung miteinander abwechseln.

Die übrigen Mollusken zeigen fast immer eine mehr oder weniger große vordere Erweiterung des Mitteldarms, den *Magen*, in welchen die Mitteldarmdrüse (*Leber*) mündet. Da letztere sicher entodermaler Entstehung ist, so kann von ihrer Einmündung ab kein Zweifel über die entodermale Natur des Darms bestehen. Da der After der meisten Gastropoden und aller Cephalopoden weit nach vorn verschoben ist, so muß sich der Mitteldarm in seinem Verlauf nach vorn umbiegen und zum mindesten eine Schlinge beschreiben. Diese Umbiegung erfolgt gewöhnlich in der Magenregion, weshalb der Magen meist einen mehr oder weniger quergestellten, gekrümmten Sack bildet, an dem sich wie bei den Säugern eine nach vorn gerichtete konkave Einbuchtung (kleine Curvatur) und eine hintere Ausbuchtung (große Curvatur) unterscheiden lassen (s. Fig. 128, S. 183). Die Einmündungen des Oesophagus (*Cardia*) und des Darms (*Pylorus*) werden durch diese Magenkrümmung einander mehr oder weniger genähert (Fig. 134, S. 189). Der Verlauf der Krümmung wird verschieden angegeben, d. h. der Pylorus bald rechts bald links von der Cardia. Das ursprüngliche Verhalten wäre jedenfalls das erstere. Da jedoch auch in der Magenregion Torsion vorkommen kann, so mag die verschiedene Art der Krümmung damit zusammenhängen.

Schon die *Placophoren* (s. Fig. 139, S. 196) besitzen einen wohl entwickelten Magen, der teils klein, schlauch- bis spindelförmig, bleibt, teils ansehnlicher wird und dann durch die Leberlappen mehr oder weniger tief eingeschnürt oder eingefaltet, ja selbst gelappt erscheint. Eine Krümmung des Magens fehlt noch (obgleich er sich etwas schlingenförmig winden kann), so daß Cardia und Pylorus nicht genähert sind, sondern hintereinander folgen. — Von der für die *Gastropoden* erwähnten typischen Magenbildung finden sich vielfach Abweichungen, so erscheint der Magen zuweilen als gekrümmter Schlauch, der sich äußerlich wenig scharf vom Vorder- und Dünndarm absetzt. Dies Verhalten tritt sehr ausgeprägt bei den Docoglossen unter den Diotocardiern

auf, deren lang schlauchförmiger Magen eine vollständige und weite Schlinge
beschreibt; doch besitzen auch nicht wenige räuberische Tänioglossen (so *Strom-
bidae, Cassididae, Doliidae, Tritoniidae*), ebenso die *Heteropoden* einen schlauchförmigen, manchmal (so *Heteropoden*) recht kleinen Magen. — Dieselbe Bildung wiederholt sich bei gewissen *Pulmonaten* und *Opisthobranchiern*; bei
beiden Gruppen ist die Grenze zwischen dem kropfartig erweiterten Oesophagus
und dem eigentlichen Magen häufig ganz verwischt, was jedenfalls auch bei
den *Pteropoden* eingetreten ist, so daß die Gesamtheit von Kropf und angeschlossener Magenregion meist als Magen bezeichnet wird, dem daher, sowohl bei
Pteropoden als Opisthobranchiern, häufig auch die Kauplatten zugerechnet werden,
die aber wohl ursprünglich dem Oesophagus angehörten (Fig. 129 *A*, S. 184). —

Fig. 135.

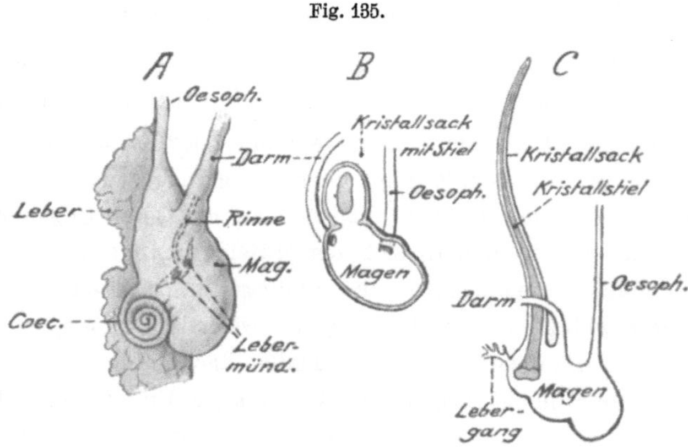

Mägen verschiedener Gastropoden von der Dorsalseite. *A* Trochus (nach HALLER 1894). — *B* Tanga-
nica, aufgeschnitten gedacht mit Kristallsack (nach MOORE 1898 aus PELSENEER 1906). — *C* Pteroceras
(nach WOODWARD 1894 aus PELSENEER 1906).   O. B.

Der typische, mehr oder weniger sackartige *Gastropodenmagen* ist teils kürzer
teils länger und daher auch bald mehr quergestellt, bald mehr längsgerichtet.
Seine verschiedene Form beruht namentlich darauf, daß die nach hinten gerichtete große Curvatur oder der Fundus mehr oder weniger blindsackartig
auswachsen kann. Wenn dieser Blindsack oder sein Hinterende sich mehr oder
weniger schlauchartig verengt, so erscheint er als ein hinteres *Coecum* des
Magens, das namentlich bei den Prosobranchiern vielfach vorkommt. Es kann
gekrümmt sein, ja, wenn es länger auswächst, sich spiralig aufrollen, was bei
Rhipidoglossen mehrfach vorkommt (*Pleurotomaria, Haliotis* z. T. [Fig. 126,
S. 181], *Trochiden* [Fig. 135 *A*]). — Die Magengröße schwankt bedeutend; bei
gewissen Tänioglossen (z. B. *Murex*, Fig. 128, S. 183, und *Strombus*), ebenso
auch manchen stylommatophoren Pulmonaten (z. B. *Helix*, Fig. 144 *A*, S. 202,

Arion) kann er sehr klein bleiben, ja sogar als eine Erweiterung ganz schwinden. — Die Magenbildung vieler *Opisthobranchier* wird durch die früher erwähnte Rückwärtsverlagerung des Afters nach rechts oder sogar in die dorsale
Medianlinie beeinflußt. Meist behält er zwar die quersackartige Form noch bei;
nicht selten aber (besonders bei *Nudibranchiern*) stellt er sich wieder in die
Längsrichtung ein, so daß Cardia und Pylorus hintereinander rücken (Fig. 145 *A*,
S. 204). Bei gewissen Nudibranchiern bildet er sogar nur eine vordere Erweiterung des später zu besprechenden Leberschlauchs. — Wie schon angedeutet, scheint bei den *Pteropoden* ein den seither besprochenen Magenbildungen
homologes Organ zu fehlen. In der Regel wird hier der früher geschilderte Kaumagen als Magen bezeichnet; in ihn münden hinten die Lebergänge (s. S. 184 u.
Fig. 129 *A* ebenda). Hier dürfte daher die eigentliche Magenregion in den hinteren
Teil des Kaumagens aufgegangen sein.

Eine Differenzierung des Magens in
mehrere Abschnitte tritt bei manchen
Prosobranchiern (Tänioglossen) auf; so
setzt sich der pylorische Teil zuweilen
z. B. *Bythinia*, *Buccinum* u. a.) durch
eine Einschnürung von dem ansehnlicheren
Cardiateil ab (Fig. 135 *B*) und bei *Pteroceras*
Fig. 135 *C*) werden diese beiden Abschnitte
noch durch eine zwischen ihnen einge-
schobene Ausbuchtung gesondert. Aus dem
Pylorusteil entwickelt sich bei manchen
Tänioglossen, doch auch einzelnen Pulmonaten und den thecosomen Pteropoden
wohl auch gewissen Opisthobranchiern)
ein kurzes bis ansehnlich langes, meist nach

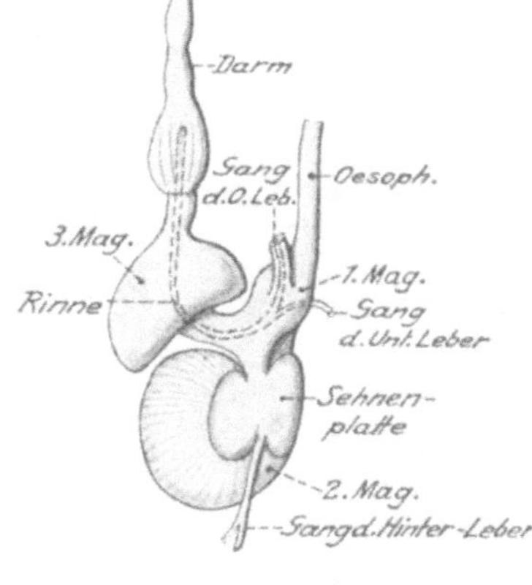

Fig. 136.

Oncidium verruculatum. Magen von der
Dorsalseite (nach PLATE 1893 kombiniert).
C. H.

vorn gerichtetes pylorisches *Coecum* (Fig. 135 *C*), dessen Beziehung zu dem Kristallsack der Lamellibranchier später erörtert werden soll. — Eine kompliziertere
Magenbildung tritt bei nicht wenigen primitiven Pulmonaten auf, so gewissen
Basommatophoren (z. B. *Limnaea*, *Planorbis*) und besonders den *Oncidiiden*. Sie
scheint dadurch zu entstehen, daß der Magenblindsack (*Fundus*) sich schärfer von
dem übrigen Magen absetzt und stark muskulös wird, weshalb man ihn auch
als *Kaumagen* (2. Magen, s. Fig. 136) bezeichnet. Der Cardiateil des Magens
ist gewöhnlich etwas angeschwollen und wird auch *Vormagen* (1. Magen, Fig. 136)
genannt, gehört aber sicher schon zum eigentlichen Magen, da in ihn (*Oncidiiden*)
die Lebergänge münden können. Der *Pylorusteil* (*Apogaster*, 3. Magen) ist ebenfalls
erweitert und läßt manchmal zwei Abschnitte unterscheiden, einen *Chylus*- und
einen *Endmagen*. Auf die genauere, namentlich die histologische Beschreibung
dieser komplizierten Magenbildung, die noch manchen Zweifel hinsichtlich der
Zugehörigkeit des Vormagens und des Apogasters zum Oesophagus oder Darm
bietet, muß hier verzichtet werden.

Auch der Opisthobranchiermagen kann gelegentlich mehrere Abschnitte zeigen, doch ist es wahrscheinlich, daß die mit Kauplatten ausgerüsteten und früher stets dem Magen zugerechneten Abschnitte dem Oesophagus angehören, wie es schon oben gedeutet wurde.

Der *Cephalopodenmagen* (s. Fig. 130 u. 131, S. 185, 186) besitzt den typisch sackartigen Bau, der für die Gastropoden geschildert wurde. Stets findet sich eine gewisse Differenzierung in mehrere Abschnitte, indem sich ein großer vorderer, stark muskulöser Kaumagen ausgebildet hat, dem bei *Nautilus* (Fig. 130, S. 185) noch eine schwache Anschwellung als *Vormagen* (*Vestibulum*) vorangeht. Durch eine Verengerung vom Kaumagen gesondert, findet sich stets ein *Coecum* (*Blindsack*), in das die Lebergänge münden. Dies Coecum wird gewöhnlich dem Spiralcoecum (*Funduscoecum*) der Gastropoden verglichen, obgleich sein Ursprung dicht am Pylorus an das pylorische der Schnecken erinnert. Es bleibt entweder klein sackartig, (so *Nautilus* und manche *Decapoden*), oder wird länger und ist dann häufig schraubig aufgerollt (einzelne *Decapoden* so z. B. *Spirula*, *Ommatostrephes*, einzelne *Loligoarten*, *Octopoden*). Bei gewissen Loligoarten (Fig. 131 *B*, S. 186) und

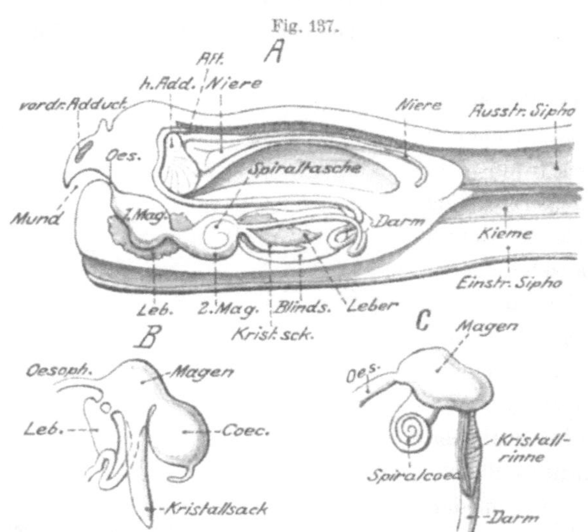

Lamellibranchiata. Magen und Darm. — *A* Teredo. Vorderende von der linken Seite, mit eingezeichnetem Darm und sonstigen Organen. Mantel und Anfang der Siphonen in der Medianebene halbiert gedacht (schematisch nach BELEK 1899). — *B* Jouannetia cumingii Magen von der linken Seite (nach EGGER 1887). — *C* Cardita ovalis. Magen von links (nach PELSENEER 1911). C. H.

Verwandten erscheint es als ein langer, direkt am Pylorus entspringender Sack. — Wie bemerkt, ist die Kaumagenwand dick muskulös (Fig. 131 *D*), besonders bei den Octopoden, wo sich, ähnlich wie beim Vogelmagen, auf beiden abgeflachten Seiten eine sehnige Platte zum Ansatz der Muskelfasern (besonders Ringfasern) findet, eine Einrichtung, welche auch bei Nautilus gut ausgebildet ist. — Bei *Opisthoteuthis* wurde noch ein dritter Magenabschnitt unterschieden, der jedoch wohl aus einer drüsigen Erweiterung des Darmanfangs der übrigen Cephalopoden hervorgeht.

Lamellibranchier. Eine gewöhnlich dünnwandige, selten stärker muskulöse (*Septibranchia*, *Peromya*) Magenerweiterung findet sich allgemein. Da der After hier am Hinterende liegt (abgesehen von wenigen asymmetrischen Formen, z. B. gewissen *Pectenarten*, bei denen er etwas linksseitig verschoben ist), so liegt der Magen symmetrisch in der Sagittalebene als eine im einfachsten Fall etwa spindelförmige Anschwellung; Cardia und Pylorus folgen also hintereinander. Meist biegt sich der Pylorusabschnitt des Magens mehr oder weniger ventral gegen den Fuß hinab, weshalb der Gesamtmagen gekrümmt erscheint (s. Fig. 137*B*). — Bei manchen Formen kann er komplizierter werden, indem sich sein Cardia- und Pylorusteil durch eine ringförmige Einschnürung gegeneinander absetzen (z. B. manche *Protobranchier, Teredo*, Fig. 137*A* u. a.) oder sich eine größere Zahl bruchsackartiger Aussackungen bildet, so daß er mehr oder weniger gekammert erscheinen kann (z. B. *Chama* u. a.). Sein Hinterende springt nicht selten etwas über den Pylorus vor, und von diesem Teil entwickelt sich häufig (bei vielen dimyarischen Muscheln, seltener bei Monomyariern, so *Anomia*) ein kurzes bis ansehnlich langes (z. B. *Anomia, Donax, Placuna* u. a.) Coecum (*Kristallsack* s. Fig. 137*A, B* u. 138*A*). Dieser entspricht sicher dem pylorischen Coecum der Gastropoden und scheidet in seinem Innern den *Kristallstiel* aus, dessen Vorderende bis in den Magen reicht. Bei den Formen, welchen das Coecum fehlt, findet sich am Anfang des zuweilen etwas erweiterten Darms (*Magendarms*) eine tief ausgesackte innere Rinne, welche von zwei in das Darmlumen vorspringenden Falten begrenzt wird, und vorn in den Magen führt. In solchen Fällen scheidet diese ursprünglich dorsale Rinne den Kristallstiel aus (Fig. 137*C*). Die beiderlei Zustände können in derselben Familie, ja sogar derselben Gattung (z. B. *Mytilus*) wechseln, so daß Übergänge des einen in den andern leicht stattfinden können. — Es scheint sicher, das das freie Kristallcoecum durch den Abschluß und die Ablösung der Rinne vom Darm entsteht, ja es kommen auch Formen vor (z. B. *Cardium*), wo sich der hinterste Rinnenteil als kurzes Coecum vom Darm abgelöst hat.

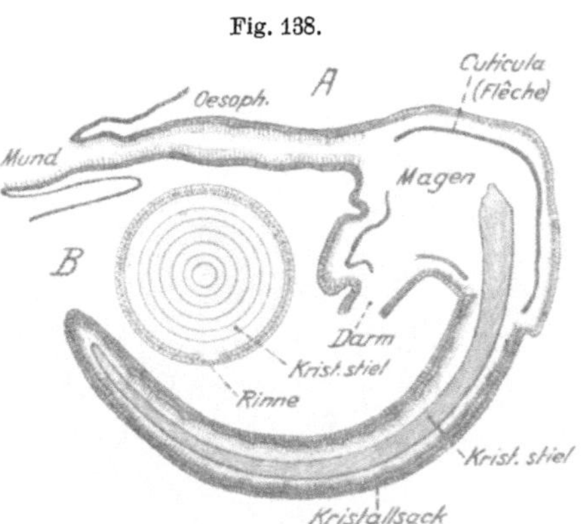

Donax trunculus. *A* Magen mit Kristallsack (Coecum) von links im medianen Durchschnitt. — *B* Querschnitt des Kristallsacks mit Kristallstiel (nach BARROIS 1890). C. H.

Der *Kristallstiel* (Fig. 138*A*) ist ein stielförmiges gelatinöses bis festeres, in Wasser aber leicht zerfließliches Gebilde von meist gelblicher Farbe, dessen Bildung durch successive Abscheidung an seiner Schichtung (Fig. 138*B*) hervortritt. Er besteht, abgesehen vom großen Wassergehalt, aus einer eiweißartigen Substanz, die sich am vorderen, in den Magen reichenden Ende allmählich in Schleim auflöst, von dem häufig angegeben wird, daß er die Nahrungspartikel verklebe, und so die Beschädigung des Darms durch sie verhindere. Doch bestehen hinsichtlich der Funktion des Kristallstiels noch manche Zweifel, um so mehr als er auch Amylase enthält, die bei der Verdauung eine Rolle spielt.

Nach gewissen Beobachtungen soll der Kristallstiel (*Najaden*) in kurzen Perioden (*Anodonta* angeblich täglich) erneuert werden.

Bei einzelnen Muscheln (so *Pholadidae*, Fig. 137 *A, B*) entspringt dicht neben dem Kristallcoecum noch ein coecumartiger Anhang, der besonders bei *Teredo* (Fig. 137 *A*) sehr lang und weit wird, sowie jedenfalls sehr eigentümlich gebaut ist. Ob dieser Anhang etwa dem *Spiralcoecum* der Gastropoden entspricht, scheint unsicher, ebenso, ob der ansehnliche Anhang, der sich bei *Cardita* (Fig. 137 *C*) vorn auf der Ventralseite des Magens findet und im Innern spiralig gebaut sein soll, etwa hierher gehört. — Auch am Pylorusteil des Magens tritt zuweilen ein coecumartiger Anhang auf (z. B. *Tellinidae, Pholadidae* u. a.). Der Magen wird gewöhnlich teilweise von Flimmerepithel ausgekleidet, z. T. jedoch innerlich von einer cuticulaartigen bis gelatinösen Lage überzogen, die sich leicht abhebt und wegen ihrer eigentümlichen Form früher als »*flèche tricuspide*« bezeichnet wurde (Fig. 138 *A*). Ihre Substanz scheint der des Kristallstiels ähnlich, doch soll sie mit ihm nicht zusammenhängen. — Das Epithel des Kristallsacks flimmert stets und setzt den Stiel in rotierende Bewegung; auch findet sich in ihm und dem der *thecosomen Pteropoden* zuweilen eine stärker flimmernde Längsrinne. — Wie schon früher bemerkt, enthält auch das pylorische Coecum der *Gastropoden* und der *thecosomen Pteropoden* zuweilen einen Kristallstiel. So scheint dies namentlich

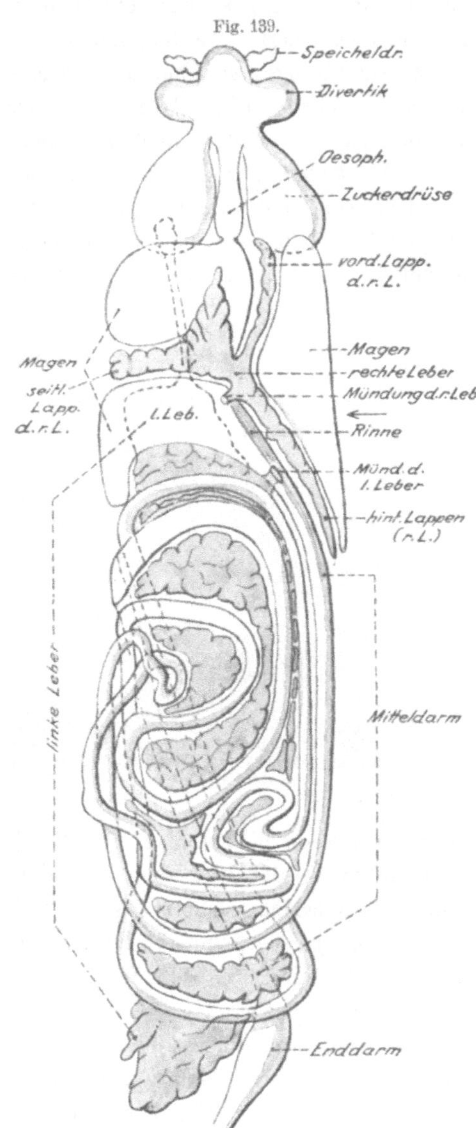

Acanthopleura echinata (Placophore). Darm mit Anhängen und Leber von der Dorsalseite. Die verdeckten Teile der Darmschlingen, sowie der linken Leber sind in Strichlinien angegeben (nach Plate 1897).
O. B.

für das lange pylorische Coecum der *Strombiden* (besonders *Pteroceras* Fig. 135, S. 192) zu gelten. Bei manchen anderen Prosobranchiaten (so *Fissurella, By-*

thinia, Cyclostoma u. a.) wurde gleichfalls ein Kristallstiel angegeben, der sich jedoch, ähnlich wie bei vielen Muscheln im Darmanfang zu bilden scheint. — Auch tritt im Magen der Prosobranchier, gewisser Pulmonaten und dem Kaumagen der Cephalopoden häufig streckenweise oder in ganzer Ausdehnung eine cuticulare Auskleidung auf (Fig. 131 *D*, S. 186), die ziemlich dick werden kann und jener der Lamellibranchier entspricht.

Schon manche *Placophoren* besitzen auf der innern Magenwand eine Rinne (Fig. 139 u. 140 *R*), die sich zwischen den später zu schildernden Mündungen der beiden Lebergänge hinzieht, jedoch auch nach hinten bis in den Darmanfang, sowie nach vorn bis fast zur Cardia reichen kann. Eine solche Magenrinne kehrt bei den Prosobranchiern häufig wieder (s. Fig. 135, S. 192); sie flimmert gewöhnlich und wird von zwei Längsfalten begrenzt. Sie verbindet die beiden Leberöffnungen, wenn solche vorhanden, und erstreckt sich häufig bis zum Pylorus. Unter den Pulmo-

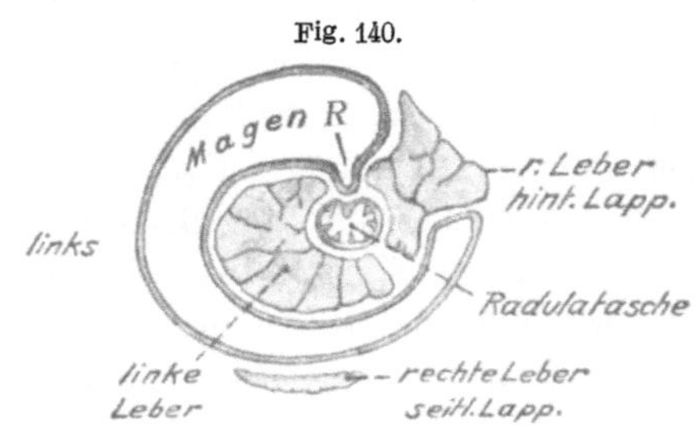

Fig. 140.

Acanthopleura echinata. Querschnitt durch Magen, Leber und Radulatasche in der Gegend des Pfeils, Fig. 139. *R* = Rinne, s. auch Fig. 139 (nach PLATE 1897). O. B

naten tritt sie besonders bei den *Oncidiiden* (Fig. 136, S. 193) stark hervor, indem von jeder der beiden vorderen Lebermündungen eine Rinne ausgeht, die sich bald zu einer vereinigen, welche bis in den hintersten Magenabschnitt zieht. Auch bei anderen Pulmonaten kann die Magenrinne angedeutet sein (z. B. bei Helix), wo sie aber natürlich kurz bleibt, da der Magen klein ist. Gewisse Rhipidoglossen (*Fissurella*) besitzen sogar zwei kurze solche Rinnen, die von den beiden Lebermündungen entspringen, andere (so *Haliotis*, Fig. 126 *B*, S. 181 und *Trochus*, Fig. 135 *A*, S. 192) nur eine, die sich bis zum Pylorus fortsetzen kann; sogar eine dritte Rinne kann sich zugesellen, die vom Spiralcoecum gegen den Pylorus läuft.

Hinsichtlich dieser Rinnen ist noch vieles unklar, insbesondere ihre Lage im Magen und ihre Beziehungen zu den früher erwähnten dorsalen und ventralen Faltenpaaren. Auf diese Verhältnisse kann erst bei der Besprechung der Leber eingegangen werden. Unsicher bleibt auch, ob das an der Dorsal- und Ventralseite des Aplacophorendarms sich findende flimmernde Längsband mit den Magen- und Darmrinnen der übrigen Mollusken vergleichbar ist.

Wie schon früher hervorgehoben, sind die äußeren Grenzen zwischen Magen. Oesophagus und Darm häufig unscharf. Dennoch findet sich bei den *Gastropoden* nicht selten innerlich eine scharfe Abgrenzung zwischen Oesophagus und Magen, indem der erstere durch eine enge Öffnung in letzteren mündet, ja sich sogar an der Eingangsstelle eine wulst- bis klappenförmige Bildung findet, welche die Absonderung verschärft. Auch der Cephalopodenmagen ist scharf abgegrenzt, indem die Oesophagusmündung eng ist. Ebenso findet sich bei gewissen Lamellibranchiern (*Arca* und *Pectunculus*) eine Art Cardiaklappe. — Bei manchen Prosobranchiern (z. B. *Rhipidoglossen*) tritt auch am Pylorus eine ringförmige Falte oder Klappe auf.

Darm. Der auf den Magen folgende Teil des Mitteldarms wird wohl am besten als Darm bezeichnet werden, und wenn sich sein hinterer Abschnitt besonders differenziert hat, letzterer als *Hinterdarm* oder *Rectum*, ersterer als Dünndarm. Ein solches Rectum tritt äußerlich bei nicht wenigen Prosobranchiern und manchen Pulmonaten hervor. — Auch der hintere Darmabschnitt der Lamellibranchier wird häufig als Rectum bezeichnet, ohne sich jedoch meist schärfer vom vorhergehenden Darm abzusetzen. Das Rectum zeichnet sich häufig durch größere Weite und gestreckten Verlauf aus (s. Fig. 128, S. 183). Innerlich ist es oft längsfaltig, indem sich das Epithel einfaltet, was jedoch auch der Fall sein kann, ohne daß ein Rectum äußerlich erkennbar ist.

Wie erwähnt, ist die Darmlänge meist bedeutend; doch hängt dies mit der Art der Nahrung nahe zusammen. Kurz bleibt der Darm bei zahlreichen Prosobranchiern (insbesondere den räuberischen *Tänio-*, *Rhachi-* und *Toxoglossen*, vgl. Fig. 128, S. 183) sowie den *Heteropoden*, wogegen er bei den *Rhipidoglossen* und besonders den *Docoglossen* sehr lang und daher vielfach gewunden erscheint. Ähnlich verhalten sich die *Placophoren* (Fig. 139, S. 196) mit meist auffallend langem und gewundenem Darm. Unter den *Pulmonaten* finden wir Ähnliches nur bei den Auriculiden und annähernd den Limnäiden, während er bei den übrigen mäßig lang ist mit einer einzigen oder wenigen Windungen. Einen kurzen Darm besitzen im allgemeinen auch die *Opisthobranchiaten* (Fig. 142, S. 200); länger und mehrfach gewunden erscheint er noch bei den Tectibranchiaten, während er bei den Nudibranchiaten, im Zusammenhang mit der Verlagerung des Afters, ziemlich gerade nach hinten zieht. — Ein Zusammenfluß des Afters mit der Mündung des Ureters zu einer Art Kloake tritt nur bei den gymnosomen Pteropoden und den Oncidiiden auf. —

Im allgemeinen bleibt auch der Darm der *Cephalopoden* (Fig. 131 *B* u. *C*, S. 186) relativ kurz und zieht kopfwärts zum medianen After; doch kann er bei manchen eine Schlinge bilden (so *Nautilus* Fig. 130, S. 185, *Sepia* Fig. 131 *A*, S. 186 u. a.). — Auch der Darm mancher, meist primitiver *Lamellibranchier* zieht ohne erhebliche Schlingenbildung gerade nach hinten, wobei sein Rectumteil dicht über dem hinteren Schließmuskel zum After verläuft, ist letzterer etwas ventral herabgerückt, so umschließt das Rectum den Muskel gewissermaßen. Meist bildet aber der vordere Teil des Darms eine gegen die Fußregion hinabsteigende (Fig. 141) oder auch nach hinten gerichtete ansehnliche Schlinge; letzteres namentlich, wenn der hintere Adductor weit nach vorn gerückt, die Rückenregion also stark verkürzt und der Fuß schwach ausgebildet ist (z. B. *Teredo*, Fig. 137 *A*, S. 194 u. a.); doch kann sich die Schlingenzahl sekundär sehr vermehren (bis etwa auf zwölf). Selten zieht die Schlinge nach vorn (z. B. *Cardium*) und kann sich dann schraubenförmig in zahlreiche sekundäre aufrollen. Der hintere Darmabschnitt (*Rectum*) durchbohrt bei den Lamellibranchiern gewöhnlich die Herzkammer (Fig. 141), ein Verhalten, das bei den ursprünglichen Mollusken wohl weiter verbreitet war, da es sich auch bei den *Diotocardiern* gewöhnlich findet.

Im Molluskendarm tritt häufig eine Längsfalte auf, die sich auf den Dünndarm oder das Rectum beschränken, doch auch beide Abschnitte durchziehen kann. Ihre Verbreitung ist bis jetzt jedoch nicht ausreichend bekannt. Jedenfalls findet sie sich nicht selten bei den *Prosobranchiern*, manchen *Opisthobranchiern* und den *thecosomen Pteropoden*, unter den Cephalopoden bei *Nautilus* und recht verbreitet bei den *Lamellibranchiern*. Diese Bildung wird häufig als Typhlosole bezeichnet und dem so genannten Organ der Oligochäten verglichen. In manchen Fällen, so gewisse Opisthobranchier (z. B. *Aeolis*, verschiedene *Pteropoden*, manche *Muscheln*) ist sie einer wahren Typhlosole ähnlich, da sie eine längsziehende Einfaltung der Darmwand darstellt. In anderen Fällen dagegen, so bei gewissen *Prosobranchiern* und *Nautilus* erscheint sie als eine Rinne, die jederseits von einer Längsfalte begrenzt wird; schließlich soll es sich zuweilen auch nur um eine einfache in das Darmlumen vorspringende Längsfalte handeln. Über die morphologische Bedeutung dieser Bildung und ihre etwaige Beziehung zu den charakteristischen Faltenpaaren im Vorderdarm, eventuell auch zu der früher erwähnten Magenrinne, die sich manchmal in den Darm fortsetzt, ist vorerst kaum etwas Bestimmtes bekannt; doch scheint es wohl möglich, daß solche Beziehungen bestehen.

Das Darmepithel ist häufig völlig bewimpert; die Muskulatur mäßig entwickelt.

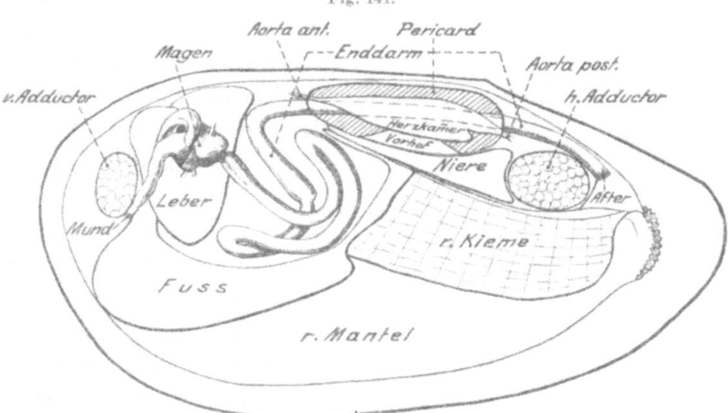

Anodonta mutabilis var. cellensis Schr.   Linksseitige Ansicht schematisch und großenteils nur in Umrissen gezeichnet.   Linker Mantel und linke Kieme entfernt.   Pericard geöffnet.   Darm freigelegt (nach injiziertem Präparat und mit Benutzung von GUTHEIL 1912).   C. H.

Die Mitteldarmdrüse oder Leber.   Wie schon hervorgehoben, besitzt unter den Aplacophoren nur *Chaetoderma* (s. Fig. 119 *A*, S. 174) einen großen ventralen Drüsenschlauch, der etwa in der Mittelregion vom Darm entspringt und sich der Leber der übrigen Mollusken homologisieren läßt; ob dagegen die zahlreichen Darmtaschen der neomeniomorphen Aplacophoren, die von drüsigem Epithel ausgekleidet sind, der Leber verglichen werden dürfen, scheint zweifelhaft.

Soweit die Ontogenie feststellen konnte, ist die Leber der übrigen Mollusken eine ursprünglich paarige Drüse, die aus zwei lateralen oder lateroventralen Ausstülpungen in der Magenregion, also dem vorderen Abschnitt des Mitteldarms entsteht. Ob diese paarige Anlage aus einer anfänglich unpaaren ventralen hervorging, wie das nach gewissen Angaben bei Paludina vorkommen soll, scheint unsicher. Die Drüse besitzt daher ursprünglich ein Paar Öffnungen in den Magen, eine rechte und eine linke. Der Bau der Drüsen beim erwachsenen Tier kann jedoch sehr mannigfaltig werden. Jede Drüse zerteilt sich meist rasch in zahlreiche, sich gewöhnlich noch vielfach weiter verzweigende

Ästchen, die schließlich tubulös oder acinös endigen; das sind die secernierenden Endschläuche, während die gröberen, gewöhnlich auch flimmernden Gänge zur Ausfuhr dienen. Bei gewissen Gruppen sind die Verästelungen der Drüsen nicht inniger verbunden, so daß jede Leber einen frei verzweigten Drüsenschlauch darstellt, wie dies besonders den *nudibranchiaten Opisthobranchiern* (Fig. 142) jedoch auch den *Solenoconchen* (Fig. 113, S. 167) und manchen *Pteropoden* (Fig. 129*A*, S. 184), in geringerem Grade auch den Lamellibranchiern zukommt. Bei den übrigen Mollusken vereinigen sich dagegen die Verzweigungen durch Binde-

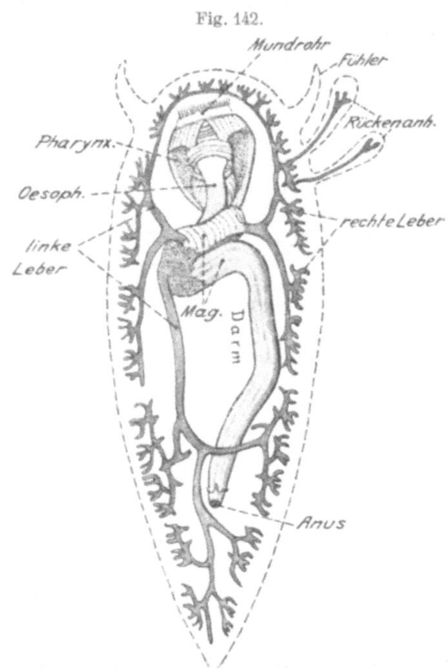

Antiopa spinolae (Nudibranchiate). Darmapparat von der Dorsalseite. Körperumrisse punktiert; rechts vorn zwei Rückenpapillen mit den eindringenden Leberfortsätzen gezeichnet (nach HANCOCK 1851).
C. H.

gewebe mit eingeschalteten Blutgefäßen so innig, daß jede Leber ein einheitliches kompaktes, gewöhnlich braunes bis grünlichbraunes und häufig recht großes Organ wird. Im einzelnen kann sich jedoch die Beschaffenheit der beiden Lebern sehr verschieden gestalten, worauf mehrere Momente einwirken. 1. Eine recht häufig asymmetrische Entwicklung beider Drüsen, wobei meist (besonders *Gastropoden*) die linke größer wird als die rechte, was in gewissen Fällen schließlich dazu führt, daß die rechte ganz ausfällt. 2. Die Verwachsung beider Drüsen in verschiedenem Grad, bis zu völliger Einheitlichkeit, so daß nur die beiden Mündungen in den Magen die ursprüngliche Paarigkeit noch anzeigen. 3. Kann jedoch auch eine Zerteilung beider Drüsen in sekundäre Lappen eintreten, sodaß sich statt der beiden ursprünglichen Lebern mehrere Lappen finden. 4. Durch Drehung des Magens (*Torsion*), in ähnlicher Weise, wie sie schon beim Oesophagus erwähnt wurde, tritt eine Verlagerung beider Drüsen und ihrer Ausführgänge ein (bei den *Gastropoden* häufig), wobei die rechte meist dorsal, die linke ventral verschoben wird. 5. Die Ausführgänge, die ursprünglich auf gleicher Höhe in der Magenregion münden, können durch das ungleichmäßige Auswachsen der Magenwände voneinander entfernt werden. 6. Die ursprüngliche Zweizahl der Mündungen kann durch Reduktion der einen Leber oder durch sekundäre Vereinigung auf eine einzige herabsinken; andererseits kann jedoch die Zahl der Mündungen durch Einbeziehung eines Teils der ursprünglichen Ausführgänge in die Magenwand sich auf drei oder mehr vergrößern.

Wir verfolgen nun diese verschiedenen Ausbildungsformen bei den einzelnen Gruppen etwas näher. Von den beiden Lebern der *Placophoren* (Fig. 139, S. 196 u. Fig. 143), die, wie die Ontogenese ergibt, symmetrisch gleich waren und ursprünglich dicht nebeneinander ventral in den Magen mündeten, wird die linke bald viel größer und wächst stark nach hinten (*Hinterleber*), indem sie sich mehr oder weniger zerschlitzt und die Darmschlingen umhüllt. Die kleinere rechte Leber wächst mehr nach vorn (*Vorderleber*) und zerschlitzt sich ebenfalls meist in mehrere Lappen. Indem der Magen die Torsion von rechts über dorsal nach links ausführt, rückt die Öffnung der rechten Leber dorsal, die der linken ventral, wie auch die Drüsen selber im allgemeinen. Die Lappen der rechten Leber, sowie der Vorderteil der linken legen sich häufig in tiefe Einfaltungen der Magenwand ein, doch entsteht dies Verhalten

Fig. 143.

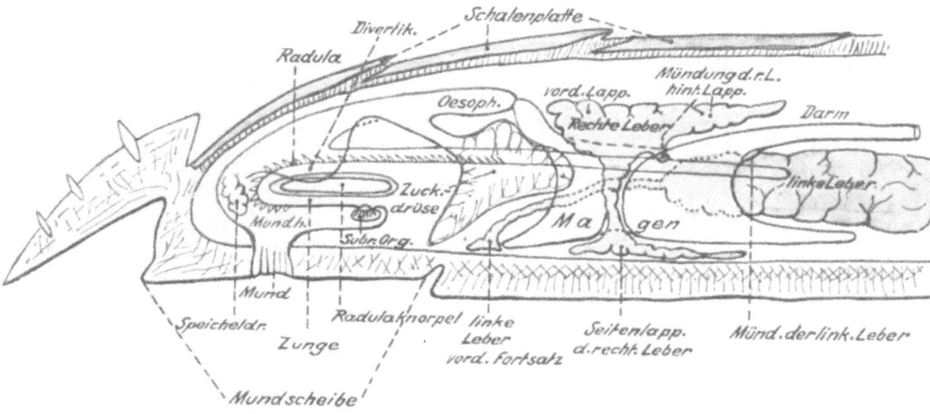

Acanthopleura echinata (Placophore). Vorderer Teil des Darms mit Anhängen (der rechten Leber und des vorderen Teils der linken) von links gesehen. Die Körperwand ist im Medianschnitt eingezeichnet. Schematisch (nach PLATE 1897). O. B.

wohl weniger durch Einwachsen der Leberlappen als dadurch, daß der Magen sie umwächst (Fig. 139, S. 196). —

Wie bemerkt, liegen die Öffnungen beider Drüsen häufig dicht nebeneinander in der Pylorusgegend des Magens; hieraus kann leicht eine Vereinigung der Öffnungen hervorgehen, indem der Gang der rechten Drüse in den der linken mündet (*Hanleya* u. a.); Entsprechendes findet sich auch bei *Lepidopleurus*, aber etwas anders ausgebildet, indem die beiden Drüsen durch einen gemeinsamen Gang (Ductus choledochus) ziemlich weit vorn linksseitig in den Magen münden. Dieser gemeinsame Gang ebenso aber wohl auch der kurze von *Hanleya* entstand wohl durch Ausstülpung der Magenwand. Häufig rücken jedoch beide Leberöffnungen weiter auseinander, in welchem Fall sich die früher (S. 197) erwähnte Magenrinne findet, in welche die hintereinander in der Pylorusregion liegenden Mündungen führen. — Da sich diese Rinne, deren weite Verbreitung unter den Gastropoden schon oben betont wurde, manchmal bis in den Darm oder nach vorn bis zur Cardia fortsetzt, so kann sie nicht wohl aus einer Querrinne zwischen den Leberöffnungen hervorgegangen sein, sondern dürfte wohl der Ventralrinne der Oesophagusregion entsprechen, und das Auseinanderrücken der Mündungen daher durch differenziertes Wachstum in der Rinne und der beiden ursprünglichen Lateralseiten des Magens zustande kommen.

Bei den Gastropoden findet sich mit Ausnahme der nudibranchiaten Opisthobranchier eine kompakte Leber. Auch bei ihnen wird die ursprünglich linke meist größer und wächst namentlich nach hinten aus, dringt in den Eingeweidesack, wo dieser ausgebildet ist, ein und erfüllt ihn zum größten Teil; dann ist ihr im Eingeweidesack liegender hinterer Teil natürlich schraubig aufgerollt; ihr ist die Gonade eingelagert. Die ursprünglich rechte Leber, die auch hier mehr dorsal verschoben ist, entwickelt sich namentlich nach vorn

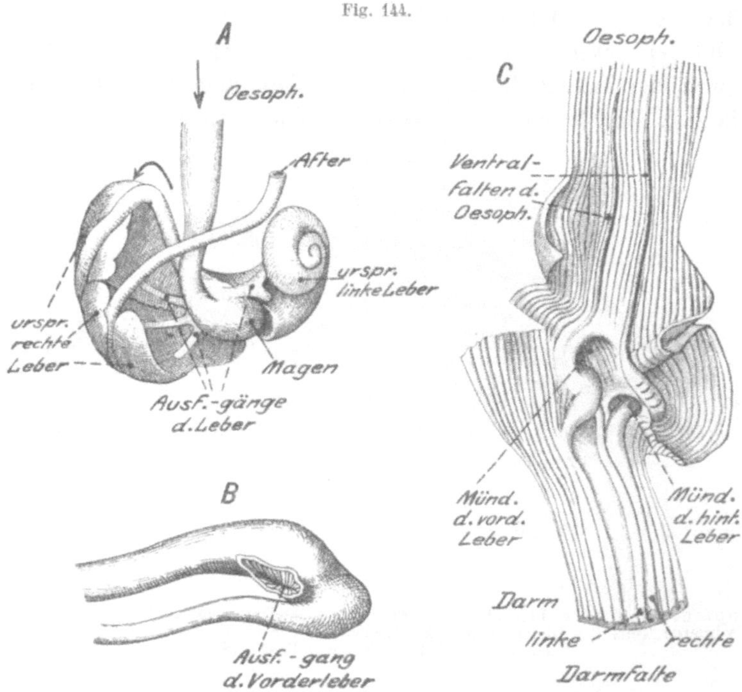

Helix pomatia. *A* Darm und Leber von der Dorsalseite. Die beiden Lebern sind auseinandergelegt; links die urspr. rechte Leber (Vorder- oder Oberleber), rechts die urspr. linke Leber, der die Zwitterdrüse eingelagert ist. Die zwischen den Lebern liegende Eiweißdrüse (links) und der Zwittergang (rechts) sind entfernt; der Magen ist mit seiner dorsalen Kante nach links umgelegt, so daß man seine rechte Seite und den unter dem Oesophagus liegenden Anfangsteil des Darmes sehen kann. — *B* Der Magen von der linken Seite. Der Ausführgang der Vorderleber ist abgeschnitten. – *C* Hinterer Teil des Oesophagus, Magen und Anfangsteil des Darmes von der Dorsalseite aufgeschnitten und in eine Ebene gelegt. Orig. Blo.

(daher auch als Vorder- oder Oberleber bezeichnet), kann jedoch mit ihrem hinteren Abschnitt zuweilen auch in die Basis des Eingeweidesacks eindringen. Selten sind beide Lebern (oder Leberlappen wie sie gewöhnlich genannt werden, da sie in der Mündungsregion meist mehr oder weniger verwachsen) nahezu gleich groß und symmetrisch (z. B. *Valvata*). Deutlich ausgeprägt sind die beiden Lappen im allgemeinen bei den *Diotocardiern*, manchen *Tänioglossen* und den *Pulmonaten* (Fig. 144 *A*). Bei vielen Monotocardiern verwachsen sie jedoch in der Mündungsregion so innig, daß nur die beiden erhalten gebliebenen Mündungen die ursprüngliche Paarigkeit anzeigen (Fig. 128, S. 183). Der rechte Lappen ist dann stark rückgebildet. Schließlich kommt es vor, daß sich der ursprünglich rechte Lappen ganz reduziert (*Paludina*, *Rissoa*); dann findet sich natürlich nur eine Öffnung. Bei Erhaltung beider Lappen zerschiltzt sich der ursprünglich rechte, gelegentlich auch der linke, manchmal in zwei bis drei sekundäre Lappen, was sowohl bei den Diotocardiern als Pulmonaten (Fig. 144 *A*) vorkommt. Bei den ursprünglichen Prosobranchiern (Diotocardier und gewisse Tänioglossen) und Pulmonaten liegen beide Lebermündungen meist weit vorn in der Cardiagegend und auf gleicher oder nahezu gleicher Höhe, können aber auch zuweilen weiter nach hinten verschoben sein (so *Haliotis* [Fig. 126, S. 181] u. a.). Die Docoglossen haben nur eine weit vorn gelegene Mündung, die wahrscheinlich durch sekundäre Verschmelzung der beiden ursprünglichen entstanden ist; dagegen findet sich bei *Fissurella* eine Vermehrung der Öffnungen auf drei, wohl im Zusammenhang mit den zwei linken Leberlappen, bei *Nerita* zahlreiche in zwei Gruppen angeordnete Öffnungen, was sekundär entstanden ist und sich morphologisch leicht verstehen läßt. Drei Öffnungen und drei gesonderte Leberlappen besitzen unter den Pulmonaten auch die *Oncidiiden* (Fig. 136, S. 193). Ihrer Lage nach werden sie gewöhnlich als obere, untere und hintere Leber bezeichnet. Die beiden ersteren münden weit vorn in der Cardiagegend und entsprechen daher wohl den beiden Lappen der rechten Leber anderer Pulmonaten. Ihre Mündungen können auch zusammenfließen. Die Hinterleber hingegen ist jedenfalls die linke. Die Größe der drei Leberlappen variiert bei den verschiedenen Formen. — Bei zahlreichen Tänio- und Rhachiglossen liegen die Mündungen nicht mehr auf gleicher Höhe, sondern die eine (wohl gewöhnlich die linke) näher an der Cardia, die andere näher am Pylorus; dies Auseinanderrücken der Öffnungen dürfte mit dem stärkeren Auswachsen der ursprünglich rechten Magenwand bei der Entstehung der großen Curvatur zusammenhängen. Daß die Leberöffnungen ausnahmsweise weiter nach vorn oder hinten, d. h. auf das Hinterende des Oesophagus oder auf den Darmanfang verlagert sein können, ist bei der häufigen Unschärfe der Grenze des Magens wohl zu verstehen.

Über das Vorkommen der Magenrinne und ihre Beziehung zu den Leberöffnungen wurde schon oben (S. 197) berichtet; zu betonen wäre noch, daß das Verhalten der beiden Leberdrüsen (resp. Lappen) bei den linksgewundenen Gastropoden gewöhnlich umgekehrt ist wie bei den rechtsgewundenen.

Bei den *Tectibranchiaten*, den *Holohepatica*, sowie den *thecosomen Pteropoden* bewahrt die ansehnliche Leber meist die kompakte Beschaffenheit und ist gewöhnlich ein einheitliches, wenn auch zuweilen gelapptes Organ. Gewisse Thecosomen (so *Clio* und *Dinacria*) jedoch zeigen die beiden ursprünglichen Drüsen noch deutlich gesondert mit zwei Ausführgängen, die vereinigt in die pylorische Magenregion münden. Sonst ist bei den Tectibranchiern, den Dorididen und den Thecosomen gewöhnlich nur ein Lebergang vorhanden; doch wurden für gewisse Formen (z. B. *Aplysia*, *Pleurobranchaea*, *gewisse Thecosomen* u. a.) auch mehrere Gänge angegeben. Ob sich die einheitliche Leber

der eben erwähnten Formen durch Verschmelzung der beiden ursprünglichen
Drüsen oder Reduktion der rechten erklärt, ist vorerst nicht entschieden.

Wie schon hervorgehoben wurde, erscheint die Leber der *Nudibranchiaten*
im allgemeinen stark verändert, indem ihre Verzweigungen den Körper frei
und unverbunden durchziehen (*diffuse Leber* der *Cladohepatica*).

Ähnliches zeigen auch schon die *Solenoconchen*, wo bei *Dentalium* (Fig. 113, S. 167)
vom Grunde des Magens die beiden langen Leberschläuche entspringen, die den Eingeweidesack bis hinten durchziehen und lateral mit zahlreichen verzweigten Schlauchbüscheln besetzt
sind. *Siphonodentalium* weicht darin ab, daß sich vor den beiden Hauptschläuchen noch
ein vorderer findet, der linksseitig in den Magen mündet und sich in seinem Verlauf nach
vorn in zwei Äste gabelt. Daß dieser Leberschlauch ein isolierter Teil der linken Drüse ist, wird sich bei den Nudibranchiaten ergeben.

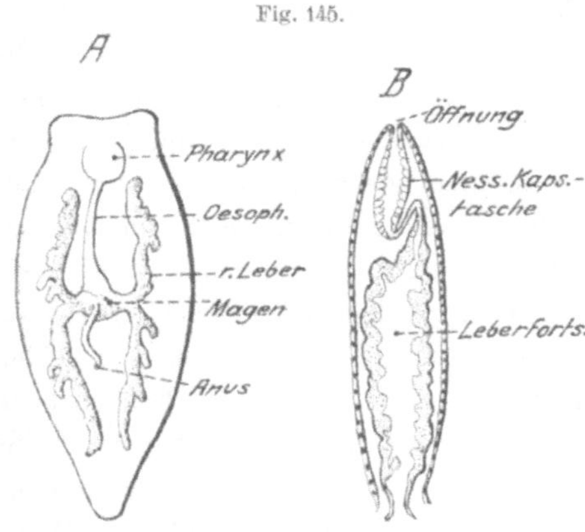

Nudibranchiata. *A* Pontolimax capitatus mit
Darm von Dorsalseite (aus BRONN Kl. u. Ordn.,
1. Aufl.). — *B* Aeolis. Rückenpapille im Längsdurchschnitt (nach PELSENEER 1906).   C. H.

Daß die Leber der *Nudibranchier* aus den beiden ursprünglichen
Drüsen hervorgeht, ist für gewisse
ontogenetisch erwiesen. Im vielleicht
primitivsten Fall (z. B. *Pontolimax*,
Fig. 145 *A*) mündet rechts und links
in den Magen eine schlauchförmige
Leberdrüse, deren querer Ausführgang sich in einen vorderen und
hinteren Ast teilt, die laterale, sekundäre Ausläufer entsenden. Gewöhnlich tritt jedoch eine starke
Asymmetrie der rechten und linken
Leber ein, indem sich der vordere Ast der linken vom hinteren ganz sondert und
durch eine eigene Öffnung in den Magen führt. Dies tritt schon bei *Phyllirhoë*
auf, obgleich beide Lebern hier nahezu gleich und ihre beiden Äste einfache
Schläuche sind. Gewöhnlich bleibt aber die rechte Leber viel kleiner und
verliert ihren hinteren Ast häufig völlig, so daß sie vom Magen aus nur nach
vorn verläuft (Fig. 142, S. 200); in diesem Fall zieht sie dann gewöhnlich
parallel dem vorderen linken Leberast oralwärts. Der hintere linke Leberast
wird dagegen sehr lang, reicht bis ans hintere Körperende und rückt häufig
in die Mittellinie, wobei er gleichzeitig rechts und links sekundäre Schläuche
abgibt. In gewissen Fällen können rechte und linke Vorderleber sich bald
nach ihrem Ursprung gabeln und sogar zwei gesonderte Öffnungen in den
Magen erlangen. Selten (so *Fiona*) scheint sich die hintere linke Leber ganz
zu reduzieren, wenn hier nicht etwa noch der ursprüngliche Zustand der linken
Leber vorliegt. — Manchmal kann die rechte Leber ganz eingehen und dann
wohl auch die linke vordere, indem sich nur ein hinterer ansehnlicher Leberschlauch findet, der wohl dem hinteren linken entspricht (z. B. bei *Tergipes*,
gewissen sehr vereinfachten Formen, wie *Pseudovermis* [Fig. 146], *Hedyle*). In

diesen, jedoch auch anderen Fällen wird der hintere Leberschlauch sehr weit und setzt sich vom Hinterende des Magens kaum scharf ab, indem er gewissermaßen dessen direkte hintere Verlängerung bildet. Ganz ähnlich erscheint die einfach schlauchförmige nach hinten ziehende Leber der *gymmnosomen Pteropoden*; ob sie nur der linken oder beiden ursprünglichen Lebern entspricht, ist unsicher. Auch die eigentümliche Pulmonate *Atopos* besitzt einen ähnlichen weiten, nach hinten ziehenden Leberschlauch.

Von den Leberschläuchen der Nudibranchier entspringen stets zahlreiche sekundäre Schläuche und zwar vom rechten sowie vom vorderen linken Schlauche lateral, von dem ansehnlichen hinteren linken dagegen beiderseits.

Diese Schläuche können einfach und unverzweigt bleiben oder sich auch reichlich verzweigen, ja sogar in gewissen Fällen netzförmig anastomosieren. Ihre Enden dringen bei den typischen *Äolidiern* fast stets in die den Rücken randständig oder verbreiteter bedeckenden *Rückenanhänge* (-*papillen*, *Cerata* oder *Kiemen*) ein (Fig. 142, S. 200). — Deren Zahl und Bau ist sehr verschieden, einfach schlauchförmig, geringelt bis verzweigt. Sie lösen sich meist leicht ab und regenerieren wieder. Die in die Papillen eindringenden Enden der Leberdivertikel erweitern und differenzieren sich an ihren Enden bei der Familie der *Äolidier* und *Pleurophyllidea* zu den *Nesselsäckchen* Bd. I, S. 133, deren Epithel Nesselkapseln führt, und die an der Spitze der Papillen durch einen Porus ausmünden (s. Fig. 145 *B* Nesselkapseltasche). In manchen Fällen verzweigen sich dagegen die Leberdivertikel in den Anhängen sehr reich (z. B. *Dodo* u. a.).

Die ansehnlichen kompakten Leberdrüsen der *Cephalopoden* sind ursprünglich paarig, wie dies die meisten *Decapoden* und *Nautilus* deutlich zeigen, wo sie sich so erhalten (s. Fig. 130 u. 131 *A*, S. 185 u. 186); wogegen sie bei den *Octopoden* (ausgenommen *Argonauta*) zu einem gemeinsamen kompakten Organ verwachsen, dessen Paarigkeit jedoch durch die beiden Ausführgänge erwiesen wird (Fig. 131 *C*). Letztere münden stets in das oben (s. S. 194) erwähnte Coecum. Die länglichen Lebern der Decapoden sind der Mittelregion des Oesophagus rechts und links angewachsen, können aber (z. B. *Loligo* [Fig. 131 *B*], *Spirula, Sepiola* u. a.) diesen auch mehr oder weniger umwachsen und dabei nahezu unpaar werden. Die beiden Lebergänge entspringen in der mittleren oder hinteren Region, wie gewöhnlich bei der zu einem annähernd kugeligen Organ verwachsenen Octopodenleber. Jede der *Nautilus*lebern setzt sich aus zwei Lappen zusammen, die selbst wieder etwas zerschlitzt und auf ihrer Ober-

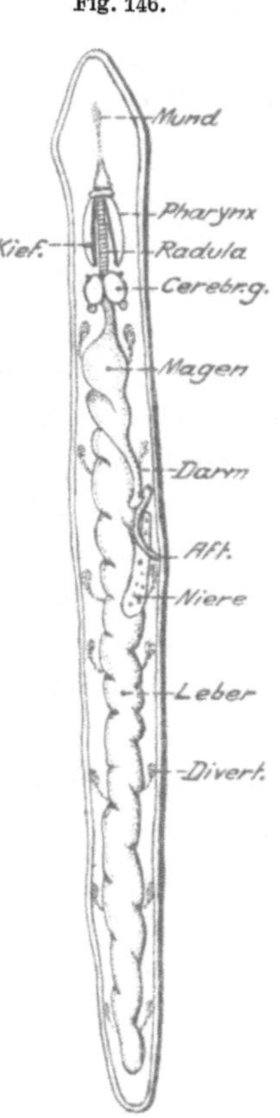

Pseudovermis paradoxus. Ansicht von der Dorsalseite (nach KOWALEVSKY 1901).
C. H.

fläche gelappt erscheinen. Die beiden Hauptausführgänge vereinigen sich gewöhnlich dicht vor ihrer Mündung in das Coecum, wie es auch für die Dibranchiaten meist gilt; doch wurden für Nautilus auch mehrere Mündungen angegeben.

Den freien Lebergängen der Decapoden sitzen gewöhnlich zahlreiche weißliche Drüsenläppchen auf, die in ihrer Gesamtheit als *Pancreas* bezeichnet werden (s. Fig. 131*A*, S. 186), jedenfalls also besondere Differenzierungen der Leberdrüsen sind. Manchmal können diese Drüsenanhänge auch in der verdickten Wand der Lebergänge selbst eingeschlossen sein (so gewisse *Loligo*-arten Fig. 131*B* u. a.) oder bei den Octopoden in die Lebermasse selbst, so daß sie äußerlich nicht oder wenig hervortreten (Fig. 131*C*); *Nautilus* fehlt das Pancreas.

Die Leber der *Lamellibranchier* ist stets symmetrisch beiderseits am Magen und der anschließenden Vorderregion des Darms entwickelt als reich verzweigtes, tubulös oder acinös endendes Organ. Die es zusammensetzenden Drüsenschläuche sind zwar durch Bindegewebe vereinigt, aber die Gesamtdrüse ist nicht umhüllt und scharf abgesetzt wie bei den meisten Gastropoden und Cephalopoden. In der Ontogenese tritt auch hier meist eine stärkere Entwicklung der linken Drüse vorübergehend auf, was sich aber im erwachsenen Zustand nur selten erhält (*Nuculidae*). Die gewöhnlich kurzen Ausführgänge münden ursprünglich rechts und links in den Magen, ein Zustand, der sich bei nicht wenigen Muscheln erhält, wenn sich auch die Öffnungen vielfach erheblich verlagern. Häufig tritt jedoch eine Vermehrung der Öffnungen ein, so auf 3, 5, ja bis 11 und 12 (z. B. *Meleagrina, Mytilus*), wobei sie sich bis auf den Darmanfang ausdehnen können. Gelegentlich (so *Chama*) wurde auch nur eine Öffnung gefunden. Dies, wie ihre Vermehrung ist ja leicht erklärlich.

Analdrüse (Rectaldrüse). In verschiedenen Abteilungen findet sich meist dicht vor oder auch in Verbindung mit dem After ein Drüsenorgan, dessen Vorkommen jedoch, abgesehen von den dibranchiaten Cephalopoden recht vereinzelt ist. Eine solche Analdrüse wurde unter den Prosobranchiern bei gewissen Rhipidoglossen (*Fissurella* und gewissen *Trochiden*), manchen Tänioglossen (so *Natica, Strombus, Sigaretus*) und zahlreichen Rhachiglossen (z. B. *Purpura, Murex*, Fig. 128, S. 183, *Clio, Monoceros*) beobachtet. Sie ist einfach schlauchförmig bis verzweigt tubulös und häufig braun gefärbt.

Eine entsprechende tubulöse Drüse besitzen die *Solenoconchen*. Unter den *Opisthobranchiern* findet sich bei *Janus* ein hinterer Drüsenkranz am Enddarm. Bei zahlreichen *Oncidiiden* unter den Pulmonaten (speciell der Gattung *Oncis*) tritt sie als gewöhnlich schlauchförmige, meist knäuelförmige, aufgewundene Drüse auf, die vor einer ampullenförmigen Erweiterung in das Rectum mündet.

Wahrscheinlich dürfte der bei den Pteropoden (*Halopsyche*) in den Enddarm mündende große Blindsack ebenfalls hierher gehören. Auch die *Limaciden* besitzen häufig am Beginn des Enddarms ein zuweilen langes nach hinten gerichtetes schlauchförmiges Coecum, das aber gewöhnlich den Bau des Darms besitzt.

Eine besondere Bedeutung erlangt die dicht beim After und ursprünglich ventral in das Rectum mündende Analdrüse bei den *dibranchiaten Cephalopoden* (speciell den Decapoden) als *Tintenbeutel* oder *Sepiadrüse*. Sie fehlt nur ganz selten (so bei den Cirrhoteuthiden und manchen Octopusarten). Die relative Größe des Organs ist recht verschieden (s. Fig. 131, S. 186); es kann (z. B. *Sepia*) bis zur Spitze des Eingeweidesacks reichen, doch auch sehr klein bleiben (so *Spirula* usw. und manche Octopoden). Ursprünglich liegt der Tintenbeutel zwischen Enddarm und Leber, also vor dem Darm; bei den Octopoden wird er von der Leberkapsel umschlossen, ist also in die Lebersubstanz eingebettet. Wenn der Tintenbeutel ansehnlicher wird, tritt er auf die rechte Seite des Enddarms und schiebt sich schließlich hinter den Darm, d. h. zwischen Darm und Körperwand. Der eigentliche Beutel ist gewöhnlich annähernd ellipsoidisch, selten (*Sepiola*) etwas dreilappig; von seiner Größe hängt auch im allgemeinen die des Ausführgangs ab. Der Beutel besteht aus einem weiten Reservoir, das etwa seine Hälfte einnehmen kann, und der eigentlichen Drüse, welche die Fortsetzung des Reservoirs bildet, letzterem jedoch dicht angeschmiegt und mit ihm in eine gemeinsame derbe Hülle eingeschlossen ist, weshalb sie äußerlich nicht hervortritt. Das Epithel der Drüse bildet zahlreiche durchbrochene Querfalten, die ursprünglich dadurch entstehen, daß sich der Drüsenschlauch in quere Falten legt. — Das Drüsenepithel sondert die tiefbraunen Sepiakörnchen (Melanin) ab, welche durch Zellzerfall frei werden. Die bindegewebige Beutelwand enthält eine kräftige Muskellage und das Ende des Tintengangs ist mit einem Sphincter versehen, so daß die Sepia hervorgespritzt werden kann und eine schützende Verdunkelung der Umgebung hervorruft.

Einen bemerkenswerten Funktionswechsel zeigt der Tintenbeutel bei Heteroteuthis. Er liefert kein ausstoßbares Sekret mehr, sondern enthält Farbstoff nur noch in seiner Wand. Er ist, unter Reduction seines Hohlraumes auf einen engen Spalt, flächenhaft ausgebreitet und unterlagert ein Leuchtorgan in der Leibeswand der Mantelhöhle, dessen Pigmenthülle er vorstellt.

Eine Analdrüse wurde auch bei der *Lamellibranchiate Leda* beschrieben, soll aber hier aus dem Körperepithel hervorgehen.

Reduktion des Darmapparats bei parasitischen Prosobranchiern.

Wie schon erwähnt, findet sich unter den Tänioglossen eine Gruppe parasitischer Formen, die vorwiegend auf oder in Echinodermen schmarotzen, und deren Organisation stets mehr oder weniger bis hochgradig vereinfacht wurde.

So fanden wir schon früher, daß bei ihnen Kiefer und Radula stets rückgebildet sind, während sich bei den weniger reduzierten Formen der muskulöse Pharynx (so *Pyronidelliden, Eulimiden*), ebenso zuweilen auch die Speicheldrüsen noch finden. Diese Formen besitzen auch einen den Prosobranchiaten ähnlichen Darmkanal, an dem ein erweiterter Magen noch bestehen kann. Die einfache Leber scheint aber stets sehr innig mit dem Magenabschnitt verschmolzen und mündet durch mehrere Öffnungen in ihn. Bei *Gastrosiphon* dagegen münden eine Anzahl verästelter Leberschläuche in die Magenerweiterung und der Darm samt After hat sich ganz rückgebildet. Letzteres ist auch bei den am stärksten vereinfachten schlauchförmigen *Enteroconchiden* stets eingetreten. Bei *Entoxenos* ist sogar der gesamte Darmkanal geschwunden, während *Entocolax* und *Entoconcha* noch einen schlauchförmigen Mitteldarm besitzen, die erstere Gattung, wie es scheint, auch einen kurzen Vorderdarm.

Histologisches u. Physiologisches. Im Magen der Mollusken wurden gewöhnlich keine besonderen Drüsenzellen gefunden, abgesehen von gewissen Angaben über eine drüsige Region in dem mancher Prosobranchier. Im Darm finden sich zwischen den gewöhnlichen Epithelzellen zuweilen Schleimzellen, hingegen keine sonstigen Drüsenzellen. Die eigentliche Verdauungsdrüse bildet daher die Leber, doch fehlen zur Zeit noch eingehendere physiologische Untersuchungen über die mannigfachen drüsigen Anhänge des Oesophagus, namentlich die der Prosobranchier. Das Epithel der abscheidenden Leberschläuche oder -acini besitzt häufig eine kompliziertere Beschaffenheit, obgleich es jedenfalls ursprünglich sehr einfach gebaut war. So besteht es im Leberanhang von *Chaetoderma* nur aus einer Zellform, nämlich *Körnerzellen*, die wohl gleichzeitig abscheiden und resorbieren. Ebenso scheint auch das Leberepithel der *Lamellibranchier* gewöhnlich nur aus solchen Körnerzellen zu bestehen, zwischen denen jedoch bei manchen noch *Ersatzzellen* gefunden wurden, wie wir sie ähnlich im Mitteldarm der Arthropoden antrafen. Komplizierter wird das Epithel bei den *Cephalopoden* (speciell *Sepia* und *Octopus*); hier finden sich drei verschiedene Zellarten (*Körner-*, *Vacuolen-* und *Kalkzellen*), doch ist es unsicher, ob die letzteren wirklich Kalksalze abscheiden. Über die physiologische Bedeutung dieser drei Zellarten ist wenig Sicheres bekannt. — Ähnlich kompliziert erscheint auch das Leberepithel der *Gastropoden*, in dem sich wohl stets zwei Zellarten unterscheiden lassen, nämlich abscheidende oder *Fermentzellen*, die auch das Drüsensekret hervorbringen (gelegentlich *Keulenzellen* genannt) und *Resorptionszellen*, welche, wie auch noch dargelegt werden wird, in der Hauptsache aufsaugende sind. Zu diesen beiden Zellarten können sich als dritte die Kalkzellen gesellen, die besonders bei den herbivoren Pulmonaten gefunden wurden und Tricalciumphosphat speichern, das beim Wachstum der Schale und deren Reparatur, sowie auch bei der Bildung des Winterdeckels verwendet wird. Bei diesen Gastropoden können die Resorptionszellen, mehr noch die Bindegewebszellen der Leber und vieler anderer Organe auch *Glycogen* aufspeichern. Weder bei den Muscheln noch den Cephalopoden wurde dagegen bis jetzt Glycogen sicher erwiesen.

Die Leber ist es, wie gesagt, die vor allem den verdauenden Saft ausschließlich oder doch zum größten Teil liefert. Dieser Saft steigt, wenigstens bei den *Gastropoden*, häufig auch in den Oesophagus, besonders den Kropf hinauf, so daß die Verdauung schon hier beginnen kann. Bei den pflanzenfressenden Formen findet sich in ihm wohl gewöhnlich eine Protease wie z. B. bei *Aplysia, Murex, Pterotrachea* und *Pleurobranchus*. Reichlich ist eine solche (trypsinartige) bei den Cephalopoden vorhanden; bei letzteren findet sich weiter Amylase und Erepsin, sowie möglicherweise ein Fett emulgierendes, vielleicht auch spaltendes Ferment. Auch im Lebersekret gewisser Gastropoden, so *Aplysia, Sycotypus, Murex*, soll sich Amylase finden, doch sind die Schwierigkeiten der Feststellung des Secretionsorts häufig beträchtlich. Im Saft der *herbivoren Pulmonaten* ließ sich Amylase, Invertase, Cytase (eventuell auch *Murex*), Xylanase (Holzgummi spaltend) und Lipase (ebenso *Murex*) nachweisen. — Der Saft der *Muscheln* (speziell *Najaden* und *Cardium*) enthält Amylase und Invertase, die von dem Kristallstiel und dem sog. Pfeil herrühren könnten, doch vielleicht auch aus der Leber stammen. Eine Protease und Lipase wurden zuweilen angegeben, sind jedoch vorerst wenig sicher. — Bei *Gastropoden* und *Cephalopoden* ist der Saft zuweilen reich an Eiweiß, was schon beim Kristallstiel erwähnt wurde (S. 195). Gallenfarbstoffe wurden in der Leber der Mollusken nie beobachtet; die häufig bräunliche Farbe des Safts, sowie der Leber überhaupt, rührt von anderen Pigmenten her. Sowohl *für Gastropoden* (Pulmonaten, Prosobranchier, Opisthobranchier [so *Aplysia* u. a.]) als *Lamellibranchier* wurde erwiesen, daß feste Nahrung in die Leber eintritt. Bei den *Nudibranchiern* ist dies wegen der meist weit offenen Verbindung der Leber mit dem Magen natürlich, und die gymnosomen *Pteropoden* zeigen ja ganz ähnliche Verhältnisse. Bei den *Cephalopoden* ließ sich hingegen der Eintritt fester Nahrungskörper in die Leber nicht erweisen. In den ersterwähnten Fällen beteiligt sich jedenfalls die Leber auch ausgiebig an der Verdauung und Resorption. Für die Muscheln (*Mytilus*) und gewisse Gastropoden (*Aplysia, Hermaea, Limnaea*) wurde sogar die phagocytäre Aufnahme von Tuschekörnchen und Nahrungspartikeln in die Körner-(Resorptions-)zellen des Epithels direkt nachgewiesen. Hieraus läßt sich wohl schließen, daß der Mangel einer Protease im Lebersekret der herbivoren Pulmonaten gleichfalls durch eine Art intracellulärer Verdauung des Eiweißes in den Resorptionszellen zu erklären ist. Daß der Darm wenigstens in den Fällen, wo er wie bei den Herbivoren häufig sehr lang wird, an der Resorption teilnimmt, dürfte sehr wahrscheinlich sein, ferner ist nicht ausgeschlossen, daß auch die Verdauung in ihm noch fortgesetzt wird. — Die *Typhlosole* und zuweilen auch die *Magenrinne* scheinen bei den Gastropoden und wohl auch den Lamellibranchiern hauptsächlich zur Ableitung der aus der Leber wieder austretenden feinen Nahrungsreste zu dienen, wogegen die gröberen direkt aus dem Magen in den Darm übergeleitet werden.

5. Echinodermata.

Einleitung. Wie schon früher erörtert wurde (Bd. I, S. 24), gingen die strahlig gebauten Echinodermen aus oligomerenartigen Bilaterien hervor, was die Ontogenie wohl sicher erweist, indem bilaterale Larvenformen stets auftreten, die sich erst später radiär umgestalten. Es empfiehlt sich daher zuerst den Bau des Larvendarms zu betrachten (Fig. 147). Die Larve geht aus einer bilateral werdenden Gastrula hervor, deren Urmund sich allmählich verengert und fast überall direkt zum späteren After der Larve wird. Daß er sich bei den Larven der Crinoideen sowie einzelner anderer Formen frühzeitig schließt und der definitive After erst später entsteht, ist zweifellos eine sekundäre Veränderung, um so mehr, als die Crinoideenlarven (*Antedon*) überhaupt erheblich modifiziert erscheinen. Nachdem sich vom Urdarm die paarigen

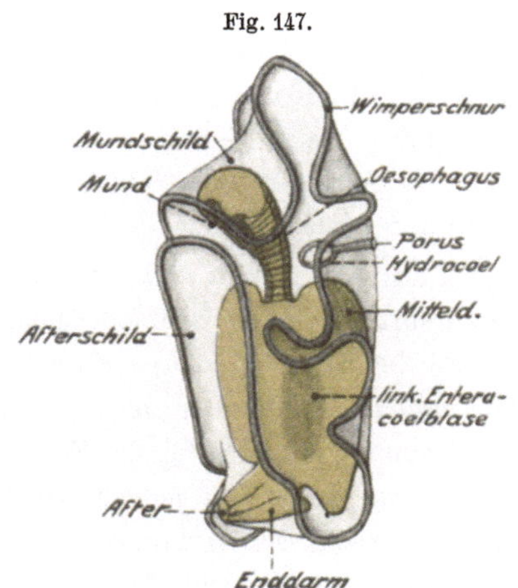

Auricularialarve einer **Holothurie**, von der linken Seite und etwas ventral gesehen.
Orig. C. H.

Coelomanlagen (einschließlich des zu diesen in weiterem Sinne gehörigen Hydrocoels [des späteren Ambulacralsystems]) abgetrennt haben, biegt sich sein Vorderende ventral um und tritt in Berührung mit dem Ectoderm, das sich an dieser Stelle auch etwas einstülpen kann, worauf es sich nach außen als Mund öffnet, der die spätere Bauchseite der Larve bezeichnet. Am Larvendarm sind daher fast stets drei Abschnitte zu unterscheiden. Vom Mund, der etwas vor der Mitte der abgeplatteten Bauchseite liegt, geht ein röhrenförmiger Vorderdarm (*Oesophagus*) aus, der in seinem Verlauf nach hinten umbiegt und in den sackförmigen Mitteldarm oder Magen führt. Von letzterem entspringt ein röhriger bis etwas blasenförmig angeschwollener Enddarm, der im After ausmündet. Letzterer liegt ursprünglich ganz hinten, verschiebt sich jedoch allmählich auf der Ventralfläche nach vorn in das *Afterfeld*. — In seitlicher Ansicht verläuft der Gesamtdarm also in Form eines gegen die Dorsal-

fläche gekrümmten Bogens. Etwas schwierig zu entscheiden ist, ob Vorder-
oder Enddarm als ectodermales Stomo- und Proctodaeum zu deuten sind. Nach
der Ontogenie, soweit sie aufgeklärt ist, scheint dies eher zweifelhaft, d. h.
die beiden Abschnitte scheinen, abgesehen von ihren äußersten Endteilen,
entodermal zu sein, wie der Mitteldarm; doch wurde in gewissen Fällen sichergestellt, daß eine ectodermale Einsenkung an der Entstehung des äußersten
Teils des definitiven Vorderdarms teilnimmt. — Auf die in den verschiedenen Gruppen sehr verschiedenartige und charakteristische Gestaltung der
Echinodermenlarven, sowie ihre sonstige Organisation kann hier nicht näher
eingegangen werden.

Der Darmapparat der radiären ausgebildeten Echinodermen stimmt insofern
mit dem der Larven überein, als er gleichfalls fast stets in die drei Abschnitte
gegliedert ist. Nur bei Formen, deren After sekundär rückgebildet wurde
(gewissen *Asterien* und *sämtlichen Ophiuroideen*), schwand auch der Enddarm.
Daß dies eine Rückbildung ist, erscheint klar, da die Larven dieser Formen
After und Enddarm noch besitzen. Eine weitere Übereinstimmung mit dem
Larvendarm zeigt sich bei der Mehrzahl der Echinodermen in dem röhrigen
Bau des Apparats, der eine Schlinge beschreibt, was im einzelnen später
auszuführen sein wird.

Lage von Mund und After. Die *Pelmatozoen* ergeben sich insofern als
die ursprünglichsten Echinodermen, als bei ihnen fast stets (besonders und
überall bei den *Crinoideen*) Mund und After auf derselben Fläche, nämlich
der *ambulacralen* oder *oralen* (häufig auch *ventrale* genannt) liegen. Der
Mund nimmt, wie dies für die Echinodermen fast immer gilt, das Centrum dieser
Fläche ein, kann sich jedoch bei einigen Crinoideen samt den ihn umgebenden
Organen excentrisch verlagern, eine sekundäre Bildung, die in analoger, jedoch
wesentlich verschiedener Weise auch bei gewissen irregulären Seeigeln (*Spatangoideen*) auftritt.

Bei den übrigen Echinodermenklassen verschiebt sich der stets interradial
gelegene *After* fast immer auf die *Apical-* oder *Antiambulacralfläche* (*aborale*,
auch *dorsale* genannt), und zwar nahe bis zu deren Centrum. Bei den regulären
Seeigeln liegt er dann in der kleinen als Apicalfeld bezeichneten Region, welche
hier allein die Antiambulacralfläche vertritt. Bei den walzenförmigen, in der Hauptachse ausgewachsenen *Holothurien* dagegen findet er sich ganz am Hinterende,
welches dem Apicalfeld der Echinoideen entspricht. — Dagegen trat bei den
irregulären Echinoideen wieder eine rückläufige Verschiebung des Afters ein,
indem er aus dem Apicalfeld in den hinteren Interradius wanderte. Dieser
Zustand, der also einigermaßen an die primitiven Verhältnisse der Crinoideen
erinnert, ist aber sicher ein sekundärer.

Eine ganz abnorme Verlagerung des Afters, die jedoch in morphologischer Beziehung
für die Entstehung solcher Verschiebungen sehr interessant erscheint, trat bei der dendrochiroten Holothurie *Rhopalodina* ein; hier liegt nämlich der After direkt neben dem Mund
am Oralende. Wie die übrige Organisation ergibt, entstand dies so, daß die Mittellinie des

Afterinterradius im Wachstum völlig zurückblieb. Es traten hier also Verhältnisse auf, wie wir sie schon bei der Vorwärtsverlagerung des Afters mancher Gephyreen, Bryozoen und Cephalobranchier, sowie der Gastropoden fanden.

Während der meist kreisrunde oder etwas strahlige Mund in der Regel mäßig bis ziemlich weit ist, gilt dies für den After seltener; so ist er bei den Crinoideen meist ziemlich weit, sehr weit aber namentlich bei den Holothurien. Dagegen wird er bei den Asteroideen so fein, daß er häufig schwer nachweisbar ist, und verkümmert ja, wie bemerkt, bei gewissen (besonders Astropectiniden) und ebenso bei sämtlichen Ophiuroideen völlig. Auch bei den Echinoideen ist der After gewöhnlich eine enge Öffnung.

Pelmatozoa. Es erscheint angezeigt, vorerst den Darmapparat dieser Klasse, der nur von den *Crinoideen* bekannt ist, in seiner Gesamtheit zu besprechen als Grundlage der weiteren Darstellung. Der wie erwähnt meist centrale Mund ist gewöhnlich fünfstrahlig, da die Interradien etwas vorspringen. Die fünf radiären Ambulacralrinnen der Arme, welche die feine Nahrung zum Mund leiten, treten bis zu ihm heran und vereinigen sich an seinem Umfang zu einer ihn umziehenden Rinne. Bei gewissen lebenden Genera (so z. B. *Holopus, Hyocrinus, Rhizocrinus* u. a.) finden sich interradial fünf ansehnliche Skeletplatten (*Oralia*), die den Mund bedecken und schließen können. Diese Oralplatten waren ursprünglich jedenfalls weit verbreitet, da sie bei *Antedon* ontogenetisch noch auftreten, sich jedoch später zurückbilden und auch bei den fossilen Crinoideen häufig vorkommen. Bei vielen Formen wird die Kelchdecke aber von wenigen bis zahlreichen interradialen Platten oder Plättchen bedeckt, namentlich werden auch die Ambulacralrinnen jederseits meist von einer Reihe Plättchen (*Saumplättchen*, auch *Ambulacralia*) begleitet, die die Rinnen, indem sie sich über sie legen, mehr oder weniger abzuschließen vermögen. Bei fossilen Crinoideen können diese Saum- und die Interradialplättchen der Kelchdecke auch die Oralia mehr oder weniger überlagern, während sich bei anderen die Rinnen samt ihren Saumplättchen tiefer unter die Kelchdecke einsenkten, ja sich vielleicht sogar von ihr abschnürten und so zu Röhren wurden, die unter der von Interambulacralplatten gebildeten Kelchdecke zu dem hier gleichfalls von Platten überlagerten Mund führen. Die Zuleitung des Wassers sowie der Nahrungskörper zum Mund geschah dann vermutlich durch Poren, die sich an den Armbasen finden.

Der Darm der *Crinoideen* (s. Fig. 148 u. 149) ist ein ziemlich weites Rohr, da sich Vorder- und Enddarm in ihrer Weite vom Mitteldarm wenig unterscheiden und absetzen. Der Vorderdarm (*Oesophagus*) steigt schief in dem den After enthaltenden Interradius gegen den Grund des Kelches hinab und geht hier in den Mitteldarm über, der einen vollständigen horizontalen Umlauf durch die Kelchhöhle beschreibt und, im analen Interradius angelangt, als Enddarm zum After emporsteigt. An der Afterstelle erhebt sich die Kelchdecke fast stets zu einem mehr oder weniger langen, rohrartig aufsteigenden Fortsatz, dem *Analrohr* (oder -*tubus*), auf dessen Spitze der After liegt. Diese Erhebung

14*

kann sich bei manchen Formen (z. B. *Actinometra*, Fig. 149 *B*) auf den gesamten analen Interradius ausbreiten und dieser sich gleichzeitig so stark vergrößern, daß der Mund, samt den von ihm ausgehenden Ambulacralrinnen, excentrisch verschoben, ja bis an den Rand der Kelchdecke verlagert wird. Der Analtubus samt dem After nimmt dann das Centrum der Decke ein. Auch gewisse fossile Crinoideen zeigen eine solch centrale ansehnliche Erhebung der Kelchdecke, welche an ihrer Spitze den After trägt, der ebenfalls von analen Skeletplättchen umgeben oder überdeckt sein kann. Wahrscheinlich fand sich auch bei diesen Formen häufig ein excentrischer Mund, der aber samt den Ambulacralrinnen unter die Kelchdecke' versenkt war.

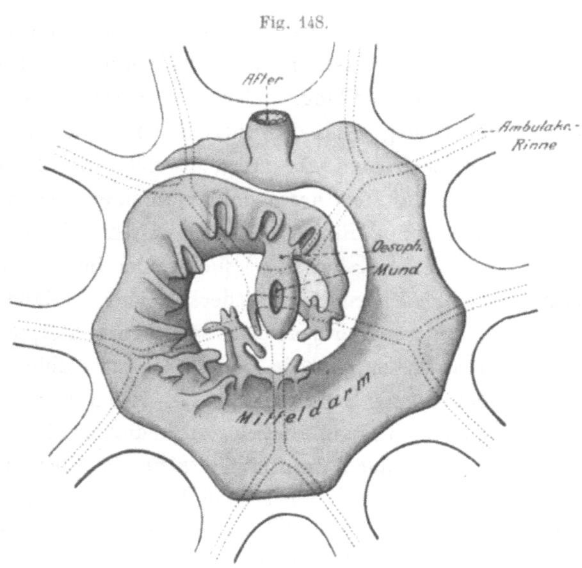

Antedon rosacea. Körperumrisse von der Oralfläche gesehen; nur die Basen der Arme gezeichnet. Ambulacralrinnen punktiert. Der Darm, nach einer Schnittserie rekonstruiert, eingezeichnet. Die „Lateralanhänge" ziehen faltenartig an der axialen Seite des Darms herab.
Orig. v. Bu.

Gewöhnlich ist der Mitteldarm, wie bemerkt, ein gleichmäßiges Rohr, doch erweitert er sich bei *Bathycrinus* und *Rhizocrinus* an seinem Beginn eigenartig und seine äußere Wand buchtet sich in den Interradien aus, was durch Vorsprünge des Skelets bedingt wird und auch bei *Antedon* angedeutet ist. *Antedon* (Fig. 148) besitzt am Beginn des Mitteldarms einen schwachen coecumartigen Anhang.

Von der inneren (axialen) Wand des Mitteldarms, die zu einer ansehnlichen Längsfalte eingebuchtet ist, entspringen bei dieser Form zahlreiche lamellenartige Anhänge (auch Leberanhänge genannt), die bei *Pentacrinus* schwächer bleiben, bei *Bathycrinus* nur angedeutet sind. — In seinem gesamten Verlauf wird der Darm durch netzige Bindegewebszüge an der Kelchwand befestigt, wie bei der Leibeshöhle genauer zu betrachten ist.

Eigentümlich abgeändert erscheint der Darm von *Actinometra* (Fig. 149 *B*), indem der Mitteldarm hier so lang wird, daß er im Kelch vier völlige Spiralwindungen beschreibt. Diese Bildung läßt sich nur so verstehen, daß hier der After an seinem Ort mehrfache Rotationen erfahren hat, wobei der Mitteldarm in die Schlingen auswuchs. — Der Analtubus ist sehr contractil und beweglich, seine Beteiligung an einer Darmatmung soll später genauer erörtert werden.

Die übrigen Klassen. Wie schon früher hervorgehoben, erhält sich der röhrenförmige Darm bei den Echinoideen und Holothurioideen, wogegen sich der der Asteroideen sackartig verkürzt.

Wir betrachten die einzelnen Abschnitte des Darms der übrigen Klassen besonders, indem wir mit dem *Vorderdarm* beginnen. Der gewöhnlich kreisrunde Mund der Asterien (Fig. 163, S. 230) liegt im Centrum einer wenig verkalkten *Mundhaut* (*Buccalhaut, Peristom*), die sich in dem pentagonalen Ring, mit welchem das Armskelet im Umkreis des Mundes endigt, ausspannt. Diese Haut ist sehr contractil, so daß der Mund sich ansehnlich erweitern und verengern kann. Der Mund der *Ophiuroideen* hat sich samt der Mundhaut mehr oder weniger tief zu einer *Vorhöhle* (*Vestibulum*, auch *Mundhöhle* genannt) eingesenkt, auf deren Grund der eigentliche Mund liegt (s. Fig. 150). Diese Bildung entstand im Zusammenhang mit dem in diese Höhle hineinragenden Kauapparat, von dem gleich die Rede sein wird. — Ein ähnliches *Vestibulum* findet sich auch bei den mit einem Kauapparat versehenen *Echinoideen* und steigt als mäßig weites bis langes Rohr (häufig auch *Pharynx* genannt) von der sekundären äußeren Mundöffnung zwischen den Teilen des Kauapparats senkrecht und ziemlich hoch empor zum primären Mund (s. Fig. 152, S. 216). Daß es großenteils durch ectodermale Einsenkung entsteht, erweist die Ontogenie. — Auch die Seeigel besitzen eine Mundhaut, die sich zwischen dem zusammenstoßenden Oralring der Ambulacral- und Interambulacralskeletplatten (*Corona*) ausspannt. Die der

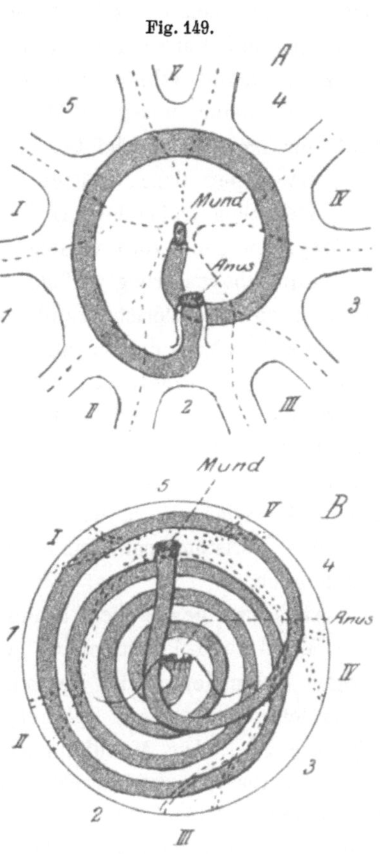

Fig. 149.

Crinoidea. Schemata vom Verlauf des Darmkanals von der Aboralseite. Verlauf der Ambulacralrinnen auf der Oralseite punktiert eingezeichnet. *A* Antedon. — *B* Actinometra (mit Ben. von CARPENTER 1884).
O. B.

Fig. 150.

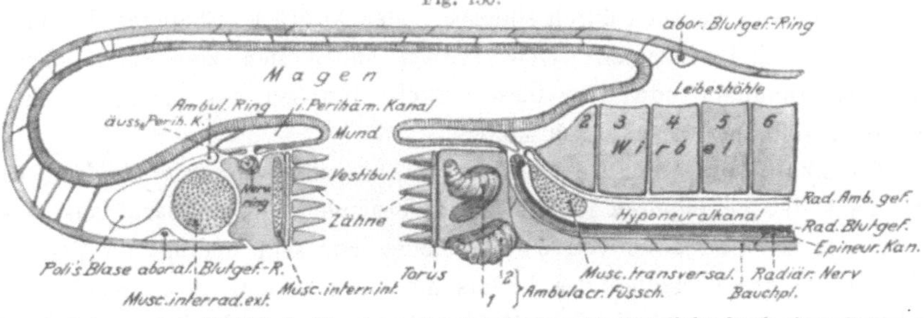

Ophiure. Schema eines Radialschnitts, der rechts durch einen Radius, links durch einen Interradius geht; Blutgefäße schwarz, Muskeln punktiert. Um die Blutgefäße sind die Perihaemaelkanäle angegeben (nach LUDWIG 1880).
C. H.

Regulären ist im allgemeinen viel umfangreicher als die der Irregulären. Bei den *Cidariden* setzen sich jedoch die 20 Skeletplättchenreihen als schuppenartige, sich etwas überdeckende Gebilde auf die Mundhaut bis zum Mundrand fort (ähnlich auch die zehn Ambulacralreihen der *Echinothuriden*), wogegen die *Echiniden* und Verwandten in jedem Radius in der Mundhaut, dicht am Mund, nur zwei Ambulacralplättchen besitzen; doch finden sich in der Mundhaut noch zahlreiche kleine, unregelmäßig zerstreute, porenlose Plättchen. — Die Mundhaut der *Irregulären* bleibt relativ klein und ist gewöhnlich von zahlreichen polygonalen porenlosen Plättchen erfüllt.

Wie schon früher bemerkt, ist der Mund samt der Mundhaut der typischen *Spatangoiden* nach vorn verschoben und bilateral symmetrisch geworden, indem er sich quer bogenförmig verlängert (Fig. 160, S. 226); der an den hinteren Interradius grenzende Peristomrand (die hintere orale Interambulacralplatte) senkt sich tiefer herab, so daß er als eine Art Unterlippe gegen den höher gelegenen Vorderrand vorspringt. Der Mund selbst liegt dieser Platte dicht an, so daß wesentlich nur der vordere Teil der Mundhaut entwickelt ist. Daß sich diese Vorwärtsverschiebung des Munds und damit seine Umgestaltung sehr allmählich entwickelte, zeigen gewisse lebende Formen (so *Echinoneus, Echinolampas*) und fossile, kieferlose Vorläufer, bei welchen er häufig noch nahezu central liegt und das Peristom rund und ohne die charakteristische Lippenbildung erhalten blieb.

Auch der gewöhnlich runde Mund der *Holothurioideen* liegt im Centrum einer Mund- und Peristomhaut, welche der Fühlerkranz umzieht; wie die der übrigen Echinodermen ist sie muskulös (Ring- und Radiärfasern, von welchen die ersteren meist einen Sphincter um die Mundöffnung bilden [*vorspringender Lippensaum*]). Die Mundhaut kann etwas trichterförmig eingesenkt sein, gewöhnlich aber samt dem Fühlerkranz eingestülpt werden, so daß eine Art Vorhof (oder *Atrium*) entsteht. Die *Dendrochiroten* vermögen gleichzeitig die häufig etwas modifizierte, vorderste Körperregion einzustülpen, wozu jedenfalls die früher (Bd. I, S. 419) erwähnten besonderen Muskeln dienen, die sich von den Längsmuskeln abzweigen. Bei nicht wenigen Formen, namentlich jenen, die eine ventrale Kriechfläche entwickelten, liegt der Mund nicht mehr terminal, sondern ist ventral verschoben, bei anderen (z. B. *Psolus* u. Verw.) dagegen dorsal, was sich beides eigentlich durch eine Ab- oder Aufwärtskrümmung des Vorderendes bildet. Bei einzelnen *Dendrochiroten* haben sich zum Schutz der eingezogenen Mundhaut und des Rüssels Skeletplättchen entwickelt, welche die Einstülpungsöffnung verschließen können.

Kauapparat. Der Mund der *Asteroideen*, besonders der *Ophiuroideen*, sowie eines Teils der *Echinoideen* ist mit einem besonderen Kauapparat ausgerüstet. — Bei den Asterien kann von einem solchen nur sehr bedingt die Rede sein, doch erinnert das Verhalten des Skelets um das Peristom an die Einrichtungen der Schlangensterne. Die beiden Skeletplattenreihen der Radien (Ambulacren), die *Ambulacralia* (oder Wirbel), setzen sich, ebenso wie die sie beiderseits begleitenden Reihen der *Adambulacralia* bis zum Peristomrand fort (s. Fig. 151 *A*). Hier weichen die beiden ersten (oralen) Ambulacralia divergierend auseinander, so daß diejenigen zweier benachbarter Radien konvergierend in den zwischenliegenden Interradius vorspringen. Sie sind ferner mit den zweiten Ambulacralia innig verbunden bis verwachsen. Die beiden oralen Adambulacralia verlängern sich mundwärts und legen sich, ähnlich wie die ersten Ambulacralia und ventral von diesen, interradial dicht aneinander, so daß sie zusammen in jedem Interradius, ventral von der Mundhaut, eine gegen den Mund vorspringende Ecke (*Mundecke*) bilden. Bei erweitertem Mund können die Stacheln, welche auf diesen fünf Mundecken stehen, wohl bei der Nahrungsaufnahme mitwirken. — Das Oralskelet der *Ophiuren* ist ähnlich gebaut. Auch hier bilden die oralen Adambulacralstücke (und Seitenplatten, *Mundeckstücke*) zweier benachbarter Radien in jedem Interradius eine vorspringende Mundecke (Fig. 151 *B*). Da das erste oder die beiden ersten Paare der Ambulacralia (Wirbel) hier sehr rudimentär geworden sind, so verbinden sich die Mundeckstücke mit dem ersten typischen Wirbel, der aus der Verwachsung der zusammengehörigen Ambulacralia hervorgeht (Fig. 151 *B*[2]); sie entsprechen daher vielleicht auch den zwei oder drei Adambulacralia. Diese Mundeckstücke werden sehr hoch, wodurch die früher erwähnte Vorhöhle (*Vestibulum*) entsteht (s. Fig. 150, S. 213)). Am Ventralrand der Eckstücke sitzt eine horizontale Reihe zahnartiger Stacheln (*Mundpapillen*), über denen sich am vertikal aufsteigenden Axialrand der beiden zusammengehörigen Stücke eine Reihe übereinander gestellter Stacheln (*Zähne*) findet (Fig. 150 u. 151 *B*[1] u. [2]). Diese Zähne stehen

Fig. 151.

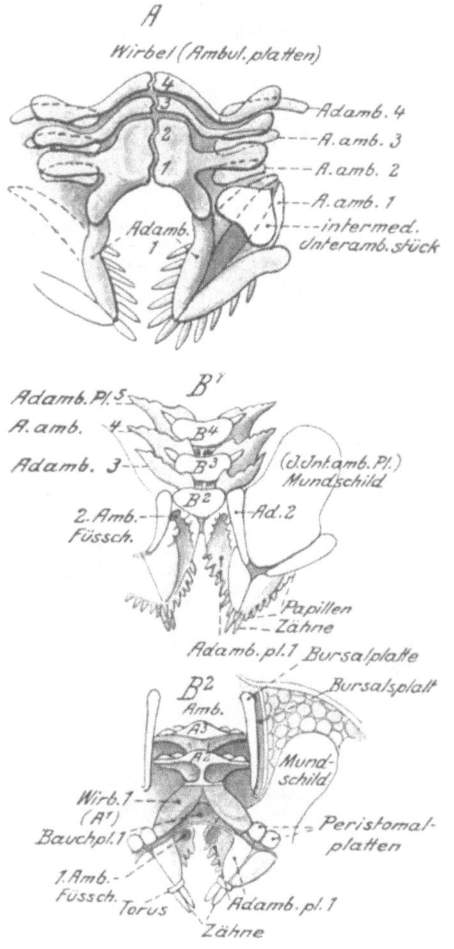

Asteroidea. Mundskelete. *A* **Astropecten aurantiacus**, erste Wirbel und angrenzende Adambulacralstücke, sowie die intermediäre Interambulacralplatte eines Radius und Interradius von der Apicalseite gesehen, schematisiert. — *B*[1] u. *B*[2] Ophiure (**Ophioglypha albida**) ebenso. *B*[1] von der Oralseite, *B*[2] von der Apicalseite. Die Bezeichnungen nach LUDWIG, ohne Berücksichtigung der Ergebnisse von ZUR STRASSEN, worüber im Text. *B*[1]—*B*[4] die Bauchplatten; *A*[1]—*A*[3] die 3 ersten Wirbel, die 1. Adambulacralplatten bilden die Mundeckstücke. (Orig. mit Benutzung von LUDWIG 1878.)　O. B.

jedoch nicht direkt auf den Stücken, sondern jeder auf einem besonderen Sockel (*Torus*); meist sind jedoch alle Einzelsockel zu einem gemeinsamen Torusstück verwachsen, das die Zähne trägt.

Dorsal von den Mundeckstücken finden sich interradial zwei bis mehrere Platten (*Peristomalplatten*), die sich zwischen den beiden ersten typischen Wirbeln horizontal ausspannen

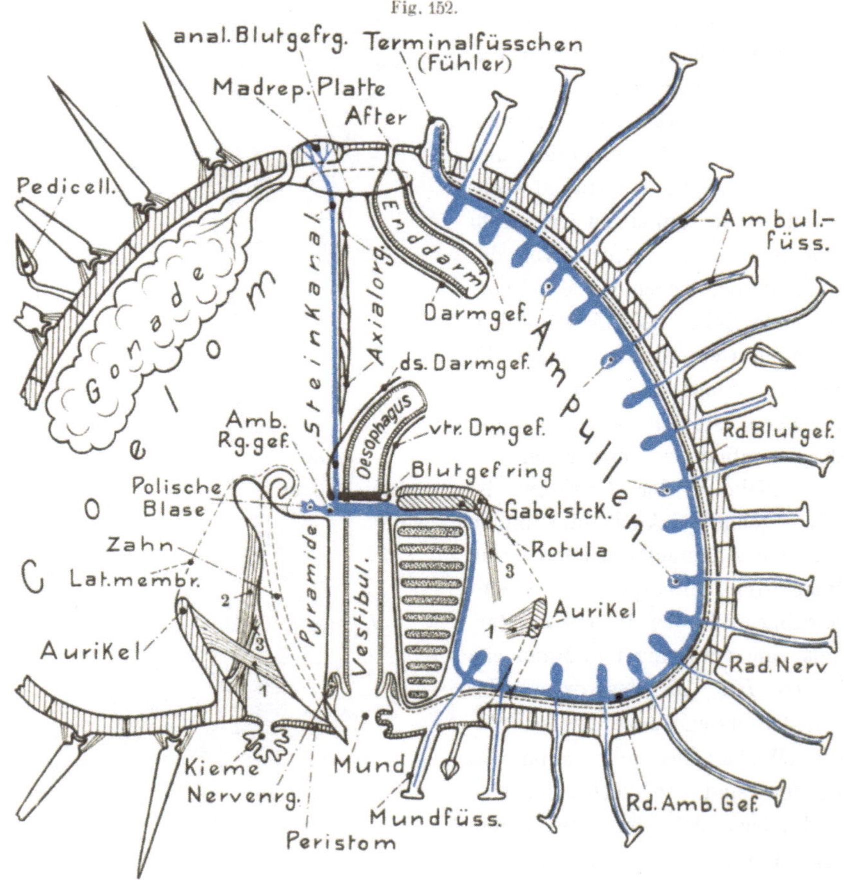

Regulärer Seeigel. Schematischer Axialschnitt. Rechts durch einen Radius, links durch einen Interradius; zur Demonstration der Anordnung der Hauptorgane. Ambulacralgefäßsystem blau. 1—3 Muskeln des Kauapparats. (Mit Benutzung von Figuren aus LANG, Vergl. Anat., CUÉNOT 1891 usw.)

v. Bu.

und im allgemeinen einer Interradialplatte entsprechen, die ähnlich auch bei den Asterien vorkommt (*intermediäre Interambulacralplatte*, auch *Odontophor* genannt, Fig. 151). Da die Mundeckstücke der Ophiuren mit ihren Zahnpapillen und Zähnen tief in das Vestibulum, ventral vom eigentlichen Mund, vorspringen, so bilden sie in der Tat einen ziemlich wirksamen Kauapparat.

Der *Kauapparat der regulären Echinoiden und Clypeastriden* umgibt gleichfalls das apical aufsteigende *Vestibulum* oder Mundrohr (*Pharynx*) in seiner ganzen Ausdehnung und ist ein recht komplizierter, bei den Regulären aus nicht weniger als 20 Skeletstücken zusammengesetzter Mechanismus, der hier beschrieben werden soll. Die ansehnlichsten Stücke bilden fünf interradiale, hohle, dreiseitige *Kiefer* oder *Pyramiden* (vgl. Fig. 152 u. 153), die apicalwärts so hoch wie das Vestibularrohr emporsteigen. Mit ihrer Spitze reichen sie bis zur äußeren Mundöffnung, während ihre Basis apicalwärts schaut. Die einander zugewandten Seitenflächen der Pyramiden sind eben und fein quer gefurcht, sowie durch eine Quermuskellage (*Musculi interpyramidales*) miteinander verbunden. Die gegen die Körperachse schauende oder Innenkante jeder Pyramide bleibt spaltartig offen, die gewölbte Außenfläche dagegen nur etwa in ihrer apicalen Hälfte; doch wird diese Öffnung an der Pyramidenbasis häufig durch eine Spange (*Epiphyse*) überbrückt, während sich der Innenspalt in eine Öffnung an der Basis fortsetzt. In jeder Pyramide liegt ein langer, schmaler, etwas gebogener Zahn, dessen schief zugespitztes Distalende durch das Mundende des Innenspalts und die äußere Mundöffnung nach außen ein wenig hervortritt. Die fünf Zähne sind in eine meist tiefe Längsrinne an der Außenwand ihrer Pyramide fest eingelagert, wenn auch nicht eigentlich damit verwachsen, so daß hier zwischen dem Zahn und der Pyramidenwand ein Längskanal gebildet wird. Der Zahn kann sich also nur gemeinsam mit der Pyramide bewegen. Der abgeplattete Zahn trägt auf seiner Innenfläche häufig einen Längskamm (*Carina*), der die Zahnspitze hauptsächlich bildet. Der Querschnitt des Zahnes ist also T-förmig. An seinem Apicalende geht der Zahn in eine weniger verkalkte, gewöhnlich mehr oder weniger axialwärts eingerollte *Wurzel* über, die sein Längenwachstum bewirkt. — Zu den geschilderten Skeletstücken gesellen sich weiterhin fünf Paar radiale, die sich den Pyramidenbasen apical auflagern. Zunächst fünf etwas länglich-viereckige Stücke, die fünf *Ro-*

Fig. 153.

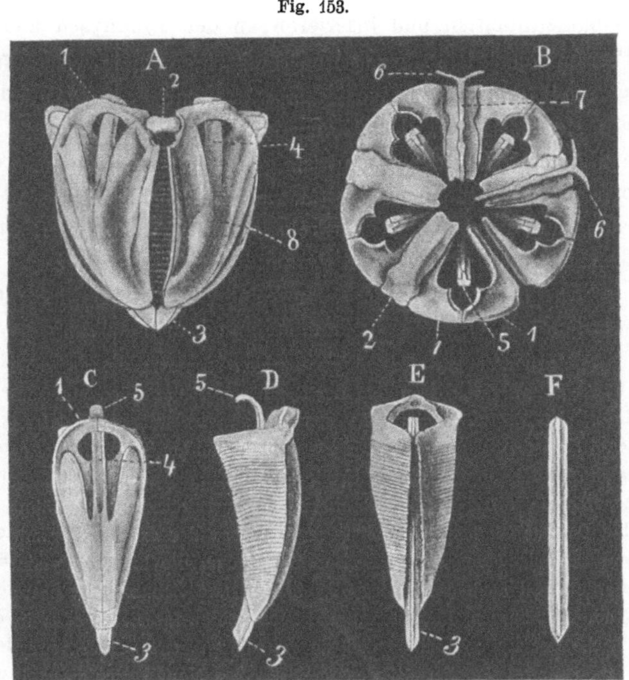

Kauapparat eines Echinus. *A* im Profil. — *B* Von der Aboralseite. — *C* Eine Einzelpyramide von außen, — *D* Von der Seite, — *E* Von innen. *F* Zahn isoliert. — *1* Epiphyse, *2* Rotula, *3* freier Teil der Zähne, *4* mittlerer Teil eines Zahns, *5* Zahnwurzel, *7* Gabelstück (Bügelstück, Compass), *6* dessen Enden, *8* Einzelpyramide oder Kiefer. (Aus LANG, Vergl. Anatomie.)

tulae (*Falces*, *Schaltstücke*, Fig. 153, 2), welche sich etwas zwischen die Pyramidenbasen einschieben und wohl zu deren festerer Verbindung beitragen, sowie als Stütze bei ihren Bewegungen dienen. Über jeder Rotula liegt ein zartes, schlankes und apicalwärts bogenförmig gekrümmtes Stück, das sich an seinem Außenende meist mehr oder weniger gabelt (daher *Gabelstück*, *Bügelstück*, *Compass* Fig. 153, 6, 7); letztere Stücke befestigen sich am Axialrand ihrer Rotula.

Außer den erwähnten Muskeln zwischen den Pyramiden finden sich vor allem fünf Paar *Protractoren* (s. Fig. 152, 2) und ebenso viele *Retractoren* (1) der Pyramiden. Die ersteren entspringen am Axialrande der ersten Interambulacralplatten und inserieren an den Epiphysen und den Seitenkanten der Pyramiden. Die Retractoren entspringen paarweise von den *Auricularfortsätzen*[1]) und steigen schief abwärts zur oralen Außenfläche der Pyramiden, wo sie inserieren. Fünf Paar Muskeln gehen ebenfalls von den ersten Interambulacralplatten aus und steigen schief zu den äußeren Enden der benachbarten Gabelstücke empor (M. radiales); schließlich sind letztere Stücke untereinander durch quere Muskeln verbunden. Jede Rotula verbindet sich mit den beiden benachbarten Pyramiden durch zwei zarte Muskelchen jederseits. — Auf die Funktion des Muskelapparats kann hier nicht näher eingegangen werden; sie ergibt sich zum Teil auch von selbst.

Der *Kauapparat der Clypeastriden* stimmt zwar, abgesehen von den fehlenden Gabelstücken, im Prinzip mit dem der Regulären überein, doch ist seine Gestaltung (s. Fig. 154 u. 158, S. 223), im Zusammenhang mit der meist starken Abplattung des Körpers und der Bilateralität, stark verändert. Die Pyramiden bleiben sehr nieder, erreichen dagegen in horizontaler Ausdehnung einen ansehnlichen Umfang, indem ihre äußeren Seitenkanten in große horizontale flügelartige Verbreiterungen auswachsen. Die Zähne bleiben kurz und niedrig; die Rotulae sind klein und liegen nahe an der axialen Pyramidenkante. Der ganze Kauapparat zeigt eine gewisse Bilateralität, indem die hintere Pyramide, sowie ihr Zahn größer werden und auch die übrigen Pyramiden und Zähne meist paarweise etwas verschieden groß sind. Die kurzen Retractoren und Protractoren inserieren etwa in der Mittelregion der oralen Fläche der Pyramiden, so daß sie von diesen ganz verdeckt werden. — Jeder Retractor hat sich in zwei Partien differenziert, die von den Auricularfortsätzen entspringen. Mit den Gabelstücken sind die bei den Regulären an ihnen inserierenden Musculi radiales eingegangen.

Wie bemerkt, fehlt den erwachsenen *Spatangoiden* (Atelostomata) der Kauapparat völlig; doch wird er bei *Echinoneus* in der Entwicklung angelegt, um später zu verkümmern.

---

[1]) Die Auricularfortsätze (s. Fig. 152), welche sich bei Gegenwart eines Kauapparats meist finden, sind fast stets 5 paarige Fortsätze der Corona, die bei den *Echiniden* und vielen *Clypeastriden* von den beiden ersten Ambulacralplatten jedes Radius emporsteigen und sich mit ihren aboralen Enden gewöhnlich radial vereinigen, sodaß ein ansehnliches Loch zum Durchtritt des radiären Ambulacralgefäßes bleibt; gewöhnlich werden sie jedoch an ihrer Basis durch eine Erhebung der anstoßenden ersten Interambulacralplatten verstärkt. Dies macht es erklärlich, daß sie bei den Cidariden und gewissen Clypeastriden ganz auf die Interambulacralplatten verschoben sind, von denen sie (*Cidariden*) als zwei gesonderte Fortsätze entspringen, oder sich auch (gewisse *Clypeastriden*) teilweis bis völlig zu vereinigen vermögen. — Mit dem Kauapparat fehlen den *Spatangoiden* eigentliche Auricularfortsätze, doch entspringt von der vorderen linken oralen Interambulacralplatte ein ins Innere sich erhebender zuweilen gegabelter Fortsatz, der an die Auricularfortsätze erinnert, und an den sich Mesenterien anheften.

Mit Ausnahme der Zähne bestehen die Skeletstücke des Kauapparates aus der gleichen netzigen Kalkmasse, wie sie früher (Bd. I, S. 164) für das Echinodermenskelet beschrieben wurde. Die härteren und festeren Zähne dagegen werden in ihrem platten Körperteil aus zwei Reihen von Kalkstücken (Schuppen) gebildet, die später untereinander wieder vielfach verwachsen, so daß kanalartige Räumchen zwischen ihnen entstehen, wogegen der Kamm (*Carina*) aus schief absteigenden Prismen oder Nadeln besteht, die von den Innenrändern der Schuppen ausgehen.

Der ganze Kauapparat wird von einer zarten muskulösen Membran umhüllt (*Laternenmembran*, s. Fig. 152, S. 216), welche einen gegen die Leibeshöhle abgeschlossenen Raum (*Pharynxsinus*) umschließt, in welchem der Kauapparat samt seinen Muskeln liegt. Diese Membran stülpt sich über den basalen Öffnungen der Pyramiden zu je einem Sack aus, der die Wurzel eines Zahns einschließt.

Bei gewissen Regulären (namentlich *Cidariden* und *Echinothuriden*) bildet die Membran auch mehr oder weniger ansehnliche radiäre blasenartige Divertikel (*Gabelblasen*, *Stewartsche Organe*), die etwas oral von den äußeren Enden der Gabelstücke entspringen. Die Gabelblasen gewisser Cidariden besitzen noch zwei Nebendivertikel; bei manchen Echinothuriden sind sie etwas zottig. Über die Funktion dieser Organe, die contractil scheinen und sich in Taschen an ihrer Basis zurückziehen können, ist kaum Sicheres bekannt.

Bei den *Clypeastriden* treten interradial, aber gewöhnlich wohl einmal im rechten vorderen Interradius fehlend, je zwei ähnliche, bläschenförmige Divertikel auf, die jenen Gabelblasen manchmal homologisiert wurden. — Der Kauapparat ist mesodermaler Entstehung und geht vom linken Coelom der Larve aus, das sich, wie wir später sehen werden, auf die Oralfläche verschiebt. Dieser Coelomabschnitt bildet im Umkreis des Mundes fünf interradiale Ausstülpungen, die sich schließlich als die Anlagen der Pyramiden ablösen. In ihnen entstehen durch Auswüchse der Wand die Zähne. Die Anlage der übrigen Teile wurde noch nicht verfolgt. Wir werden bei dem Coelom auf diese Verhältnisse zurückkommen.

Auch bei den *Holothurioiden* findet sich unter dem Fühlerkranz im Umkreis des Schlunds stets ein Skeletapparat, der gelegentlich mit dem Kauapparat der Echinoiden verglichen wurde. Es ist der *Kalkring* (Knochenring),

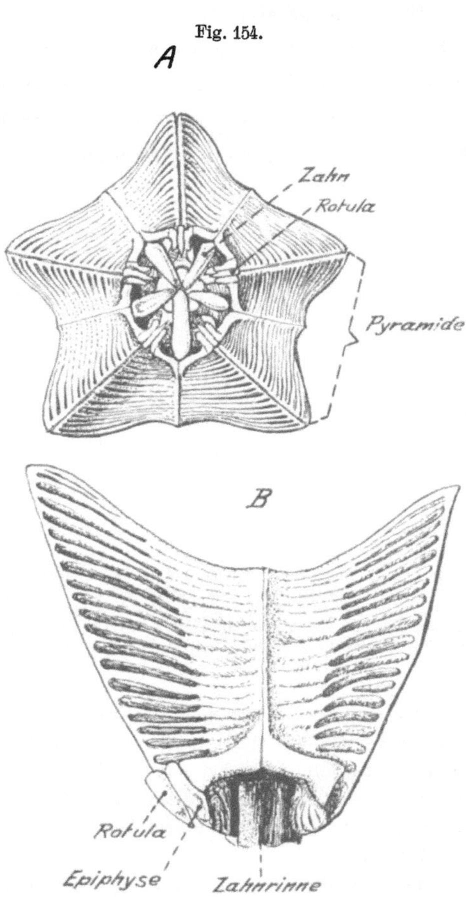

A Kauapparat von Clypeaster reticulatus von der aboralen Seite gesehen. — *B* Einzelne Pyramide desgl. (nach Lovén 1892).   C. H.

der nur selten stark verkümmert ist oder sogar vermißt wurde. Er umgibt
den Anfang des Oesophagus ringförmig und dient, wie schon früher (Bd. I, die
Figg. S. 419 u. 538) hervorgehoben wurde, zur vorderen Befestigung der fünf Längs-
muskelpaare, sowie als Stütze des Fühlerkranzes. Gewöhnlich wird er von
zehn etwa viereckigen Skeletstücken gebildet (s. Fig. 155, 1), nämlich fünf radialen
und fünf interradialen, von welchen die letzteren meist kleiner sind als die
ersteren. Bei einzelnen Formen können die Interradialia schwinden (so häufig
bei den *Elasipoden*, doch auch bei einzelnen anderen). Die *Synaptiden* zeigen
häufig Vermehrung der Interradialia, was mit der Zunahme der Fühlerzahl zu-
sammenzuhängen scheint. Gewöhnlich sind die einzelnen Glieder durch Binde-
gewebe beweglich verbunden, doch tritt in einzelnen Fällen auch Verwachsung zu einem geschlossenen Ring auf.

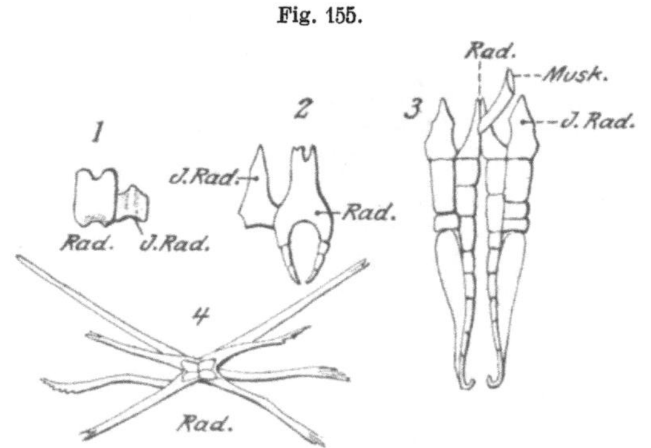

Kalkringteile von Holothurien. *1* Holothuria ciner-
ascens, ein Radiale und ein Interradiale. — *2* Phyllophorus cebuensis desgl. — *3* Cucumaria conjungens,
ein Radiale und die anschließenden 2 Interradialia. — *4* El-
pidia glacialis, ein Radiale (nach LUDWIG in BRONN, Kl.
u. Ordn.).   C. H.

Auf die recht mannigfaltige Gestalt der Glieder einzugehen, ist unmöglich. Erwähnt sei nur, daß die beiden Ecken des analen Hinter-rands der Radialia zuweilen in Fort-sätze auswachsen, die bei vielen Dendrochiroten sehr lang werden können, so daß jedes Radialglied nach hinten in zwei Gabelschwänze ausläuft. Derart kann der Kalkring solcher Formen (z. B. gewisser *Thy-one*- und *Phyllophorus*-Arten) so lang werden, daß er bis über ein Viertel der Körperlänge erreicht.

Diese Fortsätze sind häufig nicht kompakt, sondern aus einer Anzahl kleinerer Skeletstückchen
zusammengesetzt, was sich manchmal auch auf die eigentlichen Radialia und Interradialia ausdehnt; es handelt sich dabei wahrscheinlich um eine sekundäre Zerlegung. — Die im allgemeinen zarten Radialia der *Elasipoden* sind gewöhnlich keine kompakten Gebilde, sondern
strahlig gebaut, indem von einem Centrum mehr oder weniger zarte Fortsätze ausstrahlen
(Fig. 155, 4).

Oben wurde schon erwähnt, daß sich bei den mit einem Kauapparat versehenen Echinoideen eine *Vorhöhle* (auch *Vestibulum* oder *Pharynx* genannt) von
größtenteils ectodermaler Entstehung findet, die in der Achse des Kauapparats als
senkrechtes Rohr bis zu dessen Apicalende emporsteigt, wo sie in den eigentlichen Oesophagus übergeht. Im Querschnitt erscheint sie ausgesprochen pentagonal mit radiär vorspringenden Ecken, die apical durch zwei muskulöse Bänder
an den Rotulae befestigt sind, oral an der Peristomhaut.

Darm. Da die Abschnitte des *eigentlichen Darms* in *Oesophagus*,
Magendarm oder *Magen*, *Dünn*- und *Enddarm* selten scharf differenziert sind,
und sich meist nur durch verschiedene Weite und den histologischen Bau einigermaßen unterscheiden, so dürfte es geraten sein, den Gesamtdarm in den einzelnen
Klassen zu verfolgen, indem wir mit denen beginnen, deren Darm noch die ur-

sprüngliche Schlauchform bewahrt hat, d. h. mit den *Echinoideen* und *Holothurioideen*. In diesen beiden Klassen beschreibt das lange Darmrohr wie bei den Pelmatozoen einen nahezu vollen Umgang in der Leibeshöhle, was bei den Seeigeln sofort deutlich hervortritt, bei den Holothurien sich dagegen aus der Anheftungsweise der Mesenterien, welche den Darm an der Leibeswand befestigen, ergibt (Fig. 162, S. 228).

Echinoidea. Zunächst ist es nötig, die Lage des Afters bei den Echinoiden genauer zu betrachten, da der Darmverlauf natürlich davon abhängt.

Die Mundlage wurden schon früher (S. 213) genügend erörtert. Wenn wir einen irregulären Seeigel so orientieren, daß der Interradius, in welchem der After liegt, nach hinten schaut (s. Fig. 157 *B*, S. 222), der entgegenstehende Radius (III) nach vorn, und uns das Tier von der Apicalfläche betrachten (wie wir es stets tun wollen, um die störende Verlagerung der seitlichen Radien und Interradien bei der Umkehr zu vermeiden), so fällt die interradiale Madreporenplatte bei einem regulären Seeigel, der in entsprechender Weise orientiert und betrachtet wird, in den rechten vorderen Interradius (2, s. Fig. 157 *A*). Wie schon erwähnt, ist der After der Regulären in das Apicalfeld gerückt, das von den fünf ambulacralen Ocellar- und den fünf interambulacralen Genitalplatten gebildet wird (s. Fig. 156), von welchen die rechte vordere Genitalplatte gleichzeitig die Madreporenplatte ist. Diese zehn Platten umschließen die Haut, welche den After enthält, das *Periproct*. Dieses Periproct wird bei sehr jungen Regulären von einer einfachen Skeletplatte (*Centralplatte, Scheitelplatte*) ganz ausgefüllt (Fig. 156 *B*), was sich im erwachsenen Zustand noch bei der Gattung *Salenia* (*A*) erhalten hat. Das spätere Periproct liegt in der Entwicklung zwischen dem Rand dieser Centralplatte und dem Interradius 1, so daß der After sich jedenfalls auch in diesem Interradius findet oder hier entstehen muß. Allmählich dehnt sich jedoch das Periproct auf den hinteren Interradius 5 aus und wird viel größer, während sich die Centralplatte mehr und mehr verkleinert und zahl-

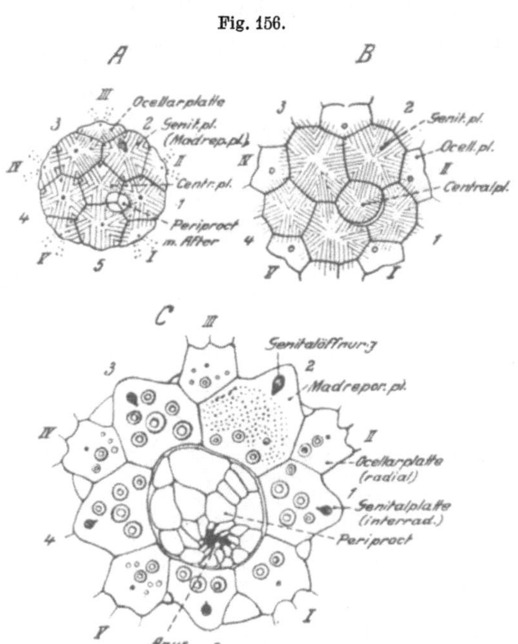

Fig. 156.

Apicalfeld regulärer Echinoiden vom Apicalpol gesehen. *A* Salenia varispina. — *B* Junger Echinide (1,6 mm Durchm.). - *C* Junger Strongylocentrotus droebachiensis (16 mm Durchm.) (nach Lovén 1874). Römische Zahlen = Radien; arabische Zahlen = Interradien. O. B.

reiche neue Plättchen im Periproct auftreten, so daß es schließlich ganz von
kleinen Plättchen erfüllt wird, unter denen sich die ursprüngliche Centralplatte
nicht mehr unterscheiden läßt (s. Fig. 156 C). Der After selbst schiebt sich dabei
in die Fortsetzung des hinteren rechten Radius (I), ja zuweilen noch etwas
darüber hinaus in den hinteren Interradius, in welchem er bei den Irregulären
regelmäßig liegt. Nicht stets ist jedoch das Periproct der Regulären von so
zahlreichen Plättchen erfüllt; es finden sich auch Formen (z. B. *Temnopleurus*
und *Echinocidaris*), wo ihre Zahl gering bleibt, und die *Diadematiden* zeigen
gewöhnlich überhaupt keine Plättchen im Periproct. Der After mancher Regulären (so besonders der *Cidariden*) liegt dem Centrum des Periprocts so

Fig. 157.

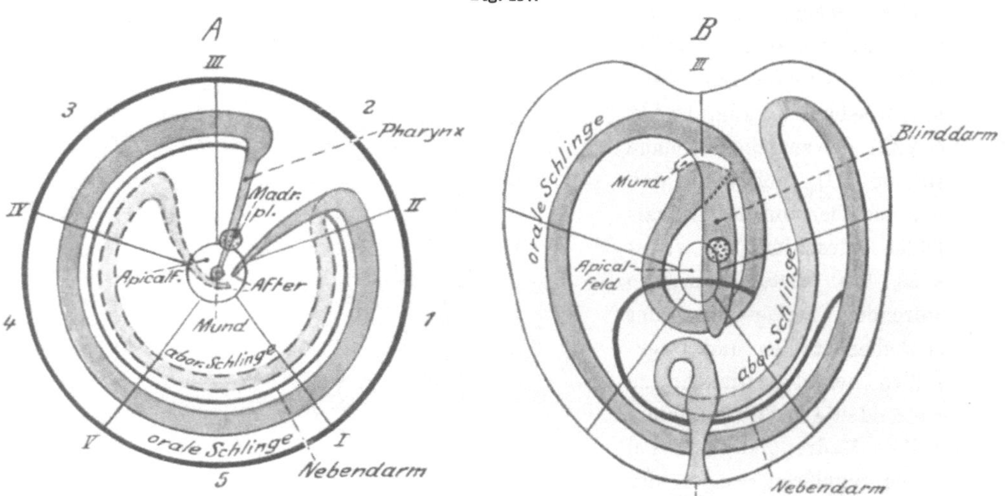

Schemata über Darmverlauf von Echinoiden. Von der Apicalseite gesehen. *I — V* die Ambulacren.
1—5 die Interambulacren. *A* Regulärer Echinide. Der ursprüngliche Verlauf des Darms dunkel; die
durch das Auswachsen des Enddarms entstehende Aboralschlinge heller und mit Strichpunktkonturen. —
B Spatangide von der Apicalseite. Oralschlinge des Darms dunkel, Aboralschlinge heller. Der After
in den 5. Interradius gerückt (mit Benutzung von Ludwig u. a.). O. B. u. C. H.

nahe, daß er als central bezeichnet werden muß; auch bei den alten *Peri-
schoëchiniden* lag er wohl central. — Aus der erwähnten Lageverschiebung
des Afters der Regulären darf wohl geschlossen werden, daß er sich ursprünglich im Interradius 1 fand und von da im Periproct allmählich in den hinteren
Interradius 5 wanderte. Da sich nun der Oesophagus nach dem vorderen rechten
Interradius (2) wendet, so beschrieb der Darm bei der ursprünglichen Afterlage einen ganzen Umlauf im entgegengesetzten Sinne des Uhrzeigers, ähnlich
wie der der Crinoideen. Bei den Irregulären und im gewissen Grade auch den
Regulären wird dieser Umlauf kleiner, weil, wie bemerkt, der After der Irregulären in den hinteren Interradius rückt.

Charakteristisch für den Darmverlauf der *Echinoideen* ist jedoch, daß sich
die ursprüngliche, einfache Darmschlinge stets sehr kompliziert. Diese Komplikation besteht in der Ausbildung einer rückläufigen Windung, indem der

Darm, nachdem er in den rechten vorderen Interradius (2) gelangt ist, hier völlig umbiegt und im Sinne des Uhrzeigers rückwärts verläuft, bis er bei den Regulären (Fig. 157 *A*) und Clypeastriden wieder den vorderen linken Interradius (3) erreicht hat; hier geht er in den engeren Enddarm über, der schief nach hinten zum After aufsteigt. Die rückläufige Windung liegt etwas über (apicalwärts) von der oralen und wird deshalb gewöhnlich als die obere oder dorsale (*apicale* oder *aborale* Darmwindung oder -schlinge) bezeichnet, die erstere als die untere oder *ventrale* (*orale*). Bei den Irregulären bleibt die rückläufige Windung kürzer, indem sie bei den *Spatangoiden* (Fig. 157 *B* u. Fig. 160, S. 226) nur bis etwa zum linken hinteren Radius reicht und hier in den Enddarm umbiegt; bei den *Clypeastriden* (Fig. 158) ist sie noch mehr verkürzt, da sie nur bis in den hinteren Interradius zieht und dort in den gerade nach hinten zum After laufenden Enddarm umbiegt. Diese Übergangsstelle erscheint bei den Spatangoiden etwas komplizierter, da die Umbiegung in den Enddarm unter Bildung einer vollständigen Schlinge geschieht. Die rückläufige Windung ist eine sekundäre, den Echinoideen eigentümliche Bildung.

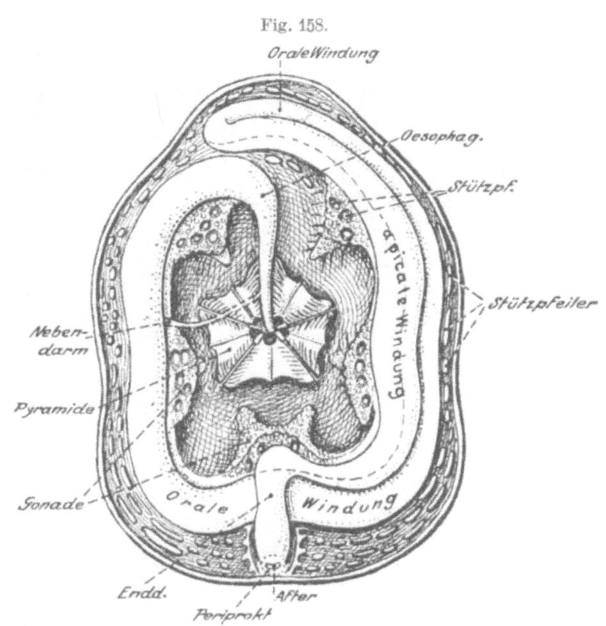

Echinocyamus pusillus. Die Apicalwand ist entfernt, so daß der Darm in ganzer Ausdehnung zu sehen ist. Die orale Windung wird rechts z. T. durch die apicale (aborale) verdeckt, doch ist ihre Wand hier durch Strichlinien angegeben. Kauapparat und Gonaden eingezeichnet.　Orig. O. B.

Ursprünglich ging jedenfalls vom Ende der oralen Windung der Enddarm aus, der zum After zog (s. Fig. 157). Allmählich wuchs der Enddarm (oder das Grenzgebiet zwischen Mittel- und Enddarm), unter Bildung der rückläufigen Windung, immer stärker aus, wodurch die besonderen Verhältnisse der Seeigel entstanden. Diese Auffassung wird durch die Ontogenie insofern bestätigt, als bei den Regulären die gesamte rückläufige Windung samt dem Enddarm aus dem Enddarm der Larve hervorgehen soll.

Der mäßig lange *Oesophagus* der *Regulären* (Fig. 159 *B*) steigt vom Kauapparat senkrecht empor bis nahe an das Periproct, an dem er durch ein Mesenterium befestigt ist. Hierauf biegt er gegen den vorderen rechten Interradius und etwas oralwärts hinab, um nahe der äußeren Körperwand in den Mitteldarm überzugehen. Von letzterem ist er durch seinen geringen Durchmesser, sowie seine dickere Wand ziemlich scharf abgegrenzt. Bei gewissen

Fig. 159.

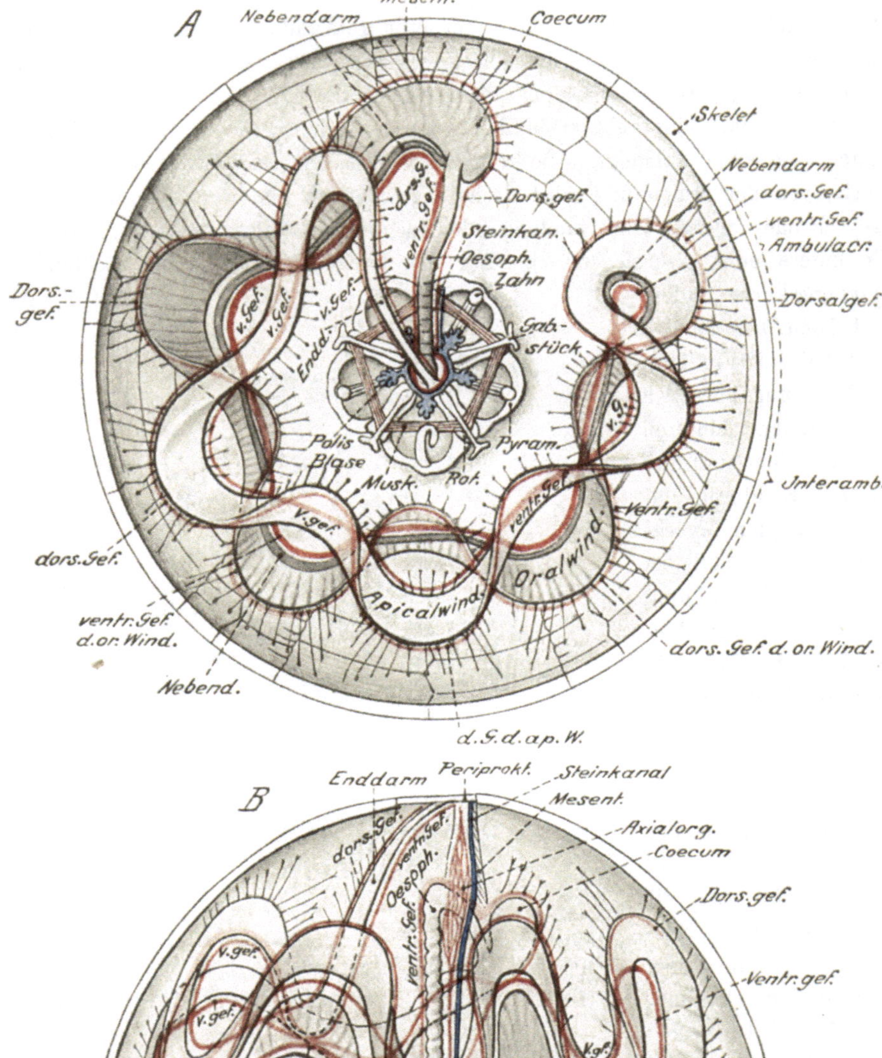

Echinus esculentus. Darm und Blutgefäßsystem. *A* die apicale Hälfte der Körperwand entfernt,
so daß die beiden Darmwindungen freiliegen. Blutgefäßsystem rot, Ambulacralgefäßsystem blau. Oralwindung des Darms etwas dunkler getönt als die apicale; Nebendarm noch etwas dunkler. Die überkreuzten Umrisse der Schlingen in Strichlinien. Das Gefäß des Axialorgans nicht eingezeichnet. Drei der
Zähne des Kauapparats quer durchschnitten, der untere mit Zahnwurzel. — *B* die hintere Hälfte der
Körperwand entfernt; der Darm jedoch in seiner natürlichen Lage, befestigt durch die Mesenterialfäden,
gezeichnet, um die absteigenden und aufsteigenden Ausbiegungen der beiden Windungen zu zeigen,
sonst wie in *A*. Nebendarm hier nicht berücksichtigt.   Orig. O. B.

Echinothuriden (*Phormosoma*) erweitert sich sein Aboralende etwas kropfartig.
— Bei den meist stark abgeflachten *Clypeastriden* (Fig. 158) bleibt der aufsteigende Teil des *Oesophagus* gewöhnlich kurz, so daß er sofort in den vorderen linken Interradius zieht und hier ohne scharfe Grenze in den Darm übergeht. — Der *Oesophagus* der *Spatangoiden* (Fig. 160) ist relativ weit, darmähnlich und deshalb vom Darm nicht scharf abgesetzt; er hat eine Lageänderung erfahren, indem er sich vom Mund aus schief nach links und hinten wendet und dann erst, unter Bildung einer Schlinge, in den rechten vorderen Interradius zieht. Man könnte sich vorstellen, daß diese Lageveränderung dadurch entstanden sei, daß der Oesophagus eines Regulären nach hinten flach umgeklappt sei.

Der *Mitteldarm der Regulären* ist sehr dünnwandig und abgeplattet, im Querschnitt also mehr oder weniger bandförmig. Die orale und die apicale Windung erscheinen zwar in ihrem allgemeinen Bau ganz ähnlich, die erstere ist jedoch gewöhnlich braun gefärbt, die letztere heller. Beide Windungen ziehen nicht in horizontalem Verlauf durch die Leibeshöhle, sondern steigen in jedem Radius ziemlich hoch apicalwärts empor und senken sich in jedem Interradius tief oralwärts herab; man kann daher an jeder Windung fünf solcher Aufbiegungen und Herabsenkungen unterscheiden, von welchen bei der Betrachtung von der Apicalfläche die Aufbiegungen der Oralwindung als radiale Ausbuchtungen, an der Apicalwindung dagegen als radiale Einbuchtungen erscheinen, die Herabsenkungen umgekehrt. Es handelt sich übrigens nicht etwa um eigentliche Ausbuchtungen der Darmwand; die Erscheinung wird vielmehr dadurch hervorgerufen, daß der abgeplattete Darm in den Aus- und Einbuchtungen von der Flachseite gesehen wird, in den schmäleren Zwischenpartien von der Schmalseite. — Die erste und fünfte der Aufbiegungen der Oralwindung sind eigentlich nur halbe, indem sich an ihnen der Oesophagus und der Anfang der apicalen Windung beteiligen. Ähnliches gilt auch von der ersten und fünften Apicalwindung; an der letzteren beteiligt sich der Enddarm.

An der Außenkante der Darmwindungen entspringen zahlreiche feine Mesenterialfäden, die sich an der Körperwand interradial befestigen und die Darmwindungen tragen, während die beiden Windungen radial durch solche Fäden untereinander zusammenhängen. — Am Darm der flachen *Clypeastriden* (Fig. 158) sind solche Erhebungen und Senkungen, sowie Ausbuchtungen kaum angedeutet; den *Spatangoiden* fehlen sie ganz; ihr Darm ist etwas dickwandiger und rohrförmig, nicht abgeplattet, der der *Clypeastriden* dagegen stark abgeplattet, wobei die beiden Windungen dicht aufeinander liegen, ja verwachsen sind.

Am Darmbeginn, dicht neben der Oesophaguseinmündung, zeigen die Regulären meist eine schwache Ausbuchtung, ein *Coecum*. Bei den *Spatangoiden* (Fig. 160) ist der entsprechende platte und blutgefäßreiche Anhang, der etwa im vorderen Radius von der oralen Darmwindung entspringt, sehr groß geworden, so daß er nach hinten und bis zum Periproct emporsteigt. Längs diesem Coecum steigen der *Steinkanal* und das *Axialorgan* (Herz) zum Periproct empor. Da dies Coecum, wie gesagt, dem der Regulären entspricht, so dürfte der oralwärts von ihm befindliche Teil des Spatangoidendarms insgesamt dem Oesophagus der Regulären homolog sein, wenngleich seine aborale Hälfte wegen reicher Ausstattung mit Blutgefäßen und besonderen Drüsen häufig als Magendarm bezeichnet wird (manchmal dehnte man diese Bezeichnung auch auf die ganze Oralwindung aus).

Der Darm der Echinoiden scheint fast allgemein mit einer Bildung versehen, der wir schon bei den Gephyreen und gewissen Polychäten begegneten,

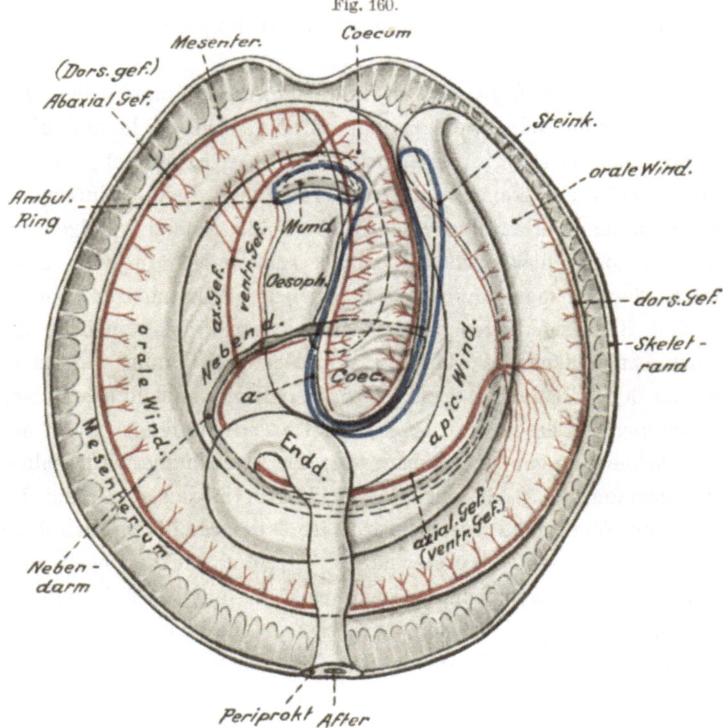

Spatangus purpureus. Die apicale Wand entfernt, so daß der Darm frei liegt. Ambulacralsystem. soweit sichtbar, blau; Blutgefäße rot. Nebendarm dunkler getönt Die Umrisse der Darmwindungen und des Nebendarms, soweit verdeckt, durch Strichlinien angegeben. Oraler Blutgefäßring, sowie das Gefäß des Axialorgans nicht angegeben. *a* Apicale Öffnung des Steinkanals in der Madreporenplatte. (Mit Benutzung von KÖHLER 1883.)   O. B.

nämlich einem *Nebendarm* (Sipho). Er begleitet stets die axiale Seite der oralen Darmwindung. Bei den *Regulären* entspringt er als feines Rohr am Mitteldarmbeginn und mündet im aboralen Viertel der oralen Windung wieder in ihn ein (Fig. 159 *A*). Bei den *Clypeastriden* ist nur wenig darüber bekannt; bei *Echinocyamus* entspringt er vom Oesophagus und zieht quer über den Kauapparat, um in die Mitte des rechten Teils der oralen Darmwindung einzumünden (Fig. 158, S. 223). — Der *Nebendarm der Spatangoiden* beginnt ähnlich, indem er etwa in der Mitte der nach vorn gerichteten Windung des Oesophagus (*Magendarm*) entspringt; von hier zieht er quer über den nach hinten gerichteten Anfangsteil des Oesophagus zur oralen Darmwindung, deren Axialwand folgend, setzt sich aber noch weiter fort, um früher oder später in sie einzumünden (Fig. 160). Der quere Anfangsteil hat einen etwas anderen Bau als der längs des Darms verlaufende.

Gewisse Gattungen (*Schizaster, Brissus, Brissopsis, Palaeopneustes*) besitzen außer diesem Nebendarm noch einen zweiten, der sich in verschiedener Ausdehnung längs der oralen Darmwindung erstreckt. — Nahrung tritt in die Nebendärme der Echinoideen nicht ein und ihr histologischer Bau entspricht im allgemeinen dem des Darms. Über ihre Funktion fehlen sichere Beobachtungen; der Vermutung, daß sie mit einer Darmatmung in Beziehung ständen, fehlt die Begründung. Daß der Nebendarm der Echinoideen ebenfalls durch Abschnürung einer Rinne aus dem Darm hervorging, wie bei den Gephyreen u. a., scheint sicher; wenigstens findet sich bei *Dorocidaris*, der der Nebendarm fehlt, in entsprechender Ausdehnung und am gleichen Ort eine stark flimmernde Darmrinne, die von feinzelligem Epithel ausgekleidet ist und jedenfalls dem Nebendarm entspricht. Ontogenetisch entsteht der Nebendarm auch durch Abschnürung vom Darm.

Der *Enddarm der Echinoideen* zieht als mäßig langes, schwach gebogenes oder bei den Irregulären gerades Rohr zum After; er ist in der Regel dünner als der Mitteldarm, besitzt dagegen eine dickere Wand. Gewisse Spatangoiden (*Echinocardium, Schizaster, Palaeopneustes*) zeigen am Anfang des Enddarms ein verschieden großes, einseitiges Divertikel, **auf das später noch zurückzukommen sein wird.**

Wie wir schon sahen, liegt der After der Regulären in dem im Apicalfeld eingeschlossenen Periproct (*endocyklische Lage*), bei den Irregulären hingegen tritt das Periproct samt dem After aus dem Apicalfeld in den hinteren Interradius (*exocyklische Lage*). Daß dies sehr allmählich geschah, läßt sich bei fossilen Formen aus der Verwandtschaft der Clypeastriden und Spatangiden erkennen, bei denen das Periproct noch so wenig in den Interradius verschoben ist, daß es noch an das Apicalfeld grenzt (so z. B. *Conoclypeus*, *Pygaster* und *Hypoclypeus*, unter den Kieferlosen bei *Echinobrissus*). Indem es tiefer in den Interradius hinabsteigt, erreicht es schließlich dessen hinteren Rand und tritt häufig sogar auf die Oralseite über, auf der es sich mehr oder weniger weit verschieben kann. Es wird gewöhnlich von feinen Skeletplättchen erfüllt.

Holothurioideen. Der langröhrenförmige Darm der *Holothurioideen* (s. Fig. 161) zeigt anscheinend einen ganz anderen Verlauf als jener der Echinoideen. Dabei ist zu berücksichtigen, daß die im allgemeinen walzenförmigen Tiere in der Hauptachse stark verlängert sind und ihr Darm sich dementsprechend ebenfalls stark verlängert hat. Gleichzeitig sind sie oft mehr oder weniger abgeplattet, mit Ausbildung einer platten Kriechfläche (Bauchfläche) und einer gewölbten Rückenfläche. Die erstere wird stets von drei Radien (*Trivium*) gebildet, die letztere von zwei Radien (*Bivium*); doch entsprechen die drei Radien des Holothurientriviums keineswegs denen, die bei den irregulären Seeigeln als *Trivium* nach vorn ziehen; vielmehr ist die Bilateralität der Holothurien jedenfalls selbständig und unabhängig von jener der Seeigel entstanden. — Der Darm verläuft nun in der Regel so, daß er vom Mund bis über die

Körpermitte gerade nach hinten zieht, dann nach vorn umbiegt, eine Strecke
weit oralwärts aufsteigt, um schließlich analwärts umzubiegen und zum terminalen After zu treten. Man unterscheidet daher gewöhnlich: einen ersten absteigenden Schenkel, den aufsteigenden und einen zweiten absteigenden (s. Fig. 161).

Bei genauerer Untersuchung ergibt sich jedoch, daß der Darm
auch hier meist einen vollständigen oder nahezu vollständigen
Umlauf in der Leibeshöhle beschreibt. Dies ergibt sich nämlich, wie schon bemerkt, aus der
Art seiner Befestigung durch
Mesenterien an der Körperwand.
Der erste absteigende Schenkel
nämlich ist im dorsalen Interradius durch ein Längsmesenterium aufgehängt.   Dies Mesen-

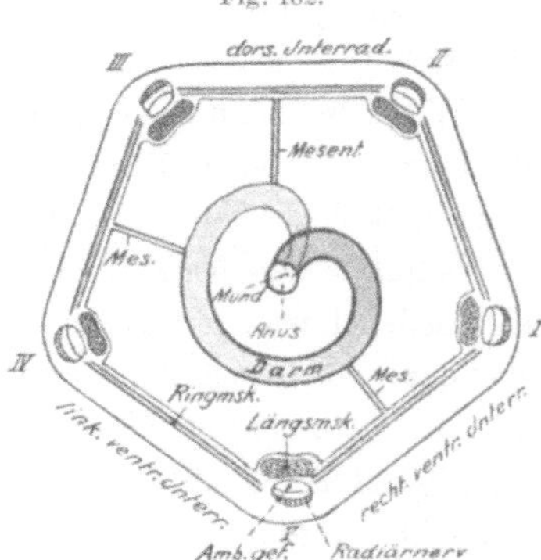

Fig. 161. 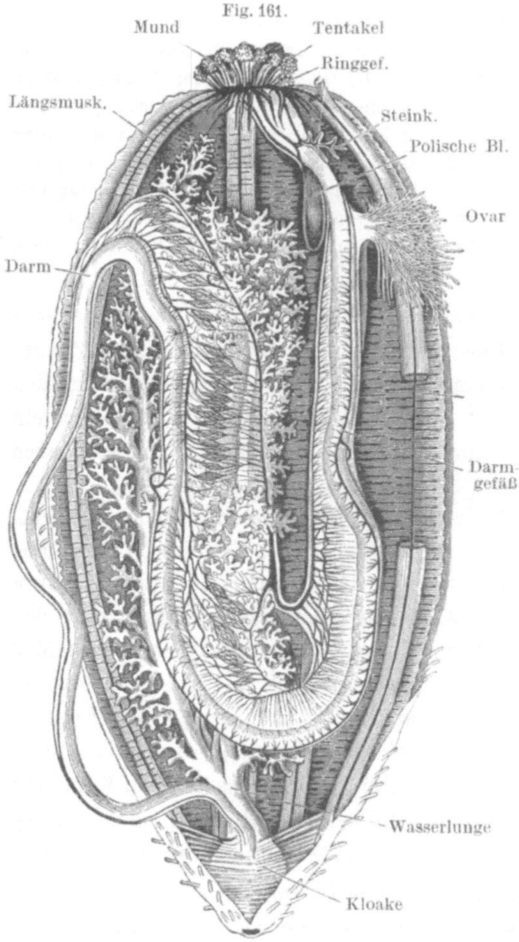
Holothuria tubulosa im linken dorsalen Interradius
geöffnet und auseinandergebreitet. Der zum After ziehende
Darmschenkel ist nach links verschoben. Der erste Darmschenkel ist so gedreht, daß das Dorsalgefäß ventral, das
Ventralgefäß dorsal zu liegen scheint (nach MILNE-EDWARDS
aus CLAUS-GROBBEN, Lehrb. d. Zool., 3. Aufl.).

Fig. 162.
Reguläre Holothurie. Schema. Ansicht
auf den Apical-(After-)pol mit eingezeichnetem Verlauf der Darmwindung und des
Durchschnitts des Mesenteriums mit seiner
Befestigung in den 3 Interradien. Die
vermutliche Homologie der Radien mit
denen der Echinoiden durch die Nummern
$I—V$ angedeutet. Die Körperwand im
Querschnitt angegeben; die Ring- und
Längsmuskeln, die Ambulacralgefäße und
die Radiärnerven eingezeichnet. (Mit Benutzung von LUDWIG in BRONN, Kl. u.
Ord.)   O. B.

terium überschreitet an der Umbiegung in den aufsteigenden Schenkel den
linken dorsalen Radius und gelangt so in den linken lateralen Interradius, in
dem es bis zur zweiten Umbiegungsstelle oralwärts emporsteigt (s. Fig. 162);
hier geht es dann unter Überschreitung des linken und des mittleren ventralen
Radius in den rechten ventralen Interradius über, in welchem es bis zur Kloake
nach hinten zieht.   Wie gesagt, folgt hieraus, daß der Darm in seinem Ver-

lauf mindestens vier Interradien durchläuft, und zwar in derselben Richtung wie bei Crinoideen und Seeigeln, was nur deshalb nicht sofort hervortritt, weil der Darm in der Hauptachse so ansehnlich verlängert ist.

Im Gegensatz zu dem beschriebenen gewöhnlichen Verhalten verläuft der Darm der *Synaptiden* gerade oder doch nur wenig geschlängelt nach hinten. Die Untersuchung seiner Befestigung durch die Mesenterien ergibt aber, daß diese, wenigstens in den genauer bekannten Fällen, fast stets den Verlauf haben, der oben geschildert wurde; der nahezu gerade Darmverlauf dieser Formen erklärt sich durch die relativ große Länge und den geringen Körperdurchmesser dieser Holothurien, wodurch der Darm ebenfalls in die Länge gezogen und die Schlingenbildung daher völlig oder nahezu völlig rückgebildet wurde, ohne daß jedoch die Mesenterien ihren Schraubenverlauf verloren, was auch dadurch bestätigt wird, daß sehr jugendliche Synaptiden die drei Darmschenkel noch deutlich zeigen.

Die eben erörterte Regel für die Darmwindung erleidet gewisse Ausnahmen; so scheint das Mesenterium des zweiten, absteigenden Schenkels bei der Mehrzahl der *Dendrochiroten* im rechten Interradius des Triviums nach links verschoben, so daß es gewöhnlich vom mittleren Längsmuskel entspringt, ja bis in den linken ventralen Interradius gelangen kann. Gewisse *Synapten* (so *Leptosynapta*, *Synapta recta* und *Rhabdomolgus ruber*) besitzen sogar nur das dorsale Mesenterium, das sich über den ganzen Darm erstreckt. Wie sich letzterer Zustand hervorbildete, ist vorerst nicht recht klar.

Abgesehen von dem fast stets durch ansehnliche Erweiterung deutlich unterschiedenen Enddarm (*Kloake*) treten Unterabschnitte am Darm äußerlich nur wenig hervor; doch werden meist ein *Oesophagus*, ein *Magendarm* und der den Hauptteil bildende *Dünndarm* (Darm) unterschieden, deren äußere Abgrenzung, wie gesagt, sehr unscharf ist. — Der Oesophagus reicht vom Mund ein wenig oder auch etwas weiter hinter den Ambulacralgefäßring und ist vom darauffolgenden Magendarm häufig durch eine schwache Einschnürung abgesetzt, der innerlich eine Art Ringfalte entsprechen kann. Seine Schleimhaut ist meist fein längsfaltig. Äußerlich wird er von einer Membran umhüllt, die sich vorn an den Kalkring, hinten an den Ambulacralring befestigt, und wohl der Laternenmembran der Seeigel entspricht. Zwischen ihr und dem Oesophagus bleibt ein *Schlundsinus*, der, wie später genauer darzustellen ist, mit der Leibeshöhle zusammenhängt und aus einem sich vom linken Coelom abschnürenden Bläschen hervorgeht; er entspricht daher wohl auch dem Pharynxsinus der Echinoideen. — Bindegewebig-muskulöse Bänder spannen sich zwischen dem Oesophagus und dieser Membran (besonders dem Kalk- und Ambulacralring) aus, indem sie den Schlundsinus durchziehen.

Der folgende, gewöhnlich recht kurze, zuweilen etwas erweiterte Abschnitt wird meist als *Magen* oder *Magendarm* bezeichnet; doch ist er vom Oesophagus und dem folgenden Darm so wenig abgegrenzt, daß diese Unterscheidung unsicher scheint, zumal dieser Abschnitt auch physiologisch kaum die Rolle eines Magens spielt. Manchmal ist er etwas anders gefärbt als der Oesophagus und Darm und seine Schleimhautfläche häufig glatt. Zuweilen besitzt er eine kräftigere Muskelschicht als die übrigen Abschnitte (z. B. *Synaptiden* und viele *Dendrochiroten*), weshalb er bei diesen Formen gelegentlich als Muskelmagen bezeichnet wurde. — Der *Darm* (Dünndarm), dessen Länge die erwähnten vorderen Abschnitte meist vielfach übertrifft, ist ein wellig ausgebuchtetes, in seiner ganzen Länge gewöhnlich gleich weites Rohr, dessen Verlauf oben geschildert wurde. Seine Wand bleibt meist dünner als die der übrigen Abschnitte und ist innerlich häufig längsfaltig, doch bei gewissen Formen (*Aspidochiroten*) auch querfaltig, wobei sich die Falten gelegentlich (*Stichopus, Bohadschia*) in zwei bis vier Längsreihen ordnen. Die Vermutung, daß sie an einer Art Darmwasseratmung beteiligt seien, ist nicht sehr wahrscheinlich.

Der *Enddarm* erscheint durch eine Einschnürung und seine fast stets ansehnliche Weite (ausgenommen gewisse Synaptiden, wo er enger bleibt als der Darm) scharf vom Mitteldarm abgesetzt. Gewöhnlich wird er wegen seiner

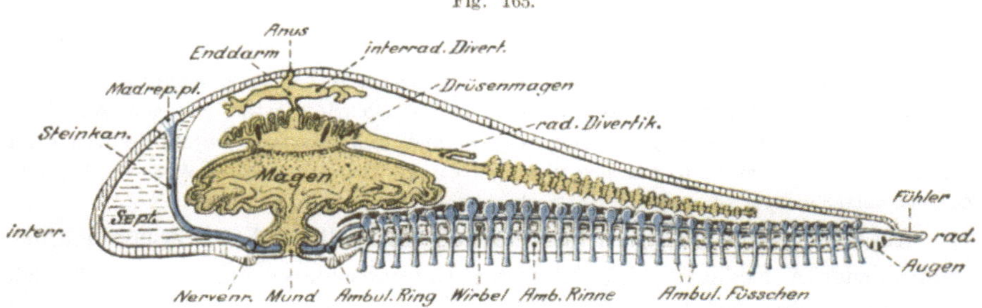

Fig. 163.

Asterias rubens. Axialer Verticalschnitt (Schema). Der Schnitt geht rechts durch einen Arm, links durch den gegenüberliegenden Interradius. Er halbiert den Magen und den Drüsenmagen, von dem ein Radiärdivertikel in den Arm zieht. Ambulacralsystem blau, Darm braun.
Orig. O. B.

Anhangsgebilde als *Kloake* bezeichnet. Seine Wand ist durch zahlreiche radiäre, bindegewebig-muskulöse Stränge (Dilatatoren) an der Körperwand befestigt, so daß die Kloake jedenfalls recht erweiterungsfähig ist. Bei gewissen Formen (so den Lungenlosen und einzelnen anderen) bleibt sie relativ klein. Ihre Anhangsorgane werden in einem späteren Abschnitt besprochen.

Asteroideen. Die größte Umformung erfuhr der Darm in dieser Gruppe, wo, wie schon früher hervorgehoben, After und Enddarm zum Teil (speciell allen Ophiuroideen) fehlen. Die Umformung besteht in der Hauptsache darin, daß sich der Mitteldarm zu einem ansehnlichen Sack (*Magen*) erweiterte, welcher die Körperscheibe nahezu vollständig erfüllt. Nur der Enddarm der Asterien verrät noch etwas von dem gewundenen Verlauf, den wir bei den übrigen Klassen fanden. — Vom Mund, der früher (s. S. 213) geschildert wurde, steigt ein kurzer, mäßig weiter Oesophagus senkrecht empor, der von dem sich plötzlich erweiternden Magen ziemlich scharf abgesetzt ist (s. Fig. 163). Bei den Asterien erweitert sich der Oesophagus in seiner mittleren Region manchmal etwas und kann bei gewissen Formen (z. B. *Echinaster, Cribrella*) sogar fünf radiale und fünf interradiale taschenförmige Ausstülpungen (*Schlund-*

taschen) bilden. Seine Schleimhaut, so wie die der Taschen ist häufig zierlich längsfaltig. — Der *Magensack* der *Asterien* erscheint in der Aufsicht stets

Fig. 164.

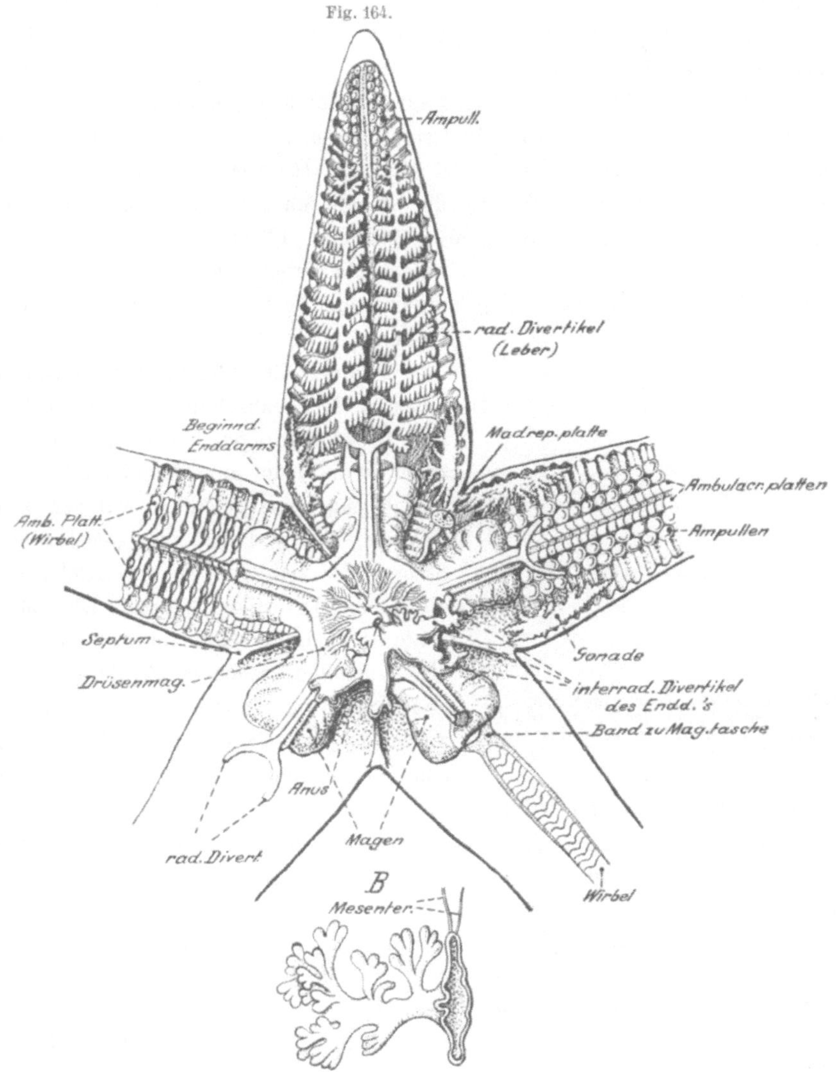

Asterias rubens. *A* die Haut der Apicalfläche entfernt, so daß der Darm, von der Apicalseite gesehen, frei liegt. Im oberen Arm die beiden radialen Divertikel in der gesamten Ausdehnung eingezeichnet, in den übrigen nur ihr unpaarer Basalteil. Im rechten oberen Radius sind, nach Wegnahme der radialen Divertikel, die Ampullen der Ambulacralfüßchen freigelegt, in dem entsprechenden linken Arm sind auch diese entfernt, so daß die Ambulacralplatten (Wirbel) frei liegen. Im rechten unteren Arm sind die beiden Bänder zu sehen, welche die Magentasche an den Wirbeln befestigen. — *B* Ein radiäres Divertikel im Querschnitt, mit einem Drüsenläppchen und den beiden Längsmesenterien.
Orig. O. B.

mehr oder weniger strahlig, indem er sich in den Radien (Armen) in verschiedenem Grade bruchsackartig ausbuchtet (Fig. 164), wozu sich manchmal noch interradiale Ausbuchtungen gesellen können. Obgleich die Magenwand im allgemeinen dünn bleibt, ist die orale doch erheblich dicker als die apicale und grobwulstig, was aber vom Füllungsgrad des Magens abhängt, da die Wülste bei starker Füllung verstreichen.   Die dünnere Dorsalwand dagegen erscheint häufig (z. B. *Asterias*) fein radiärfaltig, indem ein System von selbst wieder verästelten feinen Falten in das Darmlumen vorspringt. — Von der Apicalwand entspringen radiär ebenso viel Paare ansehnlicher Divertikel (*Blinddärme, Leberschläuche*) als Arme vorhanden sind; denn es gibt ja Asterien, deren Armzahl bedeutend erhöht ist (z. B. *Solaster, Heliaster* u. a.). — Bei den Formen mit Enddarm und After ist die apicale Magenregion, von welcher die Blinddärme ausstrahlen, durch eine ringförmige Einfaltung der Wand vom oralen Magenteil abgesondert, doch kommunizieren beide Abschnitte mit weiter Öffnung.

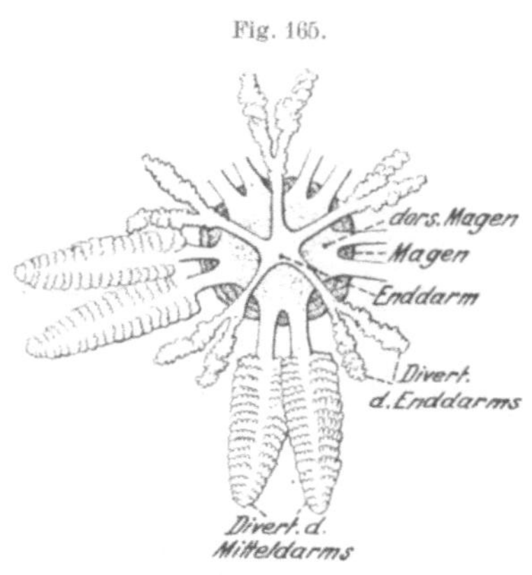

Culcita coriacea. Magen mit Magen- und Enddarmdivertikeln von der Apicalseite; die Magendivertikel nur z. T. ausgezeichnet (nach MÜLLER u. TROSCHEL 1842). O. B.

Von den fünf oder mehr Ecken dieses apicalen Magenabschnitts (*Drüsenmagen*, Fig. 163) entspringen die Blinddärme, und zwar häufig jeder mit besonderer Öffnung, jedoch paarweise genähert, seltener (z. B. *Asterias*) jedes Paar mit gemeinsamem Stamm, der sich erst an der Armbasis in die beiden Divertikel spaltet. Die Länge letzterer wechselt sehr; sie können bis in die Armenden ziehen (z. B. *Asterias*), jedoch auch viel kürzer bleiben. In den Armen ist jeder Blinddarm beiderseits von einer Reihe zahlreicher, sich selbst wieder in verschiedenem Grad verästelnder (etwa acinöser) Fortsätze besetzt (Fig. 164 u. 165).   Der mittlere Stamm, von welchem diese Fortsätze entspringen, ist seitlich stark komprimiert und an der Apicalwand der Arme je durch zwei Längsmesenterien aufgehängt (Fig. 164 *B*).

Nahrungskörper treten in die Blinddärme nicht ein. Der Magen mancher Asterien kann bei der Nahrungsaufnahme ziemlich weit aus der Mundöffnung vorgestülpt werden, ja es kann auf diese Weise sogar eine äußere Verdauung größerer Nahrungskörper stattfinden.

Der Oesophagus der Ophiuren (Fig. 150, S. 213) bleibt sehr kurz, so daß sich der Mund nahezu direkt in den Magensack öffnet.   Letzterer ist einfacher gebaut als jener der Asterien, da sich weder ein Enddarm noch Blinddärme finden.   Dagegen zeigt er ebenfalls radiäre Ausbuchtungen, zu denen sich meist noch ansehnlichere interradiäre gesellen, weshalb der Magensack strahlig erscheint.

Der kurze *Enddarm der Asterien* fehlt, wie schon hervorgehoben, den afterlosen *Astropectiniden* ganz.   Er ist ziemlich dickwandig und vom Magen scharf abgesetzt, da er (s. Fig. 163) aus dessen Centralregion als ein dünnes Rohr entspringt, das sich jedoch in einen erweiterten abgeplatteten Teil ausbreitet, welcher durch einen kurzen röhrigen Abschnitt in den sehr feinen

After mündet. Letzterer liegt bei gewissen Formen annähernd central, meist ganz wenig excentrisch und zwar in dem Interradius, welcher bei der Orientierung des Seesterns in der Apicalansicht mit dem Interradius der Madreporenplatte rechts vorn auf diesen nach hinten rechts folgt. Beachtet man nun diese Ursprungsstelle des Enddarms vom Magen und diese Lage der Afteröffnung, so scheint der Enddarm auch hier eine Windung im entgegengesetzten Sinne des Uhrzeigers zu beschreiben, welche aber wegen seiner Erweiterung in der mittleren Partie stark verwischt ist.

Der feine After kann wohl nur zum Austritt von Flüssigkeit dienen, obgleich die Seesterne recht große Nahrungskörper aufzunehmen vermögen; auch bei den mit After versehenen Formen muß daher die Mundöffnung zur Ausstoßung der Nahrungsreste dienen.

Vom erweiterten Teil des Enddarms entspringen eine Anzahl *Divertikel*, die im allgemeinen interradial liegen (*interradiale Blinddärme*) und in der Regel mäßig groß bleiben (Fig. 164). Ihre ursprüngliche Zahl scheint fünf zu sein z. B. *Archaster*, *Culcita* (Fig. 165), *Pentaceros*, bei denen sie ziemlich lang sind und sich in ihrem Verlauf gabeln, um in traubige Endpartien überzugehen, die in die benachbarten Arme eindringen. Bei *Porania pulvillus* finden sich sogar fünf ansehnliche interradiale und fünf noch größere radiale traubige Anhänge. Wenn sie kleiner und unregelmäßiger verästelt sind (z. B. *Asterias*, Fig. 163 u. 164, *Solaster*), kann ihre Zahl anscheinend bis auf zwei verringert sein, doch finden sich daneben noch kleinere, so daß vielfach auch hier die ursprüngliche Fünfzahl noch besteht. Die after- und enddarmlose Gattung *Astropecten* besitzt dennoch zwei entsprechende kleine Divertikel, welche direkt in die apicale Magenwand münden und als Enddarmreste gedeutet werden dürfen.

Wir erwähnten schon früher, daß sich bei einzelnen *Spatangoideen* (*Echinocardium*, *Palaeopneustes*, nur angedeutet bei *Schizaster*) am Beginn des Enddarms ein einseitiges kleines bis ansehnlicheres, sackartiges Divertikel mit wulstiger Oberfläche (bes. *Palaeopneustes*) findet, das Nahrungsreste enthält.

Viel mächtiger treten jedoch solche Divertikelbildungen an der Kloake der *Holothurien* auf, als die *Wasserlungen* (Fig. 161, S. 228, *Kiemenbäume*, *Kiemen*). — Diese Anhänge finden sich bei der großen Mehrzahl der Seewalzen, fehlen jedoch völlig den *Synaptiden* und der Familie der *Deimatiden* unter den Elasipoden (ebenso *Pelagothuria*), von welchen die ersteren deshalb früher häufig als Apneumona unter den Apoden bezeichnet wurden. Die weite Verbreitung der Organe bei den übrigen Holothurien spricht dafür, daß ihr völliges Fehlen auf Rückbildung beruht, was für die Synaptiden auch dadurch erwiesen scheint, daß sich bei Larven (speziell im *Puppenstadium*) noch eine kleine Ausstülpung am Enddarm findet, für die *Elasipoden* dagegen durch vereinzeltes Vorkommen eines rudimentären solchen Organs. — Bei voller Entwicklung finden sich stets zwei solcher Kiemenbäume, die Ausstülpungen des Anfangsteils der Kloake darstellen, und nach ihrer Lage und Befestigung durch Mesenterialfäden an der Körperwand gewöhnlich dem linken ventralen und dem rechten lateralen Interradius angehören; sie werden daher als linke und rechte Kiemen bezeichnet.

Abweichend hiervon scheinen jedoch die Kiemen der meisten *Dendrochiroten* entweder den beiden ventralen oder den beiden lateralen Interradien zuzugehören. Meist entspringen die Kiemen mit einem gemeinsamen Stamm von der Kloake, der sich bald in die beiden Organe teilt, seltener mündet jedes gesondert. Die ansehnlichen Kiemen reichen häufig bis nahe an das Vorderende; nur in wenigen Fällen endigen sie schon in der Körpermitte, und allein bei einer *Ocnus*-Art sollen sie als zwei kleine Bläschen der Kloake anhängen. — Die typisch entwickelte, recht dünnwandige Kieme verzweigt sich sehr reich, indem vom mittleren Stamm zahlreiche, selbst wieder meist stark verästelte Zweige ausgehen, die schließlich in etwas angeschwollene Bläschen (Ampullen) endigen. Manchmal sind beide Kiemen verschieden groß und zeigen auch im Grad ihrer Verzweigung Differenzen. — Kürzere Organe sind einfacher gebaut oder auch einfache Schläuche, die mit Bläschen besetzt sein können. Solche Zustände scheinen zu erweisen, daß auch das einfach schlauchförmige Divertikel, welches bei gewissen *Elasipoden* (besonders *Elpidiiden*) von der Kloake entspringt, ebenso wie das etwas gefiederte, das bei *Benthodytes* unter den *Psychropotiden* vom hinteren absteigenden Darmschenkel ausgeht, als rudimentäre Kiemen gedeutet werden dürfen.

Die mehrfach wiederholten Angaben über gelegentliches Vorkommen von drei bis fünf Kiemen haben sich nicht bestätigt, wenigstens insofern als sich die accessorischen Kiemen wohl stets als stärker entwickelte basale Äste, besonders der linken, ergaben. Immerhin liegen zum Teil recht eigene Verhältnisse vor; so teilt sich bei einer *Thyone*art jeder Stamm in zwei gleiche sekundäre, und bei einer andern Art dieser Gattung entspringen sogar eine große Anzahl Kiemen direkt von der Kloake. — Ebensowenig ließ sich die Angabe sicher bestätigen, daß die Kiemenampullen eine feine Öffnung besäßen, die den Übergang des in die Kiemen aufgenommenen Wassers in die Leibeshöhle vermittelte.

Daß die Organe tatsächlich zur Atmung dienen, scheint sicher, da die rhythmische Aufnahme und Ausstoßung von Wasser durch die Afteröffnung erwiesen ist, und wird ferner durch die innigen Beziehungen, welche das Blutgefäßsystem bei gewissen Formen zur linken Kieme eingeht, wesentlich unterstützt; davon beim Blutgefäßsystem Näheres. Daß sie daneben auch excretorisch tätig sein können, ist nicht ausgeschlossen und wird durch histologische Verhältnisse ihrer Wand im gewissen Grade wahrscheinlich. — Schon früher wurde darauf hingewiesen, daß die Contractionen des Analrohrs der Crinoide *Antedon* gleichfalls auf eine rhythmische Ein- und Ausfuhr von Wasser in den Darm schließen lassen.

Die Homologie der Holothurienkiemen mit den interradialen Enddarmdivertikeln der Asterien wird ziemlich allgemein betont, doch auch bestritten; ob sich dieselbe auch auf die Divertikelbildung am Enddarm der Spatangoiden ausdehnen läßt, scheint einstweilen unsicher.

Bei einem beschränkten Teil der Holothurien (besonders *Aspidochiroten*, namentlich *Holothuria*- und *Mülleria*arten, ganz vereinzelt bei *Dendrochiroten* und *Molpadiiden*) kommen an den Kiemen noch besondere Anhangsgebilde vor, die *Cuvierschen Organe* oder *Schläuche*. Ihr Auftreten ist jedoch sehr unregelmäßig, da sie meist nur bei gewissen Arten einer Gattung vorkommen, ja selbst bei den Individuen einer Art bald vorhanden sein oder fehlen können. — Es sind schlauchförmige, durch Ausstülpung der Wand entstandene Anhänge, die gewöhnlich in erheblicher Zahl am gemeinsamen Kiemenstamm sitzen oder auch nur an einem der beiden Stämme; doch können sie sich auch auf die

Stämme der eigentlichen Kiemen erstrecken, sogar bis auf deren Verzweigungen; nur selten gehen sie von der Kloakenwand selbst aus. Ihre Zahl ist sehr verschieden. von wenigen bis etwa 100, doch verhalten sich selbst die Individuen in dieser Hinsicht verschieden. — In den meisten Fällen sind es einfache, kurze bis ziemlich lange Blindschläuche, die bald vereinzelt, bald in Reihen oder in einem bis mehreren Büscheln entspringen; seltener sind sie baumförmig verästelte Schläuche (besonders *Mülleria*arten), deren Oberfläche dann gewöhnlich mit zahlreichen gestielten Bläschen dicht besetzt ist. Nur in einem bekannten Fall (*Molpadia chilensis*) sitzen solche Bläschen einem einfachen Schlauch dicht auf, so daß das Gesamtorgan traubig erscheint.

Die Organe zeigen stets einen engen Achsenkanal, der bei den schlauchförmigen schraubenförmig verläuft. Da die Schläuche sehr contractil sind, so hängt die Weite ihres Kanals vom Contractionszustand ab. Bei den mit Bläschen besetzten, verästelten Schläuchen dringt der Kanal in letztere nicht ein, vielmehr sind sie von *Wanderzellen* erfüllt. — Der Hauptcharakter der schlauchförmigen Organe besteht darin, daß das sie äußerlich überziehende Peritonealepithel drüsig entwickelt ist und sich häufig in zahlreiche Querbis Längsfalten in das äußere Bindegewebe einsenkt (s. Fig. 166). Diese Drüsenschicht erzeugt einen Klebstoff, der jedoch erst in Wirksamkeit tritt, wenn die Schläuche

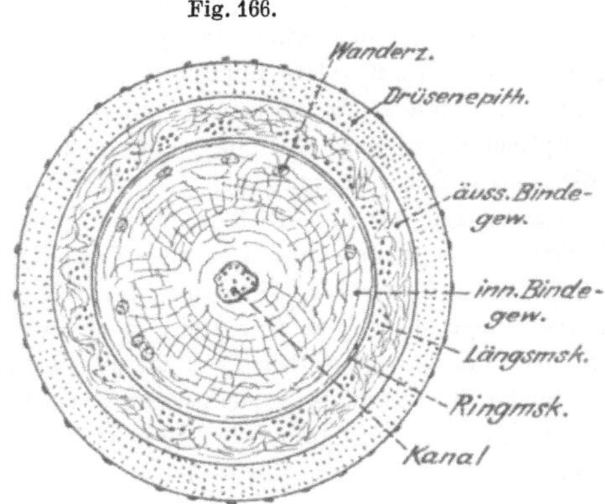

Holothurie. Schematischer Querschnitt durch einen CUVIERschen Schlauch (nach LUDWIG und BARTHELS 1892 und HAMANN 1883). O. B.

ausgestoßen werden. — Daß die Organe morphologisch nur modifizierte Zweige der Kiemenbäume sind, geht aus ihrem Gesamtverhalten, namentlich aber aus dem Bau der mit Bläschen versehenen, verästelten hervor, welchen auch das drüsige Peritonealepithel fehlt.

Die Funktion der letzteren Organe ist vorerst unbekannt, die sehr eigentümliche der schlauchförmigen dagegen ziemlich sicher ermittelt. Es handelt sich um Schutz- und Abwehrorgane eigener Art. Wie erwähnt, sind die Schläuche sehr contractil, doch kann ihre Verlängerung durch das Eintreiben von Wasser aus der Kloake noch unterstützt werden. Bei Reizung der Tiere tritt nun eine Streckung der Schläuche ein, die schließlich mit ihren blinden Enden eine (vielleicht auch mehrere) Stellen der Kloakenwand durchsetzen, indem sie sie einreißen und schließlich aus dem After hervortreten. Im äußeren Wasser beginnen sie sich sofort auf das mehrfache zu verlängern, wobei ihre Oberfläche gleichzeitig recht klebrig wird. Auf solche Weise vermögen sie selbst große angreifende Feinde zu umstricken und abzuwehren, wobei sie dann an ihrer Basis gewöhnlich abreissen. Die ansehnliche Streckung beruht jedenfalls hauptsächlich auf der Contraction ihrer Ringmuskulatur, doch könnte dabei vielleicht auch Quellung mitwirken.

Histologisches und Physiologisches. Das Darmepithel der Echinodermen ist meist überall ein hohes fasriges; nur im Enddarm (*Echinoideen, Asterien, Kloake der Holothurien*) bleibt es gewöhnlich niedriger, ebenso im Oesophagus der Spatangoideen. Meist wimpert das Epithel des gesamten Darms; doch sollen die Cilien, namentlich bei den Holothurien, stellenweise fehlen (besonders im Oesophagus und Magendarm, wo sich dann eine Cuticula findet). Zwischen den indifferenten faserartigen Wimper- oder Stützzellen treten Drüsenzellen von keulen-, flaschen- bis eiförmiger Getalt sehr verbreitet auf; diese einzelligen Drüsen sind bald alle gleich, bald verschiedener Art, so daß sich bei vielen Formen zwei- bis dreierlei unterscheiden lassen, nämlich *Schleimzellen* mit schwachkörnigem Plasma und *Könerzellen* mit zahlreichen Sekretkörnchen. Letztere Zellen werden meist als fermentabscheidende gedeutet. Drüsenzellen sollen häufig in allen Darmabschnitten auftreten, besonders reichlich aber im eigentlichen Darm und namentlich in dessen, als Magendarm bezeichnetem vorderen Abschnitt. Nur bei den Spatangoideen wurden in diesem Abschnitt auch mehrzellige, etwa flaschenförmige Drüsen reichlich gefunden. — Sowohl das Coecum der Spatangoideen als die Blinddärme der Echinoideen und Asterien sind reich an Drüsenzellen (besonders Körnerzellen).

In der Basalregion des Epithels findet sich wohl überall eine Nervenfaserschicht. Nach außen vom Epithel folgt eine Bindegewebslage, die, je nach der Stärke der Darmwand, dünn bis recht dick (z. B. viele Holothurien) sein kann. In ihr verbreiten sich die Blutgefäße (-lakunen), wenn solche vorkommen; häufig treten in ihr *Wanderzellen* auf, die auch in das Epithel eindringen, und aus denen, nach einer wahrscheinlich irrigen Meinung, die Drüsenzellen des letzteren zum Teil hervorgehen sollen. — Der äußeren Zone dieser Bindegewebslage ist die meist schwache Muskulatur eingelagert, welche gewöhnlich aus einer Schicht von Längs- und Ringfasern besteht; doch sollen die ersteren gewissen Regionen, so z. B. dem Vestibulum (Pharynx) der Echinoiden, den interradialen Blinddärmen der Asterien, dem Magen der Ophiuren, sowie den Crinoideen fehlen. Den Blinddärmen der Asterien wurde sogar jegliche Muskulatur abgesprochen, doch ist dies wohl irrig. — Die Lage beider Muskelschichten zueinander wechselt. Gewöhnlich liegen die Längsfasern, die meist in Bündeln angeordnet sind, innen, die Ringfasern außen. Bei gewissen Holothurien (*Aspidochiroten*, manchen *Synaptiden*) sowie den Asterien kehrt sich jedoch dies Verhalten um und kann sogar in den verschiedenen Darmregionen der ersteren wechseln, indem der Oesophagus und ein Teil des Magens die gewöhnliche, der Darm die umgekehrte Lagerung zeigt. — Auf die Muskellage kann noch eine äußere, dünne Bindegewebsschicht folgen, die besonders bei den Holothurien gut entwickelt, sonst jedoch meist nur schwach oder nicht ausgebildet ist. — Äußerlich wird der gesamte Darm von einem meist niedrigen wimpernden Peritonealepithel überkleidet, dessen drüsige Beschaffenheit an den Cuvierschen Schläuchen der Holothurien schon oben erwähnt wurde.

Im allgemeinen muß jedoch betont werden, daß sich die histologischen Angaben über den Darmapparat vielfach widersprechen und wenig klar sind, weshalb sich ein scharfes Bild in Kürze schwer entwerfen läßt.

Von *Physiologischem* werde hervorgehoben, daß Verdauungfermente im Darminhalt oder den Darmwänden, besonders dem Magen der Asterien, dem Darm der Seeigel und Holothurien, überall erwiesen wurden, und zwar sowohl Protease als Amylase und zum Teil (Asterien und Holothurien) auch Lipase, bei ersteren auch Invertase. Bei den Asterien sind die Blinddärme jedenfalls an der Fermentabscheidung besonders beteiligt, doch dürften sie in gewissem Grade auch resorbieren, obgleich feste Nahrung nicht in sie eindringt. — Das Coecum der Spatangoideen scheint eine ähnliche physiologische Function zu haben; jedenfalls beteiligt es sich an der Fermentabscheidung. — Daß auch die physiologischen Angaben über die Verdauung vielfach schwanken, ist begreiflich. — Mit der früher erwähnten Ausstülpung des Asterienmagens bei der Nahrungsaufnahme, die zu äußerer Verdauung großer Nahrungskörper (sogar Fische), die nicht völlig in den Magen aufgenommen zu werden vermögen, führen kann, scheint eine Giftwirkung verbunden zu sein, wie wir Ähnlichem bei den Octopoden begegneten.

6. Chordata.

Einleitung. Wie im Bau des Skelet- und Nervensystems, so tritt auch in dem des Darmapparats die Verwandtschaft zwischen den beiden hierhergehörenden Gruppen, den *Tunicaten* und *Vertebraten,* hervor. Bei beiden ist der Darm fast in ganzer Ausdehnung entodermaler Entstehung, d. h. die drei Abschnitte, welche sich auch hier unterscheiden lassen: *Vorder-, Mittel-* und *Enddarm,* gehen aus dem entodermalen Urdarm hervor; nur die äußersten Enden des Vorder- und Enddarms können durch eine meist geringfügige ectodermale Einsenkung ergänzt werden, welche am Vorderdarm die Mundhöhle, am Enddarm die Kloake ganz oder teilweise bilden. — Die prinzipielle Übereinstimmung im Darmapparat tritt ferner darin hervor, daß sich bei allen Tunicaten und den paläogenen wasserlebenden Vertebraten ein mehr oder weniger ansehnlicher vorderster Abschnitt des entodermalen Vorderdarms zu einem *Kiemen-* oder *Atemdarm* entwickelt, und zwar geschieht dies, wie wir es ähnlich schon bei den *Branchiotremata* (s. S. 102) unter den Oligomeren fanden, indem sich paarige spaltartige Durchbrechungen (*Kiemenspalten*) des Kiemendarms nach außen bilden, durch welche das mit der Mundöffnung aufgenommene Atemwasser abfließen kann, also ein regelmäßiger Wasserstrom durch den Kiemendarm fließt. — Wie wir finden werden, wird die Homologie des Kiemendarms beider Abteilungen der Chordaten noch durch gewisse übereinstimmende Einrichtungen in seinem Bau gegen jeden Zweifel gesichert. Ebenso darf es auch für wahrscheinlich gelten, daß die Übereinstimmung der Chordaten und der Branchiotremata hinsichtlich des Kiemendarms auf alten phylogenetischen Beziehungen beruht. — Auf den Kiemendarm folgt der übrige Darm, der auch als *nutritorischer* oder *Nahrungsdarm* bezeichnet wird. — Der Mund findet sich stets am Vorderende, verschiebt sich jedoch bei den Vertebraten gewöhnlich etwas ventral, was im allgemeinen auf stärkerem Auswachsen des dorsalen Mundrandes beruht. Der After lag wohl schon bei den Urformen ventral in gewisser Entfernung vor dem hinteren Körperende. Diese Lage bewahrt er bei den Vertebraten fast stets (abgesehen von Verkümmerung der Schwanzregion), während er bei den Tunicaten ans Hinterende, ja sogar dorsal verlagert werden kann. Wie schon Bd. I, S. 14—15 erörtert wurde, geht der After der Chordaten, speciell der der Vertebraten, aus einem Rest des Blastoporus hervor, doch wurde schon dort hervorgehoben, daß dies Verhalten wohl ohne prinzipielle Bedeutung ist.

Bei beiden Gruppen hängt damit noch eine sehr eigentümliche, hinsichtlich ihrer phylogenetischen Bedeutung bis jetzt unaufgeklärte Beziehung des hinteren Darmendes zu dem ursprünglichen Neuralrohr zusammen. Dieselbe besteht darin, daß, wie es besonders in der Entwicklung der Ascidien und der Acranier klar hervortritt, der Rest des Blastoporus als eine feine Öffnung auf der Dorsalseite, dicht vor dem Hinterende des Embryos liegt; wenn sich nun die Medullarwülste auf der Dorsalseite erheben, so umgreifen ihre Hinterenden den Blastoporus und indem sie sich schließen, gelangt letzterer in das Hinterende des Neuralrohrs. Das Hinterende des primitiven Darms mündet also dann durch einen feinen Kanal, der das Schwanzende der Chorda umfaßt, den *Canalis neurentericus* in das Hinterende

des Medullarrohrs. Dementsprechend setzt sich auch die primitive Darmanlage bis zum
Hinterende der ursprünglichen Schwanzregion fort, reicht also über den sich später bildenden
After (spec. Ascidien) nach hinten in die Schwanzregion weit hinein. Dieser *Schwanz-
oder postanale Darm* verkümmert jedoch später und schwindet. Bei den Vertebraten bildet
sich ein solch postanaler Darm ebenfalls aus, um später, samt dem Canalis neurentericus,
der sich in der Ontogenie in verschiedenem Grade der Deutlichkeit erhalten hat, wieder zu
schwinden. Während der After bei den Ascidien und Acraniern nicht aus dem ursprünglichen Blastoporus hervorgeht, sondern sich aus dem Hinterende des bleibenden Darms mittels
Durchbruch bildet, zeigen die cranioten Wirbeltiere, daß sowohl der Porus neurentericus als
der After aus dem Blastoporusrest hervorgehen, der erstere etwas vor dem letzteren, wie
dies besonders bei den Amphibien klar zu beobachten ist. — Der Mund tritt bei allen Chordaten als ein Durchbruch des vorderen Darmendes nach außen auf. Diese Erscheinung hat
besonders auf Grund der Hypothese, welche den Rücken der Chordaten mit der Bauchseite
der Wirbellosen (besonders der Anneliden) homologisiert, zu gewagten Spekulationen geführt,
indem der ursprüngliche Mund der Vertebraten teils der Hypophysenöffnung verglichen
wurde — eine Ansicht, die nun wohl definitiv aufgegeben scheint — teils einer oder zwei
vereinigten Kiemenspalten. Dies Problem kann vorerst nicht als gelöst betrachtet werden,
um so mehr, als es a priori große Schwierigkeiten bietet, sich den Ersatz des vielleicht
wichtigsten Organs des Tierkörpers durch ein neues vorzustellen. Aber auch innerhalb der
Vertebratenreihe selbst wurde die Homologie des Munds gelegentlich angezweifelt, indem der
der Acranier als verschieden von dem der Cranioten gedeutet wurde.

Wie schon hervorgehoben, ist der hintere Zusammenhang zwischen Darmrohr und
Medullarrohr, der sich bei allen Chordaten findet, bis jetzt phylogenetisch nicht aufgeklärt.
Es liegt in dieser Hinsicht nur eine Hypothese vor, welche dies Verhalten dadurch erklären
will, daß sie das Medullarrohr der Chordatenvorfahren als ein dorsales Ausleitungsrohr des Darms
deutet, dem der Neuroporus als dessen Öffnung gedient habe, worauf sich allmählich aus dem
Ectoderm dieses Rohrs das Rückenmark entwickelt habe. Es läßt sich nicht verkennen, daß
diese Hypothese wohl die einzige ist, die die Verhältnisse einigermaßen verständlich zu machen
vermöchte; die große Schwierigkeit, der sie jedoch begegnet, ist, daß sich keine Tierformen
finden, welche den von ihr vorausgesetzten ungefähr entsprächen.

Tunicata.

Kiemendarm. Die allmähliche Entwicklung des Darmapparats in diesem
Subphylum von einem ursprünglich recht einfachen Zustand bis zu hoher Komplikation läßt sich in der Reihe der lebenden Formen klar verfolgen, wenn auch
vorerst noch mancherlei Übergangsstufen hypothetisch ergänzt werden müssen. Im
allgemeinen gilt für die ganze Gruppe, daß der Kiemendarm (*Atemhöhle* oder *-sack*,
Pharynx) den größten Teil des Vorderdarms umfaßt, ja häufig den ansehnlichsten
Teil des ganzen Darms.

Den phylogenetisch ursprünglichsten Zustand zeigen die *Copelaten* (Appen-
dicularien), die zwar in mancher Hinsicht gewisse Rückbildungen erfahren
haben dürften, sicherlich aber nur mit Unrecht zuweilen als geschlechtsreif
gewordene, neotenische Ascidienlarven gedeutet werden, da sie sich von letzteren
in wesentlichen Punkten unterscheiden. Ihr Darmapparat entspricht denn auch
der Vorstellung, welche wir uns vom primitiven Tunicatendarm bilden können. —
Er beginnt am Vorderende des etwa walzenähnlichen, hinten häufig in verschiedenem Grad angeschwollenen Körpers mit einer ziemlich weiten Mundöffnung (s. Fig. 167), die, wie bei den Tunicaten überhaupt, häufig als *Ingestions-
oder Einströmungsöffnung* bezeichnet wurde. Diese zuweilen rundliche, häufiger

querspaltartige und meist mit queren Lippenvorsprüngen versehene Öffnung führt in den stark erweiterten Kiemendarm, der verschieden weit nach hinten reicht, indem sich sein Hinterende allmählich trichterartig verengert und meist ohne scharfe Grenze in den Nahrungsdarm übergeht. Der Querschnitt des Kiemen-

darms erscheint meist etwas dreieckig mit ventral gerichteter Basis (s. Fig. 168). Den Hauptcharakter dieses Abschnitts bildet ein Paar von *Kiemenspalten* oder *Spiracula*, die ihn mit der Umgebung in Verbindung setzen. Sie liegen etwas verschieden, bald mehr in

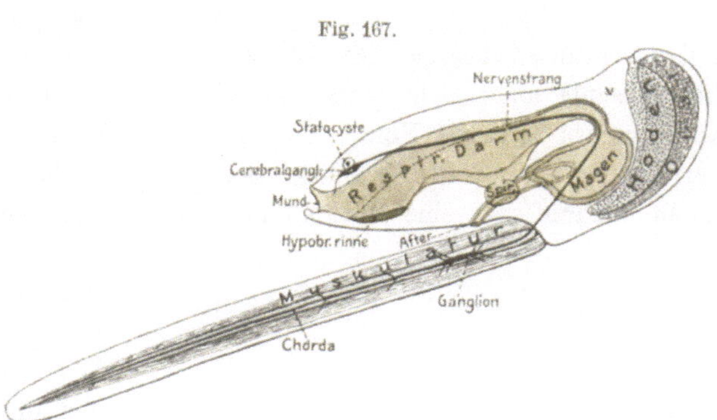

Oicopleura cophocerca. Schematische Ansicht von der linken Seite (nach FOL 1872). P. He.

seiner mittleren, bald mehr hinteren Region und ventrolateral bis ventral (s. Fig. 167). Gewöhnlich sind es etwa kreisrunde bis ovale Öffnungen, die nur selten lang schlitzförmig werden (*Kowalevskya* (Fig. 175, S. 247). Nach innen setzen sie sich in einen mäßig langen Kanal (*Spiracularkanal*) fort, der in

eine Aussackung des Kiemendarms übergeht. An dieser Übergangsstelle findet sich ein Ring ansehnlicher Zellen, die lange Cilienbüschel (*Wimperzapfen*) tragen, welche hauptsächlich die Wasserströmung hervorrufen, die gelegentlich auch in umgekehrter Richtung, nämlich durch die Spiracula ein- und den Mund austretend, verlaufen kann. Ontogenetisch entsteht das Spiraculum (besonders nach den Erfahrungen bei den Ascidien) durch eine Einsenkung des Ectoderms, der jedoch häufig eine Ausstülpung

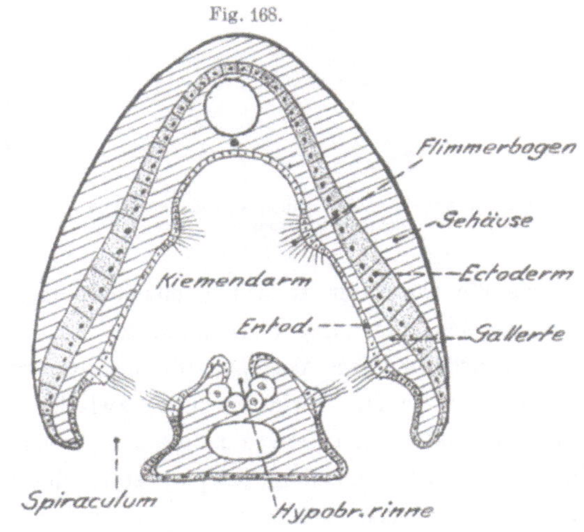

Schematischer Querschnitt durch den Rumpfabschnitt einer Appendicularie (nach SEELIGER in BRONN, Kl. u. Ordn.). C. H.

des entodermalen Kiemendarms entgegenkommt, und darauf folgenden Durchbruch an der Berührungsstelle beider Röhren. Die Grenze zwischen Ecto- und Entoderm im Spiraculum läßt sich schwer feststellen, doch ist wahrscheinlich, daß der erwähnte Wimperring noch entodermal, der Spiracularkanal dagegen ectodermal ist. — Der *Nahrungsdarm* entspringt in oben erwähnter Weise, zieht zuerst etwas nach hinten, wendet sich dann bald ventralwärts und nach vorn, um in der Ventrallinie, etwas vor, zwischen oder hinter den Spiracula, meist dicht vor der Schwanzbasis auszumünden.

Alle übrigen Tunicaten, mit einziger Ausnahme der *Lateralknospen* von *Doliolum*, unterscheiden sich von den Copelaten darin, daß der After und die Spiracula nicht mehr direkt auf der Körperoberfläche, sondern in eine im Körperinnern liegende Höhle, die in die Kloake führt, also erst durch deren Vermittlung nach außen münden. Bei jenen Doliolumknospen handelt es sich, soweit bekannt, um eine Rückbildung der ursprünglich vorhandenen Kloaken-

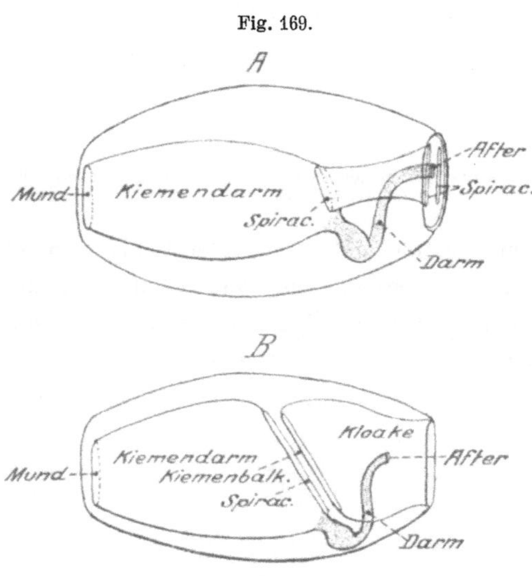

Schemata zur Ableitung der Salpen von einem copelaten-artigen Stadium.   Orig. O. B.

höhle, wodurch Spiracula und After wieder die äußere Lage erhielten (s. Fig. 177*B*, S. 253). — Wir besprechen in der folgenden allgemeinen Schilderung zunächst nur den Kiemendarm und die Kloake, deren Bau auch für die gesamte Körpergestaltung maßgebend erscheint. Der Nahrungsdarm wird später für die Gesamtgruppe gemeinsam besprochen werden.

Kiemendarm und Kloakenhöhle der Thaliaceen und Ascidien. Die in mancher Hinsicht ursprünglichsten, aber doch stark einseitig ausgebildeten Einrichtungen dürften sich bei den *Thaliaceae* (Salpen) erhalten haben, die wie die Copelaten freischwimmende, pelagische Formen blieben.

Um den Bau ihres Darmapparates zu verstehen, müssen wir von einer copelatenartigen Form ausgehen, die den Ruderschwanz verlor, wobei sich das Paar der Spiracula, sowie der etwa zwischen ihnen gelegene After, an das Hinterende oder sogar etwas an dessen dorsale Fläche verlagerten (s. Schema Fig. 169 *A*). Die allgemeine Körpergestalt blieb etwa walzen- bis tönnchenförmig (*Doliolum*), bei den eigentlichen Salpen jedoch häufig mit mancherlei Besonderheiten, mit Auswüchsen und sonstigen Modifikationen.

Wir nehmen nun an, wofür auch die Ontogenie spricht, daß sich die hintere Körperregion, auf welcher der After nebst den beiden Spiracula liegt, allmählich nach vorn zu ins Körperinnere einsenkte, so daß hinter und etwas dorsal vom Kiemendarm eine vom eingesenkten Ectoderm ausgekleidete Höhle, die spätere *Kloakenhöhle* entstand, welche schließlich nahezu den Umfang der Kiemenhöhle erreichte, sowie durch eine relativ weite, direkt caudal oder dorsocaudal gelegene Kloakenöffnung (*Egestions-* oder *Ausströmungsöffnung*) nach außen führte. Die beiden ursprünglichen Spiracula sowie ihre Kanäle, die sich nun in den Boden der Kloakenhöhle öffneten, erweiterten sich bei den eigentlichen Salpen gleichzeitig sehr, sowohl in Breite als Höhe, so daß die Kloakenhöhle schließlich durch zwei große Öffnungen in die Kiemenhöhle mündet, welche Öffnungen oder Spiracula nur durch einen in der Medianebene verlaufenden schmalen, schief von vorn und dorsal nach hinten und ventral absteigenden balkenartigen und blutreichen Strang, den *Kiemenbalken* voneinander gesondert werden (s. Schema Fig. 169 *B*). Mit der Vertiefung der Kloakenhöhle senkten sich auch der After und die Mündungen der Geschlechtsorgane, die in seiner Nähe liegen, tief in die Kloake hinab und finden sich schließlich entweder auf ihrem Boden oder lateral, ja selbst an ihrer Decke (Fig. 174, S. 246). Auf die geschilderte Weise lassen sich die Einrichtungen des Kiemendarms und der Kloake der Salpen wohl am einfachsten ableiten.

Mit den typischen Salpen, deren Verhältnisse wir eben erörterten, sind die tönnchenförmigen *Dolioliden* nahe verwandt (s. Fig. 177 *A*, S. 253). Auch sie besitzen hinter der Kiemenhöhle eine tiefe Kloakenhöhle, welche durch eine, der weiten Mundöffnung genau gegenüberstehende große Kloakenöffnung nach außen führt. Der wesentliche Unterschied von den Salpen besteht darin, daß Kiemen- und Kloakenhöhle durch eine dünne Scheidewand, die etwas schief von der Dorsal- nach der Ventralseite hinabsteigt, oder auch nach hinten zu tief eingebuchtet sein kann, geschieden werden. Diese Scheidewand wird beiderseits von je einer dorsoventralen Reihe querer schmaler Spalten durchsetzt, welche die Kommunikation zwischen der Kiemen- und Kloakenhöhle herstellen. Es ist klar, daß diese beiden Spaltreihen im allgemeinen je einer der beiden Spiraculumöffnungen der Salpen entsprechen. Wie sie aber aus diesen hervorgingen, bleibt vorerst etwas unsicher. Entweder könnte dies so geschehen sein, daß sich jedes der beiden ursprünglichen Spiracula durch Einwachsen brückenartiger querer Fortsätze in eine Spaltenreihe teilte, ein Vorgang, wie er bei Ascidien gewöhnlich vorkommt, oder es könnten sich auch neben jedem primären Spiraculum durch selbständigen Durchbruch eine Anzahl neuer gebildet haben.

Für letztere Auffassung spricht die Erfahrung, daß sowohl in der Ontogenie als bei der Knospenfortpflanzung ursprünglich nur wenige (4) Spalten in jeder Reihe auftreten, die sich auch bei gewissen Generationen allein erhalten können, während bei anderen dorsal und ventral von ihnen successive zahlreiche neue auftreten, so daß die Spaltenzahl sich bis auf etwa 100 erhöhen kann. Anscheinend entstehen diese neuen Spalten durch Durchbruch zwischen der Kiemen- und Kloakenhöhle, also selbständig. Da jedoch bei den Ascidien Ähnliches vorkommt, was aber bei genauerer Einsicht auf einen ursprünglichen Teilungsvorgang einer Spalte rückführbar erscheint, so liegt die Möglichkeit dieser Deutung auch für die Vielspaltigkeit der Dolioliden vor, ja ist wohl das wahrscheinlichere.

Die Angehörigen der umfangreichen *Ascidien*klasse haben das freie Leben, welches sie im copelatenartigen Larvenzustand (der sich auch bei den Dolioliden erhielt) in der Regel noch zeigen, aufgegeben und sich mit dem ursprünglichen

Vorderende festgeheftet. Doch tritt bei den meisten Formen allmählich eine Verschiebung der Anheftungsstelle ein, wodurch sie am erwachsenen Organismus meist zu einer hinteren wurde. Die Körpergestalt verblieb im allgemeinen walzen- bis sackartig. Die Kiemen- sowie die Kloakenhöhle wurden in mancher Hinsicht charakteristisch ausgebildet, indem eine mehr oder weniger weitgehende Vermehrung der Spalten auftrat, und damit auch eine Umgestaltung der Kloakenhöhle. Da diese Spaltenvermehrung, sowohl in der Ontogenie als der ungeschlechtlichen Fortpflanzung successive erfolgt, so läßt sich kaum bezweifeln, daß die Urformen, von welchen die Ascidien ausgingen, gleichfalls nur ein Paar Spiracula besaßen wie die Copelaten; ganz bestimmt beobachtet wurde dieser Zustand jedoch in der Ontogenie vorerst nicht, vielmehr ist die geringste Zahl der sicher beobachteten Spiracula zwei Paare, und diese scheinen mittels Durchbruch selbständig zu entstehen.

Fig. 170.

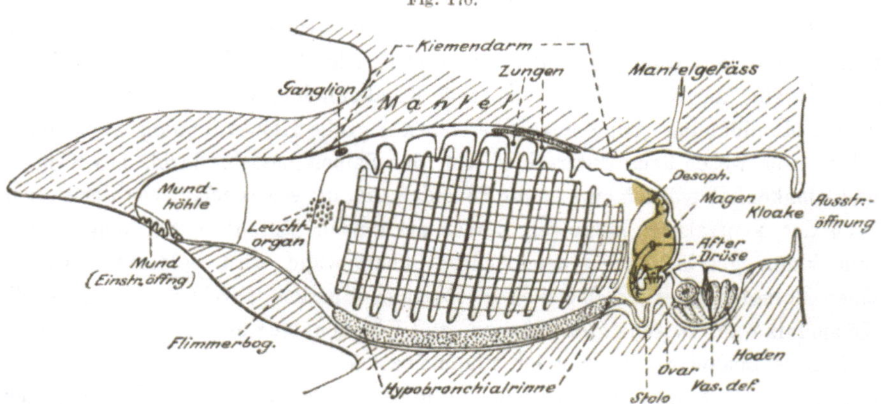

Pyrosoma giganteum. Ein Individuum einer Kolonie in linksseitiger Ansicht, etwas schematisch (nach SEELIGER 1895).   O. B.

Die Kiemenhöhle beginnt mit einer meist runden Mundöffnung, die sich häufig röhrenartig erhebt (*Sipho*) und deren Rand lappenartig eingeschnitten ist sowie gewöhnlich etwas nach innen einen Kranz von Tentakelchen trägt (Fig. 170). Die anschließende Kiemenhöhle ist meist sehr weit sackartig und reicht in verschiedenem Grad nach hinten. Bei langgestreckten Formen, besonders den stockbildenden, durchzieht sie nur einen beschränkten Teil der vorderen Körperregion (Fig. 178, S. 125), bei anderen dehnt sie sich allmählich immer mehr nach hinten aus, ja reicht bei zahlreichen *Monascidien* bis in das hintere Körperende (Bd. I, S. 422, Fig. 286 *A*), so daß der Nahrungsdarm, der ursprünglich die gerade Fortsetzung des Kiemendarms bildet, ganz auf dessen Seite gedrängt wird, also nun großenteils bis ganz neben ihm liegt.

Daß es vereinzelte Ascidien gibt, deren Kiemendarm sehr verkümmert ist (so z. B. *Aphanibranchion* und einige noch später zu erwähnende Genera), sei nur kurz betont.

Die *Kloakenöffnung* rückte bei allen Ascidien auf die Dorsalseite und ziemlich weit nach vorn, häufig sogar dicht hinter den Mund (Fig. 178, S. 255), was jeden-

falls, wie in ähnlichen schon besprochenen Fällen, von besonderen Wachstumsvor-
gängen herrührt. — Ontogenetisch entsteht die Kloakenhöhle als ein Paar dorso-
lateraler Ectodermeinstülpungen (*Peribranchialeinstülpungen* oder -*röhren*), deren
Öffnungen sich allmählich in der dorsalen Mittellinie nähern und schließlich ver-
schmelzen. Diese Einstülpungen entsprechen wohl sicher den beiden ectodermalen
Teilen der Spiracula der Copelaten, wodurch ja auch die Annahme der ursprüng-
lichen Einpaarigkeit der Kiemenspalten wesentlich gestützt wird. Die dorsalen
Teile beider Einstülpungen verschmelzen aber allmählich zu einer gemeinsamen
Höhle, weshalb die gesamte Kloakenhöhle der Ascidien häufig nur von diesen
Einstülpungen oder den Spiracularkanälen der Copelaten abgeleitet wird. Dies ist

jedoch nicht wohl
möglich, da der
Enddarm stets in
den dorsalen ein-
heitlichen Teil der
fertigen Kloaken-
höhle mündet, was,
wie bei den Salpen,
nur so entstehen
konnte, daß sich
in der Phylogenese
zu den paarigen
Einstülpungen se-
kundär noch eine
unpaare Kloaken-
einstülpung ge-
sellte, die den
After und die Ge-
schlechtsöffnungen
in die Tiefe der

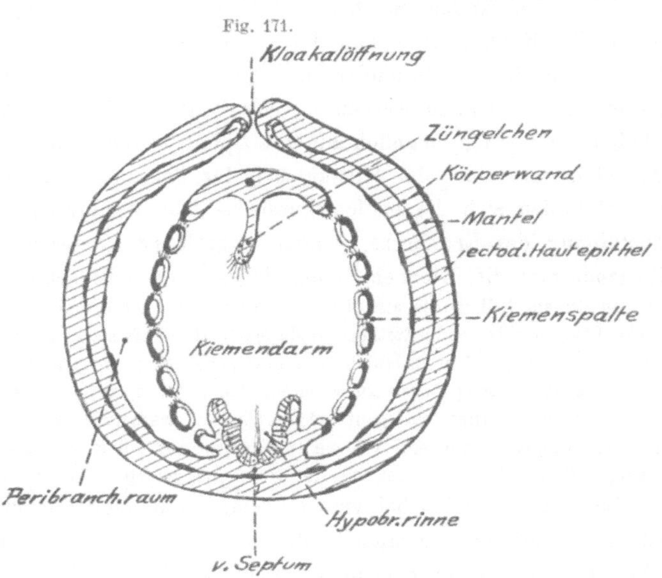

Schematischer Querschnitt durch eine junge Clavelina (nach Seeliger
in Bronn, Kl. u. Ordn.).　　　C. H.

Kloake führte. Auch wurde eine solche unpaare Kloakeneinstülpung in der
Ontogenie mehrfach angegeben, von anderen aber geleugnet; obgleich auch sie
zugeben, daß am Aufbau des fertigen Kloakensiphos, denn die Kloakenöffnung
erhebt sich meist schornsteinartig, das Ectoderm durch Einstülpung teilnimmt.
Es scheint also unabweisbar, daß ein erheblicher Teil der dorsalen einheitlichen Kloakenhöhle der erwachsenen Ascidien durch nachträgliche unpaare
ectodermale Einsenkung entstanden sein muß.

Die beiden ursprünglichen Spiraculareinstülpungen treten jederseits, etwa
dorsolateral, mittels zweier spaltartiger Durchbrechungen mit der Kiemenhöhle
in Verbindung; bald aber beginnt eine Vermehrung der Spalten, die schließlich
durch ihre fortgesetzte Quer- und Längsteilung so ansehnlich werden kann,
daß fast die ganze Wand des Kiemendarms gitterförmig durchbrochen erscheint.
— Die beiden ventrolateralen Teile der Kloakenhöhle, in welche sich die ersten

Spalten öffnen und die den beiden ursprünglichen Einstülpungen entsprechen,
umwachsen in dem Maße, als sich die Spalten vermehren, allmählich nach vorn
und hinten, sowie ventralwärts, den ganzen Kiemendarm und stoßen in dessen
ventraler Mittellinie von beiden Seiten zusammen, indem durch die Verwachsung
ihrer Wände hier ein Längsseptum entsteht, welches die Körperwand mit der
Ventrallinie des Kiemendarms verbindet (Fig. 171). So wird der ganze
Kiemendarm in einen Hohlraum eingeschlossen, der sich dorsal in die eigentliche Kloakenhöhle fortsetzt und von ihr gewöhnlich als *Peribranchialraum*
unterschieden wird, obgleich er morphologisch eigentlich ihre direkte Fortsetzung darstellt.

Wir beschränken uns hier auf diese kurze Darlegung der Grundzüge im
Aufbau des Kiemendarms und der Kloake der Ascidien, indem wir erst später
auf die Einzelheiten, besonders auf den Bau und die Entstehung der Kiemenspalten zurückkommen werden. — Ein Punkt verdient noch besonders hervorgehoben zu werden, nämlich die prinzipiell abweichende Entstehung des Peribranchialraums und der Kloake bei der Knospenfortpflanzung der Ascidien.
Hierbei bilden sich die beiden Spiracula- oder Peribranchialröhren nicht durch
Einstülpung des Ectoderms, sondern durch zwei laterale Ausstülpungen des
Kiemendarms; die Kloakenöffnung dagegen entsteht sekundär.

In diesem Fall würde also das die Peribranchialhöhle und einen erheblichen Teil der
Kloakenhöhle auskleidende Epithel entodermaler Herkunft sein, bei der ontogenetischen Entwicklung dagegen, welche jedenfalls der phylogenetischen entspricht, ectodermaler. Der Ver-
such, diese Abweichung daraus zu erklären, daß sich am Aufbau der Spiracula ursprünglich
auch Entoderm beteilige, stößt auf Schwierigkeiten, weshalb es wahrscheinlicher ist, daß hier
eine der Anomalien vorliegt, wie sie in Hinsicht auf die Keimblätterfrage auch für andere
Organe, z. B. das Nervensystem, bei der Knospenentwicklung der Tunicaten auftreten.

Bekanntlich spielt bei vielen Ascidien die ungeschlechtliche Fortpflanzung
und die damit zusammenhängende Kolonie- oder Stockbildung eine wichtige
Rolle; ebenso kommt Knospung auch bei den Thaliaceen vor und bedingt
hier den eigentümlichen, besonders bei den Dolioliden sehr komplizierten
Generationswechsel. Bei der Koloniebildung der Ascidien wird auch der
Darmapparat, besonders die Kloakenhöhle, häufig in eigentümlicher Weise
modifiziert. Es genügt hervorzuheben, daß dabei oftmals durch sekundäre
Einsenkung der Kolonieoberfläche Räume entstehen, in welche sich die Kloaken-
höhlen zahlreicher, um sie gelagerter Individuen öffnen, so daß letztere also,
wie man gewöhnlich sagt, eine gemeinsame Kloake besitzen. — Einen besonders
eigentümlichen derartigen Fall zeigt die entweder mit den Ascidien oder den
Salpen in nähere Beziehung gebrachte Gruppe der *Salpaeformes* oder *Luciae*
(Gattung *Pyrosoma*), die eine etwa fingerhutförmige frei schwimmende Kolonie
darstellen, deren Individuen sich in der Koloniewand so gruppieren, daß die
Kloaken sämtlicher Individuen in die innere Koloniehöhle münden, die somit
die gemeinsame Kloakenhöhle aller Individuen bildet (s. Fig. 172). Der Darmapparat der Einzelindividuen schließt sich im allgemeinen dem der Ascidien
an, doch wird auf seine Bildung noch später einzugehen sein.

Der *Kiemendarm* (*Pharynx*) der Tunicaten erscheint abgesehen von den Kiemenspalten noch durch besondere Einrichtungen charakterisiert, die fast allgemein verbreitet sind.

Die *Mund-* oder *Einströmungsöffnung* führt zunächst in eine Anfangsregion des Kiemendarms, welcher die Kiemenspalten fehlen, weshalb sie als *Präbranchialzone* bezeichnet wird. Der Beginn dieser Zone wird, besonders bei den Ascidien, als Mundhöhle unterschieden, obgleich er hinten gewöhnlich nicht scharf von der Branchialzone abgegrenzt ist. Die Unterscheidung basiert hauptsächlich darauf, daß dieser vorderste Abschnitt großenteils durch eine sekundäre ectodermale Einstülpung gebildet wird; doch läßt sich eine scharfe Grenze des eingestülpten Ectoderms kaum angeben. Bei den Ascidien dürfte er etwa bis zu dem erwähnten Tentakelkranz reichen. — Langröhrenförmig wird diese Mundhöhle bei manchen *Pyrosomen* (Fig. 170), so daß man hier, sowie bei gewissen Ascidien, sogar von einem Mundkanal spricht. —

Fast ausnahmslos (nicht bei der Copelate *Kowalevskya*) findet sich in der ventralen Mittellinie des Kiemendarms ein besonderes Organ, die *Hypobranchialrinne* oder der *Endostyl*. Im allgemeinen handelt es sich um eine Längsrinne,

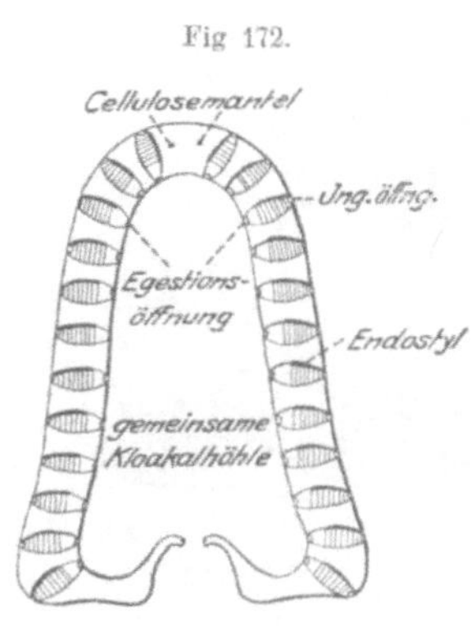

Fig. 172.

Schematischer Längsschnitt durch einen Pyrosomenstock. Die Dorsalseiten der Individuen sind stets der Stockbasis zugekehrt (nach Neumann in Bronn, Kl. u. Ordn.). C. H.

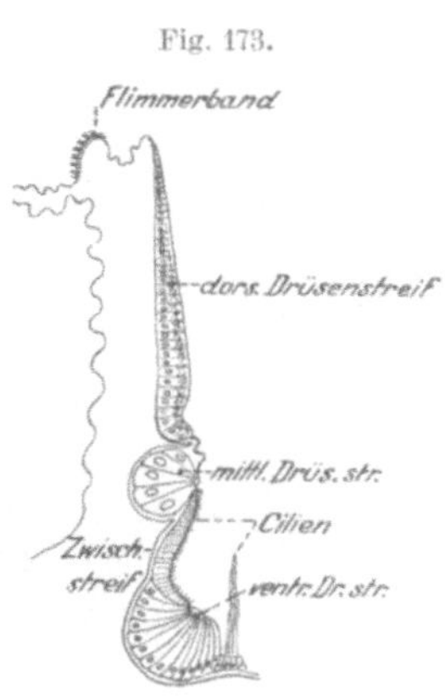

Fig. 173.

Salpa costata-thilesii, eine Hälfte des Querschnitts durch die Hypobranchialrinne. Orig. O. B.

die durch Ausstülpung des Entodermepithels der Wand entsteht und nur durch einen beschränkten Anteil oder fast den ganzen Kiemendarm bis nahe an den Oesophaguseingang, zieht. Ihre Epithelzellen modifizieren sich teils zu Drüsenteils zu Wimperzellen (s. Fig. 173). Die Rinne sondert Schleim ab, der bei der Nahrungsaufnahme eine wichtige Rolle spielt. —

Bleibt die Hypobranchialrinne kurz wie bei den meisten *Copelaten* (Fig. 167, S. 239), manchen *Salpen* und *Doliolum* (Fig. 177 *A*, S. 253), so beschränkt sie sich gewöhnlich auf die vordere Hälfte des Kiemendarms, kann jedoch ausnahmsweise dessen hintere Hälfte einnehmen (so bei den Lateralknospen von *Doliolum*, Fig. 177 *B*). Die schwache Entwicklung der Rinne der Copelaten dürfte wahrscheinlich auf Reduktion beruhen. Häufig, besonders bei den Ascidien, Salpen und Pyrosomen, erhebt sich die Hypobranchialrinne in ihrer Gesamtheit, besonders aber mit ihren lateralen Rändern, stark in die Kiemenhöhle, so daß das Organ als eine Längsleiste in letztere vorspringt. — Die Rinne öffnet sich durch einen Längsspalt oder -schlitz in die Kiemenhöhle; doch ziehen sich ihr Vorder- und Hinterende häufig etwas blindsackartig aus. Nur bei einzelnen Copelaten (*Fritillaria pellucida*) ist sie so weit abgeschlossen daß sie nur durch eine kleine Öffnung mit der Kiemenhöhle kommuniziert, also ihre beiden Blindsäcke relativ lang werden. — Bei guter Entwicklung

(z. B. *Ascidien* und *Salpen*) wird die Rinne von einer ansehnlichen Zahl längsgerichteter
Epithelzellenreihen gebildet, die, wie gesagt, teils zu hohen und großen unbewimperten Drüsenzellen, teils zu meist etwas niederen Wimperzellen differenziert sind. Gewöhnlich lassen sich
dann in jeder Seitenwand der Rinne drei Längsreihen solch großer, etwas eingesenkter Drüsenzellen unterscheiden, zwischen denen zwei Längsstreifen kurz bewimperter Flimmerzellen
liegen (Fig. 173). Am Boden der Rinne findet sich dann ein schmaler Medianstreif niederer
Flimmerzellen, die sehr lange Cilien tragen, welche gewöhnlich durch die ganze Höhe der
Rinne emporsteigen und jedenfalls hauptsächlich den abgesonderten Schleim nach vorn befördern (Fig. 171, S. 243).

Dieser Bau kann jedoch zahlreiche Modifikationen erfahren, deren genauere Erörterung
zu weit führen würde. — Die Hypobranchialrinne der *Copelaten* erscheint, wie gesagt, stark
vereinfacht; so besteht sie bei gewissen Formen insgesamt nur aus sechs Zellreihen, von denen
je eine jederseits kurze Cilien trägt; bei den meisten sinkt die Zahl der Zellreihen auf vier

Fig. 174.

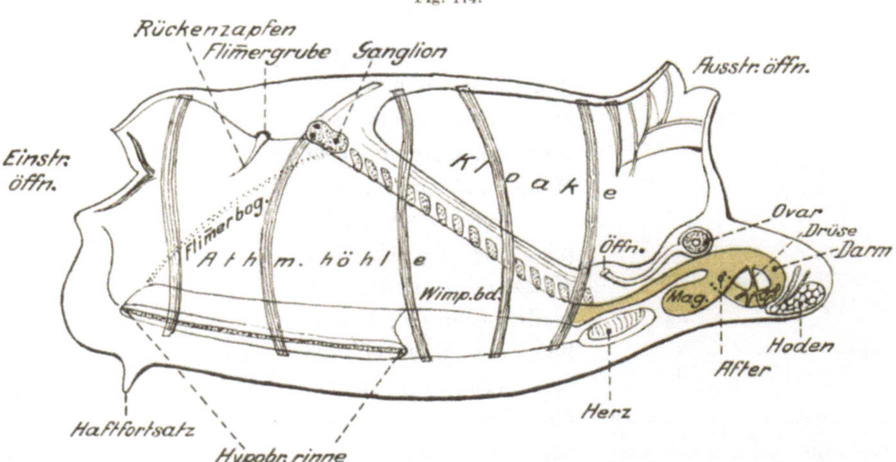

Salpa democratica-mucronata. Geschlechtstier von links (nach SEELIGER 1885 etwas verändert).
O. B.

(jederseits zwei) herab, und schließlich gibt es sogar solche, deren Rinne nur aus zwei Reihen
großer Drüsenzellen besteht. Der Medianstreif mit langen Cilien scheint den Copelaten zu
fehlen.

Die beiden Seitenränder der Hypobranchialrinne gehen in das niedere
Epithel über, das den Kiemendarm im allgemeinen auskleidet; längs dieser
Ränder trägt jedoch das hier etwas verdickte Epithel Cilien, so daß jederseits
des Rinnenspalts ein längsgerichtetes Flimmerband bis zum Vorderende der
Rinne zieht (Fig. 173), wo die beiden Bänder an der zugehörigen Seitenwand
der Kiemenhöhle als *Flimmerbogen* (*Flimmerrinne* oder *-reif, -furche, Coronal-
furche, Peripharyngealband*) bogenförmig dorsal emporsteigen zur Gegend der
früher (s. Bd. I, S. 545 ff.) besprochenen Flimmergrube in der dorsalen Mittellinie der Kiemenhöhle (Fig. 174 u. Fig. 177, S. 253). Sie umgreifen die
Grube beiderseits und vereinigen sich meist in geringer oder größerer (*Salpen*)
Entfernung hinter ihr miteinander. Von hier aus zieht der nun unpaar gewordene Flimmerbogen als *Epibranchialrinne* mehr oder weniger weit in der

Dorsallinie des Kiemendarms nach hinten. Bei den Dolioliden umgreifen die Dorsalenden der beiden Flimmerbögen die Flimmergrube vor ihrer Vereinigung spiralig. — Der Flimmerbogen, der nur einzelnen Copelaten fehlt, wird im einfachsten Fall nur aus mehr oder weniger erhöhten Flimmerzellen gebildet. Bei zahlreichen Ascidien und manchen Salpen gesellt sich zu ihm noch eine dicht vor ihm liegende Falte (Ringfalte), als Erhebung der Wand des Kiemendarms, die mit dem Flimmerbogen bis zur Flimmergrube aufsteigt, wo sich die beiderseitigen Falten ebenfalls vereinigen.

So entsteht in diesem Fall zwischen dem Bogen und seiner Falte eine Rinne (*Flimmerrinne, Sillon pericoronale*). — Hinter der Flimmergrube der Ascidien erhebt sich in der Dorsallinie der Kiemenhöhle eine großenteils bewimperte Längsfalte (*Dorsalfalte*), die bis zum Oesophaguseingang, ja manch-

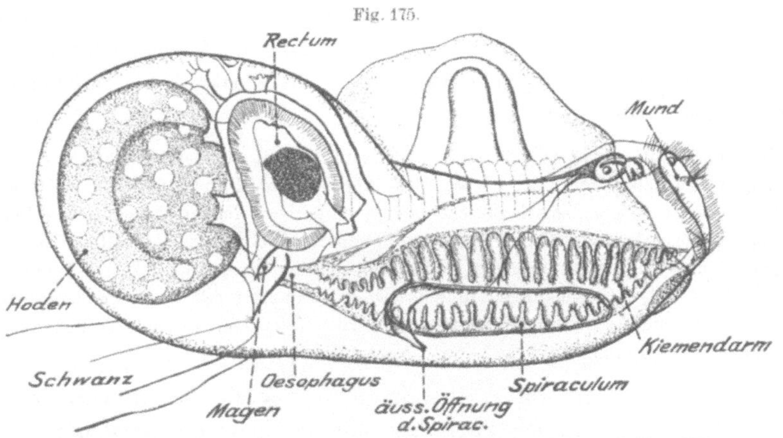

Kowalevskya tenuis (Appendicularie) von rechts gesehen (nach Fol 1872). C. H.

mal noch linksseitig über ihn hinaus reicht, und zu der zuweilen noch eine rechte Falte tritt, so daß eine dorsale Mundrinne zwischen beiden Falten zum Oesophagus führt. Die oben erwähnte Epibranchialrinne setzt sich gewöhnlich auf die Dorsalfalte fort. Der freie Rand dieser sich verschieden hoch erhebenden Dorsalfalte ist häufig gezackt oder mit ein bis zwei Reihen tentakelartiger Fortsätze versehen (*Rückenzapfen, Languettes*) und die Falte selbst häufig quer gerippt.

Eine Reihe der erwähnten Rückenzapfen (*Zungen*) kommen auch den *Pyrosomen* zu (Fig. 170, S. 242); dagegen findet sich bei den *Salpen* gewöhnlich nur ein einziger solcher Fortsatz an der Flimmergrube (Fig. 174). Unter den *Copelaten* zeigt nur die Gattung *Kowalevskya* Ähnliches. Sie besitzt an der Wand des Kiemendarms jederseits zwei Längsreihen tentakelartiger Fortsätze, eine dorsal und eine ventral vom Spiraculum; es scheint, daß diese hier wahrscheinlich einzelligen Fortsätze eine Art Filter am Spiraculum bilden (Fig. 175).

Die, wie bemerkt, häufig stark vorspringende Hypobranchialrinne geht hinten in eine flimmernde Längsfalte der Ventrallinie des Kiemendarms über (*Flimmerband* oder *Retropharyngealband*), die bis zum Oesophaguseingang zieht und ihn als *Perioesophagealband* umgreifen kann. Auch zu diesem Flimmerband kann sich bei den Ascidien noch eine Parallelfalte (Leiste) gesellen, wodurch zwischen ihnen eine Retropharyngealrinne entsteht, die zum Oesophagus führt. Eins dieser beiden Bänder geht zuweilen direkt in die Dorsalfalte über.

Wie schon erwähnt, sondert die Hypobranchialrinne Schleim ab, dessen Hauptmenge durch die Cilien nach ihrem Vorderende befördert wird, um sich dann allmählich, jedenfalls unter Mitwirkung der Epipharyngealrinne und der Dorsalfalte (welch letztere und die Flimmerbögen bei den Ascidien mit Schleimzellen versehen sein können), zum Oesophaguseingang und in diesen hinein herabzusenken. Indem der Schleim kleine mit dem Atemwasser zugeführte Organismen festhält, dient er als Mittel zum Nahrungsfang. Ein Teil des Schleims tritt jedoch aus dem Hinterende der Hypobranchialrinne aus und wird von dem Retropharyngealband direkt zum Oesophagus geleitet.

Da das allgemeine Verhalten der Kiemenspalten und ihre Beziehungen zur Kloakenhöhle schon oben besprochen wurde, so handelt es sich noch darum, die Einzelheiten etwas näher zu erörtern. — Die Entstehung des *Kiemenbalkens* (oder *-bands*) der *Salpen* wurde schon früher besprochen. Wie bemerkt wird er von zahlreichen Bluträumen durchzogen und flimmert großenteils. Aus seiner Entstehung geht hervor, daß seine ventrale, gegen die Kiemenhöhle schauende Fläche von Entodermepithel, die dorsale, gegen die Kloakenhöhle gerichtete, vom Ectoderm überkleidet wird.

Im Querschnitt ergibt er sich als vielfach längsgefaltet, und seine ventrale Hälfte, die faltenartig verschmälert sein kann, auch wohl der erwähnten Dorsalfalte der Ascidien entspricht, ist in der Fläschenansicht anscheinend quer gerippt, indem sie zahlreiche Vertikalreihen ansehnlicher Wimperzellen mit großen Wimperbüscheln trägt. Ungefähr in der Mittellinie jeder Seitenfläche zieht über den ganzen Balken eine Längsreihe feiner Öffnungen hin, die in taschenförmige Einsenkungen führen. Diese Bildungen mit den sekundären Kiemenspalten, wie sie sich etwa bei Doliolum finden, zu vergleichen, was gelegentlich geschehen ist, erscheint unbegründet.

Wie oben erwähnt wurde, tritt in der Ontogenie der *Ascidien* zunächst in der Regel ein Stadium mit zwei Paar lateraler Spiracula (*Protostigmen*) auf, dem jedoch bei einzelnen Formen ein den Copelaten entsprechender Zustand mit einem einzigen Paar vorausgehen soll. Aus diesem Zustand entwickelt sich allmählich der kompliziertere, ja häufig sehr hoch komplizierte, der Erwachsenen. Über die Entstehung des fertigen Zustands, besonders die Vermehrung der Spalten, welche stets eintritt, bestehen jedoch mancherlei Meinungsverschiedenheiten. Einerseits wird die Ansicht vertreten, daß, besonders bei der Mehrzahl der *Synascidien*, die neu hinzutretenden Spalten durch selbständigen Durchbruch der beiden Anlagen der Peribranchialhöhlen in den Kiemendarm entstehen, andererseits dagegen die Meinung verteidigt, daß alle neuen Spalten aus Teilung der beiden ersten Paare hervorgehen. Eine Konsequenz der letzteren Ansicht wäre jedenfalls, daß sich auch die ersten beiden Paare durch Teilung *eines* ursprünglichen bildeten. Die Ansicht, daß die sekundären Kiemenspalten der erwachsenen Ascidien, die wir, wie es häufig geschieht, zum Unterschied von den beiden ursprünglichen Spiracula als *Stigmen* bezeichnen wollen, alle aus der Vermehrung eines primären Paares, das jenem der Copelaten entspricht, entstehen, findet darin eine Stütze, daß Vermehrung der Spalten durch Quer- wie Längsteilung bei den *Monascidien* sicher vorkommt. Daß ferner die

Entstehung neuer Spalten durch selbständige Perforation bei den *Synascidien* ernstlich bestritten wird, indem in solchen Fällen (wie es auch bei den *Monascidien* vorkommt) die Teilung stark modifiziert erscheine, d. h. durch eine Art Sprossung oder Divertikelbildung aus dem Rand der sich vermehrenden Spalten geschehe. Wir möchten daher annehmen, daß alle Stigmen der Ascidien aus der successiven Vermehrung eines ursprünglichen Spiraculapaares entstehen.

Der verhältnismäßig einfache Zustand des Kiemendarms, wie er sich besonders bei den *Synascidien* gewöhnlich findet, entsteht aus den beiden ursprünglichen hintereinander gelegenen Spaltenpaaren (*Protostigmen*) derart, daß sich jede Spalte in der Längsrichtung des Tierkörpers mehrfach teilt, bzw. vermehrt, so daß aus jeder Spalte eine Querreihe von Stigmen hervorgeht, die sich bei der weiteren Entwicklung ventral bis nahe an die Hypobranchialrinne erstrecken. Es wurde sogar eine mit *Clavelina* verwandte Form (*Archiascidia*) bekannt, die nur zwei solcher querer Spaltenreihen besitzt, die also der nur mit zwei Spiraculapaaren versehenen Ausgangsform am nächsten stünde, wenn nicht etwa Rückbildung vorliegt, was auch vermutet wurde. Da aber gewöhnlich auch eine Querteilung (d. h. eine Teilung in der Längsrichtung der Spalte, also in der Querrichtung des Tierkörpers) einer oder der beiden ursprünglichen Spalten, bzw. der aus ihnen hervorgegangenen Querreihen stattfindet, so vermehrt sich die Zahl der queren Stigmenreihen in verschiedenem Grade. So begegnen wir unter den *Synascidien* Formen mit drei bis 20 Querreihen, so daß fast die ganze Darmwand von Stigmen gitterförmig durchsetzt wird. — Bei den *Monascidien* und gewissen stockbildenden geht der Zustand mit zwei noch nicht weiter geteilten Spaltenpaaren (*Protostigmen*) zunächst in einen folgenden über, der durch eine dritte hinterste Spalte, die wohl durch Teilung aus der zweiten entstand, charakterisiert wird. Aus diesem Stadium leitet sich dann ein solches ab, das jederseits hintereinander sechs Protostigmen besitzt, die durch eine eigentümliche Längsteilung der drei ersteren entstehen; nämlich so, daß das Ventralende jeder der drei Spalten, sich dorsal emporkrümmend, längs der Spalte hinaufwächst, worauf der ursprüngliche ventrale Zusammenhang der beiden neugebildeten Spalten schwindet. Jede dieser sechs Spalten zerlegt sich nun durch Längsteilung in eine Querreihe, und indem sich diese Querreihen successive mehrfach querteilen, kann die Querreihenzahl ungemein groß werden (bis 250, ja 500), was natürlich auch mit der bedeutenderen Größe dieser Ascidien zusammenhängt. Auch die Zahl der Stigmen in einer Querreihe hängt von der Größe der Tiere ab; sie bleibt bei den Synascidien im allgemeinen geringer (etwa 3 bis 16), bei den Monascidien kann sie bis auf 500 (*Phallusia*) steigen. — Da die Stigmen fast immer in regelmäßigen Querreihen angeordnet sind, so bleiben zwischen ihnen quere Zwischenstreifen der Kiemendarmwand (*Interspiracular*- oder *Interstigmal*zonen), indem sich jede der ursprünglichen Querreihen der Monascidien successive in mehrere neue Querreihen teilt, welche durch etwas verschieden breite Querzonen gesondert werden, lassen sich Interstigmalzonen verschiedener Ordnung unterscheiden. In

diesen Zonen verlaufen die queren (ringförmigen) äußeren Blutgefäße, ebenso
wie in den Brücken, welche die einzelnen Stigmen der Querreihen scheiden, die
äußeren Längsgefäße, die natürlich die Quergefäße untereinander verbinden.

Die einzelnen Stigmen (Kiemenspalten) der Querreihen sind meist Längsschlitze, seltener
rundlich bis viereckig; in wenigen Fällen sind sie schräg gestellt, ja sogar quer (*Cynthia*
u. a.). Eigentümlich umgestaltet erscheinen die Stigmen vieler *Molguliden* und *Ascidiiden*,

Fig. 176.

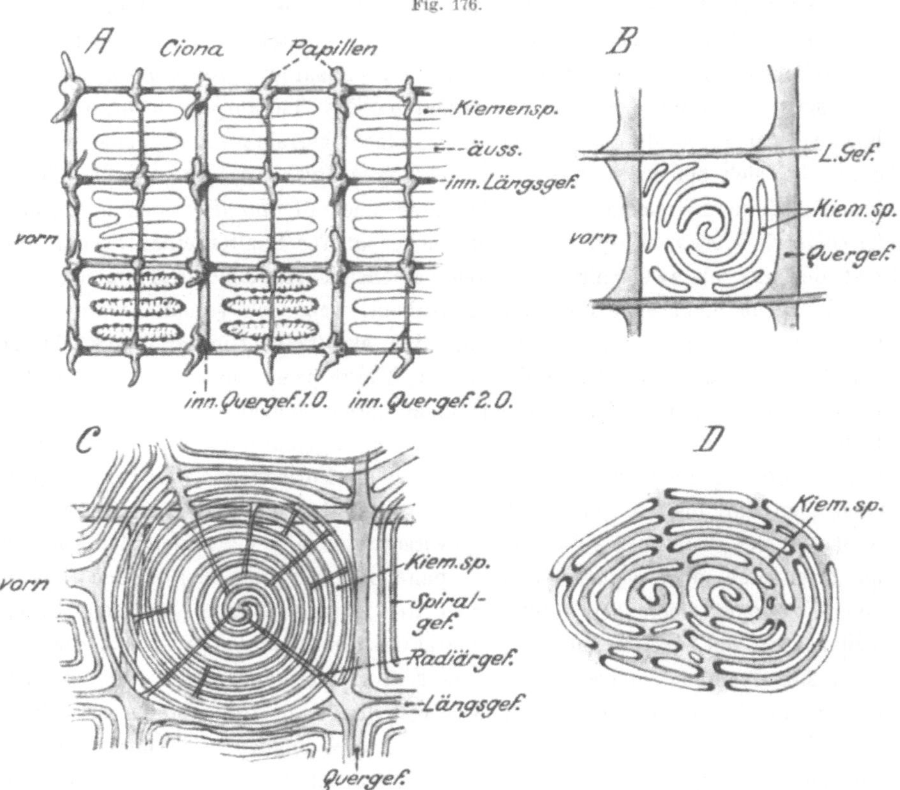

Ascidien (Kiemendarmwand). *A* Ciona intestinalis. Ein Stück der Kiemendarmwand von innen gesehen, mit den Stigmen (Kiemenspalten), den Papillen und Blutgefäßen; in einige Stigmen ist das
Epithel eingezeichnet. — *B* Corella parallelogramma, eine Stigmengruppe (nach KUPFFER in
BRONN, Kl. u. Ord.). — *C* Eugyra kerguelenensis, ein doppeltes Spiralstigma von innen gesehen
(nach HERDMANN in BRONN, Kl. u. Ordn.) — *D* Molgula filholi. Ein sog. Infundibulum der Kiemendarmwand mit 2 Stigmengruppen. Das sekundäre innere Gitterwerk ist nicht eingezeichnet (nach PIZON
in BRONN, Kl. u. Ord.). O. B.

indem sie bogig gekrümmt bis sogar spiral eingerollt sind (Fig. 176 *B* u. *D*); ja diese Spirale
besitzt nicht selten zahlreiche Windungen und jede kann sogar aus einer Doppelspirale bestehen (Fig. 176 *C*). Dabei tritt zuweilen statt einer zusammenhängenden Spirale eine Gruppe
von Spalten auf, die spiralig angeordnet sind. — Obgleich manchmal angenommen wird,
daß eine solche Spaltengruppe aus mehreren ursprünglichen Querreihen hervorgegangen sei,
so ist es doch wahrscheinlicher, daß sie durch Zerfall einer einfachen Spirale entstand, da
letztere häufig durch brückenartige Bälkchen zerlegt werden. Doch finden sich auch Gruppen,
die aus zwei bis mehr Spiralen bestehen (Fig. 176 *D*), welche in umgekehrter Richtung eingerollt sind. Derart und durch weitere Modifikationen, die hier nicht näher erörtert werden
können, entstehen schließlich sehr unregelmäßige Durchbrechungen der Kiemenwand, wie

denn auch in anderer Art, stellenweise oder durch den ganzen Kiemendarm, eine recht unregelmäßige Anordnung der Stigmen, unter Verwischung der ursprünglichen Querreihen, auftreten kann. Eine Eigentümlichkeit zeigen die vorhin erwähnten Spaltengruppen nicht selten, daß nämlich jede in eine gegen die Peribranchialhöhle vertiefte Aussackung der Darmwand eingelagert ist (in ein sog. *Infundibulum*); selten kann dieses auch in die Kiemenhöhle vorspringen. — Eine weitere Komplikation des Kiemendarms besteht darin, daß sich seine vom Entoderm ausgekleidete Innenwand sowohl in den queren Interstigmalzonen als den längsgerichteten Zonen zwischen den Stigmen der einzelnen Querreihen, also nach innen von den vorhin erwähnten äußeren Quer- und Längsgefäßen, faltenartig erhebt. Indem in diese Falten, deren freier Rand gewöhnlich bewimpert ist, Bluträume eintreten, bilden sich die *inneren Quer- und Längsgefäße* verschiedener Ordnung aus (s. Fig. 176 *A* u. *C*). Bei den *Synascidien* kommen gewöhnlich nur innere Querfalten und innere Quergefäße vor. — Von den typischen oder primären inneren Längsgefäßen lassen sich sekundäre unterscheiden, die nicht in der Wand des Kiemendarms selbst liegen, sondern die Querreihen der Spalten innerlich überbrücken. Sie entstehen derart, daß von den Interstigmalzonen oder ihren Falten freie Fortsätze ausgehen, die schließlich untereinander verwachsen und zusammenhängende Gefäße bilden. — Wenn sich, wie bei den *Molguliden* und *Ascidiiden* die vorhin geschilderten Gruppen spiraliger Stigmen finden, so bildet sich häufig eine größere Zahl solch sekundärer Längsgefäße aus, welche nach innen von jeder Gruppe (bezw. jedem Infundibulum) strahlig angeordnet sind (s. Fig. 176 *C* Radiärgef.). Von den Kreuzungspunkten der inneren Quer- und Längsgefäße oder auch zwischen diesen Punkten springen bei den Monascidien von den inneren Längsgefäßen, seltener auch den inneren Quergefäßen häufig papillenartige Fortsätze verschiedener Form in die Kiemenhöhle vor. Ähnlich wie die vorhin erwähnten sekundären inneren Längsgefäße entwickeln sich bei den Monascidien meist auch sekundäre innere Quergefäße, (Fig. 176 *A*, auch *parastigmatische Quergefäße* gen.), welche die einzelnen Stigmen einer Querreihe überbrücken, häufig auch mehrere überspringen können, also nur stellenweise Befestigung an der Wand finden. Sie entstehen daher aus faltenartigen Fortsätzen der Brücken einer Querreihe, die schließlich zusammenwachsend, die Gefäße erzeugen. Die . Zahl dieser parastigmatischen Quergefäße im Bereich einer Querreihe kann recht verschieden sein und ihre Unterscheidung von den primären inneren Quergefäßen ist nicht immer leicht.

Zwischen den Kiemendarm und der äußeren Körperwand spannen sich, die Peribranchialhöhle durchsetzend, meist feinere bis gröbere und dann auch blutführende Trabekel aus, die hauptsächlich zur Stütze des Kiemendarms dienen, ebenso wie das ventrale Septum, das teils sehr dünn ist, jedoch auch dicker werden und dann auch Bluträume und Muskelfasern enthalten kann. — Bei Synascidien, doch auch gewissen Monascidien, findet sich häufig auch ein dorsales Septum, welches die hintere Dorsalwand des Kiemendarms mit der Körperwand verbindet, und in dem der Enddarm, sowie die Geschlechtsleiter zur Kloake ziehen. Dies Septum findet sich daher meist dann, wenn die Öffnungen der genannten Organe weit vorn liegen. — Bei den Monascidien kann sich noch ein vorderes Dorsalseptum hinzu gesellen, welches dadurch entsteht, daß sich von der Kloaken- oder Peribranchialhöhle zwei dorsale Aussackungen nach vorn erstrecken. Auf die Verhältnisse des hinteren Abschnitts der Kloaken- und Peribranchialhöhle bei den Formen, wo sich diese Höhle nach hinten um den Nahrungsdarm ausdehnt, wird später eingegangen werden.

Der *Kiemendarm der Pyrosomen* (s. Fig. 170, S. 242) besitzt jederseits eine Längsreihe etwas schief nach hinten aufsteigender hoher Spalten, die gewöhnlich als selbständige, durch Durchbruch entstandene beurteilt und daher den Protostigmen der Ascidien verglichen werden. Diese Spalten werden innerlich von Längsgefäßen überbrückt, die den oben erwähnten sekundären inneren Längsgefäßen der Ascidien zu vergleichen wären.

Eine andere Ansicht faßt dagegen die Reihe dieser Kiemenspalten als eine einzige ursprüngliche Querreihe auf, welche sich bei der Entwicklung verschoben habe, also auch die erwähnten Längsgefäße als den parastigmatischen Quergefäßen der Ascidien homolog. Diese Ansicht nimmt aber eine nähere Verwandtschaft der Pyrosomen mit den Thaliaceen an und vergleicht die beiden Stigmenreihen der Pyrosomen mit den beiden der Dolioliden.

Schon oben (s. S. 240) wurde der Besonderheit der eigentümlichen Lateralknospen von *Doliolum* gedacht, bei welchen durch Wiederausbreitung der beiden Kloakeneinsenkungen die 4 bis 18 Stigmen als eine Längsreihe ziemlich dorsoventraler Spalten direkt an den Körperseiten nach außen führen, also das Verhalten der Copelaten, abgesehen von der Spaltenvermehrung wiederhergestellt wurde (Fig. 177 *B*).

Die Kiemenhöhle der Tunicaten wird, soweit sich nicht Wimperung findet, im allgemeinen von flachem Entodermepithel ausgekleidet. Der Rand der Spiracula oder Stigmen jedoch ist, wie schon bei den Copelaten, stets von einem Ring hoher Wimperzellen umsäumt.

Von Interesse erscheint, daß sich bei gewissen Ascidien die Stigmen stark zurückbilden können; so findet sich dies bei der Monascidie *Oligotrema*, die nur sehr wenige besitzt, während der Gruppe der *Aspiraculata* (Genus *Hexacrobylus*) sogar die Stigmen dem stark verkümmerten Kiemendarm ganz fehlen. Einen ähnlichen Fall bietet die merkwürdige Gattung *Octacnemus*, die bald den Ascidien, bald den Salpen genähert wird, und nur noch zwei oder gar keine Stigmen mehr besitzen soll.

Gewöhnlich wurde aus der Vermehrung der Spiracula (Protostigmen) bei den Ascidien geschlossen, daß eine Segmentation vorliege; besonders der Zustand mit drei Protostigmenpaaren, wie er sich in der Ontogenie der Monascidien findet, sollte auf die Bildung dreier Segmente hinweisen. Soweit ersichtlich, läßt sich jedoch nichts in der Ontogenie auf eine zweifellose Metamerie beziehen; vor allem zeigt das Mesoderm nichts von Somitenbildung, weshalb aus dem Verhalten der Stigmen allein eine Metamerie schwerlich abgeleitet werden kann.

Nahrungsdarm (nutritorischer Darm).

Wie wir schon hervorhoben, lassen sich am nutritorischen Darm mehrere Abschnitte unterscheiden: 1. Ein mäßig weiter *Oesophagus*, der der Caudalwand des Kiemendarms entspringt, von der er bei den Copelaten meist wenig scharf abgesetzt ist, bei den übrigen Formen dagegen meist etwas besser. An ihn schließt sich an: 2. ein fast stets erweiterter *Magenabschnitt,* auf welchen 3. der *eigentliche Darm* folgt, der sich häufig wieder in zwei Abschnitte differenziert: den *Mittel-* und *Enddarm* (häufig *Rectum* gen.). — Drüsenanhänge können sowohl am Magen als dicht hinter ihm am Mitteldarm auftreten. Wie schon betont, verläuft der Gesamtdarm fast stets schlingenförmig, da der After nicht hinten liegt, sondern bei den Copelaten ventral in der mittleren Körperregion (Fig. 167, S. 239), bei den übrigen Tunicaten dagegen mehr oder weniger weit vor dem Hinterende in die Kloake führt, abgesehen von den Lateralknospen der Dolioliden (Fig. 177 *B*). Die Darmschlinge, welche durch diese Afterlage bedingt wird, wendet sich daher bei den Copelaten zunächst nach hinten und biegt dann ventral und nach vorn zum After um. Bei den einfacheren Ascidien, insbesondere vielen Synascidien, deren Kiemendarm verhältnismäßig kurz bleibt, liegt die gesamte Darmschlinge im hinteren, häufig als Abdomen bezeichneten Körperabschnitt (Fig. 178). In dem Maße wie der

Kiemendarm nach hinten auswächst, wird die Darmschlinge auf dessen Seite verlagert, und zwar gewöhnlich auf die linke, seltener rechte. So wendet sie sich also im einfachsten Zustand zunächst nach hinten und biegt dann dorsal und nach vorn zum After um (Fig. 179, S. 256). Einen solchen Verlauf nimmt sie auch bei den Lateralknospen der *Dolioliden* (Fig. 177 *B*), deren After frei auf dem Rücken liegt; ebenso zeigen auch manche *Salpen* diesen Verlauf, wenn sich der After weit vorn an der Dorsalseite der Kloakenhöhle findet (z. B. *Salpa*

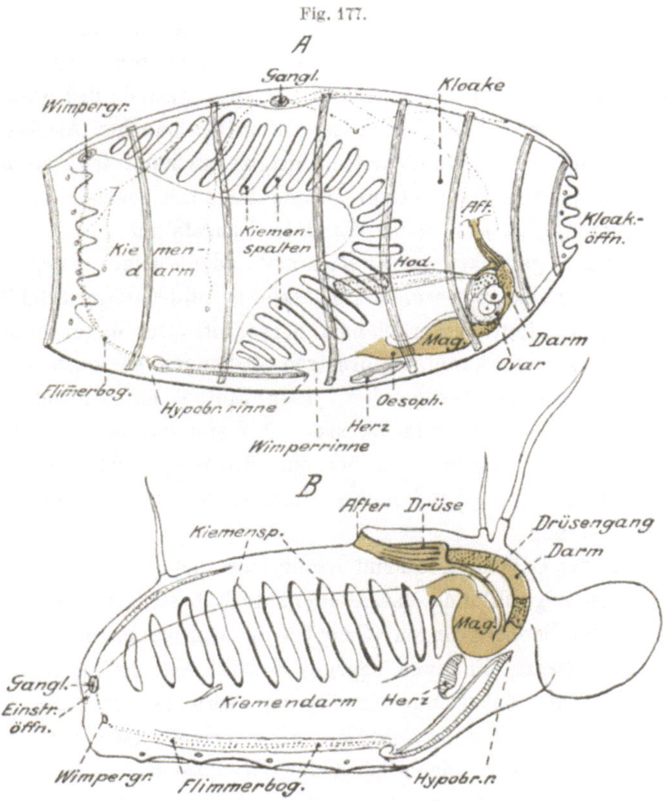

Doliolum denticulatum. *A* Geschlechtstier von links gesehen. — *B* Lateralknospe der 1. Amme von links gesehen (nach GROBBEN 1882).   O. B.

pinnata). Bei zahlreichen *Ascidien* hingegen (besonders den *Monascidien*) verändert sich ihr Verlauf insofern, als sie gewissermaßen ventral und nach links, gelegentlich aber auch nach rechts umklappt, so daß sie zunächst nach hinten zieht, dann ventral umbiegt, um schließlich wieder dorsal zum After emporzusteigen (Fig. 178). Auch bei vielen *Salpen* und den *Dolioliden* kann sich ein ähnlicher Verlauf der Schlinge finden, weil sich der After hier meist etwas asymmetrisch und häufig linksseitig an der Kloakenwand findet. Bei der ersten Amme von *Doliolum* zieht der Darm ohne Schlingenbildung gerade nach hinten zu dem ventral und ganz hinten in der Kloake liegenden After.

Oesophagus. Der Eingang in diesen Abschnitt, der früher meist als Mund bezeichnet wurde, ist teils sehr weit und wenig scharf von der Kiemenhöhle abgesetzt (so namentlich bei den *Copelaten*), teils enger und dann schärfer gesondert. Gewöhnlich findet sich der Oesophaguseingang in der medianen Dorsalgegend der Kiemenhöhle, so bei den *Copelaten*, zahlreichen *Ascidien*, den *Pyrosomen* (Fig. 170, S. 242) und den *Lateralknospen der Dolioliden* (Fig. 177 *B*), doch rückt er bei manchen Ascidien mehr gegen die Mitte der hinteren Kiemenhöhlenwand hinab, wo er sich auch bei gewissen Generationen von Doliolum findet, während er bei anderen (Fig. 177 *A*) und ebenso den Salpen an die Ventralseite der Kiemenhöhle wandert. Bei den letzteren liegt der Eingang direkt unter und etwas vor der ventralen Befestigungsstelle des Kiemenbalkens (Fig. 174, S. 246). Der gewöhnlich kurze, selten (bei manchen Ascidien) längere und dann zuweilen etwas gewundene Oesophagus erscheint trichter- bis röhrenförmig und je nach dem Darmverlauf gerade bis stark gekrümmt; nicht selten (besonders Ascidien) legt sich seine Wand in Längsfalten.

Der Oesophagus geht fast stets in einen mehr oder weniger erweiterten *Magen* über; nur gewissen Ascidien (besonders *Molguliden* und *Cynthiiden*) fehlt diese Erweiterung, so daß ein Magen äußerlich nicht hervortritt. Der Magen ist häufig recht eigentümlich gebaut und kann mit drüsigen Anhängen versehen sein, die gewöhnlich als *Leber* bezeichnet werden. Sein Epithel enthält neben Wimper- auch Drüsenzellen. — Eine einfache, sack- bis spindel- oder schlauchförmige Erweiterung bildet der Magen meist bei den *Ascidien*, *Pyrosomen* und *Dolioliden*; bei ersteren ist seine Wand häufig stark längsgefaltet, worauf wir gleich zurückkommen werden.

Der Magen der Copelaten scheint häufig eine mehr einseitige Erweiterung, eine etwa coecumartige Bildung darzustellen, doch besteht er nicht selten auch aus zwei seitlichen Erweiterungen (*Oicopleura*), von denen sich die rechte in den Mitteldarm fortsetzt, die linke dagegen ventral eine Reihe großer Drüsenzellen enthält. Diese linksseitige Erweiterung wird bei gewissen Formen zu einem ansehnlichen Sack (*Megalocercus*) oder einem nach vorn gerichteten Schlauch, der hinten vom eigentlichen Magen ausgeht. Man deutet diesen Teil, der ebenfalls große Drüsenzellen enthält, daher gewöhnlich als eine Drüse und bezeichnete ihn als *Leber*. — Ähnliche Verhältnisse zeigen auch die *Salpen* (s. Fig. 174, S. 246), deren nur zuweilen etwas erweiterter Magenabschnitt gewöhnlich einen blindsackartigen, nach vorn oder hinten gerichteten Anhang (Divertikel) besitzt, in welchen Nahrungskörper nicht eintreten sollen, welcher jedoch als »*Magen*« bezeichnet wird und jedenfalls dem Magen der übrigen Tunicaten entspricht. Bei gewissen Formen, besonders der ungeschlechtlichen Generation, finden sich zwei nach hinten ziehende Coeca. An diese Anhänge erinnern vielleicht die in der Pylorusgegend des Magens mancher Ascidien auftretenden ein oder zwei kleinen Coeca.

Auch die *Ascidien* (bes. *Molguliden* und *Cynthiiden*) besitzen häufig drüsige Anhangsbildungen des Magens, die gleichfalls als Leber bezeichnet und meist

von den oben erwähnten Längsfalten seiner Wand abgeleitet werden (Fig. 178).
Letztere lösen sich bei manchen in eine größere Zahl kleiner coecumartiger Anhänge auf, die den Magen überkleiden (Fig. 178). Von solchen scheinen sich
die Leberanhänge der oben erwähnten Formen abzuleiten, die die Magenoberfläche
in ein bis mehrere Partien oder Streifen einteilen, ja sogar völlig bedecken
können und verschieden reich verästelte, taschenförmige. Aussackungen der
Wand darstellen, welche durch ein bis mehrere Gänge in den Magen führen.
Auch bei Nichterweiterung der Magenregion (gewisse *Molguliden*) kann diese
Leberbildung vorkommen.

Ihr Epithel enthält zahlreiche Drüsenzellen, die braunes Sekret abscheiden. — Eine
innere Ringfalte an der Cardia und dem Pylorus tritt bei Ascidien zuweilen auf und verstärkt die schärfere Abgrenzung des Magens, welche am Pylorus häufig auch durch starke Verengung hervorgerufen wird.

Eine Differenzierung des folgenden Darmabschnitts in Mittel- und Enddarm fehlt zuweilen völlig, so manchen Ascidien, und scheint auch bei Dolio-

Fig. 178.

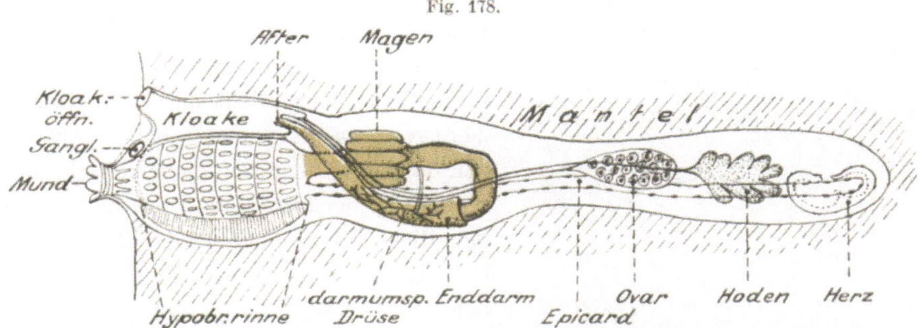

Synascidie, ein Individuum schematisch von links (nach SEELIGER, in BRONN, Kl. u. Ord.).
O. B.

liden und Salpen nur wenig ausgebildet zu sein. Der *Mitteldarm* ist ein meist
mäßig langes, zuweilen sogar recht kurzes Rohr, wogegen der *Enddarm* häufig
viel länger wird und sich (manche *Ascidien*) in Schlingen legen kann. Bei
scharfer Abgrenzung, die durch eine starke Verengerung des hintersten Teils
des Mitteldarms unterstützt wird, ist der Enddarm gewöhnlich weiter als der
Mitteldarm (Fig. 179), ja letzterer stülpt sich manchmal (*Ascidien, Pyrosoma*)
unter Bildung einer Ringfalte in den Enddarm etwas ein. Durch Einschnürungen können sich am Mitteldarm mancher Ascidien einige Abschnitte ausbilden; auch deren Enddarm kann bei ansehnlicher Entwicklung einige Erweiterungen bilden. Der hinterste, zum After ziehende Darmabschnitt wird
häufig als Rectum bezeichnet, obgleich er vom vorausgehenden Teil meist
wenig scharf abgegrenzt ist. Der Analteil dieses Rectums schwillt manchmal
zu einem *Bulbus analis* an. Auch ein coecumartiger Anhang kommt gelegentlich bei gewissen Ascidien vor und ist auch am Vorderende des *Rectums* (Enddarm) gewisser *Copelaten* angedeutet.

Der wenig differenzierte Darm vieler *Salpen* kann relativ lang werden

und legt sich dann zu einem spiraligen Knäuel (*Nucleus*) zusammen, wogegen
er bei andern Formen oder Generationen gerade gestreckt zum After zieht.

Schon im Oesophagus mancher Ascidien bildet sich eine etwas tiefere (ob ventrale?)
Rinne der Innenfläche, die sich auch durch den Magen fortsetzt, obgleich sie meist nicht
direkt in die Magenrinne übergeht. Im Darm wird diese Rinne durch eine Falte (*Typhlosole*)
vertreten, die bis zum After ziehen kann. Auch bei *Doliolum* wurde die Oesophagus- und
Magenrinne beobachtet, die hier eine Fortsetzung der Mundrinne (Wimperband) bildet, und
spiralig durch den Oesophagus zum Magen hinabzieht.

Die darmumspinnende Drüse. Mit Ausnahme der Copelaten scheint dies
Organ, dessen physiologische Bedeutung unsicher ist, stets vorzukommen. Es
geht aus einer Ausstülpung der Darmwand, etwa auf der Grenze von Magen-
und Mitteldarm hervor, so daß der Ausführgang später in dieser Gegend, d. h.
entweder in den Pylorusabschnitt des Magens oder den Anfang des Mittel-
darms (bei Ascidien mit Pyloruscoecum in dieses) mündet. Der enge Ausführgang, dessen Mündungsteil bei gewissen Salpen ampullenartig erweitert ist, und sich bei einzelnen Ascidien durch frühe Verzweigung verdoppeln kann, zieht durch die Darmschlinge zum Enddarm und verzweigt sich dann auf letzterem dichomotisch oder netzförmig anastomosierend reichlich in die eigentliche Drüse (s. Figg. 177*B*, S. 253, 178, S. 255 u. 179). Letztere erstreckt sich, den Darm umspinnend, entweder nach vorn und hinten oder vorwiegend nach hinten. So kann ein erheblicher Teil,

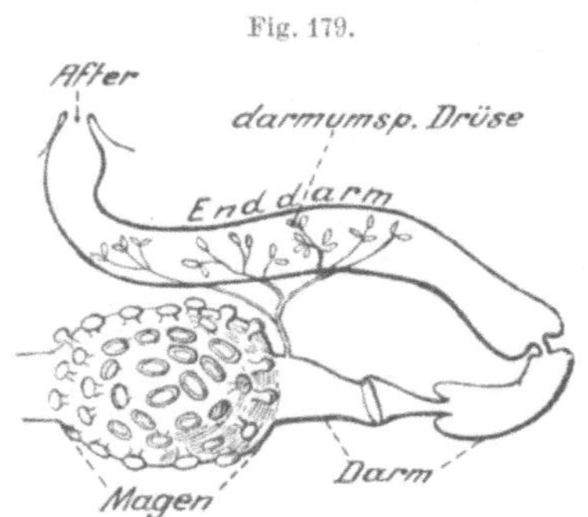

Fig. 179.

Synascidie. Schema des nutritorischen
Darms von links gesehen (nach 2 Zeichnungen
von Hartmeyer in Bronn, Kl. u. O. kombiniert).　　　　　C. H.

ja zuweilen der ganze Nahrungsdarm von ihr umsponnen werden. Die letzten
Enden der Verzweigungen schwellen gewöhnlich bläschenförmig an (*Ampullen*).

Wie schon erwähnt, sind Kiemen- und Nahrungsdarm der Tunicaten großenteils von
Wimperepithel ausgekleidet, dagegen fehlt dem nutritorischen Darm die Muskulatur völlig;
nur der After der Ascidien ist (was vielleicht auch weiter verbreitet) mit einem Sphincter versehen.

Bei den jungen Ascidien, deren Kiemendarm sich weit nach hinten erstreckt, so daß
sich der Nahrungsdarm seitlich von ersterem lagert, wachsen die beiden Anlagen der Peribranchialhöhle weit nach hinten um den Nahrungsdarm herum, und indem sich die inneren
Wände ihrer Höhlen der Darmwand innig auflagern, sowie sich in der Medianebene
des Körpers dicht zusammenlegen, bildet sich um den Nahrungsdarm ein Hohl-
raum (*Periviszeralhöhle*), der einer Coelomhöhle ähnlich erscheint, aber, soweit ersichtlich, nur
eine hintere Fortsetzung der Peribranchialhöhle darstellt. Die Coelomähnlichkeit wird noch
dadurch erhöht, daß durch die Verwachsung der rechten und linken Peribranchialhöhle ein
dünnes Längsseptum entsteht, in dem wie in einem medianen Mesenterium der Oesophagus
und Magen, häufig auch das Analende des Enddarms, das Rectum, eingeschlossen und
derart aufgehängt erscheinen. Dies Septum bildet dorsal die Fortsetzung des oben (S. 251)
erwähnten hinteren Dorsalseptums, ventral die des Ventralseptums des Kiemendarms und wird
meist als *Hinterwandseptum* bezeichnet. — Der Magen kann aus diesem Septum heraus-

rücken und findet sich dann in einer besonderen Abzweigung desselben, welche sich weiterhin an die Wand der Peribranchialhöhle heftet und auch zur Befestigung des Mitteldarms dienen kann. Besonders eigentümlich werden die Verhältnisse bei *Ciona*, wo sich diese Perivisceralhöhle von der Peribranchialhöhle durch eine quere Scheidewand fast völlig abschließt, was die Ähnlichkeit der ersteren mit einem Coelom noch erhöht. Mir scheint auch in der Tat die Möglichkeit, daß bei Entstehung der Perivisceralhöhle der Ascidien ein Coelomrest mitwirkt, vorerst nicht ganz ausgeschlossen. — Bei dieser Gelegenheit sei darauf hingewiesen, daß die Peribranchialhöhle der Ascidien früher wegen ihrer entodermalen Entstehung bei der Knospung öfter als Coelomhöhle gedeutet wurde, was aber, wie dargelegt, sicher nicht zutrifft.

Nicht selten kann bei den Tunicaten Rückbildung des Nahrungsdarms auftreten. So findet sich dergleichen in verschiedenem Grade bei gewissen geschlechtsreifen *Copelaten*. — Bei manchen *Monascidien* (*Styela*) wurde gelegentlich die Ausstoßung des ganzen Darmapparats durch die Kloakenöffnung beobachtet. — Unter den *Synascidien* hingegen tritt, im Zusammenhang mit der ungeschlechtlichen Fortpflanzung durch Knospung periodische Rück- und Wiederausbildung des Darms, ähnlich wie bei manchen Bryozoen, auf. — Interessant erscheint ferner die weitgehende Reduktion des gesamten Darmapparates, die sich bei der ersten ungeschlechtlichen Generation (ersten Amme) von *Doliolum* im erwachsenen Zustand findet; die *Lateraltiere* oder *-knospen* des dorsalen Stolo dieser Generation übernehmen dann sowohl die Ernährung als auch die Atmung der Kolonie.

Vertebrata.

Acrania.

Unter den Vertebraten schließt sich die primitivste, von den Cranioten stark abweichende Gruppe der *Acranier* auch hinsichtlich des Darmapparates

Fig. 180.

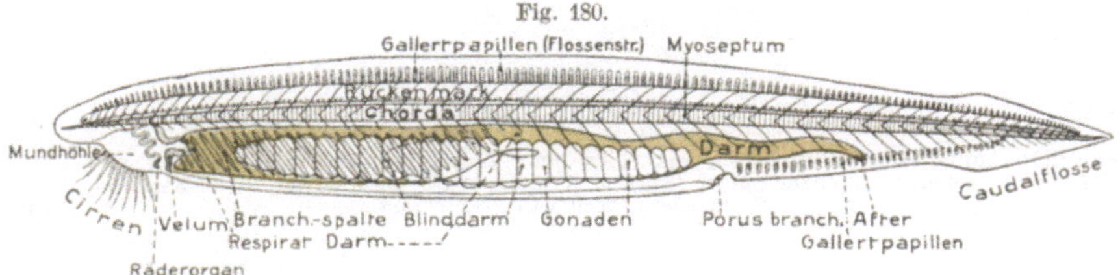

Branchiostoma (Amphioxus) lanceolatum. Schematische Ansicht von links. (Nach R. Lankester 1889 modifiziert.)   O. B. u. He.

den Tunicaten am nächsten an, weshalb wir sie gewissermaßen als Einleitung zu den Cranioten zunächst besprechen. Schon früher (S. 101) wurde betont, daß sie im Bau ihres Darms auch Beziehungen zu den *Enteropneusten* unter den Oligomeren darbietet. Die Übereinstimmung mit den Tunicaten spricht sich vor allem im Besitz eines sehr ansehnlichen Kiemendarms aus. Der Darm gliedert sich daher in die drei Abschnitte: *Mundhöhle, Kiemen-* oder *Atemdarm* (*Pharynx*) und *nutritorischen Darm* (s. Fig. 180).

Wie bei den Vertebraten überhaupt, ist die Mundhöhle gut entwickelt und hier vom anschließenden Kiemendarm scharf abgesetzt. Der Mund liegt ventral, etwas hinter dem vorderen Körperende, was für die Vertebraten als Regel gilt, der After ebenfalls ventral und ziemlich weit vor dem Hinterende, so daß eine längere Schwanzregion besteht. Da die früher erwähnte unpaare

Ventralflosse (Bd. I, S. 311) sich bei den Acraniern noch vor den After fortsetzt, so liegt letzterer ein wenig asymmetrisch links. — Der Gesamtdarm zieht,
im Gegensatz zu den allermeisten Tunicaten, gerade vom Mund zum After, was
für die primitiven Vertebraten überhaupt gilt.

Der *Mund* ist ein länglicher Schlitz, der sich im Larvenzustand häufig
recht weit nach hinten erstreckt, so daß die vordersten Kiemenspalten in seinen
Bereich fallen (Fig. 181). Ursprünglich tritt er linksseitig auf, um erst später
die symmetrische Lage einzunehmen. Auf diese und andere seltsame Asymmetrien in der Ontogenie der Acranier wird später einzugehen sein. Den Mund
begrenzen zwei seitliche *Lippenfalten,* die in verschiedenem Grade ventral vorspringen und einen Ring cirrenartiger Fortsätze tragen, deren Skeletgebilde schon
früher (s. Bd. I, S. 223) erwähnt wurden. Die Mundhöhle senkt sich dorsal und
etwas nach hinten ein und mündet durch eine enge Öffnung in den Kiemendarm. Diese Verengerung wird von einer Ringfalte (*Velum*) bewirkt, welche eine
verschiedene Zahl cirrenartiger, nach hinten in den Kiemendarm vorspringen-

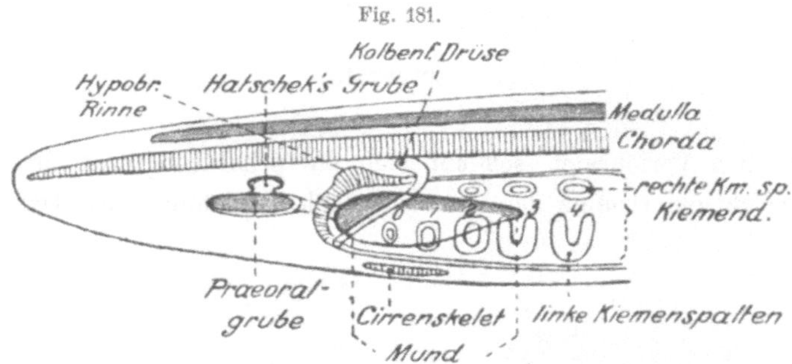

Branchiostoma lanceolatum. Vorderregion einer Larve in linksseitiger Ansicht mit Praeoralgrube, Larvenmund, kolbenförmiger Drüse u. a. *o* die später schwindende linke Kiemenspalte.
Schematisch (nach VAN WIJHE 1914).   O. B.

der Fortsätze (*Tentakel,* mit inneren Skeletstäbchen) trägt, und einen besonderen
Schließmuskel (*Sphincter,* s. Bd. I, S. 425) besitzt. Die Velartentakel wurden
gelegentlich jenen der Ascidien verglichen. — Der hintere Abschnitt der Mundhöhle, in dem sich der Eingang zum Kiemendarm findet, ist stärker bewimpert
und bildet das *Wimper-* oder *Räderorgan* (Fig. 180 u. Fig. 182), dessen Vorder-
grenze tief wellig eingebuchtet ist (keine vorspringenden Fortsätze). Außerdem
treten in der Mundhöhle noch einige Besonderheiten auf, so namentlich an ihrer
Dorsalfläche eine flimmernde *Grube* (*Hatscheksche Grube*), die bald als Sinnesorgan, bald als Drüse gedeutet wurde. Bei der Gattung *Asymmetron* ist dies
Organ besonders ansehnlich und soll hier den Drüsencharakter deutlich zeigen
(Schleimdrüse).

Der Eingang der Hatschekschen Grube wurde gelegentlich der Flimmergrube der Tunicaten
homologisiert, ihr eigentlich drüsiger Teil dagegen der Neuraldrüse. Hinsichtlich der Ontogenese der Mundhöhle bestehen vielerlei, noch nicht genügend aufgeklärte Widersprüche.
Wie oben angedeutet, entsteht der Larvenmund ursprünglich auf der linken Seite als ein spalt-

förmiger Durchbruch des Darms nach außen. Sein Vorderende steht durch eine flimmernde, nach vorn ziehende Rinne mit dem Eingang in eine linksseitig vor ihm liegende, tief grubenförmige Einsenkung der Kopffläche, der *Praeoralgrube*, in Verbindung. Diese wird später, samt dem Larvenmund, von den hervorwachsenden beiden Mundlippen umfaßt und senkt sich gleichzeitig mit dem Larvenmund zur Bildung der späteren Mundhöhle ein, wobei sich der letztere, unter Verengerung, zum Eingang in den Kiemendarm umbildet. Aus der Praeoralgrube gehen die Hatscheksche Grube, das Räderorgan und eine schlauchförmige nach hinten gerichtete Ausstülpung hervor, die sich mit dem Vorderende des Kiemendarms verbindet und dann von der Mundhöhle ablöst (*Hatscheksches Nephridium*). Die Ansichten über die Entstehung der Praeoralgrube widersprechen sich sehr, d. h. sie wird entweder von einer linksseitigen Ectodermeinsenkung, oder aus einem linksseitigen nach vorn gerichteten Divertikel der Darmanlage (linkes Entodermsäckchen, Hatschek), das sich später nach außen öffne, abgeleitet. In ersterem Fall wäre sie also, samt den aus ihr hervorgehenden Organen, sowie die spätere Mundhöhle, ectodermal, im letzteren Fall entodermal. — Über den Larvenmund wurden ebenfalls mancherlei Ansichten geäußert. So wurde er gelegentlich als die erste linksseitige Kiemenspalte gedeutet, entspräche also weder dem Mund der übrigen Verte-

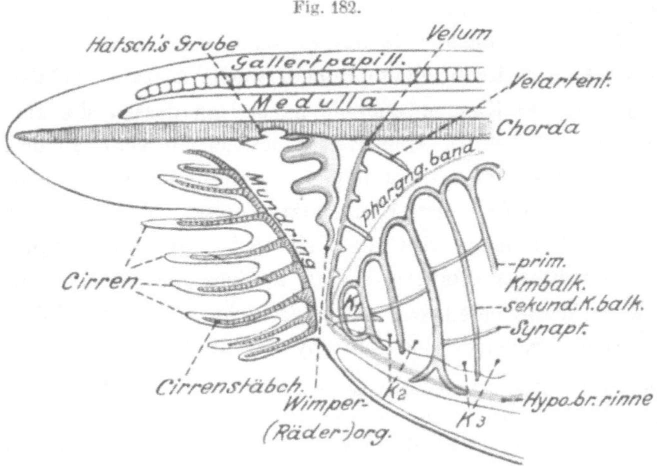

Branchiostoma lanceolatum. Junges Tier (5½ mm lang). Kopfregion von links, mit Cirren. Räderorgan, Hatscheкscher Grube und Velum (nach van Wijhe 1914). O. B.

braten noch dem der Tunicaten; der Craniotenmund sei vielmehr in der Öffnung der Praeoralgrube (*Autostoma*) zu suchen (van Wijhe). — Die larvale Mundhöhle besitzt außer dem erwähnten Hatschekschen Nephridium noch eine weitere Besonderheit in einer rechtsseitig von ihm gelegenen Drüse (*kolbenförmige Drüse*, Fig. 181), welche durch Ausstülpung aus dem Vorderende des Darms entsteht, sich nach gewissen Angaben später vom Darm ablöse und eine Mündung nach außen in der Mundgegend erlangen soll. Sie wurde gelegentlich als die der Praeoralgrube entsprechende rechte erste Kiemenspalte aufgefaßt. Auch die Deutung der Hatschekschen Grube und des Hatschekschen Nephridiums erscheinen unsicher. Beide wurden manchmal der Hypophysen-Einstülpung der übrigen Wirbeltiere homologisiert (s. Bd. I, S. 563). — Sowohl die kolbenförmige Drüse als das Hatschesche Nephridium bilden sich später völlig oder bis auf geringe Reste zurück.

Der *Kiemendarm* umfaßt etwa die Hälfte der Gesamtlänge des Darms und zeichnet sich gleichzeitig durch seine Höhe aus (Fig. 180). Bei der Larve springt sein Vorderende als *Praeoraldarm* blindsackartig, rechtsseitig von der

Praeoralgrube, noch etwas vor den Vorderrand des Larvenmunds vor (Fig. 181). In der Ontogenese öffnet er sich ursprünglich durch zwei laterale Reihen von Kiemenspalten nach außen. Dieselben entstehen im allgemeinen wie die der Tunicaten, d. h. indem sich Aussackungen der Darmwand bilden, welche schließlich nach außen durchbrechen. Später bilden sich jedoch diese Verhältnisse völlig um. Auf der ventralen Körperseite erheben sich nämlich zwei einander ziemlich genäherte Längsfalten, welche später etwa in ihrer mittleren Höhe durch je eine horizontale Lamelle miteinander verwachsen. Diese Verwachsung dehnt sich nach vorn und hinten auf die gesamten Falten aus, so daß sie nur an ihrem Hinterende, das etwas vor dem After liegt, unterbleibt; auf diese Weise entsteht eine ursprünglich ventrale, längsgerichtete Höhle, die hinten durch eine Öffnung, den *Porus branchialis* (*Atrialporus*), ausmündet. Indem die Verwachsung der beiden Falten etwas über ihrem freien Rand geschieht, erhalten sie sich auch am erwachsenen Tier als die schon früher erwähnten *Metapleuralfalten* (Bd. I, S. 319). In diese, also völlig vom Ectoderm ausgekleidete *Peribranchialhöhle* (*Atrium*) öffnen sich nun die Kiemenspalten. Die Höhle, samt den beiderseitigen Spaltenreihen, wächst hierauf beiderseits dorsalwärts um den gesamten Kiemendarm bis nahezu an dessen dorsale Mittellinie empor (s. Bd. I, Fig. 81 S. 177). Gleichzeitig legt sich die ectodermale Innenwand der Peribranchialhöhle, unter Reduktion der ursprünglichen Coelomhöhle, der dünnen Leibeswand, welche den Kiemendarm umschließt, dicht auf, weshalb die Peribranchialhöhle lange Zeit als Leibeshöhle gedeutet wurde. Die so entstandenen Verhältnisse erinnern lebhaft an jene der Ascidien, obgleich sie in etwas anderer Weise entstehen, was aber nicht völlig ausschließen dürfte, daß alte Urformen vielleicht doch in phylogenetischen Beziehungen standen.

Die Peribranchialhöhle, welche gegen den Porus branchialis an Höhe abnimmt, erstreckt sich noch etwas über letzteren hinaus nach hinten bis in die Aftergegend, wobei sie gewöhnlich asymmetrisch wird, da sich ihre linke Hälfte reduziert. Ihre dorsale Wand erscheint in der Region des Kiemendarms eigentümlich querfaltig, wobei sich die Falten an die primären Kiemenbogen oder -balken heften, wodurch das *Ligamentum denticulatum* gebildet wird.

Die Kiemenspalten treten successive hintereinander auf und scheinen sich, solange das Wachstum dauert, zu vermehren, so daß ihre Zahl bei der großen Ausdehnung des Kiemendarms sehr bedeutend werden kann (bis 120 und mehr bei *Branchiostoma lanceolatum* z. B.). Dabei zeigen die ursprünglich auftretenden Spalten eine deutlich metamere Anordnung, indem je eine zwischen zwei aufeinander folgenden Myomeren liegt. Im erwachsenen Zustand ist jedoch die Spaltenzahl erheblich größer als die der zugehörigen Myomeren der Kiemendarmregion, worauf wir noch zurückkommen werden.

Die Spalten, welche wie die Myomeren auf beiden Körperseiten etwas gegeneinander verschoben sind, sodaß sie alternieren, sind lange enge Schlitze, die in der mittleren Region des Kiemendarms dessen ganze Höhe durchsetzen, nach vorn und hinten aber niedriger werden. Sie ziehen etwas schief von vorn dorsal nach hinten ventral hinab, was hauptsächlich an konservierten Tieren stärker hervortritt, und bedingt, daß auf dem Querschnitt (Bd. I, Fig. 81, S. 177) stets eine große Zahl von Spalten und der sie trennenden schmalen Balken (*Kiemenbogen* oder *-balken*) getroffen wird. Die erwähnte Vermehrung der Spalten rührt z. T. daher, daß alle ursprünglichen Spalten, mit Ausnahme der ersten bleibenden, im Laufe ihrer Entwicklung eigentümlich umgebildet werden, indem sie, wie wir es ähnlich schon bei den *Enteropneusten* fanden (s. S. 102 ff.), durch einen, von ihrem Dorsalende hinabwachsenden zungenförmigen Fortsatz, der sie schließlich völlig durchsetzt, in zwei sekundäre Spalten gesondert werden.

Fig. 183.

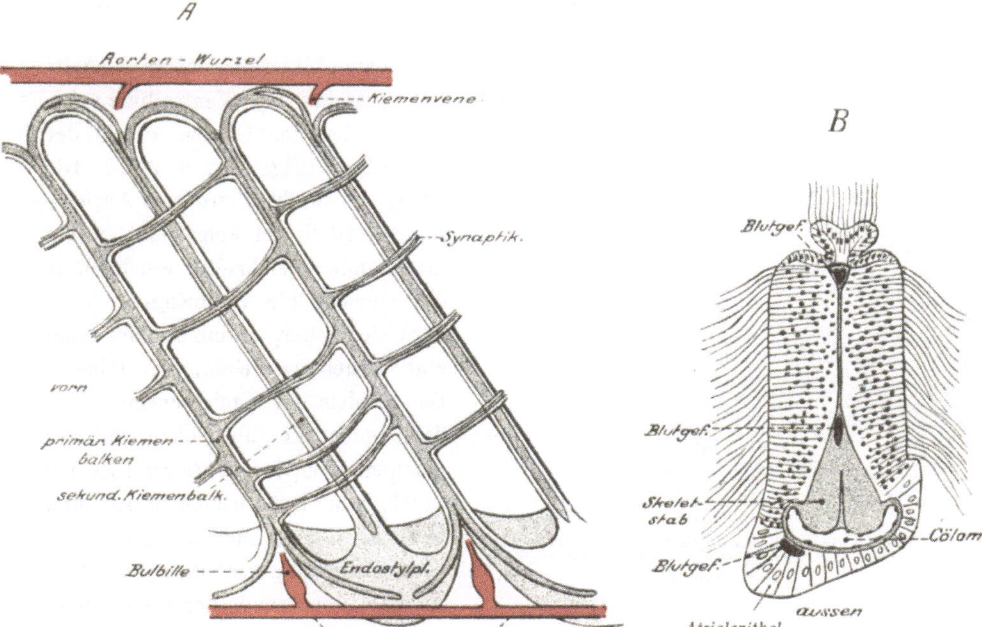

Branchiostoma lanceolatum. *A* Linksseitige Ansicht dreier Kiemenspalten mit den Skeletbogen, dem Truncus arteriosus, sowie der linken Aortenwurzel. Gefäße rot (nach SPENGEL 1890 und BOVERI 1891), etwas schematisch. — *B* Primärer Kiemenbalken im Querschnitt. Gefäße schwarz, Skelet grau (nach BOVERI 1891).　　O. B.

Dieser Vorgang erinnert auch an die Querteilung der Kiemenspalten bei den Ascidien. Eine Folge dieser Teilung ist, daß nun die Kiemenbogen (oder -balken), d. h. die Bogen der Kiemendarmwand, welche die Spalten von einander trennen, als *primäre* und *sekundäre* (oder *Zungenbogen*) zu unterscheiden sind, welch beide auch gewisse Verschiedenheiten zeigen. In jedem Bogen bildet sich ein ihn in ganzer Länge durchziehendes *Skeletstäbchen* (s. Fig. 183). In dem Primärbogen finden sich ursprünglich zwei dicht nebeneinander hinziehende, die sich später innig vereinigen, jedoch am ventralen Spaltende, nahe der Ventrallinie des Kiemendarms gabelförmig auseinanderweichen, wogegen die als dorsale Fortsätze der hinteren Stäbchen der Primärbogen einheitlich angelegten *Zungenbogenstäbchen* ventral ungeteilt auslaufen. Die Dorsalenden aller

Stäbchen verbinden sich jederseits arkadenartig (s. Fig. 183 *A*). — Zwischen den aufeinander folgenden Bogen (und ihren Stäbchen) treten feine brückenartige Verbindungen (*Synapticula*) auf, die an jene der Enteropneusten und an die inneren Längsgefäße der Ascidien erinnern.

Die histologische Natur der Skeletstäbchen wird etwas verschieden beurteilt; entweder werden sie als eine Art faserigen elastischen Gewebes aufgefaßt (also mesodermal), oder, ähnlich wie bei den Enteropneusten, als Produkte der Basalmembran des ectodermalen Epithels. — Die Kiemenspalten, welche ziemlich tief sind, werden von hohem feinem Wimperepithel mit ansehnlichen Cilien ausgekleidet (s. Fig. 183 *B*); außerdem erhebt sich von jedem Bogen in das Darmlumen eine Reihe hoher Cilien, wogegen das übrige entodermale Epithel des Kiemendarms niedrig bewimpert ist. Das Atrialepithel der Bogen, wie das der Peribranchialhöhle überhaupt, ist unbewimpert.

Eine wichtige Übereinstimmung mit den Tunicaten bildet die wohlentwickelte *Hypobranchialrinne*, welche im erwachsenen Zustand die Ventrallinie des ganzen Kiemendarms durchzieht, wogegen sie sich bei den Larven nur in der Vorderregion findet und eigentümlich geknickt verläuft (Fig. 181, S. 258). Die Rinne ist in ihrer größten Ausdehnung ziemlich tief eingesenkt, wobei ihre Ränder gleichzeitig erheblich in die Kiemenhöhle vorspringen. Vorn wird sie flacher, so daß sie hier mehr einer Erhebung gleicht. Ihr feinerer Bau ist dem der Tunicatenrinne ähnlich, indem sie, abgesehen von den Wimperzellen, jederseits zwei Reihen ansehnlicher Drüsenzellen besitzt, und in ihrem Grunde median eine mehrfache Reihe längerer Cilien (Fig. 184). — Vom Vorderende der Rinne steigt

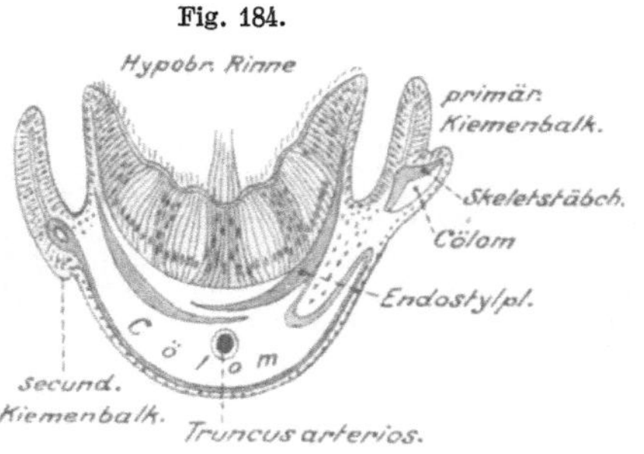

Fig. 184.

Branchiostoma lanceolatum. Hypobranchialrinne im Querschnitt, etwas schematisiert (nach R. LANKESTER 1889).　　　O. B.

beiderseits der *Flimmerbogen* (auch *Flimmerrinne*) zur dorsalen Mittellinie und zu einer tiefen *Epibranchialrinne* empor, welche den gesamten Kiemendarm durchzieht. — Charakteristisch für die Acranier erscheint ferner, daß die Hypobranchialrinne von zwei Längsreihen besonderer Skeletplättchen unterlagert wird, die sich median etwas übereinander schieben, und von welchen jedes Paar einer primären Kiemenspalte entspricht (Fig. 184, Endostylplatte).

Wie schon hervorgehoben wurde, treten in der *Acranierentwicklung* eigentümliche *Asymmetrien* auf, die sich besonders am Kiemendarm aussprechen, bis jetzt aber keine rechte Erklärung fanden.

Wie bemerkt, liegt der Mund ursprünglich ganz linksseitig. Die beiden späteren Kiemenspaltenreihen treten nicht gleichzeitig auf, sondern zuerst die später linke, welche successive bis zu 14 oder 15 Spalten hintereinander hervorbringt. Diese Spalten liegen zuerst nicht linksseitig sondern in der Ventrallinie und schieben sich dann allmählich, indem sie auswachsen, immer mehr auf die rechte Seite empor. Nun erst beginnt sich die rechte Spaltenreihe zu entwickeln, indem dorsal über der später linken, also hoch rechtsseitig, etwa sechs Spalten auftreten, die sich dann auf sieben bis neun vermehren (s. Fig. 181). Hierauf bildet sich die erste Spalte der linken Reihe zurück und weiterhin auch einige ihrer hinteren Spalten, so daß die Spaltenzahl beider Reihen gewöhnlich sieben bis neun beträgt. Alsdann tritt allmählich, gleichzeitig mit der Verschiebung des Mundes in die Ventrallinie, auch eine Verlagerung der beiden Spaltenreihen ein, indem die Region des Kiemendarms und der Körperwand, welche dorsal über der rechten Spaltenreihe liegt, stärker wächst, wodurch die beiden Spaltenreihen allmählich die symmetrische Lage des erwachsenen Tiers erlangen. — Wie bemerkt, ist vorerst kein plausibler Grund für diese ontogenetischen Asymmetrien ersichtlich; jedenfalls ist aber kaum anzunehmen, daß die Acranierahnen etwa wirklich asymmetrische Tiere gewesen seien; höchstens könnte man vermuten, daß sich in die phylogenetische Reihe vorübergehend eine asymmetrische Bildung eingeschaltet habe. Denn rein cänogenetisch dürfte die vorübergehende Asymmetrie schwerlich zu erklären sein. — Die weiteren Spalten bilden sich dann während des Wachstums successiv, von vorn nach hinten fortschreitend, und zwar in jedem Segment mehrere.

Der *Nahrungsdarm* (s. Fig. 180, S. 257) ist verhältnismäßig einfach gebaut; er zieht vom Hinterende des Kiemendarms als ein einfaches Rohr zum After. Besondere Abschnitte lassen sich kaum scharf unterscheiden; immerhin wurde der etwas eingeschnürte kurze Anfangsteil zuweilen als Oesophagus, der darauffolgende, schwach erweiterte Abschnitt als Magen bezeichnet, und sogar der hintere Abschnitt des folgenden eigentlichen Darms als Enddarm oder Rectum unterschieden. Charakteristisch erscheint das ventral vom Magen nach vorn ziehende Coecum (*Leberschlauch*), das fast stets rechts vom Kiemendarm in die Peribranchialhöhle frei und weit vorspringt, indem es deren Wand vorstülpt. Dies Coecum, das gewöhnlich, aber ohne durchschlagende Gründe, der Leber der Cranioten homologisiert wird, scheint drüsig zu funktionieren, ohne jedoch besondere Drüsenzellen zu zeigen; Nahrung tritt wohl gewöhnlich nicht in das Coecum ein. Ob es sich vielleicht dem der Thaliaceen vergleichen läßt, ist zweifelhaft.

Bewimperung findet sich im ganzen Darm; dagegen ist Muskulatur, wenn überhaupt, nur sehr schwach entwickelt, abgesehen von dem *Analsphincter*. Auch am Kiemendarm wurden mehrfach Muskelfasern beschrieben, doch besteht vorerst keine Übereinstimmung über ihr Vorkommen und ihre Anordnung, weshalb wir nicht näher auf sie eingehen.

Craniota.

Der Darmapparat der Cranioten weicht in mancher Hinsicht von dem der Acranier ab und besitzt in den Hauptzügen einen typisch übereinstimmenden Bau, der zunächst kurz zu erörtern ist. Im Gegensatz zu den Acraniern verkürzt sich bei den kiemenatmenden Formen der Kiemendarm fast stets bedeutend, weil die Zahl seiner Spalten gering wird. Dies läßt sich wohl so auffassen, daß die Cranioten von einer Urform ausgingen, die nur eine mäßige Anzahl von Spalten besaß, welche den vorderen der Acranier entsprachen, deren Kiemendarm also kurz blieb. Indem sich so nur der vordere Abschnitt des entodermalen Kiemendarms entwickelte, wurde dieser bei der allmählichen schärferen Abgrenzung einer Kopfregion in deren hinteren Abschnitt aufgenommen (daher auch häufig *Kopfdarm* genannt). Wie schon beim Visceralskelet erwähnt wurde (s. Bd. I, S. 223 unten), kann er sich aber noch etwas über den

Schädel nach hinten erstrecken, ein Zustand, den wir jedoch bei stärkerer
Ausbildung (so *Cyclostomen*, *Plagiostomen*) als sekundär verstärkt deuteten. —
Die ursprüngliche Kiemendarmregion bleibt auch bei den luftatmenden Cranioten, bei welchen die eigentlichen Kiemenspalten rückgebildet sind, kenntlich,
indem embryonal stets eine Anzahl (meist fünf bis vier Paar) vorderer Kiemenspalten (*Schlundtaschen*) angelegt werden. Der Ursprung der luftatmenden
Cranioten von kiemenatmenden erscheint daher sicher. Schon bei den Kiemenatmenden verliert jedoch der Kiemen- oder Kopfdarm fast stets die scharfe
Abgrenzung gegen die Mundhöhle und erscheint nun als deren hinterer Abschnitt. Noch mehr ist dies bei den Luftatmenden der Fall, wo er stark verkürzt wird und im allgemeinen den als *Pharynx* (*Schlundkopf*) bezeichneten
hinteren Teil der Mundhöhle bildet.

Daß sich die Mundhöhle allmählich sehr kompliziert, indem bei den Luftatmenden, wie schon bei den Riechorganen bemerkt, die Nasenhöhlen in sie
führen, andererseits sich an und in ihr besondere Organe: *Lippen*, *Zähne*,
Zunge, *Drüsen* entwickeln, bedarf keiner genaueren Erörterung. — Bei den
primitivsten Cranioten ist der Nahrungsdarm wenigstens äußerlich noch nicht
in besondere Abschnitte differenziert. Die Grenze zwischen Vorder- und Mitteldarm wird aber stets durch die Einmündung einer sehr ansehnlichen und komplizierten Drüse, der *Leber* (*Hepar*) gekennzeichnet, die dicht hinter dem
Mitteldarmanfang mündet, und zu der sich fast überall noch eine kleinere Drüse,
das *Pancreas* (*Bauchspeicheldrüse*) gesellt. — Der hintere, ursprünglich stets
relativ kurze Teil des Nahrungsdarms sondert sich vom Mitteldarm fast immer
als *Enddarm* schärfer ab und kann sich, ebenso wie der erstere, durch ansehnliche Verlängerung stark komplizieren. Bei der Mehrzahl der Cranioten
münden die Harn- und Geschlechtsorgane in den hintersten Abschnitt des
Enddarms, der so zur *Kloake* wird, die sich in der Regel mehr oder weniger
erweitert und an deren Bildung, ähnlich wie an jener der Mundhöhle, eine
ectodermale Einsenkung teilnimmt. Dieser Zustand scheint auch für diejenigen
Cranioten den Ausgang zu bilden, welchen die Kloake fehlt.

Der *Vorderdarm* verlängert sich häufig ansehnlich, sein Verlauf bleibt
jedoch stets ein gerader. Gewöhnlich erweitert sich sein Hinterende verschieden
stark zu dem *Magen*, so daß der röhrige Anfangsteil als *Schlund (Speiseröhre)* oder
Oesophagus von ihm unterschieden erscheint. — Der Nahrungsdarm der Cranioten
durchzieht die Coelomhöhle, die schon den *Acraniern*, wenn auch verengert, zukommt, und ist an ihrer Wand ursprünglich durch ein dorsales und ein ventrales
Mesenterium befestigt, wie bei den Anneliden. Mit zunehmender Größe der
Tiere verdickt sich die Darmwand und wird komplizierter. Ihr inneres Entodermepithel bildet mit der es zunächst umhüllenden Bindegewebslage die
Schleimhaut (*Mucosa*), zu der sich noch eine *Submucosa* gesellen kann. In
der Mucosa können glatte Muskelfasern auftreten (*Muscularis mucosae*), während
sich außerhalb der Submucosa die eigentliche Muscularis des Darms entwickelt,
die häufig aus inneren Ring- und äußeren Längsfasern besteht (doch finden

sich in dieser Hinsicht viele Abweichungen). — Äußerlich wird der Darm, soweit er im Coelom liegt, von dem *Peritoneum* (*Serosa*, Bauchfell) überzogen, das aus einem die Coelomhöhle auskleidenden flachen Peritonealepithel (Endothel) und einer dieses unterlagernden Bindegewebsschicht besteht. Diese Verhältnisse werden bei der Betrachtung der Leibeshöhle näher zu erörtern sein.

Mundhöhle der Craniota. Wie wir sahen, werden die Mundhöhle, sowie der respiratorische Vorderdarm der Cranioten häufig als Kopfdarm zusammengefaßt, obgleich sich dieser Abschnitt bei den Cyclostomen und manchen Fischen ziemlich weit hinter die Schädelregion ausdehnt. Der Mund wechselt in gewissem Grad mit seiner Lage, wenn er auch ursprünglich stets ventral, etwas hinter dem vorderen Körperende *(Vorderkopf)* liegt, wie schon bei den *Acraniern*, und die Ontogenie dies auch bei den *Cranioten* überall erweist. In dieser Lage erhält er sich bei fast allen *Chondropterygiern* (Fig. 228, S. 321) als ein breiter Querspalt, ähnlich auch bei gewissen Ganoiden (*Acipenser*). Bei den *übrigen Fischen,* auch schon den *Cyclostomen,* verschiebt er sich nach vorn, oder es tritt die Schnauzenbildung der Oberkinnlade stark zurück, so daß der meist weite, bogenförmig gekrümmte Mundspalt nahezu den Vorderrand des Kopfes umzieht. Bei gewissen Fischen jedoch (z. B. *Polyodon, Xiphias* u. a.) kann er sekundär weit hinter das Vorderende zu liegen kommen, indem sich eine mehr oder weniger starke Verlängerung der Oberschnauze entwickelt. Ähnliches kommt unter den Chondropterygiern bei *Pristiophorus* und *Pristis* vor. Seltner überragt der Unterkiefer die Oberschnauze (*Esox* u. a.). — Eine gleichzeitige Verlängerung des Ober- und Unterkiefers führt zur Entstehung einer mehr oder weniger ansehnlichen, vielfach schnabelartigen Schnauzenregion mit entsprechender Verlängerung der Mundspalte (z. B. *Lepidosteus, Belone*). Entsprechendes kommt auch bei den Tetrapoden da und dort vor. Die Form des Mundes hängt in gewissem Grad von seiner Größe ab; wird er klein, so kann er mehr rundlich werden (z. B. *Acipenser,* und gewisse *Teleosteer*); die *Cyclostomen* (Fig. 198, S. 281) verdanken ihren Namen dieser Form des Mundes, der hier recht weit ist und zum Ansaugen dient. — Bei den *Tetrapoden* erhält sich die vordere Lage des Mundes und seine Beschaffenheit im allgemeinen ähnlich wie bei den Knochenfischen, wenn auch durch die mehr oder weniger vorspringende Oberschnauze die ventrale Lage meist angedeutet ist und bei rüsselartiger Verlängerung derselben noch schärfer hervortritt. Starke Verkleinerung und rundliche Beschaffenheit zeigt er auch bei gewissen Säugern, im Zusammenhang mit der Ernährungsweise, so z. B. bei *Echidna, Myrmecophaga, Manis* u. a. In der Ontogenese erscheint die Mundanlage zuweilen in einer von der definitiven recht abweichenden Gestalt, so nicht selten als Längsspalt, der sich erst allmählich in einen queren umformt; auch die rundliche Form geht in der Regel erst sekundär aus einer queren hervor.

Schon beim Skelet wurde betont, daß der Mundspalt durch den Kieferbogen und die aus ihm hervorgehenden Verknöcherungen begrenzt und gestützt wird; wir verweisen daher auf das dort Bemerkte (s. Bd. I, S. 242 ff.).

Wie bei den Acraniern entsteht die Mundöffnung der Cranioten stets als ein sekundärer Durchbruch des vorderen Teils des entodermalen Darms durch das Ectoderm.

Die *Cyclostomen* und viele Fische zeigen an der Stelle des späteren Mundes, wo sich Entoderm und Ectoderm zur Bildung der *Rachenhaut* dicht zusammenlegen, eine mehr oder weniger tiefe Einbuchtung des Ectoderms, die *Mundbucht*, in welcher dann der Munddurchbruch erfolgt. Die ectodermale Mundbucht beteiligt sich also an der Bildung der späteren Mundhöhle. — Bei den Tetrapoden tritt eine solche Mundbucht stark zurück und die Mundhöhle entsteht gewöhnlich durch Bildung vorspringender Wülste an den Rändern des Mundspalts, welche von den sich entwickelnden Kieferbogen hervorgerufen werden. Am hinteren Rand des Spalts entstehen so die beiden Unterkieferfortsätze, am vorderen die Oberkieferfortsätze (Bd. I, Fig. 514, S. 717), die beide bei den Fischen schon angedeutet sein können. Hierzu tritt bei den Tetrapoden (mit Ausnahme der urodelen und anuren Amphibien) der schon früher bei dem Geruchsorgan besprochene Stirnfortsatz (s. Bd. I, S. 716), aus dem durch Verwachsung mit den beiden Oberkieferfortsätzen der mittlere vordere Mundrand hervorgeht.

Das vorderste Ende der entodermalen Darmanlage springt bei den Cyclostomen und Chondropterygiern, doch auch manchen Tetrapoden, noch etwas über den späteren Mund vor, als der *präorale Darm*, und dieser Abschnitt soll sich nach gewissen Angaben in präorale Somiten umformen.

Aus Vorstehendem folgt, daß sich das Ectoderm am Aufbau der Mundhöhle, d. h. mindestens ihres vorderen Abschnitts, beteiligt. Recht unsicher bleibt aber, wie weit sich der ectodermale Anteil in der ausgebildeten Mundhöhle erstreckt. Gewisse Verhältnisse deuten darauf hin, daß das Ectoderm, obgleich es ursprünglich nicht über die Ursprungsstelle der Hypophyse hinausreicht, später weiter nach hinten auswächst.

Hierfür sprechen die Zahnbildungen, die sich durch die ganze Mundhöhle, ja sogar ihren pharyngealen Abschnitt ausbreiten können, ferner das geschichtete Epithel der Mundhöhle, das sich, wie wir sehen werden, bis in den Magen auszudehnen vermag und, sowohl in der Mundhöhle als dem Oesophagus sogar im Magen Verhornungen bilden kann. Alles dies scheint darauf hinzuweisen, daß sich das Ectoderm über die ursprüngliche ontogenetische Grenze nach hinten auszubreiten vermag.

Lippen. Die Ränder der Mundöffnung werden gewöhnlich als Lippen bezeichnet. Doch finden sich Lippenbildungen, im Sinne der menschlichen, fast nur bei den Säugern. Die Ränder der Mundspalte werden äußerlich von der äußeren Haut, innerlich von der Schleimhaut der Mundhöhle überzogen. Erscheint die Haut der Ränder aufgewulstet und weich, wie es bei den *Cyclostomen* und gewissen *Teleosteern* (bes. bei den *Labriden* oder *Lippfischen* u. a.) auftritt, so spricht man in der Regel gleichfalls von Lippen, die jedoch, wie dies auch bei ähnlicher Lippenbildung gewisser Sauropsiden (so z. B. den trionychen Cheloniern) vorkommt, nicht muskulös sind, ausgenommen die *Cyclostomen*, in deren Lippen die viscerale Muskulatur hineinreicht. Immerhin tritt schon bei manchen Fischen stellenweis auch eine äußere Hautfalte längs der Kieferränder auf, die den Säugerlippen ähnelt; in der Mundhöhle selbst können sich längs der Kieferzahnreihen Falten erheben, die den Wasserstrom zu den Kiemen regulieren.

Verhornung der äußeren Haut der Kieferränder findet sich schon unter den Amphibien vereinzelt, so bei *Siren* und den *Larven der Anuren*. Viel stärker und über beide Kiefer weit ausgebreitet tritt ein solcher *Hornschnabel* bei den meisten *Schildkröten* (Fig. 185) und den *Vögeln* auf, in beiden Fällen als Ersatz der mangelnden Zähne. Bei den Vögeln zeigt er eine große Mannigfaltigkeit seiner Bildung, sowohl hinsichtlich der Ausdehnung als der Dicke und Härte der Hornlage.

Die Größe des Schnabels hängt natürlich von der Entwicklung der Kieferknochen ab, welche von der Hornschicht dicht überkleidet werden. Schon bei den Schildkröten kann der Rand des Oberschnabels zahnartige Vorsprünge bilden; Ähnliches tritt auch bei manchen Vögeln (*Raubvögeln*, *Papageien* u. a.) auf. Hierher gehören ferner auch die dicht gestellten schiefen Leisten, die sich bei den *Lamellirostres* jederseits an der Ventralfläche des Ober-

Fig. 185.

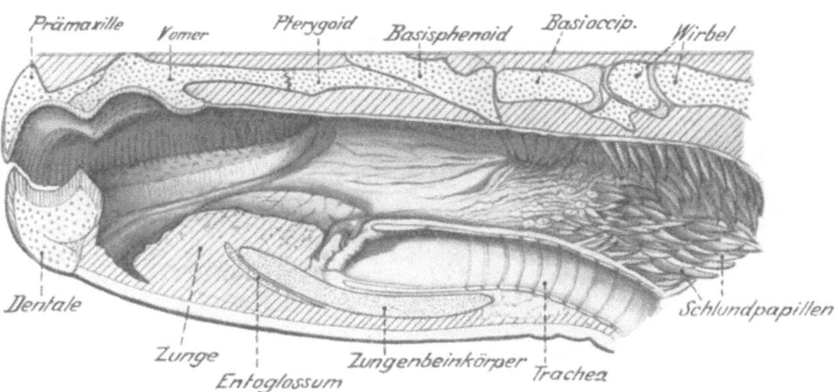

Medianer Längsschnitt durch den Kopf von Chelone mydas (rechte Seite) zur Demonstration des Hornschnabels und der Hornstacheln des Oesophagus. Vom Schädel ist nur die Basis gezeichnet. Knochen grob punktiert, Knorpel fein punktiert, Weichteile an der Schnittfläche schräg schraffiert.
Orig. C. H.

schnabels finden und als Seihapparat zum Wasserabfluß bei der Nahrungsaufnahme funktionieren. Nicht wenige Vögel zeigen die Haut an der Basis (Hinterende) des Oberschnabels als *Wachshaut* aufgewulstet, welche auch gewöhnlich ungefiedert ist.

Unter den Säugern zeigt nur *Ornithorhynchus (Monotremen)* einen ansehnlichen unbehaarten Hornschnabel, ganz vom Aussehen eines Entenschnabels. Bei *Echidna* und *Proechidna* dagegen handelt es sich um eine mehr oder weniger stark verlängerte, schwach behaarte Schnauze, die vorn den kleinen Mund trägt. Lippen fehlen bei *Ornithorhynchus* und sind auch bei *Echidna* stark reduziert.

Die übrigen *Säuger* sind mit typischen freien Lippenfalten versehen, die nur bei den *Cetaceen* stark rückgebildet sind. Diese Lippenfalten entstehen so, daß sich die Haut der Mundränder im Umkreis der Kiefer einstülpt; dadurch kommt nach außen von letzteren und ihrer Zahnreihe eine freie Hautfalte zustande, die außen von gewöhnlicher Haut, innen von der Mundhöhlenschleimhaut bekleidet wird. An den Mundwinkeln gehen die obere und untere Lippenfalte ineinander über, doch setzt sich die Einstülpung hier gegen die Schläfen-

region jederseits mehr oder weniger weit fort, indem sie eine *Wangenhöhle*
bildet. Der zwischen den beiden Lippenfalten und den Kiefern liegende Hohlraum wird als *Vestibulum oris* (Fig. 186) bezeichnet. Charakteristisch für die
Säugerlippen erscheint, daß sich die früher (Bd. I, S. 450) besprochene Ge-
sichtsmuskulatur auch in sie erstreckt und sie meist sehr beweglich macht, weshalb sie bei der Nahrungsaufnahme nicht selten wesentlich mitwirken und außerdem beim Menschen für das Sprechen bedeutungsvoll sind.

Diese *Lippenmuskulatur* kann recht kompliziert werden und sich aus *Heber* und
Senker der Ober- und Unterlippe, sowie der Mundwinkel, einem *Mundsphincter (Orbicularis
oris)*, einem ansehnlichen *Wangenmuskel (Buccinator)* und einem Rückzieher der Mundwinkel jederseits zusammensetzen, abgesehen von kleineren Muskelchen.

Mit dem Hervorgehen der Oberlippe aus den paarigen Oberkieferfortsätzen hängt es
zusammen, daß sie bei gewissen Säugern (z. B. Hasen und andern Nagern; Kamelen) eine

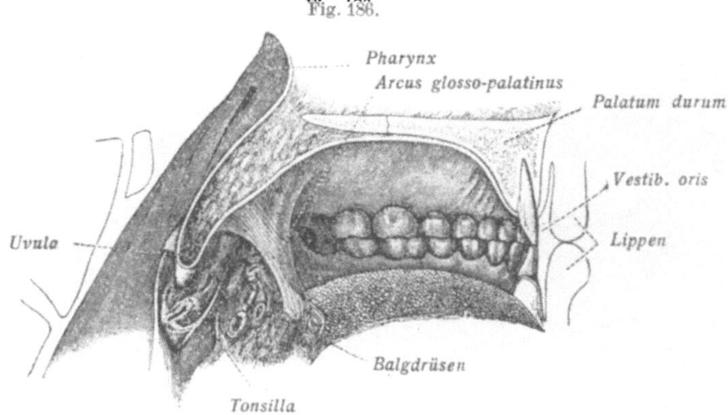

Mediane Ansicht des Gaumens von Homo. Blick auf linke Seite. Die Zunge seitwärts gedrückt zur
besseren Übersicht des Arcus glosso-palatinus. Zunge nicht im Durchschnitt.
(Aus GEGENBAUR, Vergl. Anatomie.)

mittlere, mehr oder weniger tiefe Spaltung zeigt. — Auch als Mißbildung kann sich diese
Spalte zuweilen erhalten, ja bei gewissen Hunderassen vererblich sein. — Ähnliche Miß-
oder Hemmungsbildungen sind die *Hasenscharte*, die durch Offenbleiben der Nasenrinne,
und die *Gesichtsspalte*, die durch Nichtverwachsung des Oberkieferfortsatzes mit dem
seitlichen Nasenfortsatz (Offenbleiben der Augennasenrinne) entstehen. — Daß es die Oberlippe ist, welche sich wesentlich an der schon bei den Geruchsorganen erwähnten Rüsselbildung der Säuger beteiligt, bedarf keiner besonderen Erörterung.

Durch eine sackartige, nach hinten gerichtete Ausstülpung der Wangen-
höhlen bilden sich bei manchen Säugern die zur vorübergehenden Aufspeicherung der Nahrung dienenden *Backentaschen (Bursae buccales)*, die besonders
bei vielen *Rodentia* (z. B. *Cricetus*) stark entwickelt sind, ja bis zur Schultergegend nach hinten reichen können. Zu jeder Tasche von Cricetus zieht ein
auf der Grenze der Thorax- und Lendenregion von der Wirbelsäule entspringender Hautmuskel, der samt dem Buccinator zur Entleerung der Tasche dient.
Ähnliche Taschen finden sich bei vielen *Affen* der alten Welt, fehlen jedoch
den Anthropomorphen. Auch *Ornithorhynchus* kommt eine Backentasche zu,

was wohl beweisen dürfte, daß hier ursprünglich ein Vestibulum oris mit Lippen entwickelt war. Da die besprochenen Taschen sich innerlich in die Mundhöhle öffnen, so werden sie auch als innere bezeichnet, im Gegensatz zu ähnlichen paarigen Taschen der *Geomyiden* unter den Nagern, welche sich außen auf der Wangenhaut öffnen, durch deren Einstülpung sie entstanden, womit zusammenhängt, daß sie innen behaart sind.

Als Nahrungsreservoire dienende Hohlräume (Pharyngealtaschen) kommen auch bei gewissen Teleosteern (*Scariden*) vor. Sie entsprechen verschlossenen Kiemenspalten und sollen später noch genauer erwähnt werden (s. S. 324).

Bei dieser Gelegenheit werde auf sonstige taschenförmige Ausstülpungen der Mundhöhle anderer Wirbeltiere hingewiesen, die jedoch anderen Funktionen dienen und analoge Bildungen sind. So bildet die Mundhöhle zahlreicher Anurenmännchen (z. B. *Rana*arten u. a.), etwas medial vom Hinterende des Unterkiefers, jederseits eine mehr oder weniger ansehnliche sackförmige Ausstülpung,, welche durch Eintreiben von Luft aufgeblasen werden und dann auch äußerlich stark vorspringen kann *(Rana esculenta)*, oder die Blasen bleiben klein und treten kaum hervor — innere Schallblasen *(R. temporaria)*. Bei anderen Formen (z. B. *Bufo*arten u. a.) ist die Blase unpaar und liegt daher median kehlständig, besitzt aber meist zwei ähnlich liegende Öffnungen in die Mundhöhle, ist also wohl sicher durch Verwachsung der beiden ursprünglichen Ausstülpungen entstanden. Diese *Schall-* oder *Kehlblasen* sind Resonanzapparate zur Verstärkung der Stimme. — Die Männchen der *Trappen* (*Otis*) besitzen gleichfalls einen wahrscheinlich aufblasbaren unpaaren, unter der Haut bis zur Furcula herabreichenden *Kehlsack*, der etwas vor der Zungenbasis in die Mundhöhle mündet und wohl als Sexualzierde dient. Ähnliches tritt in geringerer Entwicklung noch bei einzelnen anderen Vögeln auf. Bei *Pelecanus* ist unter Reduction der Zunge der gesamte Mundboden zu einem großen Sack ausdehnbar, der zum Aufbewahren von erbeuteten Fischen verwandt wird.

Über die allgemeine *Form der Mundhöhle* ist nicht viel zu bemerken. Ihre Decke bildet der *Gaumen*, dessen allmähliche Differenzierung in einen primären und sekundären, im Zusammenhang mit dem Nasen-Rachengang, schon bei den Geruchsorganen (Bd. I, S. 716 ff.) geschildert wurde. Wir fanden, daß schon bei den Crocodilen durch die besondere Entwicklung der Maxillen, Gaumen- und Flügelbeine ein knöchernes Gaumendach zustande kommt, welches die Ventralwand des Nasen-Rachenganges bildet, womit die Choanen weit nach hinten gerückt werden. Diese Bildung wiederholt sich bei den Säugern und wurde schon bei der Besprechung ihres Schädels (Bd. I, S. 302 ff.) erörtert. Hier beteiligen sich an der Bildung des knöchernen sekundären Gaumendachs gewöhnlich nur die Gaumenbeine, selten auch die Flügelbeine; das knöcherne Gaumendach bleibt daher fast stets kürzer und die Choanen liegen in der Regel in der mittleren Gaumenregion. Da sich jedoch der Nasen-Rachengang noch etwas über das Hinterende des knöchernen Gaumens nach hinten erstreckt, so wird der Gaumen in einen harten *(Palatum durum)*, soweit das knöcherne Dach reicht, und einen sich ihm hinten anschließenden weichen (*Palatum molle, Gaumensegel, Velum palatinum*, Fig. 187) unterschieden. Der Hinterrand dieses Gaumensegels bildet in seiner Mitte bei manchen Säugern und dem Menschen einen zapfenartigen, nach hinten gerichteten Fortsatz (*Uvula*, Fig. 186); lateral setzt es sich jederseits in zwei bogenartig herabsteigende Falten (*Arcus glossopalatinus* und *pharyngo-palatinus*) fort, die etwa zum hinteren Zungengrund ziehen und zwischen sich jederseits die *Tonsille* (*Gaumenmandel*) einschließen, die später bei den Lymphdrüsen zu betrachten sein wird. Diese muskulösen Falten bezeichnen etwa den Beginn der Pharynxregion und rufen eine Verengerung auf der Grenze zwischen der eigentlichen Mundhöhle und dem Pharynx

Fig. 187.

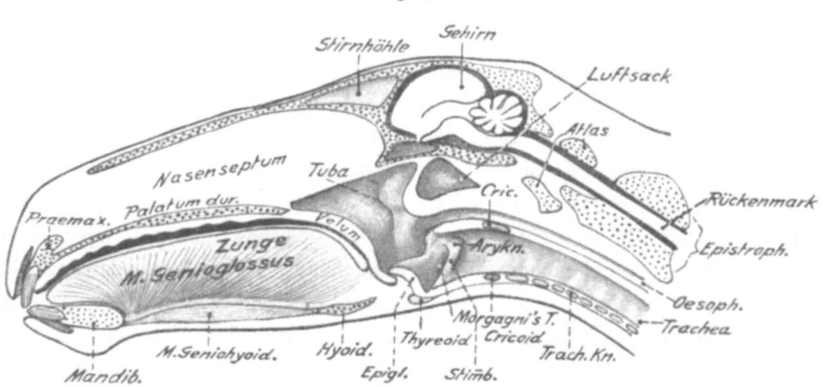

Equus caballus. Medianer Längsschnitt durch den Kopf, rechte Hälfte, etwas schematisiert (nach ELLENBERGER und BAUM, Vergl. Anat. d. Haustiere). O. B.

hervor, den *Isthmus faucium*, gleichzeitig auch eine gewisse Sonderung der vorderen Pharynxregion in eine dorsale Partie, welche die Fortsetzung des Nasen-Rachengangs bildet, und eine ventrale, die Fortsetzung der eigentlichen Mundhöhle. Die erstere (*Cavum nasopharyngeum*) kann sich taschenförmig nach hinten ausdehnen (*Bursa pharyngea*).

Wie wir von früher wissen, münden in die Mundhöhle hinter den Choanen die *Tuben* und bei den Tetrapoden hinter der Zunge, an der Ventralwand des Pharynx die *Luftröhre* durch die Kehlkopfspalte (*Glottis*). Die gemeinsame Funktion der Mundhöhle und des Pharynx zur Einführung der Nahrung in den Oesophagus und der Luft in die Lungen ruft mancherlei Komplikationen und Einrichtungen in der Pharynxregion hervor, die aber besser erst bei den Atemorganen besprochen werden.

Die *Mundhöhlenschleimhaut* (abgesehen von der Zunge) kann mancherlei Besonderheiten zeigen, so schon bei den Fischen nicht selten Papillen und Falten, bei den Haien zuweilen reichliche Entwicklung und weite Verbreitung kleiner Placoidschüppchen (s. Fig. 229 A, S. 322). Bei den Cyprinoiden findet sich an der Decke der Mundhöhle eine ausgedehnte, polsterartig sich erhebende

Strecke der Schleimhaut, das contractile Gaumenorgan. Das Polster enthält reichlich locker gefügte quergestreifte Muskelfasern mit Binde- und Fettgewebe dazwischen, ferner viele Nerven, welche die zahlreichen in der Schleimhaut liegenden Geschmacksknospen versorgen. Ein ähnlich gebautes schwächeres Polster liegt dem ersteren gegenüber auf den Copulae der letzten Kiemenbogen. Die physiologische Bedeutung des Apparates ist noch unklar. — Auch bei den höheren Abteilungen finden sich Papillen oder Falten zuweilen; namentlich treten am harten Gaumen der *Säuger* weitverbreitet zwei Längsreihen von Querfalten (*Gaumenleisten*) auf, die mehr oder weniger verhornt und an ihrem Hinterrand zackig sein können. Beim erwachsenen Menschen sind sie stark rückgebildet. Sie wirken samt der Zunge bei der Aufnahme, gelegentlich auch bei der Verkleinerung der Nahrung mit und sind deshalb bei den *Ungulaten* besonders reich entwickelt (Fig. 188).

Mit verhornten derartigen Gaumenleisten werden auch die beiden *Hornplatten* verglichen, die sich bei den *Sirenen* am Zwischenkiefer und der Symphyse des Unterkiefers finden; bei der zahnlosen Gattung *Rhytina* waren sie am größten und mit schiefen Leisten versehen, was an die Gaumenleisten erinnert. — Auch die *Barten der Bartenwale* (*Mystacoceti*, Fig. 189) sind wohl aus der Weiterbildung und ansehnlichen Vermehrung verhornter Gaumenleisten hervorgegangen. Sie ziehen als zwei laterale Längsreihen ansehnlicher, zu beiden Seiten der Zunge vertikal herabhängender Hornplatten parallel den oberen Kinnladen hin. Medial von ihnen finden sich noch verhornte zapfen- bis fadenartige Fortsätze. Der laterale Rand der Platten ist glatt, der schief einwärts aufsteigende Medialrand fein zerfasert, wodurch die Gesamtheit der Barten jederseits eine Art Seiher bildet, welcher das Wasser abfließen läßt und die Nahrungskörper zurückhält.

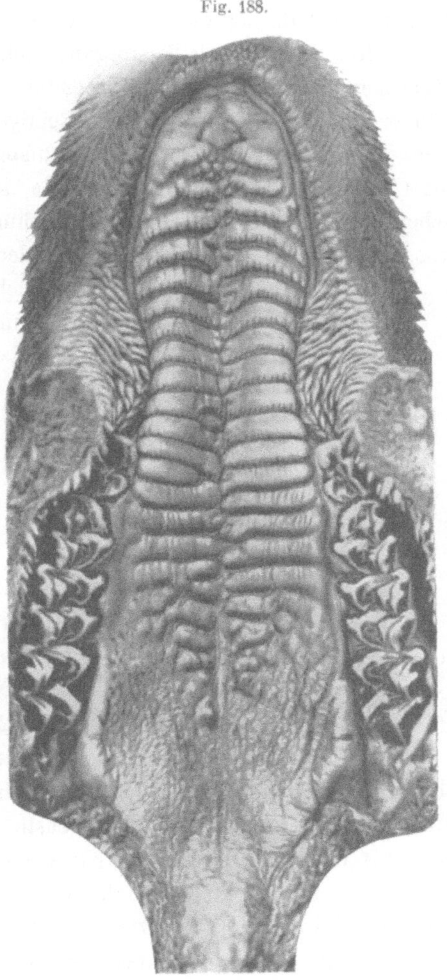

Fig. 188.

Cervus capreolus. Gaumen, von ventral gesehen, mit Gaumenleisten (aus RETZIUS 1906).

Stärkere Verhornungen bilden sich bei *Ornithorhynchus* an Stelle der frühzeitig rückgebildeten Zähne in Form von Hornplatten, je eine auf dem Ober- und Unterkiefer jeder Seite. — Bei gewissen *Nagern* (*Lepus, Castor*) kann sich die Behaarung am Mundwinkel eine Strecke weit in die Mundhöhle fortsetzen.

Zunge. Bei den Cranioten findet sich in der Regel eine Zunge; wo sie fehlt, liegt Rückbildung vor. Die Zunge erhebt sich vom Mundhöhlenboden und der vordersten Pharynxregion als ein meist sehr muskulöser Wulst. Ihre Funktion ist eine sehr mannigfaltige und nach den einzelnen Abteilungen und Formen verschiedene, so dient sie nicht selten zum Ergreifen und Einführen der Nahrung und wirkt bei deren Bearbeitung und beim Verschlucken mit. Öfter dient sie als Tastorgan; vielfach trägt sie Geschmacksorgane; beim Menschen endlich ist sie von besonderer Bedeutung für die Sprache; bei vielen Säugern spielt sie eine Rolle beim Reinigen des Fells und der Jungen. Während sich die Zunge, von den Fischen aufsteigend, allmählich weiterbildet, besitzen die *Cyclostomen* eine isoliert stehende, komplizierte Zungenbildung, auf welche schon beim Schädel (Bd. I, S. 226 ff.) hingewiesen wurde, da sie ein besonderes knorpliges Skelet einschließt. Das Vorderende dieser Zunge (s. Fig. 198, S. 281)

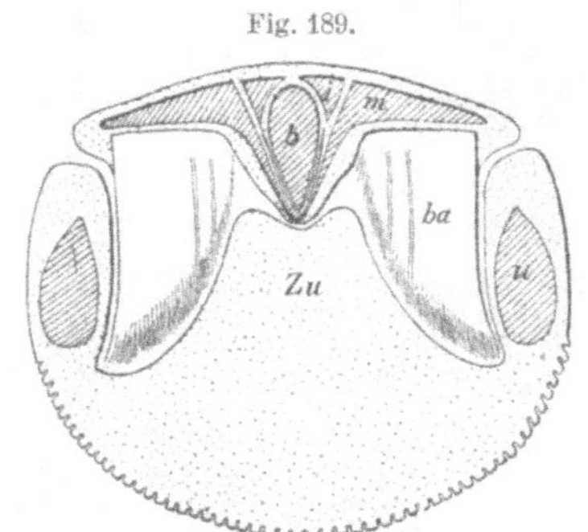

Fig. 189.

Querschnitt durch den Vorderkopf eines Bartenwals, schematisch, *b* Knorpel der Nasenscheidewand, *ba* Barten, *i* Zwischenkiefer, *m* Oberkiefer, *Zu* Zunge (nach YVES DELAGE, aus GEGENBAUR, Vergl. Anat.).

erhebt sich als stempelähnliches Gebilde vom Grund der Mundhöhle und trägt eine verschiedene Zahl von *Hornzähnen*, die namentlich bei den *Myxinoiden* raspel- oder feilenartig wirken können, wenn die Zunge bis zur Mundöffnung vorgeschoben wird. Andererseits beteiligt sie sich auch beim Ansaugen der Cyclostomen. — Wie hervorgehoben, wird die Zunge durch das Vorderende eines in sie eintretenden Knorpels gestützt, der bei *Petromyzon* (s. Bd. I, Fig. 128, S. 228) ein einfacher Stab *(Zungenstiel, Zungenknorpel)* ist, bei den *Myxinoiden* (Bd. I, Fig. 126 *B*, S. 226) dagegen aus mehreren Stücken besteht; an das Vorderende dieses Hauptskeletteils schließen sich jedoch noch einige kleine Knorpelchen an, die früher nicht erwähnt wurden. Der Zungenstiel der Petromyzonten reicht causalwärts etwa bis unter den Beginn der Kiemenregion (Bd. I, Fig. 503, S. 706), der der Myxinoiden noch weiter nach hinten, womit zusammenhängt, daß die Kiemenspalten bei manchen der letzteren sehr weit nach hinten verschoben sind. Die zur Bewegung der Cyclostomenzunge dienende Muskulatur ist sehr kompliziert.

Sie besteht aus *Protractoren,* die bei den Petromyzonten vom Zungenstiel nach vorn zu Skeletteilen des Schädels ziehen, bei den Myxinoiden dagegen einen sehr eigentümlichen Verlauf nehmen, da sie am Zungenskelet selbst entspringen, nach vorn ziehen, um hier umzubiegen und dann zu seinem Vorderende zurückzukehren. Als Protractor funktioniert jedoch allgemein noch ein aus ringförmigen Fasern bestehender cylindrischer Hohlmuskel, der den Zungenstiel umscheidet (bei *Petromyzon: M. hyo-hyoideus*) oder sich (bei *Myxine: M. copulo-copularis*) an ihm befestigt, und in dessen Hohlraum der *Retractor* der Zunge (*M. longitudinalis linguae*) zum Zungenstiel hinzieht, indem er hinten vom Grunde der muskulösen Zungenscheide (*Myxinoiden*) oder in der Herzgegend entspringt (*Petromyzon*). Die Zungenmuskulatur ist jedoch so kompliziert, daß hier nur einige ihrer Grundzüge angedeutet werden konnten.

Fische. In dieser Gruppe beschränkt sich die Zunge, wenn sie nicht ganz fehlt, auf eine mehr oder weniger ansehnliche Hervorragung am Mundhöhlenboden, welche durch das Vorspringen des Basihyale oder der Hypohyalia des Hyoidbogens gestützt wird (s. Fig. 229, S. 322). Die sie überziehende Schleimhaut ist dünn oder dicker fleischig und trägt häufig Zähne. — Muskeln fehlen dieser Zunge fast stets völlig, weshalb sie ihre Gestalt nicht erheblich zu verändern vermag, sich vielmehr nur mit dem Visceralskelet bewegt und so bei der Einführung der Nahrung in den Schlund mitwirkt. Drüsenbildungen besitzt sie nie.

Unter den *Amphibien* erhebt sich die Zunge der *Ichthyoden* nicht wesentlich über jene der Fische, indem sie klein und wenig beweglich bleibt, also auch wenig muskulös ist; Drüsen scheinen ihr bei manchen Arten noch ganz zu

Fig. 190.

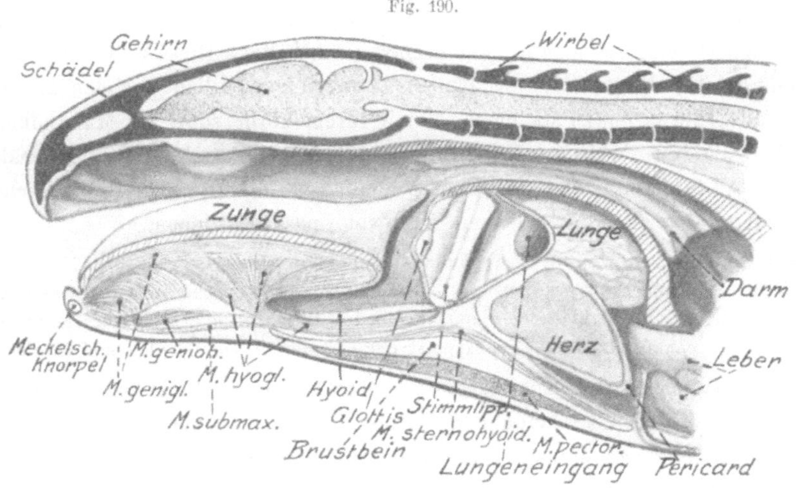

Vorderende von **Rana esculenta**. **Medianer Längsschnitt**, rechte Hälfte. **Kiefer auseinander gezogen**, etwas schematisiert. Orig. C. H.

fehlen (*Proteus*). — Dagegen zeigt die Zunge der *Salamandrinen* und *Anuren* eine bedeutende Weiterbildung und ist namentlich bei letzteren auch viel größer (Fig. 190), obgleich bei gewissen völlig rückgebildet (*Aglossa: Pipa, Dactylethra* [*Xenopus*]). In der Ontogenie der letzterwähnten beiden Amphibiengruppen tritt zuerst ein unpaarer, ursprünglich drüsen- und muskelfreier Zungenwulst auf, der wie jener der Fische das Oralende des Zungenbeinbogens umschließt. Im Umkreis dieser Primärzunge, die sich bei den Ichthyoden wenig verändert zu erhalten scheint, erhebt sich dann oral und lateral vom Mundhöhlenboden eine Falte, in der sich zahlreiche schlauchförmige Drüsen entwickeln. Dieser *»präcopulare«* Teil legt sich hierauf der primitiven Zunge an und verwächst mit ihr vollständig zur Bildung der definitiven, welche daher sehr drüsenreich ist, indem sich die Drüsen allmählich über ihre ganze Oberfläche ausbreiten. Sie scheiden ein klebriges Sekret ab, das zum Fang der Beute dient. Gleichzeitig und in gewissem Zusammenhang mit der Hervorbildung der Zungendrüsen dringen von der zwischen Hyoid und Unterkiefer sich ausspannenden hypobranchialen Muskulatur (vgl. Bd. I, S. 447) Abzweigungen in die sich entwickelnde Zunge ein. So einmal von der Unterkiefersymphyse aus Fasern, die den *M. genioglossus* bilden *(Vorzieher)*, und von dem Hyoid aus nach vorn ziehende, welche den *Hyoglossus (Rückzieher)* formieren (s. Fig. 190), beide vom N. hypoglossus innerviert. In der Zunge verflechten sich diese Fasern. Die Zunge wird auf solche Weise mehr oder weniger contractil und beweglich. Doch scheint in der Anurenzunge auch schon eine Binnenmuskulatur vorzukommen, d. h. Fasern, die sich zwischen den verschiedenen Abschnitten der Schleimhaut selbst ausspannen, und zwar Längs- und Querfasern. Die oben erwähnte primäre Zunge bildet im erwachsenen Zustand die hintere Zungenregion, die präcopularen Falten die vordere. — Indem sich die Zunge vom Mundhöhlenboden schärfer abschnürt, erhebt sie sich bei den Salamandrinen und Anuren gewöhnlich auf einem Stiel, der sich an seiner freien Dorsalseite in die Zungenscheibe ausbreitet. Diese kann sich mehr oral- oder mehr aboralwärts verlängern, letzteres namentlich bei den *Anuren* (s. Fig. 190), deren Zunge daher meist mit ihrem Vorderende am Mundhöhlenboden befestigt ist, während ihr Hinterrand häufig in zwei laterale Fortsätze auswächst. Die Anurenzunge kann aus dem Mund unter Umkehr ihrer Flächen hervorgeklappt werden und so zum Fang von Insekten dienen.

Während die Urodelenzunge gewöhnlich nicht vorstreckbar ist, findet sich bei der Salamandrinen-Gattung *Spelerpes* eine etwa pilzförmige, weit vorstreckbare Zunge, deren sehr contractiler Stiel in eine sich in den Mundhöhlenboden einsenkende Scheide rückziehbar ist. Ein besonderer, sehr eigenartiger Muskelapparat dient zu ihrem Vorschnellen und Einziehen.

Die Ontogenese der *Amniotenzunge* verrät eine ziemlich nahe Übereinstimmung mit jener der Amphibien. Auch hier tritt zunächst ein primärer Teil, das *Tuberculum impar*, auf, das sich median, auf der Grenze des Kiefer- und Hyoidbogens, dicht vor der Anlage der Thyreoidea, erhebt, und zu dem sich später jederseits ein seitlicher Längswulst gesellt, der sich im Bereich der Ventralenden des Kiefer- und Hyoid-, ja auch des ersten Kiemenbogens erhebt *(Sauria)*, die *Seitenwülste*. Das Tuberculum wird allmählich dreieckig und erstreckt sich mit seinem spitz auslaufenden Vorderende nahezu bis zum Oralende der späteren Zunge; es bildet, je nach dem Auswachsen des vorderen Zungenendes, etwa deren mittleren oder mehr ihren hinteren Teil; hinter ihm folgt die Zungenregion, die von den Wülsten des Zungenbein- und ersten Kiemenbogens gebildet wird.

Wie schon früher (Bd. I, S. 307 ff.) geschildert wurde, beteiligt sich das Zungenbein an der Stütze der Zunge, was bei den *Sauriern* und *Vögeln* besonders hervortritt, wo vom Basihyale ein häufig recht ansehnlicher Fortsatz *(Processus entoglossus, Glossohyale)* in die Zunge eindringt; weniger entwickelt ist dieser Fortsatz bei den *Cheloniern* und kommt den Säugern gelegentlich auch noch zu, fehlt hingegen den *Crocodilen* ganz. Im allgemeinen erinnert die Zunge der *placoiden Reptilien* an jene der Amphibien, da sie platt und weich (wenig verhornt) und ihre Unterfläche großenteils dem Mundhöhlenboden aufgewachsen ist, also von ihm verhältnismäßig wenig abgesetzt erscheint. Sie ist daher auch nicht vorstreckbar und bleibt bei den Schildkröten relativ klein; größer wird sie bei den Crocodilen. — Auch die *Saurierzunge* ist vielfach ähnlich beschaffen (so bei den früher als *Crassilinguia* zusammengefaßten Formen: *Ascalaboten*, *Iguaniden*, *Amphisbäniden* u. a.); doch läuft ihr Oralende auch bei diesen häufig schon in zwei laterale kurze Fortsätze aus und ähnlich auch die seitlichen Hinterränder in zwei hintere. Bei den *Brevilinguia* (z. B. den *Scincoiden*) werden die vorderen Fortsätze länger, weshalb das Vorderende der Zunge tiefer gespalten scheint. Bei den *Sauriern* mit weit vorstreckbarer

Fig. 191.

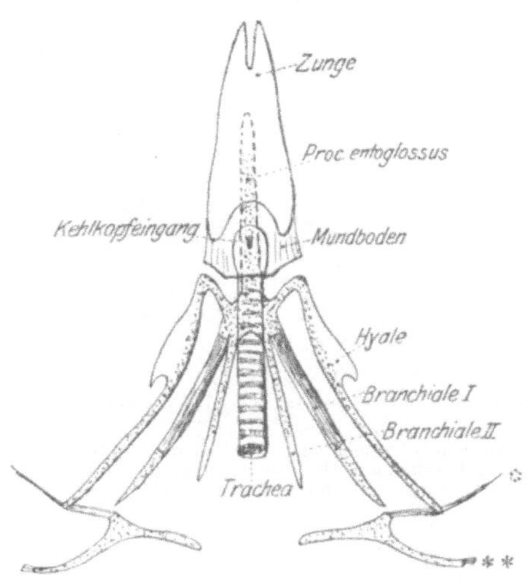

Lacerta agilis. Kehlkopf, Anfang d. Trachea, Zungenbein von dorsal. * Band, das sich am unteren Ende des Squamosum anheftet. ** Band, das sich in der Mitte der Hinterkante des Paroccipitalfortsatzes befestigt.
Orig. Blo.

Fig. 192.

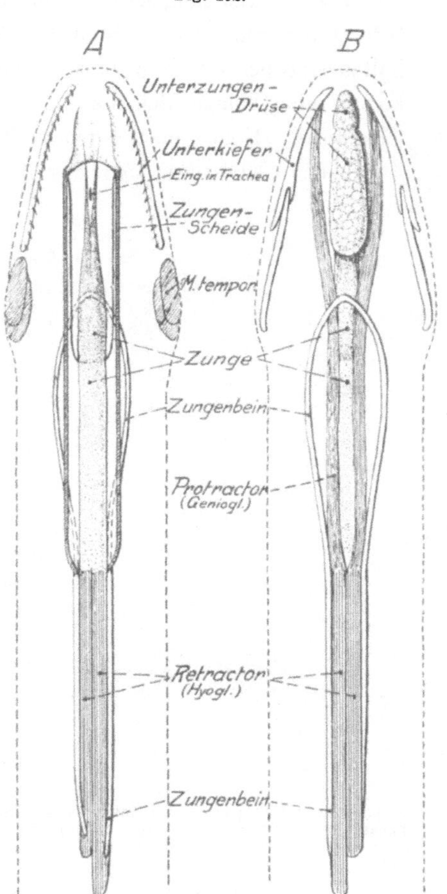

Vorderende von Tropidonotus natrix (Schema) zur Demonstration des Zungenapparates. *A* Dorsale Ansicht. Die Trachea ist entfernt, nur ihr Eingang ist markiert. Zungenscheide im optischen Durchschnitt; sie liegt in Wirklichkeit der Zunge dichter an. — *B* Ventrale Ansicht des Apparates; von den Unterzungendrüsen ist nur die hintere gezeichnet. Orig. C. H.

Zunge (*Fissilinguia*, Fig. 191) und allen *Ophidiern* (Fig. 192) wächst das Vorderende der Zunge stark aus; die Zunge wird daher schmal, bandförmig, und ihre vorderen Fortsätze verlängern sich sehr, so daß sie tief gespalten erscheint. Ontogenetisch entwickeln sich diese Fortsätze durch Auswachsen der oben erwähnten Seitenwülste, ohne Beteiligung des Tuberculum. — Die ansehnliche Vorstreckbarkeit der Schlangenzunge wird dadurch unterstützt, daß sich **an**

ihrer Basis, dicht vor dem Eingang in den Kehlkopf eine, die Zunge um-
hüllende Scheide entwickelt hat, und daß die hinteren Enden des Zungenbeins,
welches hier aus zwei dünnen aber sehr langen (vorn oft bogenförmig verbundenen) Spangen besteht, mit den Pro- und Retractoren der Zunge in Verbindung treten (s. Fig. 192). Die Zungenscheide soll durch Verwachsung zweier
Längsfalten entstehen, welche sich beiderseits der Zungenbasis entwickeln. Ähnliche Längsfalten treten in der Ontogenie schon bei Amphibien auf und erhalten sich bei gewissen auch im erwachsenen Zustand. Auch bei den Sauriern
kommt eine solche Scheide vor, in sehr vollkommener Ausbildung bei den
Varaniden. Eine ganz besondere Bildung zeigt die lange, weit vorschnellbare
Zunge der *Chamaeleontiden* (Fig. 193), die zum Insektenfang dient.

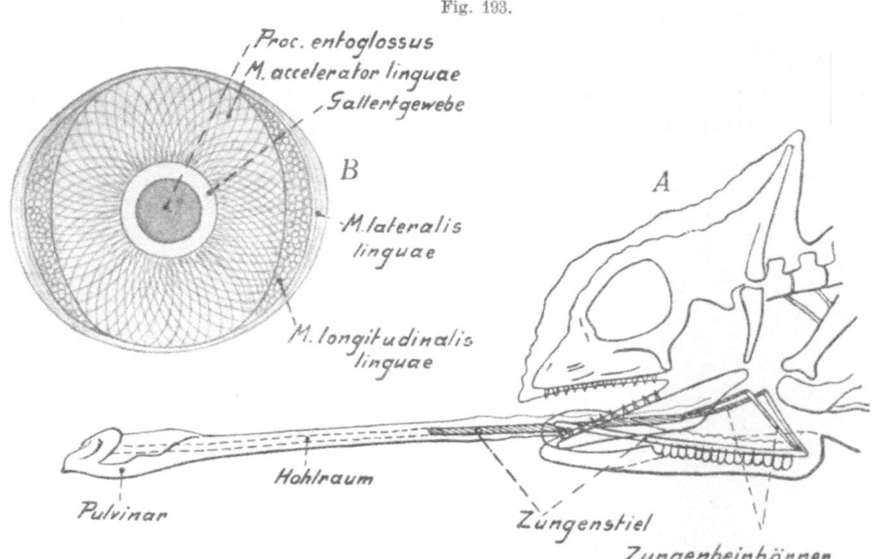

A Kopf von Chamaeleo von links gesehen. Schema des Ausschleudermechanismus der Zunge. *B* Schematischer Querschnitt durch den hinteren Teil der Zunge, zur Demonstration der Zungenmuskulatur.
(*A* nach HESSE aus HESSE-DOFLEIN, *B* nach BRÜCKE 1852 und MINOT 1880 konstruiert). C. H.

Die Zungenbasis ist hier ungemein lang ausgewachsen zu einem cylindrischen Träger
oder Zungenstiel, der sich in eine aus der Mundhöhle nach hinten sich ausstülpende Tasche ein-
senkt, in welcher er im Ruhezustand der Zunge eingeschlossen ist. Beim Vorschnellen der
Zunge wird dieser Stiel, unter starker Verlängerung, weit und mit bedeutender Kraft und
Schnelligkeit aus dem Maul herausgeschleudert. Die eigentliche Zunge bildet an ihrem
Ende eine Anschwellung (*Pulvinar*) und besitzt an ihrer Spitze eine veränderliche Ver-
tiefung. Die Dorsalseite des Pulvinars ist reich an schlauchförmigen Drüsen, deren klebriges
Sekret den Fang der Beute ermöglicht. Der *Processus entoglossus* zieht durch den ganzen
Zungenstiel bis in das Pulvinar, doch ist das Zungengewebe mit dem Processus nicht fest
vereinigt, sondern durch einen mit gallertigem Gewebe erfüllten Raum von ihm gesondert (siehe
Fig. 193 *B*), so daß sich das eigentliche Stielgewebe über den Processus verschieben kann.
Abgesehen von Muskeln, welche den Zungenbeinapparat und damit auch die Zunge bewegen,
wird das plötzliche Hervorschleudern der Zunge von einem kräftigen cylindrischen Hohlmuskel (*M. accelerator linguae*) bewirkt, dessen Fasern in seinem hinteren Abschnitt ge-

kreuzt schraubenartig, weiter vorn circulär verlaufen und bei ihrer Contraction den Stiel, der im Ruhezustand faltig ist, plötzlich mächtig verlängern. Die Einziehung geschieht durch paarige laterale *Hyoglossi* (= *Mi. longitudinales linguae*); dazu gesellt sich im Pulvinar noch eine komplizierte Binnenmuskulatur der Zunge. Die Chamäleonzunge erinnert daher etwas an jene von *Spelerpes*, ja selbst die der *Cyclostomen*, wurde jedoch sicherlich selbständig entwickelt.

Die Zunge der *Vögel* schließt sich jener der Saurier im allgemeinen an und zeigt ziemliche Mannigfaltigkeit. Meist wird sie relativ groß, doch kann sie bei gewissen Formen, so den *Ratiten*, *Steganopoden* u. a., schmächtig bleiben,

Fig. 194.   Fig. 195.

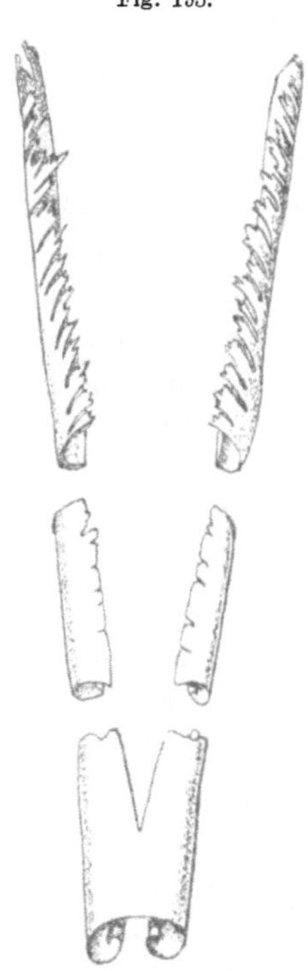

Zungen von Vögeln, dahinter der Eingang in den Kehlkopf (*g*). *A* Anas, *B* Lophochroa galerita (Kakadu), *C* Milvus regalis (aus GEGENBAUR, Vergl. Anat.)

Anthothreptes subcollaris (Tenuirostres). Verschiedene Regionen des röhrenförmigen Teils d. Zunge in Ventralansicht (nach GADOW 1883). C. H.

ja sogar stark verkümmern (*Pelecanus*, *Sula*). Obgleich ihre Größe mit der des Schnabels zusammenhängt, gibt es doch auch Ausnahmen davon. Dick cylindrisch und weich erscheint sie bei den *Papageien*; sonst ist sie gewöhnlich mehr oder weniger abgeplattet und verlängert, mit abgerundetem Vorderende (z. B. *Lamellirostres*, Fig. 194 *A*), gewöhnlicher jedoch schmal bandförmig und mit zugespitztem Vorderende, das meist auf der Ober- und Unterseite mehr oder weniger verhornt ist. Bei manchen Vögeln (so gewissen *Passeres*, den *Nectariniidae* (Fig. 195) und *Meliphagidae*, sowie den Kolibris (*Trochilidae*) ist das freie Zungenende ähnlich wie bei den Fissilinguia tief gespalten und

stark verhornt; die beiden platten Fortsätze, welche selbst wieder mehr oder
weniger zerschlitzt sein können, sind bei den Nectariniiden und den Kolibris
dorsal eingerollt, so daß jeder eine Art Röhre bildet, die zum Saugen dienen soll.
Bei den *Musophagiden* ist jeder in ein Borstenbüschel zerschlitzt. Ähnlich wie
die der Saurier, zeigt jedoch auch die Zunge vieler Vögel noch hintere laterale
Fortsätze, die den Kehlkopfeingang umgreifen können. — Vorstreckbar ist die
Zunge meist nicht, doch bilden in dieser Hinsicht die *Pici* (*Spechte*) und die
Kolibri eine Ausnahme, indem ihre lange, schmale Zunge weit vorgeschnellt
werden kann. Die Besonderheit, welche der Zungenbeinapparat in diesen Fällen
zeigt, wurde schon früher (Bd. I, S. 309) erwähnt; auch wird die Muskulatur
des Zungenbeinapparats hier verhältnismäßig sehr kompliziert. — Auf die Bewaffnung der Zunge mit verhornten zahn-, dorn- bis borstenartigen Papillen,
worüber später im allgemeinen noch zu sprechen sein wird, müssen wir hier
schon eingehen, da damit häufig eine gewisse Differenzierung der Zunge in
Abschnitte verbunden ist, wozu aber auch Faltenbildungen auf ihrer Oberfläche
beitragen können. Häufig ist nämlich ein hinteres Feld der Zunge reich
mit verhornten, rückwärts gerichteten Stacheln besetzt, die sich jedenfalls an
der Nahrungseinfuhr beteiligen (Fig. 194). Ähnliche Dornen und Borsten begleiten nicht selten auch ihre Seitenränder, können sich aber auch auf der
Oberfläche ausbreiten; die der Seitenränder setzen sich bei den Lamellirostres
in schiefe Falten fort, welche jenen des Oberschnabels entsprechen. Auch
die Zungenspitze kann bei dem Papagei *Trichoglossus* ein starkes Borsten-
bündel tragen.

Im allgemeinen ist die *Zungenmuskulatur der Sauropsiden* dieselbe, welche
sich schon bei den Amphibien fand, besteht also aus dem Genio- und Hyoglossus; dazu gesellt sich jedoch meist eine reichere Binnenmuskulatur, aus
längs- und querverlaufenden und aufsteigenden Fasern gebildet, die aus den erstgenannten Muskeln hervorging. Bei den Vögeln tritt diese Binnenmuskulatur
jedoch häufig stark zurück und die Zungenbewegung geschieht dann hauptsächlich durch die Muskulatur des Zungenbeinapparats.

Mammalia. Ihre Zunge zeichnet sich meist durch Größe und weiche,
sehr muskulöse Beschaffenheit aus; sie ist daher meist auch recht beweglich,
gestaltsveränderlich, sowie vor- und rückziehbar. Bei den *Cetaceen* kann die
Zunge nicht vorgestreckt werden, spielt aber beim Verschlucken der Nahrung
eine wichtige Rolle. Ihre Gestalt ist im allgemeinen länglich mit abgerundetem freiem Vorderende (s. Bd. I, Fig. 479 *A*, S. 678), entweder mehr cylindrisch oder mehr abgeplattet. Mit ihrer hinteren Hälfte, oder noch weiter
nach vorn, ist sie am Mundhöhlenboden angewachsen, doch schwankt ihr vorderer freier Teil in seiner Länge erheblich und ist noch durch ein medianes,
seltener paariges Bändchen, das *Frenulum linguae* (das sich schon bei Sauropsiden
finden kann), auf eine kurze Strecke befestigt. Bei gewissen Formen, die
sich von Ameisen oder Termiten ernähren, so den Edentaten: *Myrmecophaga,
Manis* u. Verw., sowie *Echidna*, wächst das vordere freie Zungenende in einen

wurmförmigen, langen Fortsatz aus, der aus der engen Mundöffnung weit vor-
gestreckt werden kann und durch seine Bedeckung mit klebrigem Speichel als
Leimrute für den Insektenfang dient. Auch die Zunge mancher Fledermäuse
(*Macroglossi*) ist sehr verlängert. — Bei vielen *Nagetieren* sowie *Ornithorhynchus*
(Fig. 196) erhebt sich die hintere Partie der Zungenoberfläche polster- bis
zapfenartig. — Wie gesagt, ist die Muskulatur besonders stark entwickelt.

Sie besteht jedoch im wesentlichen aus den schon seither gefundenen Muskeln (s. Fig. 224,
S. 314), dem vom Zungenbein, also von hinten zutretenden *Hyoglossus*, der sich schief
aufsteigend bis zur Zungenoberfläche und -spitze erstrecken kann und zuweilen auch Ursprünge am Thyreoidknorpel besitzt (*Thyreo-hyoglossus*), dem *Genioglossus* und gewöhnlich
noch einem *Styloglossus* jederseits, der sich vom Processus styloideus (Tympanohyale) in
die Zunge begibt.

Bei Huftieren kann eine Abzweigung des früher erwähnten *Mylohyoideus* (s. Bd. I, S. 449)
als *Myloglossus* zur Zunge treten, der sie bei seiner Contraction an den Gaumen andrückt.

Besonders reich entwickelt ist die Binnenmuskulatur, bestehend aus einem *Longitudinalis linguae*, der die ganze freie
Oberfläche der Zunge unterlagern kann und
daher auch in *superior*, *inferior* und
lateralis unterschieden wird, einem *Transversus linguae*, der meist nicht die ganze
Zungenbreite durchquert, da sich ein binde-
gewebiges medianes Längsseptum findet, an
dem er sich jederseits inseriert, schließlich
einem *Verticalis* (*Perpendicularis*) mit
senkrecht aufsteigenden Fasern. Die Fasern
fast aller dieser Muskeln durchflechten sich
meist sehr innig. — Eigentümlich modifiziert erscheint die Muskulatur der lang
wurmförmigen, weit vorstreckbaren Zunge
der *Myrmecophagiden* und *Maniden*. Zum
Einziehen der Zunge, deren Basis hier in

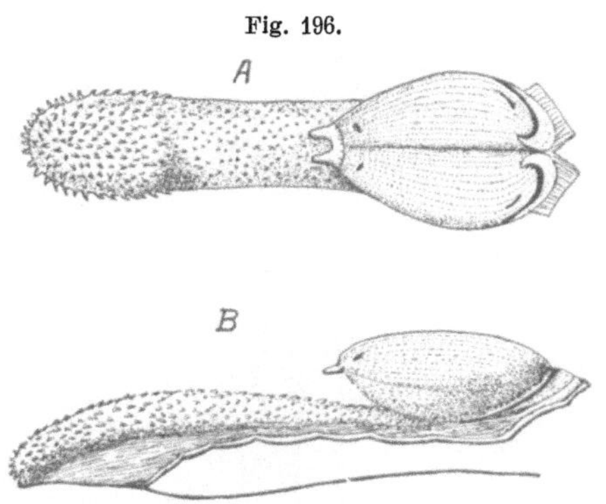

Fig. 196.

Zunge von Ornithorhynchus paradoxus, *A* von
oben, *B* von der linken Seite (nach POULTON 1883).
C. H.

einer Scheide steckt, dient ein Paar langer Muskeln (*Mi. sternoglossi*), die längs der Rückenseite bis zu dem Processus xiphoideus des Sternums nach hinten ziehen und sich an ihm
und in seiner Nachbarschaft inserieren; bei *Manis* ist dieser Processus abnorm verlängert
(vgl. Bd. I, S. 209). Die beiden Muskeln sollen aus den Hyoglossi, sowie Anteilen der Thyreo-
und Sternohyoidei hervorgegangen sein.

In dem Ventralteil des erwähnten Zungenseptums findet sich häufig bei *Carnivoren*,
doch auch gewissen *Insectivoren* (*Talpa*, *Erinaceus* u. a.), sowie manchen *Ungulaten* (z. B.
Sus) ein aus Bindegewebe und Fettzellen, zum Teil auch quergestreiften Muskelfasern und
Knorpelgewebe zusammengesetzter Längsstrang, die *Lyssa*, die manchmal als Umbildung des
Processus entoglossus gedeutet wird, doch wurde auch zuweilen die bei gewissen Säugern
ziemlich entwickelte *Unterzunge* mit ihr in Beziehung gebracht.

Die *Unterzunge* (*Sublingua*) ist ein blattförmiges, auf der ventralen Zungenfläche mehr oder weniger vorspringendes Gebilde, das bei den *Prosimiern* (s.
Fig. 197) am stärksten entwickelt ist, indem es sich, vorn und lateral scharf
abgesetzt, über die untere Zungenfläche erhebt. In seiner Medianlinie zeigt es,
wie auch bei den *Marsupialiern*, denen die Unterzunge allgemein zukommt,
eine kielförmige Leiste. Die Unterzunge der Prosimier ist schwach verhornt;

ihre Ränder sind vorn zum Teil zackig, auch findet sich in ihr manchmal (*Stenops*) ein Längsknorpel. Sowohl bei den *Marsupialiern* als den *Simiae*, bei welch letzteren das Organ gleichfalls angedeutet ist, fehlen sowohl die scharfe Absetzung von der ventralen Zungenfläche als die Verhornung. Hier liegt wohl Rückbildung vor, die beim Menschen dazu führt, daß das Gebilde meist nur noch durch zwei schwache Falten (*Plicae fimbriatae*) angedeutet erscheint; doch tritt es in der ersten Jugend noch schärfer hervor. — Muskeln treten in die Unterzunge nicht ein. Den übrigen Säugern fehlt die Unterzunge.

Das Organ führte zu einer Hypothese über die Entstehung der Säugerzunge (GEGENBAUR), nach welcher die Unterzunge im wesentlichen der Zunge der Sauropsiden homolog sein soll, während sich die muskulöse Säugerzunge erst dorsalwärts aus ersterer hervorgebildet habe. Diese Ableitung wird besonders mit der, aber nicht sehr erheblichen Eigenart der Zungenmuskulatur der Säuger zu begründen versucht, begegnet jedoch der Schwierigkeit, daß die Ontogenie der Säugerzunge jener der Sauropsiden ganz ähnlich verläuft und nichts von einem sekundären Hervorwachsen der eigentlichen Zunge erkennen läßt. Auch das recht vereinzelte Vorkommen der Unterzunge unter den Säugern, sowie ihre nichtmuskulöse Beschaffenheit sprechen gegen jene Deutung. Es dürfte daher wahrscheinlicher sein, daß umgekehrt die Unterzunge eine sekundäre Bildung darstellt. Der in ihr gelegentlich auftretende Knorpel wurde auch zuweilen mit der oben erwähnten Lyssa in Beziehung gebracht.

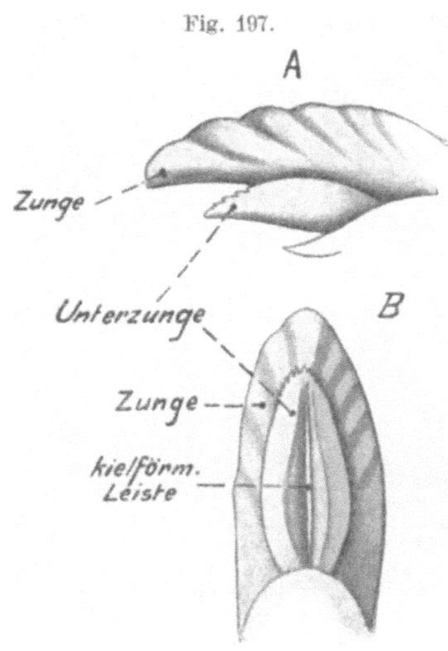

Zunge u. Unterzunge von **Stenops gracilis**, *A* von der linken Seite. *B* von unten gesehen (nach GEGENBAUR 1884).
C. H.

Wie schon bei den Geschmacksorganen eingehender erörtert wurde (Bd. I, S. 675 ff.), ist die Zungenoberfläche der Tetrapoden häufig reich mit Papillen bedeckt. Schon bei den Anuren finden sich *Papillae filiformes* und *fungiformes* reichlich. Ebenso sind die weichen Zungen der Sauropsiden häufig mit Papillen versehen, dagegen fehlen sie den Fissilinguia gewöhnlich. Für die Vögel wurde schon oben (S. 278) auf die vielfache Entwicklung verhornter Papillen hingewiesen. — Auch bei den *Säugern* verhornen die Papillae filiformes häufig zu rückwärts gerichteten stachelartigen Gebilden, die schon bei *Ornithorhynchus* und *Echidna* in reicher Ausbildung vorkommen. Bei *Ornithorhynchus* bedecken sie den ganzen vorderen Abschnitt der Zunge (s. Fig. 196, S. 279), nach hinten an Größe abnehmend, während bei *Echidna* die ganze Zunge von ihnen bedeckt ist und sich hier hinten die größeren Papillen finden. Die früher (S. 279) erwähnte polsterartige Erhebung des hinteren Zungenabschnitts von *Ornithorhynchus* trägt die in Grübchen eingesenkten Geschmacksknospen; die Hornzähne am Vorderende dieser Erhebung sind nur verhornte Epithelzapfen. Über die Zungenfläche verbreitet sind die Papillae filiformes ferner bei vielen *Ungulaten*, *Sirenen* und *Carnivoren; Nagetiere* (z. B. *Hystrix*), gewisse *Chiropteren* u. a. können solche Hornpapillen auf dem Vorderende der Zunge führen. — Zuweilen laufen die Hornpapillen an ihrem freien Ende in mehrere Spitzen oder Borsten aus (zusammengesetzte Papillen oder *Pap. coronatae*).

Hinsichtlich der die Geschmacksknospen tragenden *Papillae fungiformes*, *foliatae* und *circumvallatae* sei auf das früher bei den Geschmacksorganen Berichtete verwiesen (Bd. I, S. 677).

Zahnbildungen.

Wie wir schon bei den Hautverknöcherungen erfuhren (s. Bd. I, S. 166) leiten sich die echten Mundhöhlenzähne der *Gnathostomen* von den Placoidschuppen der Chondropterygier ab, die sich im ectodermalen Teil der Mundhöhle verbreiten und auch bis in die Pharynxregion gelangen können, da sich, wie schon hervorgehoben, das Ectoderm jedenfalls allmählich tiefer in den Vorderdarm ausbreitete. Indem sie sich in der Mundhöhle zu Ergreifungs- und häufig auch Verkleinerungsorganen der Nahrung umbildeten, entwickelten sie sich unter Vergrößerung zu den eigentlichen Zähnen, die, wie wir ebenfalls schon früher sahen, auch an der Bildung der die Mundhöhle auskleidenden Deckknochen teilnehmen. Schon bei den *Cyclostomen* finden sich jedoch in der Mundhöhle zahnartige, ähnlich funktionierende Gebilde, die aber prinzipiell von den eigentlichen Zähnen abweichen, da sie aus Horn bestehen, also analoge Organe darstellen. Es sind verhornte, zahnähnliche Erhebungen, welche nicht selten in zwei

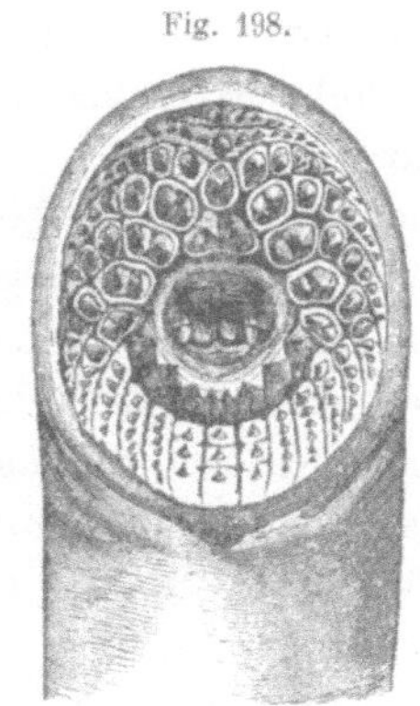

Mund von Petromyzon marinus mit Zunge und Zähnen (nach Heckel und Kner, aus Gegenbaur, Vergl. Anat.).

bis mehr freie Spitzen auslaufen, was daher rührt, daß mehrere solcher Zähnchen basal verwuchsen. Bei den *Petromyzonten* breiten sie sich, auf dem Lippen- oder Ringknorpel sitzend, durch die ganze Mundhöhle aus (s. Fig. 198 u. Bd. I, Fig. 503,[1], S. 706), indem sie nach innen größer werden, wobei dieser Knorpel in die Basis jedes Zahns einen Fortsatz sendet. Jeder Zahn besitzt eine bindegewebige Pulpa oder Papille, ähnlich wie die verhornten Zungenpapillen höherer Wirbeltiere. Die *Myxinoiden* hingegen haben nur einen medianen Gaumenzahn im Hintergrund der Mundhöhle (s. Fig. 228 *A*, S. 321). Auch sind die Zähne ohne knorplige Einlagerung. — In beiden Abteilungen dagegen trägt das in die Mundhöhle vorspringende freie Zungenende zwei Querreihen von Zähnen, die besonders bei den Myxinoiden die Nahrungsaufnahme zu befördern vermögen (vgl. S. 272). Charakteristisch erscheint, daß die Zähne der Petromyzonten wie die äußere Hornschicht höherer Vertebraten periodisch gewechselt (gehäutet) werden, indem sich unter der äußersten Hornkappe schon die Anlagen mehrerer jungen Hornschichten vorfinden.

Ähnliche Hornzähnchen finden sich auch in der Mundhöhle oder an den seitlichen Mundrändern gewisser *Amphibien.*

Das erstere bei *Siren,* der solche sowohl am Gaumen als am Unterkiefer besitzt, abgesehen von den Hornscheiden der Kieferränder; letzteres bei den Anurenlarven. — Hornzähnchen treten ferner in der Mundhöhle von *Pipa* auf. — Solche Bildungen erscheinen nicht auffallend, da verhornte Papillen der Zunge und anderer Stellen der Mundhöhle bei den höheren Vertebraten ja häufig vorkommen.

Die *typischen Zähne* entwickeln sich ganz ähnlich, wie es schon früher für die Zähne der Placoidschuppen (s. Bd. I, S. 166) geschildert wurde. Bei primitiver Entstehung (so bei den *Teleosteern*) erscheint ihre erste Anlage als eine schwache Epithelerhebung, in die eine Papille des unterliegenden Bindegewebes eindringt. Die tiefste Schicht des Epithels scheidet hierauf, wie wir es bei den Placoidschuppen fanden, eine dünne *Schmelzlage (Email, Substantia adamantina)* aus, die jedoch zuweilen von einer Modifikation des Dentins (*Vitrodentin*) repräsentiert wird und bei manchen Zähnen früh verloren geht oder auch gänzlich fehlt. — Von den oberflächlichen Zellen der Papille (den Odontoblasten) wird das stets vorhandene und charakteristische *Zahnbein (Dentin, Substantia eburnea)* geliefert, das im einfachsten Fall den Zahn allein bildet. An der Zahnbasis findet sich häufig noch eine plattenartige Ausbreitung, auf der sich der freie Zahn erhebt. Sie dürfte der Platte der Placoidschuppen und auch dem bei komplizierteren Zähnen aus echter Knochensubstanz bestehenden *Cement (Substantia ossea)* entsprechen. Ein vollentwickelter Zahn (s. Fig. 222*A*, S. 306) kann daher aus den drei erwähnten Geweben bestehen; doch treten Vereinfachungen auf, indem sowohl Schmelz als Cement fehlen können. Die erste Zahnanlage kann tiefer in das Corium der Mundhöhlenschleimhaut verlegt werden, indem die Papille nicht mehr bis in das Epithel emporsteigt, sondern letzteres umgekehrt einen zapfenartigen Fortsatz in das Corium hinabschickt, in dessen tiefes Ende erst die Papille eindringt. Im Zusammenhang damit steht die bei allen Gnathostomen (mit Ausnahme der *Teleosteer* und *Ganoiden*) verbreitete Entwicklung der reihenförmig auf den Kiefern angeordneten Zähne aus einer *Zahnleiste,* welche dadurch entsteht, daß die eben erwähnten Epitheleinwüchse *(Schmelzorgane)* der Zähne einer Reihe nicht mehr isoliert entstehen, sondern für sämtliche Zähne einer Reihe eine gemeinsame Epitheleinsenkung (eben die *Zahnleiste*) gebildet wird, von deren tiefem Rand erst die Schmelzorgane der Einzelzähne ausgehen.

Über die Befestigung der Zähne auf dem unterliegenden Knorpel oder Knochen soll erst bei den einzelnen Gruppen Genaueres mitgeteilt werden; hier sei nur betont, daß die Zähne z. T. noch ziemlich lose im Bindegewebe eingepflanzt oder der Oberfläche des unterliegenden Skeletteils aufgewachsen sind. Als höherer Zustand reiht sich hieran ihre Einsenkung in Rinnen oder in einzelne Gruben oder Höhlen (*Alveolen*) der sie tragenden Knochen. — Charakteristisch für die Zähne, doch auch schon für die Placoidschuppen geltend, ist ihr bei den niederen Gnathostomen das ganze Leben hindurch kontinuierlich stattfindender Ersatz. Bei den Säugern findet sich ein einmaliger Wechsel. In manchen Fällen fehlt auch dieser.

Obgleich die Zähne den Gnathostomen ursprünglich allgemein zukamen, so wurden sie doch in gewissen Fällen stark, ja völlig rückgebildet, wofür Beispiele in sämtlichen Klassen auftreten, eine Erscheinung also, die sich unter ähnlichen Bedingungen vielfach wiederholte. In den meisten dieser Fälle ließ sich direkt nachweisen, daß Reduktion vorliegt, indem sich ontogenetisch noch Zahnanlagen finden; in anderen Fällen (z. B. *Aves*) wurde dieser Nachweis paläontologisch erbracht, indem die ältesten Vögel noch Zähne besaßen.

Fische. Die Zähne der Fische zeigen nicht nur nach Form und Bau, sondern auch in ihrer Verbreitung in der Mund- und Pharynxhöhle, sowie in ihrer Befestigung große Mannigfaltigkeit. Nur selten sind sie ganz rückgebildet, so bei den *Acipenseriden* und gewissen Teleostern (den *Lophobranchiern* und einzelnen

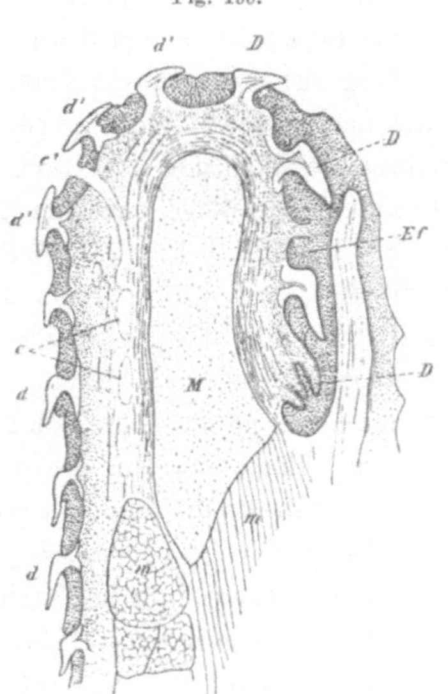

Fig. 199.

Querschnitt durch den Unterkiefer eines jungen Scyllium. *M* Unterkieferknorpel. *m, m'* Muskeln. *c* Hautkanäle im Querschnitt. *c'* Ausmündung eines solchen Kanals im Längsschnitt. *Ef* Epitheleinfaltung. *D, D, D* Kieferzähne. *d, d* Hautzähne, *d', d'* intermediäre Formen. (Schwache Vergrößerung.) (Aus GEGENBAUR, Vergl. Anat.)

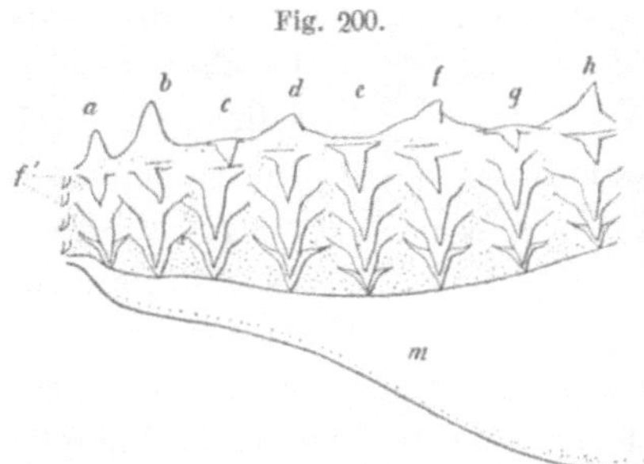

Fig. 200.

Rechter Unterkiefer eines alten Carcharias, von der Innenseite gesehen. *m* Mandibularknorpel. *a—h* Zähne des freien Kieferrandes. *f'* rudimentäre Zähne am medianen Teil (aus GEGENBAUR, Vergl. Anat.)

Vertretern sonstiger Familien). — Abgesehen von Zähnchen, die ohne Verbindung mit unterliegenden Skeletteilen, frei in der Schleimhaut sitzen, treten sie in weiter Verbreitung auf den die Mundhöhle umschließenden Knorpeln und Knochen auf. Bei den *Chondropterygiern* beschränken sie sich zwar fast ausnahmslos auf das Palatoquadrat und den Unterkiefer, also auf die Mundränder, stehen hier aber in zahlreichen Reihen, von denen die innersten erst im Entstehen begriffen sind, während die auf der Höhe der Kieferränder befindlichen in Funktion stehen (s. Figg. 199 u. 200); doch können sie sich auch auf die äußere Kieferfläche ausdehnen. Diese Reihen schieben sich also andauernd von ihrem inneren Entstehungsort nach außen vor und ersetzen sich so das ganze Leben hindurch. Die Anordnung der Einzelzähne in der Gesamtheit der

Reihen zeigt Anklänge an jene der äußeren Placoidschuppen. — Obgleich sich
bei manchen Operculaten eine ähnliche Beschränkung der Zähne auf die Kieferränder finden kann, breitet sich die Bezahnung doch meist viel weiter in der
Mundhöhle aus, so daß Zähne häufig nicht nur auf den *Prämaxillen* und
Maxillen, sondern auch auf dem *Vomer, Parasphenoid*, den *Palatina* und *Pterygoidea* auftreten; ihnen stehen am Unterkiefer die Zähne des *Dentale* gegenüber, doch ist gelegentlich auch das *Operculare* des Unterkiefers bezahnt (z. B.
Amia). — Sehr gewöhnlich erstrecken sich aber die Zahnbildungen bis in die
Pharynxregion, indem die Kiemenbogen an ihrem Vorder- und Hinterrand
reich mit kleinen Zähnchen besetzt sein können, die zur Herstellung eines
Kiemenfilters beitragen (s. auch Bd. I, S. 255). Bei Knorpelfischen tritt dies nur
selten (z. B. *Selache*) als besondere Anpassung an die Ernährung durch Plankton
auf. An gewissen Stellen der Visceralbogen kann sich diese Bezahnung stärker
entwickeln und bei der Aufnahme und Verarbeitung der Nahrung mitwirken; so

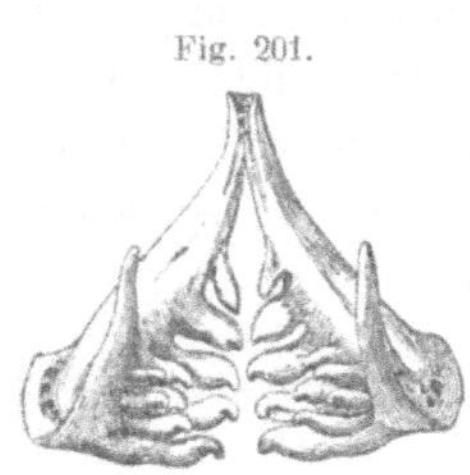

Untere Schlundknochen mit
Zähnen von Barbus vul-
garis (nach HECKEL und
KNER aus GEGENBAUR, Vgl.
Anat.).

ist das Basihyale, welches die Zunge stützt, zuweilen stark
bezahnt (vgl. Fig. 229 *C*, S. 322 u. Bd. I, Fig. 144, S. 256,
Entoglossum); ebenso gilt dies, wie schon früher hervorgehoben, häufig für die dorsalen Glieder (*Pharyngo-
branchialia*) der Kiemenbogen, welche deshalb und
wegen ihrer sonstigen Besonderheiten als obere Schlundknochen bezeichnet wurden. Ihnen wirken die nicht
selten sehr ansehnlichen und zahlreichen Zähne der reduzierten fünften Kiemenbogen, der *Ossa pharyngea infe-
riora*, entgegen, so daß diese Zahngebilde im Schlund
vieler Teleosteer einen wirksamen Kauapparat bilden,
wie er besonders von den *Cyprinoiden* bekannt ist,
deren Bezahnung sich auf die unteren Schlundknochen beschränkt (Fig. 201).
Die ihnen fehlenden oberen Schlundzähne werden durch eine an der dorsalen
Schlundwand befindliche Hornplatte ersetzt, welche an einem hinteren, platten-
artigen Fortsatz des Basioccipitale befestigt ist. Gegen diese Platte wirken
die großen, zum Kauen dienenden unteren Schlundzähne. — Es liegen sogar
gewisse Angaben vor, daß bei einzelnen Teleosteern in der Oesophagusschleimhaut Zahngebilde vorkommen, doch bedarf dies näherer Untersuchung.

Gestalt und Größe der Fischzähne sind äußerst mannigfaltig. Gewöhnlich
haben zwar alle Zähne einer Art ähnliche Form; das Gesamtgebiß ist *homodont*. Die häufigste Zahnform ist eine länger oder kürzer kegelförmige bis
cylindrische mit stumpfem oder zugespitztem freiem Ende. Gleichzeitig ist
der Einzelzahn meist mehr oder weniger caudalwärts gekrümmt bis hakenartig,
was für das Festhalten der Beute vorteilhaft ist. Solch einfache Zähne treten
in sehr verschiedener Größe auf; sie können so klein sein, daß sie einen samt-
bis borsten- oder hechelartigen Überzug bilden oder in ihrer Gesamtheit
feilenartig erscheinen. Auch die Zähne der *Chondropterygier*, speziell die der
Haie, zeigen im allgemeinen dieselbe kegelförmige, zugespitzte, dolchartige Form,

sind aber meist von vorn nach hinten abgeplattet und mit quer verbreiterter, häufig zweiwurzliger Basis versehen (s. Fig. 202 *E*). Nicht selten werden sie jedoch komplizierter, indem sich beiderseits der Hauptspitze noch eine verschiedene Zahl sekundärer, lateralwärts kleiner werdender Nebenspitzen erhebt, so daß, wenn die Zahl dieser Nebenspitzen sehr groß wird, der stark verbreiterte Zahn einem Sägeblatt gleichen kann (Fig. 202 *F*). Daß dieser Bau auf einer Verwachsung mehrerer ursprünglich einfacher Zähne beruhe, wie gelegentlich vermutet wurde, ist unwahrscheinlich; doch läßt sich in dieser Hinsicht eine scharfe Grenze schwer ziehen. Auch bei einzelnen Teleosteern, jedoch nur selten, können Zähnchen mit mehrspitziger Krone auftreten (s. Fig. 202 *A—D*), was hier erwähnt werde

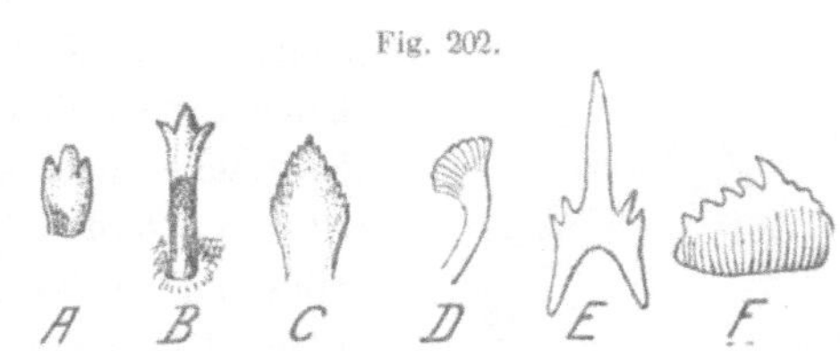

Fig. 202.

Zähne von Fischen. *A—D* Teleostei. *A* Aplodactylus. *B* Platax, *C* Priodon, *D* Acanthurus; *E—F* Squalidae, *E* Odontaspis, *F* Notidanus (nach OWEN. Odontography 1840–45). O. B.

wegen ähnlicher Verhältnisse bei den höheren Gnathostomen, besonders den Säugern. — Schon bei gewissen Haien (*Cestraciontidae*), namentlich aber den *Rajiden*, modifiziert sich die Gestalt der Zähne bedeutend, indem diese teilweise oder vollständig niedrig und stumpf, etwa pflastersteinartig werden und gewöhnlich so dicht zusammenrücken, daß sie ein förmliches Pflaster auf den Kieferrändern bilden. Eigentümlich umgebildet erscheint das Gebiß der *Myliobatiden* (Rochen, Fig. 203), indem eine mittlere Längsreihe der Pflasterzähne zu breiten Querplatten wird, an welche sich jederseits noch einige Reihen kleiner Platten anschließen können.

Erwähnt werde hier gleich die Umbildung des Gebisses der *Holocephalen*. Bei ihnen finden sich am Oberkiefer nur vier Zahngebilde, nämlich ein Paar kleinerer vorn (sog. Schneidezähne) und ein Paar großer, gestreifter Zahnplatten mit schneidendem, gezacktem Rand weiter hinten; der Unterkiefer trägt nur ein Paar großer, ähnlicher Platten (s. Bd. I, Fig. 130,

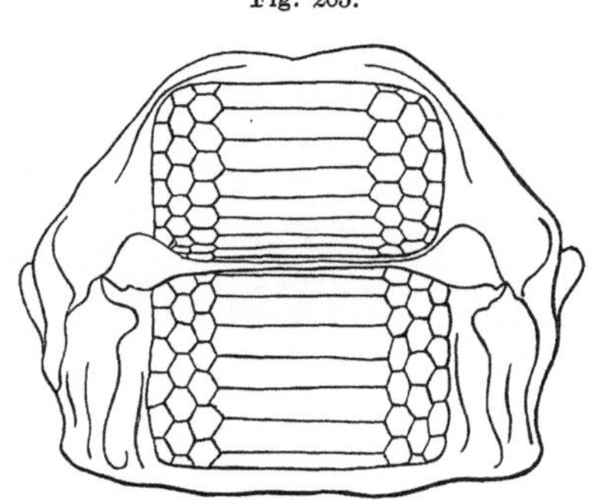

Fig. 203.

Myliobatis aquila. Ober- und Unterkiefer mit den Zahnplatten (nach AGASSIZ aus OWEN, Odontography 1840—45). C. H.

S. 230). Daß diese Zahnplatten durch Verwachsung mehrerer, ja zahlreicher Einzelplättchen entstanden seien, wird häufig angenommen, jedoch auch auf Grund der Ontogenese geleugnet. — Sehr ähnlich erscheint das Gebiß der recenten *Dipnoer*; bei ihnen findet sich in der vorderen Gaumenregion ein Paar großer Zähne, die basal zu einer Platte verwachsen sind (sog. *Vomer*, Bd. I, Fig. 145, S. 257); weiter hinten, auf den Palatopterygoidea, folgt ein Paar sehr großer Zahnplatten, die sich in mehrere schneidende, schief querziehende

Kanten erheben. Ähnliche Platten liegen auf den beiden Opercularia des
Unterkiefers (Fig. 204). Sowohl die Ontogenie als die Paläontologie erweisen,
daß diese großen Zahnplatten der Dipnoer aus der Verwachsung ursprünglich
isolierter zahlreicher Einzelzähnchen hervorgingen, wie sie sich z. B. bei dem
fossilen *Uronemus* noch fanden nnd jedenfalls auch in den Tuberkeln der Zahnkanten bei manchen noch angedeutet sind.

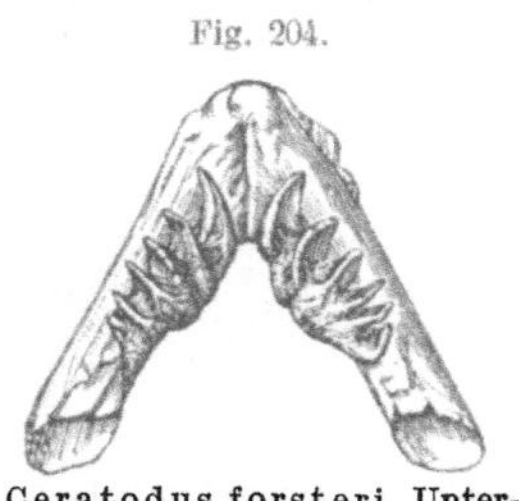

Fig. 204.

Ceratodus forsteri. Unterkiefer mit den beiden Zahnplatten.(Aus GEGENBAUR,Vgl.Anat.)

Nicht selten neigt aber das Gebiß der Fische zu
heterodonter Bildung, indem es aus Zähnen von verschiedener Größe und verschiedenartigem Bau besteht.
Bei Raubfischen (z. B. *Salmoniden, Esox* und vielen
anderen) werden häufig einzelne Zähne der Kiefer viel
größer und stärker, zu besonderen *Fangzähnen* (*Hundszähne, Eckzähne*); ja solche Zähne können so groß
werden, daß der Mund nur geschlossen werden kann,
wenn sie zurückgeklappt werden (z.B. *Chauliodus* u. a.).

Andererseits erlangen die Zähne an verschiedenen Stellen der Kiefer und der
Mundhöhle auch recht differenten Bau, so daß das Gebiß jenem der Säuger ähnlich
wird. Schon bei gewissen Haien (so *Heterodontus* [=*Cestracion*]) werden die
hinteren Zähne niedrige und plumpe Mahlzähne. Auffallender noch erscheint
das heterodonte Gebiß mancher *Teleosteer*, so besonders bei gewissen *Spariden*,

Fig. 205.

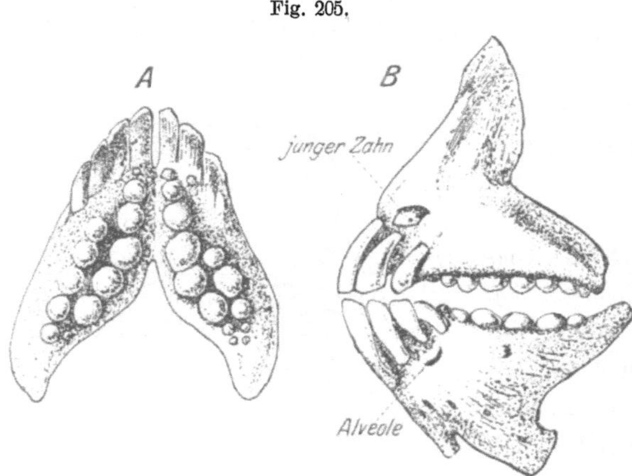

deren Vorderzähne in beiden
Kiefern typische Schneidezahn- oder Kegelform besitzen, zu welchen sich hinten mehrere Reihen plumper Mahlzähne gesellen
können (Fig. 205). Ähnliches tritt auch bei *Anarrhichas* (Seewolf, Familie
Blenniidae, s. Fig. 206)
und sonst gelegentlich auf.
Ebenso können schneidezahnartige Zähne weiter
verbreitet sein. — Mahlzahnartigen Bau besitzen
häufig die meist zahlreichen
Zähne der unteren Schlund-

Gebiß von Sargus. *A* Prämaxille von der Kaufläche gesehen,
B Prämaxille und Dentale von der labialen Seite gesehen; oben
ein junger Zahn im Durchbrechen, unten Alveole, an der ein Durchbruch sich vorbereitet (nach GEGENBAUR, Vergl. Anat.).
C. H.

knochen (zuweilen auch die der oberen); doch ist die Form der Schlundzähne
gleichfalls recht mannigfaltig. — Auch zusammengesetzte Zähne, die aus der
Verwachsung zahlreicher hervorgehen, treten bei den Teleosteern zuweilen auf.

So sind bei den *Scariden* die zahlreichen Reihen von Zähnen der Kieferränder zu
einem papageischnabelähnlichen Gebilde verwachsen, indem sie durch Cement vereinigt werden. Auch die oberen und unteren Schlundzähne sind hier zusammengesetzter Natur

(Fig. 207 *A*). — Etwas anders liegen die Verhältnisse der *Gymnodonten* unter den *Plectognathen*; auch sie besitzen, im Gegensatz zu den hierhergehörigen *Sclerodermi* zusammenhängende vertikale Zahnplatten an den Kiefern, oben und unten nur eine *(Diodon)*, oder je zwei *(Tetrodon)*, oder auch oben zwei unten eine *(Triodon)*. Soweit bekannt, gehen diese Zahnplatten aus der Verwachsung zahlreicher aufeinander folgender Generationen lamellenförmiger Zähne hervor, die vertikal unter einander entstehen.

Die Zähne der Operculaten besitzen häufig einen Schmelzüberzug; doch ist der vielfach bräunliche Schmelz meist nur spärlich entwickelt und fehlt auch den erwachsenen Zähnen nicht selten ganz.

Den erwachsenen *Chondropterygierzähnen* fehlt eigentlicher Schmelz (wenigstens ist diese Frage unsicher); an dessen Stelle findet sich das früher (Bd. I, S. 166) erwähnte homogene *Vitrodentin*, das auch unter dem Schmelz der Operculaten häufig auftritt. Das Dentin der Fische zeigt häufig die gleichfalls schon früher geschilderte Modifikation als *Vasodentin* (*Trabeculin*), indem von der Pulpa sekundäre Fortsätze in das Dentin eindringen, von denen erst die Dentinkanälchen ausgehen. *Cement* fehlt gewöhnlich, tritt aber bei den zusammengesetzten Zähnen als Kittsubstanz auf. Die Pulpa erhält sich häufig noch im Alter; doch geht sie vielfach völlig in Dentinsubstanz über; solche Zähne werden also ganz solid.

Besondere Mannigfaltigkeit bietet auch die Einpflanzung der Zähne in die Schleimhaut oder ihre Befestigung an den Knochen. Zuweilen bleiben sie ganz ohne Verbindung mit den unterliegenden Skeletteilen, sind daher mehr oder weniger beweglich. Dies gilt sogar für relativ große Zähne, so die

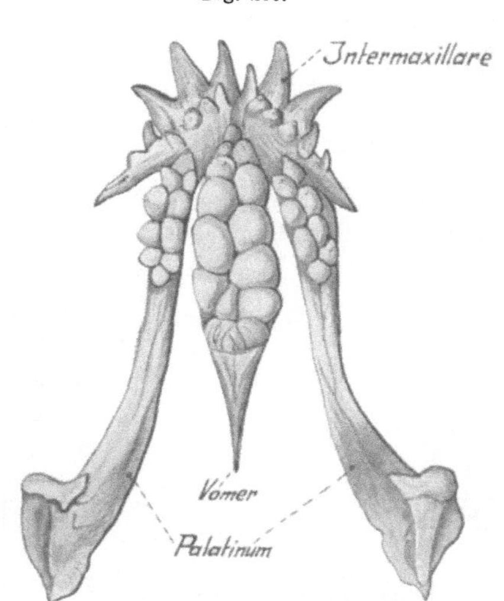

Anarrhichas. Vomer, Palatinum und Intermaxillare (Praemax.) mit Zähnen (nach OWEN, Odontogr. 1840—45). C. H.

der Haifische, welche zwar dem Knorpel mittels Bindegewebe fest aufsitzen, aber doch verschoben werden können, wie sich deutlich zeigt, wenn die in der Tiefe entstandenen Ersatzzähne nach und nach an die Stelle von verloren gegangenen Zähnen rücken (Figg. 199 u. 200, S. 283). Ebenso sind die Zähne mancher Teleosteer, namentlich die ansehnlichen Fangzähne, ziemlich beweglich, da sie sich nur mittels bandartigen Bindegewebes am Knochen befestigen und daher beim Öffnen des Mauls durch dieses Band aufgerichtet, beim Schließen und beim Verschlingen der Beute dagegen nach hinten und innen umgelegt werden. Gewöhnlich sind jedoch die Zähne den unterliegenden Knochen mittels Knochensubstanz aufgewachsen (*Ankylosis*), und zwar häufig so, daß der Knochen eine Art Sockel bildet, auf dem der Zahn sitzt, was auch für die beweglichen Zähne vielfach gilt, oder derart, daß sich der Zahn in eine mehr oder weniger tiefe Grube (*Alveole*) des Knochens einsenkt, an deren Wand er angewachsen ist, oder sich auf einem von ihrem Grunde erhebenden Sockel befestigt. — Diese

Einpflanzung in Alveolen erinnert z. T. schon lebhaft an die Verhältnisse, denen wir später bei manchen Reptilien und den Säugern begegnen werden.

Wie hervorgehoben wurde, erfolgt ein dauernder Ersatz der abgenutzten und ausfallenden Zähne.

Die Ersatzzähne können ganz unabhängig von den früheren entstehen, und zwar so, wie es schon oben (S. 282) kurz angedeutet wurde. Häufig geht jedoch die Anlage ihres epithelialen Schmelzorgans von jenem der älteren Zähne aus, indem letzteres in das unterliegende Bindegewebe einen Fortsatz treibt, von dem aus sich die Schmelzorgane eines oder mehrerer Ersatzzähne entwickeln. Hierdurch wird schon eine Art Schmelzleiste angedeutet, von der die Anlage mehrerer Zähne ausgehen kann. Der Bildung einer solch zusammenhängenden Schmelzleiste für die Zähne der ersten Generation begegnen wir aber auch schon bei gewissen Teleosteern, so z. B. am Unterkiefer von *Esox*. — Allgemein findet sie sich ferner bei den *Chondropterygiern*, wo sich längs des Palatoquadrats, sowie der Mandibel und etwas auf deren Innenseite eine zusammenhängende Epithellamelle als Schmelzleiste einsenkt, aus deren Außenseite die Schmelzorgane aller Zähne der zahlreichen Zahnreihen successive hervorsprossen.

Besonders eigentümlich gestaltet sich zuweilen der Ersatz der Alveolarzähne (z. B. bei *Sargus*, *Balistes* u. a.); auch hier scheint das Schmelzorgan von jenem der früheren Generation auszugehen, senkt sich aber samt seiner Papille durch Resorption frühzeitig in den Knochen ein, so daß sich eine Alveole bildet, in welcher sich der Zahn entwickelt und später, unter weiterer Knochenresorption, aus ihr hervortritt (Fig. 205, S. 286). — Noch eigentümlicher, doch in ähnlicher Weise, verläuft die Bildung der zusammengesetzten Zähne der Kiefer- und Schlundknochen der *Scariden* unter den *Labroiden*, da sich hier die nacheinander entstehenden Ersatzzähne mittels Cement zu einer zusammenhängenden Platte vereinigen (Fig. 207 *A*). An den oberen Schlundknochen stehen die Zähne in von vorn nach hinten verlaufenden Reihen, die sich neu bildenden Zähne vorn; an den unteren Schlundknochen liegen die jungen Zähne hinten; die Anordnung ist etwas anders. An den Kiefern stehen die Zähne in senkrecht verlaufenden Reihen, die jüngsten unten (ventral). Es bildet sich für die Ersatzzähne durch Resorption am Kiefer eine Art gemeinschaftlicher Alveole, in die das Bindegewebe, sowie das Schmelzorgan eindringen und die Zahnanlagen entwickeln; die fertigen Zähne treten dann später durch Resorption des Knochens und teilweise auch des sie verkittenden Cements durch Löcher hervor (Fig. 207 *B*).

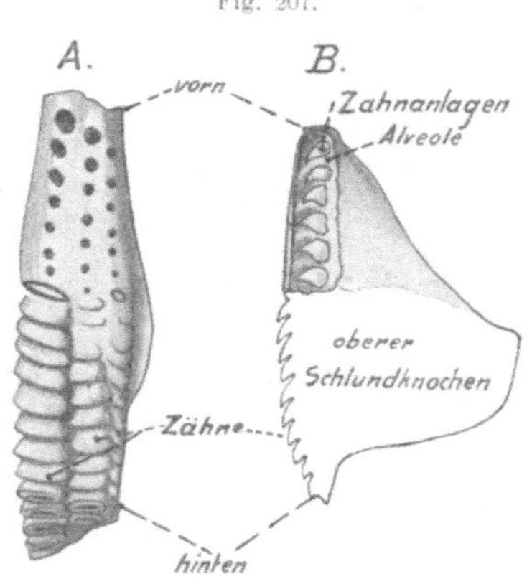

Scarus. *A* Linker oberer Schlundknochen von der Kaufläche gesehen, *B* rechter oberer Schlundknochen von der inneren Seite gesehen; innere Wand der Alveole entfernt (nach BOAS 1879).   C. H.

Amphibien. Die Zahnreihen der Tetrapoden gehen in der Regel von einer zusammenhängenden Schmelzleiste aus, obgleich bei Urodelen auch die selbständige Anlage der ersten Einzelzähnchen in ähnlicher Weise wie bei den Teleosteern beobachtet wurde, wogegen die Ersatzzähne von einer gemeinschaftlichen Schmelzleiste aus entstehen. — Im allgemeinen erinnert das Amphibiengebiß noch lebhaft an jenes der Fische, speziell der Ganoiden, was vor allem darin hervortritt, daß sich die meist schwache Bezahnung bei den ursprünglicheren Gruppen, so den fossilen *Stegocephalen*, den *Urodelen* und *Gymnophionen* noch auf zahlreiche Knochen der Mundhöhle ausdehnt. Am Oberkiefergaumenapparat finden wir die *Prämaxillen*, die *Maxillen*, die beiden *Vomer*, die *Palatina* (oder *Pterygopalatina*, seltener die *Pterygoidea* (gewisse *Stegocephalen*) bezahnt; bei einigen (den lechriodonten) *Salamandrinen*, *Stegocephalen* und wenigen *Anuren* trägt sogar das *Parasphenoid* noch Zähne. Am Unterkiefer sind die *Dentalia*, sowie bei den *Urodelen* häufig auch die *Opercularia* bezahnt. An die Fische erinnert ferner, daß sich auf dem Vomer und den Palatina manchmal noch mehrere Zahnreihen nebeneinander finden; an den Kieferknochen beschränken die Zähne sich stets auf eine Reihe. — Das Anurengebiß ist fast ausnahmslos mehr oder weniger reduziert. Fast stets fehlen ihm die Unterkieferzähne, ebenso mit wenigen Ausnahmen (*Hemiphractus*) die der Palatina, wogegen sich Vomerzähne meist finden, selbst wenn, wie bei vielen krötenartigen Formen, auch die Prämaxillen und Maxillen zahnlos geworden sind. Bei anderen aus dieser Gruppe: *Pipa*, *Hymenochirus*, den *Dendrobatinae* und fast allen *Bufoniden* führte die Reduktion schließlich zu völligem Verlust der Zähne. — Wie bei vielen Fischen bleiben die Zähne meist sehr klein und von einfachem Bau, kegelförmig bis hakig, nach innen oder hinten gekrümmt; bei den rezenten Formen häufig mit zweispitzigem freiem Ende. Fast stets sind alle nahezu gleich groß und von gleicher Form; nur bei größeren Stegocephalen (so *Mastodonsaurus*, *Capitosauros*, Bd. I, Fig. 151 *B*, S. 267) kann sich vor und hinter den Choanen je ein ansehn-

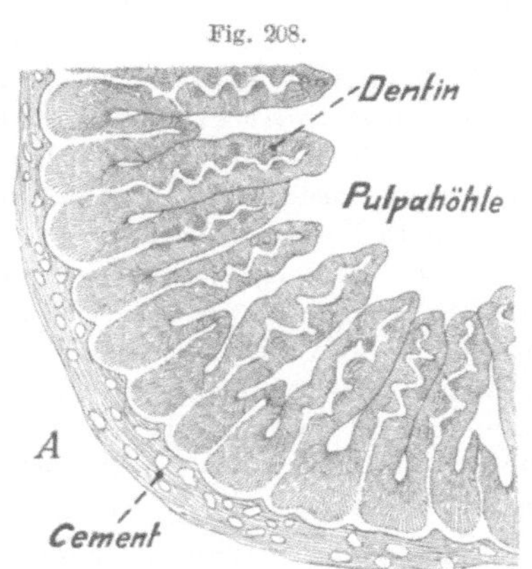

A Loxomma allmanni Huxley. Querschnitt durch einen Zahn in der Nähe seines unteren Endes (nach EMBLETON u. ATTHEY 1874).

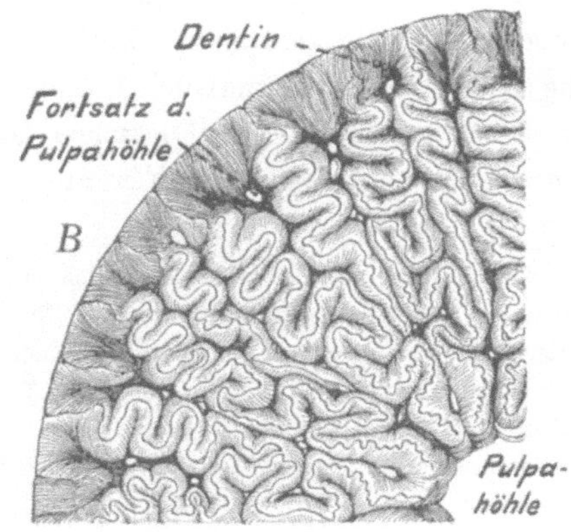

B Mastodonsaurus giganteus Jaeg. Querschnitt in der Mitte eines Kieferzahns (nach OWEN, Odontography 1840—45).

licher Fangzahn der inneren Zahnreihe entwickeln und ebenso je einer dicht neben der Unterkiefersymphyse, das Gebiß also eine gewisse Heterodontie erlangen. Die Pulpahöhle erhält sich meist und erlangt bei den jüngeren Stegocephalen, speziell den *Stereospondyli*, einen komplizierten Bau, indem sie, sowie die Pulpa zahlreiche radiäre Längsfalten in die Dentinsubstanz sendet, die bis nahe an deren Oberfläche reichen können (s. Fig. 208 *A*); dementsprechend sind die Zähne außen längsgestreift, da sich die Dentinfalten etwas erheben.

Bei den jüngeren Stegocephalen kompliziert sich dieser Bau dadurch, daß die radiären Pulpafalten, welche entsprechend hohe Dentinfalten bedingen, gleichzeitig sehr stark längsgefaltet sind, so erscheint der Querschnitt eines solchen Zahnes hoch kompliziert (daher die frühere Bezeichnung dieser Stegocephalen als *Labyrinthodontidae*) (Fig. 208 *B*). Nach einer Ansicht soll das Cement tief zwischen die Dentinfalten eindringen. Jeder Amphibienzahn besteht aus einer dünnen *Schmelzkappe*, welche die freie Spitze überzieht, dem *Dentin*, sowie einer basalen *Cementpartie* (Fig. 208 *A*), die gewöhnlich als ein sockelartiger Basalteil erscheint, auf dem sich der eigentliche Zahn erhebt; dies tritt um so mehr hervor, als sich gewöhnlich zwischen dem Sockel und dem aufsitzenden Teil eine unverkalkte Partie befindet. Die Entwicklung, sowie der Verlust des Sockels beim Zahnwechsel zeigen, daß beide als Teile eines einheitlichen Zahnes zu betrachten sind. — Charakteristisch erscheint die tiefe Einsenkung der Zähne in die Mundschleimhaut, so daß nur ihre Endspitzen frei hervorschauen. — Befestigt sind sie durch Knochensubstanz auf den unterliegenden Knochen, die ja großenteils aus ursprünglichen Zahnverknöcherungen abzuleiten sind. Entweder sitzen sie der Knochenoberfläche direkt auf, oder, was häufiger der Fall ist, verwachsen sie, besonders an den Kiefern, mit der Innenseite einer sich von diesen erhebenden Leiste (*Processus dentalis*), ja häufig die Einzelzähne einer Reihe auch untereinander. Wie erwähnt, entwickeln sich die Ersatzzähne stets aus einer Ersatzleiste, die sich an den Kiefern nach innen von der Zahnreihe bildet, so daß sich neben der funktionierenden Reihe gewöhnlich schon eine bis mehrere Ersatzreihen finden.

Sauropsida. Auch in dieser Gruppe können die Zähne noch weiter in der Mundhöhle verbreitet sein, indem sich, besonders bei den *Squamaten*, neben der Oberkieferreihe noch eine innere Gaumenreihe auf den *Palatina* und *Pterygoidea*, öfter auch auf dem *Vomer* (unter den lebenden nur bei *Sphenodon*) finden kann. Doch zeigen auch viele Formen (so nicht wenige *Saurier*, die *Crocodile*, sowie zahlreiche *fossile* Gruppen) die Beschränkung der Zähne auf die Kieferreihen (Prämaxille, Maxille und Dentale), wobei sie gleichzeitig fast stets nur in einfacher Reihe stehen (so *Ichthyopterygia*, *Sauropterygia*, gewisse *Theromorpha*, *Dinosauria* [*Ceratosaurus* und *Diplodocus*], *Pterosauria*, Bd. I, Fig. 169, S. 290).

Zähne auf den Palatina finden sich bei vielen Sauriern und dehnen sich bei manchen, sowie den meisten *Ophidiern* auch auf die Pterygoide aus, ebenso bei den verwandten fossilen *Pythonomorpha*, denen sie aber auf den Palatina (wie z. B. auch *Iguana*) fehlen können. Charakteristisch ist ferner eine einfache bis mehrfache Reihe von Palatinzähnen für die *Rhynchocephalen*, gewisse *Theromorphen*, so die *Placodontia* (speziell *Placodus*) mit ihren niederen mahlzahnartigen Gaumenzähnen, endlich für die fossile Gruppe der *Pariotichidae*, von denen gewisse Formen (so *Empedias*) auch kleine Vomerzähnchen besaßen.

Zahnreduktion findet sich häufig und in verschiedenem Grade. Bei den *Schlangen*, deren Prämaxillen stets stark rückgebildet sind, fehlen Prämaxillarzähne meist völlig (ausgenommen *Pythoninae* [s. Bd. I, Fig. 158, S. 275] und *Ilysia*). Die in der Regel vorhandenen Gaumenzähne fehlen den *Uropeltiden* und den *Opoterodonten*. Bei diesen geht die Reduction noch weiter, indem bei *Typhlops* nur der Oberkiefer, bei *Stenostoma* nur der Unterkiefer Zähne trägt. Die ausgestorbenen *Anomodontia* besaßen z. T. nur einen einzigen großen Zahn (Eckzahn) in der Maxille (s. Bd. I, Fig. 168, S. 289). — Einzelne sind ganz zahnlos (*Oudenodon* u. a.), wobei es möglich ist, daß diese zahnlosen Tiere Weibchen sind.

Auch in andern Gruppen kommt weitgehende Rückbildung der Zähne vor, so bei den jüngeren Ichthyosauriern, von denen *Ophthalmosaurus* und *Baptanodon* nur wenige kleine Zähne haben, die im Alter vielleicht ganz verloren gehen können. Unter den *Pterosauriern* ist *Pteranodon* zahnlos, unter den *Rhynchocephalen* die *Sauranodontidae*. Endlich sind zahnlos alle *Schildkröten* mit Ausnahme der neuerdings aufgefundenen *Triassochelys*, bei der sich Gaumenzähne und rudimentäre Kieferzähne finden, und die *recenten Vögel*. — Daß es sich in diesen Fällen um Reduction handelt, ergibt sich aus dem Vorkommen von Zähnen bei fossilen Arten; für die Schildkröten außerdem noch dadurch, daß bei ihnen embryonale Zahnanlagen nachgewiesen sind.

Die Zahl der Zähne ist häufig sehr groß, kann sich jedoch, wie wir sahen, auch stark vermindern. Das Gebiß ist meist völlig oder annähernd homodont, so bei den meisten Reptilien und den zahntragenden fossilen Vögeln, doch tritt unter den ersteren auch Heterodontie in verschiedenem Grad auf, sei es durch sehr verschiedene Größe der im übrigen einander ähnlichen Zähne oder durch ihre verschiedene Form, wobei sich in gewissen Gruppen schon eine Annäherung an die Heterodontie des Säugetiergebisses verrät. —

Die Form der Zähne gleicht im allgemeinen noch jener der Fische und Amphibien, indem sie meist kegelförmig mit zugespitztem freiem Ende und gleichzeitig häufig mehr oder weniger stark caudalwärts oder auch etwas einwärts gekrümmt sind. Meist läßt sich eine mit Schmelz überzogene Krone, die frei aus der Schleimhaut hervorragt, und ein Wurzelteil unterscheiden, der in mancher Hinsicht an den Sockel der Amphibien erinnert, obgleich er hauptsächlich aus Dentin besteht, das von einer nur dünnen Cementschicht überzogen sein kann. Zuweilen (so besonders *Ichthyopterygier* [Fig. 210], manche *Sauropterygier* und gewisse *Crocodilier*) ist die Krone oder auch die Wurzel längsgerippt, was bei den Ichthyopterygiern, ähnlich den Stegocephalen, auf Faltungen des Dentins und der Pulpa beruht. — Stark hakige, nach hinten gekrümmte Zähne charakterisieren die *Schlangen*. — Unter den *Sauriern* und den Fossilen gibt es mancherlei abweichende Zahnformen.

So können die Zähne zuweilen nieder und abgerundet werden, auch mehrspitzig (s. Fig. 209 *B, C*) oder von außen nach innen abgeplattet mit gekerbtem Vorder- und Hinterrand (besonders *Iguaniden*, s. Fig. 209 *D*). An die Iguanidenzähne erinnern häufig die der *Dinosaurier*, da sie gleichfalls seitlich komprimiert erscheinen, mit schneidendem und meist stark gekerbtem Rand. — Besonders eigentümlich wurden die Zähne des fossilen *Trachodon* (Ornithopoden). Sie stehen in Ober- und Unterkiefer in mehreren Reihen dicht zusammengedrängt. Nur die äußeren Reihen sind im Gebrauch und abgekaut, eine pflasterartige Kaufläche bildend. Der Gestalt nach schließt sich der Zahn an die Zahnform der Iguanodonten an.

Heterodontie findet sich nicht selten, so vor allem durch Ausbildung von größeren Fangzähnen, durch die Giftzähne bei den *Schlangen*, in ausgesprochener Weise durch schneidezahnähnliche Ausbildung der Zwischenkieferzähne bei *Sphenodon*, bei *Agamiden* z. B. *Uromastix*, wo im Alter die Zähne z. T. miteinander verschmelzen können, sowie bei den *Crocodilen*, indem die hinteren Zähne beider Zahnreihen plumpe abgerundete Kronen besitzen (Fig. 212 *B*),

also Mahlzähnen gleichen, die vorderen dagegen hakenartig und zugespitzt sind,
wozu sich gesellt, daß bei den Rezenten meist ein vorderer Maxillarzahn und
ein ihm entsprechender des Unterkiefers eckzahnartig vorspringen. — Auch
fossile Formen, so die *Placodontia* und namentlich die *Theriodontia* zeigten ein
recht heterodontes Gebiß.

Die ersteren in der Weise, daß in den Prämaxillen und gegenüberstehend im Unterkiefer
lange schneidezahnartige Zähne stehen, wogegen die hinteren Zähne und die des Gaumens ganz
flache, zum Zermalmen dienende Platten sind. — Das Gebiß der *Theriodontia* erinnert am meisten
an jenes der Säuger, besonders wegen stark vorspringender Eckzähne und kleiner Schneidezähne;
doch blieben die hinteren Zähne meist hakig. Auch gewisse rezente Saurier (z. B. *Tupinambis*
s. Fig. 209 *A*, manche *Chamaeleo*arten) haben kleine einfache Schneidezähne, zum Teil einen
stärker vorspringenden Eckzahn, sowie komplizierte zwei- bis dreispitzige Backzähne.

Eine eigenartige Differenzierung der Maxillarzähne charakterisiert viele
Schlangen. — Bei den Nichtgiftigen zwar, so speziell den *Boiden* (Riesenschlangen, Bd. I,
Fig. 158, S. 275) und nicht wenigen *Colubriden* sind die Maxillarzähne sehr zahlreich
und nicht wesentlich verschieden von den übrigen; doch besitzen schon gewisse Colubriden
(die *Opisthoglyphen*) hinten am Oberkiefer einen Furchenzahn oder mehrere solche. Es sind
Zähne, bei denen meist am vorderen convexen Rand eine offene Rinne oder Furche hinabzieht.

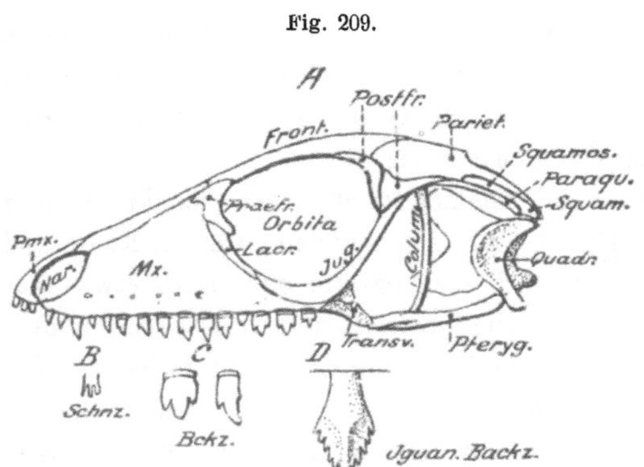

Tupinambis teguixin. *A* Schädel mit Zähnen von links.
B Ein Schneidezahn von vorn. *C* Zwei Backzähne, seitliche
Ansicht, links ein hinterer, rechts ein vorderer. *D* Backzahn
von Iguana in seitlicher Ansicht.   O. B.

Unter den Giftschlangen ist
bei den *Proteroglyphen* der Oberkiefer etwas, bei den *Solenoglyphen* stark verkürzt und trägt nur wenige (gewisse *Proteroglypha*) oder bei den *Solenoglyphen*
nur einen einzigen vollentwickelten, großen Zahn, der als Giftzahn funktioniert,
daneben aber noch Ersatzzähne. Bei den *Proteroglyphen* ist der vorderste Maxillarzahn als solcher entwickelt. — Dieser Giftzahn ist wie die oben erwähnten
Furchenzähne mit einer offenen Rinne zur Ableitung des Gifts versehen, während sich diese Rinne am Giftzahn der Solenoglyphen (z. B. *Vipera*, *Crotalus*)
durch Verwachsung ihrer Ränder zu einem Kanal geschlossen hat, der nur
dicht an der Zahnbasis eine Eingangsöffnung und nahe der Endspitze eine Ausgangsöffnung besitzt. Der besondere Mechanismus zur Aufrichtung und Umlegung des Oberkiefers samt dem großen Giftzahn wurde schon früher beim
Schädel (Bd. I, S. 286) besprochen. Alle Schlangenzähne sind an ihrer Basis
von einer stark vorspringenden Schleimhautfalte umzogen; im Grund dieser
Tasche mündet die Giftdrüse (Fig. 223, S. 311), worauf das Gift von da durch
die Rinne oder den Zahnkanal in die Wunde tritt.

Die *Befestigung der Zähne* auf den Knochen geschieht bei den Reptilien vielfach ähnlich wie bei den Amphibien durch direktes Anwachsen, wobei sich die Pulpahöhle entweder erhält oder durch Verknöcherung der Pulpa schwindet. Dabei stehen die Zähne wie bei gewissen Sauriern entweder auf der Höhe der Kieferränder (*Acrodontie*) oder es bildet sich, wie schon bei manchen Amphibien, ein äußerer *Processus dentalis* (*Kieferleiste*), mit dessen Innenseite die Zähne verwachsen (*Pleurodontie*). Gewisse Reptilien (so *Ichthyopterygia*, manche *Dinosauria*) besitzen gleichzeitig eine innere Kieferleiste, so daß die Zahnreihe in eine Rinne der Kieferränder eingepflanzt erscheint (s. Fig. 210). Dieser Zustand führt endlich zur Einpflanzung der Zähne in Höhlen oder Gruben (*Alveolen*), die wohl in der Regel so entstehen, daß sich die beiden Zahnleisten zwischen je zwei aufeinanderfolgenden Zähnen durch quere knöcherne Scheidewände verbinden, wodurch also jeder Zahn in eine besondere Alveole gelangt. Doch spielen bei der Alveolenbildung auch häufig Resorptionsvorgänge mit. Von *prothecodonter* Befestigung spricht man, wenn der Zahn in einer wenig tiefen Grube des

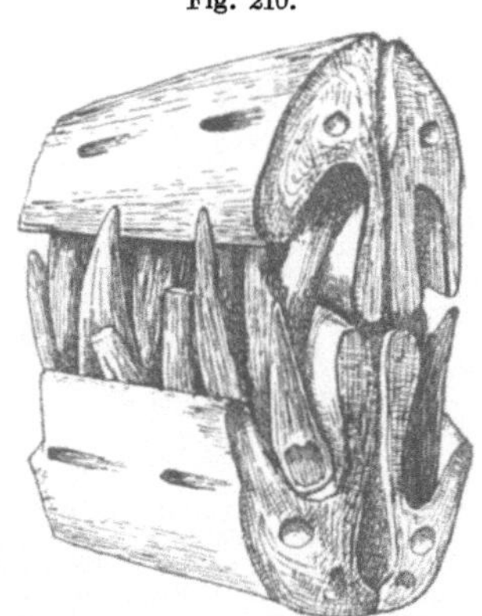

Fig. 210.

Ichthyosaurus quenstedti. Ein Stück aus Ober- u. Unterkiefer (nach QUENSTEDT 1834, aus ZITTEL-BROILI). C. H.

Knochens am Grunde und den beiden Seitenwänden durch Cement befestigt ist. Unter den rezenten Reptilien besitzen nur die *Crocodile* Alveolen, ohne daß aber die Zähne wie jene der Säuger geschlossene Wurzeln bilden. Sehr verbreitet war die Alveolenbildung bei Fossilen, so den *Sauropterygia*, *Theromorpha*, *Dinosauria*, *Pterosauria*, sowie auch gewissen fossilen zahntragenden Vögeln (*Archaeopteryx*, *Odontotormae*). Gewöhnlich sind die Alveolenzähne knöchern mit der Alveolenwand verwachsen. Bei den *Ceratopsidae* erhalten die hinteren Zähne im Alter zwei Wurzeln, die außen und innen stehen (Fig. 211), was aber mit der bei den Säugetieren bestehenden Zweiwurzligkeit nichts zu tun hat.

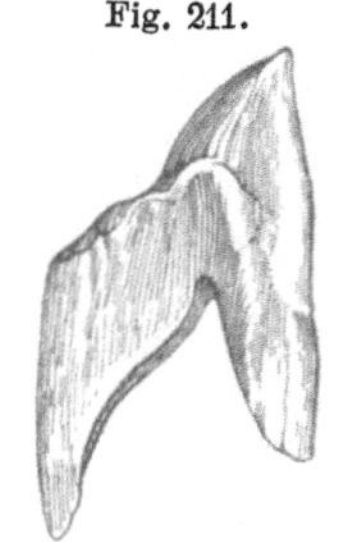

Fig. 211.

Triceratops. Oberkieferzahn v. d. Breitseite (nach MARSH aus ZITTEL-BROILI).

Soweit bekannt, ist der Zahnersatz der Sauropsiden ein kontinuierlicher und verläuft ähnlich wie jener der Amphibien.

Bei den *Theriodontia* wurden aber bis jetzt keine Anzeichen von Wechsel beobachtet, was auch für *Chamaeleo* und *Sphenodon* berichtet wird.

Die erste Generation, die jedoch meist schon frühzeitig, sogar vor dem Ausschlüpfen aus dem Ei, verkümmert, scheint sich ohne zusammenhängende Schmelzleiste anzulegen; die folgenden Generationen gehen von einer Ersatzleiste aus, die sich für die Kieferzähne innen von der ersten Generation entwickelt, für die Gaumenzähne dagegen lateral. Übrigens kann das funktionierende Gebiß zuweilen (so bei Crocodilen) aus recht verschiedenen Generationen gemischt sein. — Die gewöhnlich in größerer Zahl (bis zu zehn Anlagen) gleichzeitig vorhandenen Ersatzzähne des großen Giftzahnes der Schlangen liegen

hinter und über demselben in einer Tasche; der Wechsel scheint hier manchmal in sehr
kurzen Perioden zu geschehen (*Pelias*).

Während sich der Ersatz der nicht in Alveolen eingeschlossenen Zähne ähnlich
wie bei den Amphibien vollzieht, geschieht er bei den Alveolenzähnen meist so (bes.

Fig. 212.

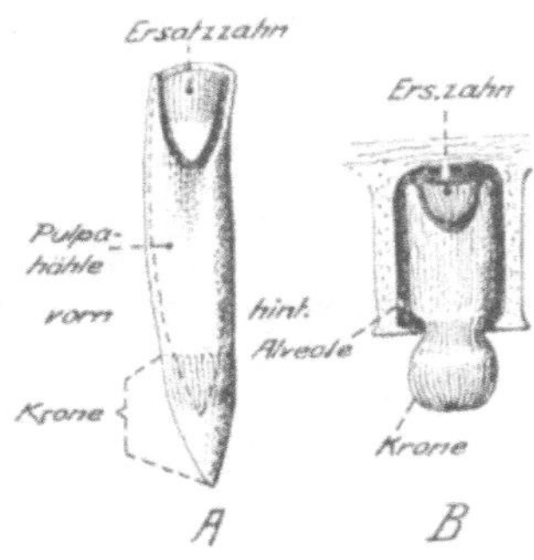

Zähne von **Alligator**. Oberkiefer v. d.
Medialseite. *A* Vorderer großer Zahn mit
Ersatzzahn. *B* Hinterer Zahn (Backzahn)
mit Ersatzzahn in seiner Alveole. (Mit
Benutzung von OWEN, Odontography
1840—45.)   O. B.

Fig. 213.

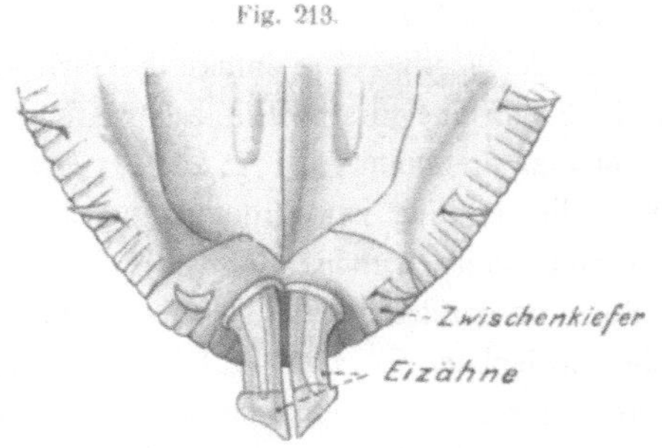

Vorderer Teil des Oberkiefers eines fast reifen Embryo von **Gecko verticillatus** von ventral gesehen; mit den Eizähnen (nach SLUITER 1893).
                                        C. H.

Crocodile und *Dinosauria*), daß sich der Ersatzzahn (s. Fig. 212) in der Alveole nach innen
von dem funktionierenden anlegt, worauf er sich nach Resorption der basalen Innenwand des
funktionierenden in dessen Pulpahöhle schiebt und ihn beim Weiterwachstum allmählich
heraushebt und zum Ausfallen bringt.

Fig. 214.

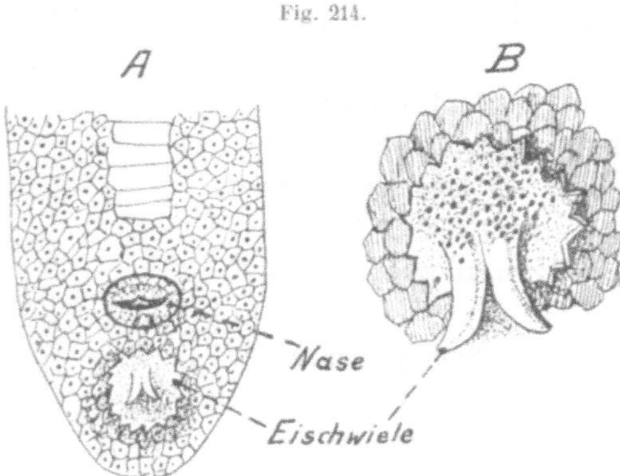

Eischwiele des Crocodils. *A* Schnauzenspitze eines fast
reifen Embryo von **Crocodilus porosus**. *B* die Eischwiele
stärker vergrößert. (Nach SLUITER 1893.)   C. H.

Bei den Embryonen von *Sauriern* und *Schlangen* findet sich
ein *Eizahn*, selten (*Geckonen*,
Fig. 213) ein Paar solcher. Die
Eizähne finden sich rechts und
links der Mittellinie in den Prämaxillen; sie stehen mit der
verbreiterten Spitze über die
Schnauze nach vorn hervor,
dienen zum Durchstoßen der
Eischale und fallen darnach
bald ab. In der Regel kommt
nur ein Zahn zur Entwicklung,
der dann in die Mitte rückt.

Auch für *Echidna* wird ein
Eizahn beschrieben, der aber

nach Bau und Entwicklung sich etwas anders verhält und darum den Eizähnen
der Saurier und Schlangen nicht ganz homolog ist.

Bei *Crocodilen*, *Schildkröten* und *Vögeln*, auch bei der Eidechse *Trachy-
saurus* wird der Eizahn ersetzt durch die Eischwiele (Fig. 214), einem aus Horn

bestehenden Höckerchen, das etwas hinter dem Vorderende der Oberschnauze bzw. des Oberschnabels gelegen ist. Bei den Crocodilen geht sie aus einer doppelten Anlage hervor, was noch an den beiden nach außen gebogenen Zipfeln zu erkennen ist, in welche ihr Ende ausläuft (s. Fig. 214). Auch die Eischwiele geht bald nach dem Ausschlüpfen verloren.

Für ganz junge Tiere von *Echidna* und *Orinthorhynchus* werden ähnliche Bildungen angegeben, die aber wohl etwas anders zu beurteilen sind, wie die echten Eischwielen.

Säuger. Wie bei den höheren Reptilien besteht das Säugergebiß in beiden Kiefern (*Prämaxille* und *Maxille*, *Unterkiefer*) aus einer einfachen Zahnreihe; Gaumenzähne finden sich nie mehr. Die Zähne sitzen ferner stets in Alveolen und erlangen im erwachsenen Zustand meist eine geschlossene *Wurzel* (*Radix*), d. h. die ursprünglich weite basale Pulpaöffnung schließt sich am Ende des Wachstums bis auf einen feinen Kanal, so daß die Pulpa nur noch durch einen feinen Stiel mit dem umgebenden Gewebe zusammenhängt. Abweichungen von dieser Regel, d. h. Zähne mit ungeschlossener Wurzel, treten jedoch zuweilen auf. — Den Hauptcharakter des Säugergebisses bildet die schon bei den ältest bekannten Formen (Trias) gut ausgesprochene *Heterodontie* (*Anisodontie*), der wir schon bei Reptilien in verschiedenem Grade begegneten, die bei den Säugern aber viel schärfer ausgeprägt ist (*Edentaten*, *Nagezähne* der *Nagetiere*, *Stoßzähne* der *Elephanten* u. a.). Es lassen sich bei ihnen drei in ihrer Form meist recht verschiedene Zahnsorten unterscheiden: 1. Die Vorder- oder *Schneidezähne* (*Incisivi*), die in der Oberkinnlade fast stets nur die Prämaxillen einnehmen und sich in der Regel durch eine einfache quere, schneidende Krone, sowie eine einfache Wurzel auszeichnen. Ihnen stehen im Unterkiefer die unteren Schneidezähne gegenüber. 2. Der vorderste Zahn der Maxille und sein unterer Gegner zeichnen sich meist durch bedeutendere Größe, zugespitztes Ende und hakige, caudalwärts gerichtete Krümmung aus; sie werden deshalb als *Eck-* oder *Hundszähne* (*Canini*) bezeichnet; ihre Wurzel bleibt gewöhnlich ebenfalls einfach. — 3. Die folgenden Zähne im Ober- und Unterkiefer bilden die *Backzähne* (*Molares*) im allgemeinen Sinn. Ihr Hauptcharakter besteht darin, daß sie meist voluminöser sind und eine mehrspitzige bis höckrige Krone besitzen, wie sie ähnlich übrigens schon bei gewissen *Sauriern* vorkommt; auch ihre Wurzel ist fast stets mehrfach geteilt. Die Molaren werden ferner unterschieden in vordere und hintere, *Prämolaren* und *eigentliche Molaren* (*Postmolares*), welche sich in ihrer Form häufig verschieden verhalten, indem die ersteren kleiner und einfacher gebaut sind. Diese Unterscheidung gründet sich aber hauptsächlich darauf, daß die Prämolaren im zuerst auftretenden Gebiß (*lacteales* oder *Milchgebiß*) schon vorhanden sind und daher durch das spätere *permanente* oder *bleibende*, auch *Ersatzgebiß*, verdrängt, also beim Zahnwechsel ersetzt werden. Da jedoch der Zahnwechsel der Säuger vielerlei Modifikationen bietet, so erscheint die in der Regel durchgeführte Unterscheidung von Prä- und Postmolaren zuweilen etwas unsicher und willkürlich. —

Ein weiterer Hauptcharakter der Säuger besteht nämlich gerade darin, daß ihr
Zahnwechsel viel beschränkter ist als jener der seither besprochenen Gnathostomen, indem er meist nur ein einziges Mal geschieht (*Diphyodontie*) im
Gegensatz zur sog. *Polyphyodontie* der seither besprochenen Gruppen. Gewechselt werden daher in der Regel: die *Incisivi, Canini* und *Prämolaren*,
während die Postmolaren erst nach dem Zahnwechsel allmählich und successive
auftreten; die hintersten nicht selten sogar recht spät. So ist also bei den
Säugern das zuerst auftretende Milchgebiß von der folgenden Zahngeneration
mit Postmolaren, dem Ersatz- oder Dauergebiß gewöhnlich scharf zu unterscheiden. Es scheint sicher, daß diese Beschränkung des Zahnwechsels aus
der Polyphyodontie der niederen Vertebraten hervorging, indem bei gewissen
Säugern die Anlage einer dem Milchgebiß vorhergehenden, *prälactealen* Zahngeneration und ebenso die einer *postpermanenten*, d. h. auf das Dauergebiß
folgenden, beobachtet wurde. Demnach lassen sich noch bei gewissen Säugern
vier aufeinanderfolgende Zahngenerationen nachweisen, in Erinnerung an die
Verhältnisse niederer Vertebraten. — Sämtliche Generationen gehen von einer
epithelialen Zahnleiste der beiden Kinnladen aus; isolierte, selbständig sich
entwickelnde Zähne finden sich nicht mehr. Es entstehen die vier Generationen, ähnlich wie schon bei den Niederen, in der Weise, daß an der
Schmelzleiste die erste oder prälacteale Zahngeneration außen (labial) liegt, die
anderen allmählich nach innen (lingual) auf die vorhergehenden Generationen
folgen.

Der normale Säugetierzahn zeigt fast stets die Zusammensetzung aus den bekannten drei Bestandteilen (s. Fig. 222 *A*, S. 306): dem *Schmelz*, der die Krone
überzieht, dem *Dentin*, das die Hauptmasse bildet, und dem *Cement*, welches
gewöhnlich nur die Wurzel bedeckt, sich jedoch bei gewissen Formen auch
über die gesamte Krone ausbreiten kann. — Das heterodonte Gebiß, dessen
spezielle Ausbildung im Zusammenhang mit den Ernährungsverhältnissen von
charakteristischer Bedeutung für die Gruppen und einzelnen Formen der Säuger
erscheint, wird gewöhnlich durch eine Zahnformel kurz ausgedrückt, in welcher
die Zahl der Zähne der einzelnen Sorten aufgeführt wird. Da sich die beiden
Kieferhälften hinsichtlich der Zähne fast stets gleich verhalten, so genügt die
Angabe der einen. Ganz im allgemeinen würde eine solche Formel daher lauten:

$$\frac{\text{J} \quad \text{C} \quad \text{Pm} \quad \text{M}}{\text{J} \quad \text{C} \quad \text{Pm} \quad \text{M}}$$

oder wenn die Zahnzahlen der einzelnen Sorten eingesetzt werden, z. B.:

$$\frac{\text{J 3} \quad \text{C 1} \quad \text{Pm 4} \quad \text{M 3}}{\text{J 3} \quad \text{C 1} \quad \text{Pm 4} \quad \text{M 3}} \text{,}$$

in welcher Formel auch die Buchstaben für die Zahnsorten weggelassen und
nur durch Zwischenräume angedeutet werden können. Zur genaueren Präzisi-
rung und Andeutung der Homologie der Zähne der einzelnen Sorten ist jedoch
häufig auch die Angabe der Nummer der Zähne in ihrer Reihe nötig. —

Mehrfach wurde versucht, eine Formel für das Gebiß der Ursäuger aufzustellen, wobei man zu folgendem Ergebnis gelangte:

$$\frac{\text{J } 5 \quad \text{C } 1 \quad \text{Pm } 4 \quad \text{M } 5 \text{ oder } 6}{\text{J } 5 \quad \text{C } 1 \quad \text{Pm } 4 \quad \text{M } 5 \text{ oder } 6},$$

welche Formel jedoch in solchem Reichtum nur bei den *Marsupialiern* noch einigermaßen vertreten ist. Das Gebiß der *Placentalier* erhebt sich nicht über die vorhin gegebene Formel. Wie die hypothetische Formel zeigt, blieb die Gesamtzahl der Zähne der Ursäuger (etwa 60 bis 64) wahrscheinlich schon hinter der vieler Reptilien stark zurück. Dies hängt mit der erheblichen Verkürzung der Kinnladen zusammen, die bei den Säugern im allgemeinen eingetreten ist, was von der Differenzierung der hinteren Zähne zu Mahlzähnen bedingt wird, deren Kaufunktion kräftige und kurze Kiefer erfordert. Daß die Ursäuger carnivor gewesen seien, wie gelegentlich vermutet wird, scheint aber wohl etwas unsicher. Gerade die Entwicklung der charakteristischen Heterodontie scheint eher darauf hinzudeuten, daß sie unter dem Einfluß gemischter Nahrung entstand. — Trotzdem kann die Beschränkung der Zahnzahl bei manchen Säugern in das Gegenteil umschlagen, besonders bei nicht wenigen *Zahnwalen* (so vielen *Delphiniden*), deren Kiefer sehr verlängert sind; die Zahnzahl vermag sich hier bis nahezu 250 zu erheben (*Delphinus longirostris*). Ebenso kann die Zahl der Backzähne in jedem Kiefer gewisser Gürteltiere (*Priodontes*) auf 20 bis 25 steigen, eine sonst für die Backzähne ganz ungewöhnliche Zahl. Weitgehende Modifikationen des Gebisses werden durch Reduktionen hervorgerufen, die zur Verminderung der Zahl der einzelnen Zahnsorten, ja nicht selten zu völligem Ausfall gewisser Sorten führen; — Erscheinungen, die stets mit der Ernährungsweise zusammenhängen.

So gehen die *Eckzähne* bei vielen *Ungulaten* und allen *Nagern* ganz verloren, können sich aber bei ersteren gelegentlich auch als Waffen sehr stark entwickeln (so *Schweine*, bes. bei den Männchen, dann bei den Männchen von *Tragulus, Moschus* u. a.); letzteres tritt im allgemeinen auch bei den Carnivoren auf, wo sie bei manchen sogar stoßzahnartig werden (*Trichechus*), auch vielfach bei den *Affen*. Die Reduktion der oberen *Schneidezähne* ist vollständig bei den *Ruminantia* (bei *Kamelen* bleibt I_3 erhalten); sie ist eine teilweise bei gewissen *Suiden*, ebenso bei manchen *Perissodactylen* (*Rhinocerotiden*) und den *Hyracoiden*. Bei den Rodentien sind sie fast stets oben und unten je in Zweizahl als Nagezähne entwickelt (bei den *Duplicidentata* finden sich oben hinter den wohlentwickelten Nagezähnen [I_2] noch 2 rudimentäre [I_3]), und ein entsprechender Zustand hat sich auch bei gewissen Marsupialiern (*Phascolomys*) und Prosimiern (*Chiromys*) entwickelt, unter gleichzeitigem Verlust der Eckzähne. Noch weiter geht die Reduktion bei den Proboscidiern (speziell *Elephas*), die nur in der Prämaxille einen Incisivus als großen Stoßzahn besitzen, während bei fossilen Formen, (z. B. *Dinotherium*) der obere fehlt, dagegen ein unterer stoßzahnartig entwickelt ist oder sich oben wie unten noch ein Paar Stoßzähne fand (gewisse *Mastodon*arten). Ähnlich verhält sich das Männchen von *Halicore* mit nur einem Paar stoßzahnartiger oberer Schneidezähne, während sie bei *Manatus* ganz rückgebildet sind. Rückbildung der Incisiven gilt auch fast für alle lebenden Edentaten; nur bei einzelnen *Dasypus*formen erhalten sich noch ein oberer Schneidezahn und zwei untere. — Schließlich tritt auch *gänzlicher Zahnverlust* bei einzelnen Säugern auf, so bei den rezenten *Monotremen* und den *Mystacoceten* (Bartenwale), was schon bei manchen *Odontoceten* durch starke Zahnreduktion angebahnt erscheint (z. B. besitzt *Physeter* im Unterkiefer große schmelzlose Zähne; die Zähne des Oberkiefers brechen nicht mehr durch das Zahnfleisch, *Hyperoodon* zwei wenig hervorragende im Unterkiefer, *Beluga* [erwachsen] keine mehr, *Monodon* nur einen Stoßzahn beim Männchen in einer Maxille [Eckzahn]; auch der erwachsenen *Rhytina* [Sirenia] fehlten die Zähne ganz). Bei gewissen Edentaten (*Manis, Myrmecophaga*) führte die besondere Ernährungsweise zu völligem Zahnverlust.

So charakteristisch die Heterodontie für die Säuger auch erscheint, so wurde sie doch in einzelnen Gruppen ganz rückgebildet.

Dies gilt in hohem Grade für die lebenden *Edentaten*, welche nur selten noch die Andeutung eines Eckzahns besitzen (*Choloepus*) und noch mehr für die rezenten *Zahnwale*, deren zum Teil sehr zahlreiche Zähne alle einfach kegelförmig sind; die paläontologischen Befunde machen es jedoch für beide Gruppen sehr wahrscheinlich, daß es sich um Rückkehr zu einfachen Zuständen handelt im Zusammenhang mit der Ernährungsweise.

Wie schon erwähnt wurde, fehlt gewissen Säugerzähnen die geschlossene Wurzelbildung. Sie bleiben stets weit geöffnet und wachsen darum auch beständig weiter.

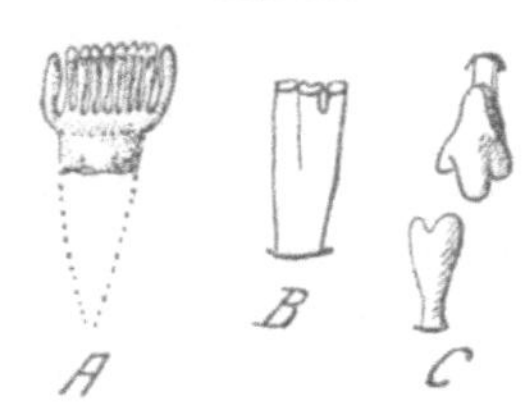

Fig. 215.

Schneidezähne von Säugern. *A* Galeopithecus. Unterer Incisivus von vorn, die Wurzel punktiert. *B* Procavia (Hyrax). Unterer rechter erster Incisivus von vorn. *C* Canis familiaris. Erster oberer und zweiter unterer Incisivus von vorn. (*A* nach OWEN, Odontography 1840—45; die andern Originale.) O. B.

Daß diese Modifikation sekundär entstand, scheint zweifellos, da die Backzähne mancher Säuger, deren Krone hoch prismatisch wird (so viele *Ungulaten*, *Proboscidier*, *manche Nager*) erst recht spät kurze Wurzeln ausbilden, ja zum Teil auch wurzellos bleiben können. Hieraus folgt, daß auch die Zähne, welche das ganze Leben hindurch wurzellos bleiben, solche sind, deren Wurzelbildung abnorm verzögert erscheint. Hierher gehören vor allem die Nagezähne der *Nager* und die bei anderen Gruppen sich ähnlich entwickelnden Incisivi (so bei *Phascolomys, Chiromys, Procavia* [= *Hyrax*], *Hippopotamus*, den fossilen *Allotheria* [= *Multituberculata*] und *Tillodontia*), wo überall die Verwendung der Schneidezähne zum Nagen wegen der starken Abnutzung des Kronenendes einen kontinuierlichen Zuwachs erforderte.

Ähnlich verhalten sich jedoch auch Zähne, welche, als Waffen dienend, zu sehr ansehnlicher Größe auswachsen, so die mächtigen Schneidezähne (Stoßzähne) der Proboscidier, sowie die ähnlichen des *Halicore*männchens, ferner die zu Hauern auswachsenden oberen und unteren Eckzähne der männlichen Suiden und die ähnlichen oberen der Männchen gewisser Ruminantia (*Moschus, Tragulus*), sowie die mächtigen oberen Eckzähne mancher Carnivoren (*Trichechus*, des fossilen *Machaerodus*), auch der außerordentlich entwickelte linke Eckzahn des Männchens von *Monodon*.

Morphologie der Zähne. Wie schon erwähnt, zeichnen sich die *Schneidezähne* meist durch einfachen Bau und relative Kleinheit aus. Ihre Wurzel ist gleichfalls fast stets einfach, doch kommen sowohl bei rezenten als fossilen Formen vereinzelt zweiwurzlige vor (gewisse *Marsupialia, Insectivora, Lemuriden*). Ebenso bleibt die Krone nicht stets einfach, indem die unteren Schneidezähne eine faltige, ja dreilappige, selbst kammartige oder mehrspitzige Krone erlangen können (s. Fig. 215), so zahlreiche *Carnivoren, Procavia*, viele *Chiroptera, Galeopithecus*. — Besondere Größe erreichen die Schneidezähne (Nagezähne) der Rodentien und der sich ihnen in dieser Hinsicht anschließenden Formen, die schon oben (S. 297) aufgeführt wurden. Die Größe der Nagezähne bewirkt eine ungemeine Vertiefung ihrer Alveolen, die fast bis zum Hinterende des Unterkiefers und oben entsprechend weit reichen kann. Nagezahnartige Verlängerung der Unterkieferschneidezähne ist auch sonst noch ziemlich verbreitet (so häufig bei *Marsupialia, Insectivora* u. a.). —

Die *Eckzähne* sind fast stets einwurzlig und ihre Größe variiert, wie hervorgehoben, ungemein. Den Schneidezähnen sehr ähnlich und ihnen direkt angeschlossen (also als scheinbare Schneidezähne) erscheinen sie im Unterkiefer der *Ruminantien*. Über ihre Verkümmerung und völliges Fehlen wurde schon oben (S. 297) berichtet.

Die *Prämolaren* und *Molaren* erreichen die höchste Komplikation und erweckten deshalb sowohl in systematischer als morphologischer Hinsicht stets besonderes Interesse, was zu verschiedenen Theorien über die allmähliche Entstehung ihrer Komplikation führte. Sowohl die Paläontologie, welche hierüber wohl den sichersten Aufschluß geben könnte, als die Ontogenie und die Vergleichung führten jedoch bis jetzt zu keiner genügenden Übereinstimmung der Ansichten. — Die Prämolaren sind stets einfacher und kleiner, obgleich auch sie schon nach hinten an Größe und Komplikation zunehmen. Ebenso werden die Molaren nach hinten meist größer, doch können einige oder ein hinterster kleiner bleiben. Die Krone kompliziert sich von vorn nach hinten zunehmend durch Erhebung in Spitzen oder Höcker, aus denen jedoch häufig auch Falten entstehen, wie denn überhaupt die Backzahnformen innigst mit der Art der Nahrung zusammenhängen und von ihr bedingt werden. Einen weiteren Charakter der Backzähne bildet ihre Zwei- bis Mehrwurzligkeit. Einwurzlige finden sich nur bei einer einzigen fossilen Gruppe (*Protodontia*), und auch die vordersten Prämolaren zeigen zuweilen noch dies Verhalten. Die Wurzelzahl der oberen und unteren Molaren ist fast stets verschieden, indem die oberen gewöhnlich drei, die unteren nur zwei besitzen, doch können sich die Wurzeln bei besonderer Ausbildung der Krone noch weiter vermehren. — Eine erhebliche Schwierigkeit für die Beurteilung der phylogenetischen Entwicklung der Molaren besteht darin, daß sich gerade die der ältesten Säuger eigentümlich abweichend verhalten, ja die Möglichkeit der etwaigen Zugehörigkeit dieser Formen zu Reptilien nicht immer ganz ausgeschlossen erscheint. So gilt dies im gewissen Grad für jene aus der oberen Trias stammenden Protodontia (*Dromatherium* und *Microconodon*), deren einwurzlige Molaren (s. Fig. 216 *A*) einen dreieckigen spitzen Haupthöcker besitzen mit vorderem und hinterem schwachem Nebenhöcker; solche Molaren gleichen daher sehr denen gewisser Saurier (s. Fig. 209, S. 292). Daß aber diese Molarenform auch unter den zweifellosen Säugern eine recht ursprüngliche darstellt, erweisen die gewöhnlich zu den Marsupialiern gezogenen mesozoischen *Triconodontia* (s. Fig. 216 *B*), deren zweiwurzlige Molaren mit einer mittleren Hauptspitze (Höcker) und einer vorderen und hinteren Nebenspitze versehen sind, die an den hinteren Backzähnen die Höhe der

Hauptspitze erreichen können. Diese drei Spitzen stehen in einer Längsflucht hintereinander. — Seltsam abweichend verhalten sich dagegen die *Multituberculata* (= *Allotheria*), die, schon in der Trias beginnend, sich bis ins Eocän erstrecken. Daß ihr Gebiß schon stark modifiziert war, folgt aus den fehlenden Eckzähnen und den wenigen nagezahnähnlichen Incisiven. Ihre Molaren (Fig. 216*D*) sind dadurch charakterisiert, daß wenigstens die größeren hinteren zahlreiche, in zwei bis drei Längsreihen stehende Spitzen oder Tuberkel besitzen, die vorderen nur wenige, zum Teil drei, die jedoch nicht in einer Flucht stehen, sondern ähnlich, wie wir es bei den rezenten Säugern häufig finden, in zwei Längsreihen. Wahrscheinlich dürfte die Multitubercularität dieser Gruppe daher ähnlich entstanden sein, wie wir es in letzteren Fällen beobachten werden, nämlich durch Vermehrung der Tuberkel am auswachsenden Hinterende der Zähne. — Wie es scheint, zeichnen sich jedoch die Multituberculatenmolaren dadurch aus, daß ihnen gewöhnlich nur zwei Wurzeln, eine vordere und hintere, zukommen. — Da auch die früh schwindenden Molaren von *Ornithorhynchus* eine ähnliche, aber recht unregelmäßige Krone besitzen, so sind viele geneigt, die ausgestorbenen Multituberculaten zu den Monotremen zu rechnen, womit harmonierte, daß das Gebiß der rezenten Monotremen so hochgradig modifiziert ist.

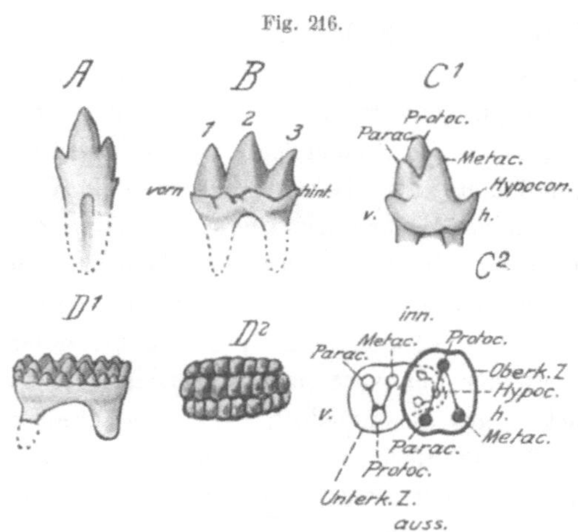

Zähne alter Säuger. *A* Microconodon (Protodontia), Unterkiefermolar von außen (Wurzel angedeutet). *B* Triconodon, Unterkieferzahn von außen. *C¹* Amphitherium (Trituberculata), Unterkieferzahn von innen (Bezeichnung der Höcker nach Osborn, *C²* Schema der Krone eines trituberculären Ober- und Unterkiefermolars, Kauflächen, (Oberkiefermolar dick konturiert). *D¹* Cimolomys (Multituberculata = Allotheria), Oberkiefermolar, *D¹* von der Seite, *D²* Ansicht von der Kaufläche (nach Osborn 1897). O. B.

Daß sich die Molaren der übrigen Säuger von triconodonten Zähnen ableiten, scheint sicher, da die einfacheren Molaren und namentlich die Prämolaren diesen Bau noch recht deutlich zeigen. Über den Gang dieser Entwicklung aber, welcher jedenfalls im Ober- und Unterkiefer nicht ganz der gleiche war, sind die Ansichten geteilt. Maßgebend für die Verschiedenheit des Entwicklungsgangs in beiden Kiefern ist jedenfalls, daß sich die Molaren in beiden nicht genau gegenüber stehen, sondern alternieren (s. Fig. 216*C²*), wie dies schon an den Eckzähnen ausgeprägt ist, indem der untere vor dem oberen emporsteigt; in gleicher Weise treten auch die unteren Backzähne etwas vor die entsprechenden oberen, weshalb sie zwischen je zwei der letzteren eingreifen. Dies Alternieren ist übrigens schon bei den Reptilien zuweilen deutlich ausgeprägt. — Wir wollen die drei Höcker des triconodonten Zahns von vorn nach hinten als 1, 2 und 3 bezeichnen; sie werden auch *Para-*, *Proto-* und *Metaconus* genannt (s. Fig. 216 C^1, ^{2}). — Auf der Grenze von Krone und Wurzel wird der Molar gewöhnlich von einem mehr oder weniger deutlichen Ringwulst, dem *Basalwulst* oder *Cingulum* umzogen. — Wir betrachten zunächst die *Oberkieferzähne* etwas näher, da sie, wie bemerkt, besondere Merkmale darbieten. Dabei lege ich die Auffassung zugrunde, welche sich mir aus der Betrachtung und Vergleichung ergab, womit ich aber keineswegs behaupten will, daß sie hinreichend begründet sei, denn hierzu wären viel eingehendere Studien erforderlich; für die Beschreibung scheint sie mir aber einfacher. Während die Prämolaren gewöhnlich nur die Spitzen 2 und 3 deutlich zeigen, da die 1. meist sehr schwach ausgebildet ist, lassen die Molaren, doch auch zum Teil die hintersten Prämolaren, die drei Spitzen gut erkennen, wobei sich bei den mit primitiveren Zähnen versehenen Säugern, d. h. carnivoren, so speziell carnivoren *Marsupialiern* und den *Carnivoren* zeigt, daß 1 eine Veränderung erfährt, indem sie lingualwärts in die Quere auswächst, womit sich der Vorderrand der Krone verbreitert, so daß sie in der Ventralansicht eine etwa dreieckige Gestalt erlangt. Dabei tritt speziell bei Marsupialiern (s. Fig. 218 A), doch auch gewissen Carnivoren (Fig. 217 A u. A^1) deutlich hervor, daß der quer ausgewachsene Höcker 1, an dessen Auswachsen sich jedoch auch 2 in gewissem Grade

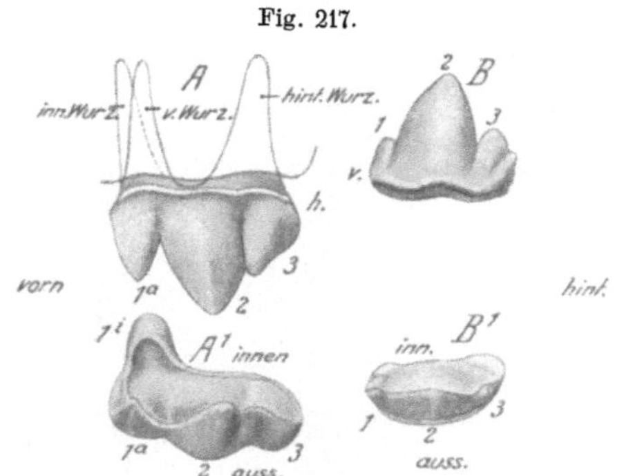

Molaren von Hyaena. *A* Linker vierter Oberkiefermolar (Reißzahn) von außen. *A¹* Rechter vierter Oberkiefermolar in Ansicht von der Kaufläche. *B* Dritter linker Unterkiefermolar von außen. *B¹* Dritter rechter Oberkiefermolar von der Kaufläche. Orig. O. B.

beteiligen kann, sich gewissermaßen teilt, indem eine äußere (1 a) und innere (1 i) Spitze aus ihm hervorgehen; die äußere repräsentiert also das ursprüngliche 1, die innere hat sich aus ihm entwickelt und kann daher als 1 i bezeichnet werden. Diese Spitze 1 i ist nun dadurch ganz besonders ausgezeichnet, daß sie stets eine eigene Wurzel bildet (Fig. 217 A), die sich zu den beiden ursprünglichen Wurzeln als dritte oder innere hinzugesellt und daher für die hinteren Prämolaren und die Molaren des Oberkiefers bezeichnend erscheint. Ein solch dreieckiger Grundriß der Backzähne (obere wie untere) ist nun für eine fossile, gewöhnlich zu den Beuteltieren gestellte Gruppe sehr charakteristisch, nämlich die *Trituberculata* (s. Fig. 216 C^2), weil bei ihnen die Backzähne nur drei deutliche Tuberkel (Höcker) besitzen, was sich meiner Ansicht nach dadurch erklärt, daß bei ihnen die Spitze 1 a stark verkümmert ist, also nur 1 i, 2 und 3 sich finden. Eine Komplikation der Oberkiefermolaren kann sich bei Beuteltieren darin aussprechen, daß zwischen 1 a und 1 i noch eine Zwischenspitze (z) eingeschaltet wird, und sich in ähnlicher Weise wie 1 i zu 1 a noch ein 2 i zu einen $2\,a$ gesellt (Fig. 218 A^2).   Doch erhält dieses $2\,i$ keine besondere Wurzel. —

Eine andere, von OSBORN aufgestellte Ansicht erklärt $1\,i = 1 =$ dem sog. Protoconus, berücksichtigt jedoch den Charakter, der in der besonderen dritten Wurzelbildung derselben liegt, gar nicht; unser 2 wäre nach dieser Auffassung der Paraconus, unser 3 der Metaconus. Der Protoconus wäre daher nach dieser Ansicht medianwärts von dem Para- (1) und Metaconus (3) abgerückt, wodurch sich der dreieckige Grundriß der Krone entwickelt habe. Da nun die beiden äußeren Wurzeln in ihrem Ursprung stets etwa 1 und 3 entsprechen, so ist nicht zu verstehen, daß gerade $1\,i$, wenn es dem Protoconus entspräche, eine dritte innere Wurzel bildet. Der von uns als 3, neben $1\,a$, $1\,i$ und 2 angesprochene Höcker wären nach OSBORN eine besondere accessorische Bildung, die er als *Hypoconus* bezeichnet (Fig. 216 C^1 u. ^{2}).

Schon bei den früchte- und pflanzenfressenden *Marsupialiern* und ähnlich den sonstigen herbi- oder omnivoren Säugern verändert sich die Form der

Fig. 218.

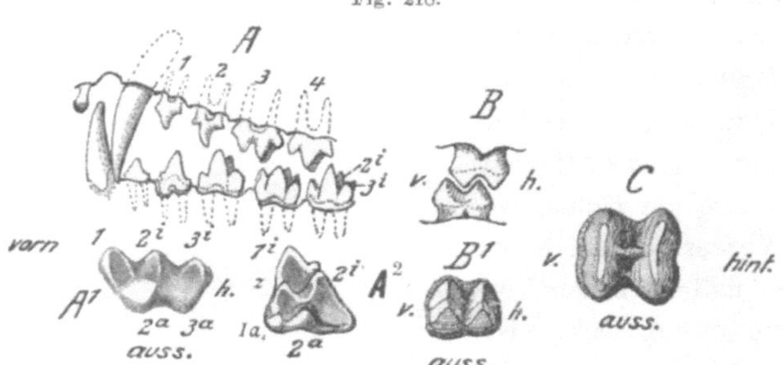

Molaren von Marsupialiern. *A* Dasyurus viverrinus, linkes Ober- und Unterkiefergebiß von außen, A^1 fünfter linker Unterkiefermolar, Krone von der Kaufläche. A^2 vierter rechter Oberkiefermolar von der Kaufläche. *B* und B^1 Phalangista cavifrons, *B* zwei Molaren des linken Ober- und Unterkiefers von außen, B^1 rechter Oberkiefermolar von der Kaufläche. *C* Halmaturus ruficollis, rechter Oberkiefermolar von der Kaufläche.   Orig. O. B.

Oberkieferzähne erheblich, indem die Krone im Grundriß viereckig wird, sich also auch hinten verbreitert, was schon an den hintersten Backzähnen der *Carnivoren* und besonders den *omnivoren Ursiden* allgemeiner hervortritt, indem gleichzeitig die Höcker plumper und niederer werden. In diesen Fällen finden sich in der Regel vier solcher Höcker in zwei Querreihen (s. Fig. 218 B^1), resp. auch gleichzeitig zwei Längsreihen, die, wie es scheint, $1\,a$ und $1\,i$, $2\,a$ und $2\,i$ entsprechen, wogegen 3 meist verkümmert sein dürfte. Ganz sicher erscheint dies jedoch nicht, da es sich möglicherweise auch um Verkümmerung von $1\,a$ handeln könnte, so daß die vier Höcker $2\,a$ und 3, $1\,i$ und $2\,i$ wären. Indem sich die zueinander gehörenden Höckerpaare durch quere Leisten verbinden, entstehen Querjoche auf der Krone. Bei deutlicher Entwicklung solcher zwei Querjoche bezeichnet man derartige Zähne gewöhnlich als *lophodont* (s. Fig. 218 C). Die primitiveren Ungulaten besaßen solche Zähne, die, wenn die Höcker plump und die Querjoche weniger ausgeprägt sind, *bunodont* genannt werden. Bei den primitiven Huftieren herrschte letztere Beschaffenheit vor und die Molaren blieben im allgemeinen niedrig mit langen Wurzeln. Solch bunodonte Zähne erhielten sich bei den *Suiden* unter den Artiodactylen, wurden jedoch häufig komplizierter, indem sich die Höcker durch Faltungen und sekundäre Erhebungen tuberkulär umgestalteten. Bei den *Perissodactylen* traten die Querjoche stärker hervor; gleichzeitig falteten sich namentlich bei den Pferdeartigen (s. Fig. 219) die Höcker medianwärts halbkreis- bis halbmondförmig ein (*selenodonte* Be-

schaffenheit) und die äußeren vereinigten sich in der Längsrichtung zu einer Außenwand des Zahns. — In ähnlicher Weise bildeten sich auch die vier Höcker der *Ruminantier* um, so daß diese typisch selenodonte Zähne besitzen. In beiden Ungulatengruppen wuchsen die ursprünglich niederen (*brachyodonten*) Molaren bei den jüngeren Formen, besonders Pferden und Wiederkäuern, stark in die Höhe, wurden namentlich bei den Pferden sehr hoch prismatisch (*hypselodont*), indem gleichzeitig die freien Wurzelenden, die lange ungeschlossen bleiben, sich stark verkürzen. — Vierhöckrige bunodonte Oberkieferzähne sind ferner charakteristisch für primitive

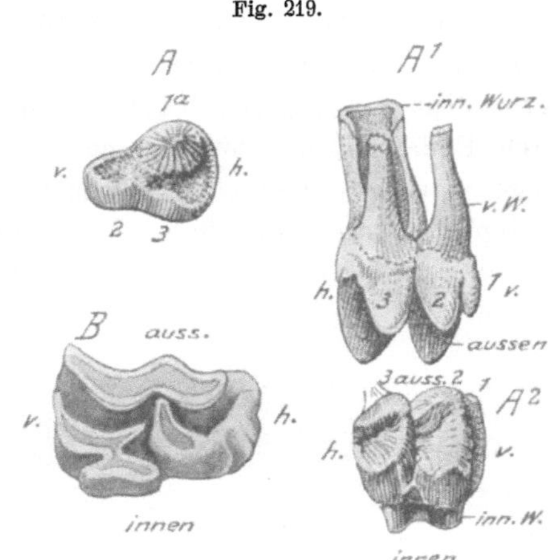

Fig. 219.

Molaren von Perissodactylia. *A* Tapirus, rechter Oberkiefermolar von der Kaufläche, *A*¹ sechster rechter Oberkiefermolar von außen, *A*² desgl. Krone von der Kaufläche und etwas von innen. *B* Equus caballus, fünfter rechter Oberkiefermolar von der Kaufläche. Orig. O. B.

Nager, die meisten *Prosimier* und die *Simier* sowie den *Menschen*.. —

Bei ansehnlicher Vergrößerung der Backzähne, wobei meist nur eine geringe Zahl in Funktion ist, kann sich ihre Komplikation sehr steigern, wie es

Fig. 220.

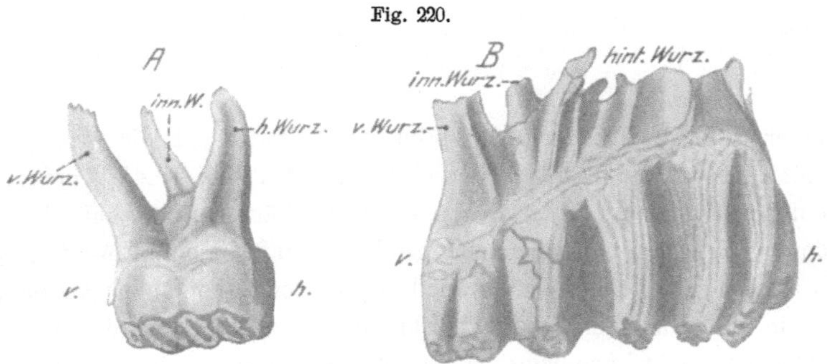

Elephas africanus juv. *A* Erster linker Oberkiefermolar von außen. *B* Zweiter linker Oberkiefermolar von außen. Orig. O. B.

am deutlichsten bei den *Proboscidiern* hervortritt. Die primitivsten derselben (z. B. *Dinotherium*) besitzen noch die beiden charakteristischen Querjoche, zu denen sich am größten Backzahn noch ein drittes, hinterstes, hinzugesellen kann. Bei *Mastodon* steigt die Zahl der Querjoche bis auf vier, wobei sie gleichzeitig eine Reihe von Tuberkeln tragen. Bei den typischen Elefanten (vgl. Fig. 220) schließlich vermehrt sich ihre Zahl so, daß sie an den größten Backzähnen 27 erreichen kann, wobei die Querjoche gleichzeitig dünne quere Lamellen werden. Diese Vermehrung geschieht dadurch, daß sich zu den beiden ursprünglichen queren Höckerreihen hinten fortgesetzt neue gesellen, was beim Wachstum der Zähne deutlich zu erkennen ist. Ähnlich wie bei den Ungulaten erreichen diese Backzähne eine große Höhe und ferner die Eigentümlichkeit, daß die neu hinzutretenden Querjoche besondere Wurzeln erlangen, die, wie es scheint, durch Einfaltung der hinteren äußeren Wurzel entstehen, mit der sich die innere vereinigt. Der erste auftretende Backzahn von Elephas besitzt noch die typischen drei Wurzeln (s. Fig. 220 *A*). —

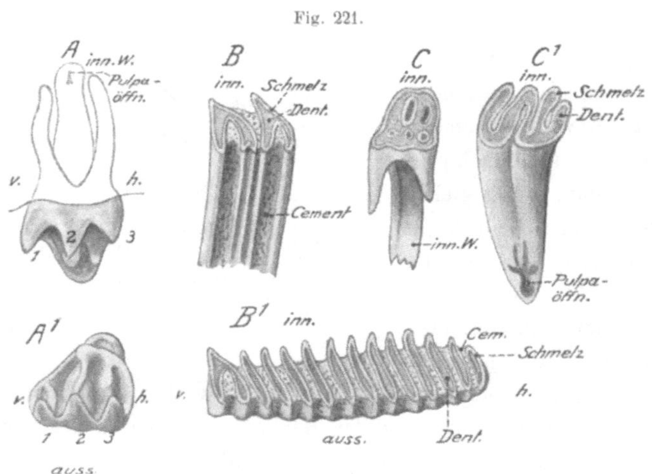

Molaren von Nagern. *A* Arctomys marmota, linker zweiter Molar von außen, *A*¹ rechter zweiter Molar von der Kaufläche. *B* Hydrochoerus, rechter erster Oberkiefermolar schief von außen, *B*¹ rechter hinterster Oberkiefermolar schief auf die Kaufläche gesehen. *C* Coelogenys paca, erster rechter Oberkiefermolar schief von außen und auf die Kaufläche, *C*¹ zweiter rechter Oberkiefermolar ebenso, mit einfach gewordener Wurzel. Orig. O. B.

Wie erwähnt, zeigen auch die primitiven *Nager* noch die vier typischen Höcker mit Querjochbildung (z. B. *Sciurinen*, s. Fig. 221 *A* u. *A*¹, *Murinen*). An den komplizierteren Backzähnen stehen die Joche häufig schief und sind durch mehr oder weniger tief einschneidende senkrecht aufsteigende Einfaltungen, die sich gewöhnlich innen vorfinden, gesondert, während sich außen ähnliche Einfaltungen in die einzelnen Querjoche hineinsenken, wodurch die Krone eine zickzackförmige, recht komplizierte Beschaffenheit erlangt. Diese wird bei gewissen Formen (so besonders *Hydrochoerus*, Fig. 221 *B*) dadurch erhöht, daß sich, ähnlich wie bei den Proboscidiern, die Zahl der Querjoche stark vermehrt, wodurch diese Zähne im Bau eine gewisse Ähnlichkeit mit Elephantenzähnen erhalten (Fig. 221 *B*¹). Die komplizierteren Backzähne der Rodentien werden ebenfalls sehr hoch (hypselodont) und ihre sich spät schließenden Wurzeln komplizieren sich mit dem Zutritt neuer Querjoche (Fig. 221 *C* u. *C*¹) ähnlich wie bei den Proboscidiern.

Die *Unterkieferbackzähne* unterscheiden sich von jenen des Oberkiefers dadurch, daß ihnen eine dritte Wurzel stets fehlt, woraus wohl hervorgeht, daß ihnen auch der Höcker $1i$ stets mangelt. Bei den ursprünglicheren Marsupialiern erscheinen sie noch deutlich triconodont, doch ist der Höcker 1 (*Paraconus* nach Osborn) stets mehr oder weniger an den vorderen Innenrand der Krone verschoben, während der Haupthöcker 2 (*Protoconus*) seine ursprüngliche Stelle bewahrt hat und sich mehr oder weniger stark erhebt. Nach innen von ihm hat sich meist ein Höcker entwickelt, den ich als $2i$ auffasse, da er auch mit $2a$ häufig durch ein Querjoch zusammenhängt. Auf solche Weise bilden die drei Höcker (1, $2a$ und $2i$) eine Art Dreieck mit nach innen und hinten gerichteter Spitze. Osborn betrachtet diese Zähne als trituberculär, indem er 1 als Paraconus, $2a$ als Protoconus und $2i$ als Metaconus auffaßt, so daß am Unterkieferzahn gerade die entgegengesetzte Verschiebung als am Oberkiefer stattgefunden habe, nämlich Para- und Metaconus nach innen verschoben seien, am Oberkiefer dagegen der Protoconus, auf welche Weise sich der dreieckige Grundriß der Krone der tuberculären Zähne gebildet habe. — Bei den *Marsupialiern* findet sich jedoch der Höcker 3 hinter 2 gewöhnlich gut entwickelt vor (Fig. $218A^1$, S. 302), nach innen ziemlich stark verbreitert (*Hypoconus* Osborn) und häufig mit einem inneren Nebenhöcker $3i$ (*Entoconus* Osborn) versehen, zwischen dem und 3 (*Hypoconid* Osborn) sich häufig noch ein Zwischenhöcker (*Hypoconulid* Osborn) einschaltet. Der eigentliche trituberculäre Unterkieferzahn scheint mir daher durch Nichtentwicklung oder Verkümmerung von 3 hervorgegangen zu sein. Die Unterkiefermolaren der typischen *Carnivoren* (*Feliden*) haben zum Teil wieder den einfach triconodonten Zustand durch Rückbildung von $2i$ (ja sogar gelegentlich 3) angenommen, wie dies auch für die Ober- und Unterkieferzähne der *Pinnipedier* allgemein gilt, bei denen sich jedoch vor 1 und hinter 3 noch einige kurze accessorische Spitzen entwickeln können, so daß die Zahnkronen sägeartig werden.

Bei den mehr omnivoren Raubtieren entwickelt sich 3 (*Hypoconus*, Osborn) an den größeren Molaren ansehnlich nach hinten, unter Bildung von mehr oder weniger accessorischen Höckern. Die vier- oder mehrhöckrigen Unterkieferzähne der pflanzenfressenden *Marsupialier*, *Ungulaten*, *Proboscidier*, *Sirenen*, *Nager*, *Prosimier* und *Simier* stimmen in ihrer Ausbildung mit jenen des Oberkiefers nahe überein, so daß eine besondere Beschreibung nicht nötig erscheint. Allgemein dürfte für sie gelten, daß die vier Höcker und Querjoche $2a + 2i$ und $3a + 3i$ entsprechen, indem sich 1 rückgebildet hat. An den hintersten unteren Molaren der anthropomorphen, wie mancher anderer Affen, gesellt sich hierzu noch ein fünfter hinterster, äußerer Höcker, der wohl als 4 zu betrachten ist und neben dem bei einzelnen Affen noch ein innerer, wohl $4i$, auftreten kann.

Es wurde schon hervorgehoben, daß sich die Backzähne gewisser Säuger mehr oder weniger vereinfachen. So bei den *Pinnipediern* mit dem Verlust des Kauvermögens, wo sie sämtlich wieder triconodont werden, und die des Oberkiefers, dementsprechend auch die dritte Wurzel verloren; ja sie werden bei einzelnen (so *Otaria*) sogar einwurzlig. Viel weiter schreitet diese Vereinfachung bei den *Denticeten*, deren Zähne alle wieder einwurzlig mit einfacher, kegelförmiger bis etwas gekrümmter Krone (*haplodont*), wie bei Reptilien, geworden sind, das Gesamtgebiß also wieder homodont. — Die fossilen Cetaceen *Zeuglodon* und *Squalodon* besaßen jedoch noch das heterodonte Gebiß mit zweiwurzligen Backzähnen, ja sogar dreiwurzligen Oberkieferzähnen (*Squalodon*), so daß sich das Verhalten der jüngeren Cetaceen sicher durch Vereinfachung der Molaren erklärt.

Eine ähnliche Vereinfachung erfuhren die Backzähne der *Edentaten*. Bei diesen haben die fossilen *Ganodonten* Schneide- und Eckzähne, unter den lebenden dagegen, wie bemerkt, nur *Dasypus vellerosus* Gray im Zwischenkiefer einen, im Unterkiefer 2 Schneidezähne. Die Backzähne sind fast immer alle gleich und einfach gebaut; doch ist von *Choloepus* (Faultier) sowohl im Ober- wie im Unterkiefer der erste Zahn größer und scheint so eckzahnartig. Die meist bestehende Homodontie leitet sich darum auch hier von Heterodontie ab. Bei *Orycteropus* bleiben ein bis einige vordere Zähne kleiner, prämolarenartig. — Die Molaren sind meist alle gleich, mit einfacher, sich sehr spät oder nicht abschließender Wurzel. Da

Fig. 222.

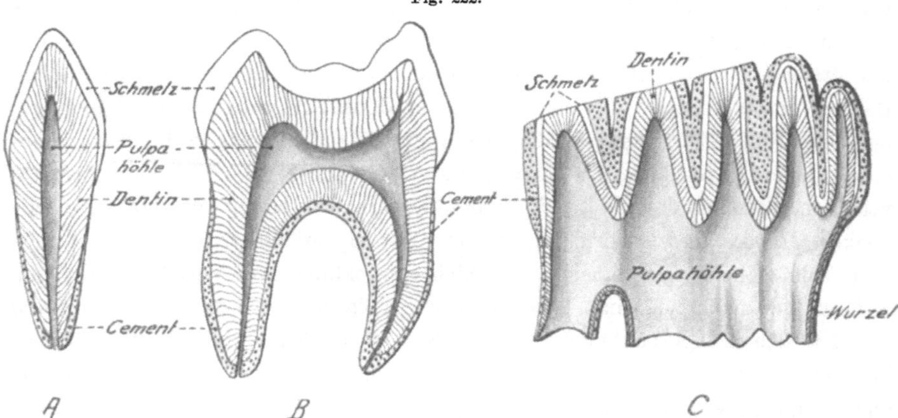

Schematische Durchschnitte von Säugetierzähnen. *A* und *B* Homo, Schneide- und Backzahn im Längsdurchschnitt (nach OWEN, Odontography 1840—45). *C* Zweiter Backzahn eines sehr jungen Elephanten (Schema); die ersten drei Lamellen teilweise abgekaut (Orig.).   C. H.

aber die bei einem Gürteltier (*Tatusia*) vorkommenden Milchbackzähne zweiwurzlig sind, so erscheint die Einwurzligkeit auch hier als ein Reduktionszustand. Der Grundriß der Krone ist gewöhnlich rundlich bis oval, länglich oder etwas dreieckig; die Zähne sind daher cylindrisch bis prismatisch. Bei den Rezenten scheint die Krone meist zweihöckrig mit einem Querjoch, zuweilen tritt noch ein hinterer Höcker hinzu; die typischen Backzähne von *Orycteropus* besitzen dagegen zwei Querjoche, die durch zwei vertikale Falten gesondert werden, ähnlich wie bei Nagern. Bei dem fossilen *Glyptodon* erhöhte sich die Zahl der Querjoche sogar auf drei und die inneren und äußeren Falten drangen tief ein.

Am Aufbau des Säugerzahns beteiligen sich meist die drei Gewebe, doch kann der Schmelz teilweise oder völlig fehlen. So ist an den *Nagezähnen* der Nager nur die vordere konvexe Fläche von Schmelz überzogen, selten (*Leporiden*) besitzt auch die hintere einen dünneren Überzug. An den Stoßzähnen der *Proboscidier* und sonstigen nagezahnartigen Zähnen bleibt der Schmelz gleichfalls unvollständig oder fehlt später ganz.

Starke Rückbildung des Schmelzes gilt im allgemeinen auch für die Cetaceen. Ganz fehlt er den Edentatenzähnen, obgleich ein Schmelzkeim noch auftritt; es handelt sich also sicher um Reduktion. — Das Dentin der *Edentaten* zeigt im allgemeinen den Charakter des *Vasodentins* (s. S. 287), wie wir es in den Placoidschuppen und den Chondropterygierzähnen fanden. Es zeigt bei *Orycteropus* noch die Besonderheit, daß die einzelnen Pulpafortsätze das Dentin nicht als reich verästelte Röhrchen durchziehen, sondern von der Pulpa aus als senkrecht aufsteigende parallele Fortsätze in die Krone eindringen, allseitig die horizontal ziehenden Dentinröhrchen aussendend. Auf dem Querschnitt erscheint ein solcher Zahn daher als aus zahlreichen Prismen zusammengesetzt, wie es ähnlich in den Zähnen der Säge von *Pristis* und denen von *Myliobatis* vorkommt. Auch das Dentin mancher anderer Säuger (so einzelner *Ungulaten, Cetaceen, Sirenen*) kann sich dem Vasodentin nähern.

Cementbildung ist sehr verbreitet, jedoch in recht verschiedenem Entwicklungsgrad. An den Zähnen fleischfressender Formen, so speziell der *Carnivoren*, doch auch der *Simiae* u. a., überzieht es nur die Wurzel. An den Molaren der herbivoren Säuger dagegen erstreckt es sich bis auf die Krone, die es am nicht abgekauten Zahn vollständig überziehen kann (s. Fig. 222 *C*). Bei Ausbildung von Querjochen und Einfaltungen der Krone füllt es die Zwischenräume zwischen den Falten und Jochen aus, weshalb die abgekaute Zahnfläche eine recht komplizierte Zeichnung darbieten kann, indem sich Dentin, Schmelz und Cement in komplizierter Weise durchdringen und umfassen (s. Fig. 222 *C*), was ja aus dem verwickelten Bau solcher Backzähne notwendig folgt.

Zahnwechsel. Die typische, schon kurz erörterte Diphyodontie der Säuger erfährt in gewissen Gruppen eine mehr oder weniger tiefgehende Modifikation bis zu gänzlichem Ausfall jedes Wechsels. Bevor wir auf die Betrachtung dieser Modifikationen eingehen, empfiehlt es sich, das Problem der morphologischen Auffassung der Molaren, welche erst in der bleibenden Dentition auftreten, zu besprechen. Die Ansichten darüber sind keineswegs genügend geklärt, indem die Molaren entweder als typische Angehörige der zweiten (permanenten) Dentition angesehen werden, oder als verspätet entstehende hintere der lactealen, ja nach einer dritten Ansicht sogar als Komplexzähne, welche aus der Verwachsung von solchen beider Generationen entständen. — Bevor wir auf diese Ansichten näher eingehen, wollen wir die morphologische Auffassung der komplizierten Backzähne der Säuger betrachten, in welcher Hinsicht sich gleichfalls zwei Meinungen gegenüber stehen. Die erste erblickt nämlich in jedem Molar einen ursprünglichen Einzelzahn, gleichwertig einem Schneide- oder Eckzahn, und führt die Komplikation der Molaren auf die Weiterentwicklung solcher Einzelzähne zurück. Die andere dagegen deutet die komplizierten Formen der Backzähne mit zahlreichen Höckern und mehrfachen Wurzeln als Komplexzähne, welche aus Verwachsung mehrerer ursprünglicher Einzelzähne entständen, weshalb jeder Höcker (oder ev. jede Wurzel) einem ursprünglichen Einzelzahn entspreche. Schon die sehr allmähliche Zunahme der Komplikation der Backzähne eines Gebisses von vorn nach hinten scheint jedoch gegen diese Ansicht zu sprechen, ebenso die Höckerbildung mancher Reptilienzähne (die aber gelegentlich ebenfalls als Komplexzähne gedeutet wurden), sowie die der Schneidezähne der Säuger selbst, ebenso die vereinzelte Zweiwurzligkeit von Schneide- und Eckzähnen.

Ontogenetisch sollte der Beweis für die komplexe Natur der Molaren dadurch erbracht werden, daß sich die Spitzen oder Höcker zuerst getrennt anlegen, um erst später basal zu verwachsen; da aber die Zahnspitze stets der zuerst entstehende Teil ist und von ihr aus das Wachstum basal fortschreitet, so scheint verständlich, daß sich bei mehrspitzigen Zähnen die Spitzen zunächst gesondert bilden müssen, um erst später zusammenzuwachsen. Diese Auffassung der Backzähne als komplexe Gebilde führte andrerseits zu einer besonderen Deutung ihrer Vereinfachung und Vermehrung bei den Zahnwalen, indem man dies damit zu erklären suchte, daß ihre ursprünglichen Komplexzähne wieder in die einfachen Komponenten zerfallen seien, woraus sich sowohl ihre Einfachheit als auch die große Zahl erkläre. Die paläontologischen Befunde, obgleich sie spärlich sind, stehen jedoch mit dieser Ansicht nicht im Einklang, und die Umbildung läßt sich ebensowohl durch Vereinfachung der Zähne verstehen; eine Auffassung, die auch für jene der Edentaten richtiger erscheint.

Die Anlage der Molaren des bleibenden Gebisses geschieht in derselben Flucht wie die der Prämolaren des Milchgebisses und geht von der nach hinten wachsenden Schmelzleiste aus, weshalb die Ansicht am annehmbarsten erscheint, welche die bleibenden Molaren dem lactealen Gebisse zurechnet, obgleich sie erst relativ spät entstehen. Die Anlagen der Ersatzzähne der Prämolaren treten medianwärts von den Milchprämolaren als Knospen der Schmelzleiste auf.

Nicht immer sind die beiden Generationen im Gebiß scharf geschieden; in einzelnen Fällen (so z. B. *Erinaceus*) können sich im funktionierenden älteren Gebiß gleichzeitig noch gewisse Milchzähne erhalten, der Wechsel also sehr verzögert werden; abgesehen davon, daß gewisse Schneidezähne der zweiten Dentition im Milchgebiß ganz fehlen.

Sicher erscheint es, daß bei manchen Säugern, so den *Pinnipediern, einzelnen Chiropteren, gewissen Insectivoren* die Milchzähne überhaupt nur sehr kurze Zeit existieren, ja häufig schon vor der Geburt resorbiert werden. Daraus folgt die Möglichkeit, daß der Zahnwechsel bei Säugern ganz unterdrückt werden konnte, indem die Milchgeneration überhaupt nicht mehr angelegt wird. Daß dies in der Tat bei gewissen Formen, so manchen Insectivoren (*Soricidae*) und Nagern (*Hydromys, Mus*), vorkommt, bei denen kein Zahnwechsel beobachtet wurde, sich aber noch unverkalkte Anlagen der Milchgeneration finden, ist recht wahrscheinlich. — Überhaupt ist der Wechsel der Milchzähne nicht stets ganz vollständig; so wird bei manchen Placentaliern mit vier Prämolaren (speziell *Ungulaten*, auch *Procavia*) der erste Prämolar nicht gewechselt; es ist wahrscheinlich, daß hier der entsprechende Milchprämolar rückgebildet wurde. — Anders liegen die Verhältnisse bei den *Marsupialiern*, bei welchen nur ein einziger hinterer Prämolar (teils als dritter oder vierter beansprucht) gewechselt wird; die Deutung schwankt, indem gewöhnlich das gesamte Gebiß als bleibendes Milchgebiß aufgefaßt und angenommen wird, daß sich die Diphyodontie hier erst in der Entstehung befinde. Eine gewisse Begründung findet diese Meinung darin, daß unter den fossilen Multituberculaten, den Triconodonten und Trituberculaten bis jetzt nur bei einer einzigen Form (*Triconodon*) ein unvollständiger Zahnwechsel gefunden wurde, und zwar gleichfalls der des hinteren Prämolaren. Immerhin erschiene es recht seltsam, daß die Diphyodontie erst in der Säugerklasse entstanden wäre; doch ist daran zu erinnern, daß auch bei den *Theriodontia* bis jetzt kein Zahnwechsel beobachtet wurde. — Auch die rezenten *Denticeten* wechseln ihre Zähne nicht, während dies bei ihren fossilen Vorläufern (*Zeuglodon*) noch geschehen sein soll. Welcher Zahngeneration das Gebiß der Denticeten angehört, scheint noch ziemlich zweifelhaft, obgleich es gewöhnlich als das erhaltene Milchgebiß gedeutet wird. — Auch die Verhältnisse bei den *Edentaten* werden häufig ähnlich beurteilt. Ein Zahnwechsel findet sich unter ihnen noch bei gewissen Gürteltieren (*Tatusia*-arten und *Euphractus*), sowie *Orycteropus*. Sonst fehlt er, soweit bekannt; doch wurde bei *Bradypus* ein hinfälliger Zahn neben dem zweiten Oberkiefermolar beobachtet, woraus folgen dürfte, daß die Monophyodontie dieser Gruppe durch Rückbildung des Milchgebisses entstand. Doch erklären andere auch hier das bleibende Gebiß als Milchgebiß.

Eine eigentümliche Veränderung hat der Wechsel der Backzähne bei den jüngeren *Proboscidiern* (*Elephas*) und den *Sirenia* erfahren, indem hier die sich neu entwickelnden und bei der ersteren Gruppe gleichzeitig immer größer werdenden Backzähne successive hintereinander auftreten, also ihren Vorgänger nicht wie sonst gewöhnlich aus der Alveole herausheben, sondern sich unter Resorption der sie trennenden Alveolenwand allmählich nach vorn schieben und sich an seine Stelle setzen. Ähnliches findet sich unter den Marsupialiern, auch bei den *Macropodiden*, sowie gewissen Schweinen (*Phacochoerus*) und bei *Procavia*. Die Zahl der gleichzeitig funktionierenden Backzähne ist in diesen Fällen, namentlich bei Elephas, stets gering, indem bei letzterem nur ein großer Backzahn, sowie der vordere Teil seines Nachfolgers gemeinsam tätig sind. Daß dies Verhalten aus dem gewöhnlichen hervorgegangen ist, beweisen die fossilen Proboscidier (speziell *Dinotherium* und *Mastodon*), bei denen noch einige Prämolaren in gewöhnlicher Weise durch Ersatzzähne verdrängt werden. Wenn, wie bei Elephas und den Sirenen, sämtliche successive auftretenden Molaren sich in der geschilderten Weise folgen, so kann, vorausgesetzt, daß die Molaren zur Milchgeneration gehören, von einem eigentlichen Wechsel der Molaren keine Rede mehr sein.

Mundhöhlendrüsen.

Wie wir früher fanden, enthält das Mundhöhlenepithel gewöhnlich zahlreiche einzellige Drüsen. Bei den meisten Cranioten gesellen sich dazu noch mehrzellige *Drüsen*, die bei schwächerer Ausbildung gewöhnlich kleine, einfache bis verzweigte Schläuche darstellen, die zahlreich und an den verschiedensten Stellen der Mundhöhle auftreten können, namentlich auch auf der Zunge. Sie scheiden teils Schleim aus (*Schleimdrüsen*), teils Ferment, besonders Amylase, auch andere Stoffe (*seröse Drüsen*), doch können beide Funktionen in einer und derselben Drüse vereinigt sein (*gemischte Drüsen*). — Wenn die Mundhöhle bei der Nahrungsaufnahme oder Atmung von großen Wassermengen durchspült wird, wie bei Fischen, Seeschildkröten, Wasservögeln und Cetaceen, fehlen solche Drüsen; etwa vorhandene bilden sich in verschiedenem Grade bis ganz zurück.

Den *Fischen* fehlen sie, soweit bekannt, völlig.

Die gelegentlich als solche aufgefaßten Organe, so namentlich das *„contractile Gaumen-organ"* der Cyprinoiden und einzelner anderer Teleosteer, sowie gewisse Bildungen in der Mundhöhle einiger anderer Fische erwiesen sich nicht als hierher gehörig (s. S. 271).

Dagegen findet man interessanter Weise bei *Petromyzon* ein Paar einfache säckchenartige Drüsen, die dem *Musculus basilaris* (der die Mundhöhle und Zunge unterlagert) ventral, etwa in der Augengegend, eingelagert sind, und ihre beiden langen Ausführgänge nach vorn senden, wo sie dicht unter der Zunge, an der Basis eines der Hauptzähne münden.

Die Untersuchung ergab, daß diese Drüsen ein eiweißverdauendes Ferment abscheiden, also wohl bei der Auflösung der Nahrung mitwirken.

Amphibien. Der große Reichtum der Amphibienzunge an schlauchförmigen Drüsen wurde schon früher (s. S. 273) hervorgehoben; zu ihnen gesellt sich bei gewissen *Ichthyoden* (*Siren, Necturus* [*Menobranchus*], *Cryptobranchus*) den *Salamandrinen* und *Anuren* (ausgen. *Dactylethra*), nicht jedoch den *Gymno-phionen* eine Gruppe gewundener Drüsenschläuche, die zwischen bis auch seit-lich von den Prämaxillen liegt und vorn am Gaumen ausmündet. Bei manchen Anuren (z. B. *Bufo*) können die Öffnungen auch in zwei laterale Gruppen gesondert sein. Diese *Intermaxillar-* (oder *Internasal-*) Drüse beschränkt sich bei den Anuren auf den Raum vor den Nasenhöhlen, breitet sich dagegen bei den Salamandrinen häufig auch weit auf der dorsalen Kopffläche aus. Es scheint sicher, daß diese dorsalen Drüsenschläuche keine besondere Gruppe bilden, wie gelegentlich angegeben wurde, sondern zur Intermaxillardrüse gehören. — Bei *Anuren* (auch manchen *Salamandrinen*) und den *Gymnophionen* findet sich am Gaumen noch ein Paar *Rachen-* oder *Choanendrüsen*, bei den ersteren am Hinterrand der Choanen, bei letzteren etwas medial von ihnen. Sie be-stehen aus ähnlichen Drüsenschläuchen wie die Intermaxillardrüse, die neben der Choane oder teilweis bis völlig (*Gymnophionen*) in diese münden. Die Rachendrüse der Anuren soll aus einer mit der Intermaxillardrüse gemeinsamen Anlage hervorgehen. — Schon bei *Salamandrinen* ähneln die Hautdrüsen der Kieferränder häufig den Mundhöhlendrüsen; dies tritt bei den *Gymnophionen* bestimmter hervor, wo sie zu *Lippendrüsen* geworden sind, welche wie jene der Amnioten die Kieferzahnreihe äußerlich begleiten.

Zu ihnen gesellen sich bei den Gymnophionen noch am Gaumen und Mundhöhlen-boden jederseits eine Drüsenreihe, die oben zwischen der Zahnreihe des Kiefers und der des Vomer, unten zwischen der des Dentale und des Operculare hinzieht (*Gaumendrüsen* und *Unterzungendrüsen*); ferner eine unpaare Gaumendrüse zwischen den Vomerzähnen und eine entsprechende Drüse am Mundhöhlenboden.

Kompliziertere Verhältnisse, so wie sie eben von den Gymnophionen er-wähnt werden, zeigen in nicht unähnlicher Weise die *squamaten Reptilien.* Vor allem sind es *Lippendrüsen*, die hier fast überall vorkommen. Sie ziehen außerhalb der Kieferzahnreihe an den Ober- und Unterlippen von vorn bis zum Mundwinkel nach hinten als eine Reihe kleiner acinöser bis tubulöser, mehr oder weniger verzweigter Drüschen (oder Gruppen solcher, s. Fig. 223), welche also durch zahlreiche Gänge ausmünden. Die vordersten Drüschen der Oberlippe können sich bei Sauriern, deutlicher noch bei Schlangen, etwas absondern und eine besondere Gruppe (*Schnauzendrüse*) bilden. Gewissen Sauriern (so *Lacertiden*, *Scinciden*, *Ascalaboten*, *Heloderma*) fehlen jedoch Oberlippendrüsen. Auch bei den *Giftschlangen* sind die oberen Lippendrüsen zuweilen stark reduziert, ja gelegentlich ganz rückgebildet (abgesehen von der Giftdrüse). Die *Unterlippendrüsen* sind konstanter, sie wurden bei keiner Form völlig vermißt.

Eine besondere Bedeutung erlangen die Unterlippendrüsen (gelegentlich auch als Unterzungendrüsen gedeutet) bei dem mexikanischen Saurier *Heloderma horridum*, indem sie wahrscheinlich ein giftiges Sekret abscheiden. Ihre Ausführgänge (vier jederseits) münden an der Basis der Zähne, die hier jedoch sämtlich, nicht nur jene des Unterkiefers, eine vordere Furche besitzen.

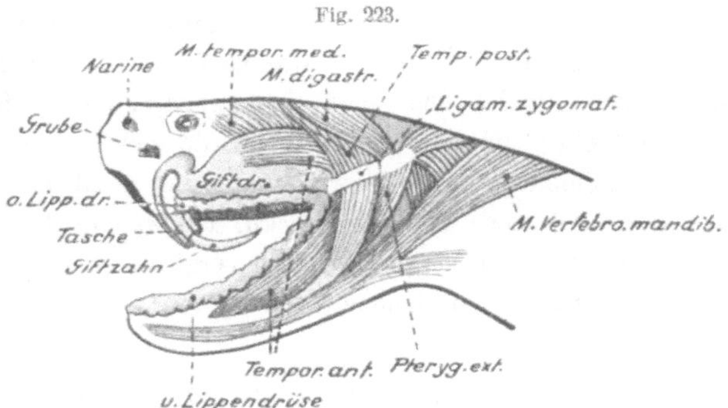

Crotalus durissus (Klapperschlange), Kopf nach Entfernung der Haut, um die Lippendrüsen und die Giftdrüse zu zeigen (nach DUVERNOY 1832).   C. H.

Die *Giftdrüse der Schlangen* (*Glandula venenata*) ging aus einem Abschnitt der Oberlippendrüsen hervor (s. Fig. 223). Schon bei Nichtgiftigen (z. B. *Tropidonotus*) entwickelt sich ein Teil derselben etwas abweichend, sowohl hinsichtlich der Färbung (gelblich) als der Beschaffenheit der Drüsenzellen, welche stets körnig sind, hauptsächlich aber dadurch, daß diese Partie einen einfachen Ausführgang besitzt, der an einem der hinteren Oberkieferzähne mündet. Es scheint sicher, daß dieser Teil der Giftdrüse der Giftschlangen entspricht. — Die Giftdrüse wird gewöhnlich als eine hintere, stark entwickelte einzelne Oberlippendrüse gedeutet.

Da sie jedoch am Giftzahn des Oberkiefers ausmündet und die Oberlippendrüsen sich häufig erheblich weiter nach hinten erstrecken, so scheint sie eher einer mittleren Drüse zu entsprechen. Ob sie ferner wirklich nur aus einer einzigen Oberlippendrüse hervorgeht, nicht etwa aus einer Gruppe solcher, die sich unter Bildung eines gemeinsamen Gangs tiefer einsenkte, scheint mir fraglich.

Die etwa beutelförmige bis dreieckige ansehnliche Giftdrüse (s. Fig. 223) liegt meist hinter dem Auge in der Schläfengegend und sendet ihren Ausführgang nach vorn zur Tasche des Giftzahns (vgl. S. 292).

Bei gewissen Schlangen (so namentlich bei *Causus*, *Naja* und *Adeniophis*-Arten (früher Callophis) rückt sie weiter nach hinten in die vordere Rumpfregion und liegt dann direkt unter der Haut, ja sogar in der Leibeshöhle (*Adeniophis*). — Die Giftdrüse besteht aus zahlreichen verzweigten Schläuchen, die in den Ausführgang münden, der manchmal selbst wieder mit kleinen Drüsenläppchen besetzt sein kann (z. B. *Naja*, ähnliches auch bei *Pelias*). Sie besitzt eine derbe Bindegewebshülle, dagegen keine eigene Muskulatur, und ist eingebettet in eine bindegewebig-sehnige Tasche, welche von einem Band (*Jochband, Ligamentum zygomaticum*, Fig. 223) gebildet wird, das vom Distalende des Quadrats zum Oberkiefer oder Postfrontale zieht; es ist bei den Giftschlangen stärker entwickelt als bei den Nichtgiftigen. — Der Anzieher des Unterkiefers (*Beißmuskel* = *M. temporalis* oder *parieto-quadrato-mandibularis*) sondert sich bei den Schlangen in drei (anterior, medius, posterior, s. die Fig.) bis vier Portionen, die, zum Unterkiefer herabsteigend, die Giftdrüse innen und außen umfassen, sich zum Teil sogar an ihrer Hülle befestigen können, wodurch sie beim Beißen, wenn die Giftdrüse in der Schläfenregion liegt, auf die Drüse drücken und das Gift hervorspritzen. Über den Bau der Giftzähne und ihre Beziehung zur Giftdrüse wurde schon oben berichtet (S. 292).

Auch am Gaumen der Saurier finden sich gewöhnlich Drüsen (vermißt bei *Iguana*, *Scinciden*, doch nicht *Anguis*; Gaumendrüsen fehlen den *Amphisbänen*). Bei den Sauriern findet sich meist eine unpaare, die in der Choanengegend oder etwas weiter hinten liegt. Sie wurde gelegentlich der Intermaxillardrüse der Amphibien homologisiert. — Zu ihr gesellen sich zuweilen seitliche paarige Gaumendrüsen (z. B. *Chamaeleo*, *Iguaniden*, *Ascalaboten*), die sich vielleicht den Rachendrüsen der Anuren vergleichen lassen. In allen diesen Fällen handelt es sich um Gruppen von Drüsen mit mehreren Ausführgängen.

Am Mundhöhlenboden der Squamaten treten gewöhnlich längs der lateralen Befestigungsränder der Zunge Reihen von Drüschen auf, die *Unterzungendrüsen* (*Glandulae sublinguales*), die zuweilen als herabgerückte, etwas abgesonderte Partien der Zungendrüsen gedeutet werden. Die der Saurier bilden, soweit bekannt, zwei einfache Reihen längs der Zungenränder, wogegen sich bei den Schlangen die hintere Partie abgesondert und mit der der Gegenseite median vereinigt hat, so daß eine anscheinend unpaare Drüse entstand, welche an der Ventralseite der Zungenscheide liegt und ihre Ausführgänge in letztere sendet (s. Fig. 192, S. 275). Man kann hier also vordere und hintere Unterzungendrüsen unterscheiden. Auch für *Lacerta* wurde gelegentlich eine Differenzierung der Sublinguales in eine vordere und hintere Partie beschrieben. —

Die Mundhöhlendrüsen der *Placoiden* sind wenig bekannt. Bei den *Crocodilen* scheinen sich gewöhnlich nur Zungendrüsen zu finden, doch wurden bei *Crocodilus porosus* kleine Gaumendrüsen gefunden, die in die Gruben an den Prämaxillen münden, in welche die vorderen Unterkieferzähne eingreifen. Bei den *Cheloniern* wurden neben Zungendrüsen auch Unterzungendrüsen für *Emys* und *Testudo* beschrieben; andere Angaben sprechen auch von kleinen Gaumendrüschen und sogar von einer Mundwinkeldrüse wie bei den Vögeln.

Die Einrichtungen bei den *Vögeln* schließen sich jedenfalls jenen der squamaten Reptilien nahe an, obgleich die Lippendrüsen erheblich modifiziert erscheinen. Die Entstehung des Hornschnabels, sowie der Verlust der Zähne rief nämlich eine völlige Rückbildung dieser Drüsen an den Kieferrändern hervor. Nur am Mundwinkel findet sich gewöhnlich eine kleinere, bis ziemlich große Drüse, die früher meist als *Parotis*, jetzt als Mundwinkeldrüse (*Glandula angularis oris*) bezeichnet wird. Sie scheint einem hintersten Teil der Lippendrüsen der Squamaten zu entsprechen, wenn auch jedenfalls nicht etwa direkt der Giftdrüse der Ophidier. Wie letztere besitzt sie gewöhnlich einen einfachen Ausführgang; doch wurden für einzelne Vögel auch mehrere angegeben. Da wir finden werden, daß sie auch eine allgemeine Homologie mit der Parotis der Mammalier besitzt, so scheint ihre Bezeichnung als Parotis nicht ganz unrichtig. — Sehr allgemein verbreitet sind *Zungendrüsen*, die häufig in großer Zahl vorkommen, teils vorn, teils hinten, sowie längs der Seitenränder der Zunge, über die sie sich gewöhnlich bis auf ihre Ventralfläche verbreiten. Längs der lateralen Zungenbasis finden sich meist *Unterzungendrüsen* (auch häufig Submaxillaris genannt), die gewissen Vögeln fehlen sollen; doch sind die ausgedehnten älteren Untersuchungen makroskopische, welche daher bei Kleinheit der Drüsen nicht zuverlässig genug erscheinen. Nicht selten sondern sich diese Sublinguales in zwei Partien jederseits, ähnlich wie bei den Schlangen. Die vorderen (anteriores, Glandulae gulares) besitzen mehrere Ausführgänge, die hinteren dagegen zuweilen nur einen einzigen. Letztere Drüsen (nach anderen Angaben dagegen die vorderen) können sich bei gewissen Vögeln (spez. *Pici, Cypselidae*) so vergrößern, daß sie längs der hinteren Zungenbeinhörner bis zum Occipitale ziehen. — Bei gewissen Formen der Cypseliden (*Collocalia*) scheiden diese Drüsen den Schleim zum Bau der eßbaren Nester aus. Die Ausführgänge der vorderen Sublinguales münden vor der Zunge, nahe der Mittellinie. Nach älteren Angaben soll auch bald die vordere bald die hintere Drüse fehlen. — Am Gaumen finden sich ähnliche Drüsen wie bei den Sauriern, so bei manchen Vögeln eine unpaare, weit vorn gelegene, jedoch ursprünglich paarig angelegte mediane, sowie zwei oder mehr laterale in der Choanengegend, Bildungen, die, wie es scheint, bis auf die Amphibien hinab zu verfolgen sind. — Auch an der Larynxspalte wurden gelegentlich Drüsen beobachtet. — Die Drüsenentwicklung scheint bei vielen Wasser- und Sumpfvögeln am schwächsten zu sein.

Unter den *Säugern* sind *Lippendrüsen* gleichfalls weit verbreitet, reicher gewöhnlich an der Unterlippe. Sie münden auf der Schleimhaut in das *Vestibulum oris* und erstrecken sich noch hinter die Mundwinkel auf die Wangenschleimhaut, wo sie als *Backendrüsen* (*Glandulae buccales* oder *molares*) bezeichnet werden. Letztere können häufig sehr ansehnlich werden (so bei *Ungulaten* und gewissen *Carnivoren*). Man unterscheidet zuweilen obere, mittlere und untere Backendrüsen; auch kann sich eine abgesonderte Partie der oberen besonders ansehnlich entwickeln und in die Orbita hinauf rücken (*Glandula orbitalis*, auch *infraorbitalis*, z. B. *Canis* [s. Fig. 224], *Felis, Lepus* und *weitere Nager*).

Ein hinterer Teil der oberen Lippendrüsen hat sich fast stets abgesondert und stark entwickelt als *Ohrspeicheldrüse* oder *Parotis*, die gewöhnlich unter und etwas vor dem Ohr liegt und ihren einfachen Gang (*Ductus parotideus* s. *stenonianus*) nach vorn sendet, wo er in der Region der Backzähne an der Wangenhaut mündet (s. Fig. 224). Diese seröse gelappte Drüse ist häufig die größte (so namentlich bei den *Ungulaten, Sirenen, Insectivoren, Rodentien, Simiae*); sie kann dann gelegentlich bis in die Schultergegend nach hinten reichen, wird jedoch bei manchen Säugern von der Submaxillaris an Größe übertroffen.

Fig. 224.

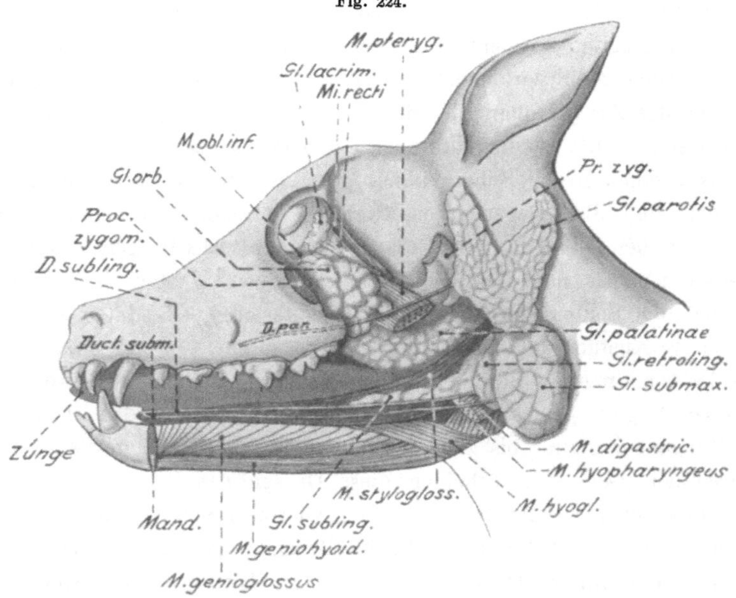

Canis familiaris. Speicheldrüsen bloßgelegt, indem der größte Teil des linken Unterkiefers und Jochbogens weggenommen und die Drüsen präpariert wurden. (Mit Benutzung von ELLENBERGER-BAUM 1908 nach eigenem Präparat.)   C. H.

Gelegentlich sondert sich von ihr eine kleine bis größere Partie als *Parotis accessoria* (*Glandula zygomatica*) ab (z. B. gewisse *Carnivoren, Nager* und *Insectivoren*). Ganz rückgebildet soll sie nach den meisten Angaben bei den *Pinnipediern* sein; sicher aber bei den *Cetaceen*, denen, wie schon hervorgehoben, die Speicheldrüsen fehlen. — Wie physiologisch leicht verständlich, sind es besonders die Pflanzenfresser, deren Parotis sehr groß wird.

Am Gaumen, namentlich dem weichen, finden sich meist dicht gedrängte Drüsen in großer Zahl, ein zusammenhängendes Lager bildend (*Glandulae palatinae*); so kommt es nicht, wie bei niederen Formen zur Ausbildung von lokal begrenzten Drüsen oder Drüsengruppen. — Stark entwickelt sind *Zungendrüsen*, sowie das System der *Unterzungendrüsen*, die wohl jenen der Sauropsiden im allgemeinen entsprechen. Die Ontogenese scheint zu zeigen, daß diese Drüsen, welche gewöhnlich in drei Paare: die *Submaxillares* und zwei Paar *Sublinguales*, gesondert sind, aus einer gemeinsamen Anlage jederseits hervorgehen, welche sich vom Vorderende der Zunge, längs der Lateralränder

der Zungenbasis, weit nach hinten erstreckt. Die am weitesten hinten gelegene
Partie dieser Drüsengruppe bildet die *Unterkieferdrüse* (*Submaxillaris*), die gewöhnlich innen vom hinteren Abschnitt des Unterkiefers liegt; vielfach überragt sie den Unterkiefer etwas nach unten, mehr noch nach hinten und ist
dann von der Parotis mehr oder weniger bedeckt. Ihr langer Ausführgang
(*Ductus submaxillaris* oder *Whartonianus*, s. Fig. 224) läuft nach vorn, wo er
am Zungenbändchen (*Frenulum*) auf einer Warze (*Caruncula lingualis*) mündet.
— Diese Drüse findet sich fast überall; vermißt wurde sie besonders bei *Elephas*; ihr Vorkommen ist auch bei den *Pinnipediern* nach den gewöhnlichen
Angaben zweifelhaft. —

Bei den insektenfressenden Edentaten (*Manis*, *Dasypodiden* und *Myrmecophagiden*)
sind die Submaxillardrüsen ganz besonders ansehnlich; namentlich bei den letzteren (doch
auch *Manis*) liegen sie weit hinten in der Hals- und Sternalgegend und besitzen drei lange
Ausführgänge, denen entsprechend bei *Tamandua tetradactyla* sich jede Drüse sogar in
drei gesondert hat. Die drei Ausführgänge münden ganz vorn in die Mundhöhle, und zwar
entweder gesondert, oder indem sich zwei zuvor vereinigen. Es fragt sich jedoch, ob nicht
einer dieser Gänge, und daher auch ein Teil der Drüse der Sublingualis entspricht. —
Etwas unsicher erscheinen auch die Verhältnisse von *Echidna*, die sich ähnlich ernährt wie
die Ameisenfresser. Auch hier liegt die Submaxillaris weit hinten und ist in zwei Drüsen
mit je einem Ausführgang gesondert. Beide Gänge vereinigen sich weit vorn, worauf sich
der gemeinsame Gang durch zahlreiche Seitenzweige in die Mundhöhle öffnet. Auch hier
könnte eine der Drüsen einem Teil der Sublingualis entsprechen. — Bei den genannten
Edentaten sowie Echidna sondern die großen Submaxillardrüsen den klebrigen Speichel ab,
der die Zunge zum Fangapparat für Insekten geeignet macht.

Die *Sublingualis* hat noch am meisten den Charakter jener der Sauropsiden
bewahrt, indem sie im einfachsten Fall (z. B. bei den *Equiden*, den *Affen*,
dem *Menschen* u. a.) als ein mäßig großes, längliches Organ zu beiden Seiten
der vorderen Zungenbasis hinzieht und durch mehrere bis zahlreiche aufsteigende Gänge am Mundhöhlenboden mündet. Die Drüse bewahrt hier den ursprünglichen, zusammengesetzten Bau; so besonders bei *Equus* und nach manchen Angaben auch *Echidna*, sowie den erwähnten *Edentaten*, wo sie jederseits
durch eine Reihe von Drüschen dargestellt werden soll. Doch geht (z. B.
beim *Menschen*) von ihrem Vorderende zuweilen auch ein kurzer, etwas stärkerer Gang aus, der einige der kleineren Gänge aufnehmen kann und dicht
neben dem Ductus submaxillaris auf der Caruncula mündet. Hierdurch wird
die Bildung eines besonderen Gangs angedeutet, der zu einer Differenzierung
der einfachen Drüse in zwei führen kann, wie es bei vielen Säugern (so z. B.
den *Artiodactylen*, *Carnivoren*, Fig. 224, gewissen *Insectivoren* und *Nagern*)
vorkommt. Bei diesen differenziert sich ein meist hinterer Teil der Sublingualis
zu einer besonderen Drüse (*Glandula retrolingualis*, s. *sublingualis grandicanalaris*
= *monostomatica*), die einen einheitlichen Ausführgang (*Ductus sublingualis* =
Bartholinianus, *Ductus major*) besitzt, der weit nach vorn zieht und neben dem
Ductus submaxillaris auf der Caruncula mündet; während sich der übrige Teil der
Sublingualis (*Gl. sublingualis* = *polystomatica* = *parvicanalaris*) in ursprünglicher
Beschaffenheit erhalten hat und durch zahlreiche Einzelgänge (*D. minores*,

D. Rivini) direkt in die Mundhöhle führt; doch können einige zuweilen in den D. sublingualis major münden. Häufig wird jedoch die Glandula retrolingualis von der Submaxillaris abgeleitet, was besonders auf die Verhältnisse bei Echidna und den Myrmecophagiden begründet werden könnte. — Vermißt wurde jegliche Sublingualis bis jetzt bei *Elephas*, den *Pinnipediern*, einzelnen *Fissipediern*, sowie den *Cetaceen*.

Wie schon betont, sind die Speicheldrüsen der Säuger teils rein serös, so besonders die *Parotis*, teils rein mucös, teils auch gemischt. Bei niederen Vertebraten scheint die mucöse Natur vorzuwiegen. Unter den Säugern lauten die Angaben über die einzelnen Drüsen der verschiedenen Formen recht abweichend und häufig widersprechend, weshalb wir verzichten, auf die Einzelheiten näher einzugehen. Die Funktion der mucösen Drüsen, doch zum Teil auch der serösen, besteht hauptsächlich in der Einspeichelung, dem Schlüpfrigmachen, gelegentlich jedoch auch der Mitwirkung beim Fang und Ergreifen der Nahrung, sowie deren Formierung zu Ballen. Das Sekret der serösen Drüsen enthält in der Regel *Amylase* (Ptyalin), die Stärke zu verzuckern vermag, deren Wirkung jedoch häufig erst im Magen zu voller Entfaltung gelangt.

Der Kiemendarm (respiratorischer Darm, Pharynx).

Es wurde schon (S. 263) gesagt, daß sich der lange Kiemendarm der Acranier bei den Cranioten stark verkürzt. Bei den meisten Fischen und den Tetrapoden wird er sogar sehr kurz und grenzt sich nicht mehr scharf von der Mundhöhle ab, was bei den *Cyclostomen* noch der Fall ist. Dann bildet er also den hintersten, gewöhnlich als *Pharynx* bezeichneten Abschnitt der Mundhöhle, der natürlich schärfer ausgeprägt ist, wenn sich noch Kiemenspalten finden. Die Visceralspalten entstehen je zwischen zwei aufeinander folgenden Visceralbogen, die erste also zwischen dem Kiefer- und Zungenbeinbogen, die folgenden je zwischen den nachfolgenden Bogen, und zwar so, daß die Wand des späteren Kiemendarms beiderseits taschen- bis faltenartige dorsoventral gerichtete Ausstülpungen bildet (*Schlundtaschen*), die bis an das äußere Ectoderm auswachsen, mit ihm verlöten und schließlich als die *Kiemenspalten* oder *-öffnungen* durchbrechen. Ontogenetisch entstehen die Visceraltaschen überall, von vorn nach hinten fortschreitend, was im Einklang mit den Acraniern und Tunicaten steht, und wohl darauf hinweist, daß die gesamten Chordaten von Formen mit einem Paar Visceralspalten ausgingen. Die so entstehenden Visceraltaschen sind daher nach der gewöhnlichen Ansicht gänzlich von Entoderm ausgekleidet; da sie jedoch, ähnlich der Mundhöhle, auf der Grenze von Ecto- und Entoderm liegen, so könnten leicht Modifikationen eintreten, wie wir noch sehen werden. Die Zahl der Spalten kann bei den *Cyclostomen* noch eine große (bis 14) sein, jedoch bis auf sechs herabsinken. Ähnliche Verhältnisse zeigen auch noch die *Notidaniden* und *Chlamydoselachus* unter den *Haien* (acht bis sieben). — Bei allen höheren Cranioten überschreiten sie die Sechszahl nicht, wobei jedoch die vorderste Spalte der Fische meist verkümmert. — Wie hervorgehoben, treten die Anlagen der Visceraltaschen ontogenetisch noch bei den lungenatmenden Tetrapoden in Vier- bis Fünfzahl überall auf (doch liegen auch Angaben über sechs bis sieben Taschen vor); sie brechen aber nicht mehr alle nach außen durch, was bei rudimentären Organen, um die es sich handelt, ohne besondere Bedeutung erscheint. Die erste Visceralspalte der Tetrapoden erlangt eine besondere Bedeutung, indem sie zur Tuba und Paukenhöhle wird, wie schon früher geschildert wurde (Bd. I, S. 775). Die übrigen schwinden im fertigen Zustand bis auf geringe Reste vollständig, die zu eigentümlichen Organen werden können. Daß diese Reduktion der Spalten von hinten nach vorn fortschreitet, scheint sicher, da sie sich bei den Fischen gewöhnlich schon in ihrer Größenabnahme nach hinten ausspricht; doch lehren ja gerade die Fische, daß auch vorn Rückbildung auftreten kann.

Ein besonderes Problem bildet die Frage, ob vor der ersten bleibenden Visceralspalte (*Hyomandibularspalte*), Spalten vorhanden gewesen sein könnten. Hierbei wurde auch die Frage wegen des Mundes selbst aufgeworfen, der gelegentlich als ein verschmolzenes Visceralspaltenpaar oder auch eine einseitig auftretende Spalte (*Acranier*, s. S. 259) gedeutet wurde. Vielleicht ließe sich auch vermuten, daß ein Spaltenpaar mit der eigentlichen Mundöffnung verschmolzen sei. Dies Problem steht in naher Beziehung zum Verhalten des *Trigeminus* zur Mundspalte, das an jenes der folgenden spinalen Hirnnerven zu den Kiemenspalten erinnert, ebenso auch zur Auffassung des Trigeminus als eines doppelten spinalen Hirnnervs. Jedenfalls ist es vorerst noch weit von einer sicheren Lösung entfernt. Für die ehemalige Existenz präoraler Visceralspalten wurde auf das Vorkommen möglicher präoraler Visceralbogen (*Lippenknorpel*) bei den Chondropterygiern hingewiesen; doch ist die Auffassung dieser Knorpel als Visceralbogen noch zu unsicher, um entscheidend zu sein. Auch Beobachtungen an Acranierlarven (*Amphioxides*), welche das Vorkommen präoraler Kiemenspalten erweisen sollten, wurden in dieser Hinsicht angeführt.

Ein zweites schwieriges, noch ungelöstes Problem bildet ferner die Beziehung der Visceralspalten zu der in der Muskulatur und den Spinalnerven hervortretenden Metamerie des Wirbeltierkörpers.

Wie wir sahen, zeigen die Acranier, daß die zunächst auftretenden Visceralspalten der Metamerie unterworfen zu sein scheinen, d. h., daß die Spalten mit den Myomeren alternieren, also mit den Myosepten zusammenfallen. Das gleiche scheint sich für die Cyclostomen und Chondropterygier zu bestätigen, aber doch nicht ohne bedeutende Abweichungen. In dieser Hinsicht ist zu beachten, daß in der Kopfregion nur die dorsalen Myotome angelegt werden, während die viscerale Muskulatur sich eigenartig entwickelt, ebenso auch die hypobranchiale ventrale, wie früher (Bd. I, S. 433) dargelegt wurde. Ob daher die Aufeinanderfolge der Visceralspalten (*Branchiomerie*) mit der Myomerie wirklich übereinstimmt oder doch ursprünglich übereinstimmte, bleibt ein Problem, das nicht sicher gelöst scheint. Es besteht jedenfalls eine gewisse Unabhängigkeit beider voneinander, was sich ja auch darin ausspricht, daß in der hinteren Region der Acranier mehr primäre Spalten auftreten als Myotome. Wenn die Visceralspalten auf der Grenze zweier Myotome durchbrechen, so müßten sich die Visceralbogen auf der Höhe der Myotome finden und ihre Vergleichung mit Rippen, die oft befürwortet wurde, wäre daher unmöglich, da letztere stets den Myosepten angehören. — Wie gesagt, scheint das Problem bis jetzt unlösbar und eine gewisse Unabhängigkeit von Myomerie und Branchiomerie fast wahrscheinlicher.

Die einzelnen Gruppen der mit Kiemenspalten versehenen Cranioten bedürfen einer gesonderten Besprechung, zu der wir nun übergehen.

Cyclostomen. In dieser Abteilung ist die Zahl der Spalten z. T. noch eine sehr große, besonders bei den *Myxinoiden*, wo sie im Höchstfalle 14 (*Bdello-*

stoma [*Homea*] *stouti*) erreicht, bei anderen Formen dagegen in recht verschiedener Zahl bis auf sechs oder sieben herabsinkt, dabei ist zu bemerken, daß auffallender Weise bei *Bd. stouti* die Zahl der Spaltenpaare zwischen 11 u. 14 schwanken kann, und daß auch Verschiedenheiten zwischen rechts und links vorkommen. — Die *Petromyzonten* bilden ursprünglich acht Spalten, von welchen aber die vorderste embryonal eingeht, so daß sich im erwachsenen Zustand nur sieben finden (Fig. 226). Die Spalten sind stets (ähnlich wie bei den Chondropterygiern) tiefe Taschen (*Kiementaschen, -säcke* oder *-beutel*), welcher Zustand daher als der ursprüngliche gelten muß. Charakteristisch scheint ferner, daß diese Taschen (abgesehen von den Larven der Petromyzonten) mittels enger Öffnungen vom respiratorischen Darm entspringen, sich hierauf zu etwa ellipsoidischen bis kugligen Aussackungen, den eigentlichen Taschen erweitern, um sich dann wieder gangartig zu verengern und durch eine kleine Öffnung (*Kiemenporen*) nach außen zu münden (s. Fig. 225). Die Lage der Kiementaschen im Körper ist recht verschieden. Die der *Petromyzonten* (s. Bd. I, Fig. 291, S. 428) liegen stets weit vorn, jedoch die Kiemenporen in ziemlichen Abständen hintereinander. Der respiratorische Darmabschnitt folgt bei ihnen auf einen mäßig langen, röhrig verengten hinteren Mundhöhlenteil (Fig. 228 *B*, S. 321), der dorsal über der Zunge liegt und wie bei den Myxinoiden, auch als Mundrohr bezeichnet werden könnte. Bei letzteren

Fig. 225.

Fig. 225.

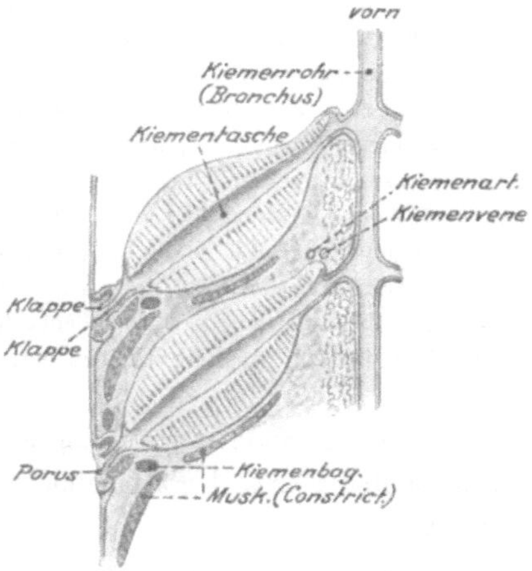

Petromyzon fluviatilis. Linke Hälfte eines Horizontalschnitts durch den Kiemendarm und zwei Kiementaschen. Äußerer Porus der Kiementaschen mit zwei Verschlußklappen, sowie hinten Papillen. Orig. O. B.

sind die Taschen weit nach hinten verschoben, so daß ihre hintere Grenze etwa auf das 30. Myomer fällt (bei Petromyzon etwa auf das 15.). Diese Rückwärtsverlagerung wird meist durch die starke Ausdehnung der Zunge nach hinten erklärt, die gewöhnlich bis zum Beginn der Kiemenspalten reicht (Fig. 226); doch wurde auch die Frage erwogen, ob hier nicht eine größere Anzahl vorderer Taschen rückgebildet sei, wofür Angaben über die Ontogenie von Bdellostoma sprechen. Diese Lage der Taschen bei den Myxinoiden bedingt natürlich eine starke Verlängerung des erwähnten Mundrohrs, auf welches erst der eigentliche Kiemendarm folgt. In dieser Gruppe hat sich ferner der ursprüngliche Bau der Kiementaschen erhalten, indem sie mit enger Öffnung vom Kiemendarm entspringen, worauf der Kiemenkanal bald zu einer etwa linsenförmig abgeplatteten Tasche anschwillt, die sich in einen engen Kanal fortsetzt, der als Ausführgang zum äußeren Kiemenporus zieht (Fig. 228 *C*, S. 321). Bei den ursprünglicheren

Gattungen (*Bdellostoma, Paramyxine*) münden alle Ausführgänge durch gesonderte Poren aus. Schon bei *Paramyxine* drängen sich jedoch die Poren nach

Fig. 226.

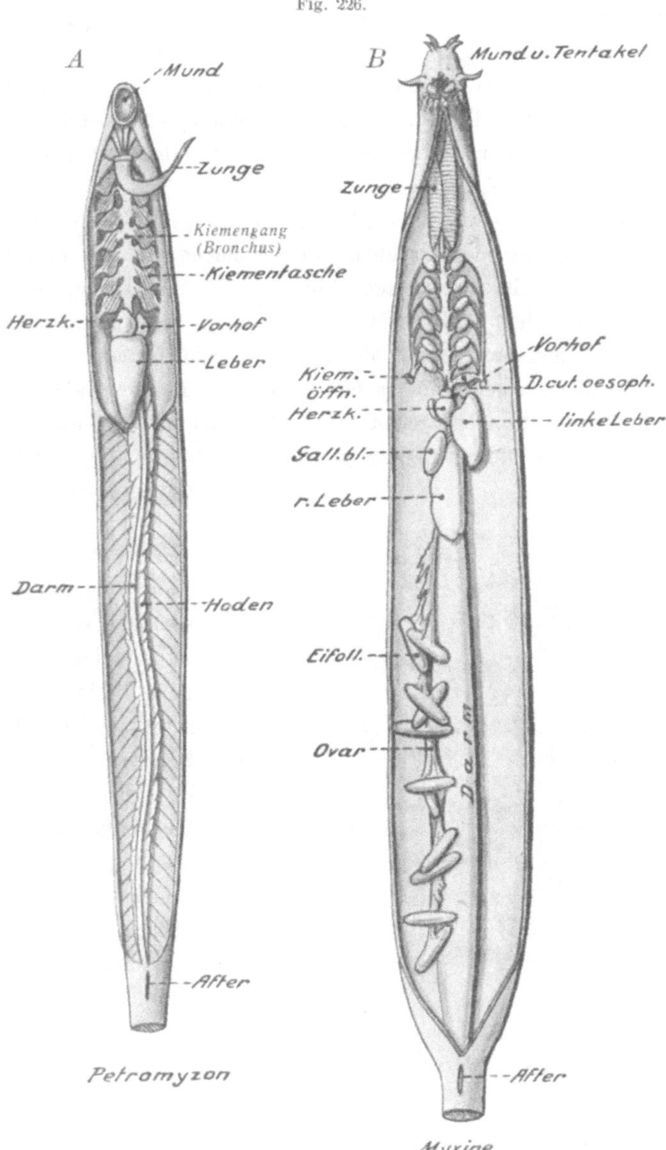

Cyclostomen. (Darm). Petromyzon fluviatilis ♂ und Myxine glutinosa ♀ von der Bauchseite geöffnet, um den Darm und sonstige Eingeweide zu zeigen.   Orig. C. H.

hinten zusammen, wobei sich die vorderen Ausführgänge stark verlängern. Bei *Myxine* endlich (s. Fig. 226) sind alle Poren zu einem einzigen hinteren Porus verschmolzen, indem sich sämtliche Ausführgänge jederseits zu einem einzigen

Kanal vereinigen. Daß dieser Kanal nicht etwa dem Peribranchialraum der Acranier entspricht, wie gelegentlich angenommen wurde, geht aus dem Bemerkten hervor. — Charakteristisch für alle Myxinoiden ist ferner, daß linksseitig, dicht hinter der letzten Kiementasche, noch ein unpaarer Kanal aus dem Kiemendarm entspringt, der *Ductus cutaneo-oesophageus*, der mit dem hintersten Kiemengang oder dicht hinter ihm, bei Myxine durch den gemeinsamen Porus mündet (Fig. 226). Daß dieser Ductus, obgleich er keine Kiemenblättchen enthält, morphologisch einem einseitig entwickelten hintersten Kiemengang entspricht, ist sehr wahrscheinlich.

Die Larven von *Petromyzon planeri* (*Ammocoetes*) zeigen ein noch ursprünglicheres Verhalten der Taschen zum Kiemendarm als die Myxinoiden; sie münden nämlich mit sehr weiten Öffnungen in den Darm, so daß eigentliche Zufuhrkanäle fehlen. Bei der Metamorphose zur erwachsenen Form sondert sich aber der Kiemendarm, von hinten nach vorn fortschreitend, in ganzer Länge in zwei Gänge, einen dorsalen und ventralen. Der ventrale weitere nimmt die Zufuhrkanäle der Kiementaschen auf und endigt hinten blind; er wird als *Bronchus*, besser *Kiemengang* (*Wassergang*, auch *Kiemenrohr*) bezeichnet. Der dünnere dorsale Gang (gewöhnlich *Oesophagus* genannt) führt in den Mitteldarm; beide Gänge entspringen vorn aus dem Hinterende des Mundrohrs. Daß diese Bildung bei Petromyzon eine eigenartige und sekundäre ist, beweist schon ihre Entstehung. — Die Kiementaschen der Neunaugen (s. Figg. 225 u. 226), ziehen schief von vorn innen nach hinten und außen mit kurzem Zufuhr- und Abfuhrkanal. In der Dorsalansicht sind sie etwa ovale Säcke, die sich vertikal stark erweitern.

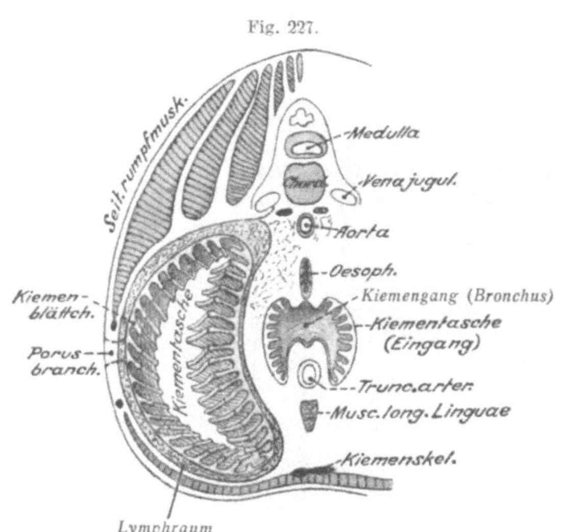

Petromyzon fluviatilis. Querschnitt durch die Kiemenregion. Eine Kiementasche etwa in der Mitte getroffen, die folgende etwa an ihrem Vorderende. Orig. O. B.

Die Schleimhaut der eigentlichen Kiemensäcke erhebt sich in zahlreiche blutreiche Falten (*Kiemenblättchen*), die im allgemeinen so angeordnet sind, daß sie radiär zur Horizontalachse der Taschen stehen und ihr gleichzeitig parallel ziehen (s. Fig. 227). Dorsal und ventral finden sich bei *Petromyzon* die kleinsten Blättchen, die mittleren dagegen erheben sich am stärksten. Jede Tasche der *Myxinoiden* wird von einem Lymphraum umschlossen, der bei den *Petromyzonten* schwächer ausgebildet ist. Die aufeinander folgenden

Lymphräume werden durch diaphragmenartige muskulöse Scheidewände voneinander gesondert.

Auf der Grenze von Mundrohr und Kiemendarm findet sich eine Einrichtung, welche in dieser Region einen gewissen Abschluß herstellt und deshalb gewöhnlich dem *Velum* der Acranier verglichen wird (Fig. 228 *A* u. *B*). .

Bei den *Myxinoiden*, wo an dieser Stelle der Hypophysenkanal (*Ductus nasopharyngeus*, Bd. I, S. 566) dorsal in den Darm mündet, verlängert sich die dorsale Übergangswand des Ductus in die Kiemendarmwand zu einer horizontalen Querfalte (s. Fig. 228 *A*), die ziemlich tief in den Kiemendarm nach hinten reicht und gleichzeitig durch eine medial von ihr aufsteigende Längsfalte an der dorsalen Darmwand befestigt ist; die beiden Seitenflügel dieser Querfalte krümmen sich dorsal empor. — *Ammocoetes* besitzt im vorderen, erweiterten Abschnitt des Mundrohrs zwei muskulöse Längsfalten, die von der Dorsalwand, wo sie vereinigt entspringen, herabhängen; auch diese Falten werden gewöhnlich als Velum bezeichnet. Den erwachsenen *Petromyzonten* dagegen wird ein solches Organ meist abgesprochen, doch ist der Eingang in den Kiemengang von einer ringförmigen Falte umzogen (s. Fig. 228 *B*), die dorsal fünf ansehnliche tentakelartige Fortsätze bildet, ventral kleinere. Etwas hinter ihr, im Anfang des Kiemengangs, springen noch zwei kurze seitliche Längsfalten vor, die samt der ersterwähnten Faltenbildung als Velum aufgefaßt worden sind. Wenn sich die Petromyzonten mit ihrem Mund angesaugt haben, geschieht die Zu- und Abfuhr des Wassers durch die Kiemenporen. Die Myxinoiden können dann Atemwasser durch den Ductus nasopharyngeus aufnehmen.

Fig. 228.

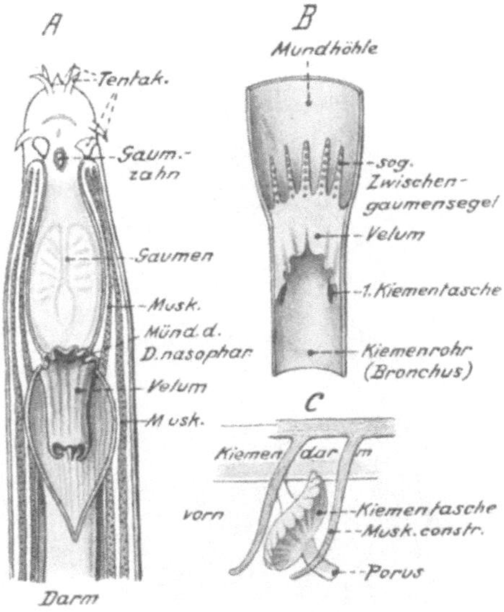

Cyclostomen. *A Myxine glutinosa*. Vorderende horizontal halbiert, so daß das Gaumendach der Mundhöhle freigelegt ist, ebenso das Mundrohr, dessen Anfang ventral aufgeschnitten ist, so daß das Velum von der Ventralseite und die Einmündung des Ductus nasopharyngeus zu sehen ist. *B Petromyzon fluviatilis*. Der hintere Teil der Mundhöhle und der Anfang des Kiemendarms (Bronchus). Ventralwand entfernt, so daß die Übergangsstelle der Mundhöhle in den Kiemendarm zu sehen ist, mit dem Zwischengaumensegel und dem eigentlichen Velum, sowie der Eingang in die ersten Kiementaschen. *C Bdellostoma heterotrema*. Eine linke Kiementasche von der Seite gesehen, mit dem Kiemendarm, sowie dem benachbarten Teil des Musculus constrictor. (*A* u. *C* nach J. MÜLLER 1834, *B* Original.) O. B.

Fische. Wie erwähnt, finden sich bei den erwachsenen *Fischen* in der Regel fünf Kiemenspalten, in der Anlage hingegen sechs, da sich die Hyomandibularspalte nur bei vielen *Chondropterygiern*, bei den *Knorpelganoiden* (ausgen. *Scaphirhynchus*), ferner bei *Polypterus* und *Calamoichthys* (Crossopterygier) in mehr oder weniger verkümmertem Zustand als *Spritzloch* (*Spiraculum*) erhält. Daß jedoch die Zahl der Visceralspalten bei den Vorfahren der Fische eine größere war, erweisen die *Notidaniden* unter den Haien, bei denen sich, abgesehen vom Spiraculum, noch *sieben* (*Heptanchus*) oder sechs (*Hexanchus*, ähnlich auch *Chlamydoselachus*) im erwachsenen Zustand finden;

Heptanchus soll jedoch embryonal noch die Anlagen zweier weiterer Spaltenpaare besitzen, also insgesamt zehn Visceralspaltenpaare bilden.

Die Spalten der *Chondropterygier* liegen in der vordersten Rumpfregion und ihre äußeren Öffnungen meist in ziemlich weiten Abständen (s. Fig. 229 *A* u. Bd. I, Fig. 294, S. 431). Sie liegen frei und unbedeckt, bei den *Squaliden*

Fig. 229.

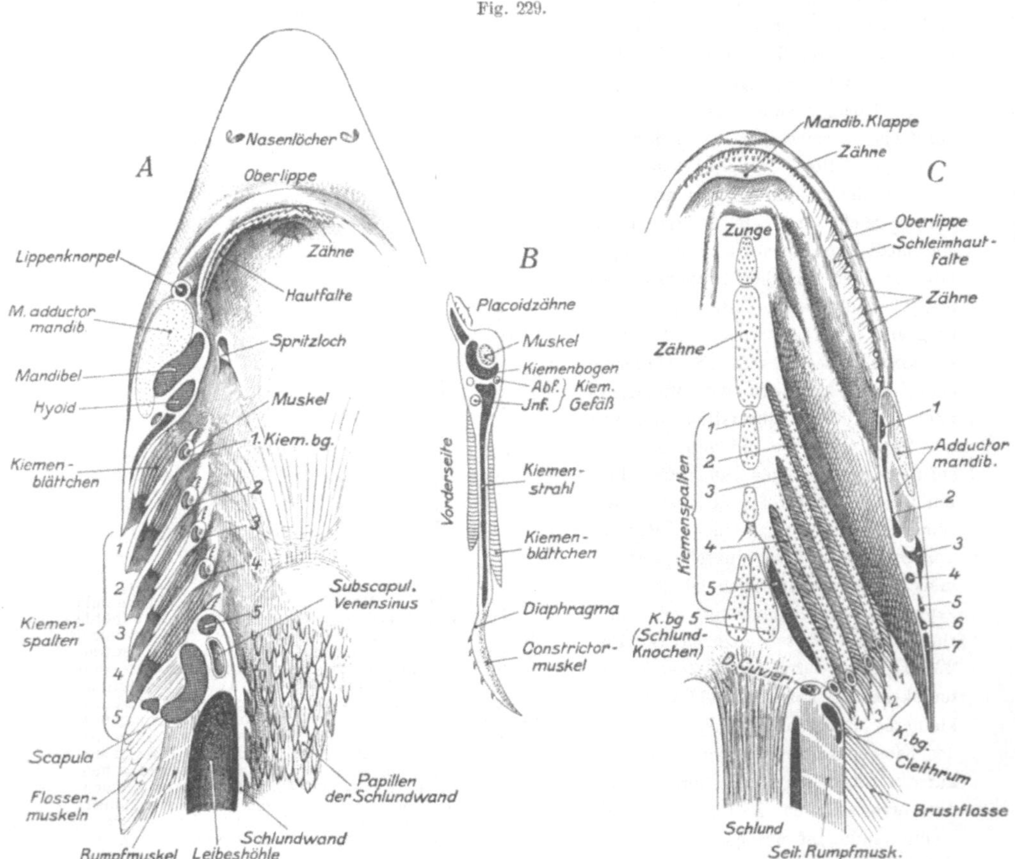

Kiemenapparat der Selachier und Teleosteer. *A* Squalus acanthias (Acanthias vulgaris Risso), Frontal-(Horizontal-)schnitt durch das Vorderende in der Mitte der Kiemenspalten, dorsale Hälfte. *B* Ein Kiemenseptum in größerem Maßstabe. *C* Esox lucius L., Schnitt wie in *A*, jedoch die ventrale Hälfte (Ansicht des Mundbodens). Auf der rechten Seite bedeutet: *1* Ectopterygoid, *2* Quadratum, *3* Präoperculum, *4* Stylohyale, *5* Interoperculum, *6* Suboperculum, *7* Operculum. Orig. Bio.

lateral, indem sie sich häufig als hohe Schlitze vom Rücken zum Bauch erstrecken, bei den *Rajiden* dagegen, wegen der Abplattung des Körpers und starken Ausdehnung der Brustflossen nach vorn, auf der Ventralfläche, hinter der Mundöffnung. Ähnlich wie bei den Cyclostomen erhielten sich bei den Chondropterygiern fast stets tiefe Kiementaschen, die durch weite innere Öffnungen in den Darm münden, andererseits durch die schlitzförmigen Spalten nach außen. Diese Taschen werden durch mäßig dicke Diaphragmen voneinander gesondert, in deren innerem Rande je ein Kiemenbogen aufsteigt und seine

knorpligen Strahlen nach außen in das Diaphragma als Stützen sendet (Fig. 229 *B*).
Da, wo die Diaphragmen in die äußere Haut übergehen, springen sie, nach
hinten umbiegend, etwas vor, so daß sie sich deckelartig über die nächstfolgenden
Spalten hinüberlegen (Fig. 229 *A*). — Die *Spiraculumspalte* (Hyomandibularspalte)
ist stets stark röhrenförmig verengt und ihre äußere Öffnung hinter das Auge
auf die Dorsalseite des Kopfes hinaufgerückt, weshalb sie ziemlich senkrecht
aus der Mundhöhle emporsteigt. Wenn sie sich äußerlich geschlossen hat
(z. B. *Carcharias* u. a.) bleibt gewöhnlich ihr innerer Teil noch als Einsenkung
der Mundhöhle bestehen. Einer Klappe, die sich gelegentlich etwas unter ihrer
äußeren Öffnung findet, wurde schon beim Skelet gedacht (s. Bd. I, S. 248). —
In der mittleren Region jeder Kiementasche erheben sich an ihrer Vorder-
und Hinterwand horizontale, vertikal übereinandergestellte Kiemenblättchen
(s. Fig. 229 *A*); sie fehlen an der dorsalen und ventralen Wand der Kiementaschen, was einen Unterschied gegen die Cyclostomen bedeutet. Dagegen
gehen bemerkenswerterweise die zu einer Spalte gehörenden Kiemenblättchenreihen dorsal und ventral ohne Unterbrechung ineinander über. Distal endigt
jedes Blättchen mit kurzer freier Spitze. Auch an der Vorderwand des Spritz-
lochs (am Palatoquadrat) finden sich (ebenso bei *Acipenser*) noch einige Blättchen
(*Pseudobranchie*), die jedoch, da sie arterielles Blut erhalten, nicht mehr zur
Respiration beitragen.

Schon bei den *Holocephalen* tritt eine starke Zusammendrängung der
Kiemenspalten und -bogen von hinten nach vorn auf, wobei gleichzeitig der
vordere Rand der ersten Spalte, der am Hyoidbogen befestigt ist, stark nach
hinten auswächst, so daß er sich deckelartig, als *Operculum*, über alle folgenden hinüberlegt. Dieser Kiemendeckel wird durch Knorpelstrahlen gestützt,
die vom Zungenbeinbogen ausgehen. Bei den *Operculaten* kommt das Skelet
des Kiemendeckels zur vollen Entfaltung. Gleichzeitig verkümmern die äußeren
Partien der nachfolgenden Diaphragmen, weshalb die freien Enden der
Kiemenblättchen etwas über sie hinausragen, während die vordere Kiemenblättchenreihe der ersten Spalte an der Innenseite des Operculums befestigt
ist. Die hinterste (fünfte) Kiemenspalte hat sich geschlossen. — Diese Beschaffenheit der Kiemen, aber noch charakteristischer entwickelt, findet sich
bei allen *operculaten Fischen*. Der *Kiemendeckel* (*Operculum*) überdeckt hier
die zusammengedrängten, ¡meist sehr hohen, in ihrem Verlauf caudalwärts
geknickten Kiemenbogen von außen vollständig (Fig. 229 *C*). Sein dem
Hyoidbogen angeschlossener Skeletapparat wurde schon früher (Bd. I, S. 254)
besprochen. Indem die Diaphragmen zwischen den aufeinanderfolgenden Kiementaschen sich sehr verdünnen und, wie schon bei den Holocephalen, ihr äußerer
Teil, der sich bei den übrigen Chondropterygiern über die Kiemenblättchen
nach außen fortsetzt, schwindet, entsteht unter dem Deckel eine Kiemenhöhle,
in welche das durch die Spalten zugeführte Wasser zunächst gelangt, um bei
den rhythmischen Hebungen des Operculums an dessen Hinterrand (Kiemen-
öffnung) auszutreten. Wegen dieser Verkürzung und Verdünnung der Dia-

phragmen erscheinen die erheblich verlängerten benachbarten Kiemenblättchen zweier aufeinanderfolgender Taschen, also die hintere Reihe der vorhergehenden und die vordere Reihe der folgenden Tasche, zu je einem Paar von Kiemenblättchen an dem ersten bis vierten Kiemenbogen verwachsen, so daß also von der Außenseite jedes dieser Kiemenbogen zwei Kiemenblättchenreihen entspringen. Der fünfte Bogen trägt, wie auch schon bei den *Chondropterygiern*, keine Blättchenreihen. Jede Doppelreihe von Kiemenblättchen der ersten vier Kiemenbogen wird deshalb bei den Operculaten gewöhnlich als eine Kieme bezeichnet. Nur bei einigen *Ganoiden* (*Acipenser* und *Lepidosteus*), sowie den *Dipnoern* (*Ceratodus* und *Protopterus*) hat sich, wie bei Chimaera, die hintere Kiemenblättchenreihe des Hyoidbogens (vordere Reihe der ersten Kiemenspalte) erhalten und ist auf die Innenseite des Operculums gerückt (*Opercularkieme*). Bei *Polyodon* und *Psephurus* (*Knorpelganoiden*) trägt die Hinterwand der fünften Kiemenspalte eine Reihe von Kiemenblättchen. Bei den Teleosteern ist die Opercularkieme fast stets völlig geschwunden. Die Kiemenspalten der Operculaten sind, wie bemerkt, meist sehr hoch, erstrecken sich häufig in der Gesamtausdehnung der Kiemenbogen; doch werden sie, wie letztere in der Regel nach hinten zu niederer und kleiner. Doch gibt es auch Teleosteer, deren Spalten sich stark verengerten, indem sie viel niedriger wurden als die Bogen, ja (z. B. *Muraenophis*) nur enge Löcher darstellen. Nicht selten hat sich die fünfte Kiemenspalte der *Teleosteer* (auch *Polypterus*) sehr verengt, ja ganz geschlossen, in welchem Fall auch die ihr zugehörige hintere Kiemenblättchenreihe des vierten Bogens fehlt, weshalb man dann von $3^1/_2$ Kiemen spricht. Hieran reihen sich Knochenfische, deren viertem Bogen die Kiemenblättchen ganz fehlen (drei Kiemen) oder auch solche mit nur $2^1/_2$ (*Malthe*), schließlich der zu den Symbranchii gehörige *Amphipnous*, der nur noch am zweiten Bogen eine Kieme besitzt; auch bei dem verwandten *Monopterus* sind die drei vorhandenen Kiemen sehr reduziert.

An den Kiemenbogen finden sich bei den *Teleosteern* die schon Bd. I, S. 255 kurz erwähnten Siebfortsätze, die im einzelnen sehr wechselnd, z. T. außerordentlich kompliziert gebaut sein können. Sie sind in erster Linie Schutzeinrichtungen, die das Eindringen von Fremdkörpern zwischen die Kiemen hindern, dann aber auch für die Nahrungsaufnahme von Bedeutung: Abfiltrieren von Planctonorganismen usw. Entsprechende Einrichtungen kommen auch bei *Ganoiden* und *Selachiern* vor. *Selache maxima* hat ein sehr ansehnliches, von auffallend langen Placoidzähnen gebildetes Kiemenfilter; bei den *Scariden* ist die fünfte Kiemenspalte jederseits so verschlossen, daß ansehnliche, von der Mundhöhle zugängliche Säcke entstehen. Diese dienen als Backentaschen zur Aufnahme von Nahrungsbestandteilen, die später wieder in die Mundhöhle übergeführt und wiedergekaut werden.

Während *Ceratodus* neben der Opercularkieme noch die gewöhnlichen vier Kiemen besitzt, trägt *Protopterus* nur am dritten und vierten Kiemenbogen je eine; doch biegt die hintere Reihe des vierten Bogens dorsal eine Strecke weit auf die Vorderseite des fünften um, so daß sich hier der seltene Fall von Kiemenblättchen an diesem Bogen findet. Ein solch dorsales Umbiegen der Kiemenblättchen aufeinanderfolgender Kiemen kommt gelegentlich auch bei einzelnen Teleosteern vor.

Bei den *Selachiern* stehen, wie oben gesagt, die Septen (*Diaphragmen*) der Kiementaschen weit über die freien Enden der Kiemenblättchen vor. Dieser vorstehende Teil stellt eine Schutzeinrichtung zum Verschluß des Eingangs in die nachfolgende Kiementasche vor. Durch Entwicklung eines Kiemendeckels werden diese den einzelnen Taschen zugeteilten Einrichtungen überflüssig und darum verschwinden sie nach und nach, wie es Fig. 230 in verschiedenen Stadien zeigt.

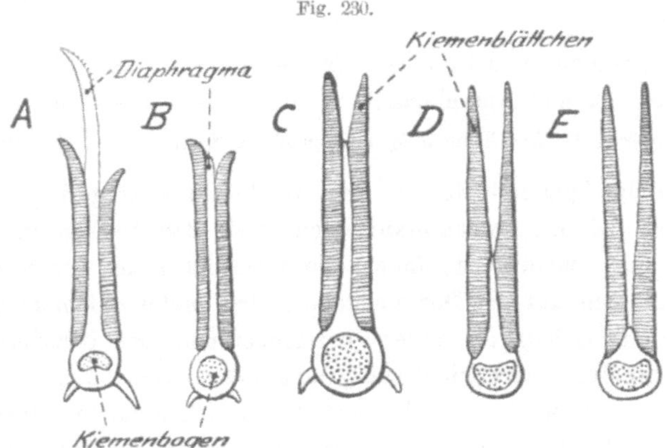

Querschnitte je eines Kiemenbogens verschiedener Fische: *A* Hai, *B* Chimaera, *C* Stör, *D* u. *E* Knochenfische (nach BOAS, Lehrbuch der Zoologie).   C. H.

Die Kiemendeckelöffnung der Operculaten ist meist ein hoher nach hinten konvexer Schlitz, der sich etwas vor der Brustflosse findet (s. Bd. I, Fig. 184[3], S. 312).

Bei gewissen Teleosteern (so besonders den *Aalen, Plectognathen, Pediculaten*) und den dipneumonen Dipnoern wird die Öffnung sehr eng; bei den mit den Aalen verwandten *Symbranchiden* können die beiden, an die Ventralseite gerückten kleinen Öffnungen sogar zu einem einfachen queren Schlitz verschmelzen. Über den gröberen und feineren Bau der Kiemenblättchen, die äußeren Kiemen und die accessorischen Organe, die von der Kiemenhöhle gewisser Fische ausgehen, wird bei den Respirationsorganen berichtet werden.

Der *Kiemendarm der Amphibien* zeigt interessante Übergangszustände von den Fischen zu den Amnioten. Bei allen blieb die Kiemenatmung im Larvenzustand erhalten, bei den perennibranchiaten Ichthyoden sogar das ganze Leben hindurch; doch herrscht jetzt die Ansicht vor, den dauernden Kiemenbesitz der letzteren nicht als ursprünglich, sondern als eine Beharrung im Larvenzustande zu deuten. Die Larven zeigen daher stets noch offene Visceralspalten und zwar in der Regel die den vier ersten Kiemenspalten der Fische entsprechenden, da die Hyomandibularspalte gewöhnlich nicht oder nur auf einige Zeit während des Embryonallebens durchbricht (gewisse *Gymnophionen, Hypogeophis*). Bei den Larven der letzteren bleiben gewöhnlich nur noch zwei Kiemenspalten geöffnet. — Die Kiemenspalten der Ichthyoden erhalten sich meist in verschiedener Zahl dauernd offen: so bei *Siren* noch die Spalten

2—4, bei *Necturus* (*Menobranchus*) und *Proteus* hingegen nur 2 und 3, wogegen sich bei den *Derotremen* (*Amphiumidae*) nur die vierte Spalte als ein kleines Loch findet. Bei *Megalobatrachus* (früher *Cryptobranchus*) ist auch diese letzte Spalte geschlossen. — Bei dem Salamandrinenlarven finden sich vier offene Spalten, die erste zwischen Hyomandibulare und 1. Kiemenbogen.

Die folgende Tabelle aus GEGENBAUR zeigt diese Verhältnisse und gleichzeitig die Lage der offenbleibenden Spalten:

Urodelenlarve	*H*	*o*	1	*o*	2	*o*	3	*o*	4
Siren	*H*	—	1	*o*	2	*o*	3	*o*	4
Menobranchus und Proteus .	*H*	—	1	*o*	2	*o*	3	—	4
Menopoma und Amphiuma .	*H*	—	1	—	2	—	3	*o*	4

H = Hyomandibulare, 1—4 = Kiemenbogen, *o* = offene Spalten, — = geschlossene Spalten.

Die Höhe der Spalten bleibt bei den Amphibien stets gering. Die Kiemen selbst, die sich bei den Perennibranchiaten sowie den Larven in Dreizahl erhalten, sind stark modifiziert, indem sie nicht innerhalb der Spalten stehen, sondern nach außen auf das Dorsalende der drei ersten Kiemenbogen gerückt sind; sie werden deshalb als äußere bezeichnet und ihre Beziehung zu denen der Fische erscheint vorerst nicht völlig aufgeklärt. Genaueres über ihren Bau und ihre Auffassung wird später bei den Respirationsorganen mitgeteilt werden. — Interessant ist, daß sich sowohl bei den meisten Perennibranchiaten als den Salamandrinenlarven am Hyoidbogen, also am vorderen Rand der ersten Kiemenspalte, eine schwache, nach hinten gerichtete Hautfalte entwickelt, welche der Opercularfalte der Fische entspricht. Bei den Anurenlarven wächst diese Falte soweit nach hinten aus, daß sie die Kiemenspalten und die äußeren Kiemen vollständig überdeckt. Auch sie soll erst bei den Respirationsorganen näher besprochen werden.

Obgleich die *Amnioten*, wie wir sahen, embryonal vorübergehend noch offene Kiemenspalten entwickeln, kommt es doch nie mehr zur Bildung von Kiemenblättchen.

Hypobranchialrinne und Thyreoidea. Von großem Interesse ist, daß sich ein der Hypobranchialrinne entsprechendes, aber wesentlich modifiziertes Organ bei den Larven der *Petromyzonten* (spez. beim *Ammocoetes* von *P. planeri*) erhielt. Es entsteht als eine ventrale Ausstülpung oder Rinne des Kiemendarms, die von der vordersten Kiementasche (zweite Visceralspalte) bis etwa zur fünften nach hinten zieht, sich aber vorn und hinten bald abzuschnüren beginnt. So wird die Rinne zu einem Schlauch, der unter dem Darm hinzieht und nur durch eine mittlere, ziemlich kleine Öffnung, zwischen der dritten und vierten Kiementasche, in ihn mündet.

Dieser Schlauch kompliziert sich allmählich bedeutend, indem sich seine vordere, vor der Öffnung liegende Region durch eine mediane Scheidewand in zwei seitliche Hälften sondert, während sich diese Scheidewand in der hinteren Hälfte nur mäßig erhebt. Gleichzeitig stülpen sich die Seitenwände der beiden vorderen Schläuche tief nach innen ein und ihre Zellen entwickeln sich teilweis zu vier eingestülpten drüsigen Längsstreifen, während die niederen, übrigen Zellen wimpern. Die hintere Hälfte des Organs erfährt eine weitere, schwer zu schildernde Komplikation, indem sich die medialen der vier drüsigen Längsstreifen spiral nach vorn einrollen und sich gleichzeitig als zwei dorsale spiralige Schläuche vom Hauptorgan absondern. Der Bau ist ohne längere Beschreibung und ausreichende Illustration kaum klar darzustellen. Die Ähnlichkeit zwischen Ammocoetes und den früher besprochenen Chordaten wird dadurch erhöht, daß sich in seinem Kiemendarm auch ein System von Wimperrinnen findet, das an jene der Tunicaten erinnert.

Bei der Metamorphose der Petromyzonten trennt sich die Hypobranchialrinne vom Darm ganz ab und geht durch einen Sprossungsprozeß, unter Schwinden der Drüsenzellen und der Cilien, in ein Aggregat verschieden gestalteter Schläuche über, welches in seiner Gesamtheit der *Thyreoidea* (*Schilddrüse*) der Gnathostomen entspricht. Die Schläuche besitzen eine dünne epitheliale Wand und sind mit Flüssigkeit erfüllt.

Ob diese Thyreoidea sämtlichen erwachsenen Petromyzonten zukommt, ist unsicher (bei *Petromyzon marinus* z. B. wurde sie vermißt). Ihre Lage ergibt sich aus jener des Organs bei Ammocoetes. Auch den Myxinoiden scheint eine Thyreoidea, wenn auch weniger gut ausgebildet, zuzukommen.

Daß sich nun in der Tat die *Schilddrüse* (*Glandula thyreoidea*) der Gnathostomen von diesem Organ der Cyclostomen und damit in der Hauptsache von der Hypobranchialrinne ableitet, folgt wohl sicher aus dem Ort und der Art ihrer Entstehung. Sie geht nämlich aus einer hohlen, zuweilen auch soliden, ventralen Einsenkung des Epithels der vorderen Pharynxregion (gewöhnlich zwischen erster und zweiter Schlundtasche) hervor. Diese Einsenkung löst sich dann als meist hohles Bläschen vom Darm ab. Dieses beginnt hierauf, unter gleichzeitigem Eindringen des umgebenden Bindegewebes, zu wuchern, indem es sich in zahlreiche bläschen- bis schlauchförmige hohle Follikel umbildet, die in ihren Hohlräumen gallertiges Sekret (*Kolloid*) enthalten, das von den Epithelzellen der Follikelwände abgeschieden wird. Das fertige Organ ist reich an Blut- und Lymphgefäßen, häufig etwas lobulär, da sich die Follikel zu Lobuli zusammengruppieren können.

Nur bei den *Säugern* gesellt sich zu der unpaaren Anlage meist noch eine paarige, die in der Gegend der vierten Schlundtasche ʼaus dem Darmepithel hervorgeht (*postbranchialer Körper*), auf die wir weiter unten zurückkommen, und welche sich später mit den Seitenpartien der unpaaren Anlage vereinigt (ausgen. *Echidna* und *Bradypus*, wo die Vereinigung unterbleibt). Wie aus ihrem Entstehungsort hervorgeht, liegt die ausgebildete Thyreoidea fast stets weit vorn, unter dem Kiemendarm bei Fischen oder ventral vom Kehlkopf oder der Trachea; selten, bei manchen Säugern (*Echidna* und gewisse *Edentaten*), ist sie in die Brustregion verlagert. — Entsprechend ihrer unpaaren Anlage bleibt sie häufig auch im erwachsenen Zustand unpaar, so bei den *Fischen*, wo sie die Vorderregion des vom Herz zu den Kiemen führenden Gefäßes (Truncus arteriosus) mehr oder weniger umhüllt; ebenso gewöhnlich bei den *Reptilien*, obgleich sie hier (z. B. *Lacerta*) in zwei seitliche Lappen auswachsen kann. — Auch die Thyreoidea der *Säuger* ist häufig unpaar, doch mit Neigung zur Paarigkeit, indem meist zwei seitliche Lappen stärker entwickelt sind, welche mittels eines queren Strangs (*Isthmus*) zusammenhängen, wodurch die Gesamtform mehr oder weniger hufeisenförmig wird (s. Fig. 231, S. 330). Dieser Isthmus kann sich bei den Säugern verschiedener Gruppen (ja individuell) zurückbilden, die Thyreoidea dann also paarig werden. Paarigkeit findet sich ferner regelmäßig bei *Amphibien* und *Vögeln*.

Gelegentlich erhält sich ein Rest ihres ursprünglichen Zusammenhangs mit dem Darmepithel als *Ductus thyreoglossus*, wie er beim Menschen zuweilen angetroffen wurde und von der Schilddrüse zum Foramen coecum auf dem Zungengrund führt, woraus sich auch dieses Foramen erklärt. — Ein ähnlicher, in den Pharynx mündender Gang wurde auch bei *Chlamydoselachus* (Haifisch) beschrieben. — Hier und da, namentlich bei manchen *Säugern*, wurden abgelöste kleine Partien der Thyreoidea angetroffen und als *Nebenschilddrüsen* bezeichnet.

Oben wurde erwähnt, daß sich bei den Säugern meist eine paarige Bildung, die in der Gegend der vierten Schlundtasche aus dem Darmepithel hervorgeht, mit der unpaaren Thyreoidanlage vereinigt, nämlich die *postbranchialen* (auch *ultimo-* oder *telebranchialen*) *Körper*, so genannt, weil sie stets etwas hinter den wohlausgebildeten Schlundtaschen durch eine schwache Einsenkung und Ablösung des Epithels entstehen, weshalb sie häufig als Rudimente einer hintersten Schlundtasche gedeutet wurden. Andere dagegen halten sie für etwas Besonderes, wofür namentlich geltend gemacht wird, daß sie nicht direkt aus dem Epithel einer solchen Tasche hervorgehen und sich, wie gesagt, stets hinter den sicheren Taschen bilden, gleichgültig, wie hoch deren Zahl auch ist. — Ein solcher Körper bildet sich häufig nur linksseitig, in anderen Fällen dagegen beiderseits. Ihn deshalb mit dem linksseitigen Ductus cutaneo-oesophageus der *Myxinoiden* vergleichen zu wollen, erscheint jedoch unberechtigt. — Unter den *Fischen* wurden diese Gebilde bei den *Chondropterygiern* teils paarig, teils unpaar gefunden; sie liegen später auf dem Pericard, weshalb sie auch als Suprapericardialkörper bezeichnet wurden. Bei *Teleosteern* wurden sie von *Aalen* beschrieben; bei *Ceratodus* ein aus der siebenten Schlundtasche hervorgehender wohl entsprechender (ultimo- oder telebranchialer) Körper. — Die Körper der *Amphibien* sind paarig (*Anuren* und *Gymnophionen*) oder unpaar (die meisten untersuchten *Urodelen*). Bei den Gymnophionen werden sie von einer siebenten, bei den übrigen Amphibien von der sechsten Schlundtasche abgeleitet; bei den Reptilien aus der vierten oder fünften; bei Vögeln und Säugern gewöhnlich aus der vierten. Die der Reptilien sind paarig (*Schlangen* und *Lacerta* vereinzelt) oder unpaar (*Lacerta* und *Anguis* gewöhnlich). Bei *Vögeln* wurde der Körper nur linksseitig beobachtet. — Die der *Säuger* bilden sich, wie erwähnt, paarig dicht hinter der vierten Schlundtasche, der sie daher gewöhnlich zugerechnet werden. Die kleinen Körper können sich hier selbständig vor der Thyreoidea in der vorderen Halsgegend erhalten (*Echidna*); sonst verschmelzen sie mit den seitlichen Partien der Schilddrüse, ohne jedoch größeren Anteil an deren Aufbau zu nehmen.

Die soliden und hohlen aus Epithelzellen bestehenden Anlagen der postbranchialen Körper entwickeln sich bei allen Vertebraten in ähnlicher Weise weiter wie die Thyreoidea, indem sie in zahlreiche Follikel zerfallen, welche das stets kleine Organ zusammensetzen. Nur bei den Säugern tritt in den Follikeln Kolloidsekretion auf, ähnlich wie in der Schilddrüse.

Thymus (*Glandula thymus*). Zu den Derivaten, die aus dem Epithel der Kiementaschen hervorgehen, gehört vor allem dies eigentümliche, in der Kopf- und Brustregion liegende, meist paarige Organ, das wie die Thyreoidea zu den Drüsen gerechnet wird. In der Jugend ist es am stärksten entwickelt, um sich von einem gewissen, manchmal auch ziemlich späten, Alter ab mehr oder weniger stark bis völlig zurückzubilden. Ursprünglich scheint sich die Thymus durch Wucheruug aus dem Epithel der Dorsalenden sämtlicher Kiemenspalten gebildet zu haben. Diese Wucherungen lösen sich dann von ihrer Ursprungsstätte ab und vereinigen sich jederseits zu dem einheitlichen Organ. Nur bei den *Säugern* geht die Thymusbildung dagegen von den Ventralenden der Spalten aus. Die vorderständige Lage der Thymus in der Nähe der Thyreoidea folgt schon aus dieser Entstehungsweise.

Ob den *Cyclostomen* schon eine Thymus zukommt, ist unsicher; ontogenetisch wurden zwar bei *Petromyzon* dorsale und ventrale Epithelwucherungen an den Kiementaschen beobachtet; deren Deutung als Thymus wird jedoch bezweifelt. Ebenso haben sich die früher beim erwachsenen Tier als Thymus gedeuteten Organe nicht als solche bestätigt.

Bei den *Fischen* beteiligen sich häufig noch alle Visceralspalten, doch gewöhnlich mit Ausnahme der Spritzlochspalte sowie manchmal der hintersten, an der Bildung; doch können auch einzelne Anlagen eingehen, so daß z. B. das definitive Organ von *Lepidosiren* nur aus der dritten und vierten Spalte hervorgehen soll. Die Anlagen verwachsen jederseits zu einem zusammenhängenden Organ, das nur noch selten seine Entstehung aus mehreren Anlagen verrät. Bei den *Chondropterygiern* liegt es als gelappte Drüsenmasse auf den Dorsalenden der Kiemenbogen, bei den Teleosteern häufig dicht unter dem Epithel der Kiemenhöhle an der Übergangsstelle in das Operculum, ist jedoch zuweilen auch in die Scapulargegend nach hinten gerückt. Mit dem Epithel der Kiemenhöhle hängt es manchmal noch direkt zusammen. —

Auch die *Urodelen* und *Gymnophionen* (besonders *Salamandra* und *Hypogeophis*) bilden noch Thymusanlagen an der ersten bis fünften (*Salamandra*) oder zweiten bis fünften (*Hypogeophis*) Visceralspalte, von denen jedoch bei Salamandra nur die drei hintersten die definitive Thymus hervorbringen. — Die der *Anuren* dagegen entsteht nur aus der zweiten Visceralspalte. — Die fertige Thymus liegt bei den *Perennibranchiaten* in der Kiemengegend, bei den übrigen in der hinteren Ohr- bis Zungenbeinregion, ziemlich dicht unter der Haut. Bei *Gymnophionen* und *Urodelen* läßt sich ihr Hervorgehen aus mehreren Anlagen zuweilen noch an ihrer Lappung oder ihrer Zusammensetzung aus mehreren Knötchen erkennen.

Die *Thymus der Amnioten* entsteht nur aus einer beschränkten Zahl von Visceralspalten, bei den *Sauria* aus der zweiten und dritten, den *Ophidia* der vierten und fünften, den *Aves* besonders der dritten (doch sollen sich auch die vierte und fünfte beteiligen können). Die *Säuger* verhalten sich ziemlich verschieden, indem bei gewissen nur die dritte (z. B. *Sus*, *Talpa* u. a.), bei anderen die zweite und dritte (z. B. *Lepus*), schließlich die dritte und vierte (*Camelus* u. a.) die Thymus bilden, welche jedoch hier, wie hervorgehoben, aus den Ventralenden der Spalten entsteht (über die placoiden Reptilien fehlen genauere Beobachtungen). — Bei Squamaten und Vögeln erhalten sich die aus den beiden Spaltenpaaren hervorgehenden Thymusanteile als gesonderte Läppchen. —

Im allgemeinen liegt das ausgebildete Organ der Amnioten weiter hinten in der Halsgegend bis in den Beginn der Brustregion. Es ist namentlich bei jugendlichen Placoiden und den Vögeln häufig bandartig langgestreckt, doch wurde es bei letzteren auch nicht selten vermißt. — Die Thymusdrüsen der *Säuger* sind noch weiter nach hinten bis in die vordere Herzgegend verschoben. Dieser Brustabschnitt der ursprünglich paarigen Organe wird durch mediane Verwachsung meist unpaar, setzt sich jedoch häufig in zwei seitliche vordere Lappen fort, welche die Paarigkeit noch andeuten. Diese Lappen können sich bei manchen Säugern weit nach vorn, ja bis zum Kehlkopf erstrecken (bes. *Artiodactylia* [Fig. 231]). Zuweilen zerfällt jedoch die Säugerthymus in eine größere Anzahl unregelmäßiger Lappen. Ob sie manchen Mammaliern, bei denen sie vermißt wurde, völlig fehlt, oder sich nur frühzeitig ganz rückbildete, steht dahin.

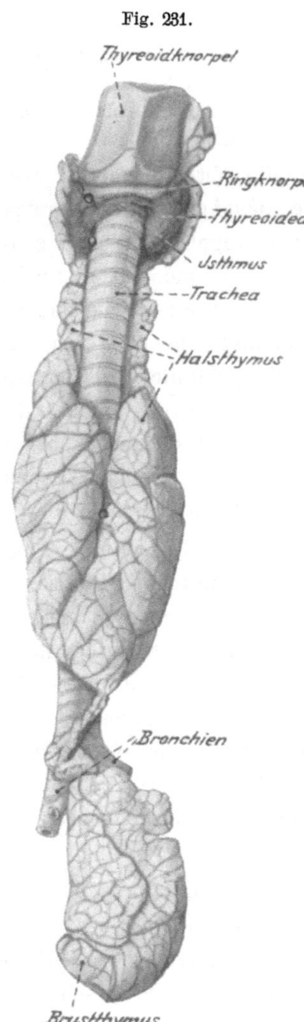

Fig. 231.

Thymus u. Thyreoidea von Bos taurus (Fötus von 34 Wochen). Orig. C. H.

Der feinere Bau der *Thymus*, der in der Reihe der Gnathostomen ziemlich übereinstimmend zu sein scheint, kann hier nur angedeutet werden, um so mehr, als die Ansichten darüber sehr schwanken. Aus der ursprünglich soliden bis bläschenförmig hohen Epithelmasse entwickelt sich ein blutgefäßreiches kompliziertes Organ, dessen Bau in vieler Hinsicht an den einer Lymphdrüse erinnert, weshalb auch die Thymus letzteren früher meist zugerechnet wurde. — Durch eine Art Sprossung des Epithels im umhüllenden Bindegewebe besteht das ausgebildete Organ aus reich verzweigten Strängen, deren Zweigenden zu kleinsten Läppchen (*Lobuli*) anschwellen. Diese bestehen aus einem zarten bindegewebigen Reticulum, das von Zellen erfüllt ist, die zum Teil leucocytenähnlich erscheinen. Gewöhnlich zeigen die Lobuli eine Art Differenzierung in eine äußere Rinden- und eine innere Markzone. Jetzt werden die Zellen der Lobuli meist als umgewandelte Epithelzellen gedeutet; früher wurden sie gewöhnlich für Lymphzellen erklärt; doch ist die Frage nach der Beteiligung eingewanderter Lymphzellen am Aufbau der Thymus auch jetzt noch viel umstritten. — Eigentümliche kuglige, aus concentrisch geschichteten Zellen (die sogar teilweise verhornt sein können) bestehende Körperchen (HASSALsche *Körperchen*) finden sich weit verbreitet in den Thymussträngen vor.

Weitere Derivate der Visceralspalten sind die *Epithelkörperchen* (auch *Glandulae parathyreoideae* und ähnlich genannt). Bei *Fischen* wurden sie bis jetzt vermißt, bei den *Tetrapoden* dagegen meist gefunden. Sie gehen gewöhnlich aus dem Epithel der ventralen Spaltenden hervor, nur bei den Säugern aus der mittleren Spaltregion, da sich hier die Thymusanlagen aus den Ventralenden bilden. Dadurch scheint eine gewisse Beziehung zur Thymus angedeutet zu sein, ebenso auch darin, daß die Körperchen zuweilen mit der Thymus ihrer Seite zusammenhängen können. Den Ort ihres Entstehens bilden meist die dritte und vierte Visceralspalte, so bei den *Amphibien, Sauropsiden* und vielen *Mammaliern*; doch beschränkt sich ihre Bildung bei letzteren häufig auf die dritte. Dazu gesellt sich bei Amphibien noch eine an der zweiten Spalte entspringende ähnliche Bildung, die in die beim Gefäßsystem zu besprechende *Carotidendrüse* übergehen soll und deren Homologon sich ebenso bei den übrigen Tetrapoden findet. Auch vom postbranchialen Körper aus soll bei den *Vögeln* ein Epithelkörperchen gebildet werden. — Im erwachsenen Organismus liegen diese Körperchen, welche sich jedoch teilweise bis völlig rückbilden, in andern Fällen auch vermehren können, bei den *Amphibien* an der Ventralseite der Aortenbogen. Bei den *Säugern* stehen sie häufig in inniger Beziehung zur Thymus (besonders die der dritten Spalte, während jene der vierten, doch gelegentlich auch die der dritten, Beziehungen zur Schilddrüse erlangen, ja sogar in deren Gewebe aufgenommen werden können). — Ihr feinerer Bau ist entweder ein einfacher, ohne deutliche Zusammensetzung aus Follikeln, oder sie bilden bläschen- bis schlauchartige Follikel 'ohne Kolloidsekretion (doch wird zuweilen auch Kolloid angegeben), wobei gleichzeitig Bindegewebe und Blutgefäße ins Innere einwachsen.

Obgleich man über die Funktion der Epithelkörperchen vorerst nichts Näheres weiß, sind sie doch sicher lebenswichtige Organe, da ihre Entfernung bei Säugern eine schwere, in kurzer Zeit zum Tode führende Erkrankung zur Folge hat, deren auffallendstes Symptom schwerste Krämpfe sind.

Nutritorischer Darm der Cranioten.

Wie schon hervorgehoben, läßt der Darm mancher primitiver Cranioten äußerlich und makroskopisch keine Unterabschnitte erkennen (so bei *Cyclostomen, Chimaera, Dipnoern,* einer Reihe von Teleosteern, so namentlich den *Cyprinoiden, Labriden, Scomberesociden,* gewissen *Loricariiden* u. a., ferner bei *Proteus*). Der Gesamtdarm zieht dann gewöhnlich als gerades Rohr von vorn nach hinten (auch unter den *Teleosteern,* z. B. bei *Cobitis* den *Scomberesociden,* und den aalartigen *Symbranchiden*). Äußerlich wird dann nur durch Einmündung der Leber, die bei allen Cranioten in den Anfang des Mitteldarms führt, der Beginn des letzteren angedeutet. Innerlich hingegen läßt die verschiedene Beschaffenheit der Schleimhaut und ihrer Drüsen gewöhnlich die drei Hauptabschnitte einigermaßen erkennen.

Für die *Teleosteer* und *Proteus* ist es jedoch wahrscheinlich, daß dieser einfache Darmbau auf Rückbildung beruht: jedenfalls scheint dies für langgestreckte, aalartige Formen zu gelten. Dies darf um so eher gelten, als sich auch der Darm bei höheren Wirbeltierklassen äußerlich vereinfachen kann, wenn sie sehr lang und schmal werden, so bei den *Gymnophionen,* den *schlangenartigen Sauriern* und *Schlangen*. Gleichzeitig verläuft er dann wieder annähernd gerade, indem die sonst gewöhnlichen Windungen des Mitteldarms sehr geringfügig werden.

Vorderdarm.

Der Vorderdarm ist im ursprünglichsten Fall ein einfaches, annähernd gleich weites Rohr, das die Fortsetzung des Kiemendarms oder Pharynx bildet und wesentlich der Nahrungsleitung zum Mitteldarm dient. In der Regel differenziert sich jedoch sein hinterer Abschnitt, indem er sich erweitert und charakteristische Drüsen ausbildet, zu einem *Magen,* der sowohl zur Aufspeicherung der Nahrung, als zu deren Vermischung mit fermenthaltigem Sekret, als auch zu ihrer mechanischen Bearbeitung dienen kann. Daß aber seine deutliche Abgrenzung sekundär wieder zu schwinden vermag, wurde schon oben betont. Ursprünglich war der Vorderdarm jedenfalls relativ kurz, wie namentlich unter den Fischen bei den *Cyprinoiden*, deren Leber sehr dicht hinter dem Darmbeginn mündet. Daß sich der Vorderdarm allmählich nach hinten mehr oder weniger stark verlängerte, wird mit Recht daraus erschlossen, daß er vom Ramus intestinalis des Vagus innerviert wird (Bd. I, S. 633), was sich so am besten erklärt. Ferner spricht hierfür in gewissem Grade, daß der Oesophagus (*Fische*, *Vögel* und *Säuger*), ja teilweise sogar der Magen (*Säuger*) von geschichtetem Epithel ausgekleidet sein kann, wie die Mundhöhle, was bei der entodermalen Anlage dieses Abschnitts doch wohl ein Auswachsen des geschichteten ectodermalen Epithels nach hinten anzeigt. — Eine scharfe Grenze zwischen Oesophagus und Magen ist äußerlich und makroskopisch häufig nicht ausgeprägt, vielmehr gehen beide meist recht allmählich ineinander über, was sich auch darin ausdrückt, daß sich die längsfaltige Oesophagusschleimhaut häufig in ähnlicher Beschaffenheit in den Magen fortsetzt. Dagegen zeigt die Schleimhaut beider Abschnitte häufig mikroskopisch ziemlich scharfe Unterschiede.

Die *Oesophaguslänge* schwankt natürlich sehr, schon unter den *Fischen*, bei denen sie jedoch im allgemeinen gering bleibt; doch wird ihr Schlund nicht selten sehr weit, was natürlich auch von der Art der Nahrung abhängt. — Ähnlich kurz ist der Oesophagus meist auch bei den *Amphibien* (s. Fig. 235, S. 336) etwas länger und schmäler bei langgestreckten *Perennibranchiaten* (z. B. *Siren*) und namentlich bei manchen *Gymnophionen*. — Im Zusammenhang mit der Entwicklung der Halsregion der Amnioten verlängert er sich allmählich, was besonders bei *Vögeln* und *Säugern* hervortritt, aber auch von der Lage des Magens abhängt, der bei den Vögeln häufig sehr weit nach hinten rückt (s. Fig. 236, S. 338). So weit der Oesophagus der Amnioten in der Halsregion, dorsal oder etwas seitlich von der Trachea, hinzieht, liegt er außerhalb der Leibeshöhle, die sich nicht in diese Region ausdehnt. Bei den Säugern tritt er durch das Zwerchfell in die Bauchhöhle, in welcher sich der Magen befindet, in den er nach kurzem, selten längerem Verlauf übergeht. Besondere Differenzierungen im Verlaufe des Oesophagus treten nur selten auf, abgesehen von lokaler mäßiger Erweiterung. In dieser Hinsicht bilden nur zahlreiche *Vögel* eine Ausnahme, indem sich am Oesophagus ein *Kropf* (*Ingluvies*) entwickelt. Bei manchen Vögeln ist dieser Kropf nur eine spindelförmige, allseitige (etwa *Eulen* und manche *Enten*) oder auch nur einseitige (bes. *Raubvögel*) Erweiterung, ohne scharfe Absetzung (*unechter Kropf*); der echte Kropf dagegen, wie er besonders bei der Aufnahme schwer verdaulicher, trockener Nahrung vorkommt (recht allgemein bei *Hühnern*, *Tauben*, manchen *Passeres* und vielen anderen), ist eine ventrale, scharf abgesetzte, sackartige Ausstülpung des Oesophagus (Fig. 236, S. 338), die sich etwa in seiner Mittelregion findet und der Furcula aufliegt. Der Kropf der Tauben erlangt eine paarige Bildung, indem sich der Sack beiderseits ausbuchtet (Fig. 232). Bei *Otis tarda* kommt nur beim Männchen, etwa in der Mitte des Oesophagus, eine kropfartige Erweiterung vor und dicht hinter der Zunge ein Kehlsack, der wohl aufgeblasen als Schmuck dient.

Die Kropfwand zeigt den Bau der Oesophaguswand und ist nicht reicher an Drüsen als diese, eher ärmer; ja sie fehlen sogar manchmal ganz (gewisse *Papageien*) oder sie sind auf bestimmte Stellen beschränkt (z. B. auf die Dorsalseite beim Haushuhn, bei Tauben auf den Übergang zum hinteren Abschnitt des Oesophagus). Die sog. Kropfmilch, welche sich im Taubenkropf zur Fütterung der Jungen bildet, besteht wesentlich aus abgelösten, verfetteten Epithelzellen.

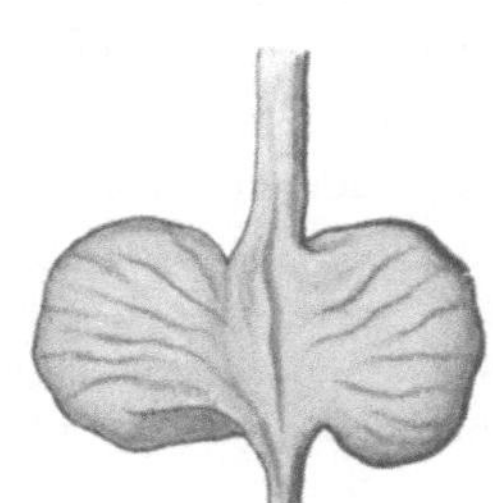

Columba domestica (Taube). Kropf von der Ventralseite. Orig. C. H.

Ursprünglich scheint das Oesophagusepithel ein einfaches, ungeschichtetes Cylinderepithel gewesen zu sein, wie es sich bei manchen Fischen (gewissen *Plagiostomen, einzelnen Ganoiden*, z. B. *Stör*) wenigstens annähernd noch findet. In diesen Fällen besitzt es Cilien, die sich jedoch auch am geschichteten Epithel, wie es meist im Oesophagus vorkommt, bei Amphibien und Reptilien recht verbreitet finden. Bei Vögeln und Säugern wird das geschichtete Epithel viel höher und verhornt namentlich bei den letzteren nicht selten stark, was auch schon bei Reptilien (so manchen *Cheloniern*) vorkommt. — Wie erwähnt, ist die Oesophagusschleimhaut sehr häufig längsfaltig, kann gelegentlich aber auch ganz glatt sein. Die Falten sind nicht selten netzig verbunden, auch tritt zuweilen ein Übergang in Ring- oder Querfalten auf. Papillen- oder Zottenbildung ist selten, findet sich jedoch schon bei gewissen Fischen (so bes. *Acanthias* [Fig. 229 *A*, S. 322], *Acipenser* [Fig. 234 *A*, S. 335] und *einigen Teleosteern*). Hierher wären auch die kaudalwärts gerichteten ansehnlichen Hornstacheln (Fig. 185, S. 267) zu rechnen, welche die vordere Oesophagusregion gewisser Seeschildkröten auskleiden. Am Oesophagus der Selachier findet sich eine mächtige, bis zum Magen sich ausdehnende Einlagerung von lymphoidem Gewebe (*lymphoides* oder *Leydigsches Organ*)

Ferner entwickeln sich vom Vorderdarm aus die Schwimmblase und die Lungen. Diese Organe werden später behandelt werden.

Die Muskulatur des Oesophagus besteht bei Amphibien und Sauropsiden ausschließlich aus glatten Muskeln; bei Fischen ist sie in der Regel quergestreift, doch kommen bei manchen Arten neben quergestreiften auch glatte Elemente vor. Unter den Säugern hat *Ornithorhynchus* nur glatte Fasern, sonst finden sich beiderlei Elemente, so daß die quergestreifte Muskulatur entweder auf die obere Region beschränkt bleibt (z. B. *Mensch*) oder sich schließlich bis zur Cardia ausdehnt und sogar noch etwas auf den Magen übergreift (z. B. *Hund, Wiederkäuer*).

Die *Fische* und nicht wenige *Amphibien* besitzen mit seltenen Ausnahmen nur einzellige Schleimdrüsen im Schlundepithel, wogegen sich bei den übrigen Wirbeltieren in der Oesophaguswand mehr oder weniger zahlreiche tubulöse bis acinöse Drüsen finden, die wohl ebenfalls vorwiegend Schleimdrüsen sind, obgleich sich unter ihnen in gewissen Fällen auch Fermentdrüsen finden dürften.

Der Magen.

Daß den *Cyclostomen* sowie *nicht wenigen Fischen* eine erweiterte Magenregion fehlt, wurde schon hervorgehoben, auch auf die äußerliche Rückbildung eines solchen bei höheren Wirbeltieren hingewiesen. Im einfachsten Fall bildet der Magen eine etwa spindelförmige Erweiterung des hinteren Vorderdarmabschnitts, die sich jedoch vom Oesophagus nicht scharf abgrenzt. Um daher eine bestimmtere Unterscheidung zwischen Oesophagus und Magen durchzuführen,

ist das charakteristische histologische Verhalten bedeutsam, indem die typische
Magenbildung sich fast stets durch den Besitz besonderer Drüsen, *der Pepsin-
oder Labdrüsen (Fundusdrüsen)* auszeichnet. Wenn daher solche Drüsen völlig
fehlen, so wird auch eine etwaige Erweiterung des hinteren Oesophagusabschnitts
kaum als Magen zu bezeichnen sein. Bei den Cyclostomen und Fischen mit
äußerlich nicht hervortretendem Magen scheinen gewöhnlich solche Magendrüsen im Vorderdarm ganz zu fehlen, weshalb hier in der Tat ein eigentlicher Magen nicht vorhanden ist.

Von feineren histologischen Charakteren, die den Magen in der Regel auszeichnen, wäre
ferner hervorzuheben, daß das ungeschichtete Cylinderepithel, das ihn meist (ausgenommen
gewisse Säuger) auskleidet, stets flimmerlos ist und der typischen Becherzellen entbehrt; die
gesamten Epithelzellen jedoch selbst durch reichliche Produktion von Schleim etwas an Becherzellen erinnern.

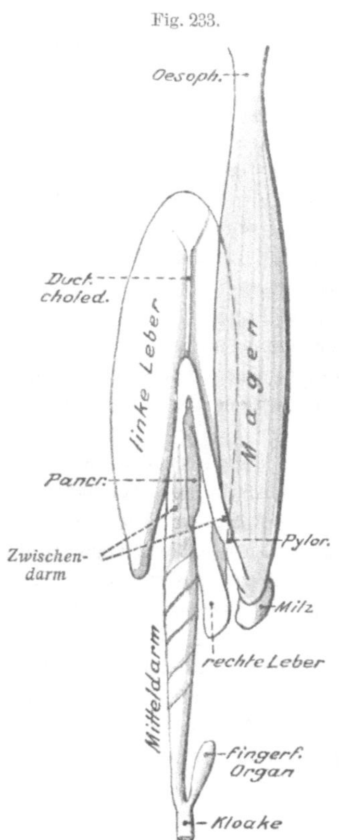

Spinax niger. Magen von der Ventralseite. Darm, Leber und Pancreas
nach links (vom Beschauer) herumgelegt (also dorsale Ansicht).
Orig. C. H.

Die Grenze des Magens gegen den Mitteldarm ist in der Regel ziemlich scharf, was auf
verschiedenen Momenten beruht. Einmal findet
sich schon bei den meisten Fischen und ebenso
den höheren Wirbeltieren, wenn nicht starke
Vereinfachung eingetreten ist, auf der Grenze
von Vorder- und Mitteldarm eine Schlingenbildung,
indem sich der hinterste Teil des Vorderdarms
nach rechts wendet und meist auch nach vorn
mehr oder weniger aufsteigt, worauf sich der
Mitteldarm wieder kaudalwärts umbiegt. Diese
Doppelschlinge hat auch auf die Gestaltung des
Magens bestimmenden Einfluß. Ihr Entstehen
läßt sich wohl sicher auf das mehr oder weniger
starke Auswachsen des Vorderdarms, besonders
seines sich zum Magen differenzierenden Teils
zurückführen.

Indem die Leber am Anfang des Mitteldarmes ein-
mündet und, wie wir später sehen werden, an der
Bauchhöhlenwand fixiert ist, wird durch ihre Mündungsstelle gewissermaßen ein fester Punkt gegeben. Wächst
nun der Vorderarm nach hinten aus, so muß er natur-
gemäß eine solche Schlinge bilden, da der Mitteldarmanfang in der geschilderten Weise fixiert ist. Ebenso
begreiflich ist es, daß diese Schlingenbildung bei sehr
langgestreckten Wirbeltieren, wie *Proteus*, den *Gymnophionen* und *Schlangen*, wieder ganz zurücktreten kann,
da in diesen Fällen auch der Vorderkörper jedenfalls
stark auswuchs, der Darm im allgemeinen dagegen nicht,
und sich deshalb die Schlinge wieder streckte.

Ferner findet sich auf der Grenze von Vorder- und Mitteldarm (*Pylorus*
oder *Pförtner*) häufig eine trichterförmige Verengerung des Darmrohrs, der innerlich eine ringförmig einspringende Falte oder ein kegelförmig in den Mittel-

darm nach hinten vorspringender Zapfen (die *Pylorusfalte* oder *-klappe*) entspricht, wodurch die Hintergrenze des Magens schärfer bestimmt wird.

Der stets relativ einfache *Magen der Fische* läßt sich aus den erwähnten
Verhältnissen ableiten. Er entsteht so, daß sich der hintere Teil des Vorder-

Fig. 234.

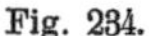

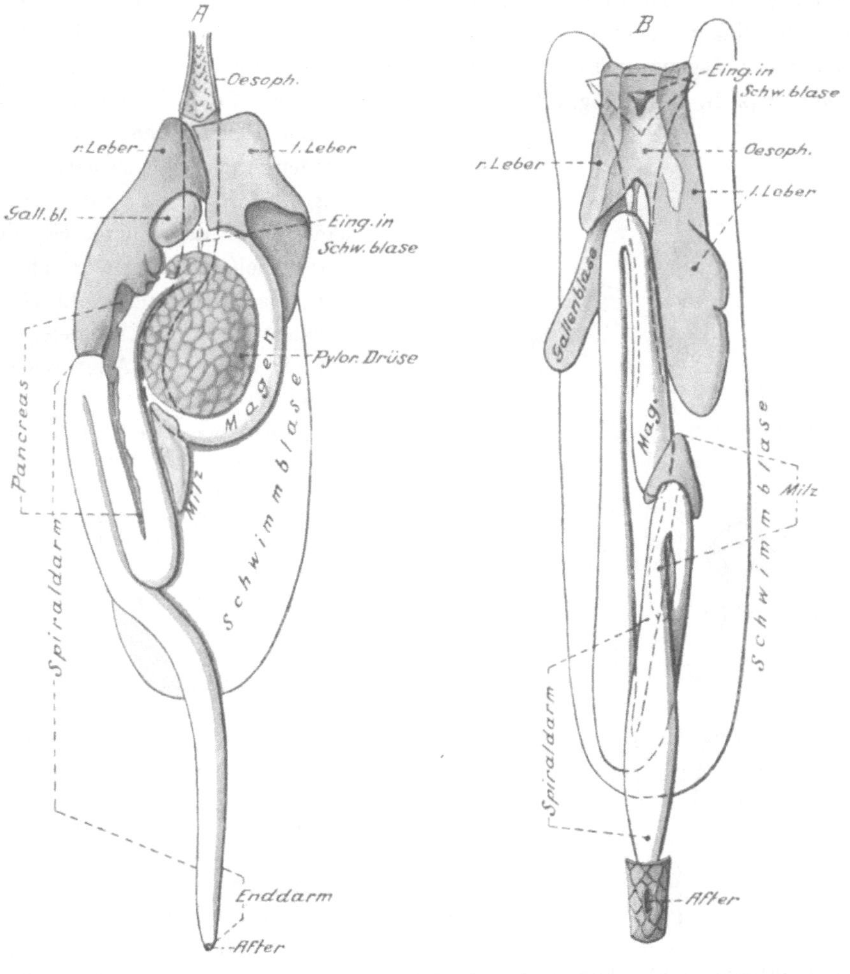

A **Acipenser sturio** (Stör). Darm mit Schwimmblase von der Ventralseite. Vorderer Teil des Oesophagus geöffnet, um die Hornpapillen zu zeigen. — *B* Darm von **Amia calva** (Kahlhecht), von der
Ventralseite, mit Schwimmblase usw. Orig. C. H.

darms, und zwar bei gewissen nur der absteigende Teil, mehr oder weniger
stark spindelförmig erweitert, wie es z. B. bei vielen Haien (s. Fig. 233) sehr
ausgesprochen erscheint (bei den Rajiden dagegen kürzer, sackartig), der zum
Pylorus aufsteigende Teil dagegen relativ wenig, so daß er wie ein dünneres
Rohr (*Pylorusrohr*) den Pylorusabschnitt (*Pars pylorica*) des Magens bildet, im
Gegensatz zu welchem der erweiterte Teil auch als Cardiateil bezeichnet wird.

Je länger dieser Cardiateil nach hinten reicht, um so länger wird gewöhnlich auch das Pylorusrohr, das zuweilen bis gegen den Beginn des Magens nach vorn zieht. Nicht selten, namentlich bei nicht wenigen Knochenfischen, bleibt es jedoch kürzer, ja zum Teil sehr kurz. Dann sackt sich der hintere Grund des Cardiateils häufig nach hinten mehr oder weniger aus, so daß der Magen sackförmig wird, indem er zuweilen auch ziemlich kurz bleibt. Ein- und Ausgang des Magens sind dann häufig ziemlich genähert. Eine solche Blindsackbildung des Magengrunds entwickelt sich nicht selten auch schon bei *Haien* und *Ganoiden* (z. B. *Amia*, Fig. 234 *B*, und *Polypterus*, Fig. 247, S. 351) und kann in beiden Fällen schon recht lang werden. Auch der Teleosteermagen (Fig. 251 *B*, *C*, S. 356) besitzt häufig den Magenblindsack, der gewöhnlich mäßig lang bleibt, sich aber manchmal recht stark verlängert, so daß er gelegentlich bis hinter den After reichen kann.

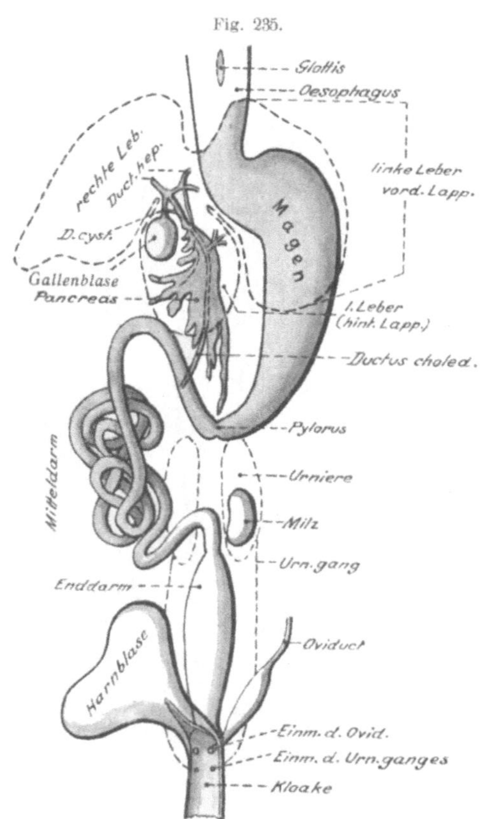

Rana esculenta (Frosch). Eingeweide von der Ventralseite. Die Umrisse der Leber und der Urniere sind in Strichlinien angegeben. Die Kloake, sowie der Stiel der Harnblase sind in der Ventrallinie geöffnet, um die Einmündungen der Urnierengänge und der Oviducte zu zeigen. (Nach GAUPP 1904 kombiniert.) C. H.

Eine etwas eigentümliche Entwicklung erlangt der Magen von *Acipenser* (Fig. 234 *A*), indem das Pylorusrohr bis zum Anfang des Magens nach vorn aufsteigt und sich dann auf die rechte Seite wendet; die Wand dieses Endteils ist sehr muskulös (*Muskelmagen*).

Die Muskulatur der Magenwand der Fische ist meist kräftiger als jene des Oesophagus und glatt. Magendrüsen finden sich, abgesehen von den schon erwähnten Ausnahmen, im Cardiateil als meist einfach tubulöse Gebilde vor; auch das Pylorusrohr besitzt gewöhnlich einfachere Drüsen (*Pylorusdrüsen*), die wohl Schleim abscheiden.

Die Magenbildung der *Amphibien* (unter denen sie nur bei *Proteus* [Fig. 259, S. 366] äußerlich kaum angedeutet ist) erinnert in ihrer Form noch an die der Fische. Bei den *Urodelen* und *Gymnophionen* bildet der Magen, im Zusammenhang mit der gestreckten Körperform, eine langspindelförmige Erweiterung des Vorderdarms mit relativ kurzem, röhrig verengtem und nach rechts gerichtetem Pylorusabschnitt (Pylorusrohr der Fische). Kürzer bis mehr sackartig wird im allgemeinen der der *Anuren* (Fig. 235), und der rechtsgewendete Pylorusteil tritt häufig deutlicher hervor. An Weite bleibt er manchmal sehr erheblich hinter dem Oesophagus zurück.

Der *Sauriermagen* zeigt im allgemeinen ähnliche Formverhältnisse. Der erweiterte und ansehnlichere Cardiateil ist längsgerichtet, der röhrenförmig verschmälerte Pylorusteil wendet sich meist etwas nach rechts, ohne daß daraus eine ausgesprochene Querstellung des Gesamtmagens resultiert. — Bei den schlangenartigen Sauriern und den Schlangen wird der längsgestrekte Cardiateil immer ansehnlicher, wogegen der Pylorusteil zurücktritt und sich schließlich sogar wieder ganz längs richtet, so daß ein quergerichteter Magenteil verschwindet (Fig. 257, S. 364). — Im Gegensatz hierzu verlängert sich der quer nach rechts ziehende röhrige Pylorusteil des *Schildkrötenmagens* beträchtlich (Fig. 265, S. 371), während sich der Cardiateil schief nach hinten richtet, der Gesamtmagen also eine nach links konvexe Schlinge beschreibt.

Sehr eigentümlich erscheint der Magen von *Dermochelys*, zum Teil dadurch bedingt, daß der sehr lange Oesophagus nahe bis ans hintere Körperende reicht und daher eine tief absteigende und aufsteigende Schlinge bildet. Der Cardiateil des Magens bildet einen sackartigen Anhang, dem sich ein langer röhrenförmiger und gewundener Teil anschließt.

Am abweichendsten erscheint der *Crocodilmagen* (Fig. 249, S. 353); hier wendet sich der etwa sackartige Gesamtmagen sofort schief nach rechts und hinten, wobei sich sein nach links gerichteter Grundteil stark blindsackartig ausbuchtet; daher kommt es, daß Cardia und Pylorus nahe bei einander liegen, wie wir es ähnlich schon bei gewissen Fischen fanden. Dieser blindsackartige Teil des Magens besitzt eine starke Muskulatur, die auf der dorsalen und ventralen Magenfläche radiär zu einer sehnigen Scheibe in der Magenwand zieht. Der Blindsack entspricht wohl dem Pylorusteil der seither besprochenen Formen oder geht aus einer Erweiterung desselben hervor. Bei manchen Crocodilen schiebt sich zwischen diesen Pylorusteil und den Anfang des Duodenum noch ein kleiner muskulöser Sack (*Pylorusmagen, Antrum pylori* [Fig. 249, S. 353]).

Interessanterweise bietet die häufig sehr eigenartige Magenbildung der *Vögel* (Fig. 236) mancherlei Übereinstimmung mit jener der Crocodile. Ursprünglich bildete der Vogelmagen wohl eine kurze, sackartige, etwas nach rechts gewendete Schlinge, die sich wie bei den Crocodilen in einen absteigenden Cardiateil mit Fundusdrüsen und einen, etwas aufsteigenden, muskulöseren Pylorusteil immer schärfer sonderte, weshalb Cardia und Pylorus auch hier sehr genähert waren. Eine solche schlingenförmige Magenbildung ist z. B. bei *Struthio* noch deutlich ausgeprägt. Gewöhnlich erscheint jedoch die Schlinge verwischt, wenn ihr caudalwärts gerichteter Grund wie bei den Crocodilen in einen mehr oder weniger ansehnlichen Blindsack auswächst, und so der Cardiateil ganz längsgerichtet erscheint . und die Biegung nach rechts völlig auf den Pylorusteil verschoben wurde. Weiterhin differenzierten sich die Wände beider Abschnitte immer mehr, indem sich die Fundusdrüsen auf den Cardiateil beschränkten, sowie größer und komplizierter wurden. Letzterer Teil erscheint daher bei den meisten Vögeln vom Pylorusteil stark verschieden und auch häufig durch eine Einschnürung von ihm abgesetzt; er wird deshalb als *Drüsen-magen (Vormagen, Proventriculus)* bezeichnet. Der Pylorusteil hingegen enthält zwar in seiner Wand gleichfalls zahlreiche eigenartige Drüsen, deren Sekret jedoch zur Bildung einer besonderen, die Schleimhaut überziehenden, cuticulaartigen Schutzlage dient. Seine Wand wird stark muskulös, was aber in recht verschiedenem Grade auftritt, bis zu sehr ansehnlicher Verdickung. So wird der Pylorusteil zu einem *Muskelmagen (Gesier, Gizzard, Ventriculus bulbosus)*, der ausschließlich die mechanische Verarbeitung der Nahrung übernimmt und darin häufig durch aufgenommene Fremdkörper (Sand, Steinchen) unterstützt wird. Der *Drüsenmagen* bildet gewöhnlich eine kürzere oder längere spindelförmige Anschwellung des hinteren Oesophagusendes, von dem er sich meist wenig scharf absetzt, zuweilen nicht einmal durch größere Weite seines Lumens.

Fig. 236.

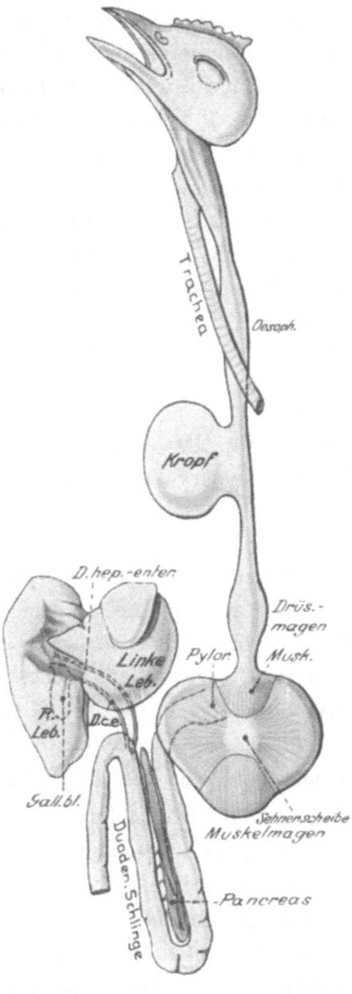

Gallus domesticus. Vorderdarm und Anfang des Mitteldarms mit Leber. Oesophagus und Magen ungefähr von links gesehen. Leber nach der Seite gelegt; sie ist von der vorderen (convexen) Fläche gesehen; Gallenblase und die abführenden Gänge (hepato-entericus und cystico-entericus), welche auf der caudalen Fläche liegen, sind in Strichlinien angegeben. Orig. C. H.

Fig. 237.

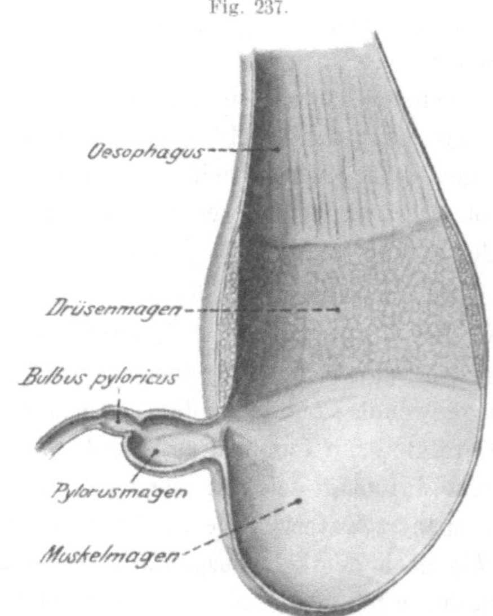

Magen von Ardea cinerea, median durchschnitten. Dorsale Hälfte.   Orig. C. H.

Seltsam erscheint daher, daß er sich bei einem Steganopoden (*Plotus anhinga*) auf der Grenze von Oesophagus und Muskelmagen als ein kleiner kugliger rechtsseitiger Anhang scharf abgesondert hat.

Die Abgrenzung des Drüsenmagens vom Muskelmagen ist zuweilen ganz unscharf, so daß der letztere nur als pylorische Region des Drüsenmagens erscheint (so namentlich bei

Fisch- und *Fleischfressern, Sumpfvögeln* [s. Fig. 237]), häufiger aber ist durch eine deutliche Verengerung die Grenze scharf ausgeprägt. Die blutreiche Wand des Drüsenmagens erscheint je nach dem Drüsenreichtum dünner oder dicker. Sein Größenverhältnis zum Muskelmagen schwankt sehr; wo letzterer wenig entwickelt ist, kann ihn der Drüsenmagen übertreffen.

Obgleich wir die Fundusdrüsen erst später im Zusammenhang besprechen werden, sei hier doch über ihre Verteilung im Drüsenmagen einiges bemerkt. Ihre Mündungen sind meist so groß, daß man sie schon makroskopisch bemerkt. Gewöhnlich sind sie gleichmäßig im ganzen Vormagen verteilt, manchmal aber auch nur ring- oder gürtelförmig zusammengestellt oder finden sich nur in einem Längsstreifen, ja in einem bis mehreren fleckenartigen Bezirken. Diese Verhältnisse wechseln jedoch bei nahe verwandten Vögeln.

Wie schon bemerkt, ist der Entwicklungsgrad des Muskelmagens ein recht verschiedener, was in naher Beziehung zur Art der Nahrung steht. Bei Formen, die weichere, leicht zerreibliche oder auflösbare Nahrung aufnehmen, bleibt er klein und schwach, bei solchen mit harter Nahrung (Körner, Gras usw.) wird er stärker und erscheint auch schärfer abgesetzt. So bildet er im ersteren Fall häufig nur einen hinteren, relativ dünnwandigen Anhang des Drüsenmagens. Je mehr sich aber seine Muskulatur verdickt, desto schärfer setzt er sich vom Vormagen ab und übertrifft ihn gewöhnlich auch an Volumen.

Nur selten schiebt sich zwischen beide Abschnitte ein deutliches Zwischenstück ein (*Zwischenschlund, Schaltstück*). — Ein typischer Muskelmagen, wie er weit verbreitet ist, erscheint meist ungefähr linsenförmig, indem seine beiden Seitenwände etwas abgeplattet sind. In der natürlichen Lage des Magens schauen sie jedoch nicht lateral, sondern die linke Wand etwas ventral, die rechte etwas dorsal, indem der Gesamtmagen eine Drehung nach rechts erfahren hat. Der Magen liegt mehr in der linken Körperhälfte. — In

der Mitte jeder Seitenfläche findet sich die schon den Crocodilen zukommende Sehnenscheibe (*Aponeurose*), die jedoch im typischen Muskelmagen der Vögel bedeutend kräftiger ist. Von ihr strahlen radiär die Muskelfasern aus, welche die Ventral- und Dorsalkante des Magens umkreisen, um zur gegenüberstehenden Scheibe zu treten. Je kräftiger der Muskelmagen wird, um so mehr verdicken sich diese beiden Muskeln zu polsterartigen Erhebungen, die an den Magenkanten ihre größte Dicke erreichen und gegen die Sehnenscheiben zu, immer dünner werdend, auslaufen (s. Fig. 236). Das Lumen des Muskelmagens bleibt daher bei starker Entwicklung der Muskulatur, im

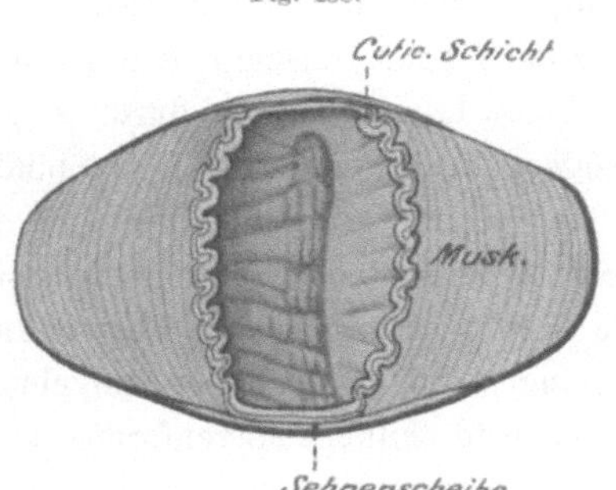

Gallus domesticus. Muskelmagen quer halbiert. Orig. C. H.

Verhältnis zum äußeren Umfang gewöhnlich recht klein. Auf dem Querschnitt erscheinen die Muskeln fein geschichtet (Fig. 238), doch ist ihr Verlauf ein ziemlich komplizierter. Außer ihnen haben sich auf den Seitenflächen des typischen Muskelmagens noch zwei Muskelpartien differenziert, nämlich einmal jederseits vorn eine Partie, die von der Einmündung des Drüsenmagens gegen die Sehnenscheibe herabsteigt und eine entsprechende hintere, die vom blinden Ende des Muskelmagens zur Sehnenscheibe emporsteigt (s. Fig. 236). Die Fasern dieser *Musculi intermedii* verlaufen gleichfalls annähernd strahlig gegen die Sehnenscheiben. — Wie schon hervorgehoben, enthält die den Muskelmagen auskleidende Schleimhaut zahlreiche dicht gestellte schlauchförmige Drüsen, deren Sekret die meist hornartige und häufig recht dicke, an eine Cuticula erinnernde Magenauskleidung bildet. Häufig zeigt sie mikroskopisch ein feinfädiges Gefüge, indem jede Drüsenzelle einen feinsten Faden absondert; doch nehmen häufig auch abgestoßene Drüsenzellen an ihrem Aufbau teil. Bei Vögeln mit wenig ausgebildetem Muskelmagen bleibt die Schicht weicher, mehr gelatinös. — Schon im Drüsenmagen finden sich häufig Längsfalten, die sich auch in den Muskelmagen fortsetzen können, weshalb auch dessen Hornschicht mehr oder weniger runzlig längsfaltig erscheint (s. Fig. 238, Cutic. Schicht), manchmal auch mehr höckrig bis gezähnt. Bei starker Ausbildung der Hornschicht entwickelt sie sich natürlich da besonders stark, wo die Magenwände sich aufeinander reiben, d. h. in der Mitte der lateralen Muskelscheiben. Hier schwinden gewöhnlich ihre Falten, wodurch zwei glatte, plattenartige Bildungen entstehen, die *Reibplatten*, welche jedoch selbst im gut entwickelten Muskelmagen nicht stets vorhanden sind. Zur Unterstützung der zerreibenden Wirkung des Muskelmagens nehmen von harten Stoffen, Körnern usw. sich ernährende Vögel regelmäßig Steinchen auf. — Ähnlich wie bei den Crocodilen findet sich bei manchen Vögeln, so namentlich Fischfressern (z. B. bei *Ardea* [s. Fig. 237], den *Steganopoden* u. a.) eine kleine besondere Erweiterung, die sich zwischen Muskelmagen und Duodenum einschiebt (*Pylorusmagen, Antrum pylori*), und sich in ihrem Bau dem ersteren anschließt.

Mammalia. Die Magenbildung der primitiven Säuger schloß sich jedenfalls der der höheren Amphibien und Reptilien, namentlich wohl jener mancher *Chelonier* an, bei welchen der Magen schon in gewissem Grade quergestellt ist. Der ursprüngliche Säugermagen war etwa spindel- bis sackförmig und seine Cardiaregion mit Fundus-, die pylorische mit Pylorusdrüsen ausgerüstet, wie wir es auch seither fanden. Die scharfe Querstellung des Magens von links nach rechts erscheint für die Säuger im allgemeinen charakteristisch und kommt dadurch zustande, daß sich seine ontogenetisch längsgerichtete, spindelförmige Anlage durch nach hinten gerichtetes Auswachsen des Oesophagus, bei Fixierung der vorderen Dünndarmregion mittels der Leber, allmählich querstellt, so daß die Cardia links, der Pylorus rechts liegt. Gleichzeitig erfährt aber der Magen, einschließlich des hintersten Oesophagusteils, auch eine Drehung um seine Längsachse, wodurch sich seine ursprünglich linke Seite ventral, die rechte dorsal wendet. — Die Spindelform des Magens wird dabei gewöhnlich in der Weise verändert, daß sich seine ursprünglich dorsale, nun caudal gerichtete Region stärker konvex ausbuchtet und so zur *großen Curvatur* wird; die ursprünglich ventrale Region dagegen, die nun oral schaut, sich weniger verlängert, häufig konkav eingebuchtet ist, und die *kleine Curvatur* bildet. Annähernd ähnliche Magenformen trafen wir schon bei einzelnen niederen Wirbeltieren, sogar manchen Wirbellosen (gewissen *Mollusken* u. a.).

Diese primitive Magenform erhält sich bei vielen Säugern, wenn auch mit mancherlei Modifikationen, so bei den *Monotremen*, vielen *Marsupialiern* und *Edentaten*, allen *Carnivoren*, *Insectivoren* und den *Primaten*, ebenso den primitiven *Ungulaten* und *Rodentien*. Da sie sich bis zu den neogenen Gruppen fortsetzt, so scheint damit erwiesen, daß sie die ursprüngliche ist.

Eine häufige Weiterbildung des Magens besteht in einer mehr oder weniger ansehnlichen Ausbuchtung seiner nach links schauenden Partie zu einem *Blindsack* (*Fundus*). Der Entwicklungsgrad dieses, dem rein beutelförmigen Magen noch fehlenden, Blindsacks ist jedoch sehr verschieden; meist nur mäßig ausgebildet, kann er bei gewissen *Edentaten* (*Faultieren*), manchen *Nagern* (z. B.

Lepus), den *Wiederkäuern* und *Fledermäusen* eine sehr ansehnliche Größe erlangen, wovon noch die Rede sein wird. Bei der Chiroptere *Desmodus* erreicht der darmartige Blindsack sogar die doppelte Körperlänge (s. Fig. 239). *Desmodus* saugt Blut bei Säugern; der Blindsack dient als Reservoir.

Die Modifikationen des primitiven Magens werden teils durch äußere, teils durch innere Umbildungen, besonders der Schleimhaut, hervorgerufen und sind meist durch die Art der Nahrung bedingt. Auch kann der Magen wieder die primitive Längsstellung annehmen, so daß sich nur sein Pylorusende nach rechts wendet (Fig. 241, *Phoca*, S. 343); dies kommt nur bei den *Pinnipediern* vor und darf wohl sicher als sekundär, durch Verkürzung des Oesophagus bedingt, gedeutet werden. — Recht verschieden erscheint auch die Gesamtlänge des

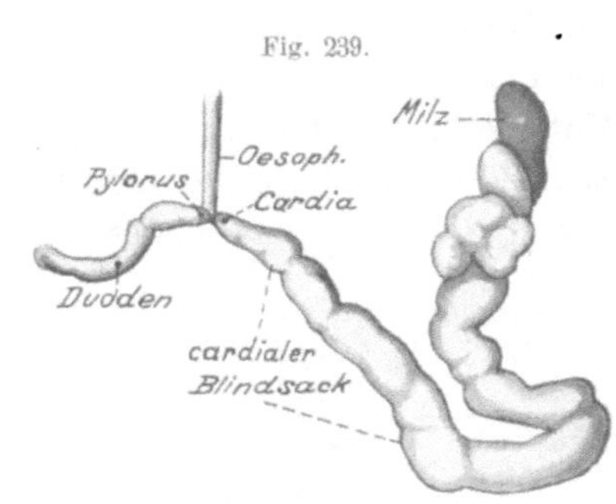

Desmodus rufus (Chiroptere). Oesophagus mit Anfang des Duodenum und der große cardiale Magenblindsack mit Milz von der Ventralseite. (Nach HUXLEY 1865 etwas vereinfacht.) C. H.

Magens, zwischen Cardia und Pylorus, und dementsprechend die Entfernung dieser Öffnungen. Im allgemeinen liegen sie ja mäßig weit von einander, und die Magenlänge ist daher nicht besonders groß. Bei gewissen Formen, so *Monotremen*, einzelnen *Marsupialiern* (*Didelphys* u. a.), gewissen Edentaten (*Myrmecophagiden*), einzelnen Chiropteren (*Desmodus*, Fig. 239) rücken Cardia und Pylorus näher zusammen und der Magen wird bei allen diesen Formen (mit Ausnahme von *Desmodus*, wo er nur durch den schon oben erwähnten Blindsack repräsentiert wird) kurz beutelförmig und dem der Vögel ähnlich. Andrerseits kann er aber auch länger, röhrenartig auswachsen, so bei den *Poëphaga* unter den Marsupialiern, manchen *Chiropteren*, den *Cetaceen* und einzelnen anderen Formen.

Die besonderen Verhältnisse seiner Schleimhaut und ihrer Drüsen rufen zahlreiche Modifikationen hervor, die häufig auch die äußere Konfiguration des Magens bestimmen. Zunächst zeigen die Fundusdrüsen, im Gegensatz zu denen, die wir bei den bis jetzt besprochenen Klassen fanden, stets zwei verschiedene Zellformen, die *Haupt-* und *Belegzellen*, wie später noch genauer darzulegen sein wird. Ferner gesellt sich bei nicht wenigen Säugern zu den Fundus- und Pylorusdrüsen noch eine dritte Drüsenart, die wie die Pylorusdrüsen keine Belegzellen besitzt, die *Cardiadrüsen*, so genannt, weil sie häufig in einer Zone in der direkten Umgebung der Cardia auftreten. — Besonders wichtig erscheint aber, daß das geschichtete Pflasterepithel des Oesophagus bei vielen Säugern allmählich und in sehr verschiedenem Grade in den Magen eindringt und dessen ursprüngliches Cylinderepithel nebst den Drüsen verdrängt, so daß letzteres immer mehr auf den Pylorusabschnitt beschränkt wird. Dies kann schließlich so weit führen, daß bei den *Monotremen* der ganze Magen, bei

Ornithorhynchus sogar noch der Anfang des Duodenum von geschichtetem Epithel
ausgekleidet wird. Auch bei *Manis javanica* (Edentate) ist das verhornte Pflasterepithel durch den ganzen Magen bis zum Pylorus vorgedrungen, an diesem sogar
mit spitzen Hornpapillen besetzt (Fig. 240*); doch haben sich die Magendrüsen, welche
den Monotremen ganz fehlen, bei Manis an einigen Stellen erhalten, nämlich
die Fundusdrüsen in der Wand einer Anzahl weiter Schläuche, die in der
Mitte der großen Curvatur in der Magenwand liegen (*große Magendrüse*), während
sich die Pylorusdrüsen als drei Gruppen erhielten, eine in der Mitte der kleinen
Curvatur, eine etwas hinter der großen Fundusdrüse und eine dritte am

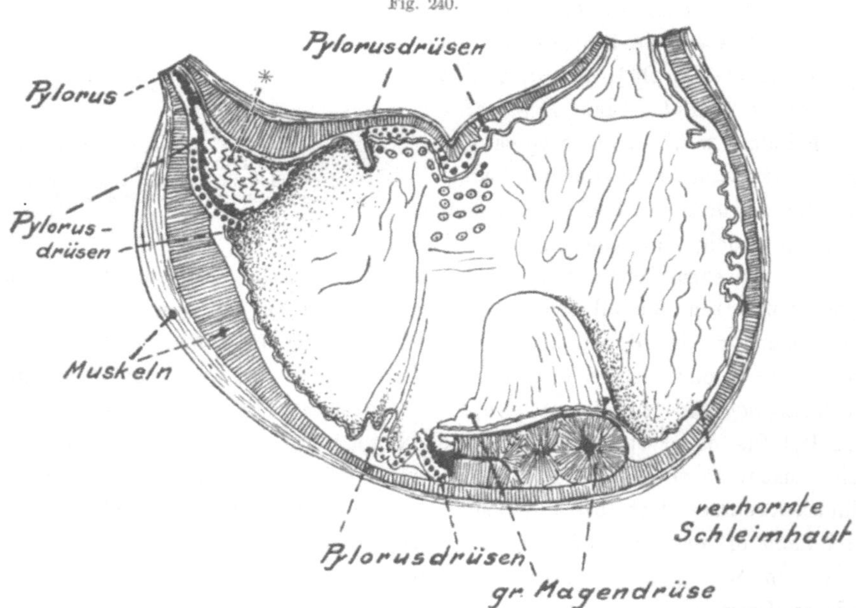

Magen von **Manis javanica** median durchschnitten. Dorsale Hälfte. Der ganze Magen wird von
verhornter Haut ausgekleidet (nicht nur an der so bezeichneten Stelle), die im Cardiateil stark gefaltet
ist und dicht vor dem Pylorus ein Triturationsorgan (*) bildet (nach M. WEBER 1904).   C. H.

Pylorus (s. Fig. 240). — Daß dies Eindringen des geschichteten Schlundepithels
in den verschiedenen Ordnungen selbständig auftrat, scheint sicher, denn wir
finden z. B. unter den Marsupialiern, den Edentaten und Nagern noch Formen,
denen es völlig fehlt, ebenso wie in den sich primitiv verhaltenden Mägen der
Carnivoren, *Insectivoren*, *Chiropteren* und *Primaten*; dagegen treten in den
erst erwähnten Ordnungen schon Formen auf mit tief eingedrungenem Schlundepithel. Bei den *Ungulaten* scheint stets Schlundepithel eingedrungen zu sein,
aber in sehr verschiedenem Grade.

Mit der differenten Beschaffenheit der Schleimhaut in verschiedenen Magen-
regionen, sei es den beiden Regionen der Fundus- und Pylorusdrüsen, sei es
den sich hinzu gesellenden Regionen der Cardiadrüsen und des Schlundepithels,
hängen nun häufig auch äußere Sonderungen des Magens in verschiedene Ab-

schnitte zusammen, die schließlich zur Bildung zusammengesetzter Mägen führen, wie sie bei verschiedenen Ordnungen auftreten. — Schon bei zahlreichen *Nagern* (so z. B. den *Muriden*, namentlich *Cricetus*, Fig. 241, und den *Arvicoliden*, spricht sich dies darin aus, daß zwischen dem Blindsack und dem Pylorusteil eine manchmal tiefe Einschnürung auftritt, so daß ein Pylorus- und Cardiasack zu unterscheiden sind. Der erstere enthält die Fundus-, Pylorus- und Cardia-

Fig. 241.

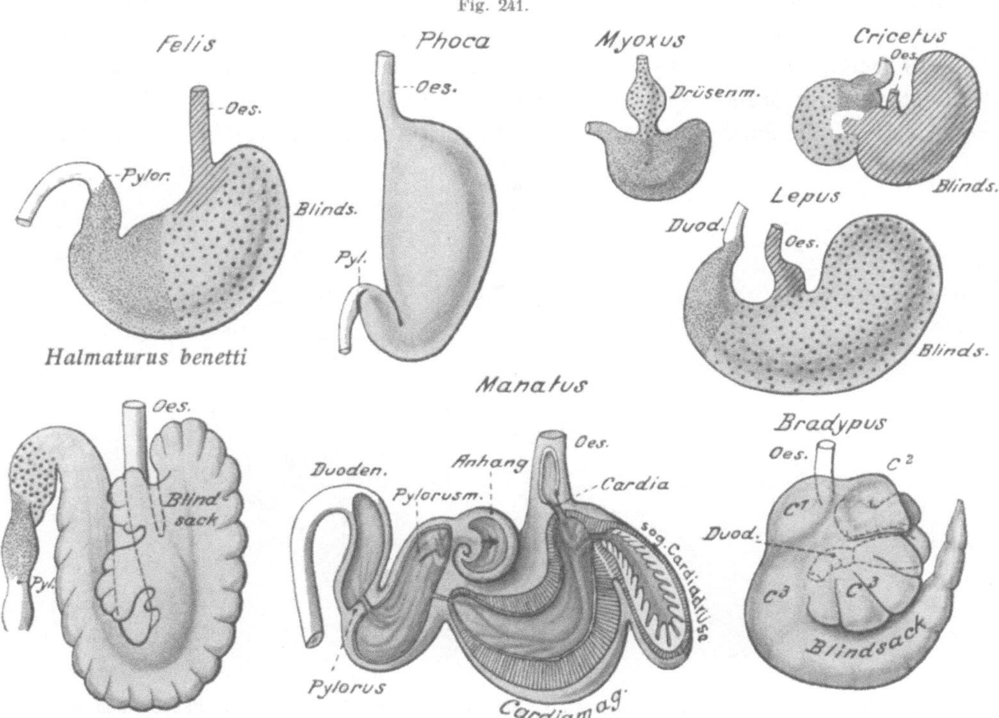

Mägen verschiedener Säugetiere von der Ventralseite aus gesehen. Schief schraffiert die Region mit geschichtetem Epithel; grob punktiert die Region der Lab- oder Fundusdrüsen; fein punktiert die Region der Pylorusdrüsen. Am Magen von Manatus sind die Cardia, der Cardiamagen mit der sog. Cardiadrüse, der Pylorusmagen und sein sichtbarer Anhang sowie der Anfang des Duodenum geöffnet. Myoxus, Cricetus, Lepus nach TOEPFER 1891, Manatus nach MURIE 1872, Bradypus nach KLINKOWSTRÖM 1895 kombiniert; die übrigen Originale. C. H.

drüsen, der letztere, welcher wesentlich dem Cardiablindsacke entspricht, wird ganz von Schlundepithel ausgekleidet. Eine ganz eigentümliche Scheidung des sonst primitiven Magens findet sich unter den Rodentien bei *Myoxus* (Siebenschläfer, Fig. 241), indem sich die Fundusdrüsen auf einen etwas angeschwollenen Anfangsteil des Magens (*Drüsenmagen*) concentrierten, der übrige Magen dagegen nur Pylorusdrüsen führt.

Eine stärkere Anhäufung von Fundusdrüsen bildet bei *Castor* (Biber) eine Verdickung an der Cardia längs der Erstreckung der kleinen Curvatur (*große Magendrüse*). Eine ähnlich gelagerte Anhäufung von Fundusdrüsen besitzen auch gewisse Marsupialier (*Phascolarctos* und *Phascolomys*). Es sind dies Bildungen, die an die große, vorhin erwähnte Magendrüse von Manis erinnern.

Eine Zweiteilung des Magens in Cardia- und Pylorusmagen kommt ferner den *Sirenen* zu und tritt besonders bei *Manatus* hervor (Fig. 241). Der Cardiateil, in welchen der Oesophagus mündet, ist ansehnlicher, sackartig mit sehr dicker Muskelwand und entsendet linksseitig einen besonderen, fingerförmigen Anhang, der reich an Fundusdrüsen ist, die in ihrer Anordnung an die Verhältnisse im Drüsenmagen der Vögel erinnern. Fundusdrüsen in einfacher Anordnung finden sich im Cardiamagen allgemein verbreitet. Der Pylorusteil erscheint mehr röhrenartig und mit dem Cardiateil durch eine enge Öffnung verbunden; er enthält Pylorusdrüsen und ist dadurch ausgezeichnet, daß er hinter seinem Beginn ein paar hornförmige Ausstülpungen entsendet (Fig. 241, Anhang), die durch eine gemeinsame Öffnung mit ihm in Verbindung stehen.

Fig. 242.

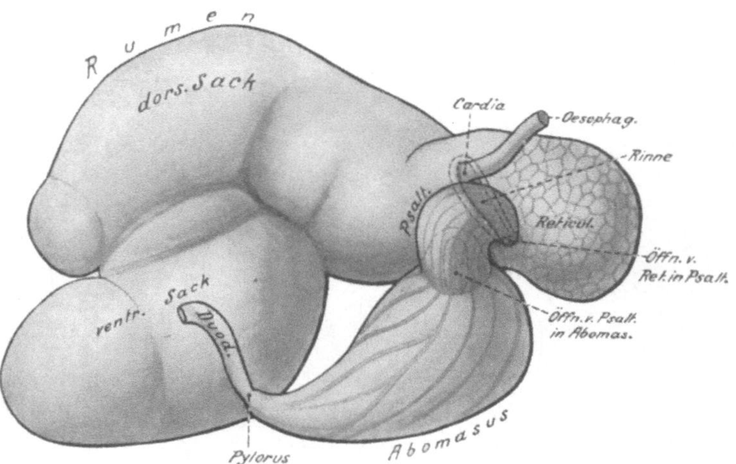

Magen von O vis aries (Schaf) von der rechten Seite in natürlicher Lage. Die Schleimhautfalten im Reticulum, Psalterium und Abomasus sind als durchscheinend eingezeichnet, [ebenso die Schlundrinne zwischen der Cardia und der Öffnung des Reticulum in das Psalterium (nach aufgeblasenem Trockenpräparat).   Orig. C. H.

Diese Bildungen leiten zu dem typischen zusammengesetzten Magen über, wie er besonders den *Ruminantiern* zukommt. Der Magen der Nonruminantier (*Schweine* u. Verw.) ist äußerlich noch einfach, obgleich seine Schleimhaut innerlich mehrere Regionen unterscheiden läßt; namentlich eine Region des Schlundepithels, die relativ klein bleibt, eine sehr ansehnliche Cardiadrüsenregion, die den Cardiateil (Blindsack) völlig erfüllt, während sich die Fundus- und Pylorusdrüsen auf den Pylorusteil beschränken. Doch zeigt *Dicotyles* schon eine Einschnürung zwischen Cardia- und Pylorusteil und an ersterem zu beiden Seiten der Cardia je einen starken, zipfelfömigen Anhang. Auch der Magen von *Hippopotamus* läßt mehrere Abschnitte unterscheiden und nähert sich nach der Ansicht mancher Forscher daher dem Wiederkäuermagen.

Letzterer hat von jeher besonderes Interesse erregt. Die typische Magenbildung der Wiederkäuer (*Rind*, *Schaf* usw.) zeigt folgendes (Fig. 242).

Vor allem hat sich der Cardiablindsack mächtig entwickelt, so daß er im erwachsenen Zustand den größten Abschnitt darstellt, das *Rumen* (*Pansen*, *Wanst* und noch zahlreiche sonstige Bezeichnungen). Von ihm sondert sich jedoch frühzeitig ein in der Cardiagegend liegender kleiner Teil ab als eine etwa kuglige, nach vorn und ventral gerichtete Auftreibung, das *Reticulum* (*Haube*, *Ollula*), wie er wegen der netzigen Falten seiner Schleimhaut genannt wird. Der Oesophagus mündet rechtsseitig, etwa auf der Grenze von Rumen und Reticulum ein (die zusammen gelegentlich auch Vormagen genannt werden). Das große Rumen ist in der Ontogonese ursprünglich ein S-förmig gewundener Schlauch (Fig. 243), dessen Windungen sich später verkürzen und verwachsen. Hiervon rührt es her, daß sich am erwachsenen Rumen ein dorsaler und ein ventraler Sack kennzeichnen, die auch innerlich durch vorspringende Falten mehr oder weniger geschieden werden. — Das Rumen kann sich bis in die Beckenregion nach hinten ausdehnen und liegt linksseitig. Rechterseits vom Reticulum entspringt mit einer engen Öffnung ein kleiner, etwas ventral gekrümmter

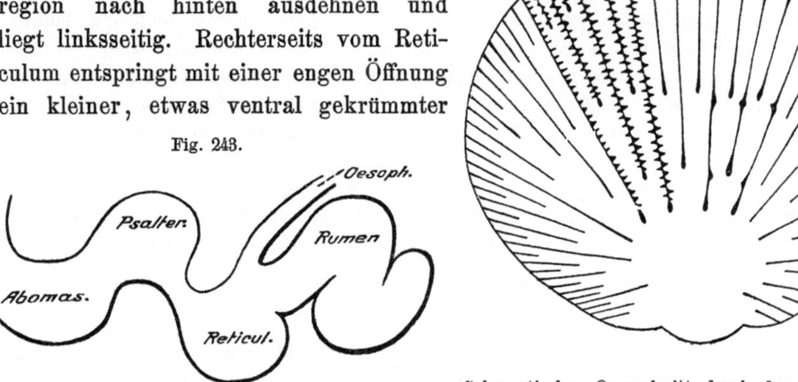

Embryonaler Wiederkäuermagen (Schaf) etwa dorsal gesehen. Das Rumen klappt später nach links und hinten um, so daß es die in Fig. 242 gezeichnete Lage erhält (nach STOSS 1894). C. H.

Schematischer Querschnitt durch das Psalterium. Bei *a* schematische Andeutung von Papillen und Randwulst, bei *b* Andeutung der beim Rind vorkommenden Nebenblättchen (aus ELLENBERGER und BAUM. Vergl. Anat. d. Haustiere).

Magenabschnitt, der wohl schon dem ursprünglichen Pylorusteil angehört, der *Blättermagen* oder das *Psalterium* (*Omasus*), so genannt, weil sich seine Schleimhaut in zahlreiche, dicht gestellte, verschieden hohe Längsfalten erhebt. Die Ränder dieser Längsfalten (oder Blätter) sind mit verschiedenartigen Erhebungen, Anschwellungen und Papillen besetzt, was an einigen der Blätter in Fig. 244 schematisch angedeutet ist. Dieser Abschnitt führt schließlich durch eine ziemlich weite Öffnung in den letzten, den etwa spindelförmigen *Abomasus* oder *Labmagen*, der zum Duodenum führt.

Die drei ersten Magenabteilungen sind mit geschichtetem Schlundepithel ausgekleidet und drüsenlos oder doch nur selten und sehr spärlich mit Drüsen versehen. Nur der Abomasus ist drüsenreich und läßt eine Fundus- und Pylorusdrüsenregion unterscheiden. — Bei noch saugenden Jungen ist das Rumen kleiner als der Abomasus; erst wenn die Aufnahme von pflanzlichem Futter beginnt, wächst es allmählich zu der späteren erstaunlichen Größe aus. — Der Vorgang des Wiederkäuens steht in inniger Beziehung zu einer besonderen Einrichtung, die sich zwischen der Cardia und dem Eingang des Reticulum in den Psalter findet; zwischen diesen beiden Öffnungen ziehen zwei dicht genäherte, parallele und muskulöse Wülste hin, welche sich um die Cardia wie die Psalteröffnung, sie umfassend, vereinigen; sie begrenzen also eine *Schlundrinne*, welche Cardia und Psalter verbindet (Fig. 242, Rinne)[1]. — Die aufgenommene Nahrung häuft sich zunächst im Rumen an, wird beim Wiederkäuen in die Mundhöhle erbrochen, hier fein zerkaut, um endlich beim Wiedereintritt in den Magen, wenigstens zum großen Teil, in die nun durch Contraction der Wülste abgeschlossene Schlundrinne zu gelangen und durch sie direkt in den Psalter. Auf die physiologische Bedeutung des Reticulums und Psalters können wir hier nicht spezieller eingehen; die des Abomasus versteht sich von selbst.

Bei einzelnen Wiederkäuern finden sich Abweichungen von der typischen Einrichtung, so besonders bei den *Tylopoden* (*Kamel*, *Lama*). Bei ihnen ist die Wand des Rumen, doch auch die des Reticulum (Kamel) an verschiedenen Stellen in Anhäufungen zelliger Vertiefungen (*Wasserzellen*) ausgesackt, deren Grund Drüsen führt. Ferner fehlt ein deutlich abgesetzter Psalter mit den charakteristischen Blättern, d. h. er hat sich wohl von dem Abomasus nicht scharf differenziert; vielleicht ein ursprünglicher Zustand. Bei den *Traguliden* und gewissen *Antilopen* ist der Psalter zu einem ganz kurzen Abschnitt rückgebildet. — Das Rumen nebst dem Reticulum des Wiederkäuermagens wird häufig etwas anders gedeutet, nämlich als eine besondere Fortsatzbildung des hinteren Oesophagusendes, die sich dem eigentlichen Magen zugesellt habe. Die Ontogenese spricht gegen diese Ansicht, da diese Abschnitte aus dem Vorderende der spindelförmigen Magenanlage hervorgehen. Auch würde, wenn diese Ansicht zuträfe, ein Blindsack hier ganz fehlen, was unwahrscheinlich ist.

Eine eigentümliche Komplikation erlangte auch der Magen der *Faultiere* (*Bradypodidae*).

Er beginnt (Fig. 241, S. 343, *Bradypus*) mit einem ansehnlichen Sack, der durch Einschnürungen in eine Anzahl sekundärer Lappen geteilt scheint (C 1—3) und im ganzen mehr linksseitig liegt; dieser entsendet an seiner rechten Seite einen langen, sich nach hinten links umbiegenden und spitzig auslaufenden Blindsack, dessen Schleimhaut Cardiadrüsen enthält, während der Hauptsack von Schlundepithel ausgekleidet wird. Obgleich dieser Sack, sowie der Blindsack eine etwas eigentümliche Lage besitzen, so dürfte er doch dem Cardiateil entsprechen und der Blindsack dem gewöhnlichen der Säuger; seine Besonderheit hat er also wahrscheinlich nur durch eine Verdrehung erlangt. Von diesem Cardiateil geht ein verhältnismäßig kleiner Pylorusteil aus, der dorsal von ihm gelegen, sich nach rechts wendet und selbst wieder zwei Abschnitte zeigt, von denen der erste eine ansehnliche Gruppe von Fundusdrüsen besitzt, doch auch Pylorusdrüsen; der zweite, stark muskulöse dagegen geschichtetes verhorntes Epithel mit spitzen Papillen, so daß er wohl als Zerreibungsorgan dient, während der große Cardiasack etwa die Rolle des Wiederkäuer-Rumens spielt. Durch den ersten Abschnitt des Pylorusmagens zieht eine Falte, die von der Cardia entspringt und zu der sich noch eine zweite, sie kreuzende, gesellt. Die physiologische Bedeutung dieser Faltenbildungen ist unklar.

Merkwürdig erscheint auch, namentlich in physiologischer Hinsicht, die Komplikation, welche der Magen der fleischfressenden *Cetaceen* **erlangte. In**

---

[1] Eine ähnliche Schlundrinnenbildung wird auch bei den *Poëphaga* (Marsupialier) sowie gewissen Nagern (z. B. *Cricetus*, *Arvicola* u. a.) beschrieben.

seiner Gesamtheit zeichnet er sich durch bedeutende Länge und schlauchartige
Bildung aus. Der bei den Zahnwalen weite, bei den Bartenwalen enge Oesophagus bildet an seinem Hinterende fast stets eine beutelförmige, linksseitige,
nach hinten gerichtete Aussackung, die von geschichtetem und verhorntem
Epithel ausgekleidet, drüsenlos und stark muskulös ist (Fig. 245, I). Sie wird
als erste Magenabteilung bezeichnet und daher auch häufig dem Wiederkäuer-
Rumen gleichgestellt; doch scheint sie hier in der Tat dem Oesophagus anzu-
gehören. Sie dient zur Aufspeicherung der Nahrung, doch wird letztere in ihr
jedenfalls schon teilweise verdaut, was mit Hilfe von übertretendem Sekret der
zweiten Abteilung geschehen dürfte. In der Unterfamilie der *Ziphiinen* fehlt dieser
Muskelmagen, doch scheint die Ontogenese dafür zu sprechen, daß es sich um
Rückbildung handelt. Bei jugendlichen, saugenden Tieren bleibt diese Abteilung noch relativ klein, um erst später so ansehnlich heranzuwachsen. —
Der eigentliche, schlauchförmige, von Cylinderepithel ausgekleidete Magen zeigt
stets eine scharfe Sonderung in einen mit Fundusdrüsen versehenen und stets

etwas erweiterten Cardiateil,
den *zweiten oder Labmagen*, und
einen folgenden schlauchförmigen, mit Pylorusdrüsen versehenen Pylorusteil, dritter Magen, in welchen der zweite durch
eine enge Öffnung mündet. Letzterer Teil ist stets mehr oder
weniger gewunden und mündet
schließlich mit enger Öffnung
in das Duodenum. Indem sich
seine Windungen schärfer voneinander sondern und durch einspringende Ringfalten gegeneinander abgrenzen, kann dieser
Pylorusteil selbst wieder in eine
ganze Anzahl sekundärer Kammern (so bei *Ziphiinen* bis zu
zehn) differenziert erscheinen,
wodurch der Magen sehr kompliziert wird. Der Pylorusteil
wird, wie bemerkt, meist als der

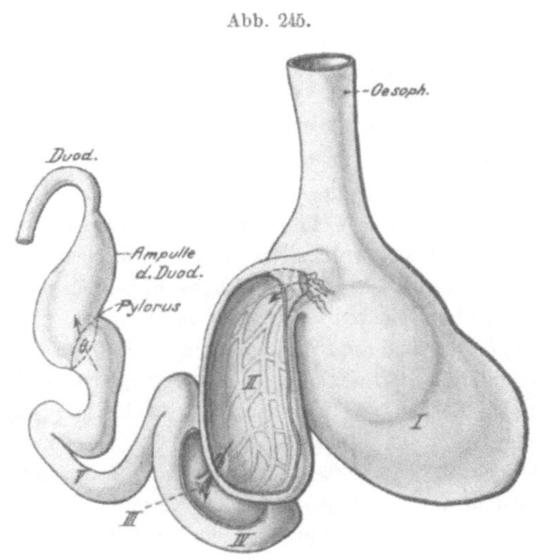

Magen von **Phocaena communis** (Braunfisch), von der
Ventralseite. Die Abteilung *III* ist hier sehr schwach ausgebildet als Verbindungskanal zwischen *II* und *IV*. Die
Eingangsöffnung von *I* in *II* durchscheinend angedeutet;
an *II* ein Stück der Wand herausgeschnitten, um die Schleimhautfalten zu zeigen; ebenso ein Teil der Wand von *IV*
entfernt, um den Verbindungsgang *III* zu zeigen, *V* hinterer
Teil von *IV*. Die Pylorusöffnung ist durchscheinend angedeutet. (Nach aufgeblasenem in Chromsäure gehärtetem und
getrocknetem Präparat.) Orig. C. H.

dritte Magen bezeichnet, gelegentlich aber auch als der vierte, indem sich sein vorderster Teil häufig etwas aussackt und dann als ein dritter Magen beansprucht
wird. Bei *Phocaena* (Fig. 245) tritt aber diese Abteilung (III) gar nicht hervor,
da sie sehr reduziert ist und nur den Verbindungskanal zwischen II und
IV darstellt. Daher erscheint die Unterscheidung dieser dritten Abteilung von
geringerer Bedeutung. — Auch der gewöhnlich ampullennartig erweiterte An-

fang des Duodenum wurde früher häufig als hinterster Magenabschnitt gedeutet. Ähnliche Verhältnisse finden sich bei den Mystacoceten. — Sicher ist
die Magenbildung der Cetaceen eine ganz eigenartige und selbständig erworbene.
Man nimmt an, daß die geschilderten Besonderheiten mit dem Verluste des
Kauvermögens zusammenhängen.

An die darmartige Bildung des Pylorusteils des Cetaceenmagens erinnert
die eigentümliche Modifikation des Magens der pflanzenfressenden *Poëphagen*
(*Känguruhs*, s. Fig. 241, S. 343 *Halmaturus*) unter den Marsupialiern. Hier ist
es jedoch der Cardiaabschnitt mit mäßigem, häufig zweizipflig endigendem Blindsack, der sich verlängert und schlingenförmig zusammengekrümmt hat. In seinem
Verlauf bildet er an dem der großen Curvatur entsprechenden Rand zahlreiche
Ausbuchtungen, welche an die Haustra des Dickdarms mancher Säuger erinnern und
auch wie diese durch Zerteilung der Längsmuskeln in Bänder (*Tänien*) hervorgerufen werden. Dieser Magenabschnitt führt in seiner Cardiahälfte Schlundepithel, während seine zweite Hälfte einfaches Epithel mit Cardiadrüsen besitzt.

Der Pylorusteil bleibt klein und bildet im ersten Abschnitt Fundusdrüsen, im zweiten
Pylorusdrüsen. Da diese Marsupialier wiederkäuen sollen, so scheint der Cardiateil etwa
die Rolle des Wiederkäuer-Rumens zu spielen.

Eine ähnliche Bildung des pylorischen Magenteils mit Haustra hat sich auch bei gewissen catarrhinen Affen (*Semnopithecus*) entwickelt; der Blindsack ist hier sehr groß, sackartig und mit vier lappigen Hervorragungen versehen.

Die *Magendrüsen* der Vertebraten, deren Verteilung wir schon kurz erwähnten, bedürfen noch einiger Erläuterung. Im allgemeinen sind es einfach schlauchförmige bis verzweigte Gebilde, welche der Mucosa eingelagert sind. — Die Unterscheidung der Fundusund Pylorusdrüsen gründet sich hauptsächlich darauf, daß sich die ersteren aus zwei verschiedenen Zellarten aufbauen, die letzteren nur aus einer einzigen. Bei den *Fischen*,
Amphibien und *Sauropsiden* wird der basale Teil der Fundusdrüsenschläuche von dunkleren,
granulierten *Grundzellen* gebildet, wogegen sich der Mündungsteil aus helleren *Halszellen*, die den gewöhnlichen Epithelzellen des Magens ähnlich sind, aufbaut. Die Grundzellen sind es jedenfalls, welche die Fermente (Pepsin) und wohl auch die Salzsäure
abscheiden. Auch bei den Säugern setzen sich die Fundusdrüsen aus zwei Zellsorten
zusammen, die sich jedoch anders verteilen wie die Hals- und Grundzellen, nämlich so, daß
in der Regel die Hauptmasse des Drüsenschlauchs aus gewöhnlich cylindrischen helleren
Hauptzellen besteht, zwischen welche sich jedoch größere und dunklere Belegzellen einschieben, die meist stark über die äußere Schlauchfläche vorspringen und noch dadurch aus
gezeichnet sind, daß sich vom Schlauchlumen aus in jede Zelle ein System verästelter feiner
Sekretcapillaren erstreckt. Daß diese Belegzellen den erwähnten Grundzellen entsprechen,
ist wahrscheinlich. — Die Fundusdrüsen der *Fische* sind meist einfach schlauchförmig und
münden entweder direkt auf der freien Schleimhautfläche oder in grübchenartige Vertiefungen
(*Krypten*) derselben, welche durch netzförmige Verbindungen der Schleimhautfalten gebildet
werden. Auch Vereinigung von Drüsenschläuchen zu Gruppen oder Bündeln kommt gelegentlich vor, ebenso Verästelung der Einzelschläuche. Letzteres findet sich auch bei den
Amphibien nicht selten, namentlich am Grunde der Schläuche. — Während die *beschuppten
Reptilien* im allgemeinen einfachere Fundusdrüsen besitzen, tritt bei manchen *Cheloniern*
die Bildung zusammengesetzter auf, die so entstehen, daß sich Einsenkungen der Schleimhaut bilden, in welche zahlreiche Einzelschläuche ihr Sekret ergießen. Solche zusammengesetzte Drüsen, von einfacher bis komplizierter Bildung, sind ferner die großen Drüsen im
Drüsenmagen der *Vögel*, die teils eine einfache Centralhöhle, teils eine mit vielen ringsum

hervortretenden sekundären Ausstülpungen versehene zeigen. — Die Fundusdrüsen der *Säugetiere* sind meist reich verästelt. Durch eine ähnliche Bildung, wie sie eben bei den Vögeln erwähnt wurde, kommt es auch bei manchen zur Entwicklung größerer Magendrüsen, wie sie oben für gewisse Beuteltiere, Nagetiere und Edentaten erwähnt wurden. Sie scheiden Pepsin und Salzsäure aus, auch das Labferment (Chymosin), insofern es als selbständiges Ferment besteht, vielleicht auch Amylase.

Die *Pylorusdrüsen der Fische, Amphibien* und vieler *Reptilien* sind meist einfache Schläuche mit wenig Neigung zu Verästelung. Unter den *Reptilien* zeigen namentlich die Schildkröten zuweilen reich verästelte Pylorusdrüsen. Dasselbe gilt auch für die Vögel, bei denen die Pylorusdrüsen durch die Drüsen des Muskelmagens vorgestellt werden, die sich gewöhnlich schon kurz vor ihrer Mündung teilen. Ähnlich verhalten sie sich meist auch bei den *Säugern* und sind hier, doch auch anderwärts, häufig ziemlich gewunden bis aufgeknäuelt. Säureabscheidung wurde in diesen Drüsen (speziell Säuger) nicht beobachtet, dagegen scheinen sie sich stets in geringerem Grad an der Pepsinbildung zu beteiligen. Gewöhnlich wird ihnen auch Schleimsecretion zugeschrieben.

Die *Cardiadrüsen*, die sich nur bei einer Anzahl von Säugern finden, gleichen im allgemeinen den Pylorusdrüsen, bleiben jedoch meist kleiner. Die Funktion der Cardiadrüsen ist noch wenig sicher ermittelt, namentlich ist die ihnen zuweilen zugeschriebene Bildung einer Amylase nicht hinreichend begründet. Säure und Pepsin bilden sie aber jedenfalls nicht.

Mitteldarm.

Wie bei den Wirbellosen ist auch der Mitteldarm der Vertebraten der Hauptsitz der Verdauung und Resorption. Damit hängt es zusammen, daß er bei den höheren Vertebraten gewöhnlich lang bis sehr lang wird und deshalb mehr oder weniger zahlreiche Windungen beschreibt. Bei den ursprünglichsten ist ·er, wie wir sahen, noch ein kurzes, gerades Rohr. Die Verlängerung kann so weit gehen, daß der Darm die Körperlänge vielfach übertrifft, so besonders bei vielen Vögeln und Säugern.

Da der Enddarm wegen seiner geringen Länge die Gesamtdarmlänge meist nicht sehr erheblich beeinflußt, so läßt sich das ungemeine Auswachsen des Mitteldarms aus dem Vergleich der Körperlänge mit der Darmlänge, vom Magen bis Anus, einigermaßen beurteilen. Diese steigert sich bei *Vögeln* bis zur achtfachen Körperlänge (*Struthio*), bei *Säugern* bis zur *zwanzigfachen*, ja nach gewissen Angaben bei dem Zahnwal *Stenodelphis* (*Pontoporia*) bis zur 32fa·hen; doch finden sich auch manche Säuger (z. B. unter den *Microchiroptera*) mit sehr kurzem Darm, der nur die $1^1/_2$fache Körperlänge erreicht. — Bei Fischen, Amphibien und Reptilien bleibt dagegen das Verhältnis gewöhnlich kleiner, erhebt sich bei Reptilien zuweilen noch auf das Drei- bis Vierfache (gewisse *Saurier* und *Crocodile*), bei manchen *Cheloniern* sogar auf das Sechsfache, bei *Amphibien* und *Fischen* dagegen nur selten auf das Dreifache (einzelne Teleosteer bis Fünffache). Der Darm mancher Fische erreicht die Körperlänge nicht. — Auf die anscheinende Verkürzung des Darms der schlangenförmigen Amphibien und Reptilien wurde schon früher (S. 331) hingewiesen. Die Gesamtlänge des Darms übertrifft hier die Körperlänge meist nur wenig oder nicht. — Die schon bei den Wirbellosen erörterten Beziehungen der Darmlänge (besonders des Mitteldarms) zur Art der Nahrung gelten im allgemeinen auch für die Wirbeltiere, d. h. im großen und ganzen ist die Darmlänge der Pflanzenfresser bedeutender. Immerhin finden sich häufige und zum Teil auffallende Ausnahmen; so wird die relative Darmlänge der *Seehunde* (*Pinnipedia*), die reine Carnivoren sind, auf 12 bis sogar 28 angegeben, während sie bei den fissipeden Carnivoren höchstens etwa acht erreicht, häufig sogar nur drei bis vier, also eine seltsame Abweichung. — Ein interessantes Beispiel verschiedener Darmlänge, im Zusammenhang mit dem Nahrungswechsel, bieten die *Anuren*. Während des Larvenzustandes bei vorwiegend pflanzlicher Nahrung ist der spiralig aufgerollte Darm von sehr ansehnlicher Länge (Fig. 246 *A*). Bei der Metamorphose geht das Tier zu ausschließlich tierischer Ernährung über, und der Darm verkürzt sich auf ¼ der ursprünglichen Länge (Fig. 246 *B*). Es läßt sich in diesem Falle auch experimentell zeigen, daß bei Fleischkost der Darm der Larven wesentlich kürzer und weiter wird, als bei rein pflanzlicher Nahrung.

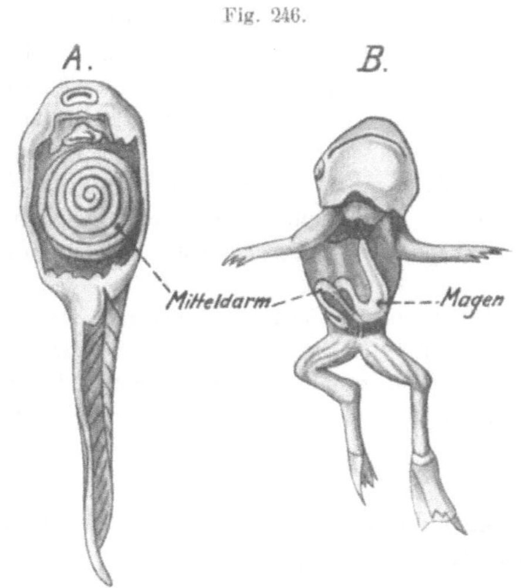

Alytes obstetricans. Bauchwand entfernt, zur Demonstration des Darms. *A* Larve. *B* Tier kurz nach der Metamorphose (nach K. REUTER, 1900). C. H.

Daß bei den *Cyclostomen* und den früher erwähnten Fischen mit völlig gestrecktem Darmapparat auch der Mitteldarm ein gerades Rohr darstellt, erscheint selbstverständlich. Beim erwachsenen *Petromyxom* (Fig. 226 *A*, S. 319) ist dies Rohr sehr eng, bei der Larve (*Ammocoetes*) dagegen und ebenso bei den *Myxinoiden* (Fig. 226 *B*, S. 319) weit. Die Verschiedenheit erklärt sich dadurch, daß Petromyzon nur als Larve Nahrung aufnimmt. Bei Myxine geschieht das während des ganzen Lebens. Auch der gerade Mitteldarm von *Chimaera* (Fig. 253, S. 360) zeichnet sich durch Weite aus. — Wie sich in diesen Fällen keine Unterabschnitte am Mitteldarm unterscheiden lassen, so gilt dies bei äußerer Betrachtung auch meist für die höheren Formen mit stark verlängertem Darm. Doch zeigt die Schleimhaut in ihrem Verlauf häufig ziemliche Verschiedenheiten. — Bekanntlich unterscheidet man am langen Mitteldarm des *Menschen* gewöhnlich drei Regionen, die jedoch äußerlich wenig different sind: einen vordersten kurzen Abschnitt (*Duodenum, Zwölffingerdarm*), der sich dadurch auszeichnet, daß er eine nach rechts konvexe, nach links und vorn konkave Schlinge (*Duodenalschlinge*) bildet; darauf folgt das *Jejunum* (*Leerdarm*, etwa ⅖ der Gesamtlänge von Jejunum + Ileum) und schließlich das *Ileum* (*Krummdarm*, etwa ⅗), die beide zahlreiche Schlingen bilden und bis tief in die Beckenhöhle hinabsteigen. Diese Unterscheidung, welche schon beim Menschen wenig scharf ist, läßt sich bei den übrigen Wirbeltieren noch weniger durchführen; da aber die Bezeichnungen Duodenum für den Anfang und Ileum für den Endabschnitt des Mitteldarms häufig auch bei ihnen verwendet werden, so mußten wir darauf kurz eingehen. — Schon aus der Schilderung der Magenbildung ergab sich, daß der Anfang des Mitteldarms, abgesehen von jenen Formen, deren Magen wieder ganz gerade gestreckt wurde, sich nach rechts wendet, um dann nach hinten umzubiegen. Die so entstehende Schlinge entspricht jedenfalls im allgemeinen der vom Menschen erwähnten Duodenalschlinge und ist schon bei den Fischen gewöhnlich deutlich ausgebildet (Fig. 251 *C*, S. 356). Die Fortsetzung des Mitteldarms zieht ursprüng-

lich (so bei den meisten *Chondropterygiern*, *Polyodon* und *Polypterus* (Fig. 247)
unter den Ganoiden, wie auch nicht wenigen *Teleosteern*) gerade nach hinten.
Schon bei den übrigen Ganoiden und manchen Teleosteern beschreibt der Mitteldarm in seinem Verlauf noch eine nach vorn ge-
richtete Schlinge, so daß er sich erheblich verlängert.
Bei vielen *Knochenfischen* werden die Schlingen zahlreicher, ja es finden sich vereinzelte Fälle, in denen
der Darm sich spiralig einrollt.

Der Mitteldarm von *Petromyzon*, den *Chondropterygiern*, *Ganoiden* und *Dipnoern* enthält in seiner
ganzen Ausdehnung oder nur in einem Teil derselben
eine besondere Einrichtung, die *Spiralfalte* (*Valvula
spiralis*). Es ist daher wahrscheinlich, daß diese Bildung den primitiven Fischen allgemein zukam und
bei den Teleosteern rückgebildet wurde. Die Spiralfalte hat mit den gewöhnlichen Faltungen der Schleimhaut, die später behandelt werden, nichts zu tun.
Es handelt sich bei ihr um eine längsfaltenartige Erhebung der Schleimhaut, die mehr oder weniger tief
in das Darmlumen hineinragt. Bei *Petromyzon* bleibt
die Falte niedrig, ist jedoch ziemlich dick. Sie entspringt ventral am Vorderende des Mitteldarms, um
allmählich über links nach der Dorsalseite hinaufzu-
steigen. Demnach beschreibt sie im ganzen nur eine
halbe Windung und verdient deshalb den Namen
Spiralfalte kaum. Auf der Grenze von Vorder- und
Mitteldarm verbreitet sie sich zu einer Art Pylorusklappe, durch welche nur ein enger Kanal vom Vorder-
zum Mitteldarm tritt. — Die *Spiralfalte der Fische*
springt gewöhnlich viel tiefer in das Darmlumen vor
und beschreibt in ihrem Verlauf eine verschiedene
und manchmal sehr große Zahl von Schraubenwin-
dungen, die bald steiler, bald flacher verlaufen.
Auch bei zahlreichen Chondropterygiern entspringt

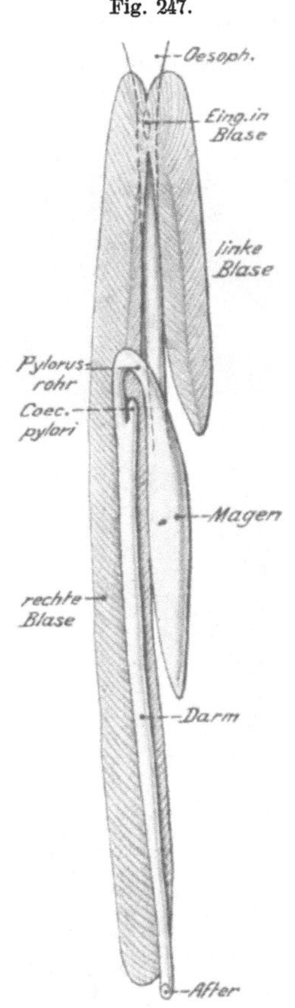

Fig. 247.

Polypterus bichir. Darm
und Schwimmblase von der Ventralseite gesehen; die Leber entfernt. Die Streifung d. Schwimmblase rührt von ihrer Muskulatur
her. Orig. C. H.

sie noch von der Pylorusklappe; bei anderen dagegen beginnt sie erst in gewisser
Entfernung vom Pylorus. Den vorderen, kurzen oder auch längeren, von der
Spiralfalte freien Teil nennt man Zwischendarm, den von der Spiralfalte durchzogenen Spiraldarm (Fig. 233, S. 334). Dicht hinter der Pylorusfalte oder
auch etwas weiter nach hinten münden der Gallengang und der Ausführgang
des Pancreas; in embryonaler Zeit auch der Dottergang, von dem sich gelegentlich noch ein Rest beim erwachsenen Tier findet.

Auch bei den *Ganoiden* und *Dipnoern* ist ein Zwischendarm vorhanden,
der unter Umständen lang werden kann z. B. bei *Acipenser*, wo er durch eine

vom Anfang der Spiralfalte gebildete Ringklappe (Fig. 248) gegen den Spiraldarm abgegrenzt wird. Bei *Polypterus* beginnt die Spiralklappe an der Pylorusklappe. Nach hinten reicht sie meist bis zum Enddarm oder doch nahe
an ihn. — *Lepidosteus* zeigt sie stark verkümmert, nur noch angedeutet,
und ebenso sollen auch einzelne Teleosteer (z. B. *Clupeiden*) noch ein Rudiment
der Falte besitzen. — Die Komplikation der Spiralfalte schwankt sehr, einmal hinsichtlich der Zahl ihrer Umgänge, die bei
den Chondropterygiern von 3 (*Chimaera*, Fig. 253,
S. 360) bis auf 43 (*Chlamydoselachus*) steigen kann.
Bei den Dipnoern und Acipenser (Fig. 248) ist die Zahl
der Umgänge ebenfalls noch ziemlich groß, sinkt dagegen bei *Amia* bis auf drei herab. — Weiterhin
hängt aber die Komplikation mit der Faltenhöhe zusammen, die häufig recht bedeutend wird. Mäßig
hoch ist sie bei Acipenser (Fig. 248) und ihr freier
Rand verdickt. Ansehnlich hoch wird sie namentlich
bei vielen Chondropterygiern, so daß ihr freier Rand,
der natürlich ebenfalls eine Schraubenlinie, jedoch
eine steilere beschreibt, sich nach vorn oder hinten
umschlägt und zu konischen, trichterartigen Röhren
wird, die sich in die vorhergehenden oder folgenden Umgänge tief einsenken können. Dies Verhalten kann sogar an einer und derselben Falte
wechseln, indem die Einsenkungen an einer Anzahl
der Umgänge nach vorn, an den übrigen nach hinten
gerichtet sind. — Recht eigentümlich erscheint, daß
die Falte gewisser Chondropterygier (*Carcharidae*,
z. B. *Galeocerdo*, *Zygaena* u. a.) ganz abweichend
gebaut ist, indem ihr Ursprung an der Darmwand
nicht schraubig, sondern als der Achse des Darms

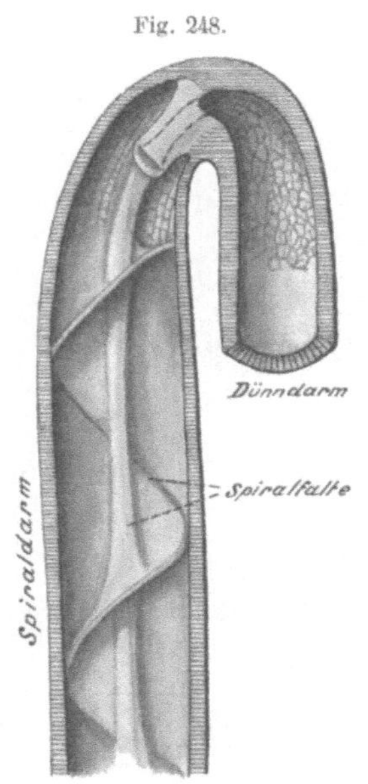

Acipenser sturio. Endstück
des Dünndarms (Zwischendarm)
und Anfang des Spiraldarms.
Beide in der Mittelebene halbiert,
um die Verengung durch den Anfang der Spiralfalte zu zeigen;
die letztere nicht halbiert, sondern ganz eingezeichnet, d. h. nur
ihre vorderen 2 Windungen. Etwas schematisch. Orig. C. H.

parallele — von vorn nach hinten ziehende Linie verläuft. Der freie Rand
der Falte ist dann spiralig eingerollt.

Die physiologische Bedeutung der Spiralfalte besteht zweifellos in der recht ansehnlichen Vergrößerung der Resorptionsfläche, welche durch sie bewirkt wird, es wird dadurch
dasselbe erreicht wie durch Schlingenbildung des Mitteldarms. — Ihre ontogenetische
Entstehung vollzieht sich übrigens ähnlch einer Schlingenbildung durch stärkeres Auswachsen des entodermalen Mitteldarmrohrs, das sich dabei schraubig einrollt, aber durch
die Peritonealhülle zusammengehalten wird, so daß sich keine freien Schlingen bilden. —
Hervorzuheben wäre, daß die Spiralfalte wahrscheinlich auch den Urformen der *Amphibien* und *Reptilien* zukam, was man wohl mit Recht aus der Form der Exkremente
(*Coprolithen*) der *Stegocephalen* und *Ichthyosaurier* geschlossen hat. — Zweifelhaft
könnte erscheinen, ob die Falte jener ausgestorbenen Formen im Mittel oder Enddarm ihren
Sitz hatte.

Über den *Mitteldarm der Amphibien und Reptilien* ist wenig zu bemerken;
die gewöhnlich vorhandene Schlingenbildung bleibt im ganzen mäßig und wird

am stärksten bei den *Cheloniern* (Fig. 265, S. 371). Bei den Crocodilen (Fig. 249) läßt sich eine dünnwandige vordere und eine dickwandige hintere Region unterscheiden, die auch äußerlich in Weite und Aussehen etwas verschieden sind.

Am *Mitteldarm der Vögel* (Fig. 236, S. 338) tritt die Duodenalschlinge besonders charakteristisch hervor, indem sich der Darmanfang scharf nach hinten wendet, hierauf umbiegt, um parallel und dicht neben dem absteigenden Teil wieder aufzusteigen. In dieser Schlinge liegt stets das Pancreas, was schon bei den Reptilien angedeutet ist. Der übrige Teil des Mitteldarms ist meist in viele Schlingen gelegt, die entweder mehr parallel der Körperachse ziehen oder auch eine einfache bis doppelte Spirale bilden, zuweilen auch einen mehr unregelmäßigen Verlauf haben. Die Schlingenanordnung ist sehr mannigfaltig und für die Untergruppen in gewissem Grade charakteristisch; Fig. 250 zeigt einige Typen derselben.

Für die *Säuger* wurde schon hervorgehoben, daß sich gewöhnlich eine Duodenalschlinge, welcher ebenfalls das Pancreas eingelagert ist, findet; sie ist aber nie so eng geschlossen, wie jene der Vögel. Das Duodenum, welches diese Schlinge bildet, erscheint gewöhnlich etwas weiter als der übrige Mitteldarm, und sein Anfang schwillt sogar nicht selten ampullenartig an (so z. B.

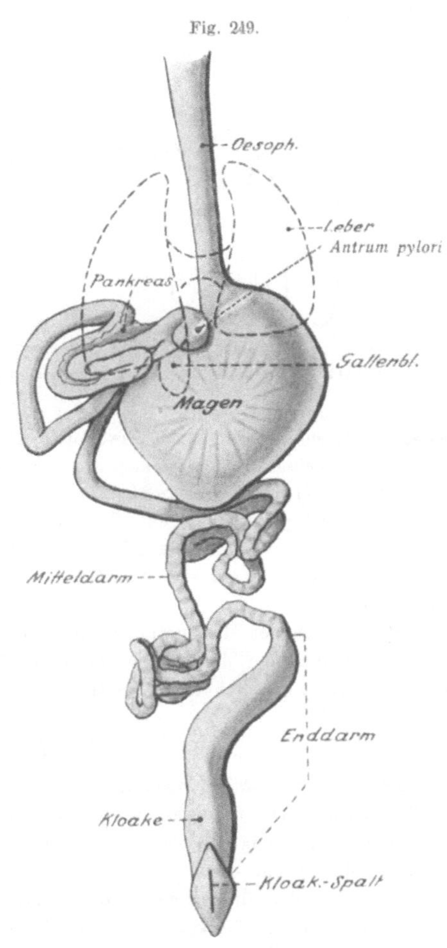

Crocodilus palustris (jung). Darm von der Ventralseite. Leberumrisse in Strichlinien. Die Schlingen des Mitteldarms ein wenig auseinander genommen. Orig. C. H.

Rodentia, Ungulata, Cetacea). Der folgende Mitteldarm, das Jejuno-Ileum, bildet stets zahlreiche Schlingen und wird nach hinten allmählich dünner.

Die *Mitteldarmschleimhaut* wird stets von einem einschichtigen Cylinderepithel ausgekleidet, das nur selten wimpert; Wimpern sind vorhanden bei *Petromyzon*, wogegen die Angaben für die *Chondropterygier, Ganoiden, Dipnoer* und gewisse *Teleosteer* weniger sicher erscheinen. Jedenfalls ließ sich bei den übrigen Wirbeltieren nie Wimperepithel nachweisen. Im allgemeinen tritt fast stets die Tendenz zu einer Oberflächenvergrößerung der Schleimhaut hervor, wodurch die physiologische Leistung dieses Darmabschnitts wesentlich verstärkt wird. — *Längsfaltenbildung* herrscht auch im Mitteldarm häufig vor; jedoch werden

die Falten nicht selten zickzackförmig und können sich durch schief ziehende Verbindungsfalten netzig vereinigen (s. Fig. 248, S. 352). Die so entstehenden Netzräume werden zuweilen selbst wieder durch niedere Netzfalten in feinere Vertiefungen (Krypten) geteilt.
Diese Beschaffenheit der Schleimhaut tritt bei nicht wenigen Fischen (besonders schön z. B.
bei *Acipenser*) hervor. Seltener bilden sich bei Fischen auch schon ringförmige Falten, ebenso
bei manchen *Säugern* (z. B. *Wiederkäuern, Mensch* [*Plicae circulares, Valvulae conni-*

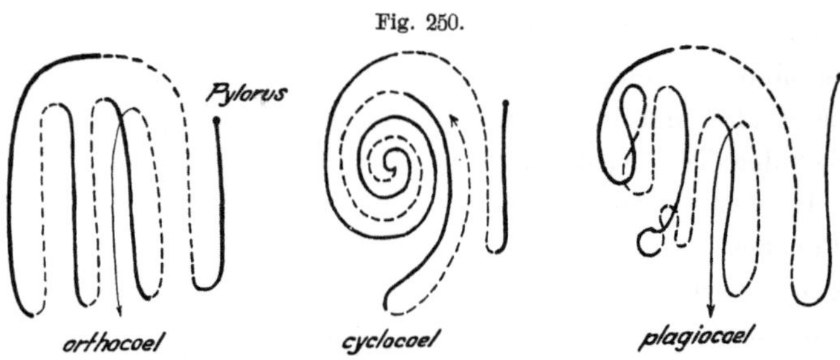

Drei Schemata des Darmverlaufs bei Vögeln (nach GADOW aus BRONNS Kl. u. Ordn.).
C. H.

ventes Kerkringi]), die jedoch gewöhnlich nicht zu völligen Ringen geschlossen sind. —
Schon bei manchen Fischen (so auch auf der Spiralfalte der *Squaliden*, bei *Balistes, Pleuro-
nectiden, Mugil*) finden sich *Schleimhautzotten*, die wohl aus der Zerlegung und dem Auswachsen der Falten hervorgingen. Sehr reich entwickelt und von recht verschiedener Form,
d. h. von Faden- bis Plattengestalt, finden sie sich im Dünndarm der *Vögel* und *Säuger*.
Sie sind muskulös, reich an Blutgefäßen und gewöhnlich von einem axialen Lymphraum
durchzogen.

Hinsichtlich der Muskulatur sei nur erwähnt, daß sich die Ringmuskulatur sowohl am
Pylorus, als auch auf der Grenze gegen den Enddarm, wenn dieser schärfer abgesetzt ist,
gewöhnlich zu einem Sphincter verstärkt.

Mitteldarmdrüsen.

Drüsen der Mitteldarmwand. Becherzellen sind von den Fischen bis zu den Säugern
im Dünndarmepithel weit verbreitet. Den Fischen fehlen mehrzellige Darmdrüsen völlig,
dagegen wurden häufig die oben erwähnten Krypten als solche gedeutet, jedoch mit Unrecht, da die eigentlichen Drüsen erst aus dem Darmepithel hervorwachsen. Dagegen
finden sich in der Mucosa des Mitteldarms, von den *Amphibien* ab, reichlich bis sehr
reichlich sackförmige bis einfach schlauchförmige, selten verästelte mehrzellige Drüsen, die
Lieberkühnschen Drüsen, über deren Vorkommen nur bei den squamaten Reptilien noch
gewisse Unsicherheiten bestehen. Sie enthalten in ihrem Epithel gewöhnlich auch Becherzellen. Über ihre Funktion bestehen manche Zweifel, da sogar ihre Bedeutung als secernierende
Organe in Frage gezogen wurde; sie sollten ebenso wie die Krypten des Arthropodendarms
hauptsächlich als Ersatzherde für die Neubildung der Darmepithelzellen dienen. Jedenfalls
dürfte jedoch diese Ansicht zu weit gehen; denn sie beteiligen sich wie auch wahrscheinlich das · übrige Epithel des Mitteldarms an der Ausscheidung eines »Darmsaftes«, der mit
der Verdauung und Resorption in Beziehung steht und auch gewisse Fermente enthält. Auch
die Funktion der gleich zu erwähnenden *Brunnerschen Drüsen* bleibt vorerst unsicher.

Nur die *Säuger* besitzen in der vordersten Mitteldarmregion, der *Duodenalschlinge*,
neben den Lieberkühnschen Drüsen noch eine besonders charakteristische Drüsenform, die
Brunnerschen, welche sich meist durch reiche Verästelung und tiefe Einsenkung auszeichnen,
indem sie, die Muscularis mucosae durchbrechend, bis in die Submucosa eindringen. Die
Zone dieser Drüsen kann sehr kurz sein, d. h. vom Pylorus nicht bis zur Einmündung des

Gallengangs reichen oder länger, indem sie sich noch über diese Mündung nach hinten ausdehnt. Manches spricht dafür, daß sich die Brunnerschen Drüsen von Pylorusdrüsen des Magens ableiten, welche auf das Duodenum übergetreten sind. Ihrer Funktion nach scheinen sie gemischte Drüsen zu sein, die sowohl Schleim als auch Fermente (*Pepsin*, vielleicht auch *Amylase*) abscheiden.

Die großen Mitteldarmdrüsen. Pylorische Schläuche der Fische. Nur bei den Fischen finden sich außer der Leber und dem Pancreas noch eigenartige drüsenähnliche Anhangsorgane am Beginn des Mitteldarms, die *pylorischen Schläuche* (*Appendices pyloricae*), welche wir hier zunächst besprechen, obgleich ihre Bedeutung als eigentliche Darmdrüsen bis jetzt nicht gesichert erscheint. So verbreitet sie in dieser Gruppe auch auftreten, was wohl für ihr ursprünglich allgemeines Vorkommen spricht, so auffallend ist andrerseits wieder ihr nicht seltener Mangel, selbst in Gruppen, denen sie, wie den *Ganoiden* und *Teleosteern* gewöhnlich zukommen; dies geht so weit, daß sie einzelnen Gattungen, ja Arten fehlen können, deren nächste Verwandte sie besitzen. — Gänzlich fehlen sie fast stets den *Chondropterygiern*, unter denen sie allein bei der Gattung *Laemargus* gefunden wurden; ebenso den *Dipnoern*; unter den Ganoiden hingegen nur *Amia*. Den Teleosteern, wo sie so verbreitet sind, mangeln sie jedoch auch häufig, so vollständig in gewissen Familien der Physostomen (*Anguilluliden, Esociden, Cypriniden, Siluriden*), ebenso manchen Familien der *Physoclisten* (*Cyprinodontiden, Scomberesociden, Labriden, Chromiden, Gobiiden*), sowie den *Lophobranchiern* und *Plectognathen*; doch kommt gelegentliches Fehlen, wie gesagt, auch sonst vereinzelt vor. Die Zahl der Anhänge zeigt sehr große Verschiedenheiten, von einem einzigen bis zu Hunderten, doch kann hierüber erst bei der Morphologie Genaueres hervorgehoben werden. Ebenso schwankend ist ihre Größe. Die Schläuche stehen dicht hinter dem Pylorus als blinde Ausstülpungen der Darmwand, die sich im allgemeinen unverändert oder doch nur geringfügig modifiziert in sie fortsetzt. Ihr Epithel soll gewöhnlich *Cilien* tragen. Kryptenartige, drüsenähnliche Einsenkungen der Schleimhaut finden sich meist reichlich.

Im einfachsten Fall, *Polypterus* (Fig. 247, S. 351), *Ammodytes* findet sich nur eine einzige, bei ersterer Gattung sehr kurze, bei letzterer lange, nach vorn gerichtete blinde Ausstülpung des Mitteldarmanfangs dicht hinter dem Pylorus. Bei nicht wenigen Formen erhöht sich die Zahl der Schläuche auf zwei. — Dies ist der Fall bei *Laemargus*, der einzigen Gattung der Haie, bei welcher bis jetzt solche Anhänge sicher gefunden wurden. Auch hier sind sie nach vorn gerichtet und verschieden groß, was überhaupt recht häufig für die pylorischen Schläuche gilt. Die Zweizahl kommt auch unter den Teleosteern nicht selten vor (z. B. bei *Rhombus* und anderen Pleuronectiden, *Zoarces, Gastrosteus aculeatus, Lophius* Fig. 251*B* u. a.). Drei sind charakteristisch für *Perca* (Fig. 251 *C*) und andere Perciden, sowie sonstige Knochenfische. Die Zahl der Anhänge steigert sich nun bei vielen Teleosteern immer mehr, so daß die verschiedensten Verhältnisse sich finden, wobei gleichzeitig auch ziemliche Variabilität selbst bei derselben Art besteht. Schließlich erhöht sich die Zahl bei manchen Formen ungemein, bis auf 40, 50, ja 100, selbst 900 (*Merlangus carbonarius*), wozu aber dann gewöhnlich sehr beiträgt, daß sich die Einzelschläuche mehr oder weniger reich verzweigen. Eine große Menge (über 100) kurzer Appendices erscheint charakteristisch unter den Ganoiden für *Lepidosteus*, unter den Teleosteern namentlich für die *Clupeiden, Salmoniden*, (Fig. 251 *A*), *Gadiden, Scomberiden, Trachypteriden* und manche andere Formen.

Fig. 251.

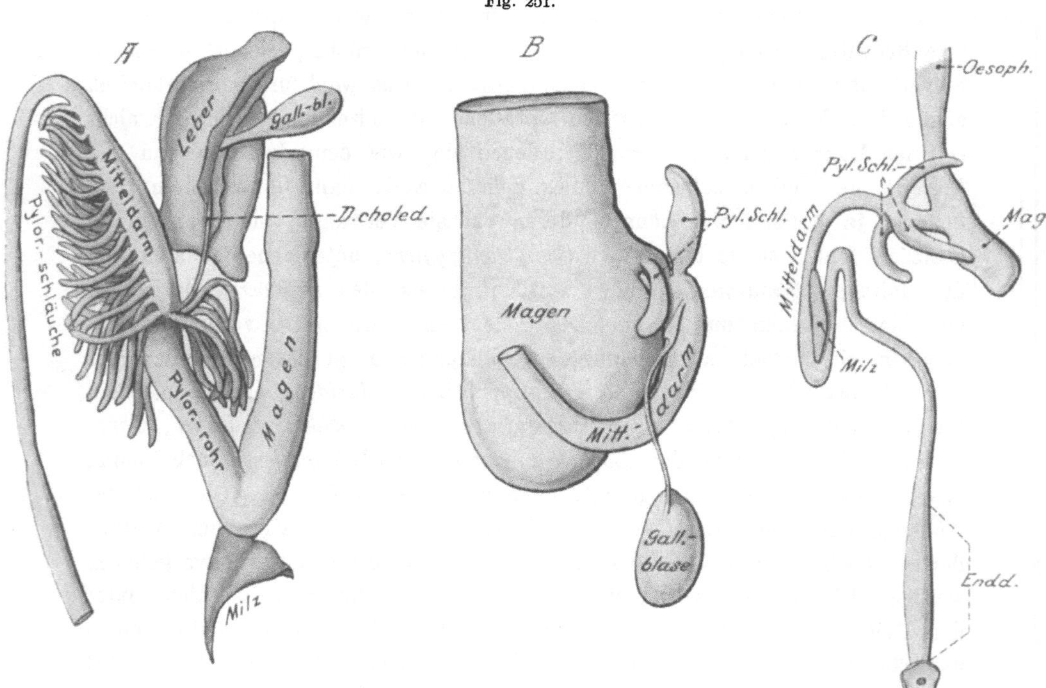

Magen und Darm von Teleosteern. *A* Salmo lacustris (Lachsforelle). Magen und Anfang des Mitteldarms mit pylorischen Schläuchen, Leber und Milz von der Ventralseite. *B* Lophius piscatorius. Magen und Anfang des Mitteldarms mit pylorischen Schläuchen und Gallenblase von der Dorsalseite. *C* Perca fluviatilis (Barsch), Darm von der Ventralseite. Orig. C. H.

Wenn die Anhänge in geringerer Zahl auftreten, stellen sie gewöhnlich einfache, unverzweigte, recht verschieden lange Coeca dar, die dicht hinter dem Pylorus einzeln in den Darm münden, ihn auch ringförmig umziehen können, wie es namentlich auch bei zahlreichen Schläuchen häufig vorkommt, so z. B. bei den *Gadiden*. Bei gewissen Formen (so besonders den *Clupeiden, Salmoniden*) breiten sich jedoch die Ursprünge der Anhänge auf der rechten oder konvexen Seite des Darmanfangs weiter nach hinten aus, so daß er auf einer größeren Strecke mit einer Längszone von Schläuchen besetzt ist, die innerhalb dieser gewöhnlich wieder in Querreihen stehen (s. Fig. 251 *A*). Wie bemerkt, läßt sich häufig sicher erkennen, daß die hohe Zahl der Schläuche auf ihrer Verzweigung beruht. So münden die über 100 Anhänge von *Amia* nur durch vier Öffnungen in den Darm; die über 900 sich erhebenden von *Mer-*

langus carbonarius vereinigen sich allmählich in 15 Stämme, die selbst wieder durch ein Endstück in den Darm führen. Hiermit hängt auch zusammen, daß sich zuweilen (besonders bei *Clupeiden*) an Stelle einfacher Schläuche Büschel reich verzweigter finden, die in größeren Abständen rechts und links in den Darmanfang münden. — Manche Teleosteer (so namentlich *Scomberiden, Carangiden, Xiphias*) besitzen nur ein einziges ansehnliches Büschel solcher Schläuche, die jedoch durch Bindegewebe so innig vereinigt sind, daß sie nur ein kompaktes Drüsenorgan bilden, das durch eine geringe Zahl von Öffnungen in den Darm führt. — Ähnliche Verhältnisse bietet das Organ der Knorpelganoiden. Bei *Acipenser* (s. Fig. 234 *A*, S. 335 und Fig. 252) und *Scaphirhynchus* findet sich statt freier Schläuche ebenfalls ein kompaktes, etwa kuchenförmiges Organ, das äußerlich gefeldert erscheint und innerlich aus sich verzweigenden weiten Schläuchen besteht, die, allmählich zusammenfließend, nur durch eine geringe Zahl von Öffnungen (eine bis drei) in den Darm führen. Bei *Polyodon* sind die Schläuche weniger innig vereint, so daß ihre Enden auf der Oberfläche des Organs frei hervorspringen. Sie münden sämtlich mittels einer einfachen Öffnung in den Darm.

Diese Verhältnisse zeigen sicher, daß es sich in solchen Fällen um ein Schlauchbüschel handelt, das durch Verzweigung aus einem ursprünglich einfachen Anhang hervorging. Ob sich jedoch, wie ebenfalls auf Grund dieser Bildungen vermutet wurde, die zahlreichen isolierten Schläuche, wie sie sich bei vielen Knochenfischen finden, ebenfalls aus einer ursprünglich einfachen Darmausstülpung herleiten lassen, die sich ähnlich reich verzweigte, aber später mit ihrer Mündungsregion in die Darmwand einbezogen wurde, so daß ihre Einzelschläuche nun besondere Öffnungen in den Darm erhielten; dies wird sich nur ontogenetisch sicher entscheiden lassen. Das gelegentliche Vorkommen zahlreicher isolierter Schlauchbüschel läßt sogar eher vermuten, daß sie durch wiederholte Ausstülpungen entstanden.

Die *physiologische Funktion* der pylorischen Schläuche ist bis jetzt ziemlich unsicher. Sogar die Frage, ob die Nahrung in sie eintritt, wie es für die weiteren Anhänge nicht unwahrscheinlich ist, wurde verschieden beantwortet. Wegen der Verschiedenheit ihrer Wand von der des Mitteldarms wurde ihnen häufig eine Mitwirkung bei der Resorption zugeschrieben. Anderseits liegen Angaben vor, daß sie Trypsin, zum Teil auch Pepsin und Amylase abscheiden, also an der Verdauung sich beteiligten. In älterer Zeit wurden sie meist mit dem Pancreas homologisiert, was unhaltbar ist.

Fig. 252.

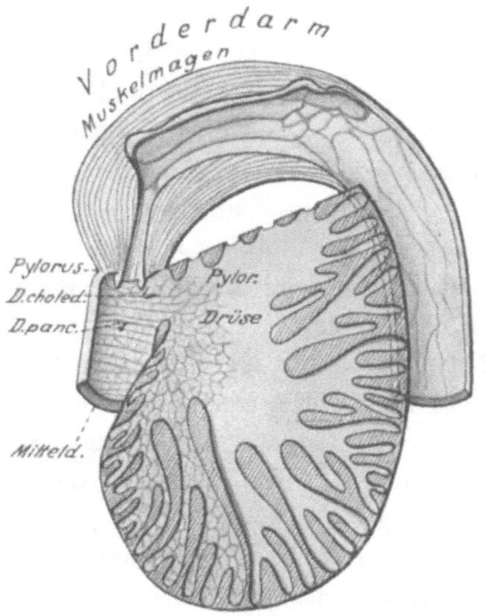

Acipenser sturio. Hinterende des Magens, sowie Anfang des Mitteldarms mit der pylorischen Drüse, von der Ventralseite gesehen. Der Magen und Darmanfang in der Mittellinie halbiert, um den Pylorus, sowie die dicke Muskulatur des Muskelmagens zu zeigen; die pylorische Drüse ebenfalls halbiert, um die innere Bildung, sowie die Einmündung in den Mitteldarm zu zeigen. Ein vorderster Teil der Drüse abgeschnitten. Die Schleimhautfalten, die sich durch die ganze Drüse erstrecken, sind nur z. T. eingezeichnet. Etwas schematisch. Orig. C. H.

Die *Leber* (*Hepar*) und die *Bauchspeicheldrüse* (*Pancreas*), welche beide in den Anfang des Mitteldarms münden, stehen in naher Beziehung zueinander, indem sie sich dicht nebeneinander entwickeln, ja ihre Ausführgänge sich häufig vereinigen. — Physiologisch hingegen sind sie grundverschieden.

Die Leber funktioniert durch die Secretion der Galle, die in den Mitteldarm übergeführt wird, als Drüse; daneben aber spielt sie eine sehr wichtige Rolle bei den allgemeinen Stoffwechselvorgängen. Die Galle scheint hauptsächlich die Emulgierung und Resorption der Fette zu begünstigen. Die Funktion der Leber im allgemeinen Stoffwechsel besteht namentlich einmal in der Speicherung der Kohlehydrate, welche in ihr als *Glycogen* abgelagert werden und von hier aus auch wieder in den Stoffwechsel eintreten können; weiterhin beteiligt sie sich an der Überführung der stickstoffhaltigen Restprodukte des Stoffwechsels in Harnstoff und Harnsäure, abgesehen von anderen Aufgaben, die ihr noch zufallen. Die Leber sorgt so dafür, daß das Blut stets die normale Zusammensetzung hat.

Das *Pancreas* hingegen ist eine reine Verdauungsdrüse. Es scheidet eine sehr wirksame *Amylase* ab, die Stärke in Zucker überführt; doch sollen daneben auch *Maltase* und *Lactase* in geringerer Menge vorkommen. Ebenso beteiligt es sich an der Eiweißverdauung, indem es *Trypsin* bildet. Eine wesentliche Bedeutung besitzt es schließlich für die Fettresorption, da sein Sekret eine die Fette in Glyzerin und Fettsäure spaltende *Lipase* (*Steapsin*) enthält.

Daß diese, wie die sonstigen physiologischen Angaben für die Wirbeltiere besonders auf Beobachtungen bei Säugern basieren, bedarf kaum besonderer Betonung.

Die *Leber*. Wie wir schon früher (S. 263) sahen, besitzen die Acranier am Anfang des Mitteldarms einen Blindsack, welcher der Craniotenleber gewöhnlich homologisiert wird, was auch als die wahrscheinlichste, wenn auch nicht ganz zweifellose Deutung erscheint. Die Homologie wird namentlich dadurch bestärkt, daß die neueren Erfahrungen, gegenüber der früheren Annahme einer paarigen Leberanlage der Cranioten, ergaben, daß sie wohl überall aus einer unpaaren, rinnenförmigen Längseinsenkung der Ventralwand der vordersten Mitteldarmregion hervorgeht. Diese Anlage schnürt sich dann von vorn nach hinten vom Darm ab, weshalb sich gewöhnlich nur hinten eine Einmündung in den Darm erhält, der ursprüngliche Ausführgang, zu dem sich jedoch bei der weiteren Entwicklung noch sekundäre gesellen können. — Die Leberanlage senkt sich in das ventrale Darmmesenterium ein, so daß sie auch im erwachsenen Zustand mit dem Darm gewöhnlich durch dies Mesenterium (*Ligamentum hepato-gastro-duodenale*) verbunden bleibt. Sie tritt nun in nahe Beziehung zu den beiden, beim Gefäßsystem später zu schildernden Venen (*Venae subintestinales*), die aus der hinteren Körperregion, längs der Ventralseite des Darms, zum Herzen führen, von denen sich jedoch die rechte in ihrem größeren Teil bald rückbildet. Mit ihr vereinigt sich, wenn ein Dottersack vorhanden ist, die von diesem kommende Vene (*Vena omphalo-mesenterica*),

Um die vorderen Reste der beiden Subintestinalvenen, sowie um die aus der linken Subintestinalvene hervorgehende *Vena portae* (*Pfortader*), entwickelt nun die Leberanlage eine große Menge epithelialer Sprosse, die dann ein Lumen erhalten und so zu Tubuli werden, welche sich reich verzweigen und netzförmig anastomosieren. Gleichzeitig verzweigen sich sowohl die zuführende Vena portae (Fig. 261, S. 367) als die abführenden vorderen Reste der beiden Subintestinalvenen (*Venae hepaticae*) zu einem reichen venösen Capillarnetz, das sich innigst zwischen den Lebertubuli ausbreitet. So wird die Leber zu einer Drüse, die in einen Venenkreislauf (*Pfortaderkreislauf*) eingeschaltet ist. Einiges Genauere über die zum Teil sehr eigentümliche histologische Struktur der Leber und ihre Beziehung zu den Blutgefäßen wird später hervorzuheben sein.

Die Sprossung des eigentlichen secernierenden Lebergewebes vollzieht sich gewöhnlich an dem cranialen Teil der Anlage, kann jedoch auch auf den caudalen übergreifen. Diese beiden Partien der Anlage sondern sich daher einigermaßen voneinander, ja bei manchen Cranioten (*Saurier*, *Aves*) so frühzeitig, daß sie als zwei getrennte Leberanlagen aufgefaßt wurden, um so mehr als auch die craniale einen besonderen Ausführgang in den Darm bewahren kann. Die caudale Anlage wird hauptsächlich zur Gallenblase, die sich als ein Reservoir zur Aufspeicherung der Galle an einem der Ausführgänge entwickelt.

Die ausgebildete Leber ist die größte Drüse des Craniotenkörpers, welche durch ihre braune bis rote, auch grünliche Farbe, sowie ihren großen Blutreichtum ausgezeichnet ist. Ihrem Ursprung entsprechend, liegt sie in der Vorderregion des Mitteldarms, dehnt sich jedoch häufig nach vorn längs des Vorderdarms bis zum Herzen aus, den Magen und Oesophagus in verschiedener Ausdehnung umfassend. Auch nach hinten kann sie sich bei manchen Formen mehr oder weniger weit erstrecken. Die Leber schiebt sich also neben den Magen gewöhnlich mehr oder weniger weit kopfwärts vor und legt sich der Duodenalschlinge, wenn eine solche deutlich entwickelt ist, von vorn auf. Wenn der Magen, wie bei den *Placoiden*, *Vögeln* und *Säugern*, eine ausgesprochene Querstellung erlangt, so schiebt sie sich cranialwärts auf ihn und bedeckt ihn. Bei den Säugern lagert sie sich auf diese Weise zwischen das Zwerchfell und den Magen ein.

Ihre Form hängt sowohl von der Gestalt der Tiere als von der Ausbildung der übrigen Eingeweide, sowie von den großen Venen ab, die mit ihr in Beziehung stehen. Im allgemeinen zeigen langgestreckte Tiere: so viele *Fische*, *Urodelen*, *Schlangen* auch eine langgestreckte Leber. Ihre Größe steht ferner in gewisser Beziehung zur Nahrung, indem die der Fleischfresser häufig voluminöser ist als jene der Pflanzenfresser. — Bei manchen Cranioten bleibt ihre Gestalt recht einfach, indem sie ein unpaares, mehr oder weniger langgestrecktes Organ darstellt, das nur eine sekundäre schwache oberflächliche Lappung zeigen kann, eine Anpassung an den verfügbaren Raum in der Leibeshöhle. — Eine solch unpaare, weit vorn gelegene und kurze Leber besitzen die *Petromyzonten* (Fig. 226 *A*, S. 319), wogegen die der *Myxinoiden* (Fig. 226 *B*) in zwei ganz gesonderte, ungleich große Lappen geteilt ist. Die Larven von *Petromyzon (Ammocoetes)* besitzen sie noch gut ausgebildet, sowie mit einer Gallenblase versehen; die der erwachsenen Petromyzonten dagegen hat sich histologisch stark rückgebildet; der tubulöse Bau ist geschwunden, die Gallenblase rückgebildet und der Ausführgang geschlossen. Das wird, wie die geringe Ausbildung des Darms, durch Unterbleiben der Nahrungsaufnahme bei den erwachsenen Tieren bedingt. — Eine unpaare, doch häufig etwas gelappte Leber findet sich ferner bei *Lepidosteus* und manchen *Teleosteern* (z. B. *Anguilla*), ebenso bei den *urodelen Amphibien* wie auch den *Gymnophionen*, deren häufig sehr langgestrecktes Organ gewöhnlich durch Einschnitte in eine große Zahl kleiner Läppchen differenziert erscheint. — Auch die *schlangenartigen Saurier* und die *Schlangen* besitzen die einfache lange Leber, welche mit ihrem hinteren Ende bis in die vordere bis mittlere Magengegend reicht (Fig. 257, S. 364). — Ob die Einfachheit der erwähnten Lebern wirklich eine primitive ist oder erst sekundär durch Vereinfachung entstand, erscheint vorerst zweifelhaft; eher dürfte letzteres der Fall sein.

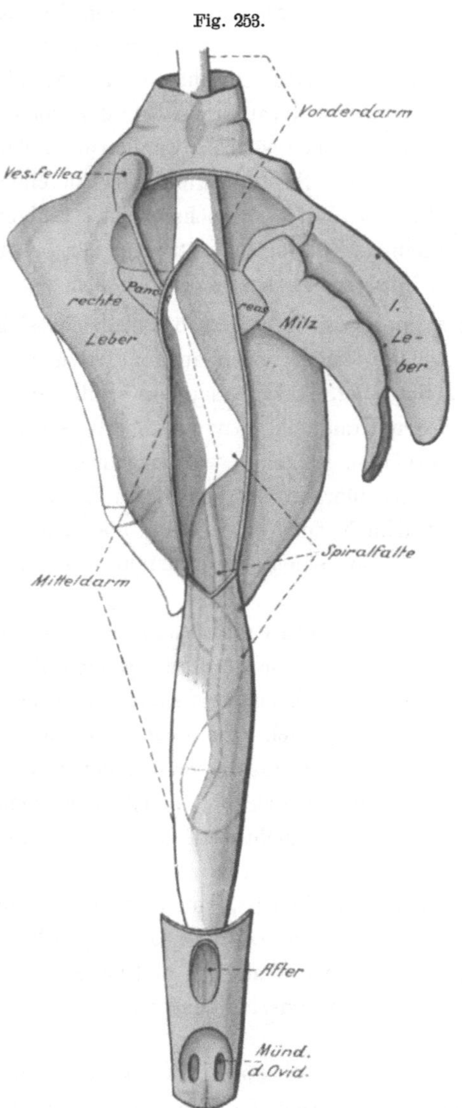

Chimaera monstrosa. Darm mit Leber, Pancreas und Milz. Der Anfang des Mitteldarms ist durch ein ventrales Fenster geöffnet, um den Beginn der Spiralfalte zu zeigen, die im folgenden Teil durch Strichlinien angedeutet ist.   Orig. C. H.

Weit verbreitet ist eine zweigelappte Leber, indem ihre beiden Seitenhälften nach hinten in zwei ansehnliche Lappen auswachsen, die vorn durch eine mittlere unpaare Brücke (Medianlappen) zusammenhängen, worin sich die ursprüngliche Unpaarigkeit ausspricht. Diese Form findet sich schon bei den Chondropterygiern sehr verbreitet (Fig. 253 u. 233, S. 334) (wo jedoch bei einzelnen

z. B. *Squatina* u. a.] vom Mittellappen noch ein dritter hinterer Lappen ausgehen kann). Ähnliches wiederholt sich bei *Ganoiden* (Fig. 234, S. 335) und *Dipnoern*, sowie zahlreichen *Teleosteern* (Fig. 251 *A*, S. 356), deren Leber jedoch in manchen Fällen noch viel mehr zerschlitzt sein kann (Fig. 254). Die meisten *Anuren* (Fig. 235, S. 336) und sämtliche *Amnioten* (abgesehen von den schon erwähnten Ausnahmen unter den Reptilien) zeigen gleichfalls gewöhnlich den zweilappigen Bau (Figg. 249, S. 353 u. 236, S. 338). — Bei den *Säugern* hat die Leber eine dem Zwerchfell, der Brust- und Bauchwand zugekehrte *convexe* Fläche, während ihre hintere (untere), den Eingeweiden zugekehrte (*viscerale*) Fläche concav ist. Bei besonderen Organisationsverhältnissen kann die convexe Fläche sich weit auf der Bauchseite ausdehnen, die viscerale sich dorsal wenden (*Sirenen*, *Cetaceen*). Die Säugerleber ist gelappt, wobei die wichtigen Verhältnisse auf der hinteren (visceralen) Fläche sich finden. Die vordere Fläche der Leber wird durch das annähernd sagittal verlaufende *Ligamentum falciforme hepatis* an der ventralen Bauchwand und am Zwerchfell befestigt. Im freien Rand des *Lig. falciforme* verläuft vom Nabel bis zur Leberpforte das *Ligamentum teres* (obliterierte *Vena umbilicalis*). In der Richtung dieser beiden Bänder ist die Leber, wenn auch unvollständig, in zwei Lappen geteilt, von denen der rechte in der Regel der größere ist (s. Fig. 255).

Die an das *Ligamentum teres* angrenzenden Gebiete werden vielfach durch zwei seitliche Furchen oder Einschnitte abgegrenzt und stellen dann einen aus zwei Hälften bestehenden Centrallappen vor,

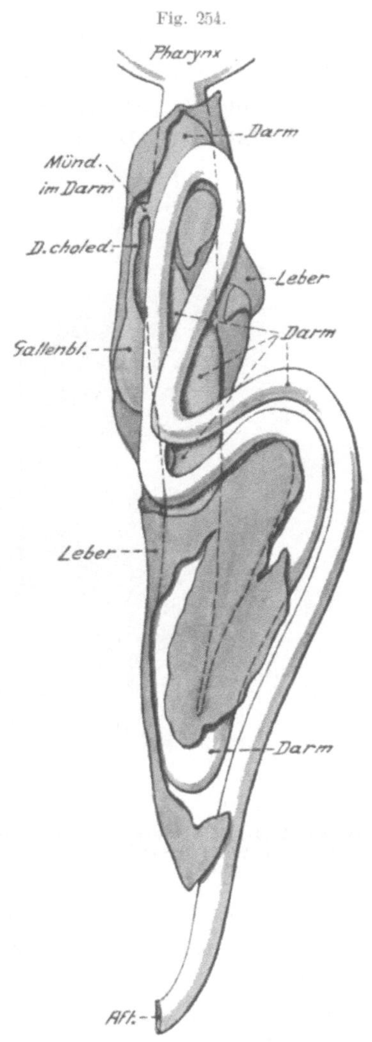

Barbus fluviatilis. Darm mit Leber von der linken Seite in fast natürlicher Lage; der Darm ist nur stellenweise ein wenig auseinander gezogen, um die einheitliche, aber sehr stark zerschlitzte Leber besser zu zeigen. Leber dunkel getönt. Darm mit Gallenblase hell. Orig. C. H.

dessen rechte Hälfte dem *Lobus quadratus* beim Menschen entspricht. Dorsalwärts erstreckt sich dieses Gebiet bis an die Leberpforte, an der die Pfortader und die Leberarterie (*Arteria hepatica*) ein-, der Gallengang (*Ductus hepaticus*) austreten. Zwischen der Pforte und dem Dorsalrande der Leber liegt, an die *Vena cava inferior* sich anschließend, ein mehr oder weniger ausgebildeter *Lobus dorsalis* (auch *L. venae cavae* oder *descendens*), der in seinem linken Teil, dem *L. caudatus* (*Spigeli*), in seinem rechten, bei Tieren oft sehr ansehnlich entwickelten Teil, dem *Processus caudatus* der menschlichen Anatomie entspricht.

Durch weitere Lappung kann sich der Bau der Leber complizieren; bei *Capromys pilorides* (Nager) wird unter Beibehaltung der Hauptlappen die gesamte Oberfläche der Leber in sehr zahlreiche kleinste Läppchen zerteilt.

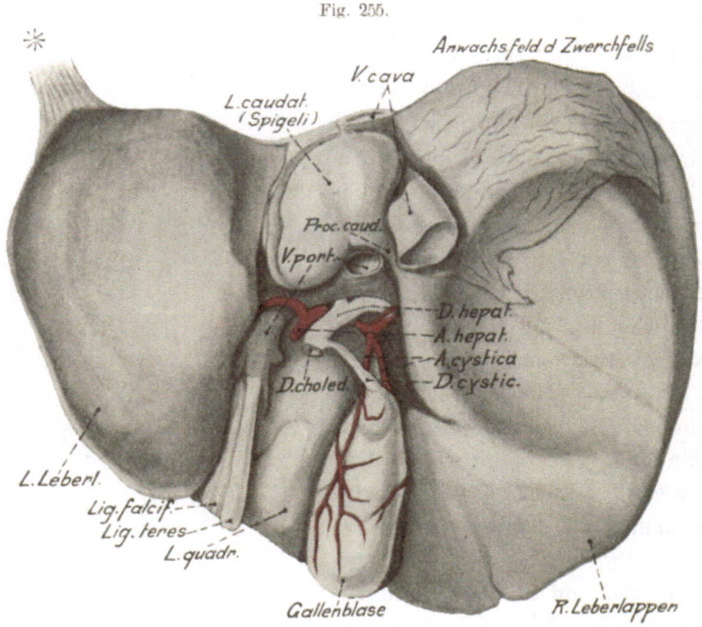

Leber vom Menschen von der visceralen Seite mit Gallenblase, Lebergängen, Venen und Arterien; letztere rot. * Appendix fibrosa hepatis = atrophische Spitze des linken Leberlappens (nach Präparat und RAUBER-KOPSCH kombiniert).   C. H.

Ausführgänge und Gallenblase. Die distalen feinsten Sekretgänge (*Gallencapillaren*) vereinigen sich zu stärkeren Kanälen (*Gallengänge*), die fortschreitend zusammenfließen, so daß schließlich einer bis einige Gänge die Leber verlassen und zum Mitteldarm ziehen. Der einfache Ausführgang oder einer der mehrfachen bildet in seinem Verlauf meist eine blasenartige Anschwellung, die gewöhnlich als ein gestielter Anhang vom Ausführgang entspringt, die *Gallenblase* (*Vesica fellea*). Auf Grund der oben geschilderten Ontogenie der Leber sollte man einen einzigen Ausführgang allgemein erwarten, wie es auch nicht selten vorkommt. Ebenso häufig finden sich jedoch mehrere bis sogar zahlreiche. Dies erklärt sich, wie bei den *Vögeln*, bei denen sich meist zwei Gänge finden (Fig. 236, S. 338), zum Teil dadurch, daß sich die Leberanlage frühzeitig in eine vordere und hintere Partie zerlegt, von denen jede einen Gang bildet. In anderen Fällen jedoch, namentlich wenn es sich um eine größere Zahl von Gängen handelt, wohl derart, daß die Mündung des

ursprünglich einfachen Gangs in die Darmwand einbezogen wurde, seine ersten
Verzweigungen nun als mehrere Gänge gesondert in den Darm treten. Ob
aber ein einfacher Gang, wenn er sich findet, stets eine primitive Bildung darstellt, scheint etwas zweifelhaft; er kann wohl auch gelegentlich ein Rest ursprünglich mehrfacher sein.

Einen einfachen Gang finden wir schon bei *Ammocoetes*, den *Myxinoiden*
und *zahlreichen Fischen*. Aus der Leber treten dann ein bis mehrere Gänge
zur Gallenblase, die jedoch häufig äußerlich nicht erkennbar sind, da die Blase
mehr oder weniger tief in die Lebersubstanz eingebettet sein kann. Die zur
Blase tretenden Gänge werden gewöhnlich als *Ductus hepato-cystici* bezeichnet,
während der einfache Gang, der von der Blase zum Dünndarm führt, *D.
cystico-entericus* genannt wird. Wenn sich die Blase von den aus der Leber
kommenden Gängen mehr isoliert, indem sie mit ihnen durch einen stielförmigen
Gang zusammenhängt, so wird der von der Blase kommende Gang als *D.
cysticus* bezeichnet, die von der Leber kommenden Gänge dagegen als *D.
hepatici*; der aus ihrer Vereinigung entstehende Endgang schließlich als *D.
choledochus*. Wenn die *D. hepatici* ohne Verbindung mit der Blase direkt in
den Darm führen, so heißen sie *D. hepato-enterici.* Dergleichen findet sich
schon manchmal bei Teleosteern. Die Mündung des D. choledochus liegt bei
den Fischen meist dicht hinter dem Pylorus (*Acipenser*, Fig. 252, S. 357) in
der Region der pylorischen Schläuche, (ja sogar gelegentlich in einem solchen);
doch kann sie bei Fischen, die einen Spiraldarm besitzen, weiter nach hinten
bis auf dessen Anfang verschoben sein (manche *Chondropterygier*, z. B. *Torpedo*).

Die Gallenblase fehlt den Fischen nur selten, so gewissen Teleosteern.
Sie ist meist kuglig bis ellipsoidisch, selten bei manchen (bes. *Scomberiden*)
lang schlauchförmig, so daß sie weit nach hinten reicht.

Einfache Verhältnisse der Ausführgänge zeigen im allgemeinen die *Säuger*
(s. Fig. 255), indem sich häufig ein einfacher Ductus hepaticus und choledochus
findet, in welchen die Gallenblase, insofern sie nicht fehlt, durch einen Ductus
cysticus mündet (so *Homo, Canis, Sus* u. a.). In die Blase führen jedoch bei
manchen (so *Bos, Lepus*, manche *Feliden*) aus der Leber noch einige Ductus
hepato-cystici. Wenn die Gallenblase rückgebildet ist, wie nicht selten (so
namentlich bei zahlreichen *Nagern*, vielen *Ungulaten, Elephas*, allen *Cetaceen* und
einigen andern), so findet sich wohl stets ein einfacher Gang, der gewöhnlich
als Ductus hepato-entericus bezeichnet wird, obgleich er dem Ductus hepaticus
samt choledochus entspricht.

Wie erwähnt, finden sich bei den *Vögeln* meist zwei gesonderte Ausführgänge (als seltene Ausnahmen drei bei den *Cracidae*), von denen der ursprünglich caudale die Gallenblase trägt (Fig. 236, S. 338). Der craniale (Ductus
hepatoentericus) entspringt von beiden Leberlappen, der caudale (D. cystico-
entericus) nur vom rechten. Wie bei Säugern fehlt die Gallenblase manchen
Vögeln (so den meisten *Columbidae* und *Psittaci*, sowie einzelnen anderen,
z. B. *Struthio* und *Rhea*). Da jedoch, wie bei Säugern, auch ihr individueller

Ausfall nicht selten vorkommt, so herrscht in dieser Hinsicht ziemliche Variabilität. Die beiden Lebergänge der Vögel münden gewöhnlich dicht nebenein-

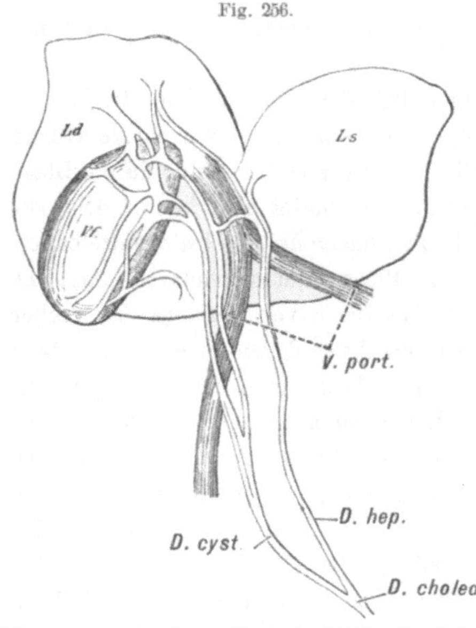

Varanus salvator. Viscerale Fläche der Leber mit Gallengängen und Venen. *Ld Ls* rechter und linker Leberlappen. *Vf* Gallenblase (aus GEGENBAUR, Vergl. Anat.).

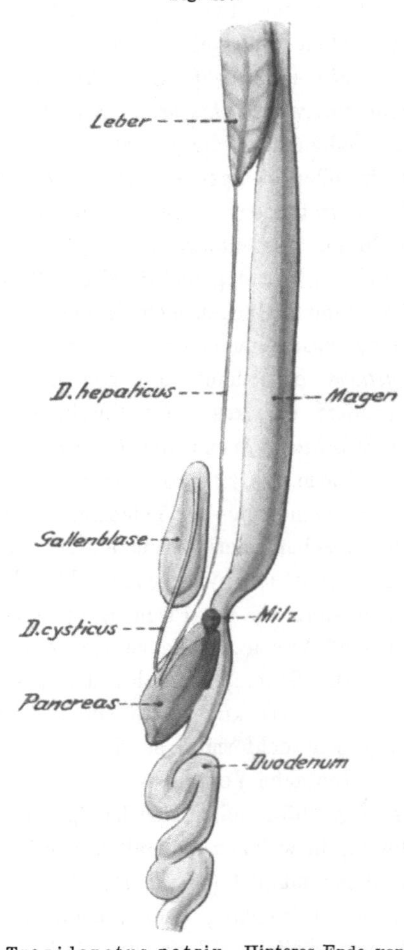

Tropidonotus natrix. Hinteres Ende von Leber, Magen und vorderem Mitteldarm von ventral gesehen. Gallenblase und Pancreas nach links (vom Beschauer) herumgelegt, um die dorsale Einmündung des D. hepaticus und des D. cysticus in das Pancreas und dessen etwas rechtsseitige Verbindung mit dem Duodenum zu zeigen. Orig. C. H.

ander in das Vorderende des aufsteigenden Asts der Duodenalschlinge (Fig. 236, S. 338 u. 263, S. 368); selten (*Columbidae* und *Struthio*) der eine dicht hinter dem Pylorus, der andere an dem angegebenen Ort.

Auch für die *placoiden Reptilien* wurden manchmal zwei Gänge erwähnt, die gesondert in den Darm führen sollen, andrerseits auch nur ein einziger. — Eigentümlich verhalten sich manche *Saurier* (Fig. 256), bei denen aus der Leber mehrere feine Gänge austreten, die netzig anastomosieren und mit der Gallenblase und deren abführenden Gängen zusammenhängen, um gesondert oder sich zuvor vereinigend in das Duodenum einzumünden. Der D. hepaticus der *Ophidier* ist durch Längsstellung des Magens und den dadurch bedingten, weit nach hinten gerückten Beginn des Mitteldarms, sowie durch die Lage der Leber (s. S. 360 u. Fig. 257) recht lang. Er vereinigt sich mit dem von der gleichfalls weit nach hinten abgerückten Gallenblase kommenden D. cysticus dicht vor dem Eintritt in das Pancreas, dessen Gewebe der aus der Vereinigung entstehende *D. choledochus* durchzieht, ehe er in den Dünndarm mündet. Bei *Tropidonotus natrix* (Fig. 257) liegen die Verhältnisse so einfach wie hier geschildert; sie complicieren sich, besonders bei *Giftschlangen*, (doch auch *Python* [Fig. 258] u. a.) dadurch, daß sich beide Gänge reich netzartig verästeln und durch mehrere Anastomosen mit einander in Verbindung treten können, auch der D. choledochus tritt dann meist in Mehrzahl auf.

Ähnliche Verhältnisse finden sich auch bei gewissen *Urodelen* (z. B. *Proteus*, Fig. 259 *B*), wo zahlreiche feinere *D. hepato-enterici* aus der Leber, das Pancreas durchziehend, zusammen mit dem (aus dem Zusammenfluß eines Lebergangs mit dem *D. cysticus* entstandenen) *D. choledochus*, sowie einem Teil der *D. pancreatici* zum Dünndarm treten. Bei den *Anuren* (Fig. 235, S. 336) hingegen vereinigen sich die mehrfachen Ductus hepatici, und der die Gallenblase tragende D. cysticus zu einem längeren *Ductus choledochus*, der auch hier das Pancreasgewebe durchzieht ehe er zum Dünndarm tritt.

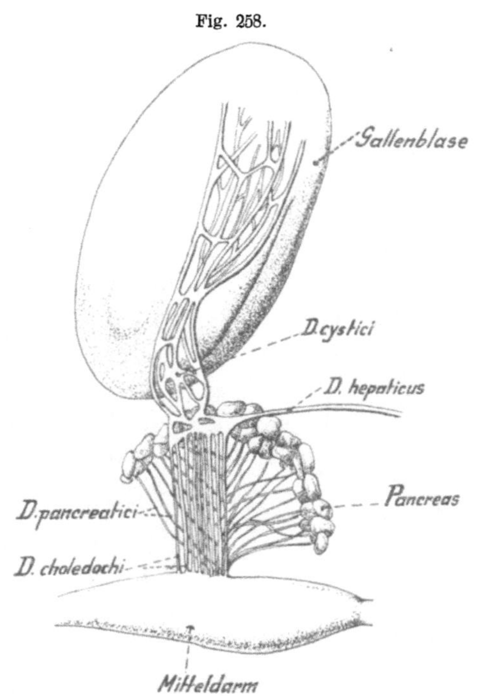

Python bivittatus. Vorderes Ende des Mitteldarms, Gallenblase und Pancreas mit den Ausführgängen von Leber, Gallenblase und Pancreas (nach POELMANN 1840 aus BRONN Kl. u. Ordn.). C. H.

Die Befestigung der Leber durch Mesenterien, sowie ihre Beziehungen zum Peritoneum überhaupt, wird bei der Leibeshöhle besprochen werden.

Feinerer Bau. Die Leber wird gewöhnlich als eine tubulöse Drüse bezeichnet, was ja hinsichtlich ihrer primitiven Bildung wohl zutrifft. Doch verändert sich dieser Bau bei vielen Wirbeltieren und namentlich den *Säugern* so stark, daß man nicht mehr von tubulösem Bau sprechen kann. Rein tubulös ist der Bau bei *Ammocoetes* (Fig. 260) und den *Myxinoiden*, doch verzweigen sich die Drüsenschläuche reichlich und die feineren Gallencapillaren, welche die Tubuli durchziehen, senden zwischen deren Zellen häufig Seitenzweige aus; ein Anastomosieren der Tubuli findet sich noch nicht. Die zu- und abführenden Venen bilden mit relativ wenig Bindegewebe zwischen den Tubuli ein reiches, diese überall umspinnendes Netz. — Bei den *Fischen*, im wesentlichen auch den *Amphibien*, namentlich aber den *Sauropsiden*, erhält sich der tubulöse Charakter. Doch tritt zwischen den Verzweigungen der Tubuli reiche Anastomosenbildung ein, so daß aus ihnen ein dichtes Netzwerk von Röhrchen hervorgeht und die beiden Netzwerke der Tubuli und Venen sich vollständig durchdringen; blinde Enden der Tubuli werden daher gewöhnlich vermißt. Die Gallencapillaren sind im allgemeinen sehr feine Kanälchen. — Bei manchen Fischen, besonders aber den *Amphibien* finden sich reichlich Pigmentzellen in Begleitung der Gefäße oder in Lymphräumen.

Unter den Säugern zeigt *Echidna* noch vollkommen klar den ursprünglichen tubulösen Bau, der bei den übrigen nur noch in frühen Entwicklungsstadien sich findet. Bei den übrigen Säugern erfährt das Lebergewebe eine tiefgreifende Umbildung, indem der tubulöse

Fig. 259.

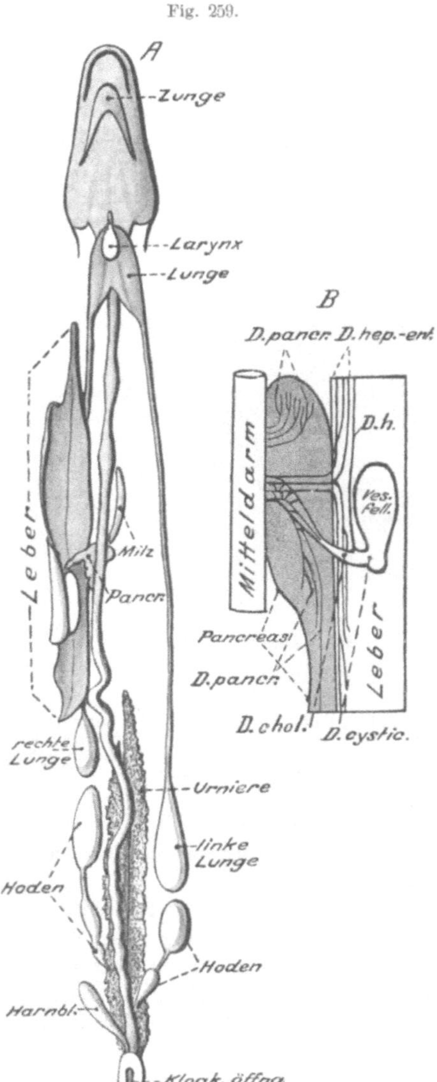

Proteus anguineus. *A* Darm und sonstige Eingeweide von der Ventralseite. *B* Schema der Leber- und Pancreasausführgänge. (*A* Original. *B* nach OPPEL 1889.) C. H.

Fig. 260.

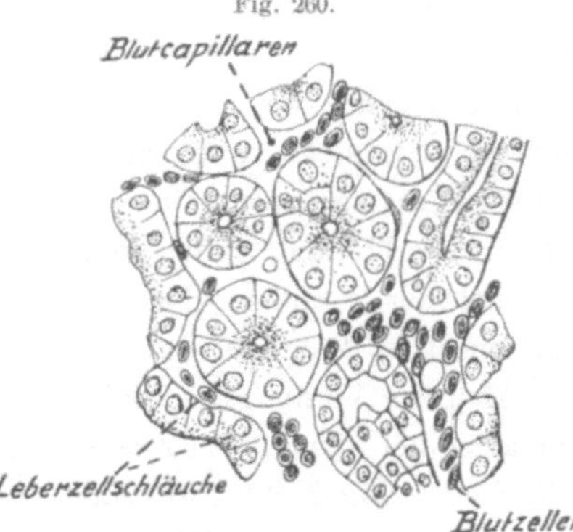

Teil eines Schnittes durch die Leber von Ammocoetes branchialis. Leberzellschläuche in Längs- und Querschnitt (nach RENAUT 1899 aus OPPEL, Vergl. Anatomie). C. H.

Bau sich verwischt. Das wird hauptsächlich dadurch hervorgerufen, daß die netzförmigen Tubuli noch viel inniger miteinander verwachsen, wodurch die ursprünglichen Röhrchen in ein anastomosierendes Balkenwerk von Leberzellgewebe aufgelöst werden, und die zwischen die Leberzellen der ehemaligen Tubuli eindringenden Seitenzweige der Gallencapillaren sich gleichzeitig weiter entwickeln, indem sie auch zwischen die benachbarten Zellen verwachsener Tubuli eindringen, um sich so zu einem feinen Netzwerk von Kanälchen umzubilden, das sich allseitig auf den Grenzen der aneinanderstoßenden Leberzellen, sie umspinnend, ausbreitet (s. Fig. 261 u. 262). Entsprechend entwickeln sich auch die Venencapillaren, die ein ebensolches Netzwerk auf den Grenzen der Leberzellen formieren. Der ursprünglich tubulöse Charakter ist daher ganz geschwunden, und es scheint gezwungen, ihn hier noch festhalten zu wollen. — Fernerhin zeigt das Gewebe der Säugerleber das Besondere, daß die Verzweigungen der zuführenden Venen sich in säulchenförmigen Maschen anordnen, die von Lebergewebe erfüllt werden, weshalb die Gesamtleber aus einer Unmenge solch säulchenartiger, in verschiedener Weise zusammengeordneter *Lobuli* (od. Läppchen) aufgebaut wird (Fig. 261). Das Lebergewebe in jedem solchen Lobulus setzt sich aus einer Menge netzförmig anastomosierender Bälkchen zusammen, die im allgemeinen radiär zur Achse des Lobulus angeordnet sind, und zwischen denen sich die von der Oberfläche des Lobulus eintretenden zuführenden Venen verteilen, die schließlich in der Achse des Lobulus zu einem Anfangsästchen (*Vena centralis*) der abführenden Venae hepaticae zusammenfließen. — Die Gallencapillaren, ziehen von den Bälkchen des Lebergewebes zur Oberfläche des Lobulus und in das interlobuläre Bindegewebe, in dem sie sich, allmählich zusammenfließend, zu den größeren Gallengängen vereinigen. — Auch die Verzweigungen der Leberarterie, sowie die Lymphgefäße und die Nerven verbreiten sich im interlobulären Bindegewebe. Auch bei der Leber von *Echidna* ist trotz ihres abweichenden feineren Baues die Ausbildung der Lobuli deutlich.

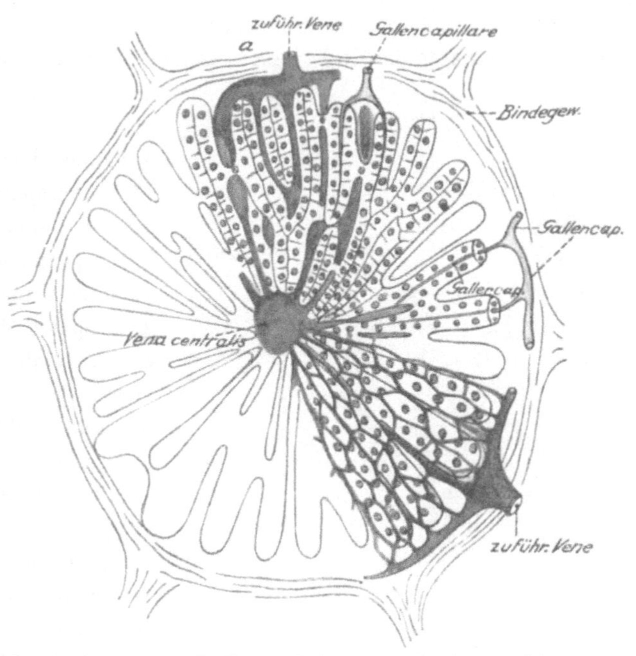

Schema eines quergeschnittenen Leberläppchens vom Säugetier. (Nach Rauber-Kopsch und Stöhr, Histologie.) C. H.

Die Bauchspeicheldrüse (Pancreas), deren physiologische Bedeutung schon oben (S. 358) kurz berührt wurde, scheint bei den Cranioten allgemein verbreitet zu sein; nur für die *Cyclostomen* sind gewisse Zweifel noch nicht ganz behoben. An Umfang bleibt sie hinter der Leber stets sehr zurück und unterscheidet sich von ihr leicht durch ihre weißliche bis schwach rötliche oder bräunliche Farbe, sowie ihren feineren Bau, der im allgemeinen ein acinöser ist und an jenen der Speicheldrüsen erinnert. Wie erwähnt, steht das Pancreas in inniger Beziehung zur Leber, was sich im erwachsenen Zustand schon darin ausspricht, daß seine Ausführgänge häufig mit denen der Leber vereinigt in den Mitteldarm münden, ja zuweilen auch das Pancreasgewebe mit dem der Leber innig verwächst. Noch deutlicher verrät sich diese Beziehung jedoch in der Ontogenie, welche in mancher Hinsicht eigentümlich ist. Bei fast allen Cranioten nämlich (nach gewissen An-

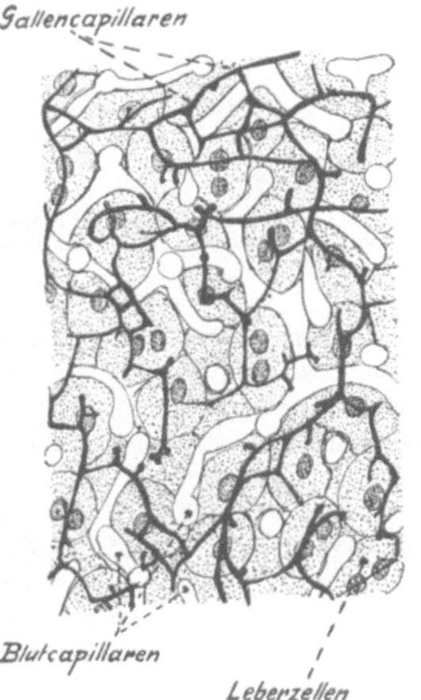

Teil eines Schnittes durch die Leber des Kaninchens. Gallencapillaren injiziert; Blutcapillaren leer; Leberzellen oft zweikernig (nach Sobotta, Histologie, 2. Aufl. 1910). C. H.

gaben selbst bei den *Cyclostomen* (eine Ausnahme sollen nur die *Chondropterygier* bilden) geht das Pancreas aus drei gesonderten Anlagen hervor, und zwar aus derselben Mitteldarmregion wie die Leber; erstens einer unpaaren dorsalen Ausstülpung des Mitteldarms, zweitens einer paarigen ventralen, die, wie es scheint, stets aus einem Teil der Leberanlage (d. h. dem späteren Leberausführgang, Ductus choledochus, caudaler Gang) durch paarig seitliche Ausstülpungen entsteht. Diese drei Anlagen vereinigen sich später durch Verwachsung zu einem einheitlichen Organ, doch sollen sich in gewissen Fällen auch einzelne rückbilden. Die drei ursprünglichen Ausführgänge erhalten sich manchmal oder reduzieren sich auf zwei oder einen; doch können sie sich auch sekundär vermehren. Wie betont, wurde bei den *Chondropterygiern*, sowie von manchen auch bei den *Cyclostomen* nur die dorsale Anlage gefunden, welche dann also hier allein das Pancreas bildet. Das würde für die letzteren auch insofern zutreffen, als deren Pancreas aus der rechten Hälfte der dorsalen Anlage hervorgeht, während die zum Teil beschriebenen paarigen ventralen Anlagen, die sich aus dem ursprünglichen Lebergang entwickeln, zu Lebertubuli würden.

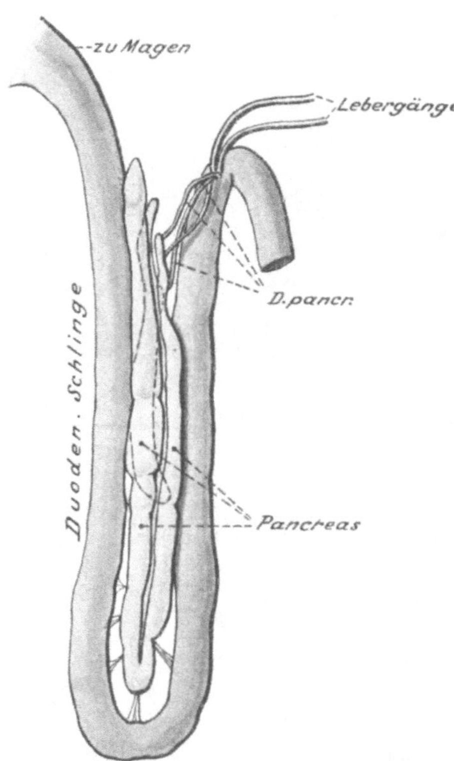

Fig. 263.

Gallus domesticus. Duodenalschlinge mit Pancreas und den Gallengängen von der Dorsalseite.
Orig. C. H.

Die *Cyclostomen* besitzen am Mitteldarmbeginn ein kleines drüsiges Organ, das bei den *Petromyzonten* mit dem Anfang der Spiralfalte in Beziehung tritt. Es besteht aus einer Anhäufung traubiger Drüsenfollikel, die sich um den Ductus choledochus gruppieren und bei den Myxinoiden und Ammocoetes in ihn münden. Bei erwachsenen Petromyzonten, wo sich die Drüsenmasse bis in die Leber hinein ausdehnen kann, sind die Follikel geschlossen, was ja auch für die der Leber selbst gilt. Diese aus dem Gallengang hervorgehenden Follikel entsprächen daher wahrscheinlich der ventralen Pancreasanlage der Gnathostomen. — Wie erwähnt, wurde bei *Petromyzon* ontogenetisch auch eine dorsale Anlage beobachtet, deren rechte Hälfte sich aber später mit der Leber vereinige und zu deren Ausführgang werde, während sich der primäre Lebergang schließe. Aus dieser rechten Hälfte gehe wie erwähnt, auch das kleine Pancreas hervor, während sich die linke zu lymphoidem Gewebe umbilde, vergleichbar der Milz.

Das Pancreas der Gnathostomen besitzt natürlich nahe Beziehungen zum Duodenum, wie schon seine Entwicklung zeigt, woraus sich sein Verhalten zu

der vom Darm gebildeten Duodenalschlinge, der es häufig eingelagert ist, erklärt. Diese Einlagerung tritt besonders bei den *Vögeln* sehr deutlich hervor
(Fig. 263), ist jedoch auch bei den Säugern (Fig. 264) und weiterhin verbreitet.
Besonders innig ist die Beziehung des Pancreas zum Duodenum bei einigen
Schlangen (z. B. *Trigonocephalus*), wo es dem Darm dicht anliegt und ihn
halbringförmig umfaßt. — Meist
ist das Pancreas ein länglich
bandförmiges, fein gelapptes Organ, das jedoch auch kompakter
und rundlich erscheinen kann (so
manche *Urodelen*, *Gymnophionen*,
viele *Ophidier*) und nicht selten
in zwei bis mehrere Lappen zerschlitzt, ja bei gewissen Fischen
sogar in zwei bis mehrere Partien
gesondert sein kann; bei einigen
Schlangen (z. B. *Python*, *Coluber*)
besteht das Pancreas aus nur lose
verbundenen Lappen, deren jeder
einen besonderen Ausführgang besitzt (s. Fig. 258, S. 365). Bei
den *Knochenfischen*, denen das
Pancreas nach älteren Angaben
häufig fehlen sollte, kann es entweder innig mit der Leber ver-

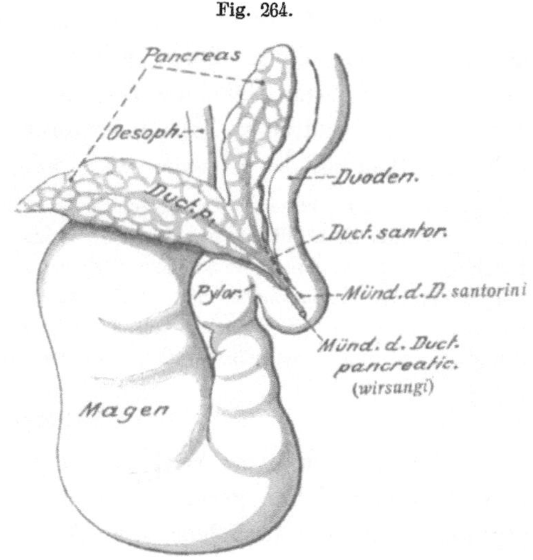

Fig. 264.

Equus caballus. Magen mit Ende des Oesophagus und
Beginn des Duodenum, nebst Pancreas von der Becken-
region aus gesehen (nach ELLENBERGER und BAUM, Vergl.
Anatomie der Haustiere).　　　C. H.

einigt sein (so *Cyprinus*, *Labrus*, *Gobio*, *Syngnathus*) oder es verbreitet sich in
Form feiner Stränge im dorsalen Mesenterium. — Ob die vorhin erwähnte Lappung mit der mehrfachen Anlage zusammenhängt, bedarf genauerer Feststellung.

Die Dreizahl der ursprünglichen Ausführgänge erhält sich nur selten, doch
sollen die bei manchen *Vögeln* (z. B. *Gallus* u. a., s. Fig. 263) sich findenden
drei Gänge den drei ursprünglichen Anlagen entsprechen. Meist erhalten sich
auch bei dieser Gruppe jedoch nur zwei, wohl die der beiden ventralen Anlagen. — Auch die *Säuger* besitzen zum Teil noch zwei, meist anastomosierende
Ausführgänge (z. B. *Echidna*, *Perissodactylia* [einen bis zwei, Fig. 264], *Elephas*,
Canis [einen bis zwei] u. a., *Mensch* und *Simiae* zuweilen). Es handelt sich
hier wohl um den dorsalen (*Ductus Santorini*) und die vereinigten beiden
ventralen (*D. Wirsungi*). Der einfache Gang vieler Säuger soll entweder dem
letztgenannten (z. B. *Ovis*) oder dem dorsalen (*Bos*, *Sus*) entsprechen. — Auch
die *Reptilien* können zwei Gänge besitzen, so die *Crocodilia* z. T.; einer wurde
bei den *Schildkröten* gefunden, mehrere dagegen bei manchen *Schlangen* (s. oben
und Fig. 258, S. 365). Zwei Gänge, ein vorderer und ein hinterer, d. h. einer der
dorsalen und einer der ventralen Anlage, finden sich häufig bei den *urodelen*
Amphibien, doch werden sie nicht selten durch eine Gruppe von Gängen ver-

treten (so z. B. Proteus, Fig. 259 *B*, S. 366, u. a.). Dies ist jedenfalls ein sekundärer Zustand, welcher durch Aufnahme der ursprünglich einfachen Mündung in die Darmwand entstand. — Die Fische mit scharf umschriebenem Pancreas besitzen meist einen einzigen Gang, der bei den *Salmoniden* **aus** der ventralen Anlage hervorgeht, bei den Chondropterygiern dagegen **aus der** einzigen dorsalen. *Acipenser* soll zwei Gänge besitzen.

Daß die Ausführgänge des Pancreas häufig gemeinsam mit dem D. choledochus münden oder in diesen, erklärt sich aus der Ontogenese. Stets münden sie aber in nächster Nähe des Gallengangs in den Darm, was besonders für den aus der ventralen Anlage hervorgehenden Pancreasgang gilt, während sich die Mündung des dorsalen auch weiter entfernt von ihm finden kann.

Nach seinem feineren Bau erscheint das Pancreas als eine acinöse Drüse, die aus zahlreichen mit Endfollikeln besetzten, verzweigten Gängen besteht. Zwischen den Follikeln finden sich im Pancreasgewebe der Gnathostomen weit verbreitet eigentümliche kuglige Körperchen, die *Langerhansschen Inseln*, die aus Zellsträngen bestehen und reich an Blutcapillaren sind. Ihre Bedeutung und Entstehung ist noch recht unsicher, da sie bald als abgelöste Acini, bald als selbständige Bildungen aufgefaßt werden.

Enddarm.

Bei den primitiven Wirbeltieren ist dieser Abschnitt noch wenig entwickelt, kurz und von geradem Verlauf, auch vom Mitteldarm wenig scharf abgegrenzt. Dies gilt in hohem Grad für die *Cyclostomen*, doch im allgemeinen auch für die *Fische*. Bei letzteren ist er zwar häufig durch etwas größere Dicke oder auch umgekehrt durch Dünne vom Mitteldarm unterschieden, zeigt auch gewöhnlich eine etwas abweichende Schleimhautbeschaffenheit, wird aber doch nur selten durch eine innere Ringfalte oder Klappe vom Mitteldarm schärfer abgegrenzt. Bei den *Chondropterygiern* und *Dipnoern* mündet er nicht direkt in den After, sondern in einen hintersten Darmabschnitt, in den auch die Harn- und Geschlechtsorgane führen, die *Kloake*. — Eine solche *Kloake* ist fast für alle Wirbeltiere charakteristisch, und wo sie fehlt, wie bei *Ganoiden*, *Teleosteern* und der großen Mehrzahl der *Säuger* (ausgenommen die *Monotremen*) handelt es sich um Rückbildung, was die Ontogenie sicher erweist. — Zweifelhaft können in dieser Hinsicht nur die *Cyclostomen* erscheinen, bei denen die Kloake höchstens durch eine seichte Einsenkung, in welche sich der Enddarm und die Urierengänge öffnen, vertreten ist. Ob hier ein primitiver oder sekundärer Zustand vorliegt, ist etwas unsicher (vielfach wird jedoch von einer Kloake bei dieser Gruppe gesprochen). Daß die Kloake teilweise aus einer ectodermalen Einsenkung hervorgeht, erweist die Ontogenie, doch auch die fertige Bildung, da sie großenteils von geschichtetem Epithel ausgekleidet wird, das dem der äußeren Haut entspricht.

Auch bei den *Amphibien* und vielen *Sauropsiden* (so zahlreichen *Sauriern*, *Schlangen*, *Crocodilen* und fast allen *Vögeln*) verläuft der Enddarm noch gerade nach hinten oder ist doch nur schwach gekrümmt; doch setzt er sich durch ansehnlichere Dicke schärfer vom Mitteldarm ab (so häufig bei *Amphibien*, be-

sonders den *Anuren*, vielen *Sauriern*, *Schlangen*, *Crocodilen* und *Schildkröten*),
weshalb er nicht selten als Dickdarm bezeichnet wird. Dagegen bleibt er bei
den Vögeln fast stets kurz und gewöhnlich nicht erheblich dicker als der
Mitteldarm. Häufig, doch keineswegs allgemein, wird die Abgrenzung beider
Darmabschnitte durch eine die Ver-
bindung verengernde innere Ringfalte
verschärft; ebenso kann sich an der
Mündung des Enddarms in die Kloake
eine ähnliche Falte sowie ein Sphincter
ausbilden.

Wird der Enddarm länger, so kann
er eine gewisse Abschnittsbildung zeigen; so läßt der häufig ziemlich lange,
aber gerade Enddarm mancher *Schlangen*
einige (zwei bis drei) Anschwellungen,
die durch innere Ringfalten mehr oder
weniger geschieden sind, erkennen. —
Bei nicht wenigen *Sauriern*, namentlich
aber vielen *Cheloniern* (besonders pflanzenfressenden, Fig. 265) verlängert sich
der Enddarm erheblich, so daß er ein
bis zwei Schlingen bildet; bei manchen
der letzteren (z. B. *Testudo*), doch auch
einzelnen *Sauriern* (z. B. *Draco*) wird
sein hinterster Teil bedeutend dünner
und zieht gerade zur Kloake, weshalb
dieser Abschnitt, ähnlich wie bei den
Säugern, als *Rectum* (*Mastdarm*) unterschieden werden kann. — Ausnahmsweise
wird auch der Enddarm gewisser Vögel
(so *Struthio*) sehr lang und gewunden.

Der Säugerenddarm ist gewöhnlich
erheblich verlängert, so daß er fast
stets eine bis mehrere Schlingen bildet.

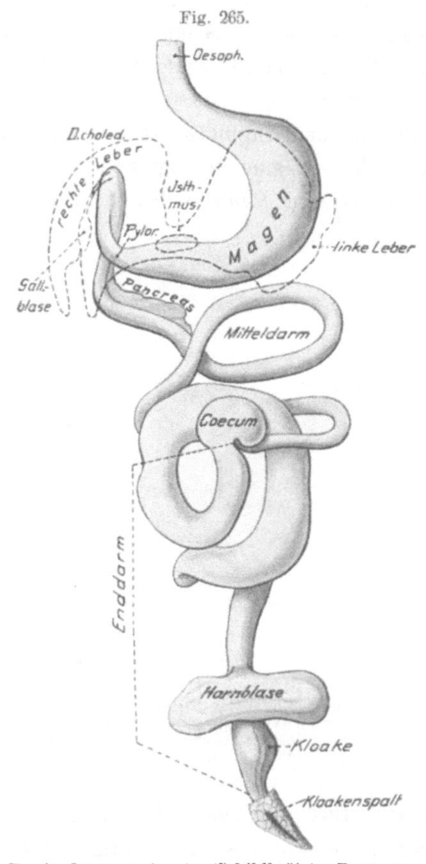

Testudo marginata (Schildkröte). Darm von
der Ventralseite. Die Umrisse der Leber sind in
Strichlinien angedeutet.
Orig. C. H.

Da der Mitteldarm sich gewöhnlich
bis in die Beckenhöhle erstreckt, so richtet sich diese Enddarmschlinge in der
Regel nach vorn, steigt häufig bis zur Magengegend empor, biegt hier nach
hinten um oder wendet sich zunächst quer nach links, um dann caudalwärts
zum After zu ziehen. Obgleich der Enddarm mancher Säuger kaum weiter
als der Mitteldarm wird und sich von letzterem dann auch wenig scharf absetzt, so ist doch sein vorderer und längerer Teil, der die erwähnte Schlinge
bildet, meist mäßig bis stark erweitert und wird als *Colon* oder *Dickdarm*
(*Grimmdarm*) von dem in der Regel gerade zum After ziehenden dünneren,
doch muskulöseren Abschnitt, dem *Rectum* oder *Mastdarm* unterschieden.

Die häufige Bildung eines *Blinddarms* (*Coecum*) am Anfang des Colon verschärft die Grenze zwischen Mittel- und Enddarm, die jedoch innerlich auch durch Klappenbildungen, die die Mündung des Mitteldarms verengern können, angezeigt wird. Dabei liegt die Mündung des Ileums entweder im Colon (*Valvula coli*) oder im Blinddarm (*Valvula ileocoecalis*) oder an der Grenze von Colon und Coecum. Wie erwähnt, bleibt der Enddarm und besonders das Colon niederer Säuger kurz (z. B. *Monotremen*, gewisse *Edentaten*, einzelne *Carnivoren*, *Chiropteren*, *Prosimier*). Bei den typischen Pflanzenfressern, hauptsächlich den Ungulaten, *Proboscidiern*, *Sirenen*, manchen *Rodentien*, *Hyracoiden* erreicht er eine bedeutende Länge, bis zu $^1/_4$ der Mitteldarmlänge, ja bei *Halicore* und *Rhytina* (Sirenia), sowie *Galeopithecus* kann er sogar länger als

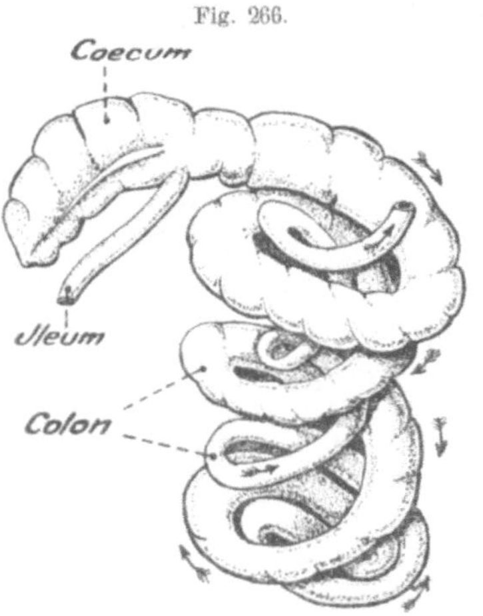

Darmscheibe (Colonlabyrinth) und Blinddarm vom S c h w e i n, etwas auseinandergezogen (nach ELLENBERGER und BAUM, Vergl. Anat. d. Haustiere).
C. H.

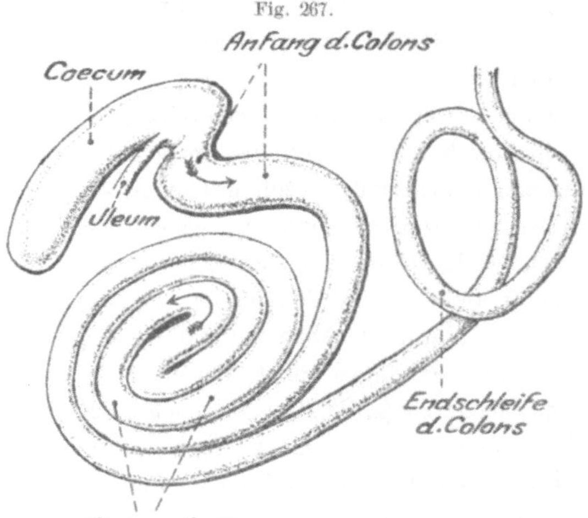

Darmscheibe vom R i n d. Endschleife des Colons etwas beiseite gelegt (nach ELLENBERGER und BAUM, Vergl. Anat. d. Haustiere).
C. H.

jener werden. Diese Verlängerung betrifft stets das Colon, welches dann Schlingen bildet. — Eine aufsteigende Schlinge des hinteren schon etwas verengten Colonabschnitts findet sich auch bei den *catarrhinen Affen* und dem *Menschen* als *Colon sigmoideum* (*S romanum*). — Eine ähnliche Schlinge scheint es zu sein, die bei den *Pferden* so lang wird, daß sich das Colon gewissermaßen verdoppelt, indem sie parallel neben dessen Hauptschlinge hinzieht; doch ist der folgende engere Colonabschnitt (*kleines Colon*) hier gleichfalls stark gewunden. Auch das Colon der *Artiodactylen* wird recht lang, indem es in seiner Mittelregion eine nach hinten gerichtete enge und lange Schlinge bildet, die sich schraubig (*Schwein*, Fig. 266) oder spiralig (*Rind*, Fig. 267) in häufig zahlreichen Umgängen aufrollt (*Darmscheibe*). Eine ähnliche Darmscheibe tritt ausnahmsweise bei gewissen Prosimiern (*Propithecus*, in geringerer Entwicklung auch bei *Stenops*) auf. Der relativ lange Enddarm mancher *Nager* und von *Procavia* bildet ebenfalls Schlingen. — Das Rectum der Säuger erweitert sich häufig dicht vor dem Anus zu einer *Ampulla recti*.

Bei Pflanzenfressern und gewissen Omnivoren, deren Colon ansehnlich weit wird, so namentlich bei den *Perissodactylen*, unter den Artiodactylen bei den *Schweinen*, den *Proboscidiern, manchen Nagetieren*, den *catarrhinen Affen* und dem *Menschen* bildet die Colonwand zahlreiche aufeinanderfolgende bruchsackartige Ausbuchtungen (*Haustra, Poschen*), deren Bildung hauptsächlich dadurch bedingt wird, daß die Längsmuskulatur des Colon in diesen Fällen keine kontinuierliche Lage darstellt, sondern sich in einige Längsbänder (*Tänien*, eine bis vier) am Dickdarm auflöst. Zwischen diesen Tänien buchtet sich dann die Darmwand zu den Haustra aus, die also in ein bis mehreren Längsreihen angeordnet und nicht etwa ringförmige Ausbuchtungen der Darmwand sind. — Gelegentlich kann es vorkommen (z. B. *Lagomys*, s. Fig. 272, S. 377), daß sich die Haustra an mehreren erweiterten Stellen des Colons, zwischen die sich haustralose Regionen einschalten, wiederholen. Da der gleich zu erwähnende Blinddarm bei ansehnlicherer Entwicklung ebenfalls Haustra bilden kann, so wurde gelegentlich vermutet, daß sie ursprünglich dem Coecum eigen gewesen und sich erst später auf das Colon ausgebreitet hätten. Oben (S. 348) wurde jedoch schon betont, daß dieselbe Bildung gelegentlich sogar am Magen gewisser Säuger vorkommt.

Coecum- oder Blinddarmbildungen des Craniotenenddarms. Schon bei den *Chondropterygiern* entspringt am dorsalen Vorderende des Enddarms meist eine verschieden lange, fingerförmige Ausstülpung, die nach hinten oder vorn gerichtet ist (*fingerförmiges Organ, Processus digitiformis, Rectaldrüse*). Ihre Wand ist reich an traubigen Drüsen. Bei *Chimaera*, der das Organ fehlt, finden sich am gleichen Ort ansehnliche Drüsenanhäufungen in der Enddarmwand. Über die Funktion dieses Organs fehlen sichere Beobachtungen; sogar excretorische Bedeutung wurde ihm gelegentlich, jedoch wohl fälschlich zugeschrieben. — Unter den übrigen Fischen zeigen nur gewisse Teleosteer (z. B. *Box*, sowie einige andere, häufiger im Jugendzustand) ein bis zwei Anhänge am Enddarm, von denen es zweifelhaft erscheint, ob sie dem Organ der Knorpelfische entsprechen. Ob der Anhang der *Chondropterygier* als Homologon und Vorstufe der Blinddarmbildungen der Tetrapoden gedeutet werden darf, wie dies mehrfach geschehen, bleibt vorerst unsicher; denn letztere scheinen sich offenbar in wesentlich anderer Weise entwickelt zu haben.

Bei manchen *Amphibien* (z. B. *Salamandra, Rana mugiens*) buchtet sich die vordere Dorsalregion des stark erweiterten Enddarms mäßig nach vorn aus, so daß sie als ein sehr kurzer aber weiter Anhang des Enddarms erscheint. — In ähnlicher Weise, jedoch nicht selten viel größer, wiederholt sich diese Coecumbildung bei vielen *Sauriern* und manchen *Schlangen* (z. B. *Python, Tortriciden* u. a.), doch fehlt sie auch vielen *Eidechsen* und den meisten *Schlangen*, wie auch den *Crocodilen*. Bei gewissen Sauriern, so namentlich den *Iguanen* (s. Fig. 268) und *Tupinambis teguixin*, wird das Coecum länger und setzt sich schärfer vom Enddarm ab, indem sein Eingang durch Faltenbildung verengert wird, was auch für die Einmündung des Mitteldarms in den vorn stark erweiterten Enddarm gilt. — Die *Chelonier* (z. B. *Testudo*, Fig. 265, S. 371) besitzen ebenfalls ein kurzes, etwa kugliges Coecum.

Das schon bei den Reptilien sehr schwankende Vorkommen des Coecums setzt sich auf die Vögel und Säuger fort, doch weisen die Gesamterscheinungen bei den Amnioten darauf hin, daß der Mangel wohl häufig auf Rückbildung beruht.

Die *Vögel* besitzen fast allgemein zwei Coeca; anderen fehlen solche, so namentlich manchen *Spechten*, *Papageien*, *kuckucksartigen* Vögeln, gewissen *Tauben* und *Geiern*, den *Cypselomorpha*; doch sind die Angaben etwas unsicher, da sich individuelle Variationen finden und sehr kleine Coeca häufig übersehen wurden. Statt der charakteristischen beiden Coeca (siehe Fig. 269), deren Hervorgehen aus Einrichtungen der Reptilien vorerst unklar ist, tritt nur selten ein *unpaares* Coecum auf, so bei fast allen Reihern (*Ardeidae*), gewissen *Procellaria* (Sturmvögel); zuweilen auch als individuelle Abweichung. Letzteres scheint zu erweisen, daß die typische Bildung die paarige ist, aus welcher die unpaare durch Reduktion hervorging. Im allgemeinen sind die Coeca bei den fleisch- oder insektenfressenden Formen klein und rudimentär, bei pflanzenfressenden (so namentlich *Ratiten*, *Rasores*, *Lamellirostres*, vielen *Grallae*) ansehnlich bis recht lang. Wenn letzteres der

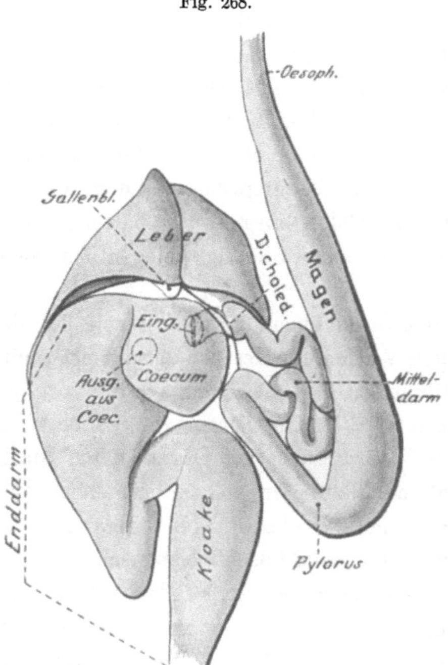

Iguana tuberculata. Darm mit Leber von der Ventralseite. Orig. C. H.

Fall ist, so schwellen ihre Enden häufig kolbig an, ja zeigen gelegentlich haustraartige Aussackungen und Tänienbildung, wie das Colon der Säuger. Die Nahrung tritt in die Coeca ein.

Eine besondere Bildung zeigen die beiden großen Coeca von *Struthio*, indem ihre Ursprünge so genähert sind, daß sie mittels einer gemeinsamen Öffnung in den Enddarm münden. Ferner erhebt sich ihre Schleimhaut zu einer schraubenförmig verlaufenden Falte, die wohl durch das Verschmelzen der Einfaltungen zwischen haustraartigen Ausbuchtungen entstand.

Mammalia. Auf das schwankende Vorkommen der fast stets einfachen Coecumbildung auch bei dieser Gruppe wurde schon oben hingewiesen, auch gilt für das Coecum der Säuger, wie für die Coecumbildungen überhaupt, dieselbe Beziehung zur Nahrung, die schon bei den Vögeln hervorgehoben wurde; das Coecum fehlt daher häufig ganz.

So bei fast allen *Insectivoren* (ausgenommen *Macrosceliden* und *Tupajiden*), ebenso den meisten *Chiropteren* (ausgenommen *Megaderma* und *Rhinopoma*); unter den Carnivoren bei den *Ursiden*, *Musteliden* und *Procyoniden*; den *denticeten Cetaceen* (ausgenommen *Platanista*); einigen Edentaten (*Maniden*, gewissen *Dasypodiden* und den *Bradypodiden*); unter den *Ungulaten* nur *Hippopotamus*, unter den Marsupialiern nur gewissen carnivoren (*Dasyuriden* und *Tarsipes*).

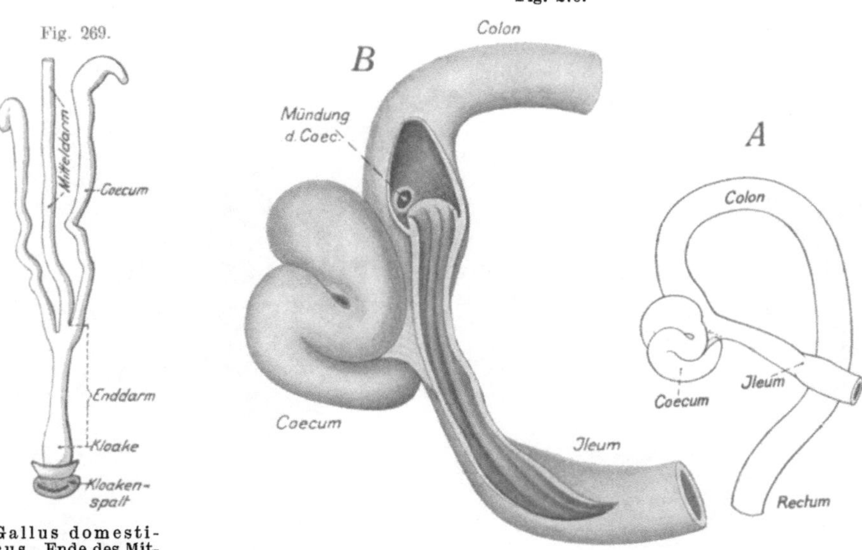

Gallus domesticus. Ende des Mitteldarms, sowie Enddarm mit den beiden Coeca von der Ventralseite. Orig. C. H.

Blinddarm vom Fuchs (Canis vulpes). *A* Ende des Ileum, Colon mit Coecum und Rectum in natürlicher Lage von der Ventralseite gesehen. *B* Übergang des Ileum in das Colon von der Ventralseite geöffnet. Orig. Blo.

Bei fleischfressenden Säugern, doch auch den *Monotremen* ist es meist mäßig lang bis sehr kurz als ein einfach röhriger, mäßig dicker Anhang am Enddarmbeginn. Bei Pflanzenfressern wird es dagegen häufig sehr lang und weit, so vor allem bei den *Pferden*, den *Ruminantien*, vielen *Rodentien* (fehlt hier nur den *Myoxiden*), wo es die Körperlänge erreichen, ja übertreffen kann; bei dem Marsupialier *Phascolarctos* soll es sogar dreimal so lang wie der Körper werden; auch die Proboscidier, sowie manche Prosimier besitzen einen verhältnismäßig langen Blinddarm. Wenn das Coecum lang und weit wird, zeigt es gewöhnlich Tänien- und Haustrabildung, wie schon beim Colon erwähnt wurde. — Neuerdings werden die Beziehungen zwischen Länge des Coecums und Nahrung zwar bestritten; doch genügen die bisher beigebrachten Argumente nicht, um diese Ansicht zu begründen. — Der Blinddarm mündet meist mit weiter Öffnung in das Colon, seltener mit durch eine Ringfalte verengter (z. B. *Canis*, Fig. 270 *B*). Es ist zuweilen mehr oder weniger gewunden, ja kann sich schraubig aufrollen, wie es in geringem Grad beim *Hund*, sehr entwickelt bei gewissen *Prosimiern* (*Lemur*) auftritt. — Manchmal ist sein blindes Ende zu einem engeren Fortsatz verschmälert, dem *Processus vermiformis*, wie er sich besonders bei manchen Nagern, z. B. *Lepus* (Fig. 271 *A*) und anderen, den *catarrhinen Affen* und dem *Menschen* findet. Er wird meist als eine Verkümmerung des Endstückes betrachtet, manchmal auch gewissermaßen als die Urform des Säugercoecums, da er dem kurzen Coecum der Monotremen darin gleicht, daß er sehr reich an Lymphgewebe ist.

Fig. 271.

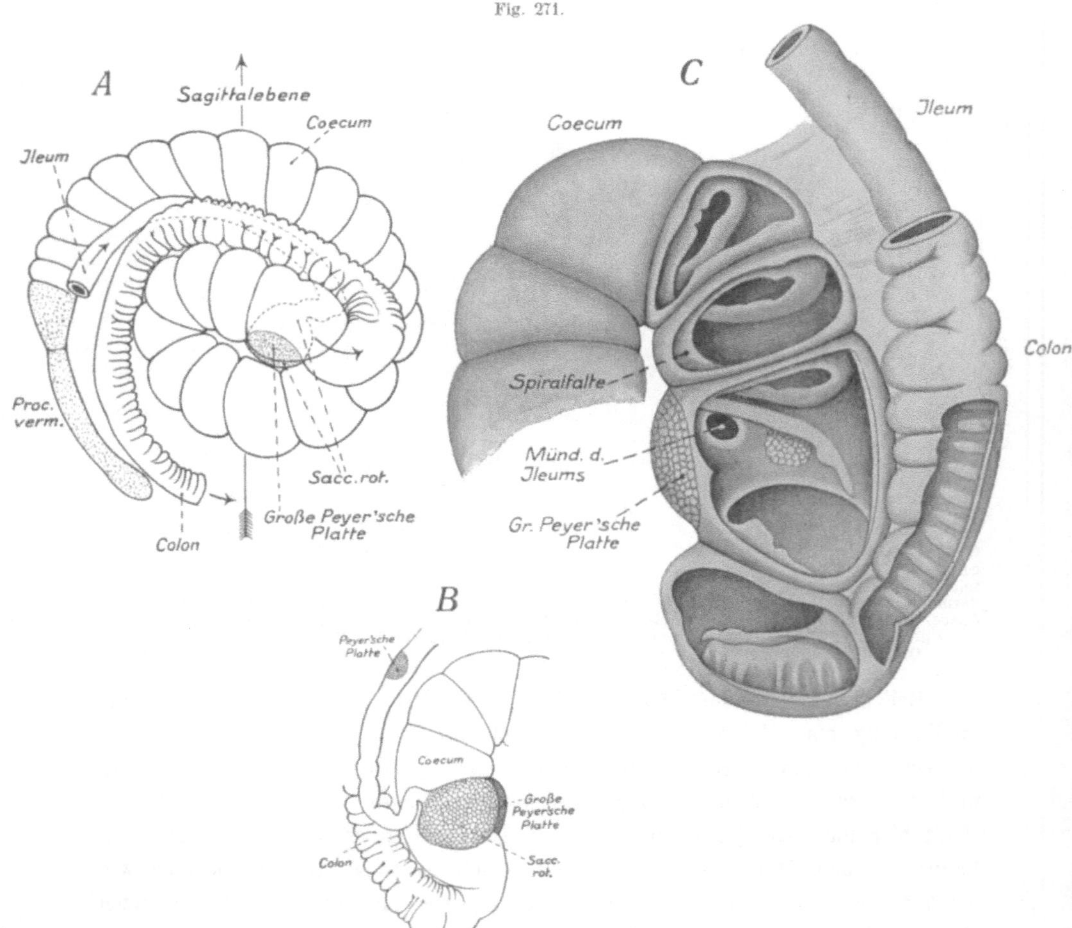

A Blinddarm (Coecum) vom **Kaninchen**, in natürlicher Lage von der Ventralseite mit dem Ende des Ileum und dem Anfang des Colon. *B* Der Anfang des Coecum von der Dorsalseite mit dem Sacculus rotundus. *C* Übergang des Colon in das Coecum von der Ventralseite geöffnet, um besonders die Spiralklappe des Coecum zu zeigen. Rechts neben der Einmündung des Ileum in das Coecum liegt eine kleine PEYERsche Platte.   Orig. Blo.

Nur vereinzelt (*Manatus*) gabelt sich das blinde Ende des Coecums in zwei hornartige Zipfel oder findet sich neben dem eigentlichen Coecum eine zweite ähnliche Bildung. So besitzen ein Ameisenfresser (*Cyclothurus*) sowie ein Gürteltier (*Dasypus sexcinctus*) zwei kleine gleiche Coeca am Enddarmbeginn, während sich bei *Lagomys* (= *Ochotona*, Rodentia, s. Fig. 272) neben dem gewöhnlichen ansehnlichen Coecum noch ein (oder zwei?) kleine fingerförmige Anhänge finden, die vielleicht aus dem angeschwollenen Anfangsteil des Coecum (*Sacculus rotundus*), wie er sich bei Lepus findet, hervorgegangen sind. — Ein ähnlicher Anhang wurde auch bei *Phascolomys* angegeben, doch auch als Processus vermiformis gedeutet. Bei *Hyrax* (= *Procavia*) treten außer dem sackförmigen Coecum am Beginn des Enddarms, in der Mittelregion des Colon, das sich hier erweitert, zwei zipfelförmige blinddarmartige Anhänge auf (s. Fig. 273).

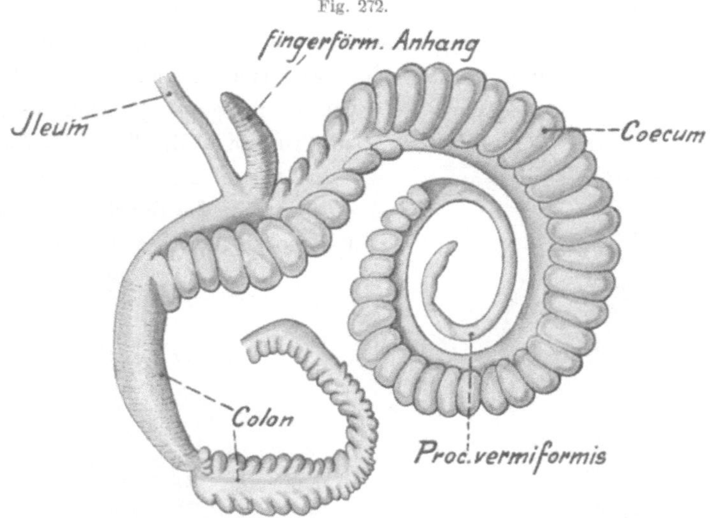

Fig. 272.

Lagomys (Ochotona) alpinus. Ende des Ileum, Anfang des Colon und Coecum
(nach LECHE in BRONN, Kl. u. Ordn.).   C. H.

Die *Schleimhaut des Enddarms* ist meist ähnlich beschaffen wie jene des Dünndarms, also häufig längsfaltig; bei Vögeln, Säugern und gewissen Fischen namentlich in der Vorderregion auch zuweilen zottig. Die der Blinddärme ist gewöhnlich die gleiche, bei manchen Vögeln daher auch zottig. — Das einschichtige Epithel soll bei Ganoiden und gewissen Teleosteern Wimperzellen enthalten und ist stets reich an *Becherzellen*. — *Lieberkühnsche Drüsen* finden sich von den Amphibien an im Enddarm allgemein, auch in den Blinddärmen, bleiben aber häufig kleiner als jene des Mitteldarms; bei den Monotremen verästeln sie sich reich. — Die Wand des Enddarms, sowie die der Coeca enthält bei Vögeln und Säugern gewöhnlich zahlreiche *Lymphknötchen* (*Noduli*), doch auch zusammengesetzte derartige *Knoten* (*Peyersche Platten*), wie später bei den Lymphdrüsen eingehender zu besprechen ist.

Die Kloake und der After. Die Bedeutung und Verbreitung der Kloake wurde schon oben (S. 370) erwähnt. Bei den Fischen (*Chondropterygiern* und *Dipnoern*) unterscheidet sie sich meist nur wenig scharf vom übrigen Enddarm, abgesehen von der Einmündung der Harn- und Geschlechtsleiter in ihre vordere Region. — Bei den übrigen Wirbeltieren dagegen, besonders den meisten Amnioten, ist sie gewöhnlich etwas weiter als das Rectum. Ihre äußere Öffnung (*Kloakenafter*) bildet bei den Amphibien und den placoiden Reptilien meist einen Längsspalt (bei *Emys* einen ovalen Querspalt, s. Fig. 274), bei den Squamaten hingegen einen Querspalt; die der Vögel erscheint meist rundlich. Sie oder der After bei den Wirbeltieren, deren Kloake rückgebildet ist, liegt ursprünglich und auch meist im erwachsenen Zustand fast stets auf der Grenze von Rumpf und Schwanz, also in der Ursprungsgegend der hinteren Extremitäten. Nur wo der Schwanz ganz oder sehr rückgebildet ist (so bei *Gymnophionen*,

Anuren, Vögeln und den Säugern mit verkümmertem Schwanz, *Bradypodiden, gewissen Affen,* speziell *Anthropomorphen* und *Mensch*) rückt sie nahezu an das hintere Körperende. Als Ausnahme von dieser allgemeinen Regel, die sich auch bei den ursprünglicheren Fischen (*Chrondropterygiern, Ganoiden, Dipnoern* und den *physostomen Teleosteern*) erhielt, kann der After bei Teleosteern, deren Bauchflossen kehlständig geworden oder geschwunden sind, bis in die Mitte der Bauchgegend, ja noch weiter nach vorn rücken (z. B. *Pleuronectiden, Gymnotus* u. a.). Nur ganz selten aber ist er sogar vor die Bauchflossen, in einem Fall sogar vor die Brustflossen, ver-

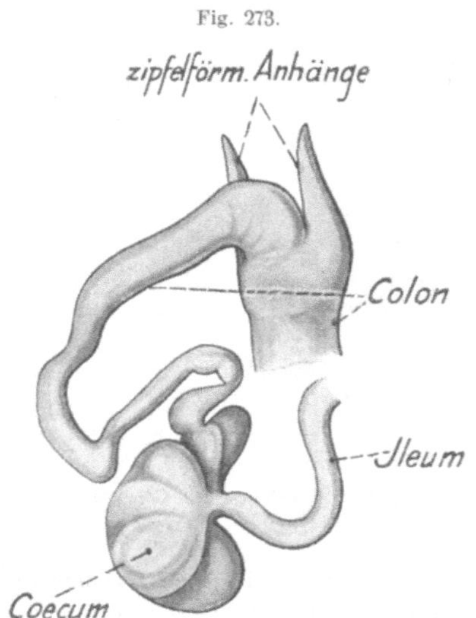

Hyrax syriacus. Ileum, Coecum und Colon mit zipfelförmigen Anhängen (nach LECHE in BRONN, Kl. u. Ordn.).   C. H.

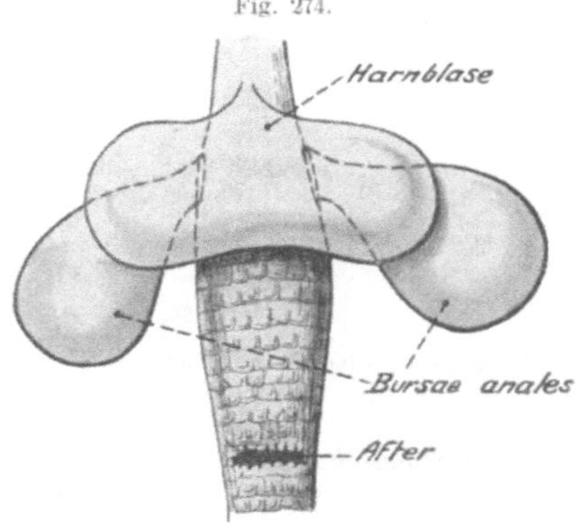

Emys europa'ea. Kloake mit Kloakenafter, Harnblase und Bursae anales (nach BOJANUS 1819 kombiniert).   C. H.

schoben. Diese Verschiebung beruht auf besonderen Wachstumsprozessen, wie sie sich ja in der Vorwanderung der Bauchflossen (s. Bd. I, S. 320) schon aussprachen.

Bei *Amphibien, Sauriern* und *Cheloniern* sowie den *Monotremen* entspringt ganz vorn von der Ventralwand der Kloake eine meist ansehnliche sackartige, gewöhnlich dünnwandige Ausstülpung, die *Harnblase* (*Vesica urinaria*), der sich bei manchen Flußschildkröten (*Emys* [Fig. 274], *Chelys, Chelydra* u. a.) noch ein Paar lateraler ähnlicher Blasen zugesellen kann (*Bursae anales*), die vermutlich auch eine ähnliche Funktion wie die Harnblase besitzen.

Bei den Amnioten, deren Embryonen eine Allantois zukommt, ging dieses Embryonalorgan aus der mächtigen Entwicklung der ursprünglichen Harnblase der amphibienartigen Vorfahren hervor, weshalb ihre definitive Harnblase den sich erhaltenden Ursprungsteil der Allantois darstellt. — Den Fischen fehlt ein mit der Harnblase vergleichbares Organ; denn die dorsale blasenartige Ausstülpung, die sich bei den Dipnoern am Beginn der Kloake findet, läßt sich zwar vielleicht funktionell, aber nicht morphologisch mit der Harnblase der Tetrapoden vergleichen. Die genauere Besprechung der Harnblase wird füglich erst bei den Exkretionsorganen erfolgen.

Die *Kloake* der Amphibien und squamaten Reptilien ist im allgemeinen wenig umfangreich und vom Enddarm schwach abgesetzt. Unterabschnitte lassen sich an ihr gewöhnlich kaum unterscheiden, doch findet sich bei den

Anuren etwas vor der Kloakenöffnung ein Sphincter, der den hintersten kleineren Abschnitt vom hervorgehenden etwas absondert. — Die röhrenförmige Kloake der *männlichen Gymnophionen* wird im Gegensatz zur weiblichen sehr lang und zeigt drei Abschnitte, von welchen der mittlere erweitert ist und jederseits eine zipfelförmige Ausstülpung bildet. Die Kloake dieser Amphibien ist ausstülpbar und ihre beiden Anhänge dienen wohl als Begattungsorgane, wovon später mehr. — Die Kloake der *Crocodile* und *Vögel* ist meist erheblich erweitert, die der *Chelonier* dagegen mehr röhrenartig. Bei den beiden ersteren Gruppen läßt sie zwei bis drei Abschnitte erkennen, die innerlich durch Quer- und Ringfalten der Schleimhaut in verschiedenem Grade gesondert sind; der vorderste, etwas erweiterte Teil (auch *Coprodaeum* genannt) dürfte wohl richtiger als eine hinterste Erweiterung des Enddarms aufzufassen sein. In den mittleren Teil (*Urodaeum*) münden die Harn- und Geschlechtsgänge, und der hintere Abschnitt (*Proctodaeum*) enthält den Penis oder die Clitoris, wo diese Organe vorhanden sind.

Die Kloake der *Vögel* erscheint noch dadurch besonders ausgezeichnet, daß die Dorsalwand ihres hintersten Abschnitts eine sackförmige Ausstülpung (*Bursa Fabricii*) bildet, die sich aber bei vielen Vögeln nur in der Jugend findet, um später rudimentär zu werden oder ganz zu verkümmern. — Gut erhalten bleibt sie bei den meisten erwachsenen *Ratiten*. Sie ist häufig birnförmig und mündet dann durch einen verengten Stiel in die Kloake. Der Ursprung der Bursa wird insofern verschieden aufgefaßt, als sie nach gewissen Angaben aus dem entodermalen, nach anderen aus dem ectodermalen Kloakenteil (Proctodaeum) hervorgehen soll.

Schleimhautdrüsen, abgesehen von Becherzellen, besitzt die Kloake in der Regel nicht; dagegen stehen mit ihr gewöhnlich accessorische Drüsenbildungen im Zusammenhang, die zum Teil als modifizierte Hautdrüsen aufzufassen sind und deshalb auch schon früher (Bd. I, S. 141—143) kurz erwähnt wurden. — So wird die Kloake der *urodelen Amphibien* mehr oder weniger reichlich (besonders bei den Männchen) von Drüsenmassen umhüllt, wogegen sich bei den Anuren nur an der Kloakenöffnung zahlreich kleine Hautdrüsen finden. — Die *Sauriermännchen* zeigen in der Einmündungsgegend der später zu besprechenden Penisschläuche je eine ansehnliche Kloakendrüse (sog. *Prostata*), die auch dem Weibchen nicht ganz fehlt. Außerdem kann sich auch am Caudalrand der Kloakenöffnung eine kleinere Drüse finden. Ebenso besitzen die *Ophidier* an der Dorsalwand der Kloake zum Teil Drüsenbildungen ähnlich den erst erwähnten der Saurier. Dagegen besitzen die Crocodile eine paarige Drüse (*Moschusdrüse*), die etwas seitlich, dicht vor der Kloakenöffnung, ausmündet. Von den Cheloniern ist Ähnliches nicht bekannt und auch die Vögel zeigen nur an der Ventralwand des hinteren Kloakenabschnitts drüsige Follikel. — Eigentümlich verhält sich jedoch die *Bursa Fabricii*, da ihre Wand meist von zahlreichen lymphknötchenartigen Follikeln durchsetzt wird, über deren Bedeutung, wie die der Bursa überhaupt, nichts Sicheres bekannt ist.

Auch die Kloakenschleimhaut ist häufig längsfaltig, zuweilen aber auch glatt bis mannigfach modifiziert, so bei manchen urodelen Amphibien (*Necturus*, *Triton*) sogar mit fadenförmigen, drüsenführenden Papillen ausgerüstet. — Natürlich findet sich in ihrer Wand die gewöhnliche Darmmuskulatur, die sich manchmal am Eingang in die Kloake, doch auch in ihrem
Verlauf sphincterartig entwickeln kann. — Schon von den Amphibien an treten aber auch
quergestreifte, von der Rumpfmuskulatur abgezweigte Muskeln zu ihr. So bei den Amphibien absteigende, die einen *Compressor cloacae* bilden und ein die Kloakenöffnung beiderseits umziehender, aus der ventralen Rumpf-Schwanzmuskulatur hervorgehender *Sphincter
cloacae*, der sich ebenso bei den Reptilien und Aves in verschiedenem Grade gesondert hat
und den Zusammenhang mit dem Skelett zuweilen (*Vögel*) ganz verlor. Dieser Kloaken-
sphincter findet sich noch bei den *Monotremen*, wo sich jedoch zu ihm noch ein aus der
Hautmuskulatur hervorgehender *Sphincter superficialis* gesellt. — Der innere Sphincter der
übrigen Säuger sondert sich mit der Trennung von After und Urogenitalöffnung in einen
dem After angehörigen *Sphincter ani externus* und einen solchen der Urogenitalöffnung. Zu
ersterem gesellt sich gewöhnlich noch ein *Sphincter ani internus*, der sich von der Darmmuskulatur ableitet und daher aus glatten Fasern besteht. Wie schon bei den niederen
Wirbeltieren können sich jedoch auch hier noch weitere Muskeln entwickeln, welche zum
Hinterende des Darms treten, so ein *Levator ani*, der vom Hinterrande des Ischium entspringt; ein ähnlicher Muskel findet sich auch bei den Vögeln, und hierher gehört auch vielleicht schon der oben erwähnte *Compressor cloacae* der Amphibien. Da die Begattungsorgane
der Amnioten aus der Kloakenwand hervorgehen, so treten auch sie in Beziehung zur
Kloakenmuskulatur, wovon später genauer die Rede sein wird. Bei den Säugern entwickeln
sich so, beim Schwinden der Kloake, aus dem ursprünglichen Sphincter cloacae die mit dem
Penis oder der Clitoris in Beziehung tretenden *Musculi bulbocavernosus* und *ischio-
cavernosus*, welche bei den Säugerweibchen, sowie den Männchen der niederen noch in Verbindung mit dem Sphincter ani stehen.

Druck von Breitkopf & Härtel in Leipzig.

8. Kapitel. Die Leibeshöhle und die sich von ihr ableitenden Organsysteme (bes. das Ambulacralsystem der Echinodermen).

Einleitung.

Schon in der allgemeinen Einleitung wurde die Entstehung einer Leibeshöhle, d. h. eines mit Flüssigkeit erfüllten Raums zwischen Darm- und Körperwand, ziemlich eingehend besprochen, so daß wir auf die frühere Erörterung (Bd. I, S. 15—22) verweisen dürfen. Dort wurde gezeigt, daß in der Ontogenese zwischen Urdarm und Ectoderm sehr häufig eine solche Höhle auftritt, die aus der Furchungshöhle der Blastula hervorgeht, und nach der Bildung des Urdarms zum *Blastocoel* oder der *primären Leibeshöhle* (*Protocoel*, ZIEGLER) wird. Bei den *Larven* zahlreicher Bilaterien (so *Plathelminthen, Chätopoden, Oligomeren, Echinodermen, Mollusken, Acranier*) erhält sich dieses Blastocoel; es entwickelt sich jedoch in ihm durch Einwanderung von Ecto- oder Entodermzellen oder beider meist ein Mesenchym. Wie wir früher fanden, kommt es auch bei den komplizierteren Coelenteraten zur Entwicklung eines Mesenchyms, das sich zwischen Urdarm und Ectoderm einschiebt, ohne daß eine primäre Leibeshöhle gebildet wird. Ebenso wurde schon darauf hingewiesen, daß bei zahlreichen Bilaterien das ursprüngliche Blastocoel von einem später entstehenden *Coelom* (*sekundäre Leibeshöhle, Deuterocoel*) verdrängt werden kann und sich meist in das Blutgefäßsystem umbildet.

Ein *typisches Coelom* bildet sich allgemein bei den *Anneliden, Oligomeren, Echinodermen, Arthropoden* und *Vertebraten*, während das Coelom der *Mollusken* sich meist auf das Pericard beschränkt. Daß dieses Coelom in besonderer Weise verändert und auf verschiedenem Wege wieder rückgebildet werden kann, zeigen manche Würmer, so namentlich die *Archianneliden*, die *Hirudineen* und ähnlich vielleicht die *Nemertinen*, doch auch die *Arthropoden*.

Früher (Bd. I, S. 18) wurde schon zu begründen versucht, weshalb wir die Entstehung des Coeloms durch Ablösung divertikelartiger Ausstülpungen des Urdarms, welche sich den Gastraldivertikeln der *Coelenteraten* vergleichen lassen, für die primitivere erachten; wogegen seine Bildung als Spaltraum in einem ursprünglich soliden mittleren Keimblatt, wie sie sich bei *Anneliden, Arthropoden* und *Mollusken* gewöhnlich findet, wahrscheinlich als sekundäre Modifikation gedeutet werden darf.

Auf die erste Entstehung dieser soliden Anlage, die zwei Typen zeigt, soll hier kurz eingegangen werden. Bei der als „*teloblastisch*" bekannten Bildung des Mesoderms läßt es sich auf zwei *Urmesodermzellen* zurückführen, welche der Zelle 4 d (der Schwesterzelle der Entodermzellen des vierten Micromerenquartetts) entstammen, ursprünglich am Urmundrand liegen und sich teloblastisch (d. h. zunächst durch gesetzmäßig aufeinanderfolgende Teilung dieser Urmesodermzellen, später allerdings auch ihrer Teilprodukte) zu den soliden Mesodermstreifen oder ihnen entsprechenden unregelmäßigen Mesodermzellsträngen entwickeln (einige *Turbellarien* [*Planocera*], *Nemertinen*, *Mollusken* [ausgenommen Cephalopoden], einige *Crustaceen* und vor allem die *Anneliden*), welche von hinten nach vorn auswachsen. Von ihr unterscheidet sich die *sekundäre* oder *abgeleitete Mesodermstreifenbildung* der meisten *Arthropoden* dadurch, daß das Mesoderm sich als Zellkomplex vom Entoderm trennt und die Mesodermstreifen von vornherein durch gleichzeitige Teilungen innerhalb dieser Zellgruppen entstehen.

Die durch Spaltbildung in diesem Mesoderm entstehende Coelomhöhle wurde ursprünglich als *Schizocoel* (HUXLEY) von der durch Ausstülpung gebildeten (*Enterocoel*) unterschieden. Dieser Ausdruck wird auch vielfach für den zwischen Ecto- und Entoderm sich bildenden Spaltraum — das *Blastocoel* — angewandt (O. u. R. HERTWIG, ZIEGLER u. a.); um Irrtümer zu vermeiden, sollte man den Ausdruck in Beziehung zur Leibeshöhlenfrage ganz vermeiden.

Auch die Vermutungen über die ursprüngliche Bedeutung oder Funktion des Coeloms wurden schon früher erwähnt, namentlich, daß die Anhänger der Ansicht, das primitive Coelom sei das aus einer soliden Anlage entstandene gewesen, es phylogenetisch von der Höhle der Keimdrüsen oder Gonaden abzuleiten suchen (*Gonocoeltheorie*). Die Gründe, welche gegen diese Auffassung sprechen, wurden schon im Bd. I, S. 19—20 eingehend erörtert. Hier sei nur noch kurz darauf hingewiesen, daß die Urgeschlechtszellen in vielen Fällen unabhängig vom Mesoderm, ja sogar von der Keimblätterbildung (Arthropoden u. a.) entstehen können. Hieraus folgt aber, daß diese Geschlechtszellen ursprünglich nicht im Mesoderm liegen, sondern, wo dies der Fall, meist erst sekundär in ihm aufgenommen werden, daß also das Mesoderm und das Coelom nicht die ursprüngliche Gonadenanlage gewesen sein können.

Ferner scheinen entwicklungsgeschichtliche Untersuchungen an niederen *Nemertinen*, von deren segmental angeordneten Gonadensäckchen nach der Theorie ja das Coelom der Gliederwürmer abzuleiten ist, es wahrscheinlich zu machen, daß die Nemertinen ein Coelom besitzen, welches sich beim erwachsenen Tier im wesentlichen auf einen Teil des Blutgefäßsystems beschränkt, und vergleichend anatomische Tatsachen deuten nach gleicher Richtung (s. näheres hierüber S. 383). Dies würde es jedoch unmöglich machen, in ihren Gonadensäckchen die ursprüngliche Anlage einer Coelombildung zu sehen.

Der Vollständigkeit wegen sei noch eine dritte Theorie erwähnt, welche versucht, das Coelom mit den primitiven Excretionsorganen, den *Protonephridien* oder den *Nephridien*, in phylogenetischen Zusammenhang zu bringen (*Nephrocoeltheorie*) und ihm daher eine ursprünglich excretorische Bedeutung zuzuschreiben. Es sollte etwa so entstanden sein, daß sich das innere Ende dieser Organe zu einer Höhle, eben der Coelomhöhle, erweitert hätte. Diese Betrachtung knüpft an die Tatsache an, daß die Coelomhöhle in der Regel durch die Nephridien nach außen mündet, ebenso wie auch häufig durch die Gänge, welche die Geschlechtszellen auszuleiten haben (die *Gonoducte*). Obgleich sich nun in der Tat nicht leugnen läßt, daß die Coelomwände neben anderen Funktionen häufig auch eine excretorische Tätigkeit ausüben, so spricht doch weder die Ontogenie der Protonephridien, noch jene der Nephridien für diese Ansicht, sondern, was die letzteren angeht, eher für das Gegenteil, d. h. dafür, daß sie sich vom Coelom aus entwickelt haben, während die ersteren zu ihm wohl überhaupt keine näheren Beziehungen haben.

1. Ungegliederte Würmer (Plathelminthes, Nemathelminthes).

Wie schon bei der Besprechung der Muskulatur (Bd. I, S. 406) mitgeteilt wurde, ist das Körperinnere der Plathelminthen zwischen Darm und Körperwand von einem mesenchymatischen Parenchym erfüllt; es ist also keine Leibeshöhle vorhanden, weshalb diese Würmer häufig als *Acoelomata* bezeichnet wurden. Wie sich dieser Zustand entwickelt hat, d. h. ob dieses Mesenchym ein Produkt reger Vermehrung des Mesenchyms (Ectomesoderms) eines Blastocoels ist, oder ob im Laufe der Entwicklung ein wahres Mesoderm auftritt (Entomesoderm), was auf die Rückbildung einer früher vorhanden gewesenen Coelomhöhle hindeuten könnte, ist noch zweifelhaft. Für die Polyclade *Planocera* ist bekannt, daß das Parenchym in der hinteren Körperregion durch Teilung der den beiden Urmesodermzellen der Coelomaten entsprechenden Zellen hervorgeht, welche sich zunächst zu Mesodermstreifen entwickeln, während das Parenchym der vorderen Region von Ectodermzellen herstammt, die in das Blastocoel eindringen. Es stimmt also hier die erste Anlage des hinteren Körperparenchyms mit der des echten Coeloms, wie sie sich z. B. bei den Anneliden findet, überein, und die obige Annahme wäre möglich. Auch ist nicht ohne Interesse, daß in gewissen Generationen typischer Plathelminthen eine innere Körperhöhle auftritt. Unter den Trematoden gilt dies für die *Redien-* und die *Sporocystengeneration*, unter den Cestoden für die *Cysticercuszustände*. Daß diese Höhle bei den Trematoden einer Leibeshöhle entspricht, beweisen die Redien, welche noch einen Darm besitzen. Es weist dies Vorkommen einer weiten Leibeshöhle wohl darauf hin, daß ihr Mangel bei den hermaphroditischen Generationen eine Rückbildung darstellt, sei es nun die einer primären oder sekundären Höhle oder beider.

Die Coelomverhältnisse der *Nemertinen* sind trotz wiederholter Untersuchungen nicht völlig geklärt. Ziemlich übereinstimmend wird angegeben, daß schon früh Urmesodermzellen erkennbar sind, die jedoch nicht zu Mesodermstreifen, sondern zu lockeren Zellhaufen heranwachsen, denen sich aus dem Entoderm hervorgehende Zellen hinzugesellen. Die Ansichten über einen zwischen diesen Zellen auftretenden Hohlraum sind geteilt. Früher wurde das Auftreten von Coelomräumen bei den Nemertinen ganz in Abrede gestellt, nach späteren entwicklungsgeschichtlichen Untersuchungen jedoch angegeben, daß vor allem ein Teil des Blutgefäßsystems, und zwar nach einer Ansicht speziell die Seitengefäße, als Reste eines ursprünglich weiter ausgedehnten, später von Parenchym erfüllten Körpercoeloms (ähnlich den Lacunen der Hirudineen) anzusehen seien.

Eine Stütze für diese Auffassung liefern neueste Befunde an *Procarinia*, deren Excretionsorgane in offener Verbindung mit den Seitengefäßen stehen (Fig 275).

Ähnliche frühere Befunde bei *Carinella* und *Carinoma* wurden später in Abrede gestellt, sind aber nun neuer Beachtung wert. Ferner münden bei *Cephalothrix*-Arten die Nephridien in geschlossene Bläschen, die als sekundär abgegliederte Teile der Seitengefäße aufgefaßt werden. Alle diese Befunde sprechen mit einer gewissen Wahrscheinlichkeit für die Coelomnatur der Seitengefäße. Eine endgültige Entscheidung bleibt weiteren entwicklungsgeschichtlichen Untersuchungen vorbehalten. Eingehender sind diese Verhältnisse bei den Excretionsorganen zu besprechen.

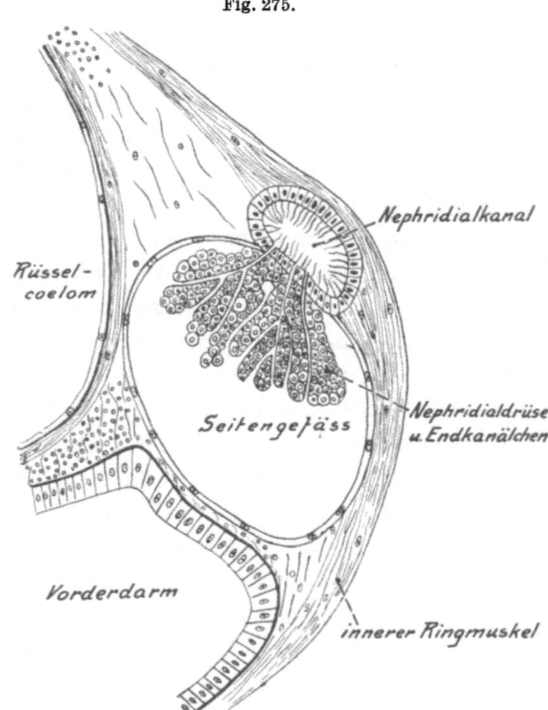

Teil eines Querschnitts durch **Procarinia remanei**. Offne Verbindung des Nephridialkanals mit dem Seitengefäß (nach unveröffentlichter Zeichnung von NAWITZKY). v. Bu.

Die *Nemathelminthen* (*Rotatorien*, *Nematoden*, *Nematorhynchen* und *Acanthocephalen*) besitzen stets eine von Flüssigkeit erfüllte, meist ziemlich weite Leibeshöhle, in der gewöhnlich keine freien zelligen Elemente vorkommen. Eine Ausnahme bilden die *Kinorhynchen* und die *Rotatorien*, bei denen sich, wenn auch in geringer Zahl, amöboide Zellen finden. Ein sie auskleidendes Epithel (*Peritonealepithel*), sowie Mesenterien, die den Darm an der Körperwand befestigen, fehlen, was darauf hindeutet, daß sie nicht als Coelom aufzufassen ist. Es findet sich bei den Nematoden, so besonders *Ascaris*, doch auch anderen, ein (bei *Ascaris* als *Isolationsgewebe* bezeichnetes) aus zarten, verästelten Lamellen bestehendes Gewebe, das sich zwischen Darm und Körperwand ausbreitet und namentlich die Markbeutel der Muskeln umspinnt. Es enthält einige Hohlräume, welche jedoch intracellulär sind, also keinen Leibeshöhlenraum darstellen; einige Zellkerne sind ihm eingelagert. Zwei horizontale bis schief aufsteigende, an Mesenterien erinnernde Membranen aus entsprechendem Gewebe wurden bei *Eustrongylus* und auch bei *Trichiuriden* beschrieben, zu denen sich längs des Mitteldarms noch vier Muskelbänder, die Transversalmuskeln, gesellen (s. Fig. 276).

Auch die Leibeshöhle der *Gordiiden*, deren systematische Stellung noch sehr umstritten ist, wird von einem *parenchymatischen Gewebe* erfüllt, welches von in das Blastocoel der Larve einwandernden Mesenchymzellen herstammt, welche die Leibeshöhle zunächst fast völlig erfüllen. Durch Rückbildung von Zellen treten in der Region der Geschlechtsorgane in diesem Gewebe ansehnliche Höhlen auf, so vor allem zwei laterale, in welchen bei den Weibchen die Ovarien liegen (*Ovarialsinus*), ferner eine kleinere centrale, die den Mitteldarm umschließt (*Darmsinus* oder *Intestinalsinus*, siehe Fig. 277), und eine kleine dorsale (*Rückenkanal* oder *Dorsalsinus*). Diese vier Höhlen werden durch zwei mesenterienartige Längsscheidewände, die sich streckenweise auch zu einer Art Medianseptum vereinigen, gesondert und erinnern etwas an die beiden Aufhängebänder des *Eustrongylus*-Darms, doch sind sie ebensowenig wie jene als Mesenterien zu bezeichnen, sondern bestehen aus dem erwähnten Parenchymgewebe.

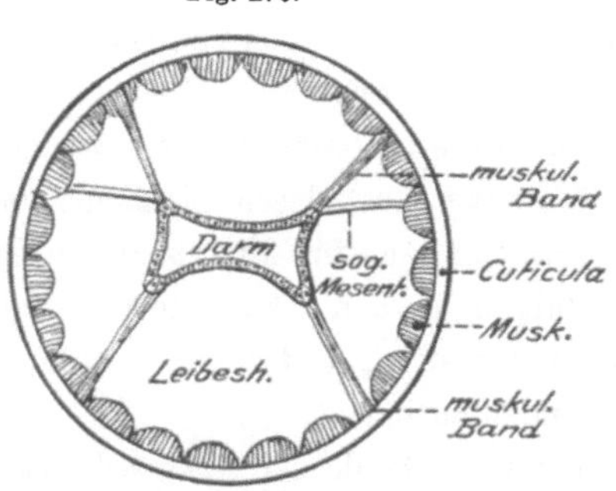

Fig. 276.

Eustrongylus gigas. Querschnitt aus der mittleren Körperregion. Geschlechtsorgane weggelassen (nach LEUCKART 1876).
C. H.

Zellen der Leibeshöhle der Nematoden, die in mancher Hinsicht an das Parenchymgewebe der Gordiiden erinnern, sind die „*Fettzellen*", die bei gewissen freilebenden Formen (z. B. *Enoplus, Oncholaimus* u. a.) den Darm netzförmig umspinnen und sich bei *Mermis* auch submedian an der Körperwand finden.

Ferner sind den parasitischen Nematoden eigentümliche, zum Teil recht große Zellen zu erwähnen (*phagocytäre oder büschelförmige Zellen*), die der Körperwand anhängen, und sich phagocytär betätigen. Sie finden sich bei gewissen Formen (*Ascaris*) in geringer Zahl; 3 Paare sind bei *Sclerostomum* an den Seitenlinien hintereinander angeheftet. Wenn das Excretionsorgan (Seitengefäß) der einen Seite fehlt, fallen auch gewöhnlich die phagocytären Organe dieser Seite aus. Bei anderen Formen (so *Strongylus, Eustrongylus*) kann sich die Zahl dieser Zellen, die längs der Seitenlinien oder auch von ihnen abgerückt (bei *Eustron-*

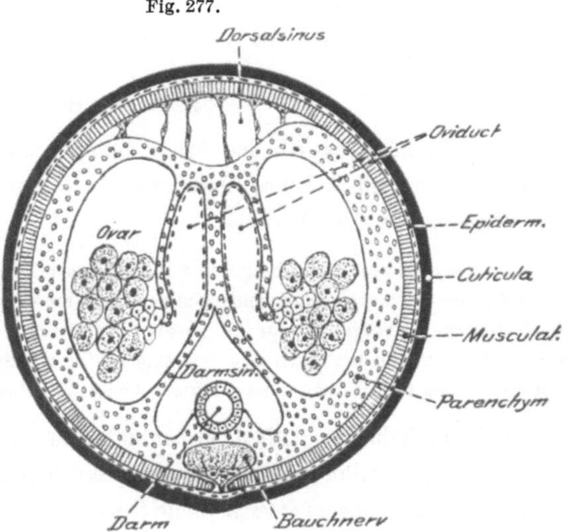

Fig. 277.

Gordius (♀). Querschnitt durch die hintere Körperregion, schematisch (nach VEJDOVSKY 1894 und RAUTHER 1905).
C. H.

gylus) namentlich an den „Mesenterien" liegen, erheblich vermehren. Gewissen *Ascaris*-Arten (z. B. *Ascaris decipiens*) kommt ein ansehnliches solches Organ zu, das aus einem syncytialen Netzwerk zahlreicher Zellen besteht.

Ein Hauptcharakter dieser phagocytären Zellen ist, daß sie von ihrer Oberfläche meist zahlreiche lange, verästelte Ausläufer entsenden, die oft mit knopfförmigen Anschwellungen endigen, was jedenfalls mit ihrer physiologischen Tätigkeit zusammenhängt.

Die weite Leibeshöhle der *Acanthocephalen* wird in ihrer Längsachse von dem bindegewebig muskulösen Ligament durchzogen. Sie wurde früher als Coelom angesprochen, scheint aber nach neuen embryologischen Untersuchungen durch Spaltbildung in dem das Blastocoel erfüllenden Mesenchym, dessen Ursprung allerdings nicht sicher festgestellt wurde — also ähnlich wie bei den Gordiiden — entstanden zu sein.

Die Leibeshöhle der *Nematorhynchen* ist bei den *Kinorhynchen* (*Echinoderen*) ein umfangreicher Hohlraum; die sie erfüllende Flüssigkeit enthält zahlreiche Amöbocyten; bei den *Gastrotrichen* ist sie von einem Parenchym erfüllt, dessen Herkunft — ebenso wie überhaupt die Entwicklung aller Nematorhynchen — unbekannt ist, weshalb sich auch über den Charakter der Leibeshöhle nichts Bestimmtes aussagen läßt.

Es ergibt sich also, daß bei den ungegliederten Würmern eine sekundäre Leibeshöhle bisher nirgends mit Sicherheit nachgewiesen werden konnte; höchstens vielleicht mit Ausnahme der *Nemertinen*.

2. Annelida.

Die Leibeshöhle der Gliederwürmer erweist sich, wie oben bemerkt, durch ihre Entstehung aus dem Entomesoblast als ein typisches Coelom, worauf auch ihr Bau beim erwachsenen Tier hinweist.

Eine neue Untersuchung hingegen will nachweisen, daß bei den daraufhin untersuchten *Polychäten* nur die larvalen Segmente aus dem Entomesoderm, die postlarvalen hingegen aus dem Ectoderm hervorgehen, nur *Polygordius*, *Arenicola* und *Aricia* sollen hiervon eine Ausnahme bilden, indem bei ihnen und den *Oligochäten* alle Segmente aus dem Entomesoderm entstehen. Eine Bestätigung dieser Befunde bleibt abzuwarten.

Die Leibeshöhle der Anneliden hat sich, wie bei anderen segmentierten Bilaterien, der Segmentation (*Metamerie*) angepaßt (s. Bd. I, S. 17ff.), indem für jedes Metamer 1 Paar Anlagen (*mesodermale Somiten*) entstehen; zuerst tritt jedoch eine solide paarige ventrale Anlage (*Mesodermstreifen*), von hinten nach vorn sich ausbreitend auf, und erst später gliedert sich jeder Mesodermstreifen, von oral nach caudal fortschreitend, in die metameren Somiten, worauf in jedem derselben eine centrale Höhle entsteht, die Anlage des Coelompaares jedes Metamers (*Ursegment*) (s. Fig. 278 *A*).

Echiurus sollte hiervon eine Ausnahme bilden, indem seine Mesodermstreifen als hohle Ausstülpungen aus dem hinteren Mitteldarm der Larve entstehen sollten. Dies hat sich als falsch erwiesen; ob jedoch die Entwicklung eine determinierte teloblastische ist wie bei den übrigen Anneliden, oder sekundären Charakter hat, konnte noch nicht klargestellt werden.

Die ursprünglich der Ventrallinie genäherten Ursegmente wachsen später namentlich dorsalwärts aus, indem sich ihre Höhlen zur rechten und linken Coelomhöhle erweitern (s. Fig. 278 *B* und *C*). Dabei legt sich ihre äußere Wand (*parietales* oder *somatisches Blatt, Somatopleura*) (Fig. 278 *C* und *D*) dem Ectoderm an, das innere (*viscerales* oder *splanchnisches* Blatt, *Splanchnopleura*) an das Entoderm des Darms, wogegen die beide Blätter jedes Somitenpaares dorsal und ventral

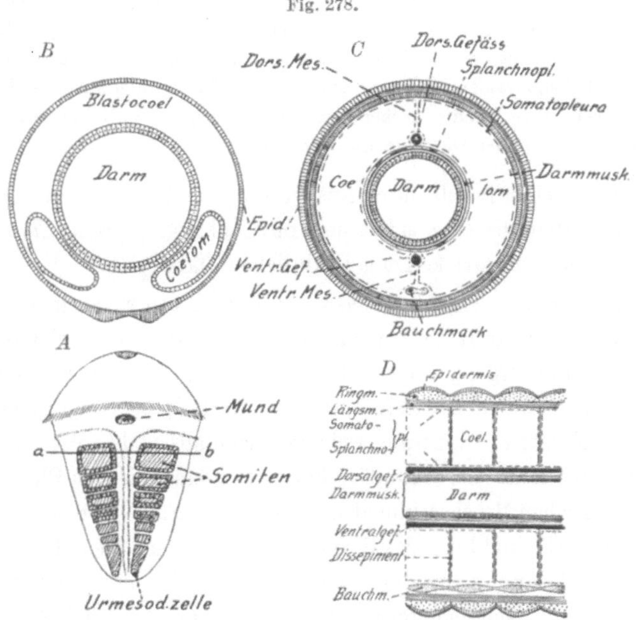

Fig. 278.

A—D. Schemata zur Ausbildung des Coeloms bei Anneliden. *A* Annelidenlarve von ventral, Linie *a—b.* Höhe des Querschnitts *B.* — *B* Querschnitt, Beginn der Coelombildung in den Somiten. — *C* Querschnitt, Umwachsung des Darms durch das Coelom und Bildung der Mesenterien. — *D* schematischer, nahezu medianer Längsschnitt auf gleichem Stadium wie *C.* (*A* nach HEIDER 1913, *B, C* und *D* Orig.) C. H.

verbindenden Teile zusammenstoßend verwachsen und ein dorsales und ventrales Längsmesenterium des Darms bilden (Fig. 278 *C*). Indem in ähnlicher Weise die Vorder- und Hinterwand jedes Somitenpaares mit denen der benachbarten Paare verwachsen, entstehen die queren Mesenterien oder *Dissepimente* (Fig. 278 *D*), welche von der Körperwand zum Darm ziehen. Das Hervorgehen der Körpermuskulatur aus den Somitenwänden wurde schon früher (Bd. I, S. 409—411) geschildert. Aus der innersten Lage der Somitenwände geht das *Peritonealepithel* (Coelomepithel) hervor, das auch alle Organe überzieht, welche sich nachträglich in das Coelom einsenken.

Auf solche Weise wird daher das typische Coelom der Chätopoden gewöhnlich durch die Dissepimente in hintereinander gereihte, den einzelnen Metameren entsprechende Kammern gesondert (Fig. 278 *D*) und letztere ferner durch die Darm-mesenterien ursprünglich je in eine rechte und linke Hälfte (Fig. 278 *C*).

Es ist sicher, daß das erste typische Somitenpaar der Anneliden stets direkt hinter dem Mund liegt. Die Deutung des vor den Mund vorspringenden Kopf-zapfens (*Prostomiums*) bereitet daher besondere Schwierigkeiten, auf welche schon Bd. I, S. 19 hingewiesen wurde.

Eine Einigung über die Auffassung der Höhle des Prostomiums wurde bis jetzt nicht er-zielt. Sie wurde teils als Blastocoel, teils als eigentliches Coelom, das durch nachträgliche Aus-dehnung der Höhlen des ersten Somitenpaares in das Prostomium entstehe, angesehen, teils als eine Art Spaltraum, hervorgegangen durch Ablösung der Cerebralganglien von ihrer ecto-dermalen Anlage (Scheitelplatte), oder, wie schon oben (Bd. I, S. 19) erörtert wurde, möglicher-weise durch Reduktion eines ursprünglich vorhandenen vordersten Somitenpaares und dessen Verschmelzung mit dem larvalen Blastocoel entstanden. Wir können auf diese Kontroversen nicht näher eingehen. Ihre Lösung erscheint um so schwieriger, als Rückbildung der Mesen-terien und besonders auch der Dissepimente häufig vorkommt.

Daß sich das Coelom in alle durch Ausstülpung der Körperwände entstehenden Organe, so namentlich die *Parapodien* und ihre Anhänge (*Cirren, Elytren, Kiemen* und andere) fortsetzt, bedarf keiner ausführlichen Darlegung.

Das dorsale und das ventrale Längsmesenterium, von welchen das erstere das dorsale Blutgefäß, das letztere das ventrale Gefäß umschließt und sich auf das Bauch-mark fortsetzt (s. Fig. 278 *C*), zeigen häufig Rückbildungserscheinungen. Bei den Oligochäten (besonders den *Limicolen*) ist das dorsale Mesenterium meist teilweise bis völlig rückgebildet; das ventrale, welches gleichfalls nicht selten unvollständig ist, wurde gelegentlich als eine sekundäre Falte des splanchnischen Blattes gedeutet, das dem ursprünglichen Mesenterium nicht entspreche. Auch bei den *Polychäten* tritt zuweilen teilweise Rückbildung des dorsalen und des ventralen Mesenteriums auf oder doch ihre Auflösung in einzelne Muskelfäden ein. Bei vereinzelten *Polychäten*, deren Darmkanal stark schlingenförmig gewunden ist (s. S. 87 und Fig. 42 *H* S. 83), dürfte die Rückbildung der Mesenterien noch weiter gegangen sein, ähnlich wie bei den *Echiuriden* (Gephyreen), deren dorsales Mesenterium sich noch vollständiger (*Thalassema*) oder nur in der Oesophagusregion erhalten hat, während das ventrale nur in letzterer Region vollständig besteht, im übrigen Körper hingegen den Darm nicht mehr erreicht, sondern sich als niedrige Membran längs des Bauchmarks er-hebt. Einzelne Aufhängebänder des Darms, die das Coelom der *Echiuriden* durch-ziehen können, dürften vielleicht als Reste der Mesenterien aufzufassen sein. Die *Mesenterien der Sipunculiden* scheinen ganz rückgebildet zu sein.

Die *Dissepimente* sind, wie schon früher angegeben (s. Bd. I, S. 409—410), meist stark muskulöse Scheidewände. Ihre Muskelfasern verlaufen in recht verschiedener Richtung, teils schief, radiär, sogar transversal und in der Umgebung des Darms häufig annähernd circulär, so daß sie zuweilen an den Darmeinschnürungen förm-liche Sphinkteren bilden. Wohl nie sind die Dissepimente ganz ohne Durch-brechungen, welche vielfach als ziemlich ansehnlich festgestellt wurden (s. Fig. 279 *A*).

In anderen Fällen läßt sich das Vorhandensein solcher Durchbrechungen daraus erschließen, daß die Coelomflüssigkeit die Septen durchströmen kann. —

Weitgehende Reduktion der Dissepimente gewisser Körperregionen findet sich nicht selten. So gilt dies häufig für die vordersten Segmente der Oligochäten und mancher Polychäten; ja die Reduktion kann sich bei gewissen Formen auf den ganzen Körper ausdehnen, so unter den Oligochäten bei *Aeolosoma*, unter den Polychäten bei *Ephesia* (Familie *Sphaerodorididae*), bei der abweichenden, den Gephyreen sich nähernden Gattung *Sternaspis*, sowie bei den *Histriobdelliden*, bei *Dinophilus* und anderen Archianneliden und vermutlich noch bei anderen Formen. Auch einigen *aberranten Enchyträiden* sollen die Dissepimente (höchstens bis auf das erste) vollständig fehlen und bei *Tomopteris* und *Arenicola* bleiben nur die drei vordersten erhalten. Temporäre Rückbildung der Dissepimente tritt bei *Clistomastus* (Capitellide) bei der Geschlechtsreife ein. Den *Echiuriden* und *Sipunculiden* fehlen die Dissepimente vollständig; sie werden auch ontogenetisch hier nicht mehr angelegt. Die solide Mesodermanlage spaltet sich vielmehr nach neueren Untersuchungen an *Echiurus* gleich in eine einheitliche Höhle; ganz schwache Andeutungen von Scheidewänden konnten nicht mit Sicherheit als normale Bildungen angesprochen werden. Durch teilweises Schwinden der Splanchnopleura tritt das Coelom hier mit dem Blastocoel in

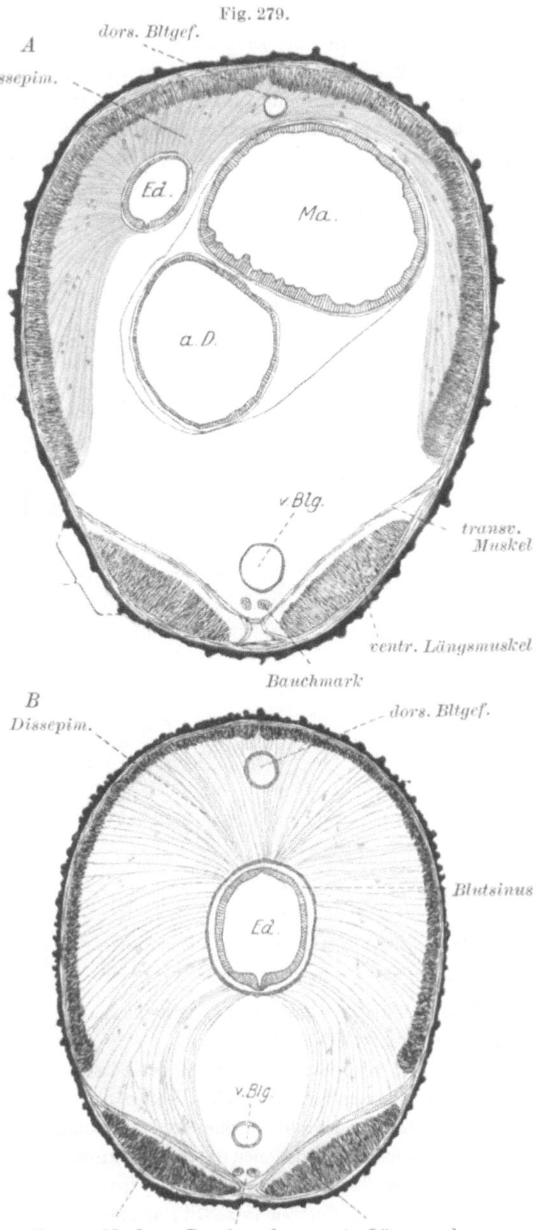

Querschnitte durch Stylarioides plumosus. *A* Magenregion, *B* Abdomen (aus SCHLIEPER 1927).

Verbindung, welches den Hohlraum des Kopflappens bildet. *Reduktion der Dissepimente* in der vorderen Körperregion tritt häufig bei im Sande grabenden oder Röhren bauenden

Polychäten, doch auch gelegentlich bei *Oligochäten* und *Archianneliden* auf und steht in Beziehung zur Einstülpung des Rüssels oder vorderen Körperendes und der Bohrtätigkeit.

So bildet sich ein vorderer Coelomraum ohne Dissepimente und Mesenterien (*vorderer Thoraxraum der Terebelliden* und Verwandten, der *Arenicoliden, Opheliiden* u. a.), der hinten durch ein Dissepiment oder Diaphragma (*Terebelliden*) oder einige (*Arenicoliden* und *Opheliiden*) von der folgenden Höhle abgeschlossen wird. Auch in den folgenden Metameren können die Dissepimente fehlen oder stark verkümmern (*hinterer Thoraxraum*) und erst die dritte längere oder kürzere Region (*Abdomen*, spez. *Terebelliden*) besitzt regelmäßige Dissepimente. Auch der zu den Chlorhämiden gehörige *Stylarioides* zeigt ähnliches; bei ihm beginnen die

Fig. 280.

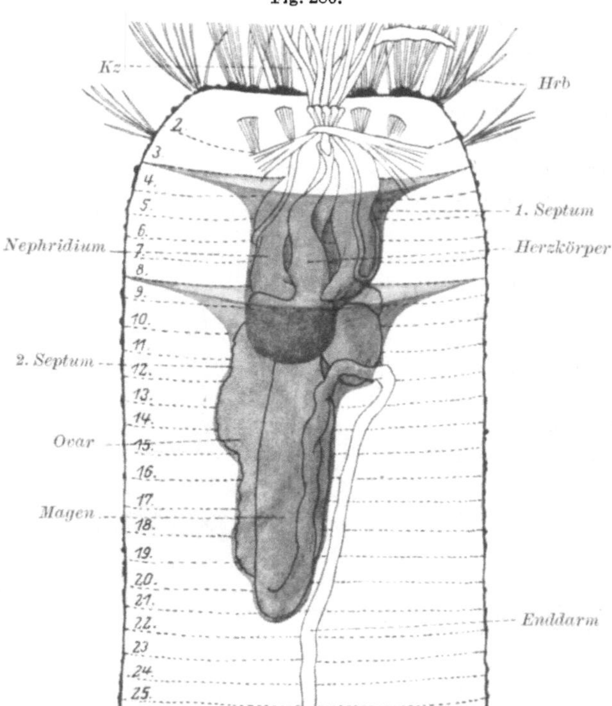

Stylarioides plumosus, die beiden großen sackförmigen Dissepimente (Septen) 3 u. 8
(aus SCHLIEPER 1927).

normal ausgebildeten Dissepimente erst im 22. Segment. Auch diese zeigen jedoch ein ventrales ovales Fenster (Fig. 279 *B*).

Wie gesagt, wird diese Reduktion der Dissepimente neben anderem mit den Bohrbewegungen in Zusammenhang gebracht, ebenso auch ihr völliges Schwinden bei den *Gephyreen* ähnlich zu deuten versucht. Genauere Forschungen werden jedenfalls bei den *Polychäten* noch weitere solcher Reduktionen ergeben. — Interessant erscheint, daß sich das oben erwähnte Diaphragma der *Terebelliden*, ferner eines der *Arenicoliden*, sowie zwei bei den den Terebelliden nahestehenden *Chlorhämiden* (Stylarioides) in ein bis zwei Paar lange Säcke oder auch ein bis zwei unpaare Säcke nach hinten auswachsen kann (s. Fig. 280), während bei gewissen *Cirratuliden* ähnliche Anhänge an vielen Dissepimenten auftreten. Diese muskulösen Säcke wirken zum Teil durch ihre Kontraktionen bei der Funktion der Kiemen mit, doch zum Teil auch bei der Rüsselausstülpung. Solche hohlen und soliden hinteren Anhänge an den Dissepimenten scheinen bei einzelnen Oligochäten (z. B. *Acanthodrilus*) verbreiteter.

Die Coelomräume der Polychäten werden durch schiefe Muskeln (Transversalmuskeln, Fig. 281) mehr oder weniger scharf in drei Räume geteilt: einen mittleren, welcher den Darm enthält (*Darmkammer*) und zwei laterale, die häufig als *Nieren-*

Fig. 281.

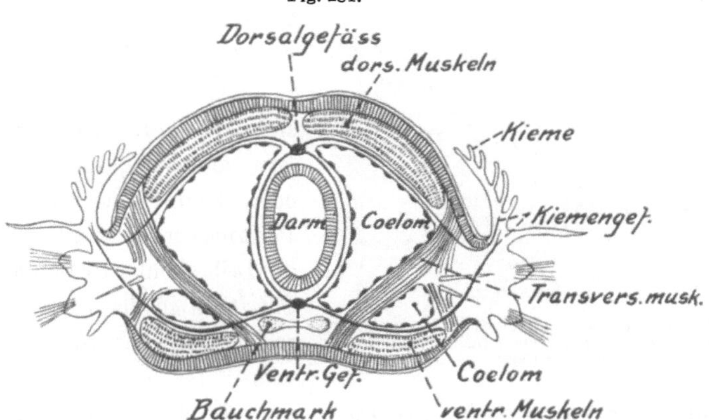

Schematischer Querschnitt durch einen **Anneliden** zur Demonstration der Coelomräume
(nach **HEIDER** 1913). C. H.

kammern bezeichnet werden, da die Nephridien in ihnen liegen. Gelegentlich kann die das Bauchmark enthaltende Region von der Darmkammer durch ein horizontales Septum abgetrennt sein. Auch bei den Oligochäten bilden sich zuweilen abgesonderte Coelomräume: so um das Dorsal- oder Ventralgefäß (perihämale Räume) oder um die Borstentaschenpaare jeder Seite (*Libyodrilus*). Auch die coelomatischen Samensäcke und Testikelblasen vieler *Neoligochäten*, sowie die Ovarialsäcke und Samentaschen gewisser *Eudriliden* (s. Fig. 282) sind solche abgesonderte Räume, auf die bei den Geschlechtsorganen näher einzugehen sein wird. In einer großen Zahl von mittleren Segmenten (22—40) liegen bei der zu den Megascoleciden gehörenden Gattung *Pheretima* je zwei sanduhrförmige quere Coelomtaschen seitlich vom Bauchmark, die jedoch medial und lateral weit gegen das *Coelom* geöffnet sind (Fig. 283).

Fig. 282.

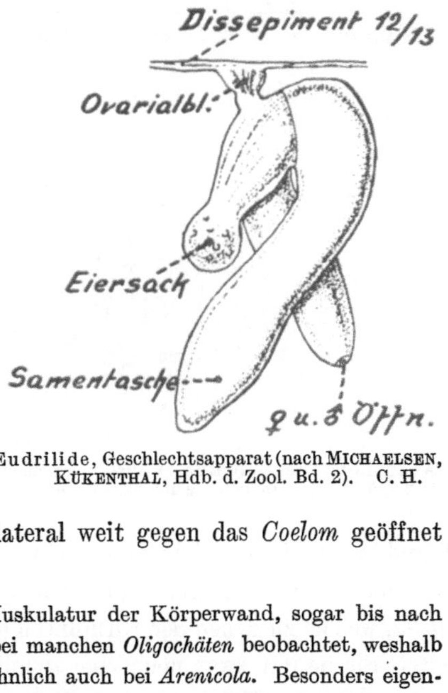

Eudrilide, Geschlechtsapparat (nach **MICHAELSEN**,
KÜKENTHAL, Hdb. d. Zool. Bd. 2). C. H.

Coelomfortsätze können sich auch in die Muskulatur der Körperwand, sogar bis nach außen von ihr, erstrecken. Dergleichen wurde bei manchen *Oligochäten* beobachtet, weshalb man hier von Lymphgefäßen gesprochen hat; ähnlich auch bei *Arenicola*. Besonders eigentümlich erscheint jedoch ein solches System von Coelomfortsätzen bei den *Sipunculiden,* wo sie, zwischen den sich kreuzenden Längs- und Ringmuskelbündeln eindringend, sich im Corium, ja bis dicht unter die Epidermis verbreiten und entweder in verschiedener Weise verästelt enden oder sich zu Längskanälen (*Integumentalkanälen*) vereinigen, die die Körperwand (aus-genommen den Rüsselabschnitt, bei *Siphonostoma* auch diesen) durchziehen. Wahrscheinlich funktionieren diese Kanäle respiratorisch.

Fig. 283.

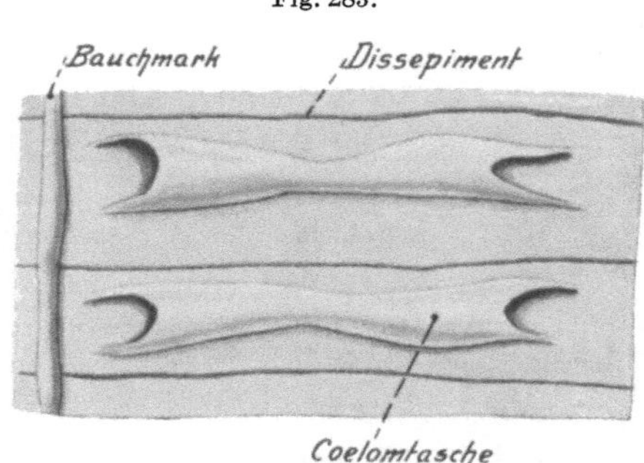

Pheretima posthuma, linke Seite der ventralen Körperwand mit Coelomtaschen (nach BEDDARD u. FEDARB 1902).   C. H.

Schon bei den *Chätopoden* kann sich eine *Reduktion des Gesamtcoeloms* anbahnen, indem dies mehr oder weniger von einwandernden Peritonealzellen erfüllt wird. So ist die Leibeshöhle der *Serpuliden* und *Sabelliden* in der vorderen Körper-region fast ganz von bindegewebi-gem Parenchym erfüllt. Bei dem eigentümlichen, ectoparasitischen *Myzostoma* wird sie bis auf die Gonadenhöhlen völlig von retikulärem Bindegewebe durchzogen. Auch die Archianneliden *Proto-drilus*, *Dinophilus* und *Histriobdella* zeigen Wucherungen des Peritonealepithels,

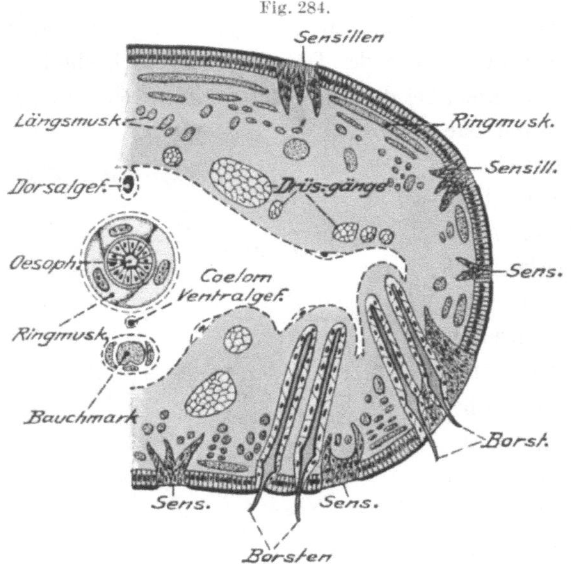

Acanthobdella peledina, Hälfte eines Querschnitts durch das 5. Segment. Zur Demonstration des Coeloms (nach LIVANOW 1905).   C. H.

die stellenweise das Coelom stark verengen, und ähnliches scheint sich bei gewissen Oligochäten (*Limnodrilus*) zu fin-den. Für *Saccocirrus* wurde jüngst mitgeteilt, daß entgegen früheren Ergebnissen das Coelom in seiner ursprünglichen Ausdehnung als ein von Peritonealepithel ausge-kleideter, von Mesen-terien in zwei Hälften geteilter Raum erhalten bleibt, deren jeder vom dritten Segment an, ebenso wie bei Anneli-den, durch eine schräge Wand in eine innere dorsale und eine äußere ventrale Kammer geschieden wird. Besonders bemerkenswert sind jedoch die Verhältnisse der Gattung *Acantho-bdella*, welche zu denen der Hirudineen (denen sie früher zugerechnet wurde), über-leitet. Sie besitzt zwar noch eine ziemlich wohl entwickelte Coelomhöhle, die den Darm auf großen Körperstrecken allseitig umschließt, sowie das Dorsal- und Ventralgefäß, das Bauchmark und in der mittleren Körperregion die Ovarien enthält (s. Fig. 284); Mesenterien fehlen jedoch vollständig, während die Dissepimente gut entwickelt, wenn auch relativ dick sind. Stellenweise kann aber das Coelom durch die stärkere Entwicklung des sich an den Hautmuskelschlauch anschließenden Mesenchyms (*Parenchyms*) schon stark eingeengt sein. Dadurch erscheint es in einen dorsalen und ventralen Raum (*Lacunen*) getrennt, indem die beide ursprünglich verbindenden lateralen Coelomteile obliterieren. Die in den verschiedenen Körperregionen recht verschiedene Ausbildung des Coeloms der Acanthobdelliden kann im einzelnen nicht geschildert werden.

Die Leibeshöhle der *Hirudineen* bildet sich ontogenetisch ebenso wie die der Anneliden. Dadurch, daß die Dissepimente dorsal und ventral schwinden und die Coelomwände sich seitlich stark verdicken, entsteht aus ihnen das Körperparenchym, welches das Coelom so stark einengt, daß aus dessen Resten ein in sich

Fig. 285.

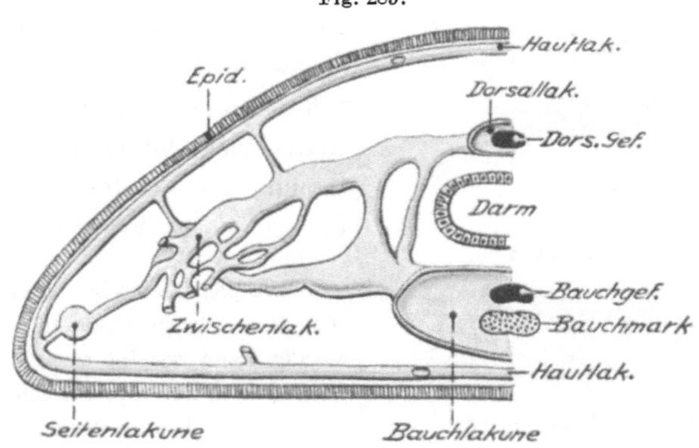

Glossiphonia, Schema eines Querschnitts der mittleren Körperregion, zur Demonstration des Lacunensystems in seiner Beziehung zum Blutgefäßsystem (nach Oka 1894).   C. H.

geschlossener, gefäßartiger Apparat hervorgeht, der auch physiologisch die Rolle eines solchen übernimmt (Lacunen- oder Sinussystem). Dieses *Lacunensystem* (s. Fig. 285) besteht aus einem Rest über dem Darm (*Dorsallacune*) und einem ebensolchen unter ihm (*Bauch-* oder *Ventrallacune*), sowie zwei ansehnlichen *Seiten-* oder *Laterallacunen*, endlich zahlreichen gefäßartigen Verbindungen dieser Lacunen, welche sich bis in die Haut verbreiten (*Hautlacunen*). Wir fanden ähnliche Ausbreitungen des Coeloms schon bei den *Chätopoden* und *Gephyreen*. Dies *Coelomgefäßsystem der Hirudineen* soll erst beim Blutgefäßapparat genauer geschildert werden.

Schon bei der Beschreibung des Chätopodendarms wurde auf die häufige Entwicklung des splanchnischen Coelothels zu den eigentümlichen *Chloragogen-* (auch *Chloragog-*)*zellen* hingewiesen (s. Fig. 41 *E*, S. 80), eine Erscheinung, die vor allem bei den *Oligochäten* verbreitet ist, jedoch auch bei *Polychäten*. Die *Botryoidzellen* von *Herpobdella* (*Nephelis*) *atomaria* und *Hirudo*, welche dem Mesoderm entstammen und den Gefäßwänden außen anliegen, gehören gleichfalls hierher. Sie werden ebenso wie das Chloragogengewebe wegen ihrer innigen Beziehung zu den Blutgefäßen bei diesen näher zu besprechen sein.

Wie wir später genauer sehen werden, steht die Coelomhöhle der Chätopoden und Gephyreen gewöhnlich durch die Nephridien, gelegentlich auch durch die Geschlechtsausführgänge mit der Außenwelt in Verbindung. Mit der Rückbildung des Coeloms fehlt den Hirudineen Derartiges meist völlig. Die Oligochäten besitzen aber außer den Nephridien häufig noch besondere porenartige Coelomöffnungen. Bei den terrestrischen *Enchyträiden* findet sich nämlich meist in der dorsalen Mittellinie vieler Segmente, ausgenommen eine Anzahl der vordersten, je ein feiner Porus, der nahe der vorderen Segmentgrenze liegt (*Fridericia*, Fig. 286 *B* und *Hepato-*

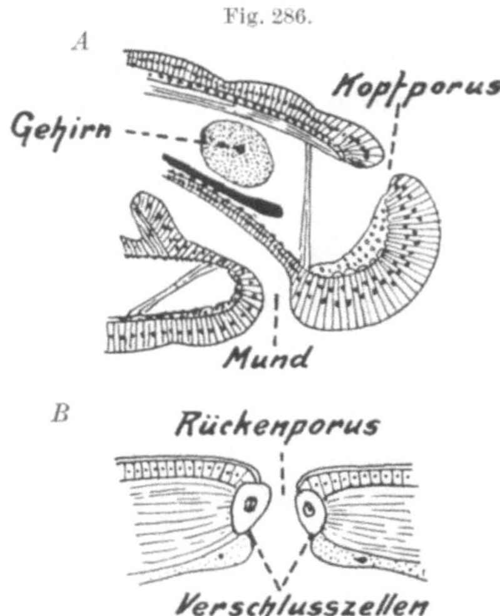

A Medianer Sagittalschnitt durch das Kopfende von Mesenchytraeus beumeri mit Kopfporus. — *B* Sagittalschnitt durch die dorsale Leibeswand von Fridericia hegemon mit Rückenporus (nach MICHAELSEN, KÜKENTHAL, Hdb. d. Zool. Bd. 2). C. H.

gaster). Anderen, z. T. amphibisch lebenden, fehlen solche Rücken- oder Dorsalporen meistens; dagegen besitzen sie wohl fast allgemein einen Porus am Prostomium (*Mesenchytraeus*, Fig. 286 *A*). Dieser liegt recht verschieden, so entweder an dessen Spitze oder dorsal weiter nach hinten bis nahe am Hinterende des Prostomiums; seltener ist er auf dessen Ventralseite verschoben.

Die physiologische Bedeutung dieser Poren, aus welchen Coelomflüssigkeit entleert werden kann, scheint wenig aufgeklärt; vielleicht dienen sie hauptsächlich als Auslaßporen bei starken Kontraktionen, bei den Erdwürmern möglicherweise auch zur Befeuchtung der Oberfläche.

Die gewöhnlich farblose *Coelomflüssigkeit* enthält wohl stets freie Zellen (*Amöbocyten, Leukocyten*), die Pseudopodien zu entwickeln vermögen und sich phagocytär betätigen. Diese Zellen vereinigen sich nicht selten zu Gruppen. Neben ihnen können auch rundliche körnchenreiche, zuweilen gelblichbraun pigmentierte Zellen (*Sipunculus*) auftreten, auch ovale (*Enchyträiden*) oder solche, die stäbchenförmige bis fadenartige Einschlüsse bilden (so z. B. *Ophelia*). Interessant erscheint, daß bei gewissen Polychäten, welchen das Blutgefäßsystem fehlt (so *Glyceriden, Capitelliden* und ebenso den *Sipunculiden*), scheibenförmige, von Hämoglobin rotgefärbte Zellen vorkommen, deren Funktion jedenfalls jener der Erythrocyten der Wirbeltiere entspricht. — Die Menge der Zellen in der Coelomflüssigkeit kann manchmal so groß werden (bes. gewisse Oligochäten, Tentakelcoelom der Sipunculiden), daß die Flüssigkeit rahmartig erscheint. Daß die Zellen sich im allgemeinen von der Wand der Leibeshöhle loslösen, scheint sicher; auf Einzelheiten über die Orte, wo dies besonders geschieht, kann jedoch nicht näher eingegangen werden. Auch zeigt die Coelomwand vielfach *Bewimperung*, die in einer für jede Art charakteristischen Weise angeordnet ist. Unter den Polychäten sind die Wimpern bei *Tomopteris* in Querreihen an der dorsalen und ventralen Leibeshöhlenwand angeordnet und auch in der Cirren- und Parapodienwand vorhanden. Bei *Aphrodite aculeata* ist besonders die äußere Pharynxwand bewimpert; die Wimpern sind hier zu Büscheln vereint, die den Kernen aufsitzen; ähnliches findet sich bei *Sipunculus* und *Phascolosoma* (s. Fig. 287); ferner finden sich in dieser Gruppe, jedoch ausschließlich auf dem Mesenterium der Darmspirale, schwach bis hufeisenförmig gekrümmte solche Wimperbüschel — die *sessilen Urnen* — so genannt, weil sie als Entwicklungsstadien der ihnen sehr ähnlichen, meist in der Leibeshöhlenflüssigkeit *flottierenden Urnen* anzusehen sind, die jedoch *Phascolosoma* fehlen. Bei *Sipunculus* sind solche Urnen (s. Fig. 288) schon länger bekannt, wurden aber lange Zeit für parasitische Infusorien gehalten, bis es gelang, ihre Entstehung genau zu verfolgen, wobei sich ergab, daß sie als eine Art Knospen aus dem Peritoneum hervorwachsen, die entweder als gestielte,

becherartig gestaltete Körper dauernd festgeheftet bleiben oder sich später ablösen und dann durch Abrundung die typisch urnenartige Form annehmen. Es sind mehrzellige Gebilde, die aus einer dünnen plasmatischen Wand mit Kernen und einem wasserreichen, kernlosen Inhalt bestehen, der aus der Grundsubstanz des Bindegewebes des Peritoneums hervorgeht, während die Wand aus Coelothelzellen entsteht. Das freie Ende der Urnen ist scheibenartig abgeplattet und der Rand der Scheibe von Wimpern umsäumt, mittels deren die Bewegung geschieht. Die Bedeutung dieser eigentümlichen Organe, die ähnlich bei gewissen Holothurien (s. Fig. 347 S. 451) wiederkehren, wird wohl mit Recht hauptsächlich darin gesucht, daß sie Fremdkörper oder abgestorbene Zellen der Coelomflüssigkeit aufnehmen und unschädlich machen. Bei Besprechung des Gefäßsystems wird nochmals auf sie zurückzukommen sein.

3. Oligomera.

Wie schon in der Charakteristik dieser Gruppe (Bd. I, S. 40) hervorgehoben wurde, erscheint ihre Coelombildung, soweit sie eindeutig bekannt ist, besonders interessant, indem die Körperhöhle von drei hintereinander gereihten, durch Quersepten gesonderten Räumen gebildet wird, deren Zahl bei einzelnen Gruppen, wohl durch Reduktion, auf zwei herabsinken kann. Es wurde schon betont, daß die Entstehung des Mesoderms durch Divertikelbildung des Urdarms in dieser Gruppe sehr verbreitet ist, obgleich sich auch Übergänge zur Bildung durch Wucherung und Ablösung vom Entoderm mit nachträglicher Aushöhlung

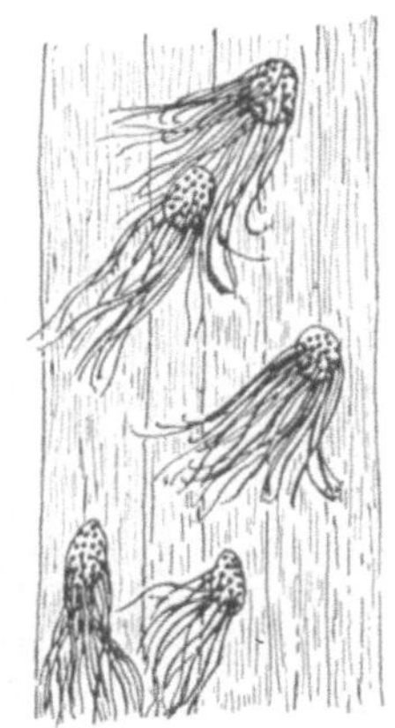

Fig. 287.

Coelomwimperbüschel von der Leibeswand von Phascolosoma (nach A. MEYER 1929). C. H.

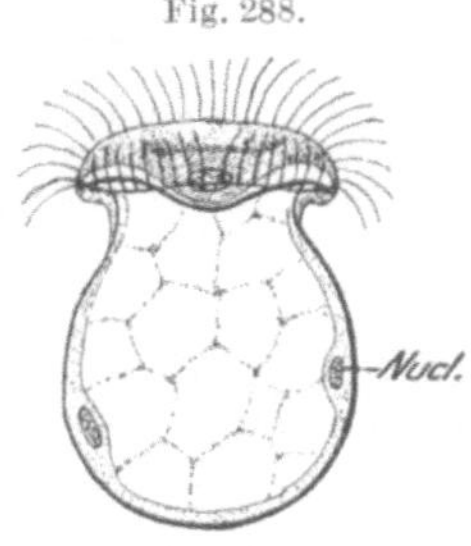

Fig. 288.

Urne aus der Coelomhöhle von Sipunculus nudus (nach SALENSKY 1908). C. H.

finden, so besonders bei den *Enteropneusten* und *Brachiopoden*, vielleicht auch *Phoronis*; doch scheinen diese Abweichungen zu beweisen, daß die Entstehung aus Divertikeln die primitive ist.

Das ursprünglichste Coelom finden wir bei den *Chätognathen*. Das durch typische Ausstülpung aus dem Urdarm entstehende Paar von Coelomdivertikeln umwächst den Darm und bildet ein dorsales und ventrales Längsmesenterium, die sich in der ganzen Ausdehnung des Mitteldarms (*Rumpfcoelom*) und durch die Schwanzflossen erstrecken (*Schwanzcoelom*). Von diesen beiden ursprünglichen Coelomsäcken scheint sich im Kopf und Schwanz durch Bildung zweier Quersepten (*Dissepimente*) je eine Coelompartie abzulösen, welche die Kopf- und Schwanzhöhle bilden. Erstere ist beim Erwachsenen einheitlich und hinsichtlich ihrer Bedeutung als typische Coelomhöhle noch etwas zweifelhaft. Von Interesse für die Beurteilung der coelomatischen Natur der Leibeshöhle ist, daß die beiden hinteren Höhlenpaare mit Cilien ausgekleidet sind.

Wir schließen hier gleich die Besprechung der *Brachiopoden* an, deren Coelomhöhle bei gewissen Formen (so *Argiope*, *Terebratulina*) ebenfalls aus einem Paar divertikelartiger Ausstülpungen des Urdarms entsteht, jedoch auch aus entsprechenden soliden Mesodermanlagen hervorgehen kann (*Thecidium*, *Lingula*). Das ausgebildete Coelom wird häufig durch die eingelagerten Eingeweide (Darm, Muskeln, Gonaden) so erfüllt, daß es stark eingeengt erscheint. Es ist stets von niederem, wimperndem Epithel ausgekleidet, welches Strömungen in der Coelomflüssigkeit hervorrufen kann. Leistenförmige Hervorwölbungen an der Wand der verschiedenen Leibeshöhlenräume sollen eine gewisse Trennung der in einander entgegengesetzten Richtungen strömenden Flüssigkeit bewirken. Eine Annäherung an die Chätognathen wird in der Dreiteilung der Höhle durch zwei im allgemeinen quere Dissepimente gesehen: ein vorderes (*Gastroparietalband*), das etwas hinter der Einmündung der Leber vom Darm zur Körperwand zieht, und ein hinteres (*Ileoparietalband*), das in ähnlicher Weise weiter hinten vom Darm ausgeht (s. Figur 289). Dazu gesellen sich ein dorsales und ventrales medianes Längsmesenterium, welche den Darm tragen, aber manchmal stark rückgebildet sind (so *Discinisca* u. a.). Die beiden Dissepimente sind nie vollständig, sondern durchsetzen das Coelom als bandartige Bildungen, das *Gastroparietalband* im allgemeinen als ein doppeltes vom Darm zur lateralen Körperwand ziehendes Band, doch ist es zuweilen undeutlich (*Crania*). Das *Ileoparietalband* nimmt einen eigentümlichen Verlauf; es entspringt etwas hinter dem vorderen Band beiderseits am Anfang des Mitteldarms und zieht an diesem nach hinten, worauf es jederseits ein Querband zur lateralen Körperwand abgibt, in welchem die Trichter der beiden Nephridien auf-

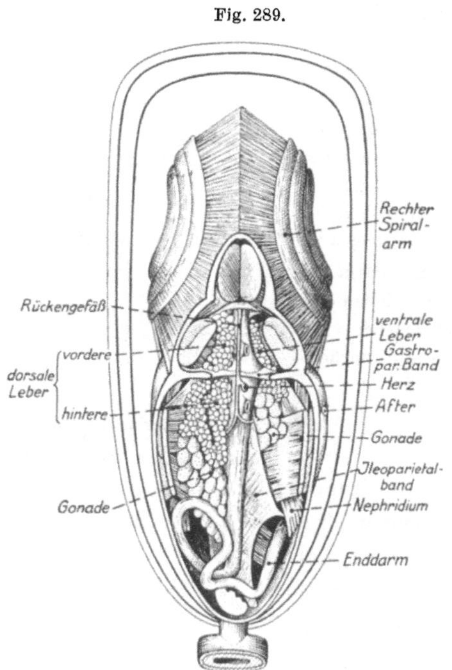

Lingula anatina (Ecardine) Dorsalansicht. Auf der Dorsalseite ist Mantel- und Körperwand abgetragen, auf der rechten Seite ist die vordere und hintere Leber entfernt. Blo.

gehängt sind, längs denen es auch ein Mesenterium bilden kann. Außerdem können sich die Ileoparietalbänder noch längs des Enddarms nach hinten erstrecken. Demnach ist ihr Verlauf kompliziert und nur teilweise ein querer, weshalb es auch gelegentlich als ein Längsmesenterienpaar gedeutet und mit den sogenannten *Lateralmesenterien* der später zu besprechenden *Phoroniden* verglichen wurde (s. S. 402). Diese letztere Annahme schließt jedoch ihre Beurteilung als Dissepimentreste aus, da die Lateralmesenterien der Phoroniden längs verlaufende Bildungen sind.

Die *Coelomhöhle der Brachiopoden* sendet in der Mundregion Fortsätze in die beiden Mantellappen, und zwar meist in jeden Lappen ein, seltener zwei Paare. Diese *Mantelsinus* ziehen gewöhnlich bis zum Rand der Mantellappen und verzweigen sich peripher mehr oder weniger reich. Auch die beiden *Sinus*, welche jeden *der Arme* in ganzer Länge durchziehen, und von welchen der kleine in jeden Armcirrus einen Zweig abgibt (s. Fig. 290), werden meist als Fortsätze des Coeloms gedeutet, obgleich sie gegen dieses fast stets abgeschlossen sind, abgesehen von *Lingula*, wo die kleinen Sinus mittels eines feinen Kanals mit der vordersten Coelomregion zusammenhängen. Die beiden kleinen Sinus beider Arme vereinigen sich an ihrem Ursprung ventral vom Mund zu einem Centralsinus; die großen endigen dagegen proximal gesondert in der Mundregion. Das Coelom der *Ecardinen* setzt sich als ein Kanal in den Stiel fort; dem Stiel der *Testicardinen* fehlt ein Coelomfortsatz.

Das *Coelom der Enteropneusten* und *Pterobranchier* zeigt die Dreiteilung recht deutlich. Gewisse Arten der ersteren lassen das Hervorgehen der Coelomhöhlen aus Urdarmdivertikeln sicher erkennen; wobei der vordere Coelomabschnitt (*Eichelcoelom*) als unpaare vordere Ausstülpung, die beiden hinteren (*Kragen-* und *Rumpfcoelom*) als zwei gesonderte Divertikelpaare (s. Fig. 291) entstehen; dieses Verhalten zeigen Formen, die sich direkt — ohne *Tornaria* — entwickeln, oder sie schnüren sich entweder von der vorderen unpaaren (*Dolichoglossus pusillus*) oder gemeinsam von der hinteren Urdarmregion ab (Fig. 292); auch ihr Entstehen als solide Zellproliferationen (*Tornaria von Neuengland*) oder durch Zusammentreten von

Fig. 290.

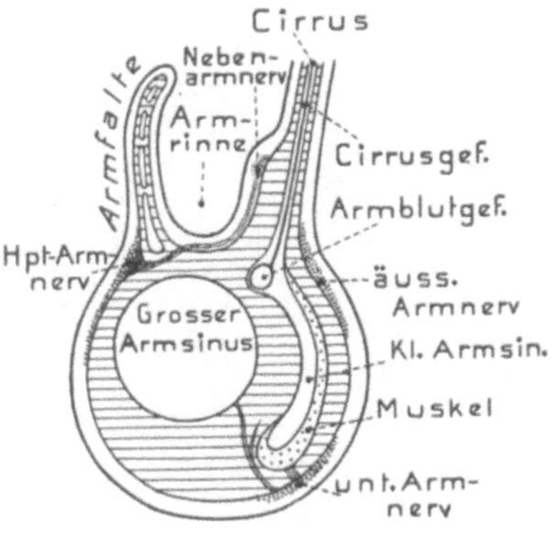

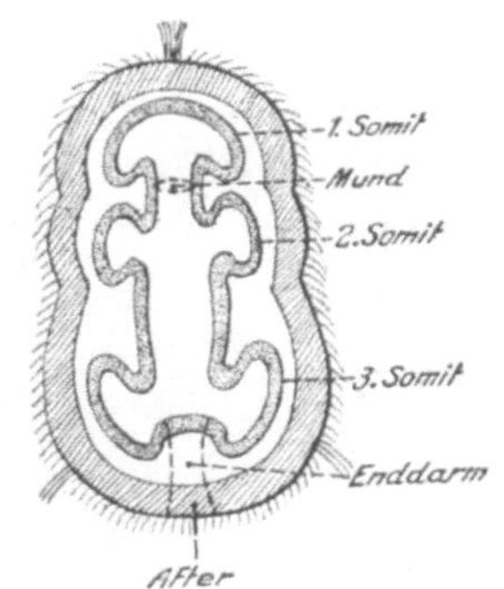

Querschnitt durch den Arm von Lingula (nach BLOCHMANN 1900). O. B. u. v. Bu.

Fig. 291.

Balanoglossus Kowalewskyi, schematischer Horizontalschnitt zur Erläuterung der Coelombildung, Lage von Mund und After angedeutet (nach BATESON 1884—1886, etwas verändert).   C. H.

Mesenchymzellen (*Tornaria von den Bahamas*) wurde beobachtet. Die beiden zuletzt erwähnten Befunde werden von einigen Forschern bezweifelt, jedoch ohne Nachuntersuchungen, welche allein Sicherheit bringen können. Die *Ontogenie des Coeloms der Pterobranchier* ist zwar wenig bekannt, doch scheint das bisher Ermittelte eine wesentliche Übereinstimmung mit dem bei den Enteropneusten Festgestellten zu ergeben. Bei der freischwimmenden Larve werden fünf, ein unpaarer und zwei paarige Coelomsäcke beschrieben, deren enterocoele Entstehung sehr wahrscheinlich sein soll, und die den Körperhöhlen des erwachsenen Tieres entsprechen.

Das vordere Coelom der *Enteropneusten* durchzieht die *Eichel (Rüssel)* und ist, wie gesagt, ursprünglich unpaar. Frühzeitig entwickelt es einen dorsalen, kanalartigen Fortsatz (*Eichelpforte*), der dorsal und beim Erwachsenen am Hinterende der Eichel und zwar meist linksseitig nach

Fig. 292.

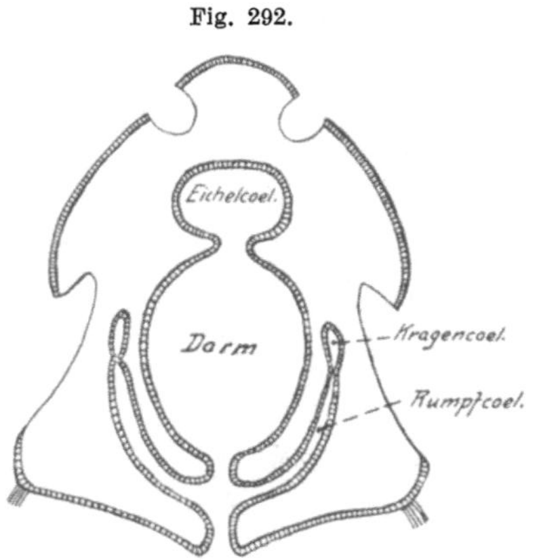

Schema der Coelombildung der **Tornaria** von **Balanoglossus clavigerus** (nach Figg. von STIASNY 1914).   C. H.

außen durchbricht und den *Eichelporus* bildet, durch den Wasser zur Schwellung der Eichel aufgenommen werden soll. Bei einzelnen Enteropneusten wird dieser Porus, wie bei den Pterobranchiern, doppelt, was hauptsächlich zur Annahme führte, daß auch das Eichelcoelom ursprünglich paarig gewesen sei; doch ist dies mit der Ontogenie schwer vereinbar.

Die Paarigkeit des Eichelcoeloms wurde auch durch die Hypothese zu stützen versucht, daß die später beim Blutgefäßsystem zu besprechende *Pericardialblase* (*Herzblase*), deren Zugehörigkeit zum Eichelcoelom wohl sicher ist, die reduzierte rechte Höhle, das übrige vordere Coelom hingegen die linke Anlage darstelle.

Fig. 293.

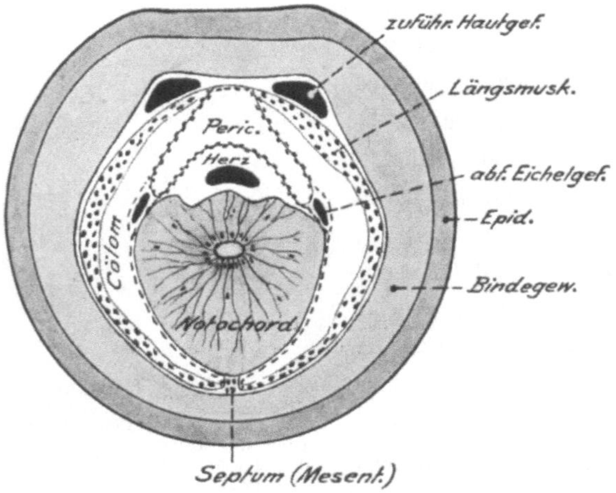

Ptychodera minuta (Enteropneuste). Querschnitt durch die Eichel, schematisch (nach SPENGEL 1893).   C. H.

Wie schon früher (S. 101) hervorgehoben wurde, springt das *Notochord* (= *Eicheldarm*) der Enteropneusten als dorsales Divertikel der Mundhöhle weit in das *Eichelcoelom* vor (Fig. 53, S. 101). Über diesem Divertikel findet sich die Peri-

cardialblase und zwischen beiden der centrale Blutraum, das „Herz“ (Fig. 293).
Das Eindringen dieser Organe bewirkt, daß das ursprünglich einheitliche vordere Coelom in seinem mittleren Abschnitt in eine rechte und linke Höhle gesondert wird, die nur noch teilweise zusammenhängen, indem ein unvollständiges
ventrales Mesenterium (Septum) zwischen dem Eicheldarm und der Ventralwand
der Eichel und ebenso ein dorsales zwischen der Pericardialblase und der dorsalen
Körperwand sich bilden. Im caudalen Teile tritt eine Sonderung in einen ventralen
und dorsalen Abschnitt ein, dadurch daß die Eichelorgane mit den Seitenwänden
Verbindung erlangen. Auf weitere Einzelheiten in der Bildung des Eichelcoeloms
kann nicht eingegangen werden. Das Coelom des zweiten Segments — des Kragens — (*Kragencoelom, mittleres Coelom*) ist, wie hervorgehoben, von Anfang an
paarig, was sich auch bei den Erwachsenen erhält, da ein dorsales Mesenterium
meist vollständig erhalten bleibt, während das ventrale sich stark rückbildet, weshalb beide Höhlen namentlich ventral kommunizieren. Ebenso sind auch die beiden
medianen *Mesenterien des Rumpfcoeloms* wohl nie ganz vollständig; besonders das
dorsale, das individuelle Verschiedenheiten zeigt.

Charakteristisch erscheint, daß sich Fortsätze der Vorderregion des Rumpfcoeloms nach vorn in den Kragen erstrecken, einmal dorsal, rechts und links neben
dem Dorsalmesenterium des Kragens, je ein röhriger Fortsatz (sogenannte *Peri-
hämalräume*, fehlen nur *Protobalanus koehleri*) und ferner ein den Oesophagus
(Pharynx) eng einhüllender Fortsatz (*Peripharyngealraum*), der zur Bildung der
Ringmuskulatur dieses Darmabschnittes beiträgt; der Gattung *Ptychodera* kommt
er stets zu, fehlt aber vielen anderen Gattungen. Wenn sich Genitalflügel finden
(*Ptychodera* u. a.), so erstreckt sich das Rumpfcoelom auch in sie.

Diese Gattung zeigt noch das Besondere, daß sich in der vorderen Leberregion bis in die
Kiemenregion hinein, neben dem Dorsalmesenterium jederseits ein sekundäres Längsseptum
(*Lateralmesenterium*) entwickelt; dieses scheint so zu entstehen, daß in der Leberregion das
Rumpfcoelom ein Paar nach vorn gerichteter röhriger Fortsätze oralwärts entsendet, die
unter Verschmälerung blind enden; doch wird diese Ansicht auch bestritten.

Das *Kragencoelom* öffnet sich ähnlich dem Eichelcoelom durch ein Paar kurzer
Kanäle (*Kragenpforten*) nach außen. Diese Kanälchen münden aber nicht direkt,
sondern in die Mündungsregion der ersten Kiemenspalten. Dem Rumpfcoelom
fehlen äußere Öffnungen. Durch die Eichelporen sollen die Excretionsprodukte
nach außen befördert werden, was bei den Excretionsorganen näher zu besprechen
sein wird; in jedem Falle dienen sie der Aufnahme und dem Ausstoßen von
Wasser zum Zwecke der Fortbewegung. Die Leibeshöhlenflüssigkeit des Rumpfcoeloms enthält zahlreiche amöboide Lymphocyten, die aus dem Coelomepithel
hervorgehen sollen.

Die Coelomverhältnisse der *Pterobranchier* stimmen mit jenen der Entero-
pneusten nahe überein, weshalb sie kurz behandelt werden können. Das unpaare
Kopfcoelom (s. Fig. 294) erfüllt den *Kopfschild* (*Protosom*) und mündet auf dessen
Dorsalseite an der Basis der Lophophorarme, durch zwei einander genäherte Poren

aus. Das *Notochord* stülpt das Querseptum (Dissepiment) zwischen Kopf- und Rumpfcoelom nicht in das Kopfcoelom vor, sondern liegt ihm dicht an. Das *Hals-coelom* der Mundregion bleibt kurz und ist paarig, wie sich aus dem erhaltenen Mesenterium (*Dorsalseptum*) ergibt; dorsal, an der hinteren Armbasis, mündet es durch zwei dicht benachbarte Poren aus. Im Gegensatz zum Kopf- und Rumpf-coelom wird es von hohem Epithel ausgekleidet. Das Rumpfcoelom ist durch die starke Entwicklung des Darms und der Gonaden sehr eingeengt, besteht daher nur aus Lückenräumen, und seine Mesenterien sind wenig entwickelt; das dorsale enthält den aufsteigenden Darm. Nach hinten setzt sich das Rumpfcoelom in den Stielkanal fort, der vom Mesenterium durchsetzt wird. Andeutungen von Fortsätzen des Rumpfcoeloms in das Kragencoelom, ähnlich den Peripha-ryngealräumen der Enteropneusten, wurden beobachtet. Muskelzellen und verästelte Peritonealzellen durchsetzen die Coelome stellenweise reichlich.

Da über die *Ontogenie* der Leibes-höhlenverhältnisse der Tentaculaten (*Phoroniden* und *Bryozoen*) noch nicht vollkommene Klarheit herrscht, so grün-den sich unsere Vorstellungen über ihre Beziehungen zueinander und zu den eben besprochenen Gruppen hauptsäch-lich auf vergleichend-anatomische Er-wägungen. Hier sei nur so viel bemerkt, daß die ursprüngliche Ansicht, das *Coe-lom der Phoroniden* entstehe durch Di-vertikelbildung, nicht haltbar zu sein scheint, aber auch jene, welche seine Wand von isolierten, vom Entoderm

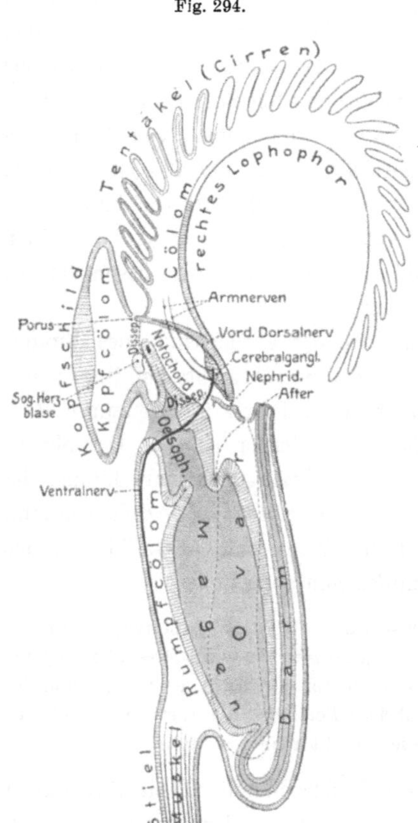

Rhabdopleura. Schema eines Einzelindividuums einer Kolonie von der linken Seite (nach SCHE-POTJEFF 1906, konstruiert). O. B. u. P. He.

stammenden Zellen entstehen läßt, wird, obgleich durch Untersuchungen be-gründet, nicht allgemein anerkannt. Sie deutet auf gewisse Enteropneusten (*Tor-naria* von den *Bahamas*) hin. Ebenso kennt man die erste Entstehung des Meso-derms der Ectoprocten nicht genügend; man weiß nur, daß „Mesodermzellen" dem Darm allseitig anliegen, von denen die Bildung der Tentakelhöhlen und des sie verbindenden Ringkanals ausgeht; jedoch kennt man ihre Herkunft nicht. Für die Entoprocte *Pedicellina* wird eine determinierte teloblastische Entwicklung beschrieben. Die Mesodermstreifen sollen sich in drei runde Somiten teilen. Man kennt jedoch ihre Weiterentwicklung nicht, weiß nur, daß den *Entoprocten* im erwachsenen Zustande eine Leibeshöhle fehlt und sich an ihrer Stelle ein Zellgewebe mit Intercellularsubstanz (*Parenchym*) findet. Man hat sie daher von den Oligomeren getrennt und den Ameren unter dem Namen *Kamptozoa* eingereiht. Ob diese Stellung im System eine endgültige sein wird, kann erst eine völlige Klarstellung der Entwicklung ergeben, welche zeigt, in welcher Weise der Embryonalzustand in den des erwachsenen Tieres übergeht.

Bei den *Phoroniden* und den *Lophopoden* (unter den ectoprocten Bryozoen) findet sich ein vom dorsalen analen Mundrand aufsteigender zungenartiger Fortsatz, das *Epistom* (s. Fig. 295), welches Ähnlichkeit mit dem Eichelcoelom der Enteropneusten und Pterobranchier, sowie der Armfalte der Brachiopoden besitzt, jedoch gegenüber letzteren Organen stark reduziert erscheint. Bei den *Stelmatopoden* ist es ganz zurückgebildet. Wenn obige Deutung des Epistoms zutrifft, so muß seine Höhle dem vorderen Coelom der seither besprochenen Oligomeren entsprechen; doch findet sich nur eine teilweise Abgrenzung der Epistomhöhle vom folgenden Coelomabschnitt; demnach müßte hier eine starke Rückbildung des

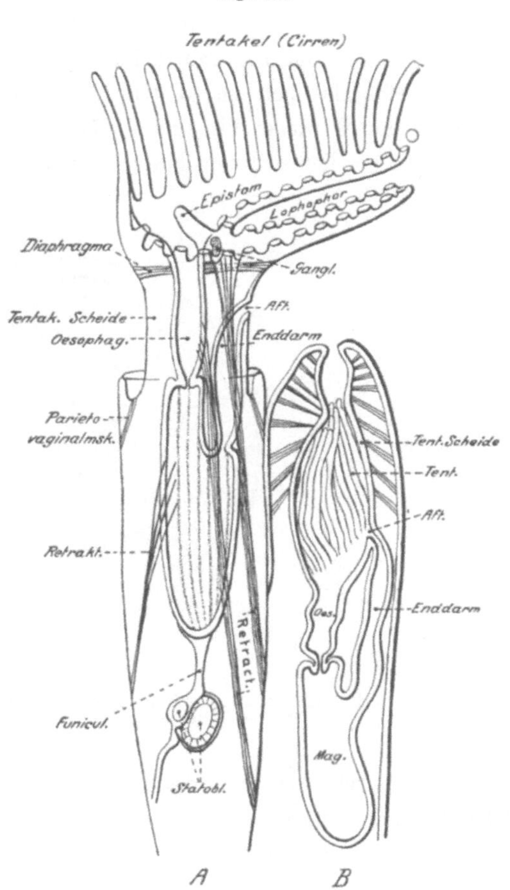

Plumatella (Alcyonella) **fungosa** (Lophopode). Zwei Individuen einer Kolonie von der linken Seite gesehen. Die Cirren bei *A* großenteils basal abgeschnitten (nach VAN BENEDEN 1850 u. KRAEPPELIN 1887).   O. B. u. C. H.

Dissepiments zwischen vorderem und mittlerem Coelom angenommen werden. Bei allen Tentaculaten scheint sich das Septum zwischen mittlerem und hinterem Coelom als Diaphragma erhalten zu haben, welches dicht hinter dem Mund und etwas vor dem After die Körperhöhle quer oder schief durchzieht (s. Fig. 295). Von der vor dem Diaphragma liegenden Höhle (der *Lophophorhöhle*) gehen die Kanäle der Lophophorarme (*Phoroniden*, *Lophopoden*) aus, wie bei den Pterobranchiern und Brachiopoden (kleiner Armsinus); bei den *Stelmatopoden* entspringen die *Cirrenkanäle* von einem Ringkanal, der meistens auf der Analseite durch zwei Öffnungen mit dem mittleren Coelom in Verbindung steht. Am Diaphragma sind die Trichter beider Nephridien der Phoroniden aufgehängt; sie durchbrechen dasselbe jedoch nicht. Den Hauptteil des Coeloms bildet natürlich das Körpercoelom, das den gesamten Darm umschließt; doch ist der After nach vorn und dorsal auf die Grenze von mittlerem und hinterem Coelom gerückt. Die ursprünglichere Beschaffenheit des Körpercoeloms erhielt sich bei den Phoroniden, indem der Darm in ganzer Länge an einem Medianmesenterium befestigt ist (s. Fig. 296), das sich am aufsteigenden Darmteil scheinbar dorsal findet, weil der Darm dorsal wieder bis zum kopfständigen After emporsteigt. Zu diesem Mesenterium gesellen sich vorn hinter dem Querseptum (*Dissepiment, Diaphragma*)

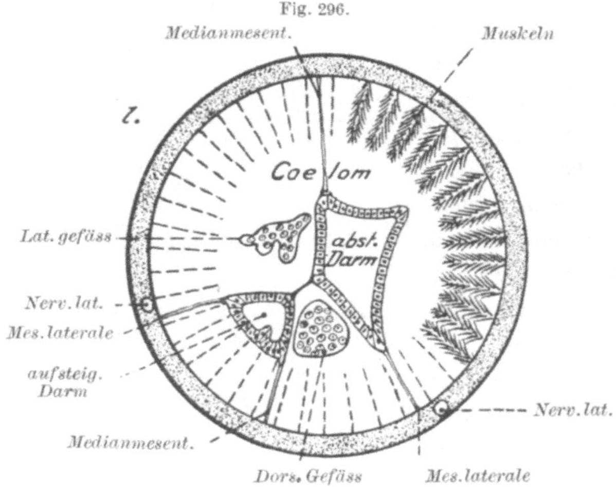

Phoronis sabatieri. Querschnitt durch die Mittelregion des Körpers zur Demonstration des Coeloms und der Mesenterien (nach SELYS-LONGCHAMPS 1907).   C. H.

noch zwei laterale, die längs des Darms bis zu seiner hinteren Umbiegungsstelle ziehen. Beide heften sich am absteigenden Darmschenkel an, das linke nur scheinbar am aufsteigenden, da zu ihm auch dasjenige Mesenterium gehört, welches beide Darmschenkel miteinander verbindet (s. Fig. 296). Da im vordersten Teil der Lateralmesenterien auch die Nephridialtrichter verlaufen, so erinnern erstere etwas an diejenigen Teile der Ileoparietalbänder der Brachiopoden, welche sich lateral am Darm nach vorn und hinten ausdehnen können, worauf schon S. 397 hingewiesen wurde.

Die *Ectoprocten* haben Mesenterien im Körpercoelom ganz verloren. Es sei denn, daß man die *Funiculi* (s. Fig. 295), welche in Ein- bis Mehrzahl von der Umbiegungsstelle des Darms zur hinteren Körperwand ziehen, als ihre Reste auffassen darf.

Für die Ectoprocten wird die Ansicht, daß ihre Leibeshöhle ein echtes Coelom darstellt, dadurch gestützt, daß kürzlich erneut und eingehend das Vorhandensein von charakteristisch angeordneten Wimperbüscheln an der Leibeshöhlenwand der Ectoprocten des süßen Wassers beschrieben wurde, wie sie für die Coelomwände gewisser Gliederwürmer und, wie wir schon sahen, auch für die Brachiopoden, Enteropneusten und Chätognathen typisch ist. Auch hier soll die Bewegung der (als Blut funktionierenden) Coelomflüssigkeit durch die Cilien unterstützt werden.

4. Arthropoda.

So nahe Beziehungen auch die *Anneliden* und *Arthropoden* in gewissen Organsystemen zeigen, so treten doch in anderen tiefe Verschiedenheiten hervor; der phylogenetische Zusammenhang beider Stämme muß daher weit zurückliegen. Zu den stark abweichenden Einrichtungen gehört auch die Leibeshöhle der erwachsenen Tiere. Zwar scheint gerade sie in ihrer Entwicklung mit der der Anneliden nahe verknüpft, da in der Ontogenie der Arthropoden die beiden Mesodermstreifen, abgesehen von ihrem ersten Ursprung, und, wenigstens bei den sich in dieser Hinsicht

Fig. 297.

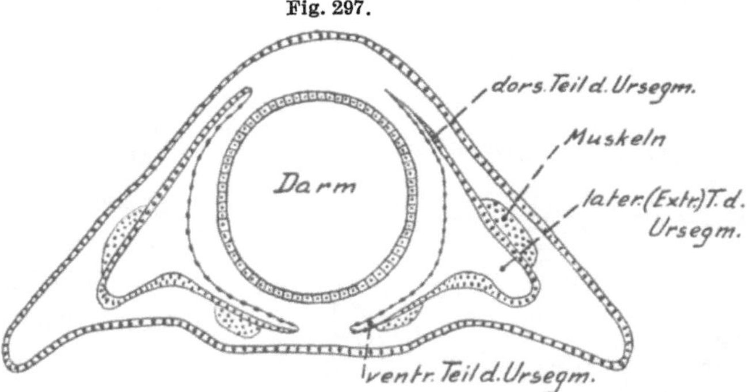

Schematische Darstellung der Entwicklung eines Ursegments von Scolopendra (nach HEYMONS 1901). C. H.

primitiv erweisenden, die durch ihre Gliederung entstehenden Somiten und die Coelomhöhlen in ihnen in prinzipiell gleicher Weise auftreten (s. S. 381 u. S. 386). Auch die Weiterentwicklung der hohlen Somiten verläuft im wesentlichen entsprechend, indem sie, ursprünglich ventral gelegen, den Darm dorsal umwachsen und so die Anlage eines annelidenähnlichen Coeloms bedingen. Ein Unterschied wird durch das Auftreten von Extremitäten herbeigeführt, in welche sich das Coelom erstreckt.

Für die *Insekten* wurde früher eine Entstehung des Coeloms durch Abfaltung vom Urdarm als typisch angenommen, jedoch stellten spätere Untersuchungen auch bei ihnen Coelombildung aus einer soliden Anlage fest. Demnach scheint es nicht geeignet, die Coelombildung der *Tardigraden,* die als echte Enterocoelie beschrieben wird, derjenigen der Insekten zu nähern.

Bei *Protracheaten, Myriopoden* und *Arachnoideen,* sowie bei den niederen Insekten: *Apterygoten* und *Orthopteren* erlangen die Segmentierung des Mesoderms und die in ihm entstehenden Coelomräume eine sehr gute Ausbildung. Sie treten hier zuerst ventral in den Extremitätenanlagen auf und wachsen jederseits dorsal- und bei den Myriopoden auch ventralwärts gegen die Mediane des Embryos vor (s. Fig. 297).

Später trennen sich die Coelomanteile der Beine und bilden besondere Räume (s. Fig. 298 *A* links). Bei den *Coleopteren*, *Lepidopteren* und *Hymenopteren* schwindet die segmentale Gliederung des Mesoderms immer mehr, und gleichzeitig treten in den Extremitäten keine Coelomanlagen mehr auf; bei den Rhynchoten erlangt das Coelom nur eine ganz primitive Ausbildung, die der früher Entwicklungsstadien der Apterygoten entspricht, und bei *Dipteren* sind die Coelomsäcke entweder auf un-

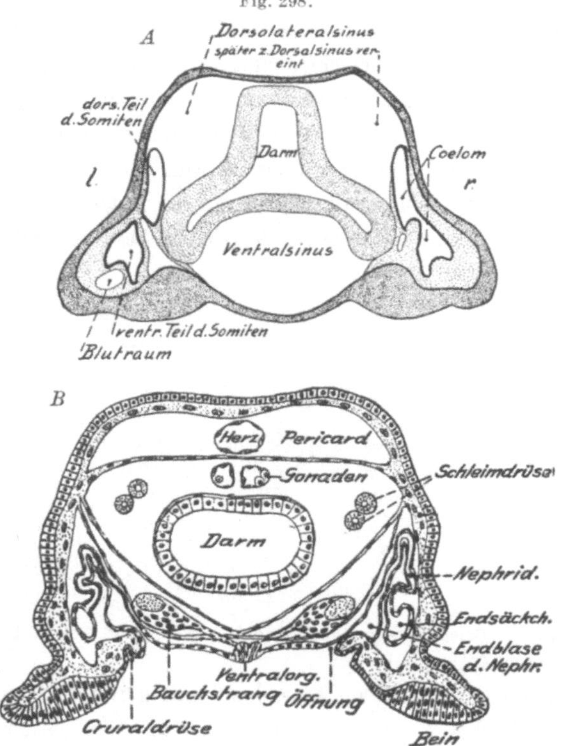

Peripatus capensis *A*. Schematischer Querschnitt durch einen jungen Embryo, Entwicklung des Coeloms und der definitiven Leibeshöhle; links weiter entwickelt als rechts (nach SEDGWICK 1888). *B* älterer Embryo, Querschnitt durch die hintere Körperregion (etwas schematisiert). Definitive Leibeshöhle, Herz und Pericardialseptum ausgebildet. (Aus KORSCHELT und HEIDER, Entw. gesch. nach SEDGWICK 1888.)   C. H.

scheinbare Reste reduziert (*Miastor*, Cecidomyide) oder treten überhaupt nicht mehr auf (*Musciden*); ebenso sollten sich auch die Crustaceen verhalten. Jedoch haben Untersuchungen an Krebsen verschiedener Gruppen (*Entomostraken*, *Arthrostraken* und *Thorakostraken*) ergeben, daß auch bei ihnen Coelomhöhlen von zum Teil recht großer Ausdehnung auftreten.

Bei allen Arthropoden aber bilden sich — im Gegensatz zu den Anneliden — auch da, wo die Coelomräume embryonal gut ausgebildet und segmental angeordnet sind, die Segmentgrenzen spätestens gegen Ende der Larvenperiode zurück, und die Coelomhöhlen verschwinden auf eine Weise, die weiter unten noch näher besprochen werden soll, während sich aus ihren Wänden vor allem die Wand des Herzens und das Pericardialseptum, ferner Muskulatur und, besonders bei den Myriopoden und Insekten, in großer Menge Fettgewebe hervorbildet. Gleichzeitig mit der Rückbildung des Coeloms entsteht bei den einzelnen Arthropodengruppen in etwas verschiedener Weise die *definitive perivis̄cerale Leibeshöhle*.

Bei *Peripatus* werden durch Schrumpfen des Entoderms vom Ectoderm im jungen Embryo dorsolateral und ventral vom Urdarm drei Blastocoelräume, zwei *Dorsolateral*- und ein *Ventralsinus* gebildet (s. Fig. 298 *A*); durch weiteres Schrumpfen des Darms verschmelzen die Dorsolateralsinus über dem Darm zu einem unpaaren

Dorsalsinus, der mit der Dorsalwanderung der Coelomsomiten zwischen diese zu liegen kommt und schließlich zum Hohlraum des Herzens und des Pericardialsinus wird, während der Ventralsinus den Darm umgreift und die definitive Leibeshöhle darstellt (Fig. 298 *B*).

Bei anderen Arthropoden tritt, durch Zurückweichen des Dotters vom Keimstreif, ein Lückenraum über dem ventral liegenden Keimstreif in Erscheinung (bei *Insekten* als *Epineuralsinus* bezeichnet), der sich vergrößert und, den Darm umgreifend, die Bildung der *definitiven (perivisceralen) Leibeshöhle* herbeiführt. Diese ist daher als Blastocoelrest aufzufassen und wird, da Blut in ihr circuliert, auch als *Hämocoel* bezeichnet. Bei den *Protracheaten* werden von dem den Darm umgebenden Teil der definitiven Leibeshöhle durch die früher beschriebenen schrägen und transversalen Muskeln seitliche Räume (die *Lateralsinus*) abgetrennt, in denen die Bauchnervenstränge verlaufen (s. Fig. 298 *B*). Auch die Nephridien liegen in gesonderten Leibeshöhlenräumen am Grunde der Extremitäten. Die übrigen Arthropoden zeigen Derartiges nicht mehr.

Die Art der Rückbildung der Coelomräume wird in verschiedener Weise beschrieben. Fast allgemein wurde behauptet, das Coelom trete durch einen Riß seiner medialen Wand mit dem Blastocoel in Verbindung und nehme so an der Bildung der definitiven Leibeshöhle teil, die deshalb als *Myxocoel* bezeichnet wird. Bei den *Tardigraden* soll ein derartiges Myxocoel durch völliges Schwinden der Coelomwände nnd ein Verschmelzen der Coelomräume mit dem Blastocoel entstehen. Diese Angaben treffen indessen, wie schon länger bekannt, für *Protracheaten* und für *Araneinen* nicht zu, und eine erst vor wenigen Jahren erschienene sehr eingehende Untersuchung von *Carausius morosus* führte gleichfalls zu dem Resultat, daß eine offene Verbindung zwischen den beiden Räumen nicht eintrete, sondern daß der anwachsende Fettkörper die Coelomwände zum Kollabieren bringe und so das Schwinden der Coelomräume herbeiführe (s. Fig. 299). Das gleiche wird bei den Protracheaten durch starke Entwicklung der dorsalen Muskulatur bewirkt, und die oben erwähnten Untersuchungen an *Crustaceen* erbrachten auch für diese weitgehend übereinstimmende Resultate. Hier soll das Zusammenfallen der Coelomwände durch Anwachsen des Teiles der primären Leibeshöhle verursacht werden, der sich bei der Herzbildung vom Dor-

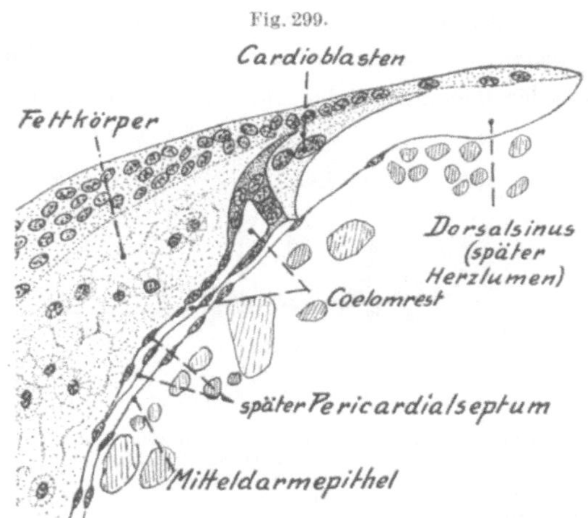

Rechter dorsaler Teil eines Querschnitts durch den Metathorax von Carausius morosus (Orthoptere). Entwicklungsstadium von Herz und Pericardialseptum (nach R. WIESMANN 1926).   C. H.

salsinus abtrennt und zum Pericardialsinus wird (s. Fig. 300). Die zusammengefallenen Coelomwände bilden nun (wahrscheinlich bei allen oben genannten Arthropoden) eine zunächst zweischichtige Zellenplatte, aus der, wie S. 404 erwähnt, das Pericardialseptum (s. Fig. 299 und 300) hervorgeht, nachdem die die Herzwand bildenden Zellen (*Cardioblasten*) (Fig. 299) sich von ihr isoliert haben.

Kurz zusammengefaßt ergeben die obigen Ausführungen, daß die *Leibeshöhle der Arthropoden ein vom Blastocoel stammendes Hämocoel darstellt und das Coelom an ihrer Entstehung keineswegs immer Anteil hat.*

Die definitive Leibeshöhle ist, wie erwähnt, von Blut erfüllt; sie bildet also einen Teil des Circulationsapparates und ihre Ausdehnung steht daher in innigster Beziehung zu der Ausbildung des Blutgefäßsystems, welches bei den Arthropoden mannigfache Verschiedenheiten zeigt, indem sein gefäßartiger Teil zum Teil gut ausgebildet ist (*Myriopoden, höhere Krebse*), teils weitgehend (*Insekten*) bis völlig (*niedere Entomostraken*) rückgebildet ist. Auf diese Verhältnisse kann daher erst bei der Behandlung des Blutgefäßsystems eingegangen werden. Ebenso sollen die Art der Beteiligung des Mesoderms an der Herzbildung und die Coelomderivate, welche zu den Geschlechts- und Excretionsorganen in Beziehung treten, erst zusammen mit diesen Organsystemen näher besprochen werden.

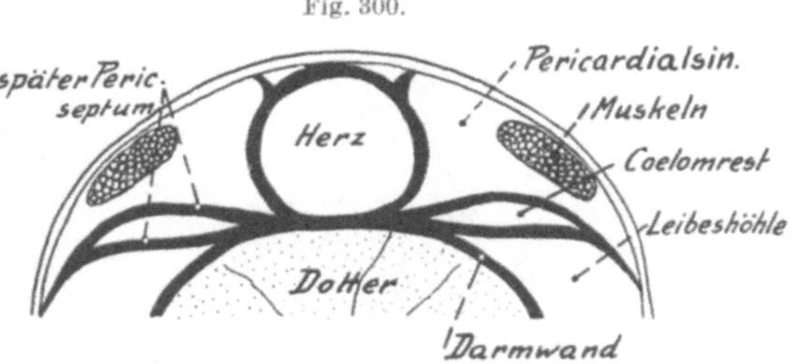

Hemimysis (Schizopode). Schema der Entstehung des Pericardialseptums (nach MANTON 1928).   C. H.

Wir wenden uns nun der näheren Beschreibung des Fettkörpers (*Corpus adiposum*) zu, der als ein Derivat der somatischen Wand der Ursegmente für uns von besonderem Interesse ist.

Fettkörper. Bei den Tracheaten ist er wohl allgemein verbreitet, fehlt den Crustaceen zwar nicht ganz, tritt aber hier spärlicher auf. Im allgemeinen wird er von Anhäufungen größerer rundlicher Mesodermzellen gebildet, die sich zwischen Darm und Leibeswand als ziemlich unregelmäßige, lappige Massen anhäufen und so ein eigenartiges Gewebe bilden, dessen Zellen vor allem dadurch charakterisiert sind, daß sie in großer Menge Fett in Form von Tröpfchen enthalten. Es wurde früher vielfach angenommen, daß dieses Fett aus dem Blute stamme und, ebenso wie gewisse Endprodukte des Stoffwechsels (die *Uratkristalle*), im Fettkörper nur gespeichert werde. Man ist jetzt der Ansicht, daß das Fett in den *Fettzellen* selbst entstehe. Es tritt dann in den Körperstoffwechsel und wird namentlich bei den holometabolen Insekten während der Puppenzeit zum Teil verbraucht; hiermit hängt zusammen, daß der Fettkörper bei den Larven stärker entwickelt ist. Außer den Fettzellen (*Liparocyten*) entstehen aus der Coelomwand noch andere Zellen, z. B. die bei den

Arachnoideen, Diplopoden und niederen Insekten verbreiteten *Phagocyten* (Fig. 301), die erst beim Blutgefäßsystem näher besprochen werden, und die als *Pericardialzellen* oder im weiteren Sinne als *Nephrocyten* bezeichneten, welche meist nahe dem Herzen im Pericardialsinus (aus dessen Wand sie hervorgehen), jedoch auch im Fettkörper und an anderen Orten, z. B. in der Umgebung der Speicheldrüsen, liegen. Ferner finden sich im Fettkörper noch weitere Zellen, die speziell bei Insekten zum Teil nur in gewissen Familien vorkommen und wohl von Fettzellen abzuleiten sind (*Bacteroidzellen*), sowie solche Zellen, welche aus der Hypodermis hervorgehen, aber vielfach in den Fettkörper einwandern und hier eine wichtige Rolle spielen: *Oenocyten*, auch Peritrachealzellen oder Respirationszellen genannt, weil sie häufig, z. B. bei *Coleopteren* und *Lepidopteren*, längs der Tracheenstämme angeordnet sind. In ihnen finden sich, wie später noch näher ausgeführt

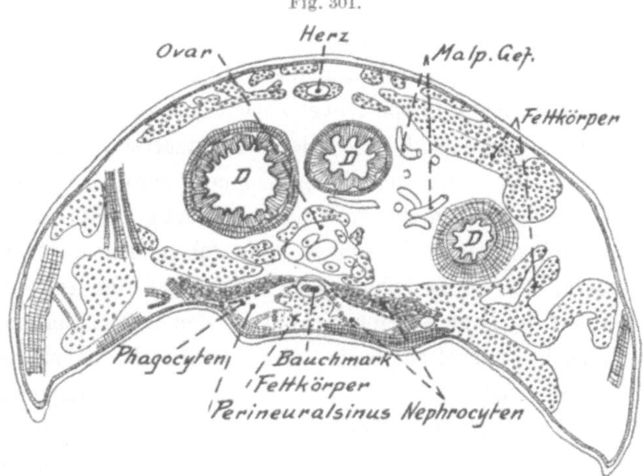

Querschnitt durch Glomeris. Fettkörper, Nephrocyten, Phagocyten in ihrer Beziehung zu den übrigen Organen (nach BRUNTZ 1904).　　　　C. H.

werden soll, *Uratkristalle*, weshalb gewisse Entwicklungsstadien von ihnen, welche auch in ihrer äußeren Gestalt abweichen, für besondere Zellen gehalten und als *Uratzellen* bezeichnet werden. Über Entstehung, histologische Struktur, chemisches und physiologisches Verhalten all dieser Zellen liegen namentlich für die Insekten zahlreiche Untersuchungen vor, die sich jedoch zum Teil nur auf einzelne Formen beziehen und die Dinge von verschiedenen Gesichtspunkten aus betrachten, so daß es nicht immer gelingt, sie untereinander zu vergleichen; noch schwieriger ist es häufig, die bei den Insekten gefundenen Ergebnisse mit denen bei anderen Arthropoden zu identifizieren, so daß wir in Bezug auf diese Verhältnisse nur bei den ersteren auf Einzelheiten eingehen wollen.

Den *Protracheaten* scheint ein eigentlicher Fettkörper zu fehlen, doch finden sich im Pericardialsinus beiderseits des Herzens Zellmassen, wie sie in ähnlicher Weise bei den *Myriopoden* und *Insekten* allgemein vorkommen, die schon erwähnten *Pericardialzellen*.

Das als *Fettkörper der Arachnoideen* bezeichnete Gewebe entspricht nicht dem Fettkörper der Insekten, sondern in seiner Funktion eher den Pericardialzellen, da es keine Harnstoffkristalle enthält, aber gelöstes Carmin ausscheidet; es beschränkt sich meist auf das *Cephalon*, erstreckt sich dagegen bei den *Scorpionen* und *Pedipalpen* auch auf das *Abdomen*; bei den *Solifugen* scheint es nur sehr schwach entwickelt zu sein. Bei den Araneinen findet der sogenannte Fettkörper sich in größerer Masse, namentlich unter dem Bauchganglion. An seinem Aufbau beteiligen sich zweierlei Zellen: 1. große granulierte eigentliche *Fettzellen* mit Fetttropfen, die jedoch auch gelöstes Carmin ausscheiden; 2. verästelte kleine Zellen, die ein Netzwerk bilden, das die großen umspinnt. Letztere können nach gewissen Angaben (bei Araneinen) zum Teil auch gelbes und grünliches Pigment, zuweilen auch Kristalle von phosphorsaurem Kalk enthalten. Ähnliche kleine Zellen der *Telyphoniden* sollen auch phagocytär sein.

Der *Fettkörper der Myriopoden* ist viel reicher entwickelt (s. Fig. 301) und breitet sich durch die ganze Leibeshöhle aus, sogar bis in die Extremitäten und findet sich auch im Perineuralsinus. Entweder besteht er aus einzelnen unregelmäßigen Lappen, die sich segmental wiederholen können, oder aus netzartig zusammenhängenden Strängen. In beiden Fällen setzen sich die Lappen meist aus eiförmigen Zellgruppen (*Lobuli*) zusammen, die unregelmäßig oder perlschnurartig aneinandergereiht sind. Jede solche Gruppe soll aus einem Zellsyncytium bestehen (siehe das hierüber später bei Insekten Gesagte, S. 410). Im allgemeinen scheint nur eine Art von Fettzellen vorzukommen, die bei den Diplopoden neben Fetttropfen auch gelbbräunliche, stark lichtbrechende Körnchen enthalten; es sind dies Uratkristalle, die sich so zahlreich finden, daß der ganze Fettkörper diese Farbe zeigen kann. Den Chilopoden fehlen sie. Außer dem eigentlichen Fettkörper finden sich stets die *Pericardialzellen*, auf die wir, soweit sie sich im Pericardialsinus finden, beim Blutgefäßsystem zurückkommen werden.

Ferner besitzen die *Chilopoden* (mit Ausnahme von Scutigera), sowie die *Diplopoden* noch ein *fettkörperähnliches Gewebe*, das gleichfalls mesodermalen Ursprungs ist (und vielfach als „Lymphstränge" bezeichnet wird). Bei *Scolopendra* zieht es in Form feiner netzförmig anastomosierender Fäden längs den MALPIGHISchen Gefäßen, bei *Lithobius* und *Geophiliden* dagegen umspinnt es die Speicheldrüsen und breitet sich bei letzteren gewöhnlich noch im Perineuralsinus aus oder überzieht die Fettkörperläppchen äußerlich, ja bei gewissen Formen dringt es zwischen die Lobuli des Fettkörpers ein.

Bei den *Diplopoden* findet es sich gleichfalls in der Umgebung des Bauchmarks, sowohl im perineuralen Sinus (wie *Julus*) als dem Perineuralseptum aufgelagert (*Glomeris*) oder mehr seitlich am Fettkörper (*Polydesmus*).

Diese Zellen werden den Pericardialzellen, wegen ihrer Fähigkeit gelöstes Carmin auszuscheiden, gleichgestellt und als *Nephrocyten* (auch als *Carminathrocyten*) bezeichnet (s. Fig. 301).

Die *Insekten* besitzen meist einen stark entwickelten Fettkörper, was namentlich für die Larven der Holometabolen gilt, wo er die Leibeshöhle häufig fast ganz erfüllt. Die Anordnung dieses meist reich gelappten Körpers ist bei den Larven und den Imagines daher häufig ziemlich verschieden. Im allgemeinen erinnert seine Verteilung und Anordnung bei den primitivsten Insekten (so gewissen *Collembolen* und *Orthopteren*) an die Verhältnisse mancher *Myriopoden*, indem sich hier eine metamere Wiederholung von Lappen in den Segmenten finden kann, was mit seiner segmentalen Entstehung zusammenhängt, bei den übrigen aber gewöhnlich (s. jedoch

z. B. *Dytiscus*, Fig. 302 *A*) nicht hervortritt, indem ein mehr oder weniger zusammenhängender, unregelmäßig vielgelappter Fettkörper den Darm umspinnt. Er wird von größeren und kleineren, ja auch kleinsten Läppchen zusammengesetzt, die teils durch Bindegewebszüge oder Membranen, namentlich aber auch durch die Tracheenverästelungen, welche sich reichlich um die Läppchen verbreiten, zusammengehalten werden. Die Struktur und Anordnung des Fettkörpers ist für jede Art charakteristisch jedoch in den Ordnungen die allgemeine Anlage häufig übereinstimmend; so bildet er z. B. bei den *Lepidopteren* stark gefaltete, zuweilen unterbrochene Stränge, bei den *Dipteren* ein vielfach von Lücken durchbrochenes Gewebe, das den Darm umgibt. Meist (Ausnahme Rhynchoten) findet sich eine Art Sonderung des Fettkörpers in

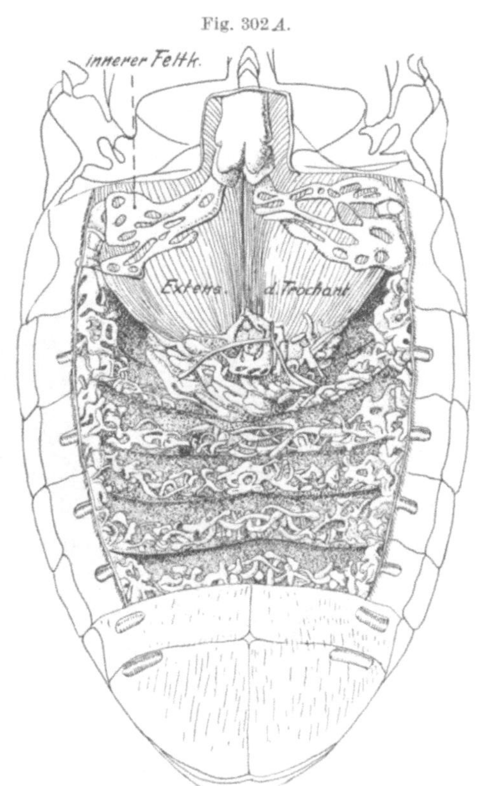

Fettkörper von D y t i s c u s, von dorsal gesehen. Äußerer Fettkörper des Abdomens nach Entfernung der dorsalen Körperwand mit pericardialem Fettkörper und der Eingeweide (nach KREUSCHER 1922). C. H.

einen *äußeren* oder *peripheren*, dicht unter der Hypodermis liegenden (Fig. 302 *A*) und einen *inneren* oder *centralen* (Fig. 302 *B*). Der *äußere Fettkörper* findet seine Hauptausbildung im Abdomen, sowohl ventral der Rückenwand, beiderseits des Rückengefäßes (auch pericardialer genannt), als dorsal der Bauchdecke (s. Fig. 302 *A*), wo er, wie erwähnt, besonders bei niederen Formen, aber auch bei *Dytiscus* u. a. segmentale Anordnung zeigt. Der *innere Fettkörper* erstreckt sich durch den ganzen Körper (Fig. 302 *B*), namentlich liegt er dem Darm an, um den er z. B. bei *Dytiscus* im Mesothorax eine dichte Hülle bildet, die sich im Ablomen in zwei seitliche, den Darm begleitende Stränge teilt; aber auch um die

Ovarien breitet er sich aus. Beide hängen häufig durch verbindende Züge zusammen. Die *Färbung des Fettkörpers* ist recht verschieden, häufig rein weiß, nicht selten aber gelblich, rot oder grünlich. Die Färbungen rühren entweder vom Fett oder sonstigen Einschlüssen her. Die Hauptmasse des Fettkörpers wird von rundlichen bis polyedrischen Fettzellen gebildet, welche seine Lappen und Läppchen zusammensetzen,

Fig. 302 *B*.

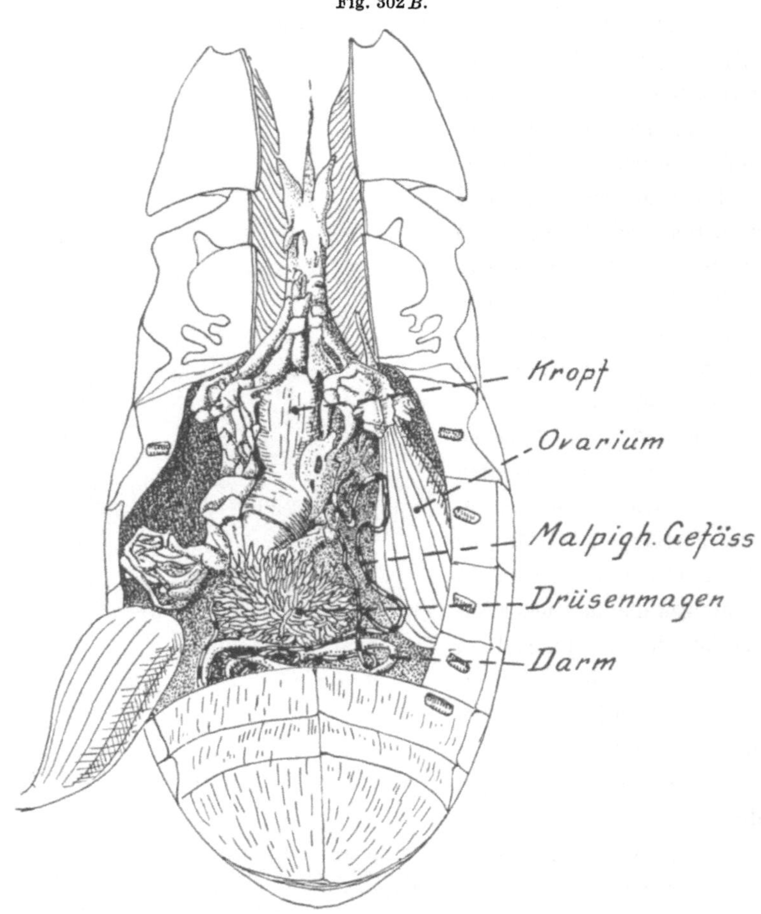

Fettkörper von Dytiscus, von dorsal gesehen. Innerer Fettkörper nach Entfernung der dorsalen Körperwand; das linke Ovar ist nach hinten umgeschlagen, um das Fettpolster zu zeigen (nach KREUSCHER 1922).   C. H.

und deren Grenzen entweder deutlich erhalten sind, oder durch starke Vermehrung der Fetttröpfchen so undeutlich werden, daß ein Syncytium zu entstehen scheint, welches die einzelnen Läppchen bildet. Daß die Zellgrenzen nicht wirklich schwinden, zeigt ihr Wiedersichtbarwerden während einer Hungerperiode. Das Zellplasma ist zuweilen stark vacuolär und gewöhnlich dicht von Fetttropfen erfüllt, neben denen auch kleine Eiweißkörnchen in großer Menge auftreten können.

Im allgemeinen wurde angenommen, das Fett stamme aus dem Blute; neue dings wurde wahrscheinlich gemacht, daß es aus den *Mitochondrien* der Fettzelle hervorgehe; über den Ursprung der Eiweißkörnchen dagegen ist nichts bekannt. Neue chemische Untersuchungen an Schmetterlingen, *Vanessa io* und *urticae*, ergaben, was zum Teil schon früher bekannt war, daß die zuerst als basophile Albuminoide auftretenden Eiweißkörnchen sich in große acidophile Albuminoidkristalle (biuretische Polypeptide) umwandeln, indem sie unter dem Einfluß von aus dem Kern der Fettzelle hervorgehenden Fermenten eine intracelluläre Verdauung durchmachen (sie wurden in diesem Zustande als *Pseudonuclei* bezeichnet und für Kerne von Leukocyten gehalten). Die hierbei sich bildenden Urate sammeln sich in Form von Natriumuratkristallen um den Kern, entstehen also endogen und nicht, wie man annahm, als Endprodukte des Stoffwechsels im Blute. Während der Metamorphose gelangen die Albuminoide, anscheinend in gelöstem Zustande, aus der Fettzelle ins Blut und scheinen sich hier am Aufbau der imaginalen Organe zu beteiligen.

Bei den *Hymenopteren*, speziell bei der Biene, aber auch anderen, gehen die Prozesse schon insofern in anderer Weise vor sich, als hier (im Gegensatz zu den Lepidopteren, aber auch Dipteren und Coleopteren) die in den Fettkörper einwandernden *Oenocyten* an diesen Vorgängen teilnehmen. Sie lagern sich den Fettzellen ganz dicht an und nehmen mittels Pseudopodien Fett aus ihnen auf, welches, wie schon gesagt, aus den Mitochondrien hervorgehen soll. Während dieser Zeit sollen außerdem durch Chromatolyse des Kernes der Oenocyten Eiweißsubstanzen gebildet werden, die in Gestalt von Tröpfchen in das Plasma gelangen und zuerst den Kern umgeben; später erfüllen sie die ganze Zelle und verlassen diese schließlich. Es hat nach alledem den Anschein, als ob diese Eiweißsubstanzen den von den Lepidopteren beschriebenen Albuminoiden entsprächen. Jedoch sollen die hierauf in den Oenocyten auftretenden Uratkristalle nicht aus ihnen, sondern aus den *Mitochondrien* der *Oenocyten* hervorgehen. Da besonders hervorgehoben wird, die Mitochondrien seien in Körnchenreihen angeordnet, die während der Secretion deutlicher werden und sich in einzelne Körnchen auflösen, aus denen die Uratconcretionen hervorgehen, so scheint es fast als ob dieser Prozeß doch dem der Uratbildung der Lepidopteren ähnlich sei. Da im einen Falle chemische, im anderen histologische Untersuchungen angestellt wurden, stößt der Vergleich auf Schwierigkeiten.

Das *Urat* wird in Form von Sphäriten und Kristallen abgelagert und scheint nicht weiter ausgeschieden zu werden, sondern in diesen Zellen zu verbleiben, bis sie zugrunde gehen. Bei den *Lepidopteren* wandern — wie gesagt — die Oenocyten nicht in den Fettkörper, sondern ordnen sich im Umkreis der Tracheenstigmen (z. B. *Ephestia*, *Bombyx mori* u. a.) traubig an; sie sollen auch hier eine innere Secretion durchmachen, deren Bedeutung noch nicht geklärt ist, jedoch zum Teil ebenso gedeutet wird wie die der im Fettkörper liegenden Oenocyten der Hymenopteren.

Nach Untersuchungen an *Ephestia* (Lepidoptere) werden zwei Generationen von ihnen angenommen, von denen die erste (*larvale*) aus einer sich vergrößernden Hypodermiszelle der Abdominalsegmente, die zweite (*imaginale*) aus je einem Zellkomplex hervorgeht. Für die Hymenopteren hingegen scheint, daß die larvalen Oenocyten sich durch amitotische Teilung vermehren und in die imaginalen übergehen. Außer den schon erwähnten Abscheidungen wurden bei einzelnen Formen in den Fettkörperzellen auch Glykogen und kohlensaurer Kalk (gewisse Dipterenlarven) gefunden.

Eine dritte Zellart des Fettkörpers wird namentlich in den centralen Teilen der Fettlappen gewisser Orthopteren (*Blattiden*) gefunden, nämlich große, central in den Lobuli gelegene Zellen (*Bacteriocyten, Bacteroidzellen*), die kein Fett enthalten, dagegen große Mengen kleiner Bakterien, wie sie schon in den Eizellen der Blattiden in geringer Menge vorkommen. Sie verlassen die Eizelle, treten zwischen Follikel und Dottermembran, vermehren sich hier stark und gelangen endlich in den Dotter, von wo aus sie während der Entwicklung durch die Darmwand in den Fettkörper ein-

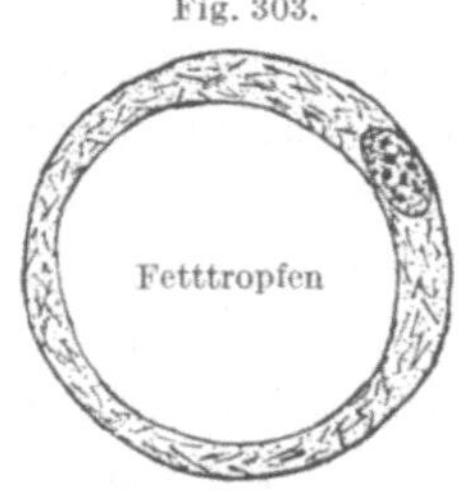

Fig. 303.

Bacteroidzelle von Orthezia
(Schildlaus)
(nach BUCHNER 1921).
C. H.

dringen. Daß es sich wirklich um Bakterien handelt, ist sicher erwiesen, da ihre Züchtung außerhalb des Organismus gelungen ist.

Nur ganz kurz kann hier betont werden, daß solche *symbiontische Erscheinungen* bei den Insekten viel verbreiteter sind. So besonders bei vielen Rhynchoten (namentlich *Aphiden, Cocciden, Cicaden*), auch gewissen *Coleopteren* und einzelnen *Lepidopteren*. Meist handelt es sich jedoch um Symbionten, die den Sproßpilzen (Saccharomyceten) nächst verwandt sind. Diese Symbiose kann in recht verschiedenartigen Zellen gleichzeitig vorkommen, beschränkt sich jedoch häufig auf gewisse fettkörperähnliche Zellen (*Mycetocyten*), die kein Fett enthalten oder nur einen großen Fetttropfen in der Mitte, während die Symbionten (hier Bakterien) die Oberfläche erfüllen (*Orthezia*, Schildlaus, s. Fig. 303). Oder sie können besondere paarige und unpaare Organe von zum Teil eiförmiger Gestalt ventral vom Darm bilden, die reich mit Tracheen versorgt sind, sich auch nicht selten durch eigenartige Färbung auszeichnen (*Mycetome*). In den typischen Fällen scheint die Übertragung der Symbionten auch hier ganz frühzeitig regelmäßig von den Muttertieren auf die Eier zu geschehen. In gewissen Fällen treten sogar zwei, ja drei verschiedenartige Symbionten gleichzeitig in demselben Insekt auf und können die Bildung verschiedenartiger Mycetome bedingen. Meist ist diese Symbiose eine ganz regelmäßige geworden. Ihre, jedenfalls wichtige, physiologische Bedeutung ist jedoch wenig aufgeklärt.

Obgleich bis in die neueste Zeit mehrfach versucht wurde, den Fettkörper der Insekten vom Ectoderm herzuleiten, so ist doch seine mesodermale Entstehung als gesichert anzusehen. Besonders für den oberflächlichen Fettkörper, der nach gewissen Angaben bei einzelnen Formen sogar außerhalb der Basalmembran der Hypodermis liegen soll, wird die ectodermale Entstehung von manchen noch jetzt festgehalten. Die ectodermale Abstammung der Oenocyten hingegen wird ziemlich allgemein anerkannt.

Bei der Metamorphose der holometabolen Insekten wird ein großer Teil des allen Insekten zukommenden Fettes verbraucht. Aus den Resten des larvalen Fettkörpers entwickelt sich der imaginale. Eiweißkristalle finden sich hingegen nur bei den Holometabolen; dies unterstützt die Ansicht, daß sie am Aufbau der imaginalen Organe teilnehmen, während die Fettverbrennung mehr durch die Lieferung von Energie für die Metamorphose oder Häutung von Nutzen zu sein scheint und daher für alle Insekten notwendig ist.

5. Mollusca.

Die Ontogenie der *Mollusken* zeigt in vieler Hinsicht große Ähnlichkeit mit jener der Anneliden, besonders in Bezug auf die Furchung, die (mit Ausnahme der Cephalopoden) meist determiniert und spiralig verläuft und zur Bildung von zwei Urmesodermzellen[1] und schließlich in allen Klassen zur Anlage zweier Mesodermstreifen oder ihnen entsprechender paariger Anlagen von Mesodermzellanhäufungen und eines Paares in ihnen auftretender Coelomhöhlen führt, die ebenso wie bei den Anneliden durch Nephridien mit der Außenwelt verbunden sind. Obgleich hierdurch ein gemeinsamer, wenn auch weit zurückliegender Ursprung beider Klassen wahrscheinlich gemacht wird, so bildet doch der Mangel an Somitenbildung bei den Mollusken eine erhebliche Schwierigkeit für eine direkte Ableitung von den Anneliden.

Einige Forscher halten jedoch an einer solchen Ableitung fest, weil sie zunächst in der Wiederholung der bei den meisten Mollusken nur in einem Paar vorhandenen Organe: Kiemen, Nieren, Herzvorhöfe usw., bei der altertümlichen Gattung *Nautilus* einen Hinweis auf eine ursprünglich vorhanden gewesene Metamerie aller Mollusken erblicken, um so mehr, als auch eine primitive Placophore, *Lepidopleurus cajetanus*, durch die Beziehungen der Gonaden- und Nierenausführgänge zu zwei aufeinanderfolgenden Kiemenpaaren und den zu diesen gehörenden Ganglien und Osphradien Anklänge an die Zustände von *Nautilus* zu zeigen scheint. Wie weit es sich jedoch in beiden Fällen um ursprüngliche Zustände, d. h. um eine typisch entstandene Metamerie handelt, kann nur die Entwicklungsgeschichte erweisen, die von beiden Formen unbekannt ist.

Jugendzustände von *Lepidopleurus* zeigen keine diesbezüglichen Andeutungen und auch neue entwicklungsgeschichtliche Untersuchungen an *Acanthochiton discrepans* erbrachten keine die Theorie stützenden Tatsachen, stellten vielmehr erneut fest, daß die bei *Lepidopleurus* als Coelomoducte eines zweiten Metamers aufgefaßten Gonoducte bei Placophoren (ebenso wie bei dibranchiaten Cephalopoden) erst postembryonal auftreten und daher den sich früh bildenden Nephridien nicht homonom gesetzt werden können, so daß bis jetzt keine gesicherten Grundlagen für die Annahme bestehen, daß die Mollusken echte Metamerie zeigen und von metameren Formen ableitbar sind.

---

[1] Eine Ausnahme unter den Gastropoden soll *Paludina* bilden, bei der weder die Urmesodermzellen, noch überhaupt (wie allerneuste Untersuchungen ergeben) ein Entomesoderm entstehen soll, und Niere, Pericard und Gonadensack aus dem Ectomesoderm hervorgehen sollen. Man sieht in diesem Verhalten eine sekundäre, durch die im Mutterleib vor sich gehende, beschleunigte Entwicklung hervorgerufene Abänderung.

Wir können also mit einer gewissen Sicherheit nur sagen, daß die meisten Mollusken, ähnlich wie die Anneliden, ein Paar von Mesodermstreifen mit *einem* Paar von Coelomräumen besitzen, aus denen sich in im Prinzip übereinstimmender, im einzelnen vielfach modifizierter Weise *Pericard, Nieren* und *Genitalsäcke* hervorbilden, woraus hervorgeht, daß diese Organe mesodermalen Ursprungs sind. Stets bleibt die Niere mit dem Pericard durch einen engen Gang (*Renopericardialgang*) in Verbindung oder erlangt diese Verbindung sekundär (z. B. *Loligo* u. a.). Während die Gonadensäcke der *Eulamellibranchiaten, Gastropoden* und *Placophoren* nur während

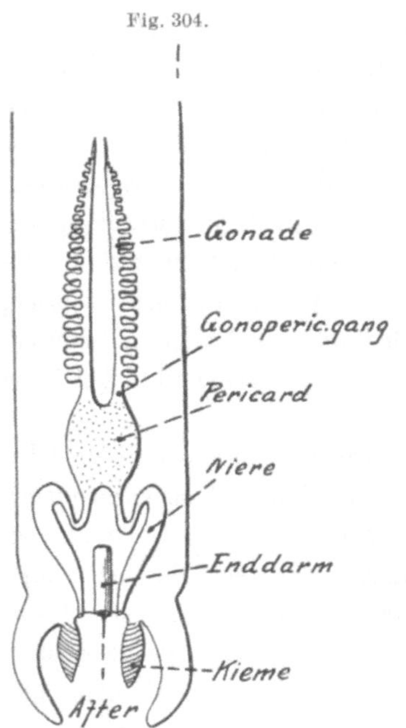

Schema der Lagebeziehungen von Gonade, Pericard, Niere und Enddarm bei Solenogastres (Chaetoderma) (nach WIRÉN 1912 u. HEIDER 1913 kombiniert).
C. H.

der Embryonalzeit eine Verbindung mit dem Pericard (*Gonopericardialgang*) besitzen, die sich bei erwachsenen Tieren schließt, bleiben Pericard und Genitalsack bei den *Solenogastren* (s. Fig. 304) und *Cephalopoden* (s. Fig. 307 bis 310) in mehr oder weniger weiter Verbindung, so daß der Gonadensack bei letzteren zeitlebens als ein Teil des Coeloms erscheint und als *Genitalcoelom* bezeichnet wird.

Nicht eindeutig geklärt sind die Verhältnisse der niederen Lamellibranchiaten (*Proto-* und *Pseudolamellibranchiaten*). Nach einer Meinung sendet das Pericard hier (z. B. bei *Lima*) zwei seitliche dorsoventral verlaufende Zipfel aus, die in die Gonade da einmünden, wo von ihnen die Nierentrichter abgehen (× in Fig. 305), so daß hier eine *Gonopericardialverbindung* erhalten bleiben würde. Hingegen wird von anderer Seite behauptet, die seitlichen Zipfel des Coeloms seien in ihrer ganzen Länge *Renopericardialgänge* (×× in Fig. 305 würde hiernach den Anfang des Renopericardialgangs darstellen), so daß also die Gonaden in diese münden und ein echter Gonopericardialgang nicht existieren würde.

Auch unter den *Gastropoden* findet sich bei einigen erwachsenen Prosobranchiern, so *Neritiden, Calyptraeiden*, ein Gonopericardialgang, der jedoch dem embryonalen der übrigen Gastropoden wohl sicher nicht homolog ist, da er aus dem Renopericardialgang der rechten (ursprünglich linken), rückgebildeten Niere hervorgeht, die sich zum Gonoduct umbildet.

Das *Pericard* umschließt, wie sein Name besagt, vor allem das Herz; es entsteht aus paarigen Anlagen, die meist (mit Ausnahme der *Pulmonaten*, bei denen nur *eine* Anlage entsteht), aufeinander zuwachsen, ein Mesenterium bilden und schließlich zu einem einheitlichen Raum miteinander verschmelzen. Stets findet sich seine Anlage in der Gegend des Enddarms und zwar meist ursprünglich dor-

sal von ihm; bei der Mehrzahl der *Lamellibranchiaten* und den niederen *Prosobranchiaten* umwächst das Pericard einen Abschnitt des Enddarms, und der
zwischen der inneren Pericardwand und der Darmwand liegende ringförmige Teil
des Blastocoels entwickelt sich zum Hohlraum des Herzens; in diesen Fällen wird
dann das Pericard auch von einer Strecke des Darms durchzogen. Interessant erscheint es, daß gerade
bei den höchstorganisier-
ten Mollusken, den Cepha-
lopoden, das Coelom eine
viel ansehnlichere Aus-
dehnung zeigt, was als
ein primitives Verhalten
betrachtet wird. Auch
bei einzelnen *Opistho-
branchiaten, Prosobranchiaten* (z. B. Neritiden) und
Lamellibranchiaten (z. B.
Lima?) kann das Coelom
eine größere Ausdehnung
erlangen und zuweilen
Magen, Darm und Leber
überziehen.

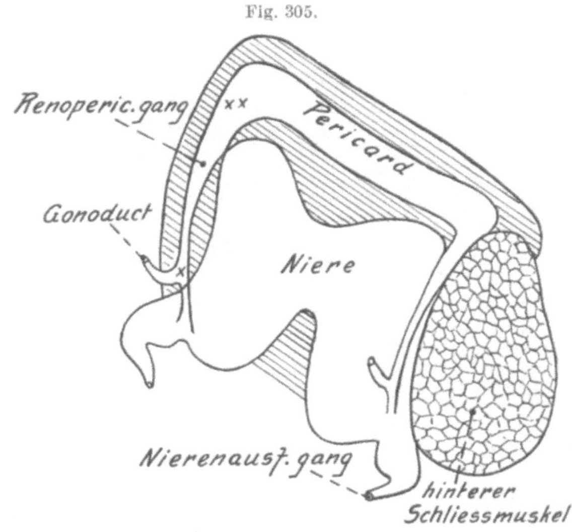

Schema des Coeloms und der Nieren von Lima. Erklärung der
Zeichen ✕ und ✕✕ im Text (nach ODHNER 1912). v. Bu.

Auch bei den *dibran-
chiaten Cephalopoden*, deren Entwicklung wir kennen, entsteht die Pericardanlage
übereinstimmend in der Form paariger Spalträume im Mesoderm, in der Gegend
des Enddarms, zunächst ziemlich weit voneinander entfernt, nahe den paarigen
Herzanlagen (s. Fig. 306); zugleich mit diesen
wachsen sie einander bis zur Berührung entgegen und bilden an der Berührungsfläche ein
nur kurz bestehendes dorsales Mesenterium,
durch dessen Schwinden ein *unpaares Pericard*
sich bildet, welches die nun auch unpaare Herzanlage bei den *Decapoden* vollständig, bei den
Octopoden nur von oben her umschließt. Im
Mesenterium wird auch die Anlage der Ge-

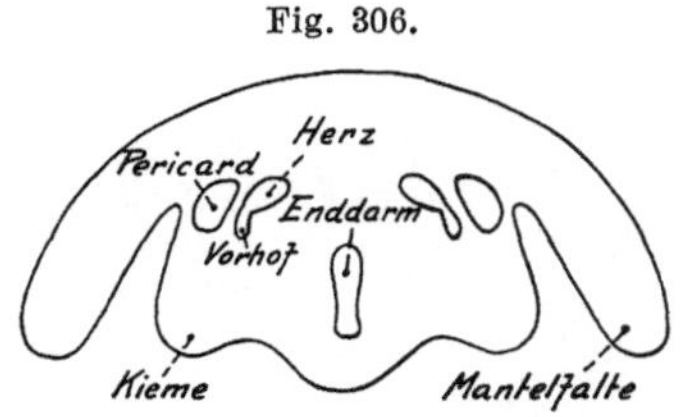

Schema von Herz- und Pericardanlage bei
Loligo (nach NAEF 1909). C. H.

schlechtsdrüse zuerst als solche von dem umgebenden Gewebe unterscheidbar, die
sich mit Rückbildung des Mesenteriums in das Coelom vorstülpt und nun von
dessen Wand allseitig umgeben wird (s. Fig. 308). Der Coelomraum, in den sie dann
frei hineinhängt, wird, wie oben erwähnt, als *Genitalcoelom* bezeichnet und ist als
Homologon des Gonadensacks der übrigen Mollusken aufzufassen. Er bleibt — wie
erwähnt — mit dem in der Umgebung des Herzens liegenden Anteil des Coeloms stets
in offener Verbindung, die durch eine erst postembryonal entstehende niedere, circu-

läre Falte (*Genitalseptum*) sehr wenig eingeengt wird (s. Fig. 307*A* und 308). Weiter vergrößert sich das Coelom bei den *Decapoden*, indem es seitlich von der Gonadenan-

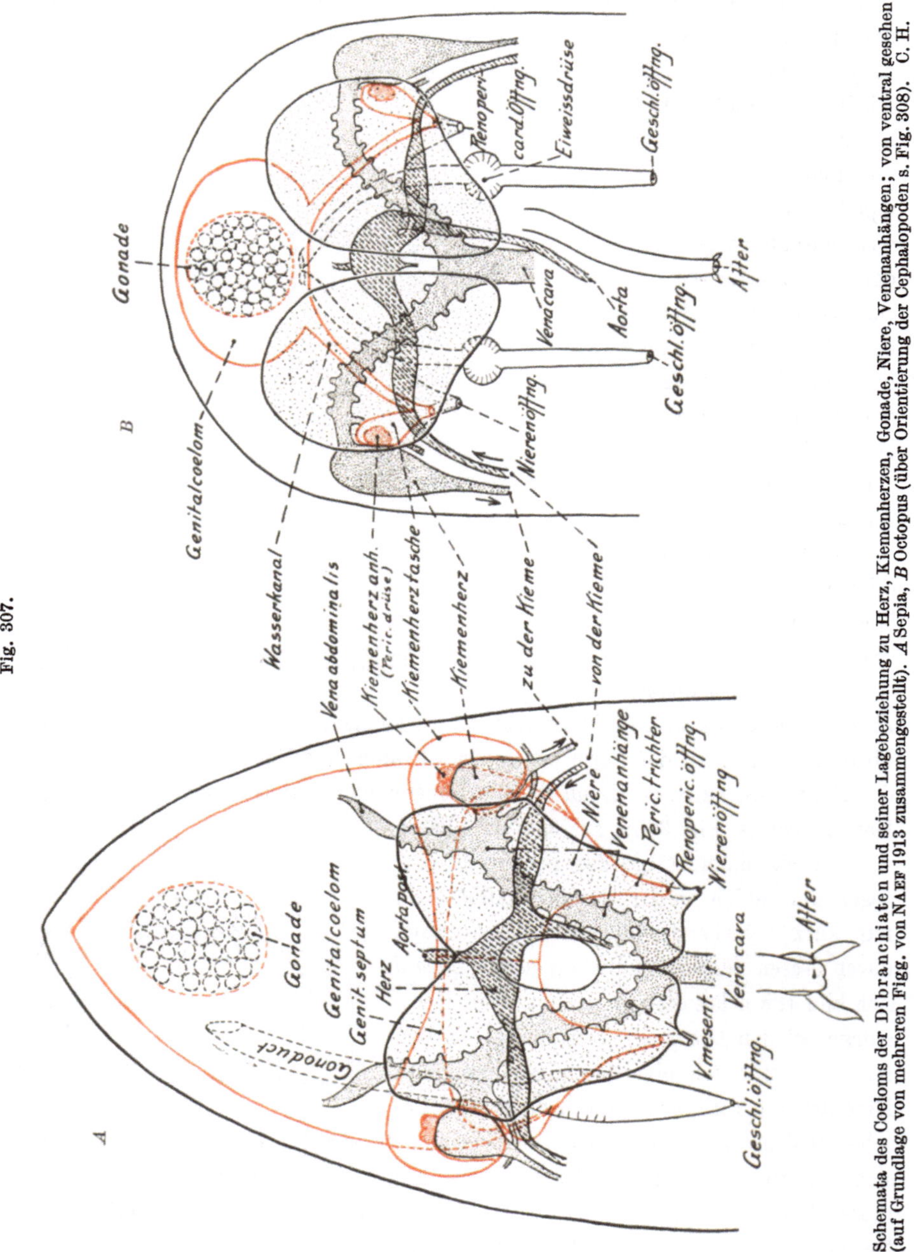

Schemata des Coeloms der Dibranchiaten und seiner Lagebeziehung zu Herz, Kiemenherzen, Gonade, Niere, Venenanhängen; von ventral gesehen (auf Grundlage von mehreren Figg. von NAEF 1913 zusammengestellt). *A* Sepia, *B* Octopus (über Orientierung der Cephalopoden s. Fig. 308). C. H.

lage gegen den Vorderdarm vorwächst und Magen und Blindsack mit seinem Epithel überzieht (Fig. 308). So entsteht auch hier ein Mesenterium, welches nur als schmales, von Lücken durchsetztes Ligament erhalten bleibt und mit dem die Gonaden um-

schließenden das *Gastrogenitalligament* (Fig. 308) darstellt; es verbindet alle diese
Organe mit der dorsalen Körperwand. Seitlich erstreckt sich das Coelom ferner auch
auf die Kiemenherzen, die sich in das Coelom einstülpen und von seinem Epithel
umgeben werden, sowie auf ihre im Coelom entstehenden Anhänge — die *Pericardialdrüsen* — als *Kiemenherztaschen* (Fig. 307 *A*); durch an ihrem Grunde vorspringende
Falten werden sie von dem das Herz umgebenden Coelomanteil mehr (*Oegopsiden*)
oder weniger (*Myopsiden*) abgegrenzt. Ferner zieht sich das Coelom in zwei zipfel-
artige Fortsätze aus, die jederseits in die beiden Nieren (Harnsäcke) etwa an der
Stelle münden (*Renopericar-
dialöffnungen*), wo von ihnen
die Ureteren entspringen (Figur 307 *A*).

Bei den *Octopoden* (Fi-
gur 307 *B*) erlangt, wie wir
sahen, das Coelom von vornherein keine so große Ausdehnung wie bei den Deca-
poden, indem sein pericardialer Teil das Herz nie ganz
umgibt; auch lateral breitet
es sich nicht so weit aus
wie bei jenen und umschließt
hier nur die *Kiemenherzan-
hänge* (*Pericardialdrüsen*) als
Kiemenherztaschen, die zunächst mit dem übrigen Coelom in weiter Verbindung
stehen. Bei fortschreitender
Entwicklung des Tieres vergrößert sich die Gonade und
ihre Umgebung, während das
pericardiale Coelom, indem
es im Wachstum zurück-

Fig. 308.

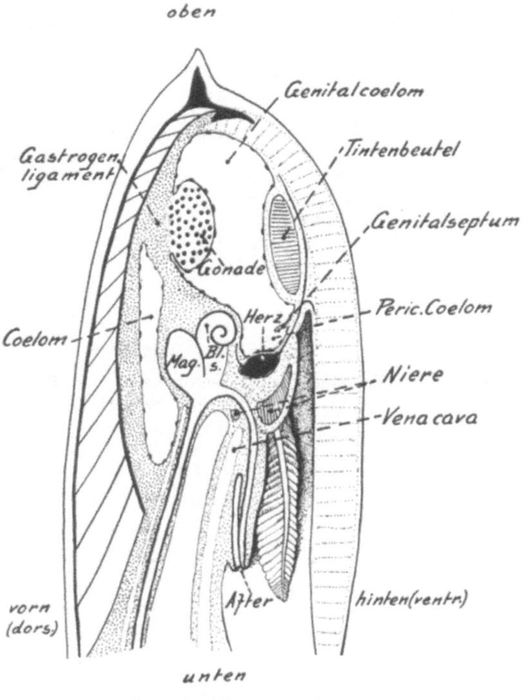

Sepia. Schematischer Medianschnitt durch den oberen Teil des
Körpers. — Die Figg. der Cephalopoden sind stets so orientiert, daß
die Tiere auf dem Kopf stehen und demgemäß apical = oben,
dorsal = vorn, ventral = hinten ist (nach Naef 1913, etwas verändert).   C. H.

bleibt, sich immer weiter vom Herzen zurückzieht, so daß schließlich von ihm
außer den Kiemenherztaschen, die durch die gleichfalls erhaltenen *Renopericardial-
öffnungen* in die Nieren münden, nur zwei enge Kanäle — *die Wasserkanäle* — erhalten bleiben, welche die Verbindung des Pericards mit der Gonade herstellen
(s. Fig. 307 *B*). *Cirroteuthis, Opisthoteuthis, Ocythoe* und wahrscheinlich auch noch
anderen Octopoden fehlt ein Wasserkanal oder er ist nur rudimentär vorhanden.

Das *Coelom von Nautilus* (Fig. 309 u. 310) ist noch ausgedehnter als das der
Decapoden; es scheint gleichfalls aus paarigen Säcken entstanden und hat sich nicht
nur im Umkreis des Herzens, der Gonade und des Magens, sondern auch im Gebiet

von Leber und Enddarm ausgebreitet und diese mit seinem Epithel überzogen
(s. Fig. 309), während der Blindsack, im Gegensatz zu den Decapoden, außerhalb

Fig. 309.

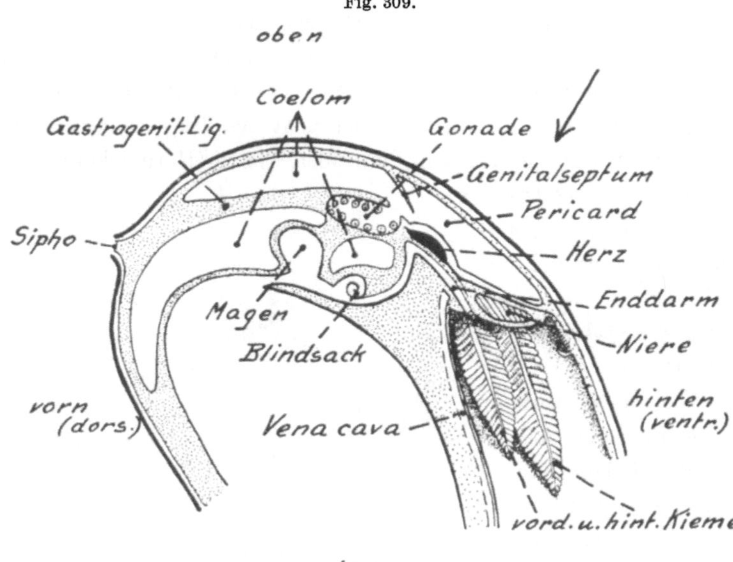

Schematischer Medianschnitt durch den oberen Teil des Körpers von Nautilus zur Demonstration des
Coeloms (nach Figuren von Naef 1913).   C. H.

Fig. 310.

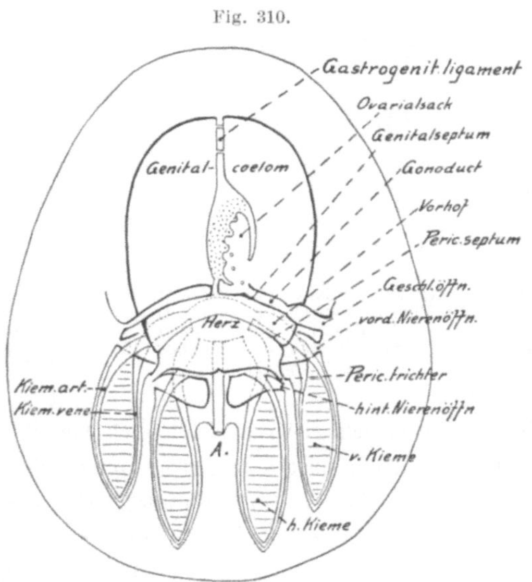

Schematische Darstellung der Coelomverhältnisse von Nautilus
von oben gesehen (nach Naef 1913).   C. H.

liegt; ferner erstreckt es sich
auch in den Sipho, diesen in
seiner ganzen Länge durchziehend (es soll jedoch nicht
median, sondern etwas seitlich
in ihn eintreten und ist daher
auf Fig. 309 nicht zu sehen).

Das die beiden Coelom-
hälften median trennende band-
förmige *Gastrogenitalligament*
(Fig. 309 u. 310) entspricht
wohl sicher dem der Decapoden
(Fig. 308), und beide Bildungen
scheinen, wie schon erwähnt,
auf ein dorsales Mesenterium
rückführbar. Es befestigt die
Gonade und den Darm an der
Dorsalwand in der Gegend des
Sipho. Durch teilweise Reduktion des Ligaments treten auch hier rechte und
linke Coelomhälften miteinander in Verbindung. Die Scheidung des pericar-

dialen vom genitalen Coelom hingegen ist bei *Nautilus* viel schärfer ausgeprägt, dadurch, daß die sie trennende Scheidewand, das *Pallioviseralseptum* (= *Genitalseptum*), als ein viel tiefer, bis nahe an das Herz sich erstreckendes, schief in das Coelom vorspringendes Septum ausgebildet ist (s. Fig. 309 u. 311).

Fig. 311.

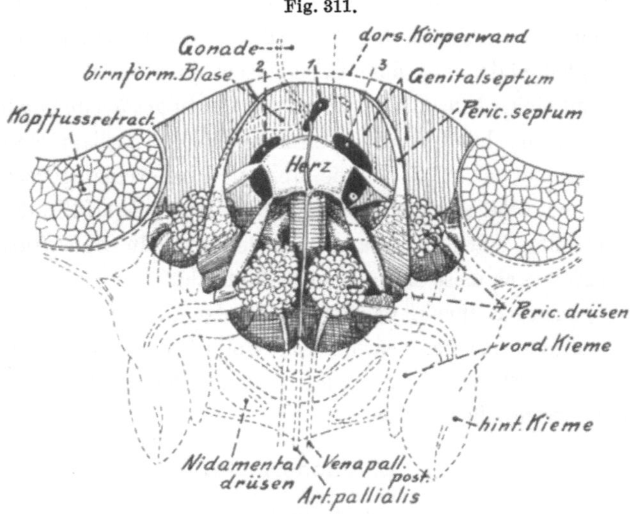

Analer Organkomplex von **Nautilus** von hinten und oben gesehen, etwa in der Richtung des Pfeils auf Fig. 309 (nach NAEF 1913). C. H.

Eine vollständige Trennung findet jedoch auch hier nicht statt, da das Septum drei Löcher aufweist (Fig. 311, *1—3*); ein kleines über dem Herzen und zwei größere rechts und links neben ihm liegende. Man war geneigt, dieses Septum der Cephalopoden als Dissepiment aufzufassen, was jedoch schon darum nicht möglich ist, weil es spät, erst mit der Ausbildung der Geschlechtsgänge, die in ihm vorwachsen, auftritt und auch in der Art seiner Genese als sekundäre Bildung zu betrachten ist. Ein zweites, kleineres Septum innerhalb des Pericardialraums von *Nautilus*, das Pericardialseptum (Fig. 309—311), sei nur kurz erwähnt,

Fig. 312.

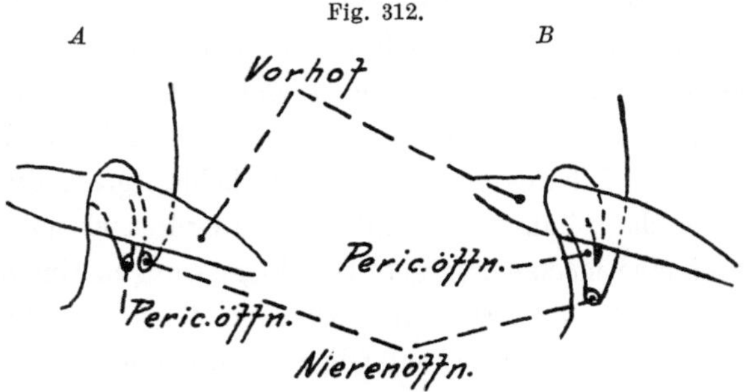

Lagebeziehungen von Nieren- und Pericardöffnung zueinander und zum Vorhof: *A* Nautilus, getrennte Öffnung der hinteren Niere und des Pericards; *B* Octopode. Gemeinsame Öffnung von Niere und Pericard (nach NAEF 1913). C. H.

da es ohne weitere vergleichend anatomische Bedeutung scheint; es dient wahrscheinlich als Aufhängeapparat der vorderen Nieren.

Dicht nach innen von jeder der beiden analen, hinteren (auch als vordere oder obere bezeichneten) Nierenöffnungen von *Nautilus* findet sich eine zweite, schlitzförmige Öffnung (Fig. 312 *A*), durch welche die Pericardialhöhle hier getrennt von

27*

der Niere in die Mantelhöhle mündet. Dieser Zustand ist als sekundärer aufzufassen und scheint von einem dem der Dibranchiaten ähnlichen (bei denen die Ausmündung eine gemeinsame ist, Fig. 312 *B*) dadurch entstanden zu sein, daß die die Öffnungen trennende Scheidewand weiter nach außen vorwächst.

Wir ersehen aus dem Gesagten, daß das Coelom der Mollusken sich meist auf den das Herz umgebenden Raum, das Pericard, beschränkt, welches nur bei Solenogastren und Cephalopoden mit dem Gonadensack (bzw. -coelom) in Verbindung bleibt, und bis auf einige Einzelfälle nur bei den *Cephalopoden* auch andere Organe ganz oder teilweise umschließt. Der Raum zwischen Pericardialhöhle und Körperwand wird, soweit er nicht durch die übrigen Eingeweide eingeengt ist, von mesenchymatischem Bindegewebe mesodermalen Ursprungs erfüllt, dessen Lückenräume zu bluterfüllten Lacunen zusammenfließen, weshalb es als *Hämocoel* zu bezeichnen ist. Indem sich diese Lacunen oder Sinusbildungen mit epithelialen Wänden umgeben, gehen aus ihnen, namentlich bei den *Cephalopoden*, zum Teil Gefäße hervor, während sie bei den übrigen Mollusken im allgemeinen sinuösen Charakter behalten. Sie gehören demnach dem Blutgefäßsystem an und werden bei diesem näher besprochen werden.

6. Echinodermata.

Einleitung.

In ihrer Coelomentwicklung zeigen die *Echinodermen* so bedeutsame Übereinstimmung mit einigen Gruppen der Oligomeren, daß ihre verwandtschaftlichen Beziehungen zu diesen zweifellos erscheinen. Die Coelombildung tritt sehr frühzeitig auf und vollzieht sich im allgemeinen auf eine Weise, welche an jene gewisser Enteropneusten erinnert, und zwar zeigen sich auch hier, ähnlich den Enteropneusten, verschiedene Modifikationen, auf die noch eingegangen werden soll, nachdem als typischer Fall der der *regulären Echinoiden* geschildert worden ist.

Hier, sowohl wie bei einigen *Asteriden* und *Ophiuriden*, schnürt sich das Apicalende des Urdarms als eine unpaare hohle Anlage des Coeloms ab (s. Fig. 313 *A*), welche dann links und rechts vom Urdarm nach hinten auswächst und sich bald durch eine mediane, vordere Durchschnürung in eine rechte und linke Anlage teilt (Fig. 314 *A*). (Bei *Ophiura brevispina, Asterias rubens, miniata, Cribrella oculata, Astropecten aurantiacus* entsteht von vornherein eine paarige Anlage.) In der weiteren Entwicklung schreitet die linke Anlage rascher fort. Von beiden Anlagen schnürt sich zunächst jederseits die hintere Partie als selbständige Blase ab (*Enterocoelblasen, Somatocoel,* oder *rechtes* und *linkes hinteres Coelom*), welche als flache, scheibenartige Gebilde (*Lateralscheiben*) dem Mitteldarm rechts und links anliegen (Fig. 313 *B*). Diese Somatocoelscheiben werden später zur Leibeshöhle des fertigen Echinoderms.

Der abgetrennte vordere Teil der linken Anlage schwillt in seinem vorderen und ebenso seinem hinteren Abschnitt etwas an, während der sie verbindende mittlere Teil eng bleibt (Fig. 313 *B* u. 314 *C*), so daß diese beiden Anschwellungen durch einen engen Kanal verbunden sind. Die hintere Anschwellung — das *Hydrocoel* — (Fig. 313 *B* u. 314 *C—E*) bildet die Anlage des Ambulacralsystems. Sie wächst später bei den regulären Seeigeln zu einer Scheibe heran, die vom bleibenden Oesophagus durchbrochen und dadurch zu einem Ringkanal umgebildet wird.

Fig. 313.

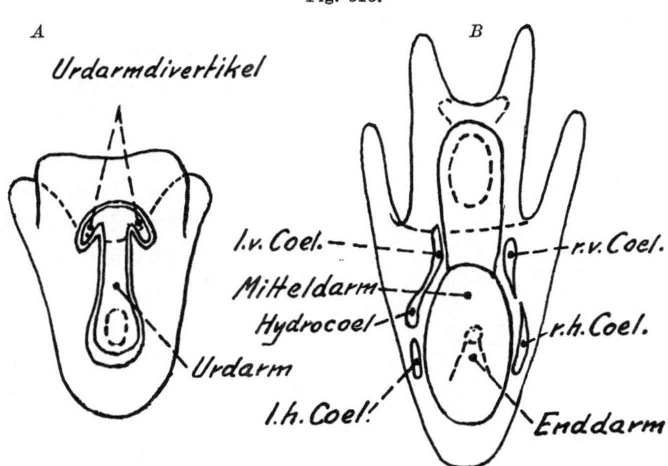

Zwei Pluteusstadien von Strongylocentrotus lividus von dorsal gesehen: *A* Ausstülpung der vorderen unpaaren Enterocoelblase vom Urdarm, *B* Trennung des Coeloms in vorderes, mittleres (Hydrocoel) und hinteres Coelom (nach v. UBISCH 1913). C.H.

Ähnlich liegen in frühen Stadien die Verhältnisse bei *Astropecten aurantiacus* (s. Fig. 315) und anderen *Asteriden*, doch tritt bei ihnen später ein weiterer Raum im Umkreis des Mundes auf, der erst auf S. 449 besprochen wird. Bei den *irregulären Seeigeln* und den meisten übrigen Echinodermen nimmt die Hydrocoelanlage

Fig. 314.

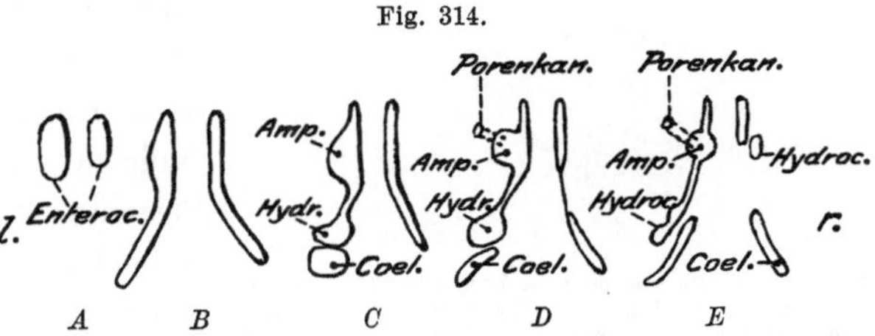

Echinus esculentus, *A—E*, 5 Stadien der Entwicklung des Coeloms und Ambulacralsystems in Dorsalansicht (nach MAC BRIDE 1903). C. H.

an Länge zu, krümmt sich hufeisenförmig und, indem sie den Larvenschlund oder den ihn ersetzenden definitiven Schlund umwächst, wird sie zum ambulacralen Gefäßring. Gleichzeitig entwickelt sie auf ihrer konvexen, nach ventral und hinten gerichteten Wand fünf Fortsätze, die Anlagen der späteren fünf radialen Ambulacralgefäße (die abweichenden Verhältnisse der Holothurien werden später beschrieben).

Der Kanal, welcher das Hydrocoel mit der vorderen Anschwellung (*vorderes*

Coelom oder *Axocoel*) verbindet, entwickelt sich bei *Echinoiden* und *Ophiuriden* zum Steinkanal, die vordere Anschwellung zu dessen Ampulle und dem *Axialsinus*. Diese *Ampulle des Steinkanals* tritt frühzeitig mittels eines etwas links am Rücken der Larve mündenden Kanälchens — *Porenkanal* (Fig. 314 *E*) — durch den *Hydroporus* mit der Außenwelt in Verbindung. Der Hydroporus wird zum *Primärporus der Madreporenplatte*.

Bei den *Asteriden* geht die Entwicklung des *Axialsinus* und *Steinkanals* in etwas anderer Weise vor sich, dadurch, daß die beiden vorderen Coelome zu einer großen vorderen, unpaaren Erweiterung verwachsen. Diese bildet sich bei der Metamorphose mit Rückbildung des Präorallobus der Larve, in welchen sie hineinragt (Figur 315), zurück, und es bleibt nur der hintere Teil des linken vorderen Coeloms als Axialsinus erhalten, aus dessen Wand durch Einbuchtung und spätere Abschnürung der Steinkanal hervorgeht, der einerseits mit dem Hydrocoel, andererseits durch das aborale, erweiterte Ende des Axialsinus (das beim ausgebildeten Seestern gleichfalls als Ampulle des Steinkanals bezeichnet wird) mit dem Porenkanal in Verbindung steht (Fig. 341, S. 446).

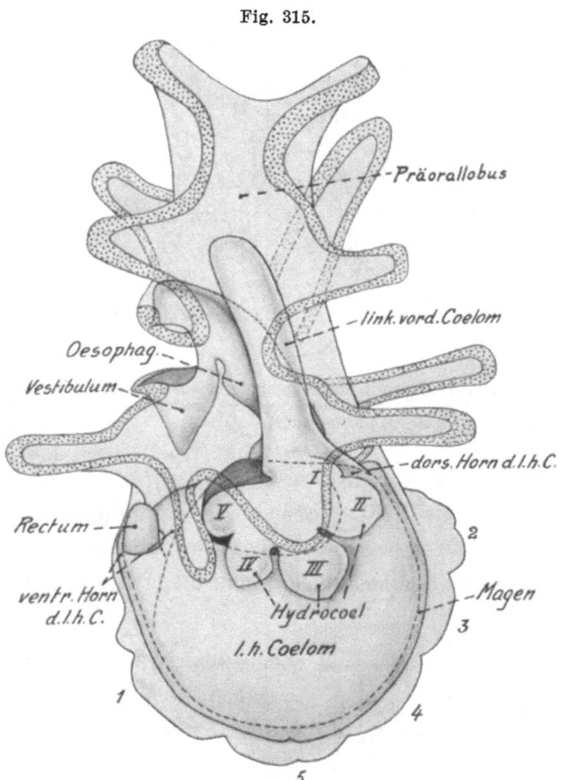

Astropecten auranti acus, Bipinnaria von links gesehen (60—80 Tage alt), *1—5* Anlagen der Arme, *I—V* Anlagen der radiären Ambulacralgefäße (nach unveröffentl. Orig.-Zeichnung v. S. HÖRSTADIUS).   C. H.

Wie bemerkt, bleibt der vordere Abschnitt der rechtsseitigen Anlage in der Entwicklung sehr zurück. Er bildet zwar an seinem Hinterende manchmal eine kleine Anschwellung, die sich auch als eine rechte Hydrocoelanlage ablösen kann (Fig. 314 *E*) und sogar in gewissen Fällen Andeutungen von Radiärgefäßen entwickelt und durch einen Porus nach außen münden kann (z. B. bei den Asteriden: *Porania pulvillus, Asterias rubens* und *glacialis*, gelegentlich *Asterina gibbosa*), dann aber frühzeitig verkümmert; doch kann sich ein Rest von ihr beim Erwachsenen erhalten. Interessanterweise wurden jedoch Doppelmißbildungen von Echinoidenlarven beobachtet, die eine gleichmäßige Entwicklung beider Hydrocoelanlagen zeigten, weshalb es nahe liegt anzunehmen, daß die normalerweise sehr verkümmerte rechte Anlage in der Tat einem ursprünglichen rechten Hydrocoel entspricht.

Die große Ähnlichkeit der drei Enterocoelblasenpaare der Echinodermenlarven: des vorderen (*Axocoel* oder vorderes Coelom genannt), des *Hydrocoels* und des *hinteren Enterocoels* (*Stomatocoel*, hintere Coelomblasen) mit den drei Coelomabschnitten der *Pterobranchier* und *Enteropneusten* hat auch die Coelomabschnitte der Echinodermen als Anlagen dreier Somiten und die Echinodermen daher als dreigliedrige (*trimere*) Formen deuten lassen.

Von den oben geschilderten ersten Entwicklungsvorgängen der Echinoiden wurden die der *Crinoiden*, bei denen sich die hinteren Enterocoelblasen ganz gesondert von den vorderen anlegen, als stark abweichend angesehen, jedoch hat sich gezeigt, daß sich bei den *Asteriden* Übergangsformen finden. Bei *Crossaster*, *Solaster* und *Cribrella* bildet sich nämlich das linke hintere Coelom (bzw. die aus diesem bei anderen Echinodermen hervorgehenden Hohlräume, vor allem das *hypogastrische Coelom* [s. S. 445]) aus einer gesonderten hinteren Ausstülpung des Urdarms, wie bei *Crinoiden*, während das rechte hintere Coelom sich von der rechten vorderen Urdarmausstülpung abschnürt, wie bei den *Echinoiden*, den übrigen daraufhin untersuchten *Asteriden* und meisten *Ophiuriden*.

Von Interesse bezüglich der Anklänge an die Verhältnisse der Enteropneusten ist

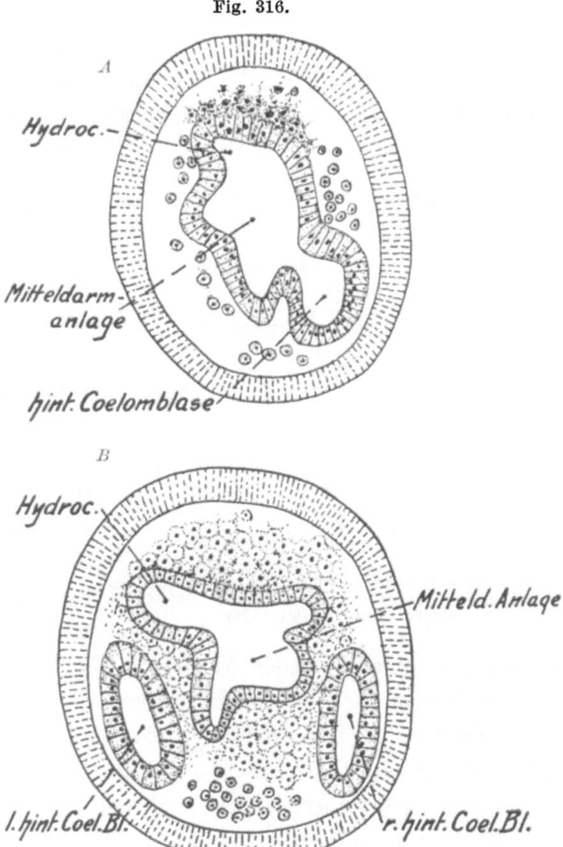

Isometra vivipara. *A* Entstehung von Hydrocoel, Mitteldarmanlage und Coelom, Sagittalschnitt; *B* Abschnürung der hinteren Coelomblasen beendigt, Frontalschnitt (nach Mortensen 1920).   C. H.

ferner, daß bei *Ophiura brevispina* das linke Hydrocoel durch eine vordere Ausstülpung des linken hinteren Coeloms entstehen soll, und ferner, daß ähnlich der *Tornaria* von Neuengland bei *Porania* und einigen *Asterias*-Arten sich Zellproliferationen am Larvendarm bilden, welche zuweilen an der Bildung des linken hinteren Coeloms teilnehmen sollen; meist allerdings lösen sie sich in Mesenchymzellen auf.

Bei den *Crinoiden* ist der Entwicklungsgang des Coeloms folgender: Der hintere Teil des Urdarms schnürt sich nach Abschluß des Blastoporus von dem größeren vorderen Teil ab (Fig. 316 *A*). Aus ihm entstehen durch eine mediane Einschnürung die beiden hinteren Coelomblasen (die definitive Leibeshöhle Fig. 316 *B*). Von dem vorderen (apicalen) Teil des Urdarms (Hydroenterocoel) schnürt sich das *Hydrocoel* ab; der Rest entwickelt sich zum Mitteldarm weiter (Fig. 316 *A*).

Die Holothurien zeigen eine andere Modifikation (Fig. 317), indem hier der hinterste Teil des Urdarms zum Mitteldarm wird, der vordere (apicale) ganz in der Bildung des Ambulacralsystems und der Leibeshöhle aufgeht, deren Trennung in zwei Coelome oft sehr früh, jedoch manchmal (z. B. *Leptosynapta inhaerens*) auch relativ spät eintritt.

Auf die weitere Entwicklung des bei den *Crinoiden* (ebenso wie bei den *Holothurien*) sich stets unpaar anlegenden Hydrocoels, speziell seiner Verbindung nach außen, muß hier näher eingegangen werden, da es zum Verständnis der definitiven Verhältnisse unerläßlich ist. Die Hydrocoelanlage (s. Fig. 316) sendet schon in frühem Embryonalstadium eine bläschenförmige Ausstülpung — den *Parietalkanal* — nach vorn, der sich sehr bald von ihr abschnürt und, indem er sich in einen engen Kanal (*Porenkanal*) fortsetzt, durch einen Porus (*Hydroporus*) eine äußere Öffnung erhält. Im Laufe der weiteren Entwicklung schließt sich der Hydroporus und öffnet sich erst zur Zeit der Armentwicklung wieder, und zwar im Interradius des Afters (s. Fig. 322, S. 429). Mit dem Hydrocoel erlangt der Parietalkanal durch den von diesem sich ausstülpenden primären Steinkanal von neuem Verbindung und bildet nun mit dem Porenkanal

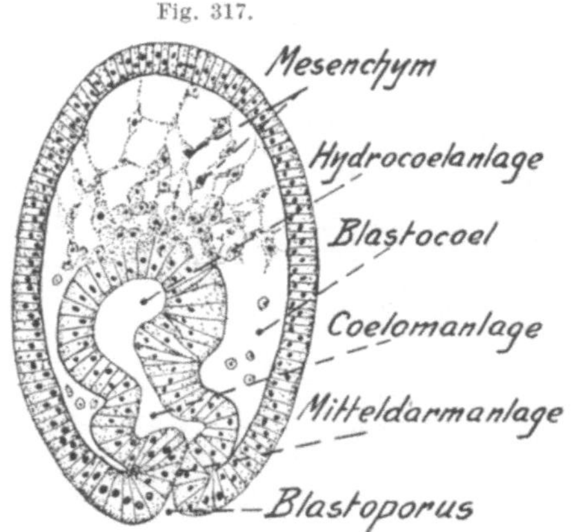

Cucumaria echinata. Frontalschnitt. Beginn der Entwicklung von Hydrocoel-, Coelom- und Mitteldarmanlage (nach OSHIMA 1921).   C. H.

zusammen dessen ausleitenden Apparat (s. Fig. 318), entspricht also dem linken, vorderen Coelom der übrigen Echinodermen.

Im *Pentacrinusstadium* obliteriert die den Parietalkanal von der oralen Leibeshöhle trennende Wand (Fig. 318x), so daß er nur noch als Ausstülpung dieses Coelomteils erscheint, in die einerseits der Steinkanal, andererseits der Porenkanal mündet. Auch die beim erwachsenen Tier sich findenden, mehr oder weniger zahlreichen Stein- und Porenkanäle münden in die Leibeshöhle wie der primäre; jedoch entstehen sie ohne Vermittlung eines Parietalkanals, völlig unabhängig voneinander und auch nicht in übereinstimmender Zahl.

Wie sich aus dem Vorstehenden ergibt, ist das merkwürdige Ambulacralgefäßsystem der Echinodermen ein eigenartig entwickelter Teil des Coeloms, weshalb wir es mit diesem gemeinsam besprechen, und zwar zunächst, da sich die definitive Leibeshöhle ihm in mancher Hinsicht mehr oder weniger anpaßt.

Ambulacralsystem (Wassergefäßsystem) der Echinodermen.

Wie in der entwicklungsgeschichtlichen Einleitung soeben dargelegt wurde, geht das Ambulacralsystem in der Regel aus dem mittleren Abschnitt des Coeloms

(*Hydrocoel*) hervor; doch beteiligt sich an seinem Aufbau stets auch der vorderste Abschnitt (die vordere linke Enterocoelblase), indem er den ausleitenden Teil des Systems bildet. Bei voller Entwicklung besteht dieser Gefäßapparat aus einem Centralteil, dem Ambulacralring (*ambulacrales Ringgefäß*), der den Schlund ringförmig umzieht und durch die Madreporenkanäle unter Vermittlung des Steinkanals oder auch mehrerer solcher nach außen mündet; doch kann die direkte Ausmündung rückgebildet werden (allermeiste *Holothurien*). Die Ontogenie erweist aber sicher, daß der erstere Zustand der ursprüngliche ist. Von dem Ambulacralring ziehen die

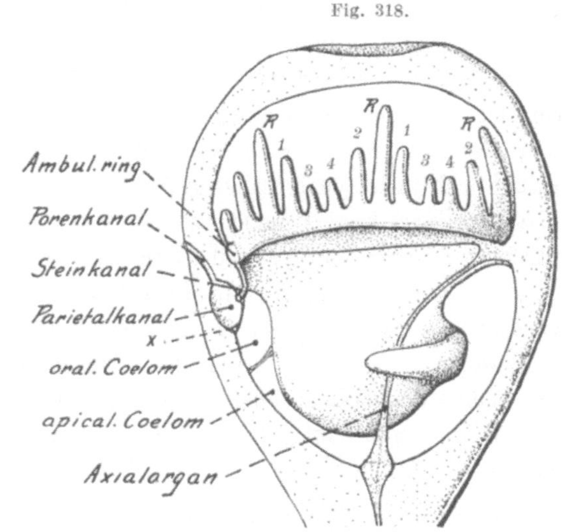

Schema des jungen Pentacrinusstadiums einer Crinoide zur Demonstration des Parietalkanals und der mit ihm zusammenhängenden Organe, sowie der Entstehung der radiären Primärtentakel (*R*) und der interradialen Tentakel (*1—4*) (nach Figg. von Ludwig 1880 und Mortensen 1920 konstruiert). C. H.

radiären Ambulacralgefäße (*Radiärgefäße*) in die Körperradien, indem sie an deren Oral-(Ventral-)fläche verlaufen (s. Fig. 319). Bei Vermehrung der Radien vermehren sich die Radiärgefäße entsprechend. Selten können sie sich völlig rück-

Fig. 319.

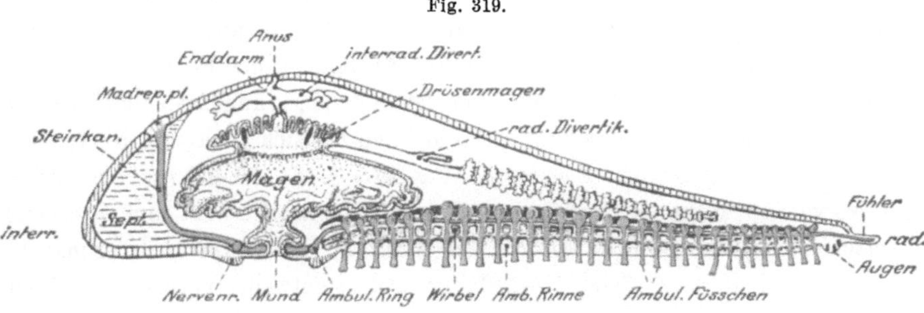

Asterias rubens. Axialer Verticalschnitt (Schema), rechts durch einen Arm, links durch den Interradius des Steinkanals. Ambulacralsystem blau.   Orig. O. B.

bilden (viele erwachsene Synaptiden unter den Holothurien). Von den Radiärgefäßen entspringen beiderseits zahlreiche Zweige, die in die sogenannten *Ambulacralfüßchen* eintreten, deren weiten inneren Hohlraum sie bilden. Die Füßchen stehen daher gewöhnlich in je einer radiären Längsreihe beiderseits der Mittellinie jedes Radius (*Ambulacrum*), die z. B. bei *Asterias rubens* als je zwei Reihen erscheinen, weil die zuführenden Kanäle alternierend länger und kürzer sind, so daß die Füßchen zickzackförmig angeordnet sind (s. Fig. 164, S. 231, links). Bei *Crinoiden* und *Asteriden* finden sie sich in der Ambulacralrinne des Radius; doch können sie sich gelegentlich auch auf die Interradien ausbreiten und die regelmäßige Anordnung sogar ganz verlieren. Selten (gewisse Holothurien, z. B. *Molpadiiden*) gehen sie fast völlig ein. Der feinere Bau der Ambulacralgefäße ist recht gleichförmig, indem ihre meist dünne Wand aus einer Bindegewebslage besteht, der nach innen zu ein gewöhnlich niedriges Wimperepithel aufliegt. Hierzu gesellen sich meist auch Längsmuskelfasern, selten Ringmuskeln. Die farblose *Inhaltsflüssigkeit* besteht wesentlich aus Wasser mit wenig gelöstem Eiweiß und enthält *Amöbocyten*, sowie zuweilen noch sonstige geformte Elemente.

Der *Bau der Füßchen* steht in nächster Beziehung zur Funktion des Ambulacralsystems; sie werden durch Einströmung seiner Flüssigkeit geschwellt und dienen so der Bewegung. Bei gewissen Gruppen erlangen sie jedoch teilweise oder sämtlich noch andere Funktionen, indem sie u. a. bei der Nahrungsaufnahme, der Atmung oder als Tastorgane mitwirken können und dann auch entsprechend umgestaltet werden.

Häufig wird das System auch als *Wassergefäßsystem* bezeichnet, da allgemein angenommen wurde, daß es durch den Steinkanal Wasser aufnehme. In neuerer Zeit wurde diese Ansicht mehrfach bestritten, obgleich andererseits auch bestätigende Versuche für die Wasseraufnahme vorliegen. Es scheint daher, daß wenigstens die Wasseraufnahme nicht ausgeschlossen ist. Daß das Wassergefäßsystem eventuell auch excretorisch wirksam sein kann, scheint gleichfalls möglich.

Der *Ambulacralgefäßring* bildet den Centralteil des Systems und umzieht den Anfang des Oesophagus dicht über dem Mund, also gewöhnlich auch dicht am Nervenring (Fig. 319). Er ist entweder kreisförmig oder, je nach der Zahl der Radiärgefäße, pentagonal bis polygonal gestaltet. Bei den mit Kauapparat versehenen *Echinoiden* (Fig. 320) wird er durch Ausbildung des *Vestibulum* (*Mundhöhle*) apicalwärts emporgehoben und von der äußeren, sekundären Mundöffnung entfernt; er liegt dem Kauapparat apical auf und hat sich auch vom Nervenring weit entfernt. Auch bei den *Holothurien* (Fig. 337, S. 441) ist der Ambulacralring vom Nervenring mehr oder weniger weit nach hinten abgerückt und liegt stets in verschiedener Entfernung analwärts vom Kalkring. Sein Verlauf ist hier manchmal etwas wellenförmig. Seine Muskelfasern ziehen entweder parallel der Ringperipherie, können aber auch queren bis unregelmäßigen Verlauf zeigen.

Vom Ringgefäß der Echinodermen entspringen interradial der oder die Steinkanäle, auf welche wir später eingehen. Mit Ausnahme der Crinoiden können an ihm noch besondere Anhänge auftreten, vor allem blasen- bis schlauchförmige Ausstülpungen, die *Polischen Blasen*. Den *Asteriden* fehlen sie häufig (z. B. *Asterias rubens* und *glacialis*), den *Ophiuriden* (Fig. 150, S. 213) hingegen selten, z. B. *Trichasteriden*; den *Holothurien* kommen sie stets zu. Soweit die Ontogenie aufgeklärt ist (besonders Holothurien) wird ursprünglich nur eine solche Blase gebildet, und ihre Vermehrung scheint erst nach und nach einzutreten. Auch unter den er-

wachsenen Holothurien finden sich Formen mit nur einer Blase (z. B. *Molpadiiden,
Deimatiden,* einige Synaptiden, z. B. *Rhabdomolgus ruber* und *Leptosynapta inhaerens,*
bei denen sie im ventralen Radius liegt, s. Fig. 337, S. 441). Die Vermehrung
geschieht in verschiedener Weise, entweder so, daß solche Organe in mehreren, oft
in vier, Interradien auftreten, z. B. bei *Asteriden* und *Ophiuriden;* sie fehlen dann
dem Interradius des Steinkanals, können sich aber in diesem auch in Mehrzahl finden, z. B. bei *Ophiactis virens,* zwei rechts und links vom Steinkanal liegende.

Wo sich mehrere Blasen in einem Interradius finden, münden sie meist durch
einen gemeinsamen Endgang in den Ringkanal, was darauf hinweist, daß sie aus der
Verzweigung einer ursprünglich einfachen Blase hervorgingen. Auf solche Weise

Fig. 320.

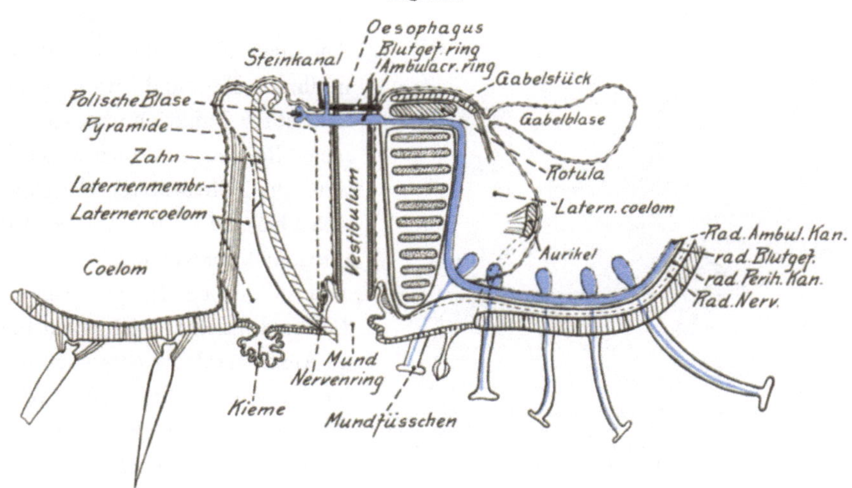

Regulärer Seeigel. Schematischer Axialschnitt durch die orale Seite; rechts durch einen Radius,
links durch einen Interradius; Laternencoelom mit Kauapparat; Ambulacralgefäßsystem (blau).
v. Bu. u. C. H.

vermag sich die Zahl der Blasen bedeutend zu vermehren, so bei den Asteriden
(*Astropecten*) bis auf 22, bei manchen Holothurien bis auf 50 (gewisse *Synapten*);
doch variiert ihre Zahl bei ein und derselben Art meist erheblich. Ihre Größe ist
teils mäßig, teils recht bedeutend, besonders bei den *Asteriden* und *Holothurien.*
Bei letzteren können sie in einzelnen Fällen die halbe Körperlänge erreichen, bleiben
in anderen aber auch sehr klein. Daß die Blase eine Art Reservoir für die Ambulacralflüssigkeit darstellt, scheint zweifellos; hierfür spricht auch ihre starke Muskulatur, die entweder von Ring- oder Längsfasern oder beiden zugleich gebildet
wird; auch schraubenförmiger Faserverlauf wurde gelegentlich (*Holothurien*)
beobachtet. Ihre genauere Funktion ist indessen in keinem Falle bekannt.

Interradiale Anhangsgebilde, die meist ebenfalls als *Polische Blasen* bezeichnet
werden, finden sich in der Fünfzahl bei den *Echinoiden* innerhalb der Laternenmembran (Fig. 320) (ausgenommen alle Spatangiden, gewisse Clypeastriden und
Reguläre). Sie sind meist bräunlich gefärbt und bleiben meist klein. Im Gegen-

satz zu den eigentlichen POLIschen Blasen zeigen sie einen mehr drüsenartigen Bau und bestehen aus einem System verzweigter Röhren, deren blinde Distalenden angeschwollen sind; proximal münden sie in einen gemeinsamen Raum, der mit dem Lumen des Ambulacralringes in Verbindung steht. Ob sie als Respirationsorgane gelten können, wie man annahm, scheint sehr zweifelhaft; (über ihre vermutliche Funktion siehe unten bei Asteriden Näheres). Diesen Organen der Echinoiden ähneln die bei *Asteriden* stets vorhandenen kugeligen kleinen Anhänge (Fig. 321), welche als *Tiedemannsche Körperchen* bezeichnet werden. Sie finden sich gewöhnlich zu einem Paar in jedem Interradius, fehlen jedoch dem des Steinkanals zuweilen. Auch sie sind bräunlich gefärbt und von drüsigem Bau, doch ohne äußere Acini, auch ihr Lumen ist in zahlreiche distale

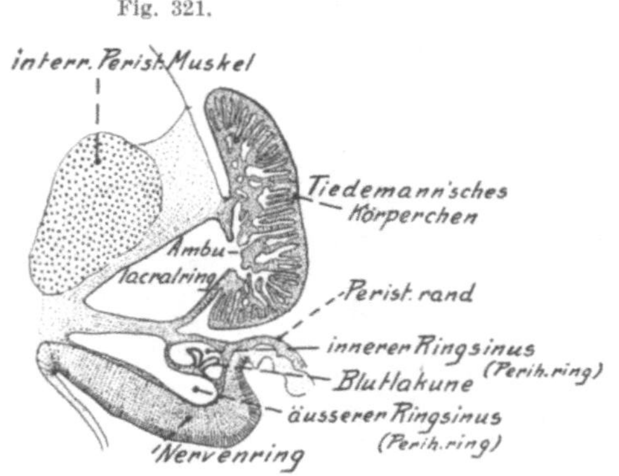

Asterias rubens. Interradialer Längsschnitt durch das Peristom, TIEDEMANNsches Körperchen, äußerer und innerer Ringsinus, Ambulacral- und Nervenring (nach LUDWIG 1877). C. H.

Schläuche verteilt, so daß sie mit den oben beschriebenen Organen in ihrem Bau und wohl sicher auch ihrer Funktion übereinstimmen. Bei den Asteriden sollen in ihnen die Zellen entstehen, welche, sich ablösend, in der Ambulacralflüssigkeit schwimmen. Homolog sind sie jedoch den Organen der *Echinoiden* nicht, weil sie medial an Ambulacralring entstehen und jene lateral (s. Fig. 320 u. 321). Anscheinend ähnliche Organe wurden bei *Gorgonocephalus eucnemus* (Euryalide) gefunden, doch reicht ihre Beschreibung nicht aus, um Sicheres über ihren Bau und ihre eventuelle Beziehung zu den TIEDEMANNschen Körperchen zu berichten; zudem liegen sie radial.

Die radiären Ambulacralgefäße und ihre Beziehung zu den Füßchen. Die Radiärgefäße durchziehen jeden Radius bis zum Ende und setzen sich bei den *Asteriden* (Fig. 319) und *Echinoiden* in die *terminalen Füßchen* fort, die als die primären Ausstülpungen des Hydrocoels auftreten; alle übrigen Füßchen schieben sich mit dem Wachstum der Radiärkanäle zwischen sie und den Ringkanal ein.

Sehr ähnlich sind die entsprechenden Vorgänge bei den *Crinoiden*; auch bei ihnen entwickeln sich die radiären Primärausstülpungen des Hydrocoels zu den *Primärtentakeln* (Fig. 318 *R*), die im Pentacrinusstadium durch das Auswachsen (der Arme und) der Radiärgefäße bis an die Stelle verlagert werden, wo die letzteren sich zweiteilen (s. Fig. 322), um in jede Armverzweigung einen Ast zu senden. Sie bleiben hier noch eine Zeit bestehen und gehen dann zugrunde. Auch in alle Pinnulae setzen sich die Radiärgefäße fort. Sie liegen in den Armen, ebenso wie die der *Asteriden* und *Ophiuriden* nach innen vom Perihämal- (= Hyponeural-)kanal

(Fig. 323); näheres über diese Kanäle s. S. 447. Die Gefäße der Asteriden liegen jedoch tiefer im Arminnern und verlaufen unter der Naht der Ambulacralplatten

Fig. 322.

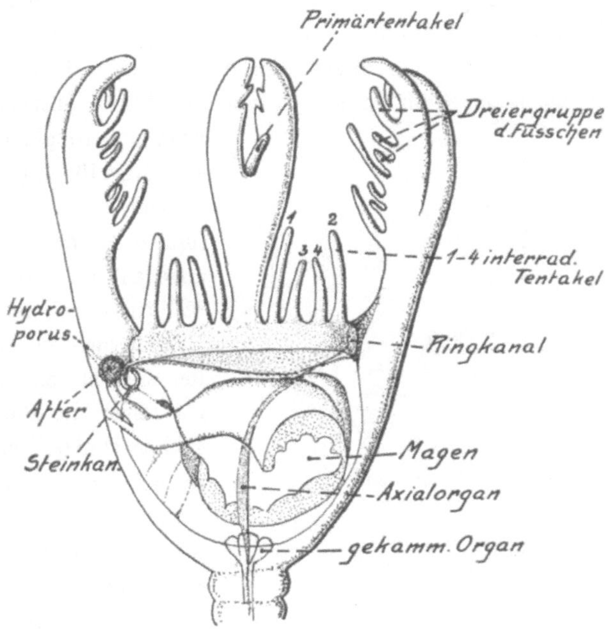

Älteres Pentacrinusstadium von Isometra vivipara mit ausgebildeten Armen (schematisiert, nach MORTENSEN 1920.)   C. H.

(Wirbel), wobei die zu den Füßchen beiderseits abgehenden, sich gegenüberstehenden Zweige bei den Asteriden zwischen den aufeinanderfolgenden Wirbeln durchtreten (Fig. 324 *A*), bei den Ophiuriden aber (Fig. 324 *B*) die Wirbel durchbohren und häufig in ihnen Schlingen bilden. Die *Radiärgefäße der Echinoiden* liegen gleichfalls an der Innenseite des Hyponeural- (= Perihämal-)kanals (Fig. 320 u. 325), von diesem durch das radiäre Blutgefäß getrennt, und steigen bis zum Rand des Apicalfelds empor. Mit der erwähnten Verlegung des Ringkanals bei den mit Kauapparat versehenen Echinoiden (Fig. 320) erfährt der

Fig. 323.

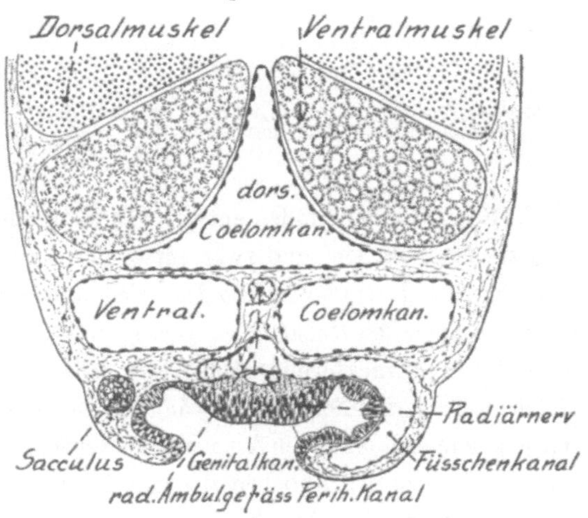

Schematischer Querschnitt durch einen Crinoidenarm, ambulacrale Hälfte.   Orig. C. H.

Anfangsteil der Radiärgefäße eine Veränderung, indem er, unter (oralwärts von) den Rotulae des Kauapparates hinziehend, die Außenseite des Apparats erreicht und hier auf der Grenze zwischen zwei Pyramiden gegen den Mund hinabsteigt und, die Aurikeln durchsetzend, seine Lage am radiären Perihämalkanal erreicht. Bei den *Spatangiden* wurde durch Verlust des Kauapparats der ursprüngliche Zustand wieder hergestellt. In dieser Hinsicht ähneln auch die Verhältnisse der *Holothurien* denen der regulären Seeigel, indem die fünf vom ziemlich weit hinten gelegenen Ringkanal aufsteigenden Radiärgefäße innen vom Kalkring emporsteigen, an seinem oberen (oralen) Ende die Tentakelkanäle abgeben, um dann außerhalb des Kalkrings nach hinten umzubiegen. Nur die meisten *Synaptiden* verhalten sich abweichend, insofern als bei ihnen die Radiärgefäße rückgebildet sind (s. Fig. 337 S. 441). Daß es sich da, wo die Radiärgefäße fehlen, in der Tat um eine Reduktion handelt, folgt aus der Ontogenie, die meist noch ihre Anlage zeigt; andererseits sollen bei gewissen Synaptiden noch geringfügige Gefäßrudimente als solide Zellstränge erhalten bleiben (*Rhabdomolgus*), und bei *Chiridota laevis* wurden auch am erwachsenen Tier Radiärgefäße festgestellt (s. Figur 330 *E*, S. 435). Über diese Verhältnisse wird später im Zusammenhang mit der Tentakelentwicklung weiteres berichtet werden.

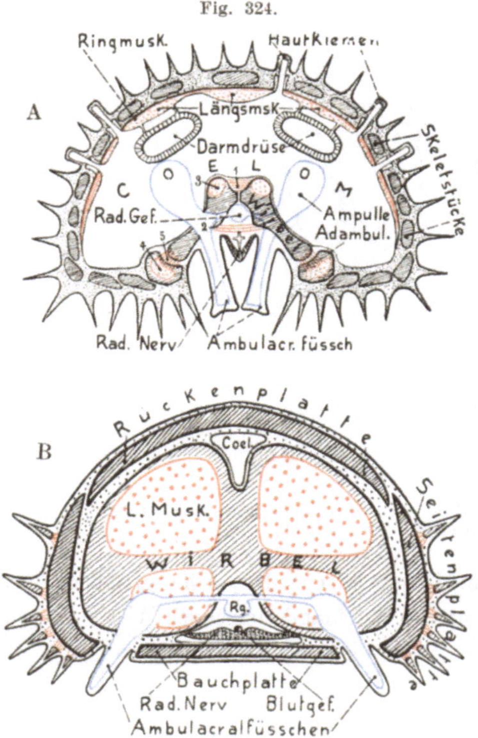

Schematische Querschnitte durch *A* Arm einer Asteride (*1—5* Muskeln), *B* Arm einer Ophiuride. Orig. C. H.

Von den Radiärgefäßen entspringen in ihrem weiteren Verlauf beiderseits die Äste zu den Füßchen, und zwar entweder in gleicher Höhe, so *Asteriden*, *Ophiuriden* (Fig. 324 *A*, *B*) und *Echinoiden*, oder alternierend bei den *Crinoiden* (Fig. 323) und meist auch den *Holothurien*. Das Radiärgefäß erscheint daher zuweilen (*Crinoiden*) etwas zickzackförmig. Meist tritt jeder Ast zu einem Füßchen, wogegen die Füßchen der Crinoidenarme gewöhnlich in Dreiergruppen stehen (Fig. 322), die von je einem sich teilenden Ast versorgt werden. Auch die bei *Holothurien* und den *Clypeastriden* zu den Füßchen ziehenden Ästchen verzweigen sich häufig und versorgen so eine größere Anzahl von Füßchen.

Eigentümlich modifiziert erscheint der Eintritt der Äste in die Füßchen bei den *regulären Echinoiden* (Fig. 325) und den *petaloiden Füßchen der Irregulären*, indem jeder Zweig die Ambulacralplatten mittels zweier Poren durchsetzt und in die Füßchen eintritt. Wahrscheinlich dürfte dieser Zustand so entstanden sein, daß der ursprünglich einfache Porus schlitzförmig wurde und sich schließlich in zwei endständige Poren teilte. Bei *Asteriden, Echinoiden* und den meisten *Holothurien* findet sich an der Eintrittsstelle der Äste in die Füßchen eine beutelförmige Erweiterung oder Ausstülpung, eine *Ampulle*, die nur durch einen engen Kanal mit der Füßchenhöhle und dem zutretenden Ast des Radiärkanals zusammenhängt (Fig. 324 und 325).

An den mit Doppelporen versehenen Füßchen der Echinoiden sind diese Ampullen stark abgeplattete, breite Gebilde (s. Fig. 325). Im allgemeinen springen die

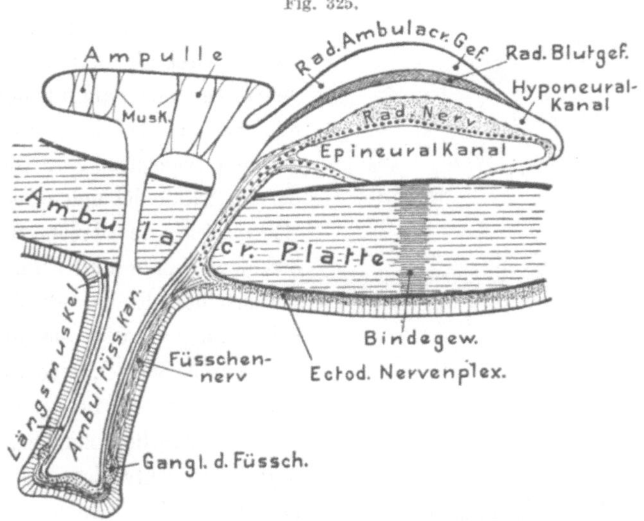

Regulärer Echinoide. Schematischer Querschnitt durch das Ambulacrum
(zum Teil nach Cuénot 1891).   C. H.

Ampullen frei in die Leibeshöhle vor; doch können sie sich bei gewissen Holothurien (*Elasipoden*) auch zwischen Corium und Ringmuskulatur ausbreiten und sind dann manchmal verästelt. Da sie als Reservoire für die die Füßchen schwellende Flüssigkeit dienen, deren Eintreiben in diese sie fördern, ist die Wand der Ampullen muskulös. An der stielförmigen Übergangsstelle zwischen Ampulle und Füßchenkanal kann sich ein Sphincter finden (*Holothurien*); bei den *Asteriden* hingegen tritt am Ursprung der Abzweigungsstelle der Füßchenkanäle vom Radiärgefäß ein in die letzteren vorspringendes trichterförmiges *Ventil* (Klappe) auf (Fig. 326), welches den Rückfluß der Flüssigkeit in das Radiärgefäß bei der Schwellung der Füßchen verhindert.

Ambulacralfüßchen (Tentakel, Papillen). Die Füßchen selbst sind meist zylindrische Gebilde von großem Ausdehnungs- und Kontraktionsvermögen, deren Distalende fast stets zu einer Saug- oder Haftscheibe verbreitert ist, welche häufig (besonders Echinoiden, weniger Holothurien) durch eine ein- bis mehrteilige Kalkskeletplatte gestützt wird. Die Saugscheibe dient zum Ansaugen der Füßchen bei der Bewegung. Die Größe der lokomotorischen Füßchen schwankt sehr; bei den *Asteriden*, den *regulären Echinoiden* und manchen *Holothurien* werden die Füßchen recht groß, bei den irregulären Seeigeln (besonders den *Clypeastriden*) sind sie ungemein zahlreich, aber sehr klein. Vom typischen Bau der lokomotorischen Füßchen finden sich viele Abweichungen, so bleibt das unpaare distale Füßchen jedes Radius der Asteriden (Fig. 319, S. 425) und regulären Seeigel (Fühler, Terminalfüßchen), von dem schon S. 428 die Rede war, ohne Saugscheibe und ist wesentlich Tastorgan. Bei vielen Holothurien verlieren die Füßchen der Dorsalseite ihre Saugscheibe und werden zu kegelförmigen, zugespitzten Ambulacralpapillen, die an der Bewegung nicht teilnehmen. Tritt diese Umbildung in den zwei dorsalen Radien auf, so werden diese als *Bivium* von den drei ventralen, mit Saugfüßchen versehenen Radien (*Trivium*) unterschieden. Ähnlich zugespitzt sind die Füßchen der im Sande lebenden Seesterne wie *Astropecten*; sie dienen zum Laufen auf dem Sande und zum Eingraben in denselben. Eine große Mannigfaltigkeit erlangen auch die Füßchen der irregulären Seeigel, eine Erscheinung, die jedoch schon bei gewissen regulären (namentlich manchen *Diadematiden*) angedeutet ist, wo sich neben lokomotorischen noch scheibenlose, fadenförmige Tastfüßchen oder *Flagellen* finden. Auch die dem Munde nächsten Füßchenpaare der meisten Regulären (*Mundfüßchen*, Fig. 320, S. 427), die auf der Peristomhaut stehen und als Sinnes-, vielleicht als Geschmacksorgane dienen, sind kürzer als die übrigen. Die Füßchen der irregulären Seeigel werden viel mannigfaltiger. Zu den lokomotorischen, die sich wesentlich auf die Oralfläche beschränken (besonders bei den stark abgeplatteten *Clypeastriden*) gesellen sich fast stets auf der Apicalfläche *Kiemenfüßchen* (*Ambulacralkiemen, Atempapillen*), die auf den hier blattförmig verbreiterten (petaloiden) Ambulacren stehen, jedoch dem vorderen Radius der Spatangiden fehlen. Diese Kiemenfüßchen sind breite, flache, etwa dreieckige, distal zugespitzte Platten (Fig. 327), auf deren Flächen sich quere Falten erheben, weshalb jede Kieme etwas gefiedert erscheint; daß sie tatsächlich zur Atmung dienen, scheint sicher. Die *Spatangiden* besitzen außer den erwähnten gewöhnlich noch zwei besondere Füßchenarten, die wohl beide als Sinnesorgane funktionieren: Erstens die *Pinselfüßchen* (s. Fig. 328), welche an ihrem Distalende in zahlreiche kolben-

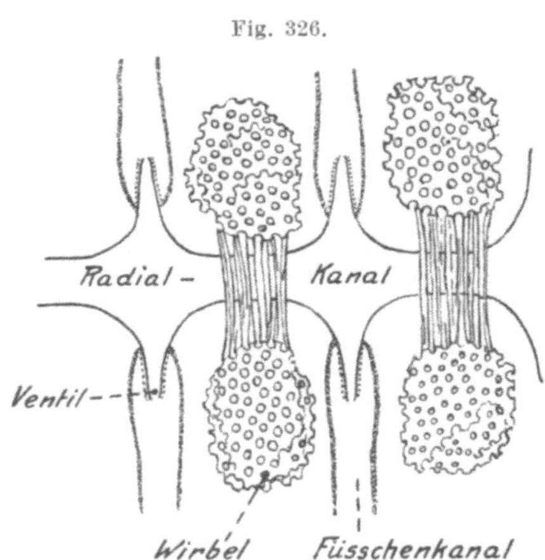

Füßchenkanäle der Asteriden mit Ventilen. Wirbel durch Muskeln verbunden. Schema (nach LANGE 1876 und Präparat).   C. H.

förmige Fortsätze auslaufen; sie stehen in der Umgebung des Mundes und Afters und sollen auch zum Reinigen und Ausbessern des Atemkanals dienen, von dem noch später die Rede sein wird. Zweitens die *Rosettenfüßchen*, die nur im vorderen Ambulacrum auftreten (Fig. 329). Sie gleichen in mancher Hinsicht den ersteren, indem ihr Distalende in eine Anzahl fühlerartiger Fortsätze ausläuft, die, wie die der Pinselfüßchen, innen von einem Kalkstab gestützt werden und zusammen eine Art Rosette bilden.

Die *Füßchen* der *Ophiuriden* und *Crinoiden* besitzen keine lokomotorische Funktion und daher keine Endscheibe, sondern sind verhältnismäßig klein, wurm- bis kegelförmig und dienen teils als Sinnesorgane, teils wohl auch dazu, die Nahrung zum Mund zu befördern. Bei den recenten Crinoiden stehen sie, wie erwähnt, gleich denen der Asteriden jederseits in der ambulacralen Rinne der Arme und

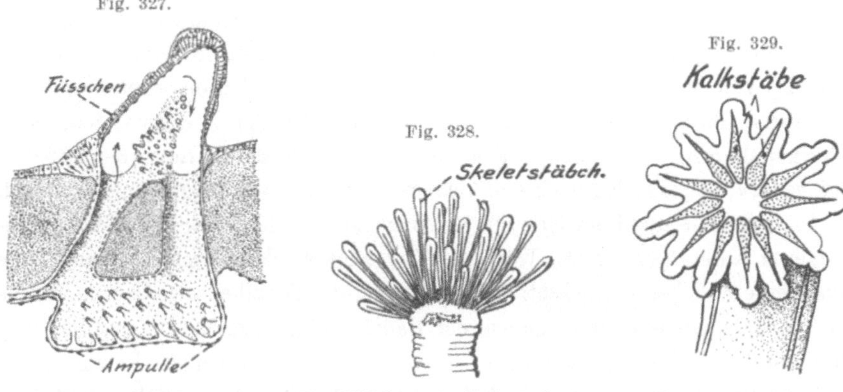

Kiemenfüßchen von Echinodiscus biforis, frontaler Längsschnitt (nach Cuénot 1891). C. H.

Pinselfüßchen von Palaeostoma mirabilis (nach Lovén 1884). C. H.

Rosettenfüßchen von Spatangus purpureus (nach Hamann 1887). C. H.

Pinnulae, gewöhnlich in Gruppen von je drei (s. Fig. 322, S. 429), breiten sich aber auch um den Mund aus und werden dann als *Fühler* (oder *Tentakel*) bezeichnet. Die bei manchen Formen (*Antedon, Rhizocrinus*) vorkommende Anordnung der Tentakel zu je vier in jedem Interradius entsteht in folgender Weise. Am Hydrocoel bilden sich zuerst fünf radiale, breite, niedrige Ausstülpungen, die Primärtentakel, die sich in drei Sekundärloben (Fig. 318, S. 425 *R, 1, 2*) teilen, von denen die mittleren und größten (*R*), wie wir sahen, mit den Radiärkanälen distal verlagert werden. Schon vorher waren zwischen den radiären Dreiergruppen in jedem Interradius zwei weitere Tentakel entstanden (Fig. 318, *3, 4*, S. 425), so daß sich nun im Umkreis des Mundes $5 \times 4 = 20$ Tentakel finden (Fig. 322, S. 429).

Hinsichtlich der Füßchengebilde der ausgestorbenen Pelmatozoen (*Cystoidea* und *Blasto-idea*) läßt sich, wie über ihr gesamtes Ambulacralsystem, kaum Sicheres sagen. Die fossilen Crinoiden schlossen sich dagegen in dieser Beziehung wohl den lebenden näher an; doch wird sich schwerlich bestimmt behaupten lassen, daß sie sämtlich mit Ambulacralfüßchen versehen waren.

Wie schon gesagt, beschränken sich die Füßchen gewöhnlich auf die Radien. Von dieser Regel bilden die *Clypeastriden* unter den Echinoiden, sowie nicht wenige *Holothurien* eine Ausnahme. Die sehr kleinen, aber ungemein zahlreichen lokomotorischen Füßchen der Clypeastriden breiten sich auch auf die Interambulacren aus, so daß sie entweder gleichmäßig über die ganze Oberfläche ausgebreitet sind, oder sie stehen in verzweigten, auf der Oberfläche verlaufenden Furchen (*Porenstraßen*). Ähnlich können sich auch die Füßchen und Füßchenpapillen gewisser Holothurien interradial ausbreiten und schließlich unregelmäßig verstreut den ganzen Körper bedecken (z. B. *Holothuria*). Ursprünglich beschränkten sie sich aber auch hier auf zwei Reihen in jedem Radius, wie es sich bei nicht wenigen Formen erhielt. Bei den Holothurien kann ferner die Anordnung im Zusammenhang mit verschiedenen Funktionen der Füßchen vielfach variieren. Vor allem dienen sie zuweilen als *Schwimmapparate*, so bei *Elpidiiden*, bei denen sie an beiden ventralen Körperseiten oder im Umkreise des Mundes durch einen Hautsaum miteinander verbunden sind. In ähnlicher Weise bilden sich auch am Hinterende durch Verwachsung von Papillen *Schwanzanhänge*. Die Füßchen fehlen unter den Holothurien den *Molpadiiden* und *Synaptiden*. Bei manchen Arten der ersteren, deren Radiärkanäle erhalten bleiben, finden sich an deren Ende als Reste der Füßchen *Analpapillen*, die zuweilen noch von kleineren Ambulacralanhängen umgeben sind.

Auch die den Mund der Holothurien umgebenden, als *Fühler* oder *Tentakel* bezeichneten Ausstülpungen des Wassergefäßsystems werden ziemlich allgemein als umgebildete Füßchen betrachtet. Man nahm an, die Tentakel seien ebenso wie die Füßchen stets primäre Abkömmlinge der Radiärkanäle (Fig. 330 *D*), und das Verhalten der *Synaptiden* (Fig. 330 *B*), bei denen die Primärtentakel (*I—V*) vom Ringkanal abgehen, ein sekundäres, weshalb man sie als „*Paractinopoden*" den übrigen „*Actinopoden*" gegenüberstellte. Ganz im Gegenteil aber hat die Entwicklungsgeschichte gelehrt, daß bei *allen* Holothurien die fünf zuerst entstehenden interradialen Ausstülpungen des Hydrocoels, die „*Primärtentakel*" (vgl. Fig. 330 *A, C, E I—V*), vom Ringkanal aus entstehen und bei den *Actinopoden* erst sekundär mit den entwicklungsgeschichtlich (bis auf den mittleren ventralen) später als sie entstehenden Radiärkanälen in Verbindung treten (Fig. 330 *D*), so daß also *sie* es sind, die eine sekundäre Abänderung erfahren (vgl. Fig. 330 *A, B* u. *C, D I—V*). (Eine Ausnahme soll *Holothuria floridana* bilden; doch scheint diese Ansicht auf ungenügende Kenntnis ihrer frühen Entwicklungszustände zurückzuführen.) Die *Sekundärtentakel* hingegen (s. Fig. 330 *A, C* u. *E 6—10*) entstehen bei den meisten Holothurien (einschließlich *H. floridana*) übereinstimmend in gleicher Anordnung an den Radiärkanälen (Fig. 330 *A, C, E*), die ja, wie wir wissen, auch bei den Synaptiden mit wenigen Ausnahmen (z. B. *Leptosynapta inhaerens*), wenn auch nur als kurze Stummel angelegt werden (Fig. 330 *A*). In dem einzig bekannten Falle, wo *Radiärkanäle* auch bei erwachsenen Synaptiden erhalten bleiben — bei *Chiridota laevis* (die Entwicklungsgeschichte ist hier nicht bekannt) — gehen die sekundären Tentakel von ihnen ab (Fig. 330 *E*). Bei solchen Synaptiden, deren Radiärkanäle nur

Fig. 330.

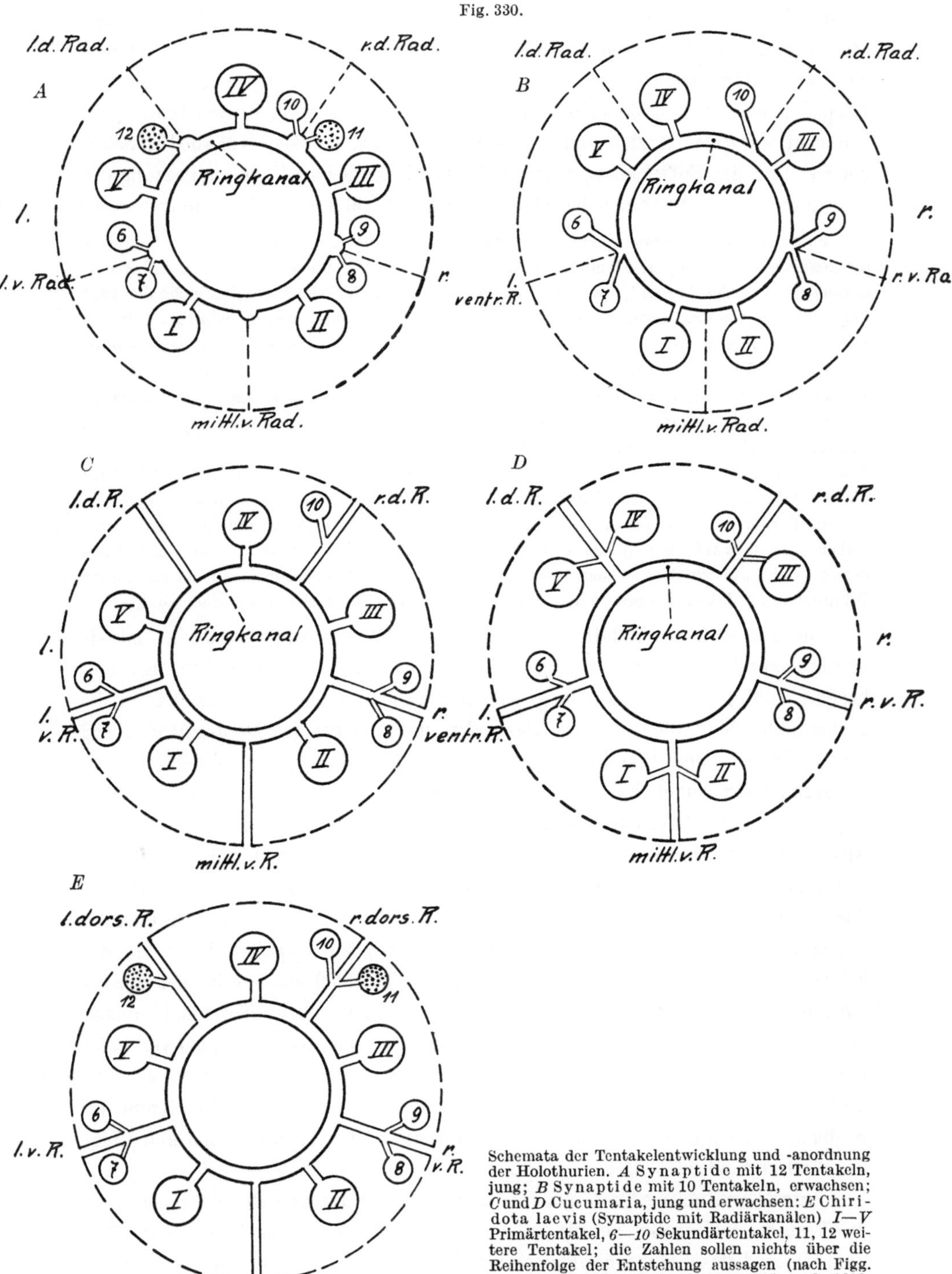

Schemata der Tentakelentwicklung und -anordnung der Holothurien. *A* Synaptide mit 12 Tentakeln, jung; *B* Synaptide mit 10 Tentakeln, erwachsen; *C* und *D* Cucumaria, jung und erwachsen: *E* Chiridota laevis (Synaptide mit Radiärkanälen) *I—V* Primärtentakel, *6—10* Sekundärtentakel, 11, 12 weitere Tentakel; die Zahlen sollen nichts über die Reihenfolge der Entstehung aussagen (nach Figg. von CLARK 1898, LASTOSCHKIN 1915 und 1919, OSHIMA 1921 und S. RUNNSTRÖM 1927).   C. H.

28*

bis zum Kalkring ausgebildet sind, sitzen sie in der Jugend dem Ende dieser kurzen Stummel auf (Fig. 330 *A*) und entstehen endlich auch da, wo Radiärkanäle während der Entwicklung nicht mehr nachweisbar sind, an übereinstimmender Stelle der Körperradien direkt aus dem Ringkanal (s. Fig. 330 *B*), und zwar je zwei Tentakel in den ventrolateralen Radien und der fünfte im rechten dorsalen (vgl. die Fig. 330 *A* bis *E*). Daß die Entwicklung weiterer Tentakel die gleiche Übereinstimmung der Anordnung zeigt, sei nur angedeutet und auf die Fig. 330 *A* und *E 11, 12* hingewiesen.

Sehr viel verschiedene Theorien knüpfen sich an die Homologisierung der Tentakel der *Holothurien* mit Organen anderer Echinodermen, auf die zum Teil hier nicht näher eingegangen zu werden braucht, weil sie widerlegt sind. Daß die Primärtentakel nicht den fünf *Zahnsäckchen* der Echinoiden entsprechen, wie auch angenommen wurde, geht schon daraus hervor, daß diese aus dem hypogastrischen Coelom entstehen, wie später (S. 448) gezeigt wird. Die einzige bisher berechtigte Ansicht ist die, daß sie bei den übrigen Echinodermen keine Homologa besitzen und als Neuerwerbungen der Holothurien anzusehen sind. — Der kürzlich ausgesprochenen Vermutung, die *sekundären* Tentakel der Holothurien entsprächen den Primärtentakeln der übrigen Echinodermen, kann man nicht beistimmen, weil diese symmetrisch angelegte, von den fünf Radien entspringende Ausstülpungen des Hydrocoels sind; die sekundären Tentakel der Holothurien hingegen asymmetrisch, nur in drei Radien entstehen. Ferner aber verbleiben sie am proximalen Ende dieser Radien, und die Füßchen entstehen, wo solche auftreten, distal von ihnen, während die Primärtentakel der übrigen Echinodermen sich, wie wir S. 428 sahen, gerade umgekehrt verhalten. Gemeinsam ist also diesen Bildungen nur, daß sie als mehr oder weniger abgeänderte Füßchen anzusprechen sind.

Die Tentakel der Holothurien ähneln den Füßchen zunächst darin, daß sie häufig *Ampullen* besitzen, die nach außen vom Kalkring, an dem sie befestigt sind, liegen. Häufig werden diese lang schlauchförmig und hängen meist frei in die Leibeshöhle. Sie fehlen nur den *Elasipoden* und sind bei den *Dendrochiroten* und *Synaptiden* als kleine Bläschen ausgebildet (Fig. 337, S. 441), die bei den letzteren dadurch ausgezeichnet sind, daß an ihrer Außenwand pulsierende *Peritonealsäckchen* (= contractile Rosetten) gefunden wurden, von denen später (S. 451) die Rede sein wird. Im allgemeinen sind Ampullen da vorhanden, wo Retractormuskeln für das Vorderende fehlen (*Aspidochiroten*) und umgekehrt (*Dendrochiroten*); dies wird dadurch erklärt, daß die gleiche Funktion beider Organe sei, es den Tentakeln zu ermöglichen, sich zum Schutze zurückzuziehen, was die Ampullen durch Flüssigkeitsaufnahme aus den Tentakeln bewirken. Die Tentakel besitzen bei den *Synaptiden* ferner *Ventile* ebenso wie die Asterienfüßchen; sie liegen hier am Übergang des Tentakelhohlraumes in den Tentakelkanal, der ihn mit dem Ringkanal verbindet und treten entweder als eine muskulöse Platte (Fig. 337, S. 441) oder als zwei muskulöse Membranen auf (*Rhabdomolgus*). Sie dienen dazu, den Rückstrom der Ambulacralflüssigkeit aus dem Tentakelhohlraum in den Tentakelkanal und Ringkanal zu verhindern.

Ihrer Funktion als Tastorgane oder nahrungszuführende Organe gemäß sind die Tentakel viel größer als die Füßchen, ja werden sogar bis körperlang. Ihre Zahl ist bei Erwachsenen nie kleiner als 10 und steigt bis zu 30; häufig vertreten sind die Zahlen 12 (bei *Synaptiden*), 15 und 20. Selten sind sie einfach kegelförmige Gebilde und werden bei Größenzunahme entweder zweiseitig gefiedert (*Synaptiden, Molpadiiden*) oder sind distal schildförmig verbreitert (*Aspidochiroten* und *Elasipoden*) oder baumförmig verzweigt (*Dendrochiroten*).

Der Steinkanal. Wie schon früher hervorgehoben, stellt der Steinkanal die Verbindung des Ringkanals und des gesamten Ambulacralsystems mit der Außenwelt her und dient nach der gewöhnlichen Annahme zum Ein- und Austreten von Meerwasser. Wie die Ontogenie lehrt, findet sich ursprünglich stets nur *ein* solcher Kanal; seine häufige Vermehrung ist also stets eine sekundäre. Stets liegen die Steinkanäle interradial. Ihr Name gründet sich darauf, daß in ihrer Wand meist Verkalkungen auftreten (Ausnahmen Crinoiden, viele Echinoiden, z. B. Cidariden und viele Holothurien), die ihnen besonders bei den Asteriden eine harte Beschaffenheit verleihen. Die direkte Ausmündung des oder der Steinkanäle erhält sich bei den *Asteriden* (Fig. 319, S. 425) und *Echinoiden* stets und findet sich immer an der ursprünglichen Apicalfläche, rückt jedoch bei den Ophiuriden weit gegen den Mund herab (Fig. 335, S. 439), indem sie sich in den Mundschildern findet. Unter den *Holothurien* besitzen noch gewisse Elasipoden (z. B. *Kolja hyalina* [eine Öffnung], *Psychopodes* [mehrere Öffnungen]) die direkte Ausmündung des primären Steinkanals im dorsalen Interradius, ferner einige Synaptiden (*Anapta ludwigi* und *amurensis*); bei *Synaptula hydriformis* findet sich außer der oder den beiden äußeren Öffnungen eine innere, ähnlich bei *Synapta vivipara*. Auch wenn der Steinkanal nach innen mündet, kann er mit der Körperwand in Kontakt bleiben (viele *Elasipoden, Molpadia*). Bei allen übrigen hängen die Kanäle dagegen frei in die Leibeshöhle hinein, in die sie münden. Das gleiche gilt für alle *Crinoiden*.

Vermehrung der Steinkanäle ist sehr häufig. Bei den recenten Crinoiden scheint sie stets, doch in sehr verschiedenem Grade, einzutreten. So zeigt *Rhizocrinus* am Ringkanal fünf interradiale Kanäle, *Antedon* dagegen bis etwa 150; häufig finden sich vier in *den* Interradien, die keinen primären Steinkanal besitzen. Auch viele Asteriden und manche Ophiuriden besitzen mehrere Kanäle. Bei letzteren scheint dieses selten vorzukommen, so bei gewissen Euryaliden (*Trichaster*: fünf Kanäle) und *Ophiothrix*-Arten. Häufiger tritt bei den Asteriden Vermehrung auf und läßt sich schon äußerlich erkennen, da sich auch die Mündungsskeletplatte der Kanäle (*Madreporenplatte*) entsprechend vermehrt. Die Vermehrung der Steinkanäle ist nicht notwendig mit einer Vermehrung der Arme verbunden. Es gibt fünfarmige Formen mit mehr als einem Steinkanal und solche mit sehr zahlreichen Armen, die nur einen Steinkanal haben. In anderen Fällen, besonders *Acanthaster*-Arten, findet sich Vermehrung der Arme und der Steinkanäle. Ob sich gelegentlich auch zwei Madreporenplatten und Steinkanäle in demselben Interradius entwickeln können, scheint etwas unsicher.

Auch die *Holothurien* besitzen häufig mehrere, ja viele Steinkanäle (bis 20, 30, ja 60 und 70); die Elasipoden und Molpadiiden jedoch stets nur den primären. Den *Echinoiden* scheint die Vermehrung ganz zu fehlen.

Gewöhnlich besitzt der Kanal ein einfaches, bewimpertes Lumen (Fig. 336); nur bei den Asteriden kann er komplizierter werden, da hier von der Innenfläche seiner Wand eine ihn durchziehende Längsfalte hervorwächst, die sich an ihrem freien Ende auch gabeln und spiralig einrollen kann (Fig. 331). Die stärkere Entwicklung und Verzweigung dieser Falte kann schließlich bei gewissen Formen sogar zur

Zerlegung des Lumens in eine Anzahl röhriger Kanäle führen (s. Fig. 332). Bei de
Echinodermen mit direkter Ausmündung des Kanals (*Asteriden, Ophiuriden* un

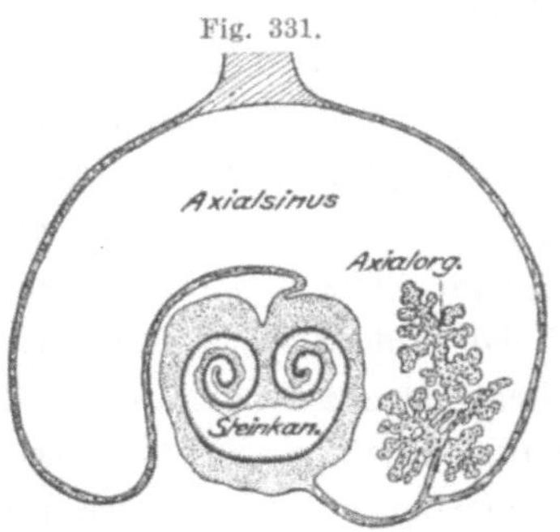

Querschnitt durch den Axialkomplex
von Asterias rubens nach mikrosk.
Präparat.   C. H.

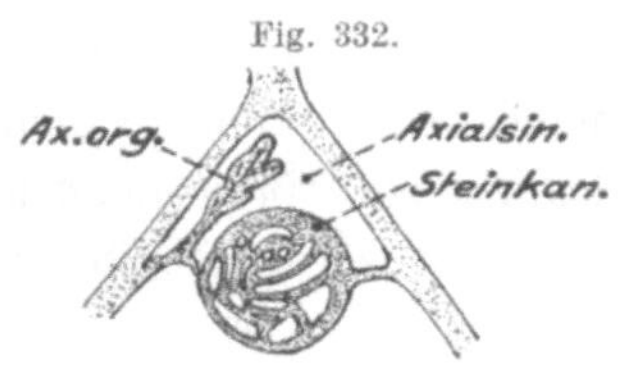

Querschnitt durch den Axialkomplex
von Astropecten hystrix (nach
Cuénot 1888).   C. H.

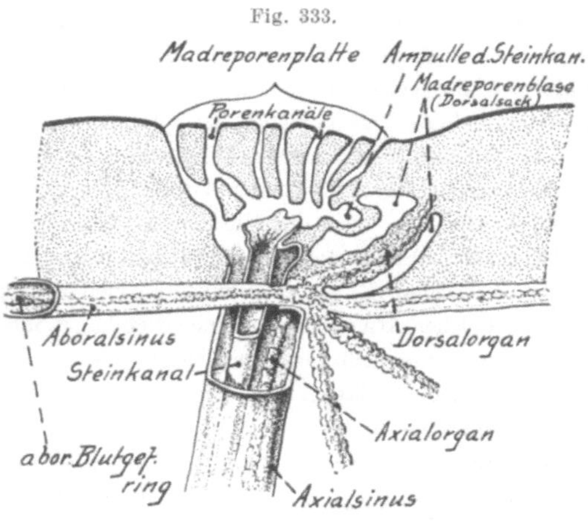

Schema des aboralen Endes des Axialkomplexes von Crossaster
papposus und seine Beziehungen zu Porenkanälen, Ampulle,
Madreporenblase, Aboralsinus (nach Gemmill 1920).   C. H.

Echinoiden) schwillt sein Distalende unter de
Madreporenplatte häufig zu einer Ampulle ar
von welcher ein einfacher oder zahlreiche Pe
renkanäle ausgehen, die die Madreporenplatt
durchsetzen (Fig. 333). Die Entstehung diese
Ampulle wurde in der Einleitung (S. 422) ge
schildert. Der Verlauf der Steinkanäle häng
von der Lage der *Madreporenplatten* ab. D
diese bei den Asteriden auf der Apicalfläch
interradial zwischen den Armbasen liegen, s
steigen die Kanäle senkrecht zu ihnen empo
(Fig. 319, S. 425). Entsprechend verhält sic
auch der einfache Kanal der regulären Echi
noiden (s. Fig. 338, S. 442), der durch die recht
vordere *Genitalplatte* (vgl. Fig. 334 *A*), welch
zur Madreporenplatte wurde, ausmündet. Be
den Irregulären (s. Fig. 334 *B, C*) beschränke
sich die Ambulacralporen entweder ebenfall
auf diese Genitalplatte oder können sich auc
auf die benachbarten, ja sogar sämtliche aus
dehnen und ebenso auf die *Centralplatte*, seltene
auch auf die *Ocellarplatten*
Die Porosität der Central
platte tritt besonders be
den *Clypeastriden* (Fi
gur 334 *B*) auf, bei dene
häufig alle Genitalplatte
mit der *Centralplatte* zu
einer gemeinsamen Scheitel
platte verwachsen, die völ
lig von Poren durchsetz
ist. Auch bei den *Spatan
giden* (Fig. 334 *C*) kan
Verschmelzung der Cen
tralplatte mit der Madre
porenplatte,   gleichzeiti
auch der hinteren Genital

platte und Ausbreitung der Poren eintreten; doch schwindet hier die Centralplatt
nicht selten ganz. Diese bei den Irregulären sehr mannigfaltigen Abweichunge
konnten nur angedeutet werden.

Im Gegensatz zu den Regulären nimmt der Steinkanal bei den *Spatangiden* einen komplizierteren Verlauf, indem er zuerst längs des Oesophagus hinzieht, dann nach vorn umbiegt, um der oralen Darmschlinge zu folgen; am Beginn des Coecums biegt er nach hinten um, folgt ihm bis ans Ende und steigt endlich in kurzem Ver-

Fig. 334.

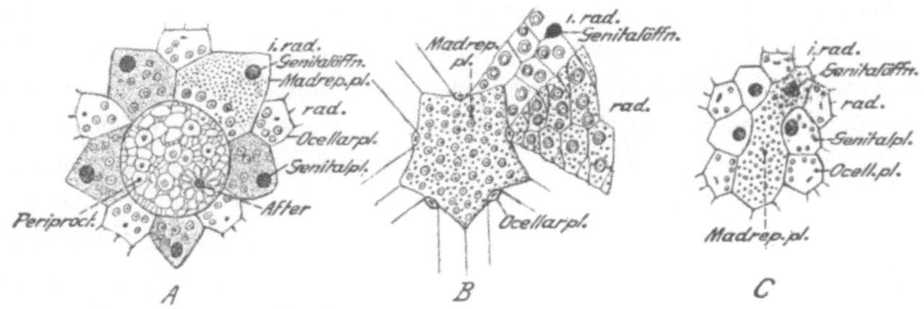

Apicalfeld von Echinodermen. *A* von Strongylocentrotus dröbrachiensis, *B* von Clypeaster rosaceus, *C* von Spatangus purpureus (nach Lovén 1873—1875 und 1883). C. H.

lauf zur Madreporenplatte empor. Auch bei den *Ophiuriden* muß der Kanal wegen seiner Mündung am *Mundschild* abweichend verlaufen, indem er sich vom Ringkanal aus ventralwärts zur Oralfläche hinabbiegt, um dies Schild zu erreichen (s. Fig. 335).

Fig. 335.

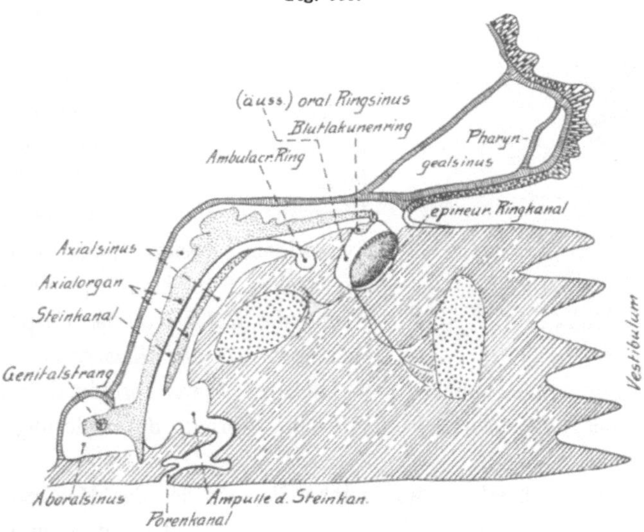

Ophioglypha albida, Vertikalschnitt durch den Interradius des Steinkanals (schematisiert) (nach HAMANN, BRONN, Kl. u. Ordn.). C. H.

Wie die Ontogenie zeigt, mündet der Steinkanal ursprünglich durch einen einfachen Porenkanal und Porus aus. Dieser Zustand erhält sich selten dauernd, so gewöhnlich bei den *Ophiuriden*, doch kann auch bei ihnen schon Vermehrung der Poren auf 2—8, ja bei *Euryaliden* auf 50 bis mehr auftreten; auch die mit direkter Mündung versehenen *elasipoden Holothurien* besitzen meist einen einfachen Porus.

Die *Asteriden* und *Echinoiden* dagegen zeigen stets eine reiche Vermehrung der Porenkanäle und Poren (Ausnahme *Echinocardium*, das nur einen besitzt), weshalb ihre Madreporenplatten, wie oben geschildert, siebförmig durchlöchert erscheinen. Die frei in die Leibeshöhle mündenden Steinkanäle der *Crinoiden* münden durch einen einfachen Porus. Die Verbindung mit der Außenwelt stellen die Kelchporen dar, über deren Entstehung und Beziehung zu den Steinkanälen auf S. 424 ausführlicher berichtet wurde. Mit der Vermehrung der Steinkanäle wächst auch die Zahl dieser Poren, so bei *Rhizocrinus*, entsprechend der Fünfzahl der Kanäle, auf fünf, bei *Antedon* und anderen auf Hunderte, die sich über die gesamte Kelchdecke bis

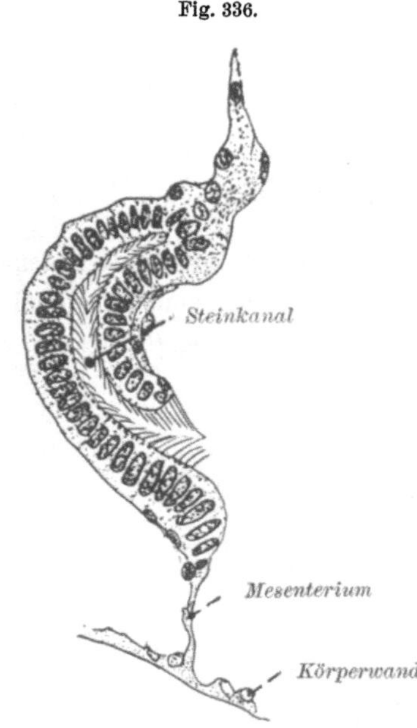

Fig. 336.

Rhabdomolgus ruber, Längsschnitt durch den Steinkanal und sein Mesenterium (nach BECHER 1907).   C. H.

auf den Armbeginn erstrecken können. Auf letzterem führen sie in den Teil des Coeloms, welcher vom Genitalkanal (oder- sinus) ausgeht, den wir später kennen lernen werden. — Auf die schwierige Frage der Existenz entsprechender Poren bei den fossilen Pelmatozoen einzugehen, würde zu weit führen.

Jeder in die Leibeshöhle mündende Kanal der *Holothurien* endet mit einem porösen Endköpfchen (*Madreporenabschnitt, Madreporenköpfchen*), das auch verkalkt ist (s. Fig. 337). (Eine Ausnahme machen *Rhabdomolgus ruber* und *Leptosynapta minuta*, bei denen der Steinkanal sich trichterförmig in die Leibeshöhle öffnet [s. Fig. 336]). Wenn die Kanäle sich verzweigen (manche Synaptiden), besitzt jedes ihrer Ästchen ein solches Köpfchen. Die allmähliche Ablösung des Kanals von der Körperwand läßt sich noch bei den *Elasipoden* und *Molpadiiden* verfolgen; dabei bildet sich zunächst etwas proximal vom Distalende des Kanals ein solches Endköpfchen, worauf die Ablösung allmählich eintritt.

Die blasige Anschwellung des Steinkanals, aus der das *Madreporenköpfchen* entsteht, wurde als *Madreporenblase* bezeichnet, hat aber mit dem allgemein so genannten Organ, welches zuweilen auch *Dorsalsack* (dorsal sac) genannt wird (s. S. 450 und Fig. 333, S. 438), sicher nichts zu tun. Die Angaben über ihr Entstehen schwanken, teils wird sie als Rest des vorderen Enterocoels, teils als sekundäre Ausstülpung des Steinkanals gedeutet. Die erstere Ansicht scheint, sowohl nach den vorliegenden Beobachtungen, als auch im Hinblick auf die Verhältnisse der übrigen Echinodermen die wahrscheinlichere.

Während bei den *Crinoiden* der Eintritt von Seewasser in das Coelom und so mittelbar in das Ambulacralsystem sicher scheint, ließ sich dies bei den Holothurien, entgegen früheren Annahmen, nicht nachweisen, abgesehen von einem neueren Befund, der ein bis mehrere interradiale Porenöffnungen des Coeloms dicht beim After einer Synaptide (*Labidoplax*) feststellte, die aber wesentlich zur Ausfuhr von Coelomflüssigkeit dienen sollen; auch bei der Molpadiide *Caudina* wurden solche Poren gefunden.

Fig. 337.

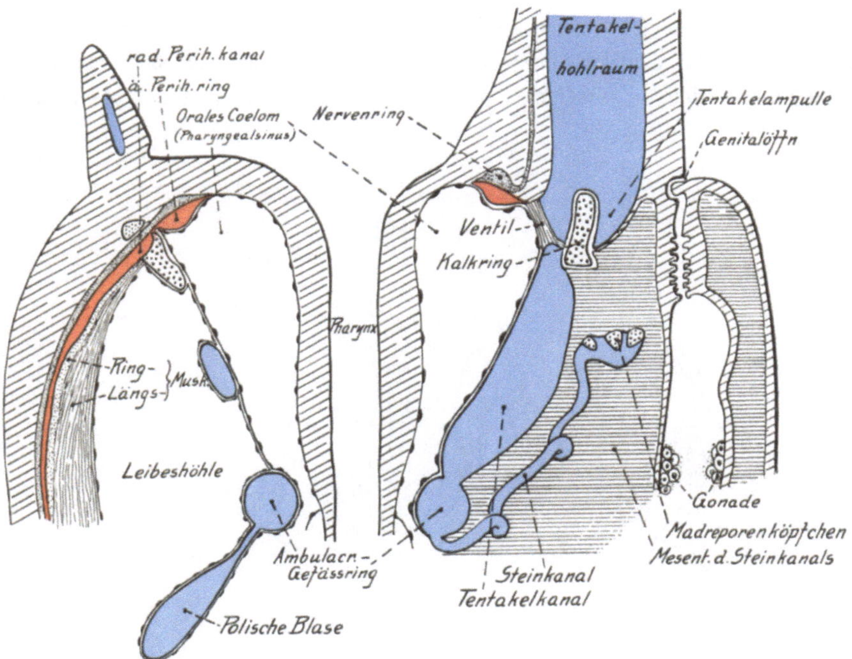

Vorderende einer Synaptide (**Leptosynapta inhaerens**). Längsschnitt; links durch einen Radius, rechts durch den Interradius des Steinkanals. Ambulacralsystem blau, äußeres Perihämalsystem rot. Pharyngealsinus wie beim jungen Tier ohne Muskeln (nach CUÉNOT 1891 schematisiert).   C. H.

Coelom (*Leibeshöhle*).

Wie schon in der Einleitung erwähnt wurde, geht die Leibeshöhle in verschiedener Weise aus den hinteren Coelomanlagen (*Somatocoel, rechte* und *linke hintere Enterocoelblase* oder *Lateralscheiben*) hervor. Sie erhält sich als ein meist ansehnlicher, mit Flüssigkeit erfüllter Raum, der den Darm umschließt und in welchen auch meist die Gonaden und sonstige Organe hineinhängen. Da das Coelom sich in die Arme fortsetzt, wo solche vorkommen, und aus ihm sowie dem *Axocoel* noch besondere Coelompartien hervorgehen, so werden die Coelomverhältnisse der ausgebildeten Echinodermen recht kompliziert; dazu kommt, daß die Genese mancher Körperräume (bzw. Kanäle) noch nicht mit voller Sicherheit festgestellt werden konnte.

Wie wir sahen, liegen das rechte und linke hintere Coelom, nachdem sie selbständig wurden, meist symmetrisch rechts und links am Mitteldarm der Larve

(s. Fig. 313, S. 421); indem sich ihr Hohlraum erweitert, umwachsen sie später den
Darm dorsal- und ventralwärts, so daß die Larve ein dorsales und ventrales Darmmesenterium erhält. Mit der Umgestaltung in die Radiärform und der damit verbundenen Drehung der Achse des Tieres, sowie der teilweisen Neubildung und
Umlagerung des Darmes vollzieht sich auch eine mehr oder weniger ausgeprägte
Umlagerung beider Coelomräume, und dadurch ändert sich der Verlauf des sie
trennenden Mesenteriums.

Bei den *Crinoiden* (ebenso auch bei den *Asteriden* und *Echinoiden*), läßt sich
diese Umlagerung deutlich ontogenetisch verfolgen, und es zeigt sich, daß hier das
linke Coelom sich so verschiebt, daß es in der Hauptsache die orale oder Am-

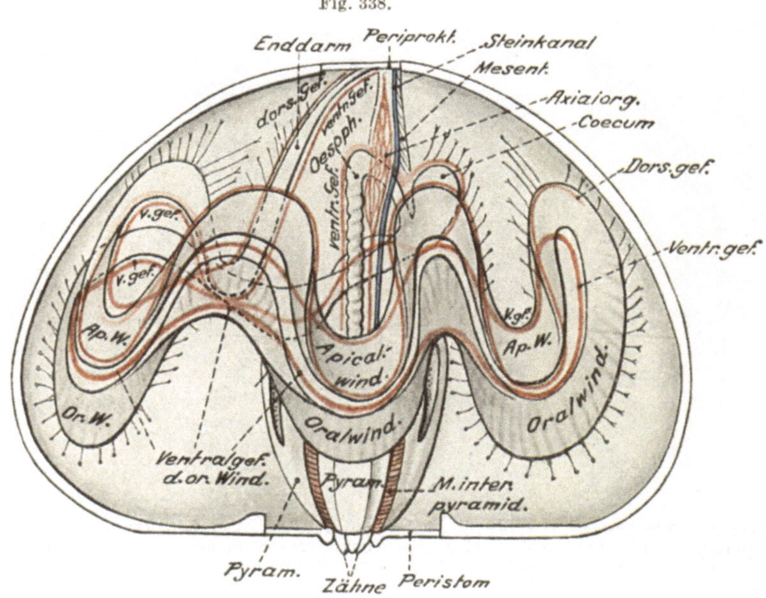

Echinus esculentus. Darm in natürlicher Lage durch Mesenterialfäden an der Körperwand befestigt.
Blutgefäße rot. Steinkanal blau.   Orig. O. B.

bulacralfläche des Echinoderms einnimmt (*hypogastrisches* oder *orales Coelom*),
vgl. Fig. 315 S. 422 mit Fig. 340 u. 342 S. 444 u. 447, *Asteride*), das rechte dagegen die
antiambulacrale oder Apicalfläche (*epigastrisches oder apicales Coelom*). Bei dieser
Umlagerung wird aus dem dorsalen Mesenterium ein horizontales. Dieses *horizontale Mesenterium* schwindet bei der Crinoidenlarve jedoch durch Auflösung seiner
Zellen, und bei den fertig ausgebildeten Formen wird die verhältnismäßig enge
Leibeshöhle des Kelches von einem mesenterialen Netzwerk durchzogen. Durch
seine Anordnung kann eine Art Scheidung der Leibeshöhle in einen inneren, den
Darm direkt umschließenden, *perivisceralen* Teil und einen äußeren, *parietalen* ausgeprägt sein. Dieses Netzwerk ist zuweilen so dicht, daß von einer zusammenhängenden Höhle nicht mehr die Rede sein kann. Meist treten in seinen Strängen

Verkalkungen auf. In der Kelchachse bleibt bei *Antedon* ein weiter Hohlraum (die axiale Leibeshöhle) bestehen.

Das *Coelom der Arme* ist durch starke Ausbildung des Skelets sehr eingeengt. Es zieht von der axialen Höhle oder einem ihr entsprechenden Teile in jeden Arm ein radiärer Kanal (*ventraler* oder *oraler Armkanal*), der nach innen vom radiären Ambulacralgefäß verläuft und streckenweise durch ein mittleres Vertikalmesenterium in zwei Kanäle geteilt sein kann (s. Fig. 323, S. 429). Apical von ihm verläuft ein zweiter Kanal, der Dorsal- oder Apicalkanal, der aber stellenweise mit dem oralen zusammenhängt und apical auf der Grenze der Armglieder aufsteigende Fortsätze entsendet. Zwischen diesen drei Kanälen liegt schließlich noch ein enger Kanal (*Genitalkanal*, auch *Genitalstrang* genannt), welcher die Genitalrhachis (Stolo) enthält und daher später bei den Gonaden genauer zu besprechen ist. Der Dorsalkanal steht mit der peripheren Leibeshöhle des Kelches in Verbindung. Sehr wahrscheinlich ist, daß diese beiden Coelomräume der Arme Ausstülpungen des ursprünglichen oralen und aboralen Coeloms darstellen; doch sind die hierfür in Betracht kommenden Entwicklungsstadien noch nicht genügend untersucht. Sämtliche Armkanäle erstrecken sich durch die ganze Länge der Arme bis zum Ende der Pinnulae und fließen hier zusammen.

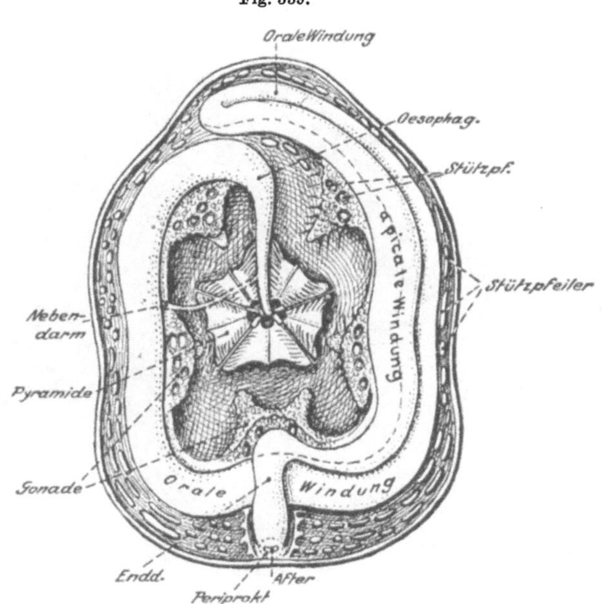

Fig. 339.

Echinocyamus pusillus. Zur Demonstration der die Leibeshöhle durchziehenden Stützpfeiler. Die Apicalwand ist entfernt. Orig. O. B.

Die *Leibeshöhle der regulären Echinoiden* (s. Fig. 338) ist ein weiter Hohlraum, die der abgeflachten Clypeastriden und Spatangiden dagegen stark eingeengt. Bei den Schildigeln wird sie durch die verkalkten vertikalen Stützpfeiler, welche die oralen und apicalen Skeletplatten verbinden (s. Fig. 339), durchsetzt und daher peripher in mehr oder weniger kammerartige Räume geteilt. Der Darm ist, wie schon früher (S. 225) erwähnt, durch ein in seinem äußeren Umfang entspringendes Mesenterium an der Körperwand befestigt, welches den früher geschilderten Darmschlingen folgt (Fig. 338). Dies Mesenterium nimmt also etwa den horizontalen Verlauf, welchen die Verschiebung der beiden ursprünglichen Coelomhälften hervorrief.

Der oral von ihm gelegene Teil der Leibeshöhle entspricht daher dem ursprünglichen linken, der apicale dem rechten Coelom. Zunächst verläuft diese Trennungslinie etwa im Äquator des Echinoderms; durch stärkeres Wachstum der oralen
Hälfte wird sie apicalwärts verschoben. Dies Mesenterium, welches, wie die Entwicklungsgeschichte ergab, dem ursprünglich dorsalen homolog ist, während das
ventrale stark rückgebildet wurde, ist aber nie mehr vollständig, sondern in zahlreiche, bei den Spatangiden verkalkte radiäre Mesenterialfäden zerlegt, welche die
Darmschlingen interradial oder radial an die Körperwand anheften (Fig. 338). Ein

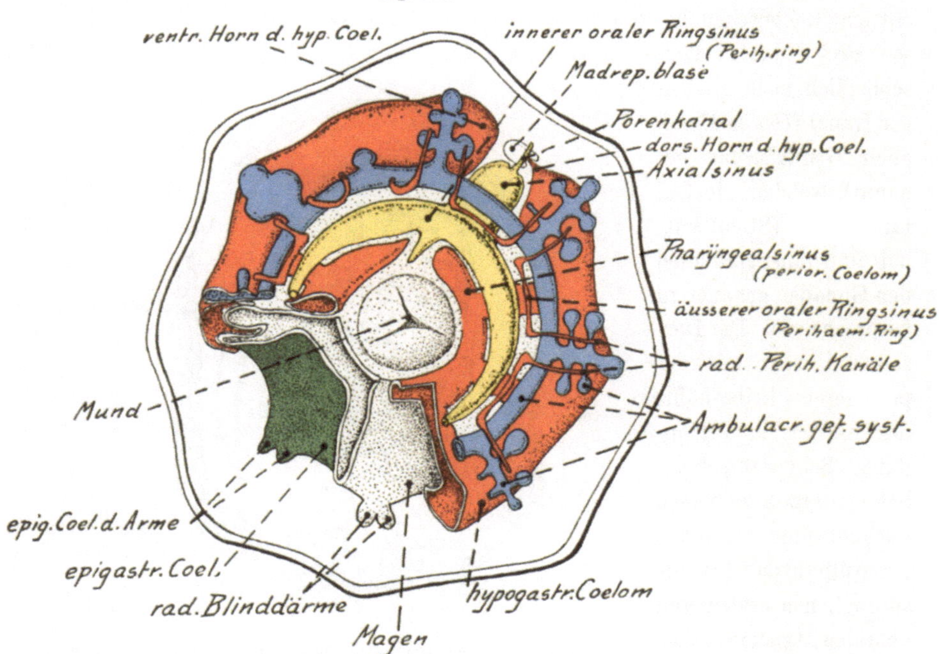

Solaster endeca nach beendeter Metamorphose. Rekonstruktion, von der Oralseite; rechtes unteres
Viertel des hypogastrischen Coeloms (rot) und des Hydrocoels (blau) fortgeschnitten, um den Darm und
das epigastrische Coelom (grün) zu zeigen. Vorderes Coelom gelb. (Nach GEMMILL 1912.) C. H.

zweites Mesenterium — das vertikale — vom Oesophagus zum Apicalfeld aufsteigende (Fig. 338), welches den Axialkomplex einschließt, bildet sich durch Aneinanderlegen des dorsalen und ventralen Horns des linken Coeloms, welche durch
dessen hufeisenförmige Umwachsung des Darms sich immer mehr nähern; das gleiche
wurde mit Bestimmtheit für Asteriden (s. Fig. 340 u. 341) und Ophiuriden und
für das den bei den Holothurien allein vorhandenen Steinkanal einschließende
Mesenterium festgestellt, wie hier vorgreifend bemerkt sei.

Ebenso wie bei den Crinoiden setzt sich bei den *Asteriden* und *Ophiuriden* das
Coelom in die Arme fort (Fig. 324 *A* und *B*, S. 430). Bei den *Asteriden* ist das
orale (hypogastrische) Coelom sowohl im Körper als in den Armen als ein weiter Raum
entwickelt, während sich das *aborale (epigastrische)* in den Armen nur auf zwei apical

von den Divertikeln des Drüsenmagens verlaufende Hohlräume beschränkt, deren Seitenwände die Mesenterien darstellen, an denen diese Divertikel (Darmdrüse auf Fig. 324 *A*, S. 430) aufgehängt sind. Ob die paarigen Bänder, durch welche die Magentaschen der Asteriden an den Ambulacralwirbelreihen befestigt sind (s. Fig. 164, S. 231 rechts unten) auf Reste des ursprünglichen Dorsal-, späteren Horizontalmesenteriums bezogen werden können, ist nicht sicher. Die interradialen Grenzen zweier Arme springen als meist verkalkte Radiärsepten (*interradiale* oder *interbrachiale Septen*) in das Coelom vor, ohne sich aber am Darm zu befestigen. Das Septum des Interradius I/II, welches den Axialcomplex umschließt (s. Fig. 319, S. 425) (=Verticalmesenterium der Echinoiden s. oben), entsteht in der auf S. 444 beschriebenen Weise, während die übrigen aus Falten der äußeren Coelomwand hervorgehen.

Das Armcoelom der Ophiuriden (Fig. 324 *B*, S. 430) ist wegen der starken Vergrößerung der Wirbel sehr eingeengt, weshalb es einen relativ engen Kanal bildet. Sein Hervorgehen aus dem linken hinteren Coelom wurde festgestellt.

Der Verlauf des Darmmesenteriums der Holothurien, von dem schon beim Darm S. 228 die Rede war, zeigt die Trennungslinie der beiden Coelome an. Es beschreibt einen nach rechts und vorn konkaven Bogen, weil die ursprünglich meist symmetrisch rechts und links am Darm liegenden Coelome (Ausnahme z. B. *Leptosynapta inhaerens*, bei der sie dorsal und ventral gelegen sind) sich während der Metamorphose asymmetrisch verlagern und das ursprünglich linke Coelom zu einer größeren anteroventralen Blase, das rechte zu einer kleinen posterodorsal gelegenen Blase sich umbildet. Das Mesenterium des Steinkanals entsteht, wie erwähnt, durch dorsales Zusammenstoßen zweier vorderer Hörner des linken Coeloms; da es kontinuierlich in das dorsale Darmmesenterium übergeht, nahm man irrtümlich an, daß beide gemeinsamen Ursprungs seien.

Außer diesen Hauptcoelomräumen, welche beim erwachsenen Tier die Leibeshöhle im Körper und in den Armen der Echinodermen darstellen, finden sich bei ihnen noch *weitere Hohlräume coelomatischen Ursprungs*, die zum größten Teile von dem linken hinteren (hypogastrischen) Coelom aus entstehen, sich aber meist völlig von ihm abschnüren, so daß über ihre Genese lange Zweifel bestanden, die noch nicht völlig gelöst sind. Da dieses Kanal- oder Sinussystem bei den *Asteriden* am besten ausgebildet und am gründlichsten erforscht ist, sei dieses besprochen und gleichzeitig auf die homologen Organe der anderen Echinodermen hingewiesen.

Vor allem bilden sich in der Umgebung des Mundes mehrere ringförmige Räume aus, von denen der den Mund umgebende (*innerer oraler Peri-* oder *Pseudohämalring*, auch *innerer oraler Ringsinus* genannt) erst später besprochen werden soll, da er nicht aus dem hypogastrischen Coelom hervorgeht. Außerhalb und apicalwärts von ihm liegt der als *periorales* (oder *pharyngeales*) Coelom oder *Pharyngealsinus* bezeichnete Ringsinus (s. Fig. 342), der bei den meisten Asteriden durch radiäre centripetale Ausstülpungen des hypogastrischen Coeloms entsteht, die später zu einem Ring verwachsen (s. Fig. 340), bei anderen (z. B. *Cribrella, Porania, Astropecten*) aus einem

Auswuchs im Interradius I/II. Bei den erwachsenen Seesternen tritt dieser Sinus in breite offene Verbindung mit der Leibeshöhle; aus seinen Wänden entstehen die 10 oralen Retractormuskeln des Magens. Ein entsprechender Leibeshöhlenraum findet sich bei den Ophiuriden, doch entstehen hier keine Muskelbildungen aus ihm, und er bleibt stets von der übrigen Leibeshöhle abgeschlossen (s. Fig. 335, S. 439).

Ähnlich den Asteriden verhalten sich die *Holothurien*; sie besitzen einen, aus dem sogenannten „*fingerförmigen Fortsatz*" des linken, hinteren Coeloms hervorgehenden, den Mund und Schlund umgebenden Leibeshöhlenraum (s. Fig. 337,

Fig. 341.

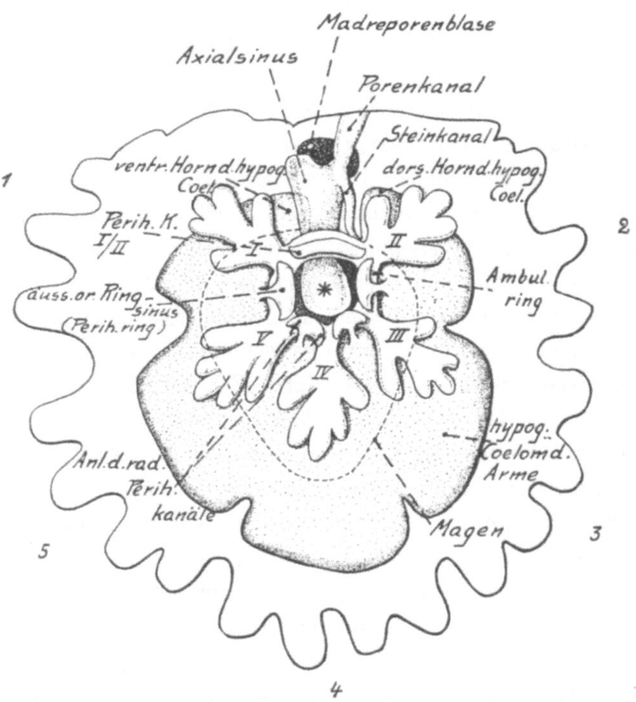

Astropecten aurantiacus, nach beendeter Metamorphose, aber jünger als das in Fig. 340 dargestellte Stadium, Oralansicht. Der innere orale Ringsinus ist schon vom ambulacralen Ringkanal getrennt, aber noch nicht vom Mund durchbrochen (✱ Durchbruchstelle des Munds). *1—5* Armanlagen, *I—V* Anlagen der radiären Ambulacralgefäße (nach unveröffentlichter Original-Zeichnung von S. Hörstadius).
C. H.

S. 441), der hier meist als *periorales* oder *peripharyngeales Coelom* oder *Schlundsinus* bezeichnet wird. Auch in seiner Wand treten später Muskeln auf, und er erlangt Verbindung zum allgemeinen Coelom.

Fast allgemein verbreitet unter den Echinodermen ist der *äußere orale Ringsinus*, auch äußerer *Peri-* oder *Pseudohämalring* (s. Fig. 340 u. 342). Auch er entsteht aus Taschen, die sich vom hypogastrischen Coelom, jedoch interradial, abschnüren (Fig. 341) bis auf diejenige des Interradius I/II, die bei *Asterias, Cribrella, Astropecten* (Fig. 341) aus dem vorderen Coelom hervorgeht. Jede dieser Taschen sendet in je zwei benachbarte Radien einen unter (oral von) dem radiären Ambulacralgefäß verlaufenden Kanal (Fig. 340 u. 341), so daß in jedem Arm zwei solcher aus benachbarten Interradien stammender Kanäle verlaufen (Fig. 340), die nur durch eine bindegewebige Scheidewand mit Blutlacunen voneinander getrennt sind und

Fig. 342.

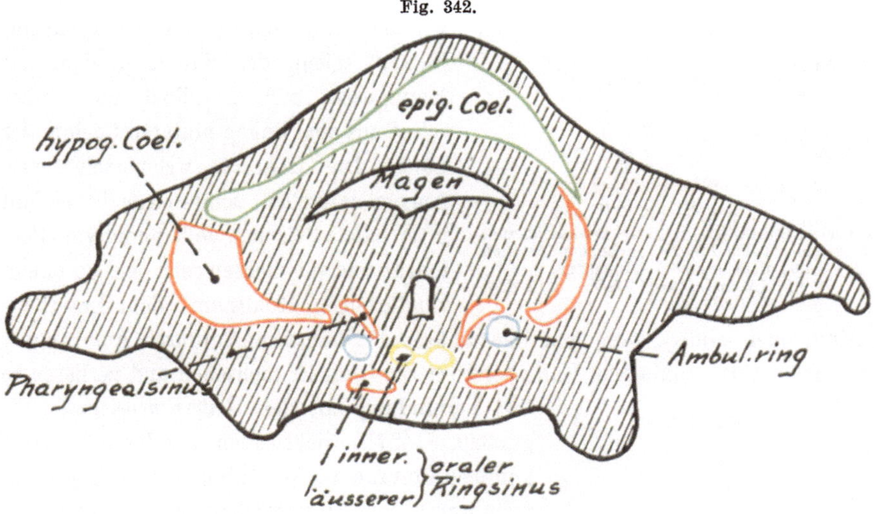

Paramedianer Längsschnitt durch Astropecten aurantiacus, 80 Tage alt, Farben wie in Fig. 340 (nach unveröffentlichter Photographie von S. HÖRSTADIUS). C. H.

deshalb als radiäre Perihämalkanäle (= Hyponeuralkanal Fig. 343) bezeichnet werden. Das letztere gilt gleichfalls für den äußeren und inneren perihämalen Ringsinus der Asteriden (s. Fig. 321, S. 428).

(Der für die radiären Kanäle ebenfalls übliche Namen Hyponeuralkanäle bezieht sich auf ihre Lage zu den radiären Nerven; sie wurden daher auch schon bei diesen erwähnt (s. Bd. I, S. 536 u. Figur 343).

Bei den *Ophiuriden* entstehen die Kanäle in gleicher Weise; sie verschmelzen jedoch in jedem Arm zu einem einheitlichen unpaaren Raum unter dem Radiärgefäß (Figur 324 *B*, S. 430).

Fig. 343.

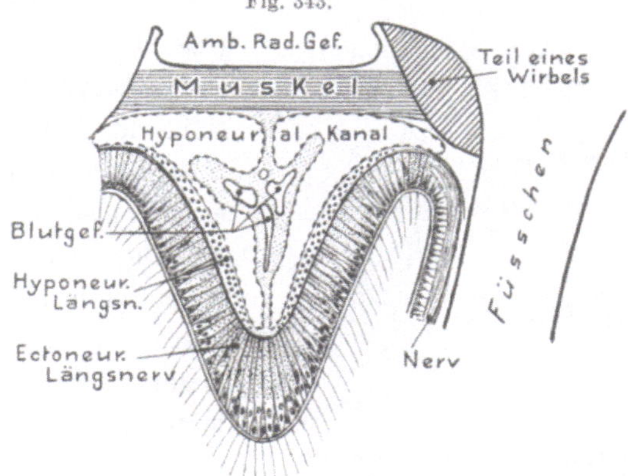

Asterias rubens, schematischer Querschnitt durch die ambulacrale Rinne. Zur Demonstration des radiären Hyponeuralkanals (= radiären Perihämalkanals) (nach LUDWIG in BRONNS Kl. u. Ordn. etwas verändert). C. H.

Von den radiären Kanälen der Asteriden gehen zwischen je zwei Füßchen Seitenkanäle ab (Fig. 344), die Äste in die Füßchenwand senden und sich ferner bei den Asteriden an der Basis jeder Füßchenreihe zu einem *lateralen Längskanal* verbinden. Über die Entstehung ist nichts bekannt. Sie werden für Schizocoelräume gehalten, doch scheinen sie Ausbuchtungen der radiären Perihämalkanäle darzustellen, ebenso wie die bei dem Seestern *Solaster* in den *interradialen* Septen aufsteigenden *Abzweigungen* des äußeren perihämalen Ringsinus, welche bis etwa zu einem Viertel seiner Höhe aufsteigen und sich distal wurzelfömig verzweigen (Fig. 345).

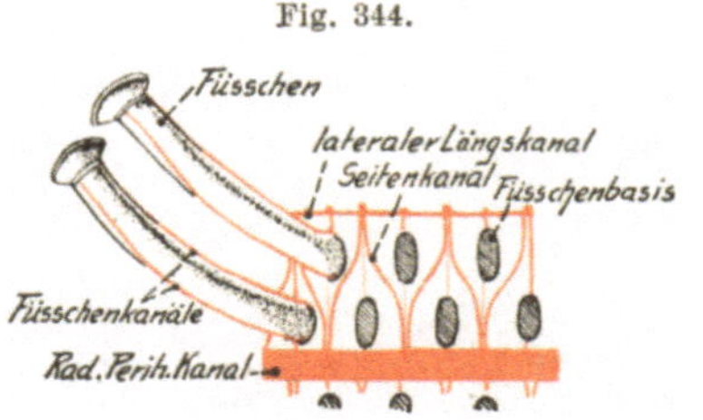

Fig. 344.

Asterias glacialis, radiärer Perihämalkanal mit seinen zu den Füßchen gehenden Ästchen und dem lateralen Längskanal (nach Cuénot 1887).   C. H.

Bei den *Echinoiden* entsteht, wie wir bei Besprechung des Kauapparates (S. 219) sahen, der Raum, in dem der Kauapparat sich ausbildet und dieser selbst aus dem linken hinteren Coelom der Larve. Die *Zahnsäcke*, welche seine erste Anlage darstellen, schnüren sich als fünf interradiale Bläschen vollständig vom Coelom ab und verwachsen sehr bald zu einem ringförmigen Hohlraum (dem Laternencoelom oder -sinus), von dem die radiären Perihämalkanäle durch Ausstülpung entstehen; ihre proximalen Enden obliterieren beim Erwachsenen und verlieren so ihre Verbindung mit dem *Laternencoelom* (s. Figur 320, S. 427). Nicht allen regulären Seeigeln kommen fünf radiäre Ausstülpungen der Laternenmembran — die Stewartschen- oder Gabelblasen — zu (s. Fig. 320, S. 427). Die eben kurz beschriebene Genese zeigt, daß das Laternencoelom und die Perihämalkanäle der Echinoiden dem *äußeren oralen Perihämalring* und den *radiären Perihämalkanälen* der Asteriden entsprechen (fälschlich wird der erstere bei den Echinoiden auch Pharyngealsinus genannt und dem Schlundsinus der Holothurien homologisiert). Für die *Spatangiden* ergaben neuere Untersuchungen, daß ein sehr niederer Hohlraum, der den Schlundanfang umzieht, und dessen innere Wand den Nerven-, Ambulacral- und Blutgefäßring trägt, dem Laternencoelom der Regulären homolog ist, indem er wie dieses durch interradiale Ausstülpungen des linken hinteren Coeloms, entsprechend den Zahnsäcken, angelegt wird, die sich vom Coelom trennen und zu einem Ring verwachsen. Auch bei den *Holothurien* sind radiäre Perihämalkanäle in gleicher Lage wie bei den *Asteriden* bekannt (s. Fig. 337,

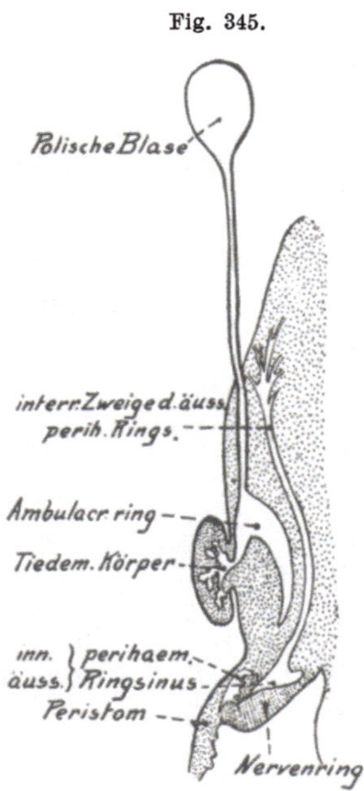

Fig. 345.

Solaster endeca. Längsschnitt durch ein Interradialseptum mit interradialem Zweig des äußeren perihämalen Ringsinus (nach Gemmill 1911). C. H.

S. 441); für die *Synaptiden* wird angegeben, daß jene in einen *Ringsinus* münden, der nach seiner Lage und auf Grund seines Zusammenhanges mit den radiären Kanälen als dem *äußeren Perihämalring* entsprechend anzusehen ist (s. Fig. 337, S. 441), obgleich über seine, sowie der Perihämalkanäle Entstehung nichts bekannt ist. Den übrigen Holothurien fehlt der Ringkanal; er soll hier vermutlich obliteriert sein.

Über die Entwicklung der den Perihämalkanälen entsprechenden Hohlräume bei den *Crinoiden*, die, wenn auch wenig entwickelt, vorhanden sind (s. Fig. 323, S. 429), weiß man nichts. Sie wurden, wo sie an entsprechender Stelle über dem Radiärnerv gefunden wurden, als Schizocoelräume beschrieben, aber von einem Epithel ausgekleidet dargestellt, so daß ihre Abstammung vom Coelom wahrscheinlich ist. Die Angaben über diese Kanäle Bd. I, S. 535 dürften sich jedoch kaum bestätigen. Die gleichfalls dort besprochenen Verhältnisse der Asteriden wurden schon oben geschildert.

Auch ein *Aboralsinus* um den After wurde als abgesonderter Teil der Leibeshöhle bei manchen Echinodermen beschrieben. Er geht wohl überall als Tasche aus dem dorsalen Horn des linken hinteren Coeloms dicht unter der *Madreporenblase* hervor (s. Fig. 340, S. 444), wie es für die *Asteriden* und *Echinoiden* ontogenetisch festgestellt wurde. Er umzieht bei den *Asteriden* den After als ein pentagonaler Ring (Fig. 346), der den aboralen Blutgefäßring einschließt (Fig. 333, S. 438) (daher auch als *aboraler Perihämalkanal* bezeichnet) und sendet in jeden Interradius zwei Zweige, denen die Gonaden ansitzen (Fig. 346). Auch bei *Ophiuriden* steht er in nahem Verhältnis zu den Geschlechtsorganen (s. Fig. 335, S. 439); er zeichnet sich hier dadurch aus, daß er wellenförmig ver-

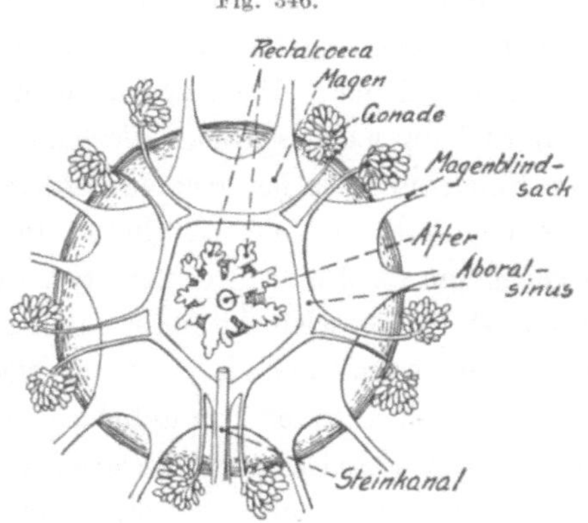

Aboralsinus und Gonaden eines Seesterns von der Fläche gesehen (nach LANG, Vergl. Anat.). C. H.

läuft, indem er interradial zur Oralseite aufsteigt. Diese Verhältnisse werden beim Blutgefäßsystem und dem Geschlechtsapparat noch zu besprechen sein.

Axocoel. Wir fanden früher (S. 422), daß aus diesem vordersten Coelomabschnitt der Axialsinus und die Ampulle des Steinkanals hervorgeht, wo sich eine solche findet (viele *Asteriden, Ophiuriden, Echinoiden*). Der Axialsinus, der bei den *Echinoiden, Asteriden* und *Ophiuriden* neben dem Steinkanal in dessen Mesenterium eingebettet ist und ihn mehr oder weniger umhüllt, mündet bei den *Asteriden* oral in einen den Nervenring umziehenden *Ringsinus* (*inneren oralen Ringsinus*, auch *innerer Peri-* oder *Pseudohämalring*, Fig. 321, S. 428), der gleichfalls vom vorderen Coelom abzuleiten ist (s. Fig. 340, S. 444). Bei den *Asteriden*, deren Hydrocoel sich sackförmig anlegt, wie z. B. bei *Astropecten*, entsteht der innere orale Ringsinus aus dessen centralem Teil (s. Fig. 341, S. 446 und Fig.erkl.), und der definitive Mund (s. Fig. 341*) durchbohrt ihn, nachdem der Ambulacralring sich von ihm abgeschnürt hat. Es ist bei diesen Formen in frühen Stadien schwer zu entscheiden, wo das vordere Coelom, welchem dieser Ringsinus gewöhnlich entstammt, in das

Hydrocoel übergeht (s. Fig. 315, S. 422); doch erweist sein Zusammenhang mit dem Axialsinus auch hier seine Zugehörigkeit zum vorderen Coelom. Den *Ophiuriden* jedoch fehlt, ebenso wie den *Echinoiden*, der *innere Perihämalring* (Fig. 335, S. 439). Die betreffende Bezeichnung ist auf Fig. 150, S. 213 in Pharyngealsinus umzuändern. Es wurde die Ansicht geäußert, daß nur der mediale Teil des Axialsinus der Ophiuriden (s. Fig. 335) dem Axialsinus der Asteriden entspreche, der laterale einen abgeschlossenen Coelomsack darstelle, der als *Pseudoaxialsinus* bezeichnet wird.

Über die Verhältnisse der *Crinoiden* wurde schon auf S. 424 ausführlich berichtet. Ihr Parietalkanal wird — wohl mit Recht — dem Axocoel der übrigen Klassen homolog erachtet.

Anschließend sei hier noch ein Organ wegen seiner Genese erwähnt, über dessen Aufbau und Bedeutung später Näheres berichtet werden soll. Dies ist die *Madreporenblase (= Dorsalsack)*, die bei Erwachsenen in naher Beziehung zum Axialsinus steht, als dessen rechter ihm homologer Teil sie neuerdings bezeichnet wird. Sie liegt nahe der Ampulle des Steinkanals, die manchmal ihre Wand eindrückt (s. Fig. 333, S. 438). Die Angaben über ihre Genese lauten verschieden. Nach Untersuchungen an *Asterina, Cribrella, Ophiothrix, Echinus, Echinocardium* scheint ihre Entstehung aus dem rechten vorderen Coelom sicher; zum Teil wurde speziell dessen hinterer Teil, der sich links zum Hydrocoel entwickelt, als Ursprung angegeben und sie also dem rechten Hydrocoel homologisiert, bis man an Embryonen mit zwei Hydrocoelen die Blase fand, so daß ihr Ursprung mehr medial liegen muß. Bei *Porania pulvillus, Asterias rubens* und *vulgaris* entsteht sie aus Mesenchymzellen dicht unter dem Ectoderm, bei *Solaster* und *Crossaster* durch eine Einstülpung des Ectoderms; bei *Astropecten aurantiacus* wurden erst kürzlich alle drei Entstehungsarten beobachtet, die letzte allerdings nur einmal.

Interessant ist, daß die Pericardialblase der Enteropneusten, der die Madreporenblase homolog sein soll, bald als ectodermalen, bald als mesenchymatischen Ursprungs beschrieben wird.

Ein eigentümliches Organ, welches bei den übrigen Echinodermen kein Homologon zu besitzen scheint und dessen Entstehung offenbar mit der Stielbildung zusammenhängt, geht bei den *Crinoiden* aus dem rechten (apicalen) Coelom hervor. Von diesem stülpen sich nämlich schon früh fünf radial gestellte, an ihrem proximalen Ende blasig aufgetriebene, dann röhrenförmig werdende Ausstülpungen aus, die apicalwärts wachsen und sich in der Achse des Organismus dicht zusammenlegen; sie bilden so ein im apicalen Teil des Kelchs oder im obersten Teil des Stiels aufsteigendes, aus fünf Kammern betsehendes Organ (*gekammertes Organ*, s. Fig. 322, S. 429), das teilweise vom apicalen Nervencentrum umhüllt wird (Bd. I Fig. 391, S. 541). In der Achse zwischen den fünf Kammern zieht der apicale Ausläufer des später zu besprechenden Axialorgans hin, dessen Wand gleichfalls vom apicalen Coelom stammt. Bei den gestielten Crinoiden setzen sich, wie erwähnt, die fünf bläschenförmigen Kammern als Kanäle in die Stielachse fort, ebenso der Ausläufer des Axialorgans. Von den Kammern oder bei den Gestielten von den

Stielkanälen entspringt für jeden Cirrus ein Kanal oder gewissermaßen für jeden zwei, da jeder durch ein horizontales Septum, das von der axialen Wand des Stielkanals ausgeht, in zwei geteilt wird. Wie gesagt, fehlt etwas dem gekammerten Organ Vergleichbares bei den übrigen Echinodermen; es etwa deren Axialsinus zu homologisieren, verbietet sich, soweit unsere Kenntnisse reichen, wegen seines Ursprungs aus dem rechten (apicalen) Coelom.

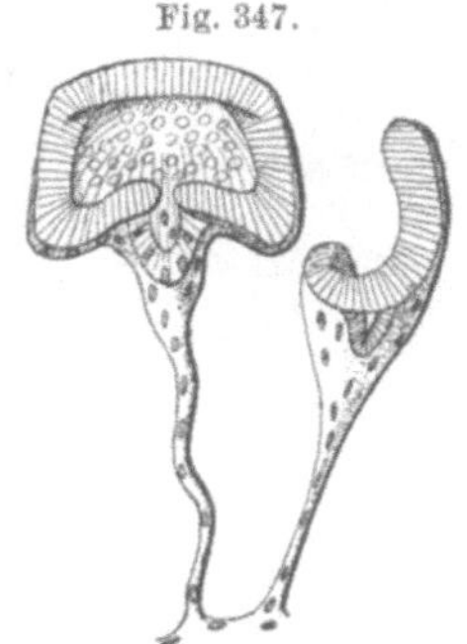

Fig. 347.

Wimperorgan von Synapta digitata von der Wand der Leibeshöhle in zwei Ansichten (nach SEMON aus BRONN, Kl. u. Ordn.). C. H.

Die *Leibeshöhle* wird von einem niederen *Wimperepithel* ausgekleidet, das natürlich auch die in sie eingelagerten Organe überzieht. An der Leibeshöhlenwand mancher Echinodermen finden sich eigenartige Bildungen, die kurz zu erwähnen sind. Hierher gehören die Wimperorgane (*Wimpersäckchen oder -gruben*), die an der apicalen Leibeshöhlenwand der Pinnulae bei den Crinoiden (*Antedon, Acanthometra, Pentacrinus*) gewöhnlich in großer Zahl vorkommen, jedoch auch im Apicalkanal der Arme auftreten können. Es sind kleine gruben- bis säckchenförmige Einsenkungen des Peritonealepithels, das namentlich an dem Grübchenrand erhöht ist und lange Cilien trägt. Beziehungen zu diesen Gruben dürften auch die *Wimperorgane* (s. Fig. 347) (*Wimperbecher, pantoffel- oder füllhornartige Organe*) besitzen, die bei den Synaptiden weit verbreitet sind (sie fehlen *Labidoplax briskii, Rhabdomolgus ruber*, vielleicht allen *Myriotrochinae*) und den Darmmesenterien, auf welche sie sich gewöhnlich beschränken, in mehr oder weniger großer Zahl aufsitzen. Umgekehrt wie bei den Crinoiden handelt es sich hier um fortsatzartige Erhöhungen des Peritonealepithels, in welche auch das Bindegewebe als Achse eindringt. Die Organe haben im allgemeinen etwa die Form eines gestielten Bechers, der bilateral-symmetrisch gebaut ist, indem sich seine Wand, die einen Ausschnitt besitzt, an einer Seite weniger erhebt als an der gegenüberliegenden. Während der Innenraum des Bechers von hohem, wimperndem Epithel ausgekleidet ist (*Wimperplatte*), wird seine Außenfläche von sehr flachem Peritoneal-

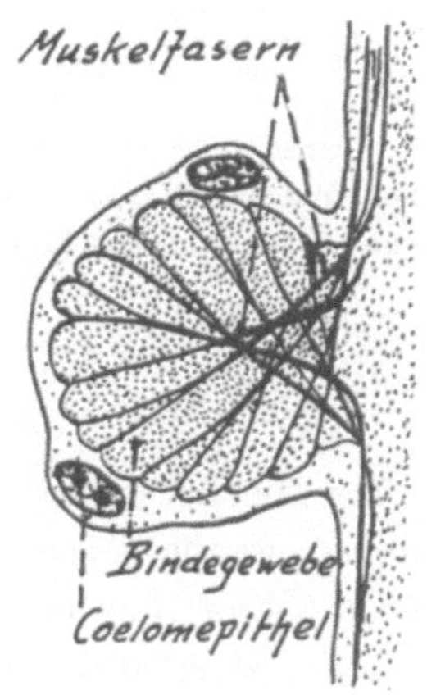

Fig. 348.

Contractile Rosette. Schema (nach BECHER 1907). C. H.

epithel gebildet. Zuweilen entspringen solche Organe von einem gemeinsamen Stiel (*Chiridota*), so daß sich Wimperbäumchen bilden können, die zahlreiche Becher tragen. Die Organe erinnern lebhaft an die früher erwähnten Urnen der Leibeshöhlenwand der Sipunculiden (Fig. 288, S. 395), denen sie wohl auch funktionell entsprechen. Eigentümlicherweise entstehen aus der Leibeshöhlenwand mancher *Synaptiden* in der Region des Kalkrings, an der Außenwand der Tentakelampullen noch anders geartete Ausstülpungen, die früher erwähnten „*contractilen Rosetten*" (oder *pulsierenden Peritonealbläschen*, s. Fig. 348). Dies sind etwa kugelig vorspringende, kleine Gebilde, in die Bindegewebe und Ausläufer von Muskelfasern eindringen, die im Organ radiär ausstrahlen. Hierauf beruht ihre Contractilität (vier bis sechs Contractionen in der Minute). Über ihre Funktion wurde nichts Bestimmtes ermittelt.

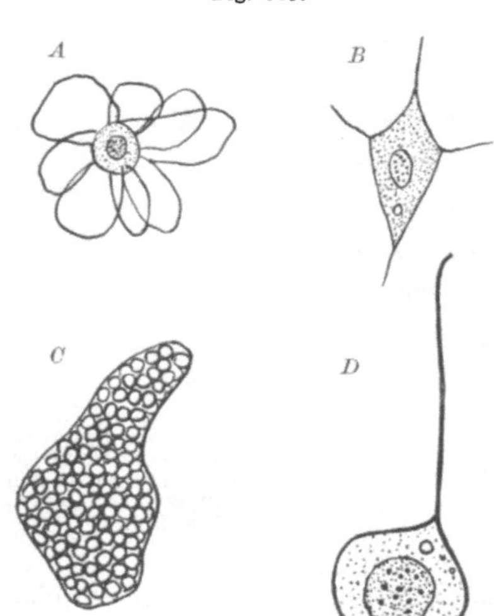

Fig. 349.

Zellen aus der Leibeshöhle von Echinodermen. *A* und *B* aktive und passive Leukocyten von Cucumaria japonica, *C* Amöbocyte mit roten Kugeln, *D* vibratile Körperchen, beides von Strongylocentrotus franziscanus (nach KINDRED 1924).   C. H.

In der Coelomflüssigkeit unterscheidet man an geformten Elementen 1. *Leukocyten*, die in zwei Phasen von verschiedener Gestalt auftreten (s. Fig. 349 *A*, *B*); in der aktiven Phase (Fig. 349 *A*) betätigen sie sich phagocytär, indem sie Excrete aufnehmen und nach außen befördern; sie verlassen den Körper bei den Asteriden durch die Hautkiemen, bei den Holothurien durch die Branchialbäume. Die passiven Stadien (Fig. 349 *B*) sollen an dem Verschluß von Wunden beteiligt sein. Über den Ort ihrer Entstehung sind die Ansichten verschieden. Nach einigen Forschern sollen sie aus dem Dorsalsack (Madreporenblase), nach anderen aus dem Peritoneum ihren Ursprung nehmen. — 2. finden sich in der Leibeshöhle *Amöbocyten* (auch als Pigmentzellen bezeichnet) (Fig. 349 *C*), welche mit verschiedenartigen Kügelchen angefüllt sind, ferner sogenannte *vibratile Körperchen* mit je einer Geißel (Fig. 349 *D*), die die Bewegung der perivisceralen Flüssigkeit unterstützen sollen, und endlich *Hämatocyten*, welche sich optisch dem Hämoglobin der Vertebraten gleich verhalten und daher wohl auch eine ähnliche Funktion wie die roten Blutkörperchen haben.

7. Chordata.

a) Tunicata.

Eigentümlicherweise zeigt die *Pericard*- und Herzbildung dieser Gruppe Verhältnisse, welche an jene der Mollusken erinnern und wohl auch dazu beitrugen, daß früher nähere Beziehungen zwischen Tunicaten und Weichtieren angenommen wurden. Leider ist die *Ontogenie* der *Tunicaten* nicht so weit aufgeklärt, daß ihr Coelomproblem, sowie seine etwaigen Beziehungen sowohl zu dem der *Enteropneusten* als auch zu jenem der Vertebraten genügend zu beurteilen wäre. — Im ausgebildeten Zustand wird das Herz, welches, wie das der Chordaten überhaupt, ventral vom Darm und ziemlich weit hinten liegt, von einem dünnwandigen, mit Flüssigkeit erfüllten Säckchen, dem Pericard, umschlossen (s. Fig. 174, S. 246). Die genauere Schilderung des Herzens wird später ergeben, daß es nur eine Einstülpung der contractilen Dorsalwand des Pericardialsäckchens darstellt, also nicht frei in ihm liegt, sondern an seiner Dorsalwand dauernd befestigt bleibt. Bei den

Copelaten ist sogar ein eigentliches Herz noch kaum entwickelt, vielmehr die Dorsalwand des Pericards nur schwach eingestülpt und contractil.

Gerade dieses Verhalten des Herzens zum Pericard erinnert sehr an das der primitiven Mollusken.

Die *Ontogenie* der Tunicaten zeigt, ähnlich jener der Mollusken, einen weitgehenden Zerfall eines Teils des ursprünglichen Mesoderms in ein mesenchymatöses, loses Bindegewebe (welches bei den Copelaten durch eine zellenlose Gallerte ersetzt ist), das den Raum zwischen Darm und Körperwand erfüllt, und dessen Zwischenräume die Bluträume darstellen, die, wie bei den Weichtieren, sämtlich oder zum Teil ohne besondere Wandungen bleiben können oder auch wirkliche Gefäßwände bilden. Daß diese Blutsinusse und -gefäße daher dem ursprünglichen Blastocoel angehören, wird ziemlich allgemein anerkannt, ebenso, daß die durch Einstülpung des Pericards entstehende Herzhöhle ein Blastocoelraum ist. Diese Übereinstimmung legt es nahe, auch die Pericardialhöhle der Tunicaten wie jene der Mollusken als einen Coelomrest zu deuten und die Pericardwand daher als einen Teil der ursprünglichen Coelomwand. Das Mesoderm der Tunicaten zeigt, wie jenes der seither besprochenen Bilaterien, eine bilaterale Anlage in Form zweier Mesodermstreifen, und es wurde für gewisse Formen (so *Pyrosoma*) angegeben, daß in den beiden Mesodermstreifen Anlagen einer Coelomhöhle auftreten und das Pericard aus dem vorderen Teil der rechten Coelomhöhle hervorgehe, wogegen sich der linke Mesodermstreifen ganz in Mesenchym auflöse.

Diese Ergebnisse würden die obige Deutung des Pericards als eines Coelomraums bestätigen; spätere Untersuchungen ergaben jedoch, daß das Mesoderm der *Pyrosomen* keinen Coelomraum enthält, sondern sich sehr bald mesenchymatisch auflöse und aus ihm die „*Zellinseln*" des Cyathozooids hervorgehen, während das Pericard oder — das *Cardiopericardialorgan* — wie es zusammen mit dem Herzen auch genannt wird, aus einer paarigen Ausstülpung der ventralen Pharynxanlage seinen Ursprung nimmt, die bald selbständig und unpaar wird. Von dieser Cardiopericardialblase sollen sich zwei schlauchförmige Säcke ausstülpen, von denen der linke, ebenso wie die Pericardialblase selbst, sich ganz oder zum größten Teil auflöst, während der rechte das Cardiopericardialorgan bilden soll. Diese Art der Mesoderm- und Pericardbildung nähert sich der der *Ascidien*, welche (insbesondere bei einigen *Monascidien*) eingehend untersucht wurde.

Das Pericard geht auch hier nicht aus den Mesodermstreifen hervor, die sich — mit Ausnahme der Muskulatur des Larvenschwanzes — völlig auflösen, sondern aus der hinteren Ventralwand des Kiemendarms, da, wo er in den nutritorischen Darm übergeht, indem sich dessen Entoderm verdickt und als ein ventral vom Darm liegendes, von vornherein unpaares Bläschen ausstülpt, welches sich hier nach seiner Ablösung vom Darm direkt zum Cardiopericardialorgan umbildet. Vorerst läßt sich diese vom Mesoderm unabhängige Entwicklung des Tunicatenpericards schwer mit der oben als vergleichend-anatomisch wahrscheinlich betrachteten Herleitung aus der Coelomhöhle in Einklang bringen. Noch schwieriger wird die Deutung dieser Verhältnisse der Tunicaten dadurch, daß sich bei zahlreichen unter ihnen eine in nächster Nähe der Pericardanlage auftretende eigentümliche Bildung findet, die sich bei gewissen Formen (besonders *Ciona*) sogar zu leibeshöhlenartigen Hohlräumen entwickeln kann. Es entstehen bei diesen Tunicaten aus dem hintersten Abschnitt des Kiemendarms dicht bei der Pericardanlage zwei nach hinten gerichtete schlauchartige Ausstülpungen, die dorsal und beiderseits vom Pericard auswachsen. Sie werden als *Epicarde*, fälschlich auch als *Procarde* bezeichnet, da man irrtümlich annahm, daß Pericard und Herz aus ihnen hervorgehen. Später verschmelzen die beiden Epicardialschläuche streckenweise zu einem Epicardsack, der über dem Herzen liegt, zu dessen Abschluß er beitragen kann.

Fig. 350.

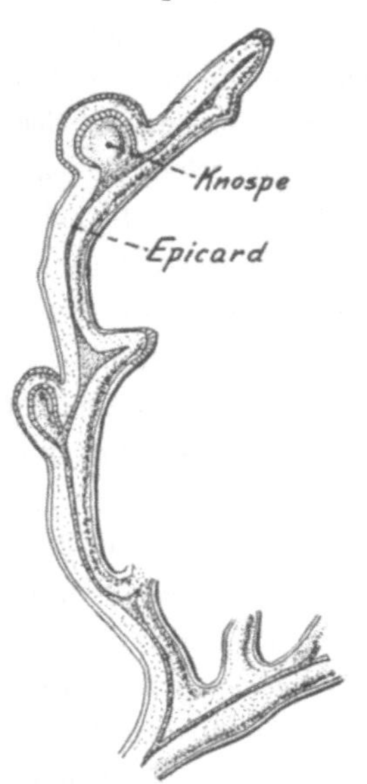

Knospender Stolo von Perophora listeri (nach KOWALEWSKY 1874). C. H.

Bei den *Synascidien* mit stark stielförmig verlängertem Hinterende (sogenanntem Postabdomen; besonders bei Polycliniden) verlängert sich der Epicardsack sehr, so daß er den Stiel bis ans Hinterende durchzieht (s. Fig. 178, S. 255), und, indem sich seine Wände dicht zusammenlegen, häufig zu einer horizontalen Scheidewand wird, welche die primäre Leibeshöhle, in deren dorsalem Teil der Darm liegt, durchzieht.

Bei *Clavellina*, *Perophora* und *Distaplia* durchzieht eine ähnliche Scheidewand die Stolonen. Sie soll nach einigen Forschern auch hier das Epicard, nach anderen (wenigstens bei *Clavellina*) eine Fortsetzung des Pericards sein. Bei allen diesen Formen spielt das Epicard eine wichtige Rolle bei der Knospung, da das Entoderm aus ihm hervorgeht (s. Figur 350). Eine erstaunliche Entwicklung erreichen, wie erwähnt, die *Epicardialschläuche* von *Ciona*, wo sie beiderseits des Oesophagus und des gesamten Darms nach hinten wachsen, indem sie die Blastocoelhöhle hier verdrängen. Gleichzeitig legen sich die einander zugekehrten dünnen Wände des größeren linken und kleineren rechten Sacks dicht zusammen, so daß sie für den Darm, die Gonaden und das Pericard eine Art von Mesenterium bilden, welches diese Organe an der Wand der so aus den beiden Epicarden entstandenen Perivisceralhöhle befestigt.

Die Deutung aller hier beschriebenen, an ein Coelom erinnernden Organe der Tunicaten ist bei unseren sehr mangelhaften Kenntnissen und den sich vielfach widersprechenden Ansichten über die Entwicklung der Tunicaten, auf die hier nur ganz allgemein hingewiesen werden konnte, nicht mit Sicherheit möglich, und die mehrfachen Versuche, dies zu tun, sind schon darum nicht von Bedeutung, weil sie zum Teil auf falschen oder unsicheren Voraussetzungen beruhen; sie sollen deshalb hier nicht erörtert werden und die Entscheidung weiterer Untersuchungen vorbehalten bleiben.

b) Vertebrata.

Im allgemeinen schließt sich die Coelomentwicklung der *Wirbeltiere* der der metameren Bilaterien, insbesondere jener der *Anneliden*, nahe an. Nur bei den Acraniern erfolgt die Entwicklung des Mesoderms in Form zweier Längsfalten (Mesodermfalten) am Urdarmdach zu beiden Seiten der Chorda, die durch Querfalten successive von vorn nach hinten in Somiten zerlegt werden und sich schließlich gänzlich vom Urdarm abschnüren. Es sollen jedoch nur die drei vordersten Somiten, die vom Urdarm der Gastrula aus entstehen (*gastrale Somiten*), von vornherein Lumina besitzen, während diese bei den weiter hinten liegenden (*peristomialen*), die sich während der Wachstumsperiode vom Urmundrand nachschieben sollen, zum Teil schon vor ihrer völligen Abschnürung, zum Teil erst nachher verloren gehen; jedoch bleibt ihre epitheliale Anordnung erhalten, und ein Lumen tritt später auf.

Wie schon früher angedeutet wurde, wachsen die hohlen Somiten jederseits zwischen Körperwand und Darm ventralwärts herab, bis sie in der Ventrallinie zusammenstoßen. Wie sich die dorsalen Partien der Somiten als Myotome ablösen, ihre ventralen Teile hingegen durch das Schwinden der sie ursprünglich scheidenden Dissepimente und des ventralen Längsmesenteriums zu einem durch den ganzen Rumpf ziehenden Hohlraum, dem *Coelom* (*Splanchnocoel*), zusammenfließen, wurde ebenfalls schon früher dargelegt. Ebenso wurde schon dort (Bd. I, S. 427) die bei allen Cranioten eingetretene Modifikation dieses Entwicklungsprozesses beschrieben[1].

Ferner wurde geschildert, daß die *Myotome* (*Urwirbel*) bei den Cranioten als dorsale Ablösungen der beiden Seitenplatten entstehen, welche letzteren nach dieser Ablösung den zusammengeschmolzenen ventralen Coelomanlagen der Acranier entsprechen. Indem die hohl gewordenen Seitenplatten den Darm dorsal und ventral umwachsen, entsteht auch bei den Cranioten ein dorsales und ventrales Mesenterium, wogegen Dissepimente überhaupt nicht mehr zur Anlage kommen.

---

[1] Die dort gegebene Darstellung ist dahin zu ergänzen, daß nach neuen entwicklungsgeschichtlichen Untersuchungen (mit Farbmarken) an Amphibienkeimen selbst *Andeutungen* eines Abfaltungsvorganges vom Urdarm bei der *Mesodermbildung* der Anuren und Urodelen nicht vorkommen, da die „*Mesodermbildungsrinne*" auch bei ihnen, ebenso wie bei *Petromyzon*, *Ceratodus*, den *Gymnophionen* und den *Amnioten*, nicht zwischen zwei Blätter des Mesoderms, sondern zwischen das Mesoderm und das Darmentoderm führt, so daß seine Bildung und die Entstehung des Coeloms keine Andeutung einer Enterocoelbildung mehr zeigt. Das Mesoderm der Amphibien geht vielmehr nach diesen Untersuchungen aus dem Umschlagsrand des Urmunds als ein dem Ecto- und Entoderm gleichwertiges primäres Keimblatt hervor. Nahe Beziehungen zur Entstehung des peristomialen Mesoderms von *Branchiostoma* (s. oben), werden als sicher erachtet; diese wird jedoch nicht als Enterocoelie angesehen, und die typische Enterocoelie der drei vordersten Segmente von Branchiostoma wird als Einzelfall von nicht allgemeinerer Bedeutung betrachtet. Bezüglich dieser letzteren Ansicht sei hier nur kurz auf die Entwicklung des Coeloms der *Echinodermen* (S. 420 und ff.) und der *Enteropneusten* (S. 397) mit echter Enterocoelie hingewiesen und auf die Beziehungen, welche diese zueinander und die letzteren zu den Chordaten haben (S. 101 und Bd. I, S. 176 und 495).

Während sich bei den Cranioten das Dorsalmesenterium gewöhnlich in größerer Ausdehnung dauernd erhält, wird das ventrale meist ganz rückgebildet. Doch scheint ein erst später in der Leberregion auftretendes ventrales Mesenterium auf einen Rest des ursprünglichen zurückgeführt werden zu können (s. S. 461).

Acrania.

Im Gegensatz zu den übrigen Vertebraten erhalten sich in dieser Gruppe auch beim ausgebildeten Tier noch Coelom- bzw. Myocoelhöhlen der Kopf- (oder *Rostral-)region*, und zwar als das Vorderende der Chorda umgebende Hohlräume (Fig. 351). Der ventral der Chorda gelegene Hohlraum nimmt seinen Ursprung aus dem rechten vorderen Urdarmdivertikel (*Entodermsäckchen*). Bei den Cranioten wird das entsprechende Segment als erstes oder *Prämandibularsegment* bezeichnet; es wird hier *ventrale Rostral-* (oder *Schnauzen-)höhle* genannt, weil es ventral der Chorda die ventrale Rostralflosse durchzieht. Die seitlich der Chorda liegenden *lateralen Rostralhöhlen* entstehen als vordere Fortsätze der ersten normal entwickelten, eigentlich zweiten Myotome der Acranier, die auch den zweiten Myotomen der Cranioten homologisiert werden, welche gleichfalls derartige rostrale Fortsätze zeigen. Nicht geklärt ist die Herkunft des dorsal der Chorda zur vorderen Körperspitze ziehenden Kanals (der *dorsalen Rostralhöhle*, s. Fig. 351). Er entsteht sehr frühzeitig, viel früher als die sich ihm caudal anschließenden *Flossenkästchen*; von manchen Forschern werden diese Räume als Coelomräume aufgefaßt; jedoch wird dies nicht allgemein anerkannt.

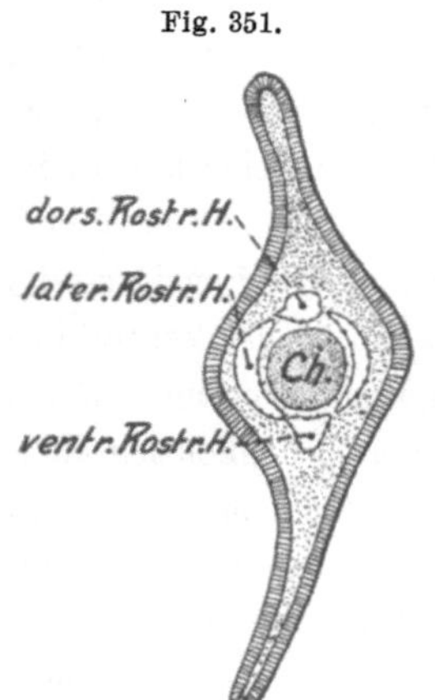

Fig. 351.

Branchiostoma lanceolatum. Querschnitt durch die Rostralgegend (nach VAN WIJHE 1902 vereinfacht, Hautkanälchen fehlen).   C. H.

Das sich an die Rostralregion anschließende Coelom der Mundregion (*Stomocoel*) hat einen sehr komplizierten Aufbau, auf den hier nur in Kürze eingegangen werden kann. Ursprünglich entsteht es, wie die Innervierung des Velums und der Lippe ergibt, hauptsächlich auf der linken Seite. — Es besteht aus der Höhle des Velums (*Velicavum*), den Epipterygial- und den Lippenhöhlen. Die innere der letzteren liegt am Boden der Mundhöhle z. T. zwischen den noch näher zu beschreibenden Epipterygialhöhlen, um ebenso wie die ventral von ihr durch den Lippenmuskel getrennt

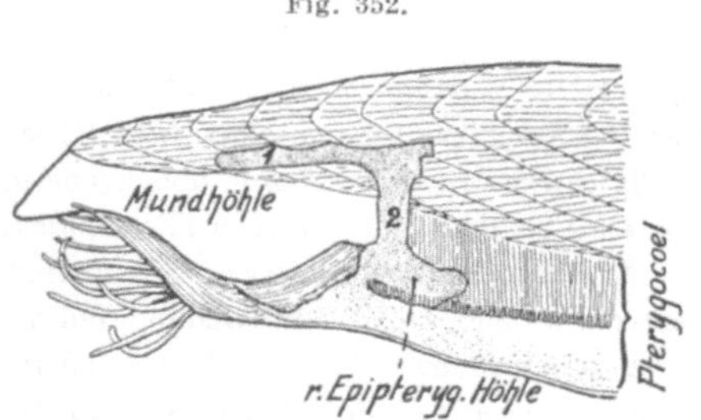

Fig. 352.

Branchiostoma lanceolatum. Vorderende durch Sagittalschnitt halbiert. Blick auf die rechte Seite, *1* horizontal, *2* vertikal verlaufender Teil der rechten Epipterygialhöhle (nach VAN WIJHE 1902).   C. H.

liegende äußere Lippenhöhle die Lippenschenkel entlang zu ziehen. Die Epipterygialhöhlen der rechten und linken Seite werden durch ein nahezu median verlaufendes Septum getrennt; sie erstrecken sich von der Höhe des zweiten Kiemenbogens aus ventral des Velums nach vorn. Die rechte erreicht eine bedeutend größere Ausdehnung als die linke dadurch, daß sich, wie aus Fig. 352 ersichtlich, nahe ihrem Vorderende an der hinteren Wand der Mundhöhle ein erst dorsal auf-

Fig. 353.

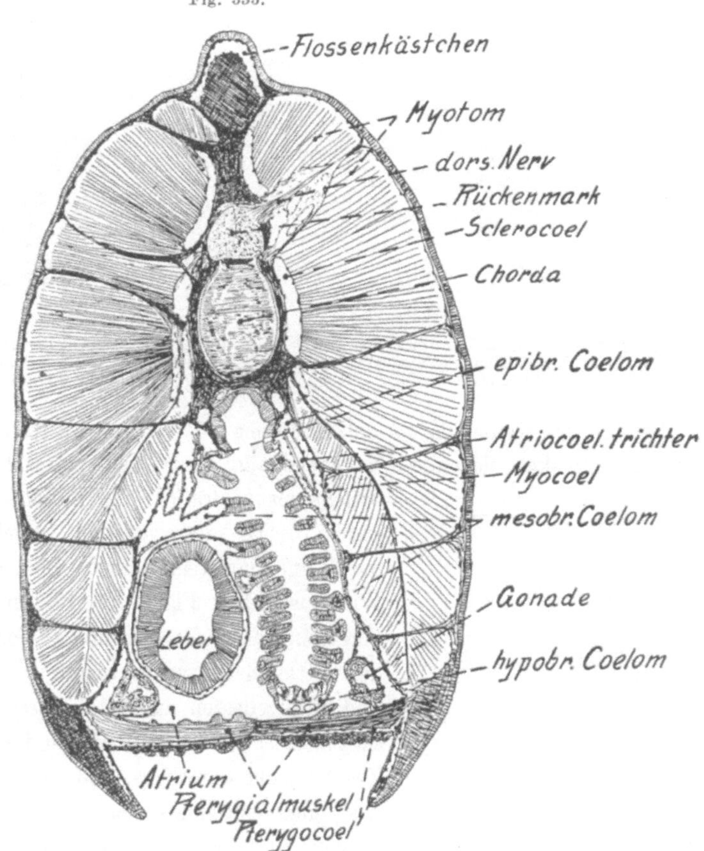

Branchiostoma lanceolatum. Querschnitt durch Kiemendarm- und Leberregion (nach FRANZ 1927). C. H.

steigender (*2*), dann nach vorn umbiegender Hohlraum (*1*) ausstülpt, welcher fast ganz von einem Gefäßnetz — dem *Glomus* — erfüllt ist, von dem erst beim Blutgefäßsystem die Rede sein wird.

In der Kiemendarmregion wird das Coelom (*Splanchnocoel, Branchiocoel*) durch Einwachsen des Peribranchialraums (*Atrium*, vgl. S. 260 und Fig. 353) von ventral her größtenteils verdrängt. Dorsal, an der Seite der Epibranchialrinne, erhält es sich als ein paariger Raum (*epibranchiales* oder *subchordales Coelom*, Fig. 353), ventral der Hypobranchialrinne (Fig. 353 und 354) als ein unpaarer (*hypobranchiales* oder *Endostylcoelom*). Die dorsalen Räume und der ventrale hängen durch in den primären Kiemenbögen aufsteigende Coelomkanäle (*mesobranchiale Leibeshöhle* oder *Kiemenbogencoelom*, Fig. 353 und 355) zusammen; nur der Kanal des ersten Kiemenbogens mündet in die Epipterygialhöhlen des Mundcoeloms und stellt so die Verbindung dieser beiden Coelomabschnitte her.

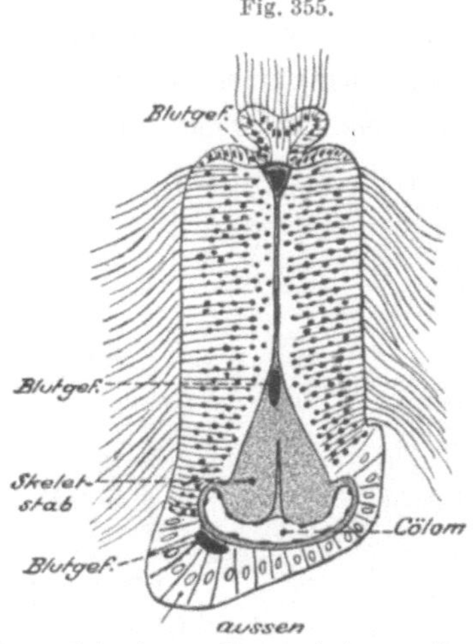

Fig. 355.

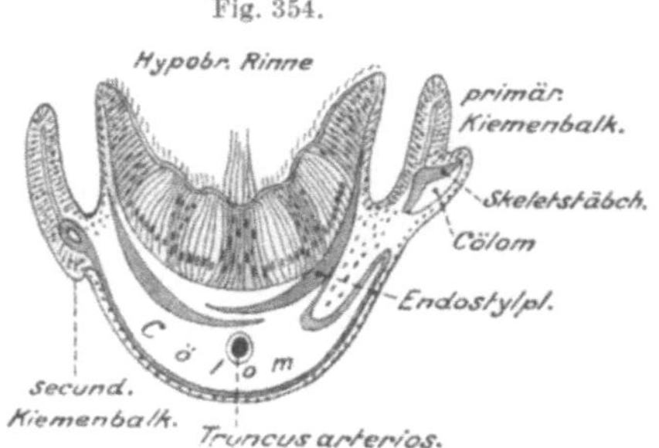

Fig. 354.

Branchiostoma lanceolatum. Querschnitt durch die Hypobranchialrinne, etwas schematisiert (nach R. LANCASTER 1889). O. B.

Branchiostoma· lanceolatum. Querschnitt durch einen primären Kiemenbogen (nach BOVERI 1891). O. B.

Dem Bereich des Kiemendarms gehört ferner das ventral des transversalen oder pterygialen Muskels liegende *Pterygocoel* und dessen beide lateralen Anteile, die *Seitenflossenhöhlen* (*Metapleuralhöhlen*) an (s. Figur 353). Es erstreckt sich jedoch hinten über die Kiemendarmregion hinaus bis zum Atrioporus. Wie aus Bd. I, Fig. 81, S. 177 und S. 427 hervorgeht, waren die Ansichten über die Deutung des mittleren Pterygocoels und seiner Seitenfalten und infolgedessen auch des *Pterygial-*(*Transversal-*)*muskels* sehr geteilt, während es jetzt keinem Zweifel mehr unterliegt, daß der Pterygialmuskel aus Zellen der Somatopleura der Seitenplatten hervorgeht und das *Pterygocoel* ein kanalartiger Teil des Coeloms (und kein Lymphraum) ist, der sich vorn in das Mundcoelom öffnet (s. Fig. 352), sonst aber von der Leibeshöhle abgeschlossen ist und hinter dem Atrioporus blind endet.

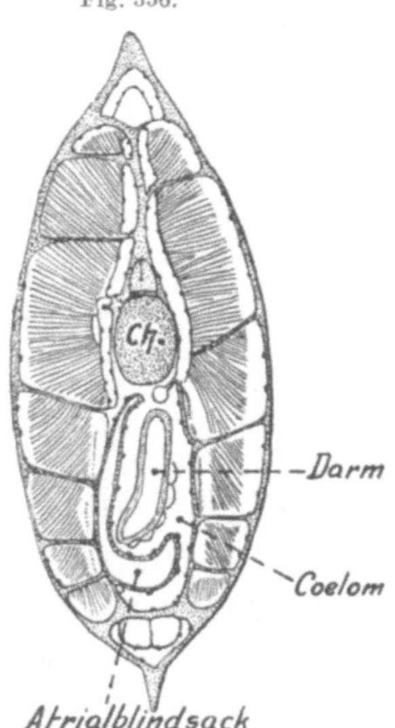

Fig. 356.

Branchiostoma lanceolatum. Querschnitt zwischen Atrioporus und After (nach FRANZ 1927). C. H.

Am Übergang des respiratorischen in den nutritorischen Darm stülpt sich in das epibranchiale Coelom jederseits ein kegelförmiger Atriumfortsatz (*Atriocoelomtrichter*, im Querschnitt sichtbar auf Fig. 353) oralwärts durch etwa zwei Segmente ein, welcher, da sein spitzes Vorderende für offen gehalten wurde, als eine Verbindung des Coeloms mit der Außenwelt und daher den Abdominalporen der niederen Fische (siehe diese S. 485) vergleichbar er-

achtet wurde. Neuere Untersuchungen stellen eine solche Verbindung und die auf sie ge-
gründete Homologie in Abrede.

Hinter dem Kiemendarm breitet sich das Atrium so weit dorsal aus, daß sich
das Coelom auf einen capillaren Raum im Umkreis des nutritorischen Darms beschränkt, der durch caudale Vereinigung der Coelomräume der Kiemenregion entsteht. Der Darm ist hier durch ein Dorsalmesenterium an der Körperwand aufgehängt. Hinter dem Atrioporus zieht sich das Atrium zu einem rechtsseitigen
Blindsack zusammen, und das Coelom nimmt entsprechend an Umfang zu (Fig. 356).
Am After erreicht es seine hintere Grenze.

Craniota.

Die Coelomhöhle entsteht in dieser Gruppe in der oben (S. 455) angegebenen
Weise; für die Cranioten ist ferner charakteristisch, daß sich beim Erwachsenen
keine Coelomräume in der Kopfregion mehr erhalten, sondern daß das Pericard,
welches, am Hinterende des Kiemendarms liegend, das Herz umschließt, den vordersten Coelomabschnitt darstellt.

Bei den *Myxinoiden* und *Petromyzonten* wird zwar, wie früher (S. 320) erwähnt, jede
Kiementasche von einem mit Flüssigkeit erfüllten Sack umschlossen (s. Fig. 227, *Lymphraum*), der manchmal zum Coelom gerechnet und dem Kiemenbogencoelom von *Branchiostoma*
gleichgestellt wird, ebenso wie der bei *Myxine* den Truncus arteriosus umgebende Hohlraum,
in den er mündet, als das hier allein unter den Cranioten noch auftretende Endostylcoelom
aufgefaßt wird; doch bedarf es weiterer Aufklärung ob diese Ansichten richtig sind. Ebenso
unsicher ist auch, ob die zuweilen schlauchförmigen Mesodermanlagen in den ursprünglichen
Visceralbogen zwischen den Kiemenspalten, die sich bei jungen *Ammocoeten* finden, auf die
Existenz einer sich hier in die Kiemenregion ausdehnenden Fortsetzung des Rumpfcoeloms
schließen lassen.

Wie schon Bd. I, S. 428 und 640 und auch Bd. II, S. 456 hervorgehoben, treten
bei den Cranioten embryonal in der prootischen Kopfregion Höhlen auf, die mit
den bei den *Acraniern* als *Rostralhöhlen* bezeichneten weitgehend übereinstimmen
und ferner durch ihre Beziehungen zur Entstehung der Augenmuskeln von größtem
Interesse sind. Man hat sie, ebenso wie die embryonal in der Kiemenregion sich
findenden *metaotischen* (auch *occipitalen*) *Höhlen*, den Rumpfsomiten gleichgestellt,
also als echte Somiten aufgefaßt. Obgleich ihre mesodermale Entstehung sicher
scheint, wird schon länger, besonders aber in letzter Zeit, ihre segmentale Natur
und die der ihnen zugeordneten Nerven bezweifelt und daher ihr Vergleich mit den
Rumpfsomiten von einigen Forschern abgelehnt.

Auf die Beziehungen der drei vordersten Kopfhöhlen: der *Prämandibular-, Mandibular-*
und *Hyoidhöhle,* zu den Augenmuskeln, die sich aus ihrer Wand entwickeln, wurde schon Bd. I,
S. 640, hingewiesen. Neuerdings wird dies so dargestellt, daß die Augenmuskeln aus Zell-
anhäufungen in der Umgebung der Kopfhöhlen hervorgehen und diese allmählich durch ihr
Wachstum zum Schwinden bringen.

Die *Rumpfleibeshöhle* der Cranioten reicht, den Darm umschließend, nach
hinten bis zum After, kann sich jedoch bei *Fischen* sogar noch über diesen hinaus

ausdehnen, indem sie in den ventralen Wirbelbogenkanal eindringt. Ursprünglich war sie ein einheitlicher Raum, in den sich ganz vorn das Herz und dicht hinter ihm die Leber einlagerte. Bei allen Cranioten sondert sich jedoch der vorderste Coelomabschnitt, welcher das Herz enthält, durch eine quere Scheidewand (*Septum pericardiaco-peritoneale* = *Septum transversum*, auch *ventrales Zwerchfell*) als *Pericardialhöhle* von der folgenden Region (*Peritonealhöhle*) ab (Fig. 358). Mit dem Entstehen dorsal der Pericardialhöhle liegender *Pleurahöhlen* tritt von den *Sauriern* an eine Scheidewand zwischen diesen Höhlen auf (*Membrana pleuro-pericardiaca*), welche sich an die erstgenannte craniodorsal anschließt (Fig. 357) und mit ihr zusammen das *Septum pericardiaco-pleuro-peritoneale* bildet. Eine weitere Scheidewand im Coelom trennt die *Pleurahöhlen* (*Brusthöhle, Thorakal-*

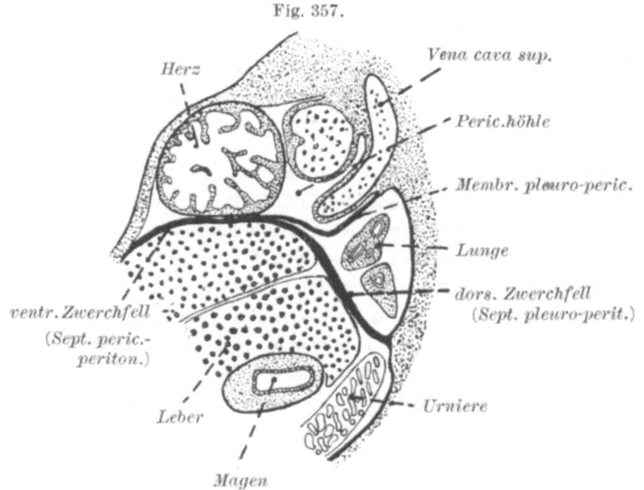

Kaninchenembryo, 18 Tage alt. Sagittalschnitt durch die Zwerchfellregion von links gesehen. Septum pericardiaco-peritoneale + Membr. pleuro-pericardiaca = Septum pericardiaco-pleuro-peritoneale (nach USKOW 1883).   C. H.

raum) von dem darauffolgenden Raum (*Abdominal-, Peritoneal-* oder *Bauchhöhle*) ab (*Septum pleuro-peritoneale, dorsales Zwerchfell*). Sie tritt mit dem Septum transversum (ventrales Zwerchfell in Fig. 357) da in Zusammenhang, wo es in die Membrana pleuro-pericardiaca übergeht, und bildet mit dem ersteren zusammen das *Diaphragma* (Zwerchfell) (Fig. 357). Von dieser Scheidewand finden sich die ersten Andeutungen schon bei den *Amphibien*; ausgeprägter ist sie bei den *Sauropsiden*; erst bei den Mammaliern wird sie jedoch zu einer vollkommen selbständigen Scheidewand der Körperhöhlen. Die Vorgänge bei der Sonderung dieser Höhlen sollen später näher erörtert werden.

Die Mesenterien. Die Wand der Leibeshöhle wird vom Peritoneum (Bauchfell) gebildet, das aus einem flachen Epithel (Endothel) und einer Bindegewebslage (Membrana propria) besteht. Man unterscheidet, ebenso wie bei den Gliederwürmern (s. Fig. 278 C, S. 387) ein äußeres parietales Blatt (*Somatopleura*) und ein inneres viscerales Blatt (*Splanchnopleura*), welch letzteres den Darm und die sonstigen sich in die Leibeshöhle einsenkenden Organe überzieht. In der Medianebene des Körpers bildet sich dorsal und ventral vom Darm durch Aneinanderlegen der visceralen Blätter beider Körperseiten das dorsale und das ventrale Mesenterium; auch die Mesenterien der übrigen Organe (z. B. Nieren, Gonaden usw.) entstehen in gleicher Weise und werden daher als zweiblättrig bezeichnet.

Wie hervorgehoben, ist der Darm ursprünglich in ganzer Länge durch ein dorsales Mesenterium in der Rückenlinie des Coeloms aufgehängt. Dieses ursprüngliche Dorsalmesenterium (*Mesenterium commune*) bleibt häufig in der ganzen Länge des Darms erhalten. Dies gilt namentlich für die meisten *Reptilien* und *Säuger*, wogegen bei den übrigen Gruppen in seinem Verlauf häufig Durchbrechungen durch ein bis mehrere Löcher auftreten; ja, es kann sogar zu einer völligen Rückbildung kommen, wie bei den *Petromyzonten*, deren Darm die Leibeshöhle ganz frei durchzieht, wogegen die *Myxinoiden* ein vollständiges dorsales Mesenterium besitzen. Auch das Dorsalmesenterium der *Teleosteer* ist nur selten vollständig, häufig sogar in einzelne Bänder zerfallen. Nach den einzelnen Abschnitten des ausgebildeten Darms, an welche sich das Dorsalmesenterium heftet, unterscheidet man gewöhnlich, besonders bei den *Mammaliern*, ein *Mesogastrium*, *Mesoduodenale* und *Mesorectum*.

Das *Ventralmesenterium* umschließt in seiner vordersten Region ursprünglich das Herz, so daß dies durch ein dorsales Mesenterium (*Mesocardium dorsale* oder *posterius*) am Oesophagus, durch ein ventrales (*Mesocardium ventrale*) an der Ventralwand der Leibeshöhle angeheftet ist. Diese beiden Mesenterien bilden sich jedoch frühzeitig beim Embryo zurück und zwar das letztere vollständig. Die Leber entwickelt sich dicht hinter dem Herzen in das ventrale Mesenterium hinein und wird daher von ihm mit der Ventralseite des Darms verbunden. Bei der später gewöhnlich eintretenden Rückwärtsverlagerung der Leber, welche mit der Verlängerung des Vorderdarms Hand in Hand geht, erhält sich dies Mesenterium zwischen der Leber, dem Magen und Anfang des Mitteldarms wohl allgemein als das *Ligamentum hepato-gastricum* und das *Ligamentum hepato-duodenale* (oder *Omentum minus*, kleines Netz, besonders bei Mammaliern; s. Fig. 372, S. 473), kann aber ebenfalls häufig Durchbrechungen zeigen. Weiterhin ist die Leber durch ein Mesenterium (Ligament) mit der Mittellinie der ventralen Körperwand verbunden (embryonal = ein Teil des Mesohepaticum anterius; beim Erwachsenen: Ligamentum suspensorium hepatis = falciforme hep. bes. der menschlichen Anatomie [Fig. 372, S. 473]), das meist gleichfalls als ein Rest des ursprünglichen Ventralmesenteriums gedeutet wird; für alle Vertebraten scheint dies freilich nicht sicher. Die übrigen Abschnitte des ursprünglichen Ventralmesenteriums hingegen werden gewöhnlich stark bis völlig rückgebildet oder (z. B. Säuger, einschließlich Mensch) garnicht mehr angelegt. Erhalten bleibt es jedoch in der hinteren Leibeshöhlenregion gewisser Ganoiden (*Lepidosteus*) und mancher Knochenfische (z. B. *Salmoniden*, *Clupeiden*); doch ist fraglich, ob es wirklich das Primäre ist, oder vielleicht erst durch nachträgliche Verwachsung entstanden. Unter den Lungenfischen soll bei *Lepidosiren* das Ventralmesenterium am vollständigsten persistieren. — Auch bei den *Amphibien* erhält sich das Ventralmesenterium in der Kloaken- und Enddarmregion, indem es vom Rectum zur Harnblase zieht, die in ihm eingelagert ist. Von hier aus erstreckt es sich weiter zur Mittellinie der Bauchwand, wo es die Vena abdominalis aufnimmt. Auch bei den *Amnioten*, welche eine Harnblase besitzen, erhalten sich Reste des Ventralmesenteriums in ähnlicher Beziehung zu ihr.

Indem der Mitteldarm der höheren Cranioten allmählich stark auswächst und zahlreiche Schlingen bildet, muß sich das Dorsalmesenterium, welches in gerader Linie von der dorsalen Mittellinie der Leibeshöhlenwand entspringt, den Darmschlingen entsprechend, in viele Falten legen, weshalb es den Namen Gekröse erhalten hat.

Die Darmarterien verlaufen von der Aorta am Mesenterium entlang zum Darm. Bei den primitiven Amphibien finden sie sich in großer Zahl und annähernd metamerer Anordnung; bei den höheren Amphibien rücken die hinteren Arterien allmählich mehr nach vorn und vereinigen sich meist zu zwei großen Darmgefäßen. Hiermit, wie mit anderen Momenten, hängt es zusammen, daß sich das reich gefaltete Mesenterium der Mitteldarmschlingen (Mesoduodenale) von seiner relativ kurzen sagittalen Ursprungslinie an der dorsalen Leibeswand mehr transversal ausbreitet. Diese Ursprungslinie ähnelt daher einer Wurzel, von welcher das Mesenterium ausgeht.

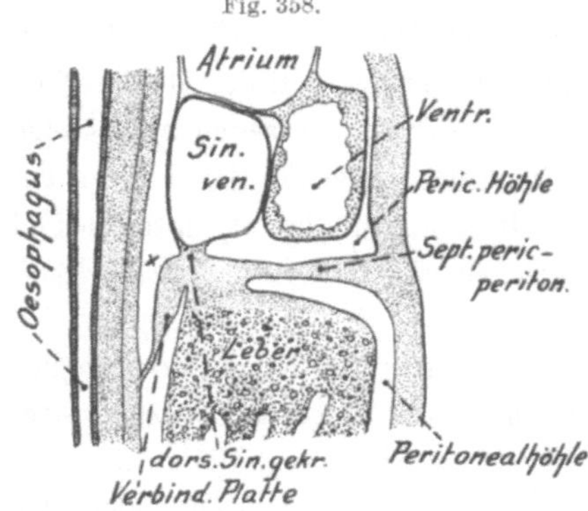

Acanthias vulgaris, Embryo. Sagittalschnitt durch die Gegend des Septum pericardiaco-peritoneale von rechts gesehen. Schematisiert, bei × Einmündung des definitiven Ductus pericardiaco-peritonealis in die Pericardialhöhle; die Mündungen in die Peritoneahöhle rechts und links der Verbindungsplatte daher in dieser Ansicht nicht zu sehen (nach HOCHSTETTER 1902).   C. H.

Schon bei den *Anuren* ist diese *Radix mesenterii* angedeutet, tritt aber bei den *Amnioten* und besonders den *Säugern* viel schärfer hervor. Auch kann bei letzteren die Ursprungslinie der Radix schief nach caudal und rechts ziehen, also ihre ursprünglich sagittale Befestigung etwas verschoben sein (s. Fig. 372, S. 473).

Die weitere Komplikation der Mesenterien steht in engem Zusammenhange mit der Ausbildung verschiedener Leibeshöhlenräume und der sie trennenden Scheidewände und soll daher gemeinsam mit diesen besprochen werden. Zunächst sei auf die *Trennung der Leibeshöhle in die Pericardial- und Peritonealhöhle* näher eingegangen.

Bei der Abtrennung der ursprünglich ganz vorn in der Pharynxregion liegenden Pericardialhöhle von der bei den *Fischen* außer ihr allein existierenden Peritonealhöhle spielt die Leber eine wichtige Rolle, von der bereits erwähnt wurde, daß sie dicht hinter der Herzanlage in das Ventralmesenterium hineinwächst. Der bindegewebige Überzug der cranialen Leberfläche, welcher sich später größtenteils von der Leber isoliert (s. Fig. 358, *Septum pericardiaco-peritoneale*), sowie das sich ventrocaudal anschließende, die Leber mit der Bauchwand verbindende embryonale *Mesohepaticum anterius* (wie erwähnt, ein Teil des ventralen Mesenteriums) verschließen die Kommunikation der Pericardial- mit der Peritonealhöhle medial. Lateral gesellen sich hierzu zwei horizontal verlaufende *mesodermale Substanzbrücken*, welche durch Verwachsung der Somatopleura mit der Splanchnopleura entstanden sind und die Ductus Cuvieri zum Sinus venosus leiten. Dorsal und ventral von ihnen bleiben zunächst je zwei Öffnungen in dem so entstandenen *Septum pericardiaco-peritoneale* bestehen, welche aus der Pericardhöhle in die Peritonealhöhle führen (Fig. 359). Die ventralen schließen sich bald durch Falten, die von den lateralen Leibeswänden auf die Leber zuwachsen und sich mit deren cranialer Bindegewebsplatte verbinden (*die seitlichen Schlußfalten*). Diese Bindegewebsplatte hat sich inzwischen auch

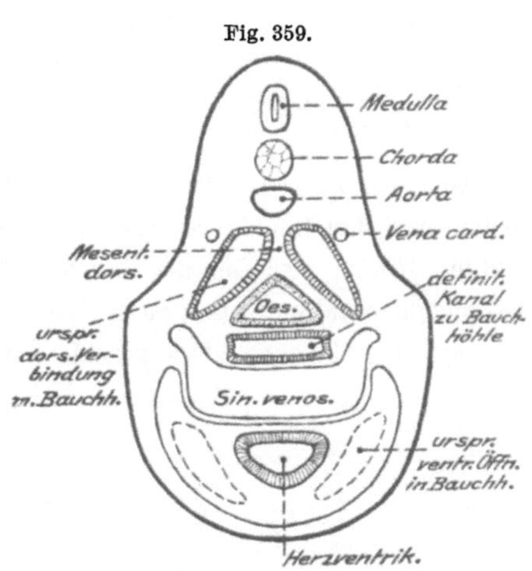

Acanthias vulgaris. Querschnitt in der Region des Pericards. Schematisch. Die ursprünglichen dorsalen und ventralen Öffnungen der Pericardial- in die Peritonealhöhle und der in Bildung begriffene definitive Ductus pericardiaco-peritonealis (nach HOCHSTETTER 1902).   C. H.

— mit Ausnahme ihres Dorsalteils (*des dorsalen Sinusgekröses*, s. Fig. 358) — von der Wand des Sinus venosus getrennt. Die dorsalen, seitlich des dorsalen Darmmesenteriums gelegenen Öffnungen hingegen (Fig. 359) verkleinern sich erst später durch Verwachsung der dorsalen und seitlichen Oesophaguswand mit der Leibeswand und schließen sich endlich, wodurch die Bildung einer lückenlosen Scheidewand des *Septum pericardiaco-peritoneale* (*ventrales Zwerchfell*) beendet ist. Dieser Zustand bleibt bei den meisten Wirbeltieren dauernd erhalten; bei den *Selachiern* hingegen (und einigen anderen Formen, die später erwähnt werden sollen) stellen sich sekundär und unabhängig von den ursprünglichen neue Verbindungen her.

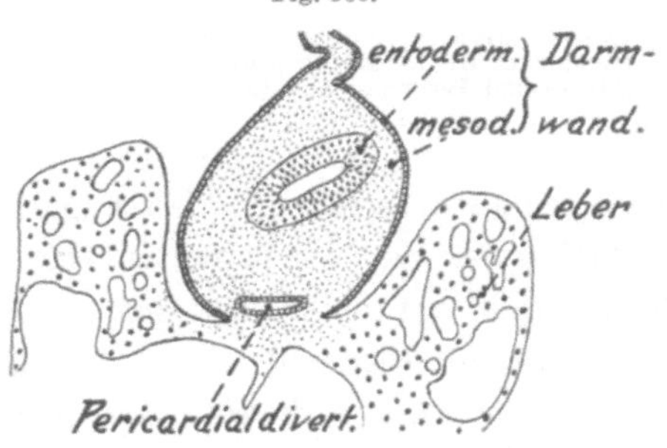

Acanthias vulgaris (Embryo, 26 mm lang), Querschnitt durch Darm und Leber in der Höhe des Pericardialdivertikels (nach HOCHSTETTER 1902).   C. H.

Durch Einwachsen eines *Pericardialdivertikels* in die ventrale Oesophaguswand (s. Fig. 358 und 360) wird von dieser eine mesodermale Gewebsplatte — die *Verbindungsplatte* — abgetrennt, und es entsteht hier ein caudalwärts führender Gang, der sich spaltet und durch zwei Öffnungen in die Peritonealhöhle mündet (Fig. 361) —

der definitive *Ductus pericardiaco-peritonealis*. Er stellt nun die einzige Verbindung dieser beiden Körperhöhlen dar.

Nach neueren Untersuchungen sollen die dorsalen Verbindungen nicht ganz rückgebildet werden, sondern sich an der Bildung der definitiven beteiligen, indem sie durch Wachstum des Oesophagus caudalwärts gewandert sind und deren peritoneales Ende bilden. Auch die Entstehung des unpaaren Anfangs, sowie der Verbindungsplatte wird anders gedeutet, indem die letztere als aus dem ventralen Mesenterium hervorgegangen angesehen wird.

Auch bei *Acipenser* findet sich noch dieser Verbindungskanal zwischen Pericardial- und Bauchhöhle dauernd, während bei den *Myxinoiden* nur eine kleine Verbindungsöffnung zwischen der Pericardialhöhle und der Peritonealhöhle rechts am Oesophagus erhalten bleibt; auch *Ammocoetes* besitzt sie noch; bei den erwachsenen *Petromyzonten* dagegen ist sie geschlossen. Bei allen anderen Cranioten bleibt, wie gesagt, die Scheidewandbildung (*Septum pericardiaco-peritoneale*) vollständig, die Pericardialhöhle also ganz gegen die Bauchhöhle abgeschlossen. Die Bildung des Septums der Tetrapoden verläuft im allgemeinen ähnlich wie oben geschildert; doch beteiligt sich das mediane, ventrale Lebermesenterium, das Mesohepaticum anterius, da es frühzeitig zurückgebildet wird, häufig nicht mehr an seiner Entstehung (*Dipnoer, Amphibien, Anguis*); in diesem Fall

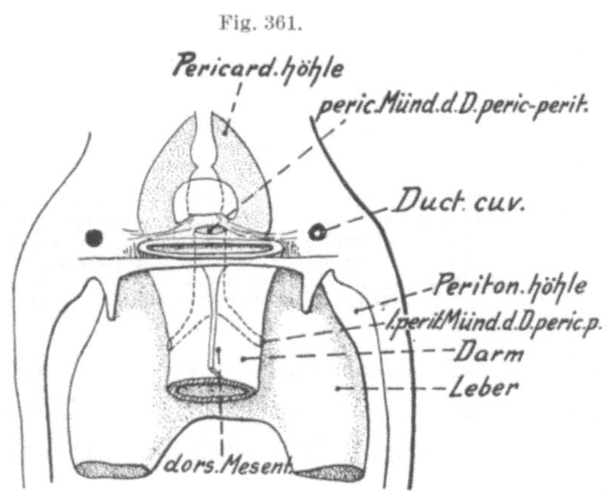

Acanthias vulgaris, erwachsen, von dorsal gesehen. Verlauf und Mündungen des Canalis pericardiaco-peritonealis in Pericardial- und Peritonealhöhle (nach GOODRICH 1918/19).
C. H.

findet sich also ventral vom Herzen nur eine einfache Kommunikationsöffnung der Pericardial- mit der Peritonealhöhle, oder es tritt ventral überhaupt keine Öffnung mehr auf, so bei den *Mammaliern*, wo gewöhnlich nur zwei dorsale Öffnungen vorübergehend bestehen. Ausnahmen hiervon bilden, soweit bekannt, z. B. *Kaninchen* und *Ziesel* (*Spermophilus citillus*), bei denen zwei ventrale schlitzförmige Öffnungen, welche später verschwinden, an Embryonen von 12—21 Urwirbeln gefunden wurden.

Pericard (*Herzbeutel*). Bei den *Cyclostomen* und *Fischen*, deren Herz die ursprüngliche vordere Lage bewahrt, ist, abgesehen vom Septum pericardiaco-peritoneale, die übrige Wand der Pericardialhöhle nicht frei (s. Fig. 358, S. 462), sondern hängt mit den angrenzenden Körperwänden dicht zusammen. Dieser Zustand erhält sich auch bei allen höheren Formen, deren Herz noch ähnlich gelegen ist (*Amphibien*, viele niedrige *Saurier*). Bei den übrigen Amnioten dagegen rückt das Herz samt dem Herzbeutel bei der Halsbildung mehr oder weniger weit nach hinten, wobei das Pericard gleichzeitig auch wirklich beutelartig wird. Dieses Verhalten entsteht dadurch, daß die Pleuroperitonealhöhle sich zuerst dorsal und weiterhin, mit dem An-wachsen der Lungen, auch seitlich um das Pericard ausdehnt und es immer mehr von den Körper-wänden ablöst (Fig. 362); bei Säugern mit infra-cardialem Pleuraraum löst dieser es auch vom Zwerch-fell (Fig. 373, S. 474).

Entstehung der Pleura-höhlen. In frühen Em-bryonalstadien stehen die cranialen, paarigen Teile der Pleuroperitonealhöhle durch die *Ductus pleuro-pericardiaci* (die den ur-sprünglichen dorsalen Ver-bindungen der Pericardial- mit der Peritonealhöhle der Selachier entsprechen) mit der *primitiven Pericardialhöhle* in offner Verbindung; ihre Trennung von

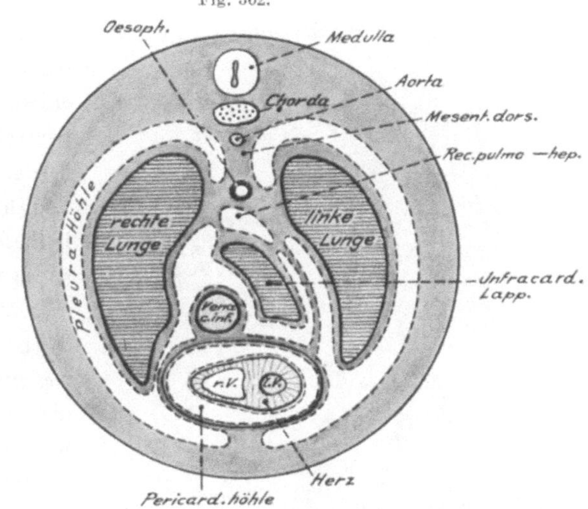

Querschnitt durch den Thorax eines Katzenembryo von 25 mm Länge (schematisch) (nach HOCHSTETTER, — HERTWIG, Hdb. d. vgl. Entw.-Gesch.).   O. B.

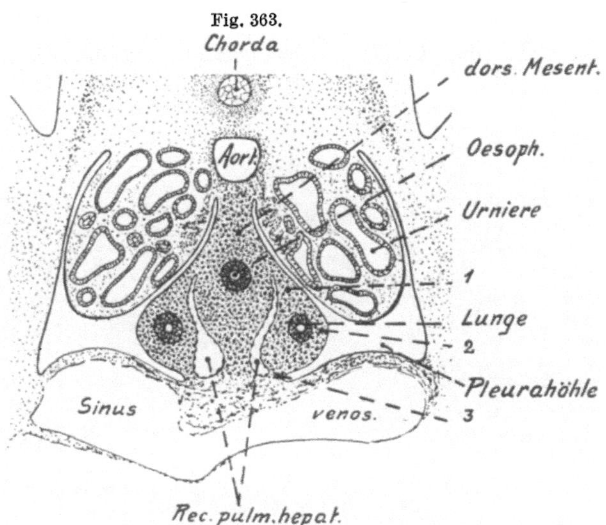

Lacerta muralis, Embryo von 2½ mm Kopflänge. Querschnitt durch die Pleurahöhlen mit Urnieren und Lungenanlagen. Etwas schematisiert. *1, 2. 3* Teile des Nebengekröses, siehe Text (nach Präparat von E. KALLIUS).   C. H.

der Pericardialhöhle wird durch die *Membrana pleuropericardiaca* herbeigeführt, deren Entstehung wir später näher kennenlernen werden. An ihren Dorsalwänden entstehen die Urnieren (Fig. 363); vor allem aber wachsen die Lungen in sie hinein, weshalb sie nun auch als primitive Pleurahöhlen bezeichnet werden.

Entwicklung der entodermalen Lungen und der Nebengekröse. Die entodermalen Anlagen der *Tetrapodenlungen* entwickeln sich als seitliche bis ventrale Ausstülpungen des Vorderdarms, welche sich in rechts und links vom Darm gegen die Leibeshöhle leistenförmig vorspringende Splanchnopleurafalten (Fig. 364 und 365) — die Anlagen der beiden „*Nebengekröse*" (*Nebenmesenterien*) — einsenken. Indem die Lungen allmählich größer werden, wachsen sie immer weiter caudalwärts in jenen vor und stülpen die mesodermalen Anlagen auch seitlich aus. Dadurch werden diese Nebengekröse in ihrer dorsoventralen Ausdehnung in drei Abschnitte geteilt (Fig. 363):

Fig. 364.

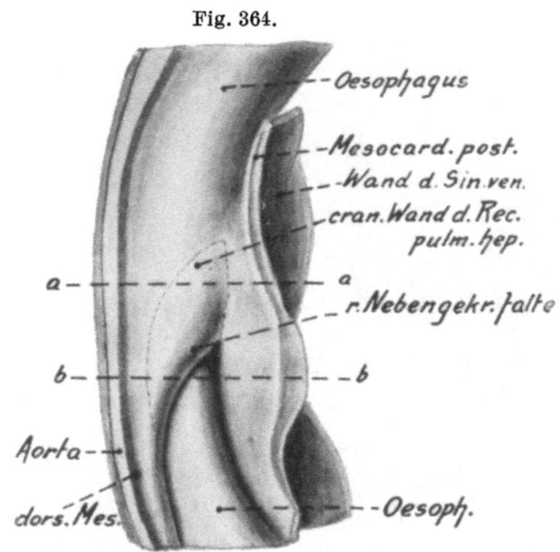

Vogelembryo, Modell der Entstehung des rechten Nebengekröses, Darm von der Seite gesehen (nach Rösler 1911).   C. H.

1. Den dorsal der Lunge liegenden Teil, der in Verbindung mit dem dorsalen Darmgekröse steht (das *dorsale Lungenligament*) (Fig. 363, *1*).

Fig. 365.

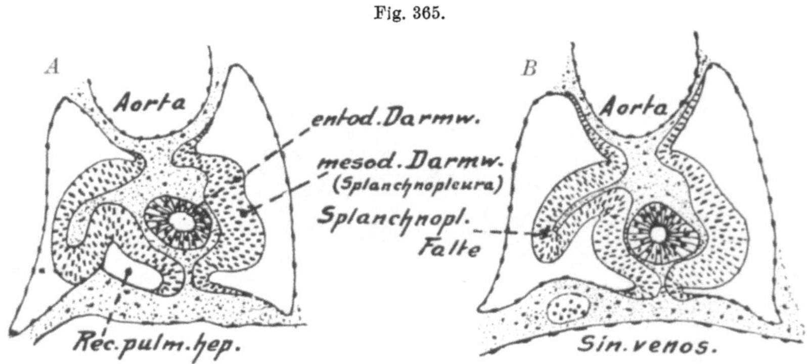

Vogelembryo, Entstehung der Nebengekröse. *A* und *B* Querschnitte, etwa in der Höhe der Linien *aa* und *bb* in Fig. 364 (nach Rösler 1911).   C. H.

2. Den die Lunge umgebenden Teil (*Lungenflügel, mesodermale Lungenanlage*; Fig. 363, *2*).

3. Den ventralen Teil, der, wie wir sehen werden, Anschluß an die Wand des Sinus venosus und die Leber erhält und daher als *Ligamentum hepato-pulmonale*

(oder *ventrales Lungenligament* [zuweilen auch Ligamentum pulmonale acces-
sorium]) bezeichnet wird (Fig. 363 und 366).

Das rechte Nebengekröse wird in seiner Gesamtheit auch als *Ligamentum
hepato-cavo-pulmonale* bezeichnet, weil es, wie wir sehen werden, caudal in
Beziehung zur Vena cava tritt, das linke hingegen als *Ligamentum hepato-
pulmonale*, welcher Name jedoch auch (s. oben) für seinen ventralen Teil verwandt wird. Im allgemeinen entwickelt sich das rechte Nebengekröse früher (s.
Fig. 365 *A* und *B*) und auch stärker als das linke, und dieses letztere bildet sich
in seinem ventralen Teile häufig (z. B. *Schlangen* und *Säuger*) schon frühzeitig
wieder zurück.

Peritonealbuchten. Durch die Entwicklung der Nebengekröse entstehen
zwischen ihnen, dem Darm und dem Sinus venosus, bzw. der Leber, Leibeshöhlen-

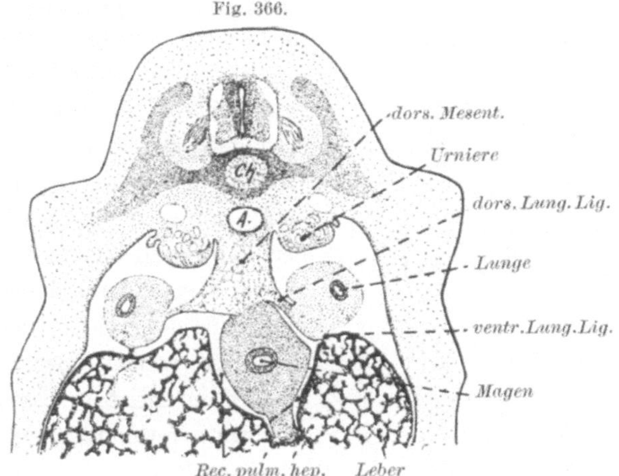

Querschnitt durch Entenembryo, 6 Tage alt, in der Drüsenmagenregion, leicht schematisiert
(nach Präparat von E. KALLIUS).   C. H.

räume, welche zunächst dorsal und cranial, dann auch seitlich von ihnen begrenzt
werden (Fig. 364 und 365, *A* und *B*) und endlich durch ihr ventro-caudal gerichtetes Wachstum zu tiefen Buchten, den *Recessus pulmo-hepatici* (Fig. 363—366
oder *pneumato-enterici*), ausgebildet werden. Das Nebengekröse der rechten Lunge
setzt sich caudal von ihr noch weiter fort und endet in eine dorsale, frei in
die Leibeshöhle hängende Falte, die, da die Vena cava in sie eintritt, als
Plica venae cavae (auch *Hohlvenengekröse*) benannt wird. Dieser caudal der
Lunge liegende Teil des Nebengekröses bildet in der Magengegend, zusammen
mit der Leber, die seitliche und ersteres die dorsale Begrenzung des sich
rechtsseitig bis hierhin fortsetzenden Recessus, der medial vom Magen, ventral von der Fortsetzung des *Ligamentum hepato-entericum* — dem *Ligamentum
hepato-gastricum* (oder *Omentum minus*) — und der Leber begrenzt wird. Nach
den Organen, welche die Buchten begrenzen, werden die vorderen paarigen, wie
erwähnt, *Recessus pulmo-hepatici* (Fig. 363 und 366, auch pneumato-enterici) ge-

30*

nannt und die caudale Fortsetzung der rechten beim Erwachsenen als Bursa hepato-enterica (oder Bursa hepato-pulmo-enterica) oder, namentlich bei den *Säugern*, als *Bursa omentalis* bezeichnet.

Während die oben vorgetragene Ansicht annimmt, daß die Bildung der Buchten im wesentlichen passiv, durch das Wachstum der Nebengekröse, bedingt ist (s. Fig. 364), nimmt eine andere an, daß sie sich durch einen Einstülpungsvorgang des Peritoneums bilden und ihre Aufgabe darin bestehe, die sie begrenzenden Organe voneinander zu isolieren. Ihre Entwicklung soll hiernach von caudal nach cranial in der Weise vor sich gehen, daß der rechte craniale Recessus (Rec. pneumato-entericus) nur eine Ausstülpung des caudalen darstelle. Der letztere wird als aus einem ventralen Anteil, dem *Recessus hepato-entericus* und einem dorsalen, dem *R. mesenterico-entericus* zusammengesetzt geschildert, der den Namen *R. hepato-mesenterico-entericus* führt und mit dem *R.* (oder *Bursa*) *hepato-pulmo-entericus* identisch ist. Der craniale Recessus der linken Seite hingegen soll sich direkt von der Peritonealhöhle her zwischen Lunge und Oesophagus einstülpen.

Allgemein charakteristisch für den rechtsseitigen Recessus ist, daß er ursprünglich durch eine caudale rechtsseitige Öffnung (*Foramen hepato-entericum, F. epiploicum = F. Winslowi* der Säuger) mit der Peritonealhöhle in Verbindung bleibt, welche sich dadurch bildet, daß das caudale Ende des rechten Nebengekröses, welches ihre craniale Begrenzung darstellt, mit freiem, meist concavem Rande endigt und keine Verbindung zu den ihm caudal gegenüberliegenden Organen erhält. Verwächst es hingegen mit ihnen, so führt dies sekundär, wie in dem auf Fig. 367 dargestellten Falle (*Salamandra*), zum Abschluß des Foramens.

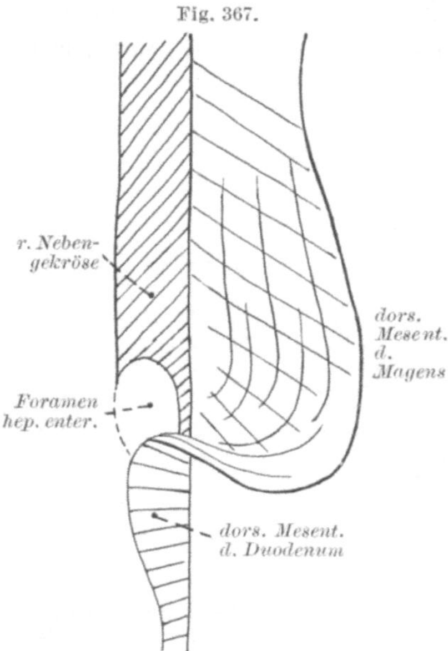

Embryo von Salamandra maculosa, Umgebung des Foramen hepato-entericum, schematisiert (nach MATHES 1895). C. H.

Die früher vertretene Ansicht hingegen, daß der Recessus ursprünglich geschlossen und seine Verbindung mit der Leibeshöhle eine sekundäre (durch Perforation entstehende) sei, besteht nicht zu Recht.

Die geschilderten Recessus treten in der Reihe der Wirbeltiere sehr weit verbreitet und in ihrer ersten Anlage meist in übereinstimmender Weise auf. Ihre weitere Fort-, bzw. spätere Rückbildung zeigt jedoch vielerlei Unterschiede, auf die hier kurz eingegangen werden muß.

Unter den *Fischen* sind bei den *Selachiern* im embryonalen Zustande rechtsseitige Recesse bekannt, welche jedoch nur bei einigen Formen (z. B. *Spinax niger*) erhalten bleiben und auch hier denen anderer Wirbeltiere nicht entsprechen, da sie von den Urnierenfalten (über diese s. S. 474) begrenzt werden. Ein linker Recessus scheint hier, ebenso wie bei *Ceratodus*, zu fehlen, von dem gleichfalls nur der rechte bekannt ist, der jedoch im ausgebildeten Tiere eine so weite Verbindung mit der Peritonealhöhle hat, daß er nur als eine taschenartige Bildung erscheint.

Bei den *Amphibien* bilden sich rechts und links vom Darm Recesse aus. Der der linken Seite bleibt im Gegensatz zu dem vieler Amnioten, besonders der *Säugetiere*, auch beim erwachsenen Tier in relativ großer Ausdehnung zwischen Lunge und Leber erhalten und steht in weiter Verbindung mit der Leibeshöhle dadurch, daß das linke Ligamentum hepato-pulmonale sich später ventral und caudal zurückbildet. Die ursprüngliche Verbindung des rechten Recessus mit der Leibeshöhle durch das *Foramen hepato-entericum* bleibt bei den Anuren im allgemeinen erhalten (fehlt *Pipa*, gelegentlich *Alytes*, *Rana*); bei den meisten *Urodelen* (mit Ausnahme von *Menopoma*, *Cryptobranchus* und gelegentlich *Siren lacertina*) schließt es sich embryonal dadurch, daß das caudale Ende des rechten Nebengekröses, welches das Foramen cranial und dorsal begrenzt, mit dem ihm caudal gegenüberliegenden dorsalen Gekröse des Duodenums verwächst. Sekundäre Verbindungen mit der Peritonealhöhle bilden sich durch Perforationen des dorsalen und ventralen Magengekröses. Diese Befunde gaben Veranlassung, daß, wie schon erwähnt, früher angenommen wurde, jede Verbindung der Bursa mit der Leibeshöhle (also auch das Foramen Winslowi der Säuger) entstehe auf diese Weise.

In prinzipiell gleicher Weise geht die erste Entstehung der Recesse bei den *Reptilien* vor sich; doch zeigt ihre weitere Entwicklung und ihre endgültige Ausbildung auch innerhalb der Klasse manche Verschiedenheit. Schon in der Ordnung der *Saurier* finden sich Übergänge von gut ausgebildeten Recessen bis zu völligem Fehlen derselben; doch scheinen hier weitere Untersuchungen notwendig, da die ursprüngliche Annahme, daß z. B. die *Tejiden* nur dorsale Lungenligamente besitzen und ihnen daher beiderseits die Recesse fehlen, sich als falsch erwiesen hat und ein rechtsseitiger Recessus bei ihnen festgestellt wurde, der hier statt von der Leber vom Septum posthepaticum (s. dieses S. 481) begrenzt wird.

Charakteristisch ist im allgemeinen für die Reptilien, daß die cranialsten Teile der beiderseitigen Buchten, die Recessus pulmo-hepatici, sehr bald Rückbildungen erleiden, die dazu führen, daß (z. B. bei *Emys*, *Lacerta*, *Anguis* und vielen *Schlangen* mit stark rückgebildeter linker Lunge) die linke Bucht völlig schwindet. Nur bei den *Krokodilen* bleibt der linke Recessus pulmo-hepaticus als ein durch Verwachsung des linken Nebengekröses und der linken Magenwand mit der Körperwand allseitig geschlossener Sack erhalten. Er wird, da das ihn seitlich begrenzende Nebengekröse nicht die linke Lunge (welche ihm seitlich ansitzt) enthält, sondern von Lebergewebe erfüllt ist, beim Embryo auch als Recessus (später als Saccus) hepato-gastricus bezeichnet (Fig. 368 und 369), obgleich er sonst dem rechten Recessus pulmo-hepaticus (Fig. 368) völlig entspricht. Die rechte Bucht behält bei den *Sauriern* die Verbindung mit der Leibeshöhle (Ausnahme Amphisbaeniden), und diese entspricht dem Foramen Winslowi der Säugetiere, ebenso wie der zwischen caudalem Teil des rechten Nebengekröses, Leber, ventralem und dorsalem

Magengekröse und Magen liegende Raum dem Vorraum des Netzbeutelraums (Vestibulum bursae omentalis) der Säugerembryonen entspricht. Bei den *Schlangen*, den meisten *Schildkröten* (Ausnahme *Thalassochelys*) und auch den *Krokodilen* dagegen schließt sich die Öffnung durch Verwachsung des caudalen Endes des rechten Nebengekröses mit dem Dünndarmgekröse. Der Recessus pulmo-hepaticus (Figur 368) vergrößert sich bei den letzteren caudal beutelartig durch Linksdrehung des Magens und die damit zusammenhängende Verlängerung und nach links Verschiebung des dorsalen Magengekröses, welches die Wand seines nun als *Netzbeutel* bezeichneten Teils bildet. Durch die von caudal her in ihn

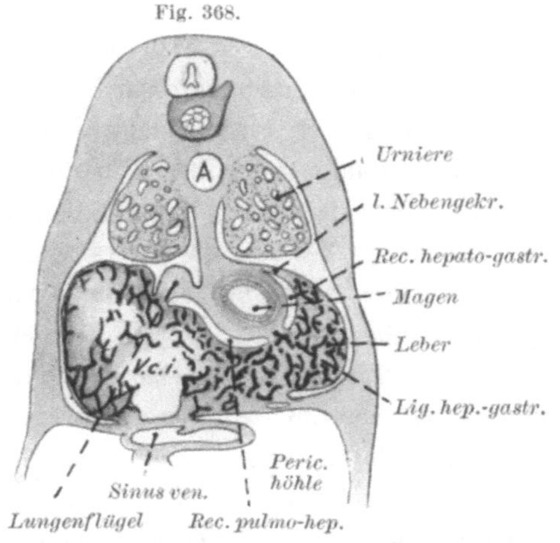

Fig. 368.

Crocodilus madagascensis, junger Embryo. Querschnitt caudal von den Lungen (nach HOCHSTETTER 1906).   C. H.

einwachsende Plica arteriae coeliaco-mesentericae wird dieser Netzbeutel von dem rechts gelegenen caudalen Teil des Recessus (caudal von dem in Fig. 369 abgebildeten Schnitt) abgetrennt und obliteriert schließlich embryonal, so daß

Fig. 369.

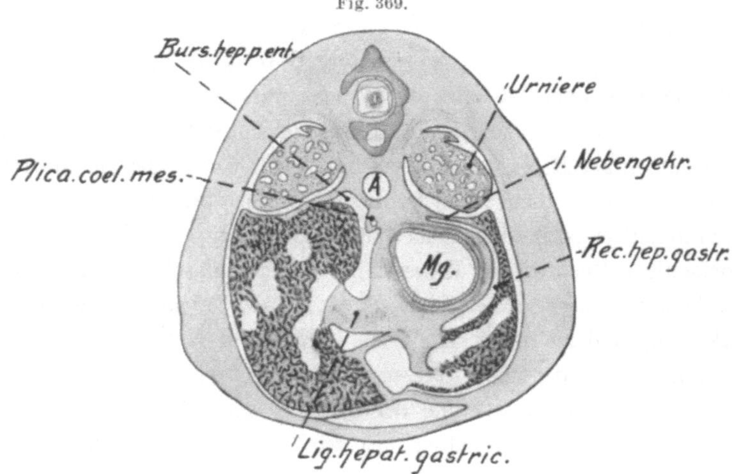

Crocodilus madagascensis, älterer Embryo (16,1 mm Kopflänge), Querschnitt durch die Magengegend (nach HOCHSTETTER 1906).   C. H.

der allein erhalten bleibende, durch Abschluß des Foramen hepato-entericum nun allseitig geschlossene Saccus hepato-pulmo-entericus der erwachsenen Krokodile (Fig. 379 *B*, S. 478) in seinem caudalen Teil nur dem rechts der Plica coeliaco-mesentericae liegenden Abschnitt der embryonalen Bursa hepato-pulmo-enterica entspricht (s. Fig. 369, Hinweisstrich zur Bursa) und den Krokodilen ein Netzbeutel fehlt.

In Bezug auf die Entwicklung und endgültige Ausbildung dieses rechtsseitigen Recessus (s. Fig. 370) stehen die Verhältnisse der *Vögel* denen der Krokodile sehr nahe; doch soll nicht bei allen Vögeln der Netzbeutel schwinden, sondern z. B. beim Schneehuhn und Birkhuhn erhalten bleiben. Ein wesentlicher Unterschied aber besteht in dem Verhalten des linken Recesses, der sich hier bis zur Mitte des Muskelmagens nach hinten erstreckt und in dieser Gegend linksseitig durch ein Gekröse abgeschlossen wird, welches den linken lateralen Leberlappen mit dem Muskelmagen verbindet, während er in der Region des Drüsenmagens diesen linksseitig umgibt und von der Fortsetzung des linken Nebengekröses dorsal, mit dem ihm eingeschlossenen, linken abdominalen Luftsack, und seitlich begrenzt

Fig. 370.

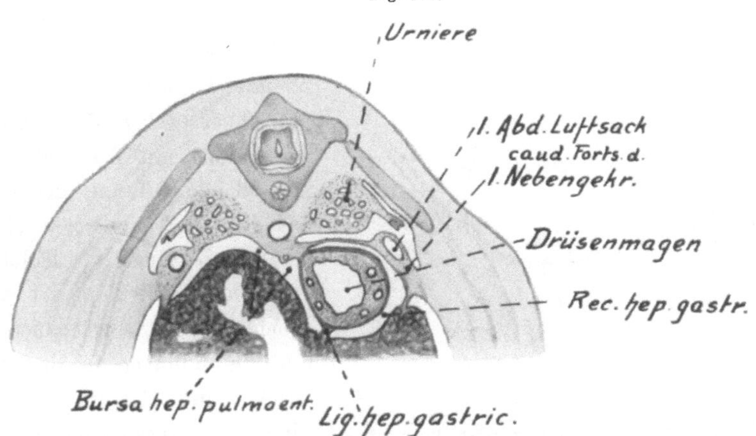

Hühnerembryo (15 mm Kopflänge). Dorsale Hälfte eines Querschnitts in der Höhe des Drüsenmagens (nach HOCHSTETTER 1906). C. H.

wird (Fig. 370); cranial reicht er bis zum caudalen Oesophagusende, nachdem sein cranialster Abschnitt, ebenso wie der des rechtsseitigen Recessus pulmo-hepaticus, sich rückgebildet hat. Er wird ebenso wie die gleiche Bucht der Krokodile vielfach als Recessus hepato-gastricus bezeichnet, bildet sich jedoch nie zu einem Saccus um, sondern bleibt zeitlebens mit der Peritonealhöhle in offener Verbindung. Das sich an der Bildung der Recessuswand beteiligende Mesogastrium dorsale bleibt meist nur in der Region des Drüsenmagens vollständig erhalten (Fig. 370), schwindet aber am Muskelmagen zum Teil (Ausnahme z. B. Gans u. a., bei denen es auch hier erhalten bleibt), wodurch beide Recesse zuweilen miteinander in Verbindung treten und in dieser Region gemeinsam vom Muskelmagen begrenzt werden sollen.

Bei den *Säugetieren* erreicht der rechte Recessus in der Gegend des Magens seine größte Ausdehnung, welche in erster Linie durch die bei den Krokodilen und Vögeln schon eingeleitete Caudalwärtsverlagerung und Linksdrehung des Magens

(s. S. 340) und die damit in Zusammenhang stehende Verlagerung und Ausdehnung seiner Mesenterien (namentlich des dorsalen, *Omentum maius*) herbeigeführt wird.

Der linksseitige Recessus ist nur sehr kurze Zeit während des Embryonallebens vorhanden und schwindet dann völlig. Den Säugern ist eigentümlich, daß der cranial vom Zwerchfell, medial von der rechten Lunge liegende Teil des rechten *Recessus pulmo-hepaticus* mit Abschluß des Zwerchfells abgeschnürt wird und dann die in der Brusthöhle liegende, allseitig geschlossene *Bursa infracardiaca* darstellt (s. Fig. 371), welche entgegen früher geäußerten Ansichten auch da vorkommt, wo der infracardiale Lungenlappen (Fig. 362, S. 465) fehlt.

Der craniale, dem Bereich des Omentum minus angehörige Teil des caudal vom Zwerchfell liegenden rechten Recessus, welcher bei erwachsenen Säugern in seiner Gesamtheit *Bursa omentalis* heißt, wird als *Vestibulum bursae* und *Recessus superior*,

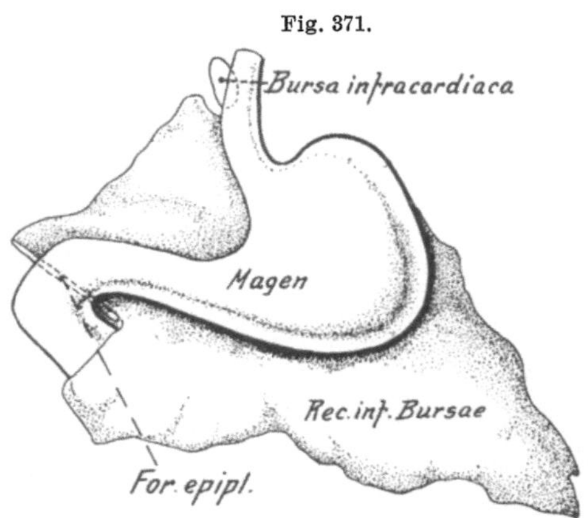

Fig. 371.

Modell von Magen und Bursa omentalis eines 70 mm langen menschlichen Embryo mit abgetrennter Bursa infracardiaca (nach BROMAN 1904).   C. H.

auch *Bursa omenti minoris*, der caudale, vom Omentum maius gebildete als *Recessus inferior* oder *Netzbeutel* (*Bursa omenti maioris*) bezeichnet (s. Fig. 372). Die die Verbindung mit der Leibeshöhle herstellende Öffnung der Bursa, das *Foramen epiploicum* (*Winslowi*) der Säuger, erleidet im Laufe der Entwicklung der es umgebenden Organe verschiedenartige Umbildungen in Bezug auf Größe und Lage; schließlich nimmt es nahezu sagittale Stellung an und wird cranial von der

Leber, caudal vom *Duodenum*, dorsal von der Körperwand, der an dieser Stelle die *Vena cava* aufsitzt, und ventral vom freien Rande des *Omentum minus* begrenzt (s. Fig. 372 und 374). Dieses letztere hat mit der Frontalstellung des Magens und der Ausgestaltung der Leber eine frontale Stellung eingenommen (s. Fig. 372 bis 374); sein cranialer Teil (*Ligamentum hepato-gastricum*) verdünnt sich und erhält durch Lückenbildung ein netzartiges Aussehen, während der caudale Teil (*Ligamentum hepato-duodenale*) dicker und lückenlos bleibt. Er enthält die zur Leberpforte ziehenden Gebilde: *Arteria hepatica, Vena portae, Ductus choledochus* (Fig. 372). Das Omentum maius, welches durch Auswachsen in caudaler Richtung den Hauptteil des Netzbeutels (den *Recessus inferior*) bildet, beginnt schon in frühen Embryonalstadien sich bei allen Säugern zu vergrößern und schiebt sich ventral über die Darmschlingen herab (Fig. 372 bis 374). In dem caudal vom Magen liegenden Teil verwachsen seine Wände mehr oder weniger miteinander, so daß sein Lumen zum Teil obliteriert und die Bursa sich verkleinert; es bildet dann eine einheitliche, stark mit Fett durchsetzte Membran, welche schürzenartig über die Darmschlingen herabhängt und sich verschieden weit caudalwärts erstreckt (Fig. 372 und 373). Seine höchste Entwicklung soll es nach einer Ansicht bei den *Affen* und dem *Menschen*, nach einer anderen bei *Raubtieren* erlangen.

Fig. 372.

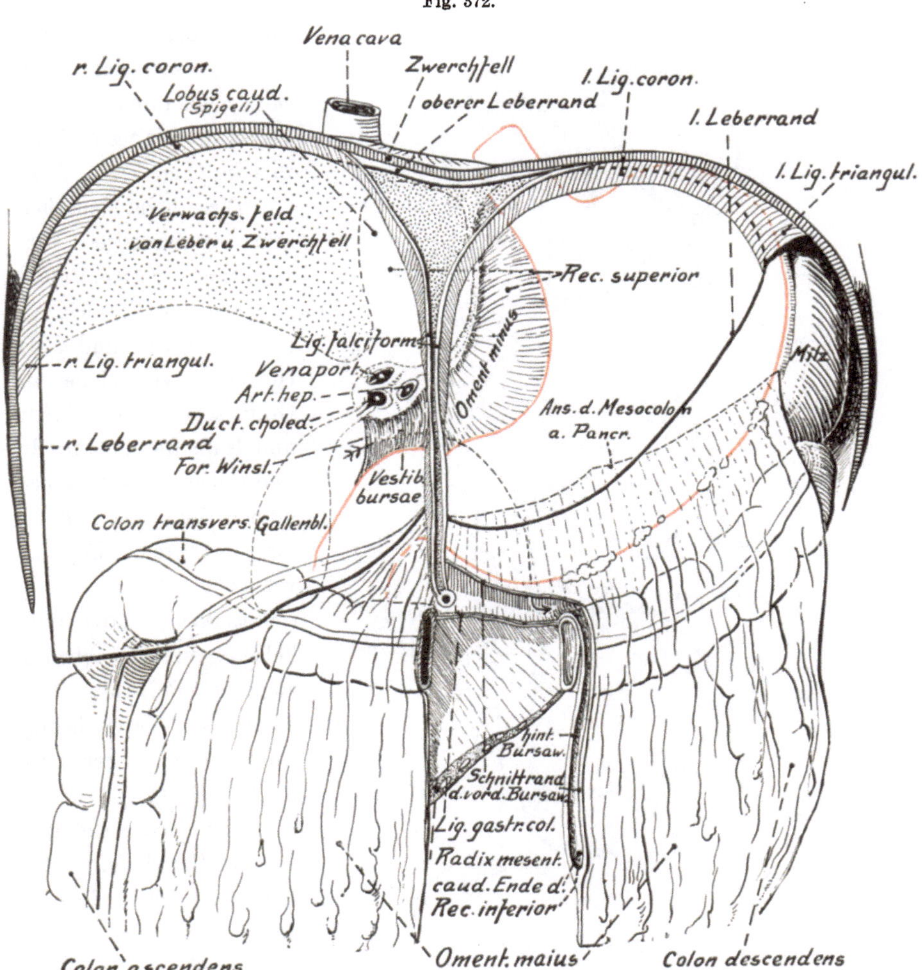

Homo. Schematische Darstellung der Leber, des Magens, des Colons und ihrer Mesenterien und Ligamente, namentlich des Omentum minus und maius und der von ihnen begrenzten Bursa omentalis. Die Leber ist durchsichtig gedacht. Das Ligamentum falciforme hepatis ist so abgeschnitten, daß man seine beiden Blätter sieht. An seinem caudalen Ende sieht man das von ihm umschlossene Ligamentum teres (s. S. 361). Verbindung der Leber mit dem Zwerchfell durch das Ligamentum falciforme hep., die Ligamenta coronaria und ihre freien Ränder, die Lig. triangularia. Das rechte Lig. coronarium umzieht das Verwachsungsfeld von Leber u. Zwerchfell; zur visceralen Ansatzlinie führt kein Hinweisstrich! — Aus der Bursa und dem Colon transversum ist ein Stück herausgeschnitten, so daß man in die Bursa hinein und das Ligamentum gastrocolicum, ferner auch ein Stück der Radix mesenterii sehen kann, von der das Dünndarmgekröse abgeschnitten ist. Der Pfeil führt vom Foramen Winslowi in das Vestibulum bursae und von hier direkt (ohne den Rec. superior zu berühren) in den Recessus inferior. Der Netzbeutel ist nicht in seiner ganzen Länge gezeichnet. Seine beiden Wände sind hier nur wenig verwachsen dargestellt. Kontur von Oesophagusende, Magen und Anfang des Duodenum rot. (Nach verschiedenen Figg. und Präparaten konstruiert.) C. H.

Von Interesse ist die Verbindung, welche das *Omentum maius* mancher Säuger mit dem *Mesocolon transversum* eingehen kann (Fig. 372 bis 374). Diese Erscheinung hängt damit zusammen, daß bei diesen Säugern, wie schon früher dargelegt wurde, das Colon ascendens weit nach vorne bis in die Magengegend emporsteigt, und das Colon transversum hierauf quer unter dem Omentum maius nach links zieht (Fig. 372). Das dorsale Blatt des Omentum legt sich dann dem Mesocolon direkt auf und verwächst mit dessen Peritoneum (Fig. 372 u. 374).

Diese beim Menschen sehr entwickelte Verwachsung (*Ligamentum gastrocolicum* Fig. 372, s. auch Fig. 373 und 374) ist in verschiedenem Grade schon bei den Affen und Halbaffen entwickelt und scheint rechts zu beginnen und nach links fortzuschreiten. Bei gewissen *Marsupialiern* (*Halmaturus*) wurde ähnliches gefunden, ebenso auch bei *Balaena*; auch dürfte die Verwachsung wohl noch weiter verbreitet sein (Fig. 373).

Erst jetzt, nachdem wir die Entwicklung des *Pericards*, der *Pleurahöhlen*, sowie der *Nebengekröse* mit den in ihnen vorwachsenden entodermalen Lungenanlagen und die von ihnen begrenzten *Leibeshöhlen-buchten* in der Reihe der Wirbeltiere kennengelernt haben, können wir uns mit den weiteren Scheidewandbildungen ihrer Leibeshöhle beschäftigen, da die Kenntnis dieser Organe zum Verständnis ihres Aufbaues notwendig ist.

Wir schicken noch einige weitere Bemerkungen über die schon erwähnten Urnieren und die *Urnierenfalten* voraus, da auch letztere bei der Bildung der Scheidewände zum Teil eine wichtige Rolle spielen.

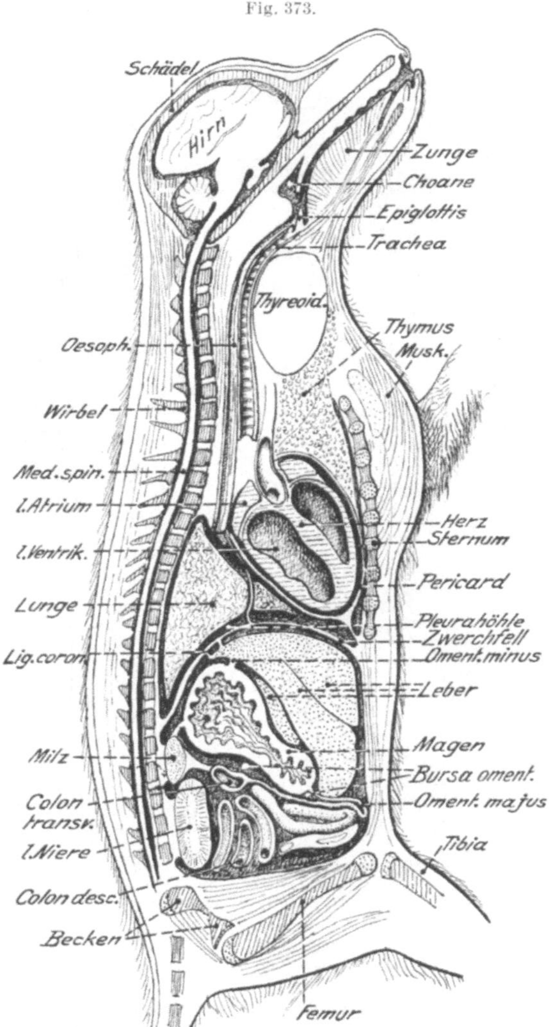

Canis familiaris (jung) in der Medianebene halbiert, linke Hälfte; hinten weicht der Schnitt etwas nach links ab; wenig schematisiert (nach Präparat).   O. B.

Wie wir sahen, liegen die Urnieren an den Dorsalwänden der (auf S. 363) geschilderten) primitiven Pleurahöhlen. Die lateralen Wände der Pleurahöhlen werden zu dieser Zeit stellenweise von den Urnierenfalten gebildet, welche aus bindegewebigen Verbindungen der Urnieren mit den Ductus Cuvieri ihren Ursprung nehmen (Fig. 375). Indem diese Falten caudalwärts auswachsen, verbinden sie sich ventral mit der Membrana pleuro-pericardiaca und der Leber; sie trennen von den Pleurahöhlen seitliche Leibeshöhlenbuchten, die *Recessus cranio-laterales*, ab (Fig. 375). Diese schwinden während der Embryonalzeit, wahrscheinlich durch Verwachsung der cranialen Abschnitte der Urnierenfalten mit der seitlichen Körperwand, so daß nur die caudalen

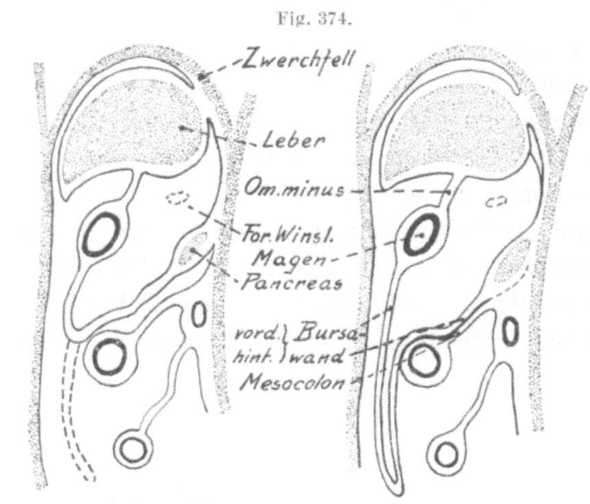

Schemata der Bildung des Netzbeutels und des Ligamentum gastrocolicum, Lage des Foramen Winslowi, welches nicht in gleicher Ebene liegt, angedeutet (nach PETER-BONNET, Entw.-Gesch. 1929).   C. H.

Fig. 375.

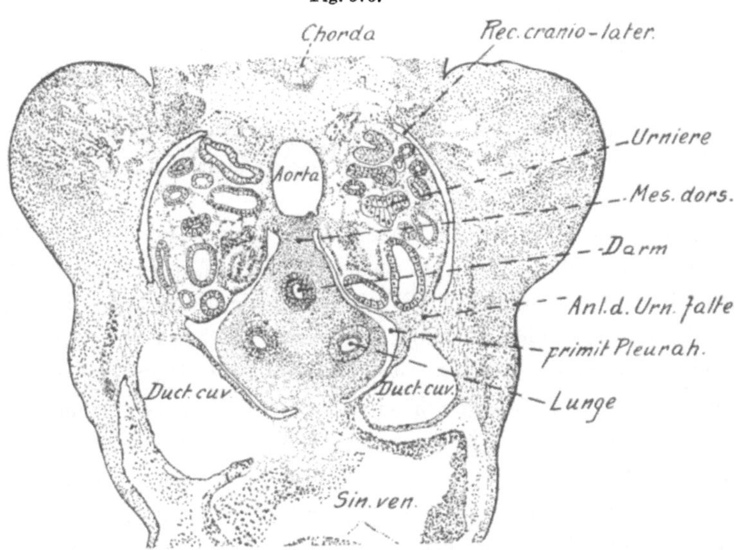

Querschnitt durch Lacerta muralis (Embryo, 1³/₄ mm Kopflänge). Durch den cranialen Teil der Pleurahöhlen. Bindegewebige Verbindung der Urniere mit dem Ductus Cuvieri, die später zur Urnierenfalte wird (nach Präparat von E. KALLIUS.)   C. H.

Enden der letzteren frei bleiben, auf deren weiteres Verhalten wir später (S. 477 und 482) eingehen werden.

Membrana pleuro-pericardiaca, Septum post-hepaticum und *Septum pleuroperitoneale (dorsales Zwerchfell).*

Wir haben schon früher den Abschluß des Pericardraums gegen die Peritonealhöhle, das *Septum pericardiaco-peritoneale,* kennengelernt. Gegen die Pleurahöhlen grenzt sich die Pericardialhöhle (wie auf S. 460 erwähnt) schon bei den Sauriern durch eine bindegewebige Scheidewand ab, deren Entwicklung unter Mitwirkung der *Ductus Cuvieri* in prinzipiell übereinstimmender Weise auch bei den übrigen Amnioten vor sich geht. Mit der Caudalwärtsverlagerung des Herzens wird die Verlaufsrichtung der Ductus aus der uns von früher bekannten queren Richtung in eine craniocaudal verlaufende geändert, und sie liegen nun in den seitlichen Wänden der primitiven Pericardialhöhle (Fig. 376). Indem der die beiden, dorsal in letzterer liegenden Pleurarinnen trennende mesodermale Längswulst

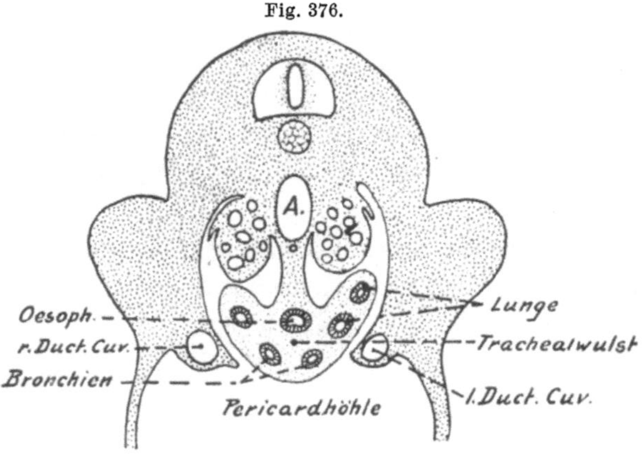

Querschnitt durch einen jungen Embryo von Crocodilus; kurz vor Abschluß der beiden die Pericardialhöhle mit den Pleurarinnen verbindenden Kanäle (Duct. pleuro-pericardiaci) durch die Membrana pleuro-pericardiaca (nach HOCHSTETTER 1906).   C. H.

(Trachealwulst, Fig. 376), der die Trachea und weiter caudal die beiden Bronchien enthält und dem zu dieser Zeit auch schon seitlich die Lungenflügel aufsitzen, von cranial nach caudal fortschreitend sich in seinem ventralen Teil mit den medialen Wänden der Ductus Cuvieri verbindet, bildet sich die die Pericardialhöhle von den Pleurahöhlen trennende *Membrana pleuro-pericardiaca.* Ursprünglich ist sie, entsprechend der geringen Weite der primitiven Pleurahöhlen, sehr schmal, vergrößert sich aber durch das Anwachsen der nun getrennten Höhlen ansehnlich und bildet jetzt den dorsalen Teil des Pericards. Die *Membrana pleuro-pericardiaca* verläuft nahezu frontal (Fig. 383, S. 483); caudal schließt sich ihr die Leber an, deren Gewebe auch zuweilen (z. B. bei *Lacerta agilis,* Fig. 377) in ihr Bindegewebe eindringt und so an ihrem Aufbau teilnimmt; ventrocaudal geht diese Scheidewand in das *Septum pericardiaco-peritoneale* (Fig. 377) ·über, welches ihre direkte Fortsetzung darstellt; über seinen Aufbau wurde schon früher (S. 462 ff.) berichtet. Zusammen werden sie als *Septum pericardiaco-pleuro-peritoneale* bezeichnet.

Caudal von den Lungen findet sich bei Amphibien und Schlangen, sowie solchen Sauriern, deren Lungen sehr lang werden, wie *Sphenodon* und namentlich *Chamaeleo*,

Fig. 377.

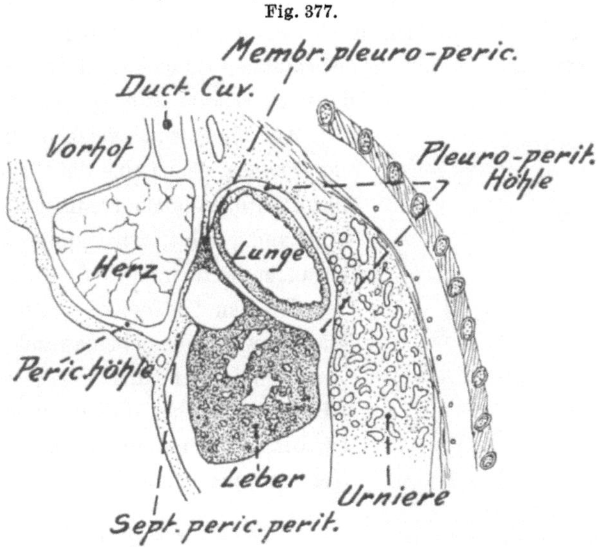

Lacerta agilis, älterer Embryo sagittal, von links gesehen, durch die Zwerchfellregion (nach Hochstetter 1899).   C. H.

keinerlei Abtrennung der Pleurahöhlen; bleiben die Lungen aber kürzer, so bahnt sich schon bei den meisten Sauriern eine solche Trennung an. — Indem in der caudalen Lungenregion das caudale Ende der rechten Urnierenfalte sich dem cranialwärts ausgehöhlten Hohlvenenfortsatz der Leber (der mit dem rechten Nebengekröse in Verbindung steht) nähert, sich jedoch nicht mit ihm verbindet, entsteht rechts eine unvollkommene Scheidewand (*Lacerta*, Fig. 378), die bei manchen Formen dadurch vollständiger wird, daß sich von dem Hohlvenenfortsatz der Leber aus noch eine Querfalte entwickelt, die ebenso wie der Hohlvenenfortsatz der Leber bei *Lacerta*, indem sie auf die Urnierenfalte

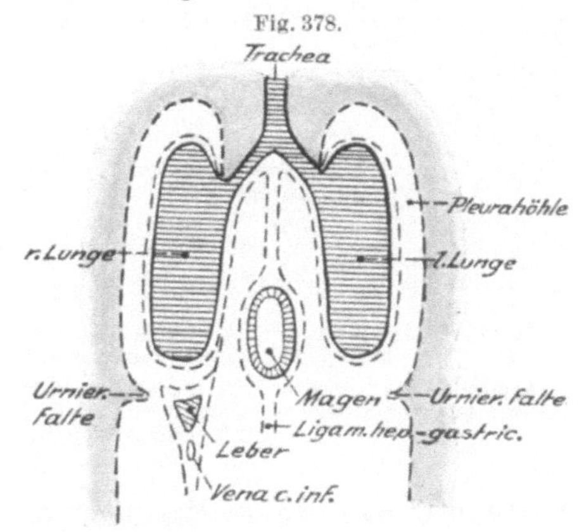

Lacerta, schematischer Frontalschnitt durch die Pleurahöhlen, Bildung der caudalen Scheidewand (nach Hochstetter, Hertwig, Hdb. d. vergl. Entw.-Gesch.).
C. H.

zuwächst, als caudale Begrenzungsfalte der Lunge dient (*Stellio*). So kommt bei manchen Sauriern rechts eine mehr oder weniger vollständige Abtrennung der Pleurahöhle von der Peritonealhöhle zustande. Nur bei gewissen *Agama*-Arten jedoch wird rechts die Abtrennung vollständig dadurch, daß der freie caudale

Rand der Urnierenfalte mit dem Hohlvenenfortsatz der Leber verwächst. Linksseitig bleibt die Sonderung der Pleurahöhle stets unvollständiger, was damit zusammenhängt, daß die Leber mehr rechtsseitig liegt. — Bei *Varaniden* und *Schildkröten* schwinden die Pleurahöhlen durch Verwachsung der Lungen mit deren Wänden; die bindegewebige Verdickung der caudalen Lungenwand, welche die Lungen von der Peritonealhöhle trennt, wird daher als *Septum pulmo-peritoneale* bezeichnet.

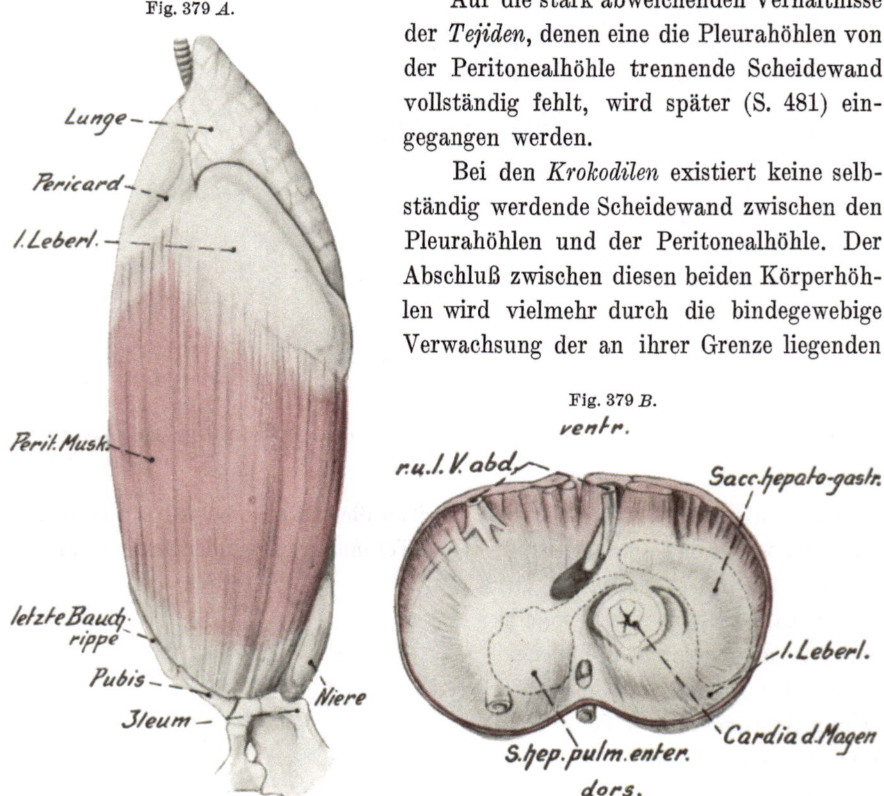

Auf die stark abweichenden Verhältnisse der *Tejiden*, denen eine die Pleurahöhlen von der Peritonealhöhle trennende Scheidewand vollständig fehlt, wird später (S. 481) eingegangen werden.

Bei den *Krokodilen* existiert keine selbständig werdende Scheidewand zwischen den Pleurahöhlen und der Peritonealhöhle. Der Abschluß zwischen diesen beiden Körperhöhlen wird vielmehr durch die bindegewebige Verwachsung der an ihrer Grenze liegenden

A Alligator mississippiensis, junges Tier, von links gesehen. Zur Demonstration des Peritonealmuskels und seiner sehnigen Befestigungen an Pericard und Leber.   Orig. C. H.

B Caiman niger. Blick auf die caudale Leberfläche und die caudale Wand des Saccus hepato-pulmoentericus und des Saccus hepato-gastricus, sowie die sie überziehenden sehnigen Ausstrahlungen des Peritonealmuskels (nach HOCHSTETTER 1906).   C. H.

Organe: der Leber und des Magens untereinander und mit der Körperwand, durch Vermittlung der Nebengekröse, herbeigeführt. Man hat diese Scheidewand, zusammen mit dem *Septum pericardiaco-peritoneale*, das sich ihr ventralwärts anschließt, als „*Krokodilzwerchfell*" bezeichnet. Als muskulöser Anteil dieses sogenannten Zwerchfells funktioniert der unter dem Peritoneum liegende *Bauchfell*- oder *Peritonealmuskel*, der mit seinen bindegewebigen Ausstrahlungen ventral dem Pericard und der ventralen und caudalen Leberfläche ansitzt (s. Fig. 379 *A* und *B*) und sich caudal bis zur letzten Bauchrippe und dem Becken erstreckt (Fig. 379 *A*).

Durch seine Kontraktion zieht er die Leber abwärts und führt eine Vergrößerung der Pleurahöhlen herbei. Er funktioniert demnach ähnlich wie der Zwerchfellmuskel der Säuger, hat aber morphologisch nichts mit ihm zu tun und findet sich nur bei den Krokodilen.

Auch von der Pericardialhöhle sind die Pleurahöhlen der Krokodile, und zwar ursprünglich in gleicher Weise wie bei den Sauriern, getrennt; doch verliert dieses Septum später seine Selbständigkeit, indem die sich verbreiternden Lungen mit ihm verwachsen und Hohlräume von ihnen in sein Gewebe eindringen, so daß das Septum in diesem Teil am Aufbau der Lungen teilnimmt. Außer diesen vier getrennten Leibeshöhlenräumen (der *Pericardialhöhle*, den *Pleurahöhlen*, der *Peritonealhöhle*) und den beiden schon erwähnten aus den Recessus pulmo-hepaticus und hepato-pulmo-entericus hervorgegangenen, abgeschlossenen Leibeshöhlensäcken: den *Saccus hepato-gastricus* und *hepato-pulmo-entericus* (s. Fig. 379 *B*), besitzen die Krokodile noch zwei weitere, ihnen eigentümliche, mit Peritonealepithel ausgekleidete, von der übrigen Leibeshöhle abgetrennte Höhlen: die *Saccus hepato-pericardiaci dexter* und *sinister*, welche etwa den ventralen Lebersäcken der Vögel entsprechen sollen, von denen auf S. 480 die Rede sein wird. Allerdings erstrecken sie sich seitlich nicht so weit wie bei den Vögeln, und daher ist ihre laterale Begrenzung, die bei den Krokodilen durch lineare Verwachsung der Leber mit der Körperwand herbeigeführt wird, nicht übereinstimmend.

Bei den *Vögeln* zeigen die Scheidewände, welche die Körperhöhlen voneinander trennen, eine große Komplikation, welche durch das Auftreten der Luftsäcke noch vergrößert wird. Die Entstehung des die Pericardial- von der Peritonealhöhle und den Pleurahöhlen trennenden *Septum pericardiaco-pleuroperitoneale* wurde oben geschildert. Bei der Abgrenzung der Pleurahöhlen von der Peritonealhöhle spielen die Nebengekröse eine wichtige Rolle. Wie wir sahen, verwachsen sie ventral mit dem Sinus venosus und weiter caudalwärts mit den dorsolateralen Kanten der Leber (Fig. 366, S. 467). Sie nähern sich durch deren starke Verbreiterung der Körperwand und den ihr in dieser Gegend aufsitzenden Urnierenfalten (Fig. 380), mit denen sie durch breite Abknickungen ihrer seitlichen Partien craniocaudalwärts verwachsen (während zur Leber jederseits nur noch ein schmales Ligament, das *Zwerchfellband der Leber*, zieht). Diese Verbindungen führen zum vollständigen Abschluß der Peritonealhöhle von den Pleurahöhlen, und die Nebengekröse bilden nun zusammen mit dem sie verbindenden, breiten dorsalen Mesenterium eine annähernd frontale Scheidewand. Später erlangen die ventralen Lungenflächen, durch Rückbildung des cranialen Teils der Recessus pulmo-hepatici, direkten Anschluß an das *Septum pericardiaco-peritoneale (ventrales Diaphragma)*, mit dem das Septum pleuro-peritoneale (*Diaphragma pulmonale* oder *dorsale*) sich nun zu einer die Pericard- und Pleurahöhlen von der Peritonealhöhle trennenden Scheidewand vereinigt (s. Fig. 381). — Die Lungen verwachsen jedoch später bei den Vögeln in ihrer ganzen dorsolateralen Ausdehnung mit den seitlichen Pleurawänden und ferner teilweise mit ihren übrigen Wänden; die Pleurahöhlen schwinden daher sekundär fast völlig, und es kann von eigentlichen Höhlen kaum mehr gesprochen werden, weshalb man das die Lungen von der Peritonealhöhle trennende Septum hier auch als *Septum pulmo-peritoneale* bezeichnet hat.

Das *Diaphragma pulmonale* (Fig. 381) wird, wie gesagt, dadurch kompliziert, daß die hinteren drei Luftsackpaare (Saccus thoracicus [intermedius, auch diaphragmaticus] anterior und posterior [*1* und *2* in Fig. 381] und Saccus abdominalis) in ihm ventral- bzw. caudalwärts vorwachsen und es in zwei Lamellen: das *Diaphragma pulmonale s. str.* und das *Septum obliquum*, spalten (Fig. 381). Der rechte abdominale Luftsack soll jedoch nach einigen Forschern schneller als das Nebengekröse wachsen und an seinem caudalen Ende frei in die Leibeshöhle ragen.

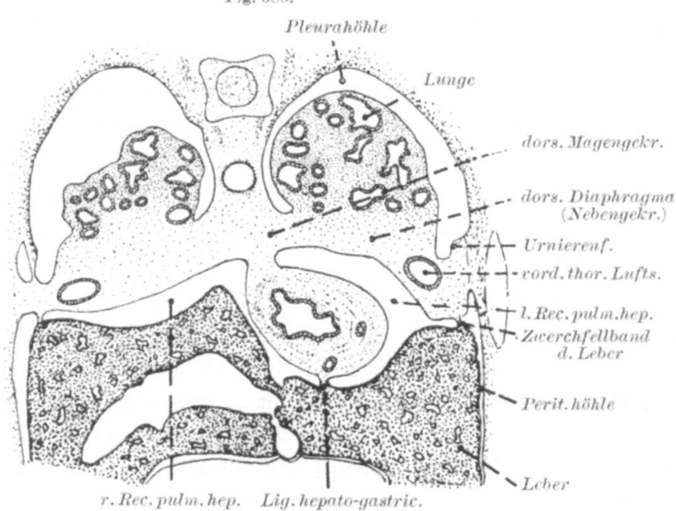

Hühnerembryo, 8 Tage alt, quer, Diaphragmabildung (nach HOCHSTETTER 1899).   C. H.

Die Muskulatur des Diaphragma pulmonale stammt aus der Brustwand in der Region der dritten bis sechsten Rippen.

Septum posthepaticum. Die Leibeshöhle der Vögel wird noch dadurch weiter untergeteilt, daß sich bei ihnen das *Septum posthepaticum* findet, welches die eigentliche Peritonealhöhle von zwei die beiden Leberlappen medial, ventral und lateral umgebenden Leibeshöhlensäcken, den ventralen Lebersäcken (*Sacci perihepatici*) trennt (Fig. 381). Seine Bildung geht im wesentlichen vom caudalen Ende des Teils des embryonalen *Mesohepaticum anterius* aus, welcher sich später zum *Ligamentum suspensorium hepatis* umbildet. Sein linker Abschnitt wird aus einem sekundär entstehenden Nebenflügel des Mesohepaticum gebildet, welcher unter Vermittlung des Gekröses des lateralen linken Leberlappens durch den caudal auswachsenden ventralen Teil des linken Nebengekröses (das an seinem Aufbau teilnimmt) mit der Körperwand in Verbindung steht. Der rechte Teil geht aus dem sich stark verbreiternden, caudal auswachsenden *Mesohepaticum anterius* selbst

und einem selbständig entstehenden Gekröse hervor, welches sich an das Zwerchfellband der Leber (S. 479 u. Fig. 380) ansetzt, so daß das Septum also dorsocranial
in den dorsalen Teil des Diaphragmas übergeht; caudal erstreckt es sich über den
Magen und die Baucheingeweide und umwächst den Magen, ihm dicht anliegend,
seitlich und ventral und verbindet ihn mit der ventralen Leibeswand (Fig. 381);

Fig. 381.

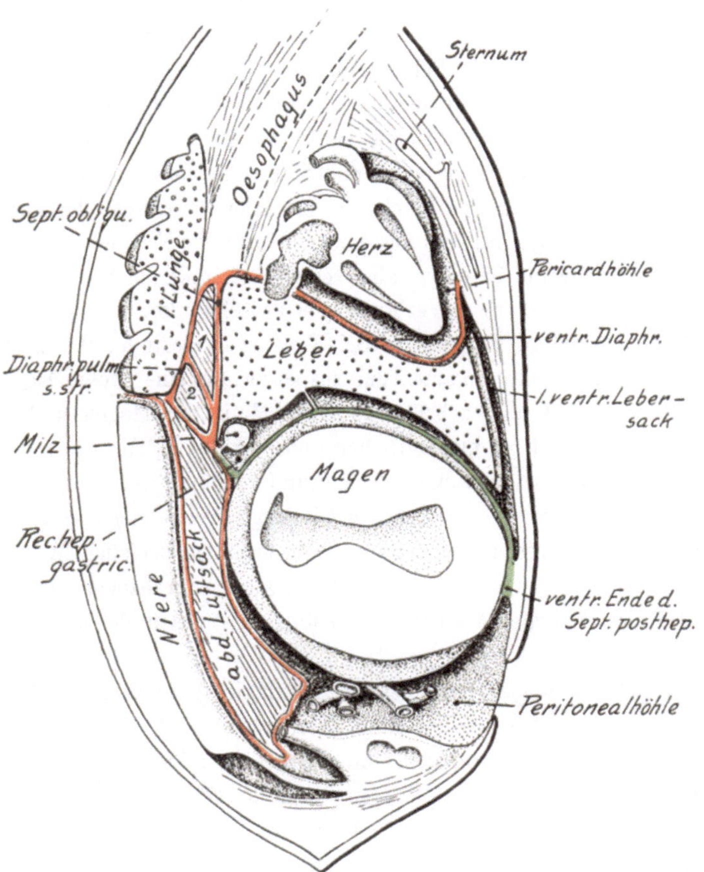

Hühnchen, 17 Tage alt, etwas links von der Medianebene durchschnitten, linke Körperseite. Zur De-
monstration der Lagebeziehungen zwischen Pericard, Zwerchfell (rot) und Septum posthepaticum (grün).
Verlauf des vordersten Teils des Darms mit Strichlinien angedeutet (nach POOLE 1909, etwas verändert.)
C. H.

dadurch schließt das Septum posthepaticum die ventralen Lebersäcke caudal von
der Peritonealhöhle ab. Von der Pericardialhöhle trennt sie der caudale Teil des
Pericards, das ventrale Diaphragma (Fig. 381).

Eine dem Septum posthepaticum der Vögel sehr ähnliche Bildung ist die
gleichbenannte Scheidewand in der Saurierfamilie der *Tejiden* Da hier eine Abgrenzung der Pleurahöhlen gegen den die Leber enthaltenden Leibeshöhlenraum
fehlt, teilt dieses Septum die Pleuroperitonealhöhle in einen die Lungen und die

Leber und einen die übrigen Eingeweide enthaltenden Abschnitt. Entwicklungs-geschichtlich ist über dieses in den verschiedenen Gattungen bald mehr, bald weniger vollständig ausgebildete Septum nichts bekannt; doch lehrt das Studium des erwachsenen Tieres, daß es zum größten Teil von seitlichen membranösen Flügeln des Lig. suspensorium hepatis gebildet wird, in die sich dieses caudal spaltet. Der rechte geht sehr wahrscheinlich, ebenso wie die entsprechende Bildung der Vögel, aus dem caudalen Abschnitt des Mesohepaticum anterius hervor.

In den verschiedenen Gattungen findet eine mehr oder weniger große Ausbreitung des Septums statt. Bei *Ameiva* setzt sich der rechte Flügel des Ligamentum suspensorium an das ventrale Magenmesenterium und die caudale Leberfläche an, die ebenso wie das rechte Nebengekröse am Aufbau dieses Teils des Septums teilnehmen. Der linke Flügel tritt mit dem ventralen Magenmesenterium und durch dieses mit der dorsalen Fläche des caudalen Abschnitts der linken Leber in Verbindung und bildet mit ihm zusammen den linken Teil des Septums, das ventral an der Bauchwand inseriert, aber rechts und links die Körperwand nicht erreicht, sodaß hier noch weite Verbindungen zwischen den beiden oben erwähnten Körperhöhlen erhalten bleiben. — Bei *Teju teguixin* findet durch starkes Auswachsen der Flügel des Ligamentum suspensorium eine große Ausbreitung des Septums statt; rechts umwächst es die Leber, links den Magen und haftet außer an der ventralen auch an den seitlichen und dorsalen Körperwänden. Hierdurch kommt eine nahezu vollständige Scheidewand zustande und nur links bleibt eine ganz kleine, rechts eine etwas größere Öffnung (*Foramina pleuro-peritonealia*) als letzte Verbindung zwischen den beiden Körperhöhlen bestehen. Von Wichtigkeit ist, daß das Septum von Bündeln glatter Muskelfasern durchzogen wird, welche auch in den Teil des ventralen Magenmesenteriums ausstrahlen, der an der Bildung des Septums teilnimmt.

Zwerchfell der Säugetiere. Über die Entwicklung der Pleurahöhlen der Säugetiere wurde schon auf S. 465 das wichtigste gesagt; auch die Entwicklung der Urnierenfalten und ihre Beziehungen zum Abschluß der Pleurahöhlen gegen die Peritonealhöhle (bei den Sauriern) wurden S. 474 u. 477 erwähnt. Bei den Säugern entstehen sie nicht stets als ventrale Fortsätze der Urnieren, sondern (*Kaninchen* und *Ratte*) medial von ihnen und ziehen ventralwärts zur Membrana pleuro-pericardiaca und weiter caudal zu den dorsalen Leberkanten. An ihrem Caudalende ragen die in späteren Entwicklungsstadien von dorsolateral nach medioventral sich einstellenden Urnierenfalten der Säuger (*Membranae pleuro-peritoneales* Fig. 382) concavwandig begrenzt, frei in die Pleuroperitonealhöhle, sodaß sie in einen dorsalen und ventralen Ausläufer enden, die als dorsale und ventrale Zwerchfellpfeiler bezeichnet werden (s. Fig. 382), weil sie laterocaudal an der Bildung des Zwerchfells teilnehmen. Der caudale Abschluß der Pleurahöhlen wird jederseits von einer bogenförmigen Falte bewirkt, wie wir sie gleichfalls in ihren ersten Anfängen schon bei den *Sauriern* fanden. Die rechte Falte geht von der caudalen Fortsetzung des rechten Nebengekröses aus, die der linken Seite, der dieser caudale Teil des Nebengekröses fehlt, dagegen vom dorsalen Mesenterium des caudalen Oesophagusendes (*caudale Begrenzungsfalten*, Fig. 383 A).

Fig. 382.

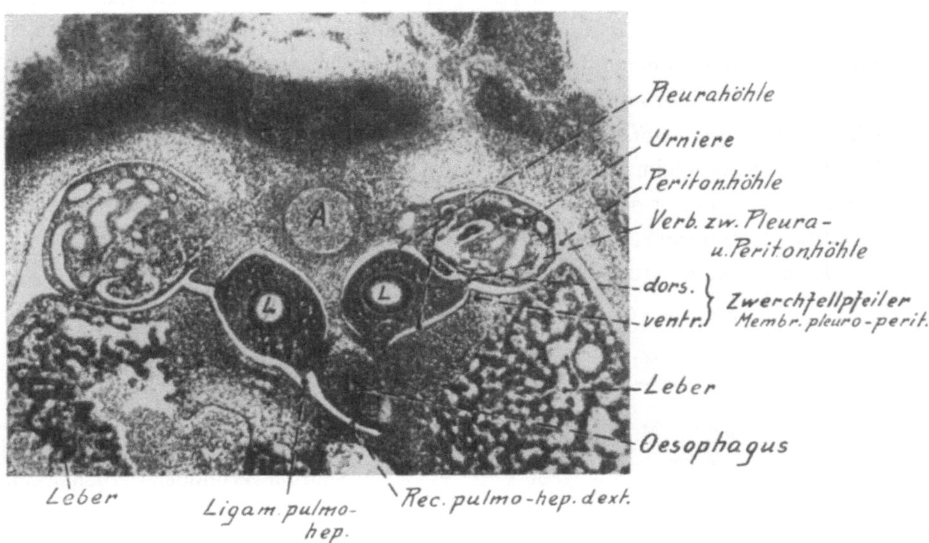

Kaninchenembryo, 15 Tage alt. Querschnitt durch den caudalen Teil der Lungen und der Membranae pleuro-peritoneales. Etwa in der Gegend, auf die der Hinweisstrich zu dieser Membran in Fig. 383 A hindeutet (nach Präparat von E. KALLIUS).   C. H.

Diese *caudalen Begrenzungsfalten* ziehen in cranialwärts concavem Bogen gegen die betreffenden *Membranae pleuro-peritoneales* (Fig. 383 A) und vereinigen sich

Fig. 383.

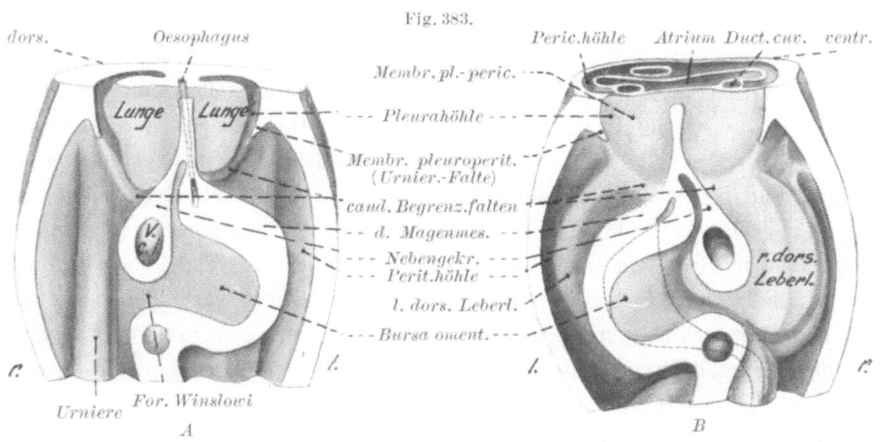

Rattenembryo (entsprechend 15tägigem Kaninchenembryo). Modell der Lungen-, Magen- und Lebergegend durch Frontalschnitt halbiert, *A* dorsale, *B* ventrale Hälfte. Magen mit Strichlinien eingezeichnet. Die Hinweisstriche zu: „caudale Begrenzungsfalten" in *B* führen zu der Gegend, in der ihr ventraler Ausläufer mit der dorsalen Leberfläche in Verbindung tritt (nach RAVN 1889.)   C. H.

mit ihren ventralen und dorsalen Enden zu dem definitiven *Septum pleuro-peritoneale* oder *dorsalen Diaphragma*. Die Begrenzungsfalten heften sich weiterhin der dorsalen Leberfläche an (Fig. 383 *B* u. Figurenerkl.), welche dadurch ihrerseits an der Bildung des dorsalen Diaphragmas teilnimmt, ebenso wie auch an der seiner ventralen Fortsetzung. Später löst sich die Leber von der sie bedeckenden Bindegewebslage größtenteils los. Den letzten Rest dieser ursprünglichen Verbindung stellen schließlich die *Ligamenta coronaria* und vor allem das zwischen den Ansatzlinien des rechten Ligaments auf der visceralen Leberfläche liegende „Verwachsungsfeld" dar (s. Fig. 372, S. 473 u. Figurenerkl.). Über den Aufbau des ventralen Zwerchfells (*Septum pericardiaco-peritoneale*) wurde bereits früher S. 462 ff. ausführlich berichtet, da es sich im wesentlichen in gleicher Weise wie bei den übrigen Wirbeltieren bildet und nur seine sehr früh einsetzende, erste Entwicklung etwas anders verläuft. Nachzutragen bleibt noch, daß die oben geschilderten paarigen Anteile des dorsalen Diaphragmas durch die dorsalen Ursprungsstellen der caudalen Begrenzungsfalten mit dem dorsalen Mesenterium (auf Fig. 384 zwischen Aorta und Oesophagus) in Verbindung stehen und durch dieses zu einem einheitlichen Septum verbunden werden. Auch die seitliche Körperwand beteiligt sich durch starkes Anwachsen der Pleurahöhlen an seiner Bildung.

Schon bei den *Krokodilen* und *Vögeln* fanden wir einen vollständigen Abschluß der Lungen- von der Bauchhöhle; doch wurde dieser bei den *Krokodilen* nicht durch ein selbständig werdendes Septum, sondern durch die Verwachsung von Organen herbeigeführt, und bei den Vögeln schwinden die Pleurahöhlen großenteils, sodaß hier dorsal von einer Scheidewand zwischen je zwei Höhlen beim erwachsenen Tier nicht mehr die Rede sein kann. Wir haben daher in dem Zwerchfell der Säugetiere zum erstenmal eine selbständige Scheidewand zwischen diesen Körperhöhlen vor uns.

Das *Zwerchfell* ist ursprünglich rein bindegewebig. Es geht mit dem Auswachsen der Pleurahöhlen caudal- und ventralwärts aus seiner ursprünglich nahezu frontalen Stellung in eine quere über und bildet eine cranialwärts stark convex gewölbte Scheidewand (s. Fig. 373, S. 474). Diese befestigt sich dorsal am vordersten Lumbalwirbel, geht seitlich auf die hinteren Rippen über und steigt ventral bis zum Processus xiphoides des Sternums empor. Das Diaphragma des Erwachsenen ist muskulös. Die Muskeln entspringen von den genannten Skeletteilen, an welchen es sich befestigt und verlaufen radiär zu seinem centralen bindegewebig sehnigen Teil, dem *Centrum tendineum* (s. Fig. 384), in welchem bei ge-

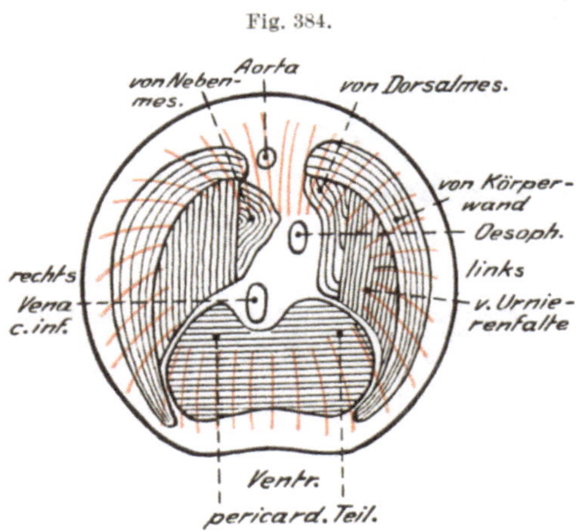

Schema des Diaphragma eines Säugers mit Angabe der Herkunft seiner verschiedenen Partien und der Verlaufsrichtung der Muskelfasern. Ansicht von der cranialen Seite (nach BROMAN 1911).   O. B.

wissen Säugern (*Kamele, Erinaceus*) Verknöcherungen auftreten können. Nicht stets ist dieses Centrum ausgebildet; es kann gelegentlich fehlen, oder nur gering entwickelt sein (so bei Cetaceen, Talpa u. a.). Auch bei Formen, die im erwachsenen Zustande ein Centrum tendineum besitzen, soll es beim Embryo von Muskeln durchzogen sein, die später schwinden, weshalb vermutet wird, daß es stets in dieser Weise entstehe.

Die Zwerchfellmuskulatur wird vom *Nervus phrenicus* versorgt, der vom dritten und vierten cervicalen Nerven entspringt; dies macht es wahrscheinlich, daß diese Muskulatur aus Teilen der ventralen Muskeln der Halsregion (der dem vorderen Teil des M. rectus abdominis profundus der Amphibien entspricht) hervorgeht, die zunächst zum Pericard und später zum eigentlichen Diaphragma in Beziehung traten und mit diesem weiter caudalwärts verlagert wurden. Daß der *Musculus sterno-hyoideus* der perennibranchiaten Amphibien mit dem Pericard in Verbindung treten kann, unterstützt eine solche Ableitung.

In neuester Zeit wird eine von der obigen Darstellung abweichende Entstehung der Muskulatur des Zwerchfells angenommen. Es wird versucht, diese bei den *Reptilien, Vögeln* und *Säugern* von verschiedenen Regionen des *Musculus transversus* der Amphibien abzuleiten. Diese Anschauung steht in engster Verbindung mit der Auffassung, das dorsale Zwerchfell entstamme fast ausschließlich den Körperwänden.

Die Abdominalporen.

Die schon bei gewissen Wirbellosen gefundene Verbindung des Coeloms durch Poren mit der Außenwelt (s. S. 394) wiederholt sich besonders in verschiedenen Klassen der niederen Wirbeltiere, und es bestehen auch bei ihnen über die morphologische und physiologische Auffassung dieser Öffnungen mancherlei Zweifel (s. z. B. auch das über *Branchiostoma* S. 458 Gesagte). Hierzu kommt, daß die Poren meist sehr klein und daher schwer aufzufinden sind, was Unsicherheiten über ihr Vorkommen erklärt.

Die Poren treten meist paarig auf, und zwar in der After- oder Kloakengegend, gehen also aus der hintersten abdominalen Leibeshöhlenregion hervor, die sich beiderseits des letzten Abschnittes des Enddarms in zwei zipfelförmige Kanäle oder Trichter fortsetzt und sich durch die Poren direkt oder indirekt nach außen öffnet.

Ihre primitivste Entwicklung zeigen diese „*Abdominalporen*" bei den Cyclostomen, wo sie nur als einfache Öffnungen ausgebildet sind. Sie entwickeln sich hier in folgender Weise: Bei *Ammocoetes* enden diese Leibeshöhlenzipfel blind und die Harnleiter münden in den Enddarm (Fig. 385 *A*); während der Metamorphose löst sich diese Verbindung, und die beiden Harnleiter vereinigen sich an ihrem Ende zu einem unpaaren Gang, in den etwas weiter caudalwärts die Abdominalporen seitlich durchbrechen (Fig. 385 *B*). Da bei allen Cyclostomen Geschlechtsausführgänge fehlen, dienen die Abdominalporen als solche, und der Raum, in den sie zusammen mit den Harnleitern münden, wird daher als *Urogenitalsinus* bezeichnet; er mündet auf einer großen Papille caudal vom After nach außen (Fig. 385 *B*). Bei *Myxine* verschmelzen — durch Schwinden des Dorsalmesenteriums dieser Gegend — die beiden

Abdominalporen dorsal vom After zu einem unpaaren Porus, während bei *Bdellostoma* dieser unpaare Teil der Leibeshöhle sich rückbildet, und dadurch hier sekundär

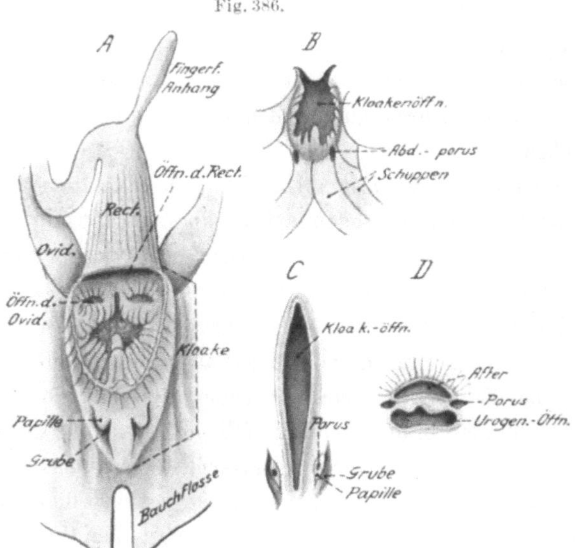

A Ammocoetes, *B* Petromyzon.
Schemata der Beziehungen der Abdominalporen und des Enddarms zu den Harnleitern
(nach LICKTEIG 1913).   C. H.

wieder zwei Öffnungen sich finden, die nun vor den After gerückt sind. Die Abdominalporen der Myxinoiden unterscheiden sich ferner von denen der Petromyzonten dadurch, daß sie getrennt von den Harnleitern in die Kloake münden.

Sehr verbreitet sind die Poren bei den *Selachiern*, und sie zeigen dadurch vielfach eine höhere Ausbildung, daß die Stelle, an der sie nach außen oder auch in die Kloake münden, papillenartig über die Umgebung vorspringt und sich hinter diesen Papillen zum Teil grübchenartige Vertiefungen — *die Kloakalgruben* — bilden (s. Fig. 386 *A*). Die Papillen sind von einem *Peritonealkanal* durchsetzt und können entweder an der Dorsalwand der Kloake oder rechts und links von deren Hinterende liegen (Fig. 386 *A* und *C*). Die meisten Knorpelfische besitzen

Abdominalporen von Fischen.   *A* Scyllium stellare, noch nicht fertig ausgebildetes Exemplar.
Kloake durch teilweise Fortnahme der ventralen Wand geöffnet, so daß die Einmündung des Rectum,
sowie die Papillen, die hier ohne Porus, und ihre Gruben zu sehen sind. *B* Ceratodus forsteri, Kloakenöffnung und Abdominalporen von Ventralseite. Die Poren waren bei dem untersuchten Exemplar schlecht
zu sehen, daher nach GÜNTHER u. a. eingezeichnet. *C* Rajide (Trygon pastinaca), Kloakenöffnung und
Gruben, Papillen und Poren von ventral. *D* Acipenser ruthenus, After, Urogenitalöffnung und
Poren von Ventralseite.   Orig. O. B.

ein Porenpaar, doch wurden sie bei manchen vermißt (z. B. *Rhina squatina*, *Ostracionidae*, *Notidanus cinereus*); auch wenn Papillen vorhanden sind, können Öffnungen fehlen. Bei anderen Formen, besonders Scylliidae (*Scyllium*, *Pristiurus*) brechen sie erst im erwachsenen Zustande durch, und man hat dies in Beziehung zur Geschlechtsreife gebracht; doch hat sich diese Ansicht nicht bestätigt; denn es zeigte sich, daß in dieser Beziehung kein einheitliches Verhalten vorliegt.

Die beiden Poren der *Holocephalen* sind mit der Rückbildung der Kloake zwischen den After und die Urogenitalpapille gerückt, und in ähnlicher Lage finden sie sich bei den *Ganoiden* (Fig. 386 *D*), denen stets zwei Poren zukommen; ebenso besitzt *Ceratodus* ein relativ weites Porenpaar am Hinterrand der Kloake (Fig. 386 *B*), wogegen *Protopterus* nur einseitig am vorderen Kloakenrand einen Porus besitzen soll, der entweder als Vereinigung zweier oder als einseitig entwickelter angesehen wird. Bei *Lepidosiren* sollen nach einer Ansicht Poren fehlen, nach einer anderen soll ein unpaarer Porus vorhanden sein.

Unter den *Teleosteern* besitzen nur die *Mormyriden* und zahlreiche *Salmoniden* sichere Abdominalporen. Bei den *Salmoniden* variiert ihr Vorkommen stark; bei manchen Arten sind sie bei den Männchen konstanter als bei den Weibchen (*Coregonus oxyrhynchus*) und unter den letzteren bei den Jugendlichen häufiger als bei den Geschlechtsreifen; auch individuelle Verschiedenheiten zeigen sich bezüglich Größe, Zahl und Zeit des Auftretens, so bei *Salmo fario*, oder sie fehlen ganz (*Osmerus eperlanus*, *Mallotus villosus*). Die Verhältnisse der *Muraeniden* sind zu wenig geklärt, um hier berücksichtigt werden zu können.

Fig. 387.

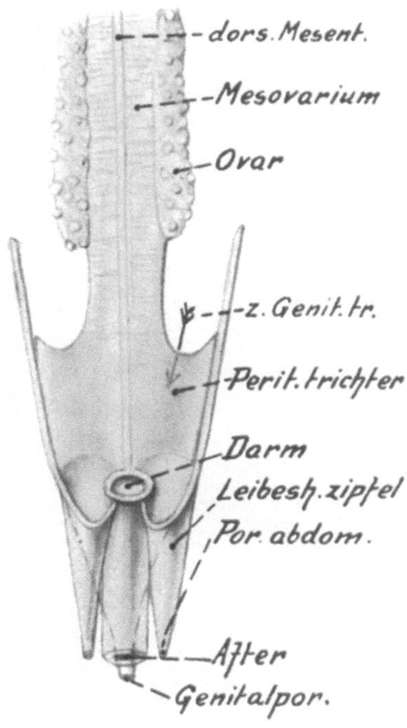

Hinteres Körperende eines weiblichen **Salmoniden**. Caudaler Teil der Geschlechtsorgane, der Leibeshöhle und des Darms von ventral gesehen, etwas schematisiert (nach Abb. von Weber 1886 und Lickteig 1913 kombiniert). C. H.

Außer den Abdominalporen besitzen die weiblichen *Salmoniden* und einige andere Familien der Physostomen hinter dem After und vor der Harnöffnung noch einen unpaaren Porus — den *Genitalporus* (Fig. 387). Dieser stellt die unpaare Ausmündung von dorsalen, paarigen Leibeshöhlenzipfeln — den *Genitaltrichtern* —dar, welche die Eier aufnehmen und durch den Genitalporus nach außen leiten. Diese Genitaltrichter wurden den Peritonealkanälen, die durch die Abdominalporen ausmünden, gleichgestellt, da die einen wie die anderen caudale Leibeshöhlenzipfel sind, die nur durch eine horizontale Scheidewand voneinander getrennt werden (s. Fig. 387). Somit hätten die Salmoniden eigentlich vier Abdominalporen (oder richtiger drei, da die dorsalen miteinander verschmelzen), und diese Verhält

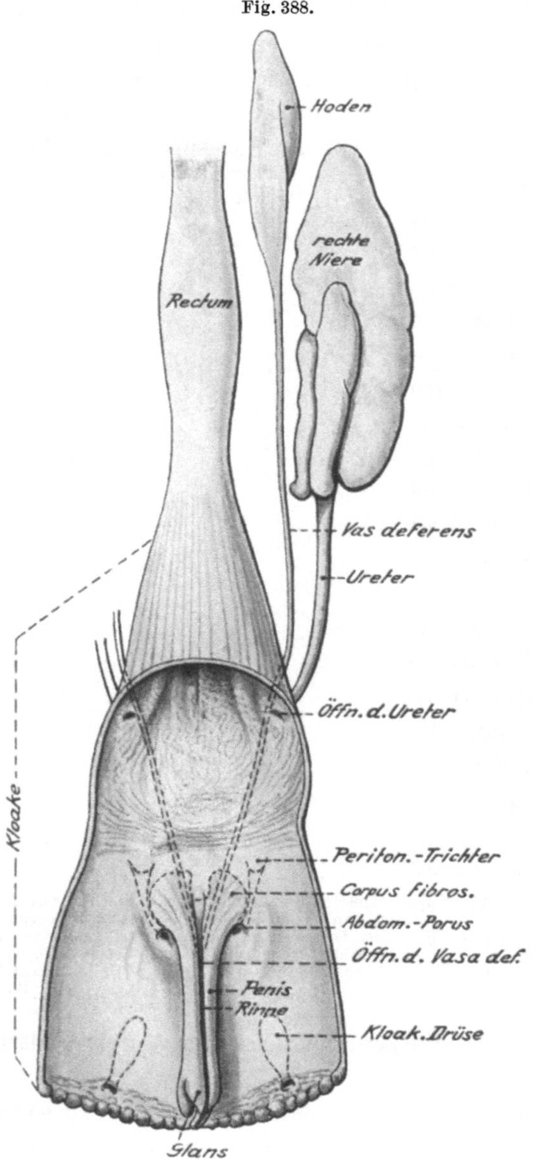

Osteolaemus frontatus ♂, Rectum mit Kloake von der Dorsalseite, Kloake durch Entfernung der Dorsalwand geöffnet, rechte Niere, rechter Hoden. Penis von Dorsalseite, sein Ende etwas seitlich verdreht. Öffnung der Vasa deferentia in der Rinne. Die beiden Abdominalporen, sowie die Peritonealkanäle und alle ventral der Kloake liegenden Organe gestrichelt.
Orig. O. B.

nisse werden in Beziehung gesetzt zu denen der Cyclostomen, unter denen, wie wir sahen, Myxine einen dorsalen unpaaren, Petromyzon zwei seitliche Poren besitzt.

Gegen diese Ansicht wird geltend gemacht, daß die Genitaltrichter der Salmoniden den Oviducten der übrigen Teleosteer gleichzusetzen seien, deren niederste Entwicklungsstufe sie darstellen. Dies ist zweifellos richtig, trotzdem aber kein Argument gegen die oben dargelegte Homologisierung, die ja durchaus nicht ausschließt, daß zwei der vier ursprünglich morphologisch übereinstimmenden Leibeshöhlenzipfel sich nach dieser Richtung hin weiter entwickelten. Gemeinsam ist diesen beiden Anschauungen, daß sie in den Abdominalporen Neubildungen erblicken, die meist erst nach Ende der Embryonalentwicklung, häufig sogar erst viel später ihre fertige Ausbildung erlangen. Sie stehen damit in vollständigem Gegensatz zu einer schon älteren Ansicht, welche in der oben geschilderten Verbreitung der Abdominalporen gewisse Beziehungen zu der bei manchen Knorpelfischen sich noch findenden Verbindung des Coeloms mit der Außenwelt durch die Trichter der Urnierenkanälchen zu finden glaubte, indem bei den Formen, bei denen diese Verbindungen erhalten sind, Abdominalporen fehlen (*Rhina, Ostracioniden* u. a.), während sie da vorkommen, wo offene Trichter fehlen (*Carchariiden, Lamniden, Holocephalen, Ganoiden, Salmoniden* und vielen anderen). Dagegen spricht jedoch, daß z. B. *Scylliiden* und *Spinaciden* neben Abdominalporen auch offene Nierentrichter besitzen und andererseits ihr Fehlen bei den zahlreichen Formen, deren Nierenkanälchen ihre Verbindung mit dem Coelom verloren haben, so daß also in dieser Beziehung keine bestimmte Regel zu herrschen scheint.

Ferner aber schloß man aus diesem häufigen Auftreten der Abdominalporen an Stelle der Nierenkanälchen und aus ihrem auch individuell stark variierenden Vorkommen und häufig auch einseitigem Fehlen namentlich bei Salmoniden, daß sie als rudimentäre Organe, und zwar als einzig übriggebliebene caudalste Nierenkanälchen aufzufassen seien. Aber diese Ansicht scheint ebenso unvereinbar mit dem späteren Auftreten der Abdominalporen wie eine andere erst kürzlich auf Grund entwicklungsgeschichtlicher Untersuchungen an *Acipenser stellatus* aufgestellte, welche in den distalen Enden der primären Harnleiter und den Abdominalporen das vorletzte und letzte allein erhalten gebliebene Paar primärer Verbindungen des Urdarms mit dem Coelom erblickt.

Es ergibt sich also, daß bisher keine völlig befriedigende Deutung der morphologischen Auffassung der Abdominalporen

Fig. 389.

pigm. Kloak. wand.
Peritonealkanal
Papille

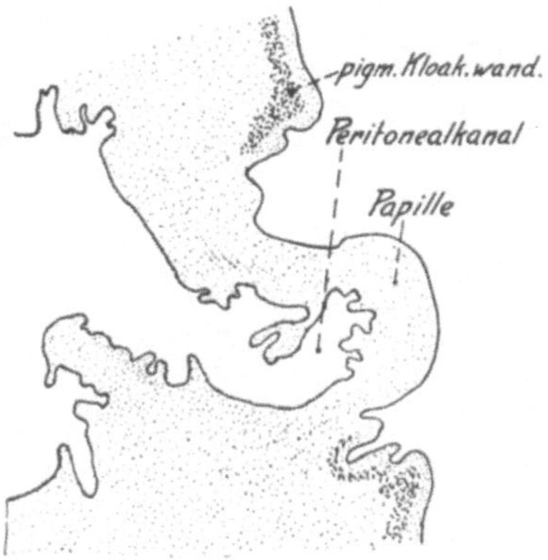

Chrysemis picta ♂, Medianer Längsschnitt durch das distale Ende des Peritonealkanals und seiner Umgebung (nach MOENS 1912). C. H.

bei den Fischen existiert, und auch über ihre Funktion weiß man, außer bei den Cyclostomen, so gut wie nichts.

Unter den höheren Wirbeltieren finden sich nur bei den *placoiden Reptilien* Einrichtungen, die den Abdominalporen der Fische sehr gleichen und ihnen wohl auch entsprechen (Fig. 388). So setzt sich das Hinterende der Leibeshöhle der Krokodile nahe der Penis- oder Clitorisbasis, trichterförmig in die Dorsalwand der Kloake fort, und die so gebildeten beiden *Peritonealkanäle* münden beiderseits der Penisbasis in die Kloake; doch treten die Öffnungen erst bei Erwachsenen auf, und ihr gelegentlich angegebenes Fehlen bezieht sich — wie man jetzt weiß — auf jugendliche Individuen.

Bei den *Cheloniern* sind die Peritonealkanäle mehr schlauchförmig ausgebildet, und sie dringen hier in das cavernöse Gewebe ein, das sich an der Dorsalfläche des Penis oder der Clitoris findet, und ziehen bis vor die Eichelbasis (Glans). Nach den meisten Beobachtern endigen sie hier blind auf einer Papille, die sich von ihrer Umgebung durch Mangel an Pigment unterscheidet (s. Fig. 389). Die ursprüngliche

Annahme, daß sie an der Eichelbasis durch je einen feinen Porus in die Kloake mündeten, soll nur durch künstliche Eröffnung bei der Untersuchung mittels Sonde herbeigeführt worden sein. Einigen Formen fehlen in beiden Geschlechtern auch die Peritonealkanäle (z. B. *Emys imbricata*); bei anderen beschränken sie sich auf die Männchen (*Dermatochelys coriacea*). Die Verhältnisse der Schildkröten scheinen darauf hinzudeuten, daß die Abdominalporen in Rückbildung begriffen sind. Die Auszeichnung der Stelle, an der die Poren bei anderen Formen durchbrechen, durch Papillenbildung und Fehlen von Pigment, ist schwer anders zu erklären. Jedoch zeigt die Ontogenie — so weit sie bekannt ist — daß ein Durchbruch der Poren vor Ende der Embryonalzeit nicht vorkommt, so daß man also nur annehmen kann, daß ihre Ausbildung bei den Schildkröten dieses Stadium nie erreicht, ohne jedoch die Ursache hierfür zu kennen.

Druck von Breitkopf & Härtel in Leipzig.

Vorlesungen über vergleichende Anatomie. Von Otto
Bütschli†, Professor der Zoologie in Heidelberg.
1. Lieferung: **Einleitung. Vergleichende Anatomie der Protozoen, Integument und Skelet der Metazoen.** Mit den Textfiguren 1—264. VIII, 401 Seiten. 1910. Unveränderter Neudruck 1928. RM 36.—
2. Lieferung: **Allgemeine Körper- und Bewegungsmuskulatur;
elektrische Organe und Nervensystem.** Mit den Textfiguren 265
—451. IV, 244 Seiten. 1912. Unveränderter Neudruck 1921.   RM 9.—
3. Lieferung: **Sinnesorgane und Leuchtorgane.** Mit den Textfiguren 452—722. 289 Seiten. 1921. Unveränderter Neudruck 1925. RM 24.—
4. Lieferung: **Ernährungsorgane.** Herausgegeben von **F. Blochmann**, Tübingen, und **C. Hamburger**, Heidelberg. Mit den Textfiguren 1—274. IV,
380 Seiten. 1924.   RM 27.—

In Vorbereitung sind:

6. Lieferung: **Atemorgane.** — 7. Lieferung: **Blutgefäßsystem.** —
8. (Schluß-) Lieferung: **Excretions- und Geschlechtsorgane; Sachverzeichnis.**

**Vergleichende Anatomie des Nervensystems der
wirbellosen Tiere** unter Berücksichtigung seiner Funktion.
Von Dr. **Bertil Hanström**, Dozent der Zoologie an der Universität Lund. Mit
650 Abbildungen. XI, 628 Seiten. 1928.   RM 76.—; gebunden RM 78.60

Vergleichende Anatomie der Wirbeltiere. Herausgegeben
von Professor **J. E. W. Ihle**, Amsterdam, Professor **P. N. van Kampen**, Leiden,
Professor **H. F. Nierstraß**, Utrecht, Professor **J. Versluys**, Wien. Aus dem Holländischen übersetztvon **G. Chr. Hirsch**, Lektor in Utrecht. Mit 987 Abbildungen.
VIII, 906 Seiten. 1927.   RM 66.—; gebunden RM 68.40

**Mikroskopische Anatomie des vegetativen Nerven-
systems.** Von **Philipp Stöhr jr.**, o ö. Professor der Anatomie in Bonn. Mit
243 zum Teil farbigen Abbildungen. VIII, 251 Seiten. 1928.   RM 36.—

Histologie und mikroskopische Anatomie. Von Professor
Dr. **Hans Petersen.**
Erster und zweiter Abschnitt: **Das Mikroskop und allgemeine Histo-
logie.** Mit 122 zum Teil farbigen Textabbildungen. III, 132 Seiten. 1922.
RM 3.50
Dritter Abschnitt: **Spezielle Histologie und mikroskopische Ana-
tomie des Menschen.** Mit 221 zum Teil farbigen Textabbildungen.
V, 153 Seiten. 1924.   RM 12.—
Vierter und fünfter Abschnitt: **Organe des Stoffverkehrs, Fort-
pflanzungsorgane.** Mit 447 zum Teil farbigen Abbildungen. VII,
385 Seiten. 1931.   RM 39.—
Sechster Abschnitt: **Haut, Nervensystem, Sinnesorgane.**
In Vorbereitung.

Anatomie des Menschen. Ein Lehrbuch für Studierende und Ärzte.
In drei Bänden. Von **Hermann Braus**, weil. o. ö. Professor an der Universität,
Direktor der Anatomie, Würzburg.
Erster Band: **Bewegungsapparat.** Zweite Auflage. Bearbeitet von **Curt
Elze**, o. ö. Professor an der Universität, Direktor der Anatomie, Rostock. Mit
387 zum großen Teil farbigen Abbildungen. XI, 822 Seiten. 1929.
Gebunden RM 36.—
Zweiter Band: **Eingeweide (einschließlich periphere Leitungs-
bahnen,** I. Teil.) Mit 329 zum großen Teil farbigen Abbildungen. VII,
697 Seiten. 1924.   Gebunden RM 24.—
Dritter (Schluß-) Band: **Periphere Leitungsbahnen.** II. Spezieller Teil.
Zentral- und Sinnesorgane.   In Vorbereitung.

9. Kapitel. Atemorgane (Respirationsorgane).

Einleitung.

Der tierische Stoffwechsel vollzieht sich, von seltenen Ausnahmen abgesehen, unter der fortdauernden Einwirkung des aus der Umgebung aufgenommenen Sauerstoffs, der bei der Dissimilation verbraucht wird und schließlich in deren Endprodukten, insbesondere als Kohlensäure und Wasser, den Körper verläßt. Die Organe, welche zur Aufnahme des Atemsauerstoffs und zur Abscheidung der gebildeten Kohlensäure sowie eines Teiles des Wassers dienen, werden daher als Atem- oder Respirationsorgane bezeichnet.

Atemorgane kommen den Metazoen keineswegs allgemein zu, sondern sind nur in gewissen Gruppen entwickelt. — Wie es bei den Protozoen stets der Fall ist, kann auch bei den Metazoen der gesamte Gaswechsel durch die besonderer Atemorgane entbehrende Körperoberfläche geschehen, zu der sich bei den Metazoen noch die Innenfläche der Gastral- bzw. Darmhöhle gesellen kann. Als Bedingung der ausschließlichen Hautatmung erscheint jedoch, daß die Körperoberfläche für den Durchtritt der Gase die erforderliche Ausdehnung besitzt. Es kann dies erstens bei wenig intensivem Stoffwechsel der Fall sein, wie er für die niederen Metazoen: *Spongien, Coelenteraten, Würmer* charakteristisch ist, zweitens bei sehr geringer Körpergröße.

Je größer aber der Metazoenkörper und je ausgiebiger der Stoffwechsel wird, desto mehr erscheinen besondere Organe erforderlich, um den intensiveren Gaswechsel zu bewältigen. Bei zunehmender Körpergröße nimmt das Verhältnis der Körperoberfläche zum atmenden Körpervolum (bzw. Gewicht) relativ ab, wie leicht ersichtlich ist, wenn wir uns kuglige Metazoen vorstellen, bei deren Größenzunahme die Oberfläche im Verhältnis des Quadrats des Radius wächst, das Volum hingegen im Verhältnis seiner dritten Potenz. Im allgemeinen gilt das gleiche auch für eine mögliche Darmatmung. Je größer also der Metazoenkörper wird, desto mehr muß die Notwendigkeit besonderer Atemorgane hervortreten, welche die unzureichend gewordene äußere oder innere Atemfläche vergrößern.

Diese Beziehung zwischen Körpergröße und Atemorganen wird auch dadurch bestätigt, daß bei Gruppen, welche zwar im allgemeinen solche Organe besitzen, so z. B. den *Crustaceen, Gastropoden* u. a., bei sehr abnehmender Körpergröße oder auch herabgesetztem Stoffwechsel die Atemorgane sich wieder vereinfachen, ja sogar völlig schwinden. Auch Parasitismus kann in ähnlicher Weise wirken.

Die im Wasser lebenden Metazoen verwenden zur Atmung gewöhnlich den im Wasser absorbierten (gelösten) Sauerstoff; die luftlebenden Formen hingegen atmen direkt den Luftsauerstoff. In beiden Fällen werden sich die Atemorgane verschieden entwickeln müssen, um ihrer Funktion zu genügen. Im ersteren Falle erscheinen die

Organe als Fortsätze der Körperoberfläche oder bei Darmatmung als solche der Darmschleimhaut, die eine mehr oder weniger große Oberfläche erlangen, um dem Gasaustausch zu genügen. Da solche Atemorgane, die als *Kiemen* bezeichnet werden, ständig von Wasser umspült sind, so entgehen sie der Gefahr zu vertrocknen und können sich daher, wie gesagt, frei nach außen auf der Körperoberfläche oder auch in Körperhöhlen entwickeln. Wird hingegen direkt Luft geatmet, so sind ähnliche Organe unmöglich, da sie in der Regel vertrocknen würden; in diesem Fall muß die Luft in innere Körperhöhlen (Lungen) oder Röhren (Tracheen) eingeführt werden, wodurch ein Eintrocknen der respirierenden Flächen vermieden wird. (In besonderen Fällen gibt es Einrichtungen, die es ermöglichen, daß auch Kiemen direkt Luft atmen.)

Die Ausbildung besonderer Atemorgane erfordert ferner bei ansehnlicher Körpergröße auch eine Einrichtung, welche die Körpersäfte, das Blut oder die Leibeshöhlenflüssigkeit, den Respirationsorganen zuführen und von ihnen wieder ableiten. Daher hängt mit der Ausbildung der Atemorgane auch die eines Blutgefäßsystems meist innig zusammen. Zwischen beiden Systemen besteht eine gewisse Korrelation, wie wir noch genauer erkennen werden. So kann sich parallel mit den Atemorganen auch das Blutgefäßsystem zuweilen stark bis völlig rückbilden. — Andererseits ist es notwendig, daß die Blutzufuhr zu den Atemorganen besonders reich ist, damit diese ihre Funktion erfüllen, indem alles Blut oder doch ein großer Teil davon die Atemorgane durchlaufen muß.

Den *Spongien*, den *Coelenteraten* und den *ungegliederten Würmern* fehlen eigentliche Atemorgane völlig, so daß der Gaswechsel durch die äußere Oberfläche oder gleichzeitig die Flächen der Gastral- oder Darmhöhle geschehen muß. Das letztere ist bei einem Teil der *Coelenteraten* in gewissem Grade der Fall, dafür spricht die bedeutende Vergrößerung der Wand der Gastralhöhle, wie sie bei den *Medusen* und *Anthozoen* vorkommt. Bei den *Schwämmen* ermöglichen die Geißelzellen bei der Durchströmung des Körpers mit Wasser gleichzeitig mit der Ernährung den Gasaustausch.

Wie wir schon früher sahen (s. Fig. 8 *C*, S. 21), dringen bei den *Disconanthen* unter den Siphonophoren von der Luftflasche aus zahlreiche gashaltige Röhren (sogenannte *Tracheen*) in die *Centradenia* ein, deren Teilnahme am Gaswechsel nicht ausgeschlossen erscheint, wenn sie auch zum Teil stark angezweifelt wird.

A. Kiemen.

1. Vermes.

Wie bemerkt, finden sich bei den niederen Würmern keine lokalisierten Atemorgane; so haben z. B. auch die *Turbellarien* allgemeine *Hautatmung*, nur bei *Thysanozoon brockii* sollen die in dorsale Papillen hineinragenden Darmausstülpungen möglicherweise der Atmung dienen. Eigentliche Kiemenorgane besitzen nur gewisse *Anneliden*, bei denen ja auch in der Regel ein Blutgefäßsystem vorhanden ist. Hautatmung tritt jedenfalls häufig und zum Teil recht ausgiebig auf, wie schon daraus hervorgeht, daß gewöhnlich ein reicher Plexus feiner Blutgefäße in der Körperwand vorkommt und bei zahlreichen größeren *terricolen Oligochäten* sowie den *Hirudineen* bis zwischen die

Zellen der Epidermis eindringt, letztere also gewissermaßen als Respirationsorgan entwickelt ist. Bei manchen *Süßwasseroligochäten* kann sich die Hautatmung mehr lokalisieren, so bei den *Tubificiden*, wo sie besonders im hinteren Körperabschnitt geschieht, der frei aus dem Schlamm hervorragt und meist lebhaft schlängelt. — *Darmatmung* scheint bei im Wasser lebenden zu den *Naididen, Tubificiden, Enchytraeiden* und *Aeolosomatiden* gehörigen Oligochäten und sehr vielen *Polychäten* vorzukommen, die Wasser mit dem After reichlich aufnehmen können, welches durch antiperistaltische Bewegungen nach vorn getrieben wird. Auch Gasentwicklung, welche wir früher im Darm oder in den Darmanhängen gewisser Polychäten fanden, wie die sogenannten *Schwimmblasen* der *Hesioniden, Syllideen, Phyllodoceen, Nereiden* und anderer (s. S. 85) wird gewöhnlich mit der Atmung in Beziehung gebracht. Bei *Capitella* und *Notomastus* soll der (S. 90 erwähnte) Nebendarm Atemfunktion haben.

Die *Kiemen* sind stets Fortsätze, d. h. Ausstülpungen der Körperwand von sehr verschiedener Größe und Form, in welche eine einfache bis kompliziertere Blutschlinge eintritt, wenn ein Blutgefäßsystem entwickelt ist (*Blutkiemen*).

Nur wenige *limicole Oligochäten* besitzen solche Organe, die an verschiedenen Körperregionen auftreten können. So finden sich bei den verschiedenen Arten der Gattung *Dero* im trichterartig ausgehöhlten Hinterende, in dessen Centrum der After liegt, etwas hinter ihm, gewöhnlich 4 fadenförmige, bewimperte Kiemen (s. Fig. 390), selten mehr (*bei Dero multibranchia* 14). Auch der Rand des Kiemennapfes (*Pavillon*) kann in fingerartige Fortsätze ausgezogen sein. Die Gattung *Branchiodrilus* (*Chaetobranchus*, Ostindien) dagegen trägt an den 60—70 vorderen Segmenten je ein Paar dorsaler, lang fadenförmiger, fein bewimperter Kiemenfäden, die nach hinten immer kürzer werden. Jeden hohlen Faden durchziehen einige lange Borsten der dorsalen Bündel, offenbar Stützborsten. — Gewisse Tubificiden (*Branchiura sowerbyi, Hesperodrilus branchiatus*) tragen an jedem Segment der hinteren Körperregion ein Paar fingerförmiger, contractiler, unbewimperter Kiemen, die bei *Branchiura* in der Dorsal- und Ventrallinie, bei *Hesperodrilus* dagegen dorso-lateral stehen. — Auch die jetzt zu den Lumbricina gestellte *Alma nilotica* besitzt an den 60—70 hinteren Segmenten neben den Rückenborstenbündeln mit Ausnahme der letzten 6—7 Segmente jederseits ein Büschel vorn einfacher, nach hinten zu sich zum Teil verzweigender Kiemenbüschel, in die Blutschlingen eintreten, die feine Blutcapillaren in die Hypodermis abgeben, wo sie ein Netzwerk bilden, welches den Gasaustausch vermittelt. Ähnlich den verwandten Oligochäten finden sich auch bei gewissen *rhynchobdelliden Hirudineen* kiemenartige Anhänge. Am bekanntesten ist die marine Art *Branchellion torpedinis*

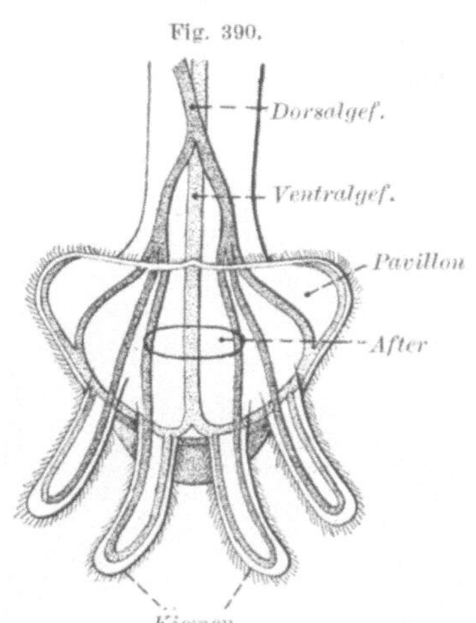

Dero perrieri. Hinterende des Körpers mit den Kiemen von dorsal gesehen (nach Perrier 1872; After eingezeichnet). C. H.

(s. Fig. 39, 6, S. 77), die an ihrem langen Hinterende (dem sogen. Abdomen) beiderseits eine laterale Reihe von je 33 ungefähr blattförmigen und reich mit Blut versorgten Kiemen trägt. *Pseudobranchellion* Apathy (lebt auf *Thalassochelys*) hingegen besitzt nur 4—5, zum Teil verzweigte Kiemen in der Vorderregion des Hinterkörpers, *Ozobranchus*, Harding (Ceylon) 5—11 Paar verzweigte in der Abdominalregion.

Bei *Piscicola* und anderen Ichthyobdelliden findet sich an einer größeren Zahl (11—12) Segmente des Hinterkörpers je ein Paar lateraler, halbkugeliger, dünnwandiger, blasenartiger Erhebungen, die pulsieren, eine Gefäßschlinge enthalten und wohl bei der Respiration mitwirken.

Polychaeta.

In dieser Gruppe sind die Kiemenorgane weit verbreitet, treten jedoch recht unregelmäßig auf. In gewissen Familien fehlen sie ganz, in anderen kommen sie nur manchen Gattungen zu; in einzelnen Gattungen fehlen sie gewissen Arten. Der Gas-

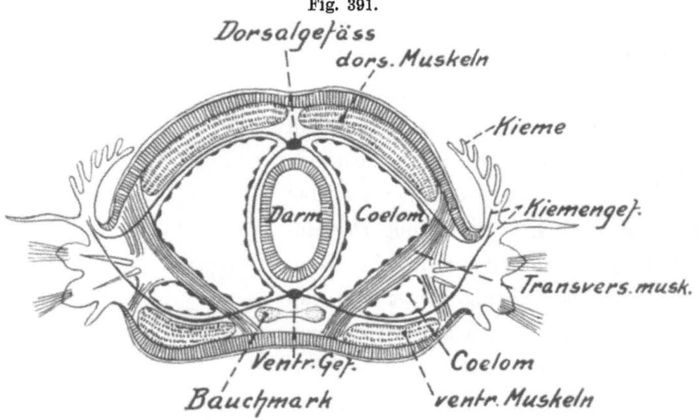

Querschnitt durch einen **Anneliden** (etwa Eunice) (nach Heider 1913).　　C. H.

austausch dürfte bei fast allen Polychäten durch die gesamte Körperhaut erfolgen. Die Kiemen haben daher dort, wo sie auftreten, nur accessorische Bedeutung. Ob im Einzelfalle ein Organ als Kieme zu betrachten ist oder nicht, ist nicht immer leicht zu sagen. Daher kommt es, daß hinsichtlich der Auffassung mancher Anhänge als Kiemen auch heute noch Meinungsverschiedenheit besteht. Das wichtigste morphologische Argument ist die reiche Durchblutung des betreffenden Organs; die letzte Entscheidung muß indessen beim physiologischen Experiment liegen.

Morphologisch sind die Kiemen der Polychäten einander nicht überall gleichwertig. Vielmehr können verschiedene Anhangsorgane der Körperoberfläche durch reichere Vascularisation und dünne Wände respiratorisch wirksam werden. Am verbreitetsten sind die *Parapodialkiemen*, die wohl einander homologisierbar sind. Die Parapodien sind bekanntlich häufig in einen dorsalen und ventralen Ast (Notopodium und Neuropodium) gespalten, von denen jeder gewöhnlich einen faden- bis blattförmigen Cirrusfortsatz trägt. Daß diese Cirren vielfach an der Atmung teilnehmen, ist an und für sich wahrscheinlich, und es liegt daher nahe, daß sie sich in gewissen Fällen zu kiemenartigen Organen entwickeln. In anderen Fällen ist es ein besonderer

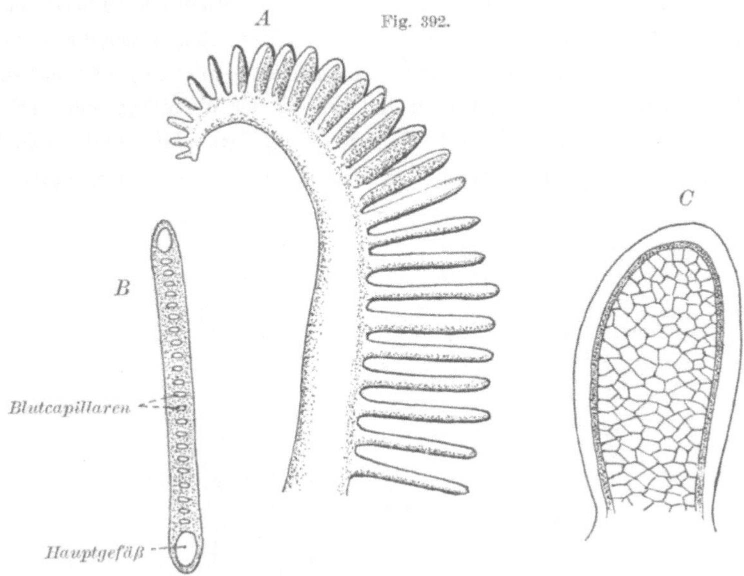

Lagis koreni. Kieme, *A* total, *B* Kiemenblättchen quer, *C* Kiemenblättchen von der Fläche. Orig. v. Bu.

Seitenzweig des Dorsalcirrus, welcher die Kieme bildet (s. Fig. 391, etwa *Eunice*). Häufig rücken solche Notopodiumkiemen vom Parapodium gegen die Rückenlinie ab und werden so zu selbständigen Körperanhängen, die sich gelegentlich, wie auch die Parapodialcirren selbst, vermehren können (*Euphrosyne*).

Die Form der meist bewimperten Parapodialkiemen ist recht mannigfaltig: kurz fingerförmig bis länger oder lang fadenförmig (*Nephthys, Cirratulus, Audouinia* u. a.), gefiedert (*Eunice* Fig. 391), lamellös mit zahlreichen seitlichen Blättern (*Amphicteniden*, Fig. 392), baumförmig verästelt (*Arenicola*, Fig. 393, *Amphinome*), mehr oder weniger dichotom verzweigt (*Terebelliden*). Hinsichtlich ihrer Zahl dürften sich im allgemeinen bei den freibeweglichen, räuberischen Polychäten (*Rapacia*) die ursprüng-

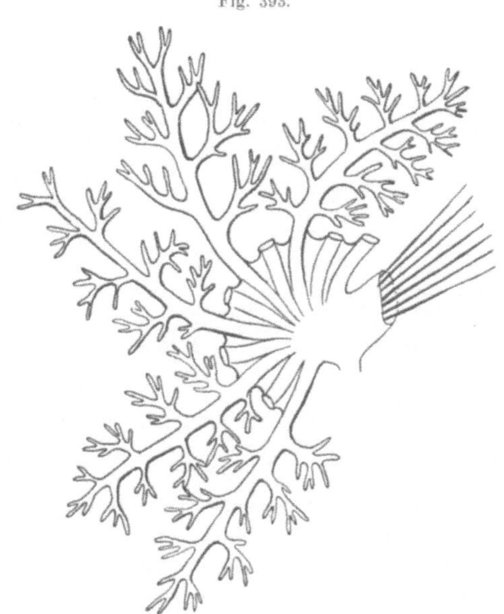

Fig. 393.

Arenicola marina, linke Kieme des 10. Segments mit Parapodium (nach ASHWORTH 1903).   v. Bu.

lichsten Verhältnisse finden. Sie sind hier, wenn sie nicht, wie häufig, ganz fehlen, entweder an fast sämtlichen Segmenten zu finden (*Eunice*) oder sie erstrecken sich über eine größere Anzahl der vorderen Segmente (*Diopatra*). Auch bei den zahlreichen in Röhren lebenden, also mehr oder weniger sessilen Polychäten, können sich die Kiemen über eine größere Zahl mittlerer Körpersegmente verteilen (*Arenicola*); häufiger sind sie hier in die vordere Körperregion verlegt, die sich aus der Wohnröhre vorstrecken kann, und der Zahl nach stark reduziert. So besitzen die *Terebelliden* und *Amphicteniden* nur 2—3 ansehnliche Kiemenpaare an den vordersten Rumpfsegmenten (s.

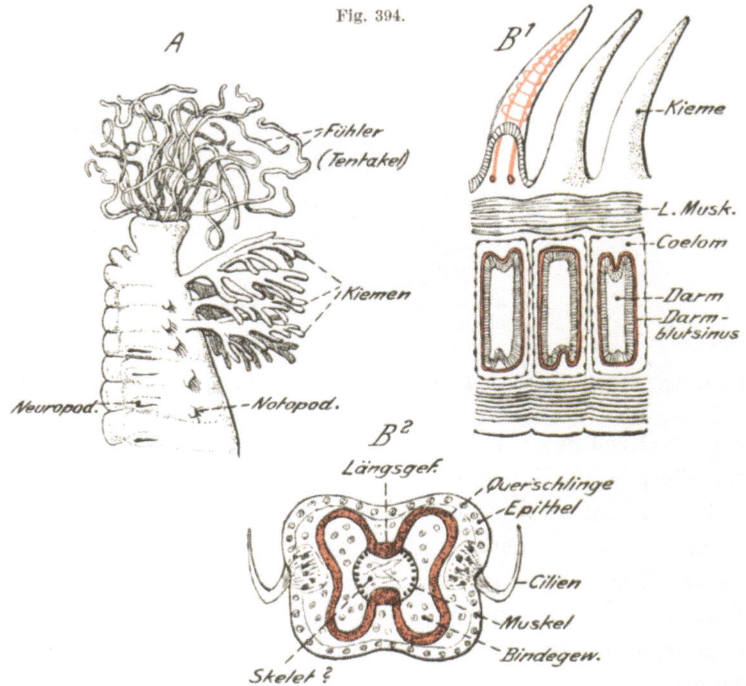

Polychaeta, Kiemen. *A* Terebella conchilega, Vorderende von links mit den 3 Paar Kiemen. *B* Aricia foetida. *B¹* Längsschnitt parallel der Medianebene durch 3 Segmente mit Kiemen; die vorderste an der Basis angeschnitten; Blutgefäße eingezeichnet. *B²* Querschnitt einer Kieme mit seitlichen Wimperbändern. (*A* nach MILNE-EDWARDS aus CUVIER, Règne animal, *B* nach CLAPARÈDE 1873.)
C. H.

Fig. 394 *A* und 395); bei manchen *Chlorhämiden* liegen die zahlreichen Kiemenfäden am Prostomium.

Zu den Kiemen gerechnet wurde früher auch die ansehnliche Tentakelkrone der *Serpulimorphen*. Sie gehört gleichfalls dem Prostomium an, das im übrigen hier sehr stark reduziert ist, und wird gewöhnlich als eine Umbildung der bei vielen Polychäten sich findenden Kopftentakel aufgefaßt. Diese mit der Reduktion des Prostomiums rechts und links vom Munde gerückten Anhänge umziehen den Mund als zwei etwa halbkreisförmige, mehr oder weniger vorspringende Leisten oder Blätter. Von jeder Leiste entspringt eine Reihe meist langer Hauptstrahlen in geringer (*Amphicoriniden*, manche *Serpuliden*) bis sehr großer Zahl (*Spirographis* u. a.). Jeder Hauptstrahl trägt fast stets ein bis zwei Längsreihen sekundärer Seitenstrahlen. Die Lehre, daß diese komplizierten Gebilde die Kiemen dieser Würmer seien, gilt als erschüttert, seitdem bei *Spirographis spallanzanii* experimentell festgestellt wurde, daß die Tentakel nur einen geringen Anteil am Gasaustausch besitzen. Da außerdem heute nachgewiesen ist, daß sich die Würmer ihre Nahrung mit Hilfe dieser Tentakelkrone beschaffen, ist es richtiger, sie den Ernährungsorganen zuzurechnen.

Die Epidermis der Polychätenkiemen ist, wie bereits erwähnt, gewöhnlich bewimpert; meist scheint jedoch die Bewimperung keine totale zu sein, sondern sich an jeder Kieme als 1—2 Längswimperbänder zu finden (s. Fig. 394 B^2). Nicht selten sind die Kiemen durch in sie eintretende Muskeln contractil (Fig. 394 B^2). So kontrahieren sich die baumförmig verzweigten Kiemen von *Arenicola* rhythmisch und tragen durch diese Bewegung erheblich zur Bewegung des Blutes bei. Die Durchblutung der Kieme geschieht gewöhnlich durch eine Gefäßschlinge, welche die Kieme durchzieht. Bei einfachen fadenförmigen Kiemen genügt diese Circulationsart, bei komplizierteren Kiemen ist dagegen die gewöhnliche Bildung die, daß der zu- und der abführende Ast der Gefäßschlinge durch ein System querer Verbindungsschlingen zusammenhängen (s. Fig. 394 B^2). Seltener findet sich in der Kieme ein unregelmäßiges Gefäßnetz.

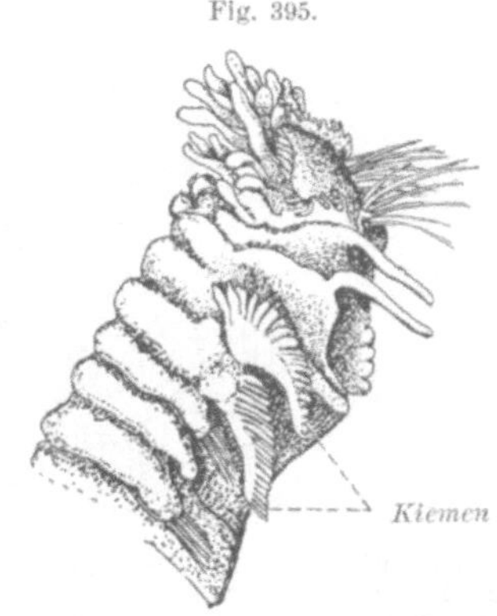

Pectinaria belgica. Vorderende von links (nach CUVIER, Règne animal). C. H.

Neben den echten oder Blutkiemen finden sich bei gewissen, kein Blutgefäßsystem besitzenden Polychäten die sogenannten *Lymphkiemen*, in denen circulierende Leibes-

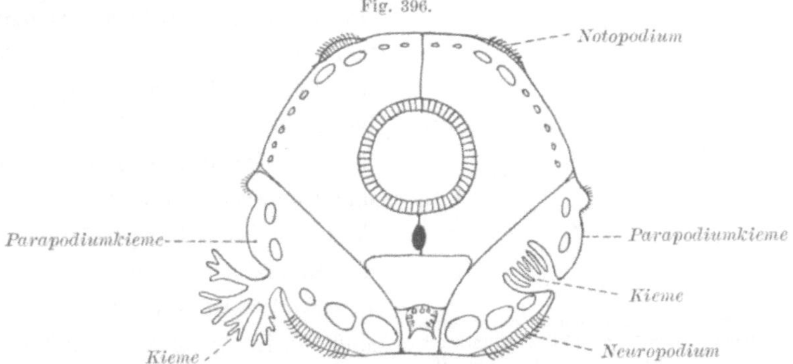

Dasybranchus caducus. Schematischer Querschnitt, links mit ausgestreckter, bluterfüllter Kieme und Parapodiumkieme, rechts dieselben kontrahiert und eingestülpt (nach V. HAFFNER 1930). v. Bu.

höhlenflüssigkeit die Rolle des Blutes übernimmt (*Capitelliden, Glyceriden*). Sie lassen sich kaum mit den anderen Kiemen homologisieren, da sie eine abweichende Lage zu den Parapodien einnehmen. Sie sitzen zwischen Noto- und Neuropodium (s. Fig. 396), genauer dorsal vom Neuropodium, sind also jedenfalls nicht auf Cirrenbildungen zurückführbar. Sie können vollkommen in die Leibeshöhle eingezogen werden (s. Fig. 396 rechts). Bei den *Capitelliden* liegt häufig dorsal von den retractilen Kiemen noch eine einfachere Art als dünnwandige taschenartige Ausbuchtungen der Leibeswand.

Die zu den Polychäten gehörende aber stark abweichende *Sternaspis* besitzt etwas vor und dorsal vom After zwei dichte Büschel langer freier Kiemenfäden (s. Fig. 397).

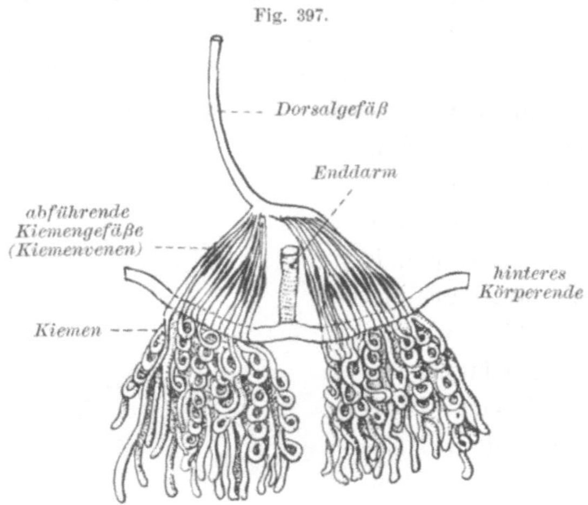

Sternaspis scutata. Kiemen dorsal zu beiden Seiten des Afters auf besonderen Kiemenscheiben befestigt. Auf der Abbildung von ventral mit den abführenden Kiemengefäßen zu sehen (nach VEJDOVSKY 1881). C. H.

Den jetzt in die Familien: *Sipunculiden, Priapuliden* und *Echiuriden* aufgelösten, früher als *Gephyreen* vereinigten Formen fehlen besondere Atemorgane meist ganz. Daß die Hautatmung bei den Sipunculiden eine erhebliche Rolle spielen kann, wurde schon bei der Besprechung des Coeloms und seiner in der Körperwand sich ausbreitenden Fortsätze betont (s. S. 392, Integumentalkanäle). Daß sich die Tentakel dieser Gruppe erheblich an der Atmung beteiligen, ist wenig wahrscheinlich, dagegen dürfte der große, sehr contractile und dünnwandige Schwanzanhang von *Priapulus,* der reich mit kolbigen Papillen besetzt ist, in welche die Coelomflüssigkeit frei ein- und ausströmen kann, wohl respiratorisch funktionieren. Bei gewissen Arten tritt dieser Anhang paarig auf. Den *Echiuriden* (Chaetiferen) fehlen Atemorgane ganz. Zu erinnern wäre auch an die bei der abweichenden Gattung *Epithetosoma* beschriebenen Poren der Körperwand der Mundgegend. Daß die dünnwandigen und wimpernden Tentakel oder Cirren der *tentakulaten Oligomeren,* ebenso auch die Mundarme der *Brachiopoden* und *Branchiotremata* respiratorisch wirksam sind, dürfte kaum zweifelhaft erscheinen. Namentlich sollen bei den ersteren

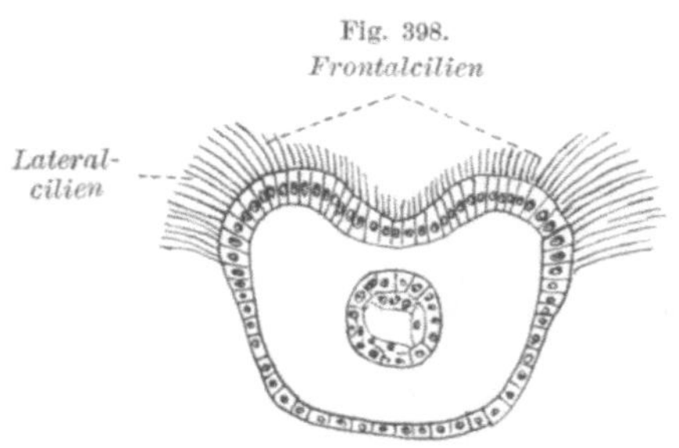

Crania. Schematischer Querschnitt durch einen Armcirrus (nach BLOCHMANN 1892, schematisiert). C. H.

die längeren Lateralcilien der Armcirren den Atmungsstrom hervorrufen (Fig. 398). Die Kiemenspalten der *Pterobranchier* und besonders der reich entwickelte Kiemenapparat der *Enteropneusten* wurden schon beim Darmapparat eingehend besprochen (s. S. 99 und 102 ff.).

2. Arthropoda.

Einleitung.

Ähnlich wie bei Wirbeltieren treten auch die Atmungsorgane der Arthropoden in zweierlei Form auf: als Kiemen bei den *Branchiata* (Crustacea und Palaeostraca) und als

Tracheen bei den *Tracheata* (Arachnoidea, Diplopoda, Chilopoda, Insecta). Ebenso wie die Kiemenatmung der Vertebraten die zweifellos phylogenetisch ursprünglichere ist, die später durch die Luftatmung ersetzt wurde, so wird auch für die Arthropoden meist ein analoges Verhalten angenommen und daher die Kiemenatmung der *Crustaceen* und *Palaeostraken* als der ursprüngliche Zustand betrachtet. Da aber die Gruppe der *Protracheaten*, welche in ihrem allgemeinen Bau viel primitive Merkmale bewahrt hat, Tracheenatmung besitzt, so dürfte das Problem, welche der beiden großen Arthropodengruppen die phylogenetisch ältere sei, vorerst nicht als entschieden gelten können, vielmehr wäre es möglich, daß die Urarthropoden Landtiere und Luftatmer waren, die Kiemenbildung dagegen eine sekundäre Erscheinung ist.

Auch unter den Arthropoden können besondere Atemorgane gelegentlich ganz fehlen: z. B. bei den *Pycnogoniden*, manchen *niederen Krebsen*, ebenso auch den *Pauropoden* (Poduriden) und manchen im Wasser lebenden *Milben* unter den Tracheaten. In allen diesen Fällen ist es jedoch sehr wahrscheinlich, daß es sich um Rückbildung handelt.

a) Die Atemorgane der Crustaceen

sind ebensowenig wie diejenigen der Polychäten einander in allen Fällen homolog. Vielmehr lassen sich drei gesonderte Arten unterscheiden, die einer getrennten Besprechung bedürfen:

1. Zu Kiemen entwickelte Epipodialfortsätze gewisser Extremitäten, meist der der Thoracalbeine.

2. Zu Kiemen umgewandelte Ento- oder Exopodite der Abdominalbeine.

3. Zu respiratorischen Flächen umgebildete Innenflächen des Rückenschildes.

Neben diesen speziellen Atemorganen dürfte, mindestens bei allen kleineren Formen, der allgemeinen Hautatmung eine nicht unbedeutende Rolle zufallen. Bei vielen *Cladoceren*, den meisten *Ostracoden*, vielen *Cirripedien*, fast allen *Copepoden* und *Branchiuren* fehlen besondere Atmungsorgane überhaupt.

Die sehr weit verbreiteten *Kiemen der Thoracalbeine* entwickeln sich aus Fortsätzen an der Basis der Lateral- oder Außenseite der Beine, die wir schon früher (S. 111) als Epipodialanhänge (*Epipodite*) erwähnten. Es sind Anhänge des basalen Beinstamms (*Protopodit*), die in Ein- bis Mehrzahl auftreten können. Letzteres findet sich unter den Entomostraken nur bei den *Branchiopoden*, ist dagegen bei den *Decapoden* sehr verbreitet. — Stets ist bei den Entomostraken nur ein solcher Epipodit kiemenartig entwickelt (*Epibranchie*), und zwar bei den Branchiopoden der distale (s. Fig. 31, 3, S. 111). Gegenüber den sonstigen Beinanhängen ist die Kieme ausgezeichnet durch ihre Dünnhäutigkeit (besonders der Cuticula), reiche Blutversorgung und meist durch den Mangel von Haaren und Borsten. Sie ist bei den Entomostraken beutelförmig, häufiger durch Abplattung blattartig, seltener schlauchartig. So finden wir sie allgemein verbreitet bei den Euphyllopoden (*Branchipus, Apus,* Fig. 399 *A* und *B, Limnadia,* Fig. 400 *A*), selten dagegen den Cladoceren (nur den *Daphniden* und einigen anderen, so *Sida,* Fig. 400 *B* und *Holopedium* und Verwandten), selten bei einzelnen gestielten Cirripedien (*Pedunculata*). Dagegen fehlen Epipodialkiemen stets den Ostracoden, Copepoden und Branchiuren.

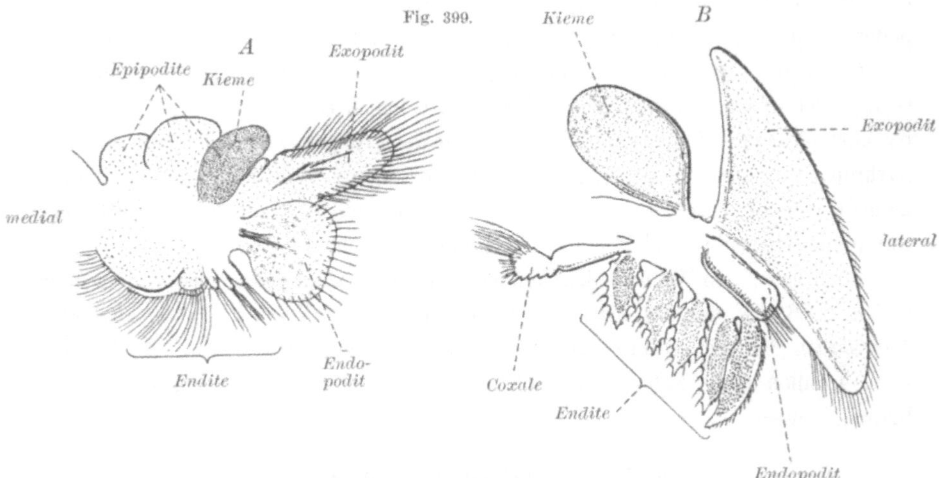

A Branchipus grubei. 5. Schwimmbein der linken Seite. *B* Apus productus. 6. Bein der linken Seite. *A* Original *B* nach eigenem Präparat und GERSTÄCKER aus BRONN, Kl. u. Ordn. C. H.

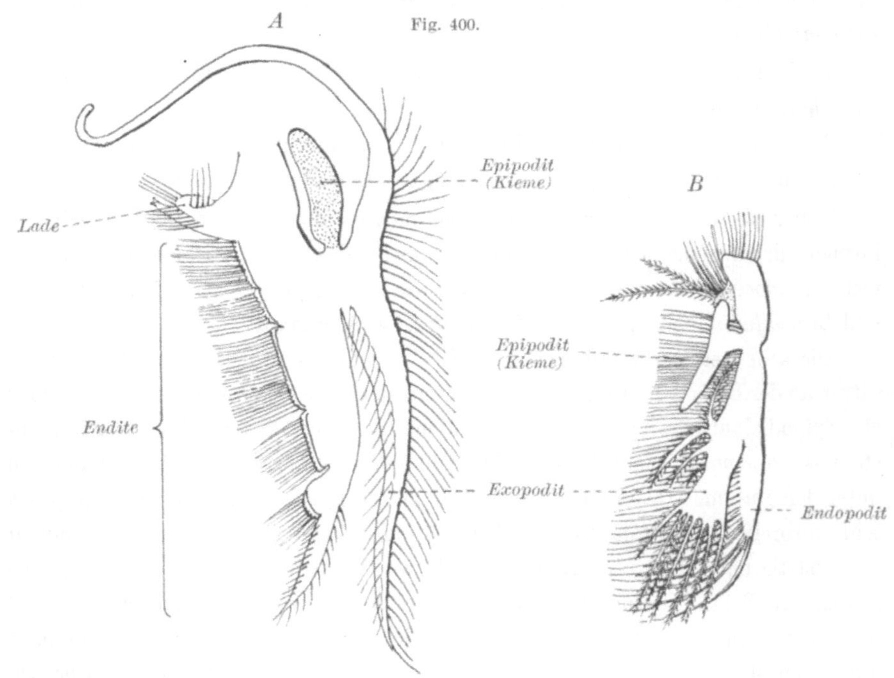

A Limnadia lenticularis. 9. Bein der linken Seite mit Kieme. *B* Sida crystallina. 2. Bein der linken Seite (*A* nach NOWIKOFF 1905, *B* nach ZADDACH 1855). C. H.

Unter den *Malakostraken* sind solche Epibranchien fast allgemein vorhanden, und ihr gelegentliches Fehlen beruht wohl auf Rückbildung. Sehr einfache Verhältnisse, welche an jene der Entomostraken erinnern, zeigen die *Leptostraken* und *Amphipoden* (s. Fig. 401). Bei ersteren dient der ansehnliche blattartige Epipodit, doch auch wohl der Exopodit, als Kieme.

Die *Amphipoden* (einschließlich der *Anomostraca*) tragen an der Basis einer größeren oder kleineren Zahl der Thoracalbeine je eine gewöhnlich blattartige, mäßig große Kieme (selten zwei solcher), die hier auf die Medialseite (Innenseite) der Beine gerückt und häufig etwas über deren Ursprung hinauf verschoben sind, so daß sie auf der Innenfläche der Epimere entspringen, mit denen aber die Coxalia der Beine öfters verschmelzen (s. Fig. 401). Das läßt verständlich erscheinen, daß in manchen Fällen die Kiemen im weiteren Fortgang solcher Prozesse auf die Körperwand zu stehen kommen, wie das bei *Phronimiden* und *Caprelliden* sich findet. Bei den letzteren können die Beine der kiementragenden Segmente rudimentär werden oder ganz verschwinden; bei den ersteren liegen die Kiemen zum Teil in der Mitte zwischen je zwei Beinen. Bei den *Dichelopoden* (*Euphausiidae*) tragen alle Thoraxbeine Kiemen; am ersten Bein sind

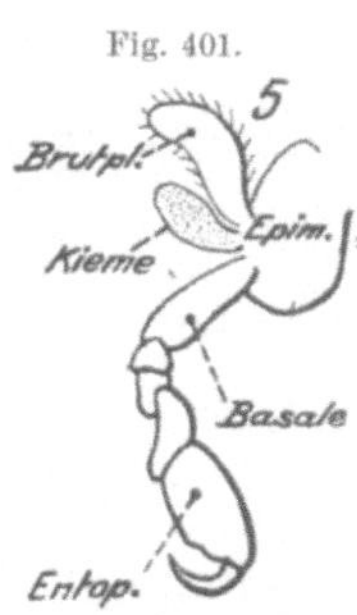

Amphipode. 3. linkes Thoracalbein von ventral (nach GIESBRECHT aus LANG, Hdb. d. Morph.), C. H.

sie klein und einfach gebaut und nehmen analwärts an Komplikation zu, und die Thoracopoden werden entsprechend immer rudimentärer (s. Fig. 402). Die Kiemen sind dann baumförmig verästelt und ihre Äste ein- oder zweireihig mit fingerförmigen

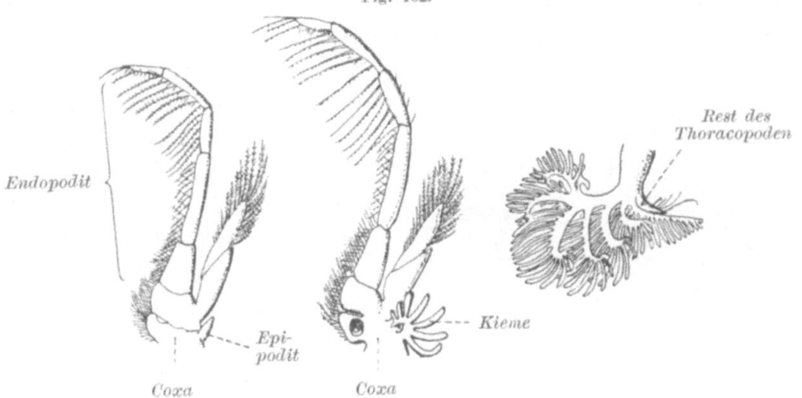

Euphausia spec. *A* erster, *B* zweiter, *C* achter Thoracopod. Der sich zur Kieme umbildende Epipodit bei *A* ganz klein, analwärts an Größe zunehmend. Der achte Thoracopod fast völlig rückgebildet, Kieme stark entwickelt (nach SARS aus KÜKENTHAL, Hdb. d. Zcol.). C. H.

Anhängen (Kiemenblättchen) besetzt; einfachere erscheinen jedoch auch sichelförmig. Wie schon bei den Leptostraken können die Kiemen der genannten Gruppen in einer durch die beiden Hautduplikaturen der Kopfregion jederseits gebildeten Atemhöhle liegen oder auch frei hervorragen. Den *Mysideen* fehlen die Kiemen der Thoracalbeine. In der Unterordnung *Lophogastridea* stehen am 2.—7. Thoracopoden Kiemen, die denen der Euphausiiden ähneln.

Die *Cumaceen* (= *Sympoda*), die ebenfalls eine Atemhöhle besitzen, zeigen nur am ersten Thoracalbein (ersten Maxilliped) einen Kiemenapparat (s. Fig. 403), der vom Epipodit gebildet wird und der Coxa ansitzt. Die *Kiemenelemente* (*-blätter*) inserieren entweder an der Medialwand der kahnförmigen Kiemenhöhle oder an einer Kiemenplatte in mehr oder weniger großer Zahl; nach vorn setzt sich der die Kieme tragende Teil in den gleichfalls vom Epipodit stammenden Siphonalteil fort, der mit dem der Gegenseite zusammen oder auf jeder Seite gesondert ein Rohr (*Sipho*) bilden kann, welches das Atemwasser aus der Kiemenhöhle ableitet. Der Sipho ist bei Formen mit stark chitinisiertem Integument und einer geringen Anzahl von Kiemenlamellen am stärksten entwickelt und scheint sich dann an der Atmung zu beteiligen.

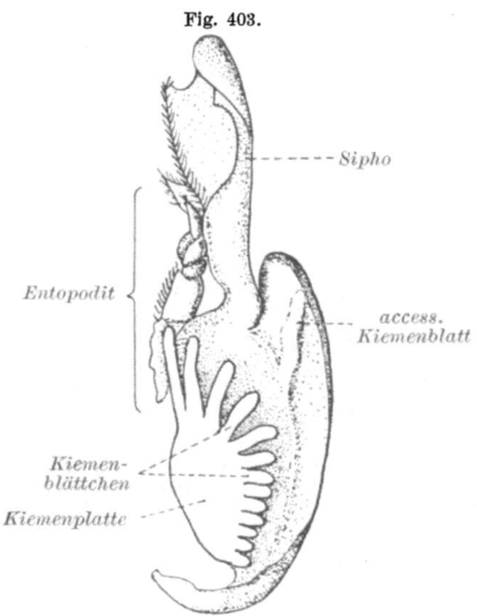

Fig. 403.

Diastylis rathkei. Erster Maxilliped mit Kieme und Sipho (nach OELZE 1931). C. H.

Die reichste Ausbildung der Kiemen zeigen die *Decapoden*, zum Teil jedenfalls in Zusammenhang mit der bedeutenderen Größe, die viele erreichen. Nur ganz vereinzelt sind die Kiemen ganz rückgebildet (so bei dem pelagisch lebenden *Lucifer*). Die Kiemen können an sämtlichen Thoracalbeinen (einschließlich der Maxillipeden) auftreten; doch kommt auch Ausfall an gewissen Beinen nicht selten vor, weshalb die Gesamtzahl der Kiemen sehr verschieden (3—21 jederseits) sein kann. Wie schon in den zuletzt besprochenen Gruppen finden wir auch hier stets die Bildung einer paarigen Kiemenhöhle. Sie wird gebildet durch den *Kiemendeckel* (*Rückenschild*, *Epimer*, *Branchiotergit*, *Branchiostegit*), der von den Seitenflächen des Rückens bis an die Coxalglieder der Brustbeine hinabsteigt (Fig. 404), so daß die Kiemen, welche von der

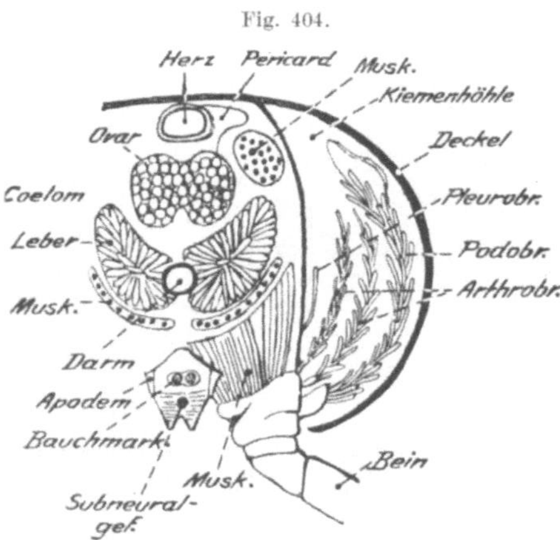

Fig. 404.

Astacus fluviatilis (Potamobius astacus). Schematischer Querschnitt durch den Cephalothorax zur Demonstration des Kiemendeckels und der Kiemen (nach HUXLEY 1881 etwas verändert). C. H.

Basalregion der Beine bis zum Rücken sich erstrecken, meist ganz in der Höhle eingeschlossen sind und ohne deren Eröffnung unsichtbar bleiben. In der Regel sind sämtliche Kiemen in der Kiemenhöhle eingeschlossen, die vom Kopf bis zum

Hinterende des Thorax reicht; doch finden sich auch gewisse Formen (manche *Paguriden, Carididen* u. a.), deren hintere Kiemen vom Kiemendeckel unbedeckt bleiben und frei vorragen.

Bei den *Macruren* und *Anomuren* schließt sich der Ventralrand des Kiemendeckels nicht sehr innig an die Coxalia an, weshalb zwischen diesen und dem Deckel ein offener Spalt bleibt (Fig. 404), durch dessen hintere Region das Atemwasser eintritt, um vorn in der Gegend der Maxillipeden auszufließen. Der Ventralrand des Kiemendeckels der

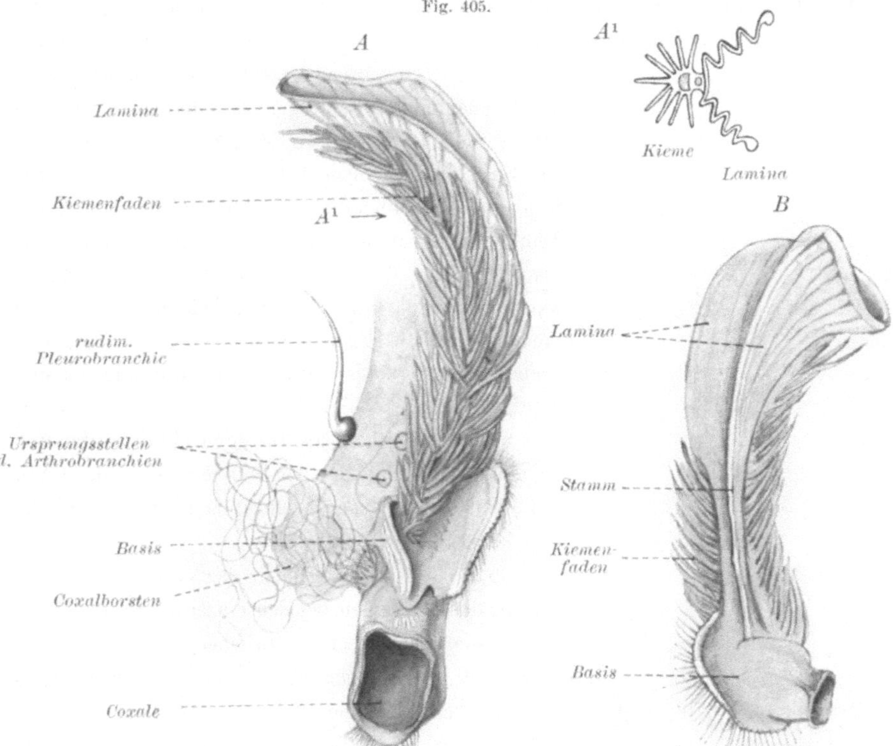

Astacus fluviatilis (Potamobius astacus). *A* Stück der Pleura mit der Podobranchie des 4. linken Gehfußes von außen gesehen, etwas analwärts gebogen, um die Insertionsstellen der Arthrobranchien und die rudimentäre Pleurobranchie freizulegen. *A¹* Querschnitt der Podobranchie s. den Pfeil in *A*. *B* Podobranchie des gleichen Fußes von der dem Thorax zugewandten Innenseite zu sehen.
Orig. C. H.

Brachyuren hingegen schließt sich sehr dicht an die Coxalia und das Sternum an, weshalb gewöhnlich jederseits nur eine, an der Basis des ersten Gehfußes (Scherenfußes) liegende Spaltöffnung offen bleibt, welche der Wasserzufuhr dient. Die Öffnung kann durch den Basalteil des dritten Kieferfußes verschlossen werden. Für die Ausfuhr des Atemwassers findet sich jederseits vor dem Munde eine zweite kleinere Öffnung. Seltener (*Leucosiidae*) liegt die zuführende Öffnung seitlich vor dem Munde, dicht lateral der ausführenden. Die Mannigfaltigkeit dieser Verhältnisse bei den im Sande lebenden Krabben ist eine große; jedoch kann hierauf nicht näher eingegangen werden.

Charakteristisch für die *Decapoden* erscheint im allgemeinen die Vermehrung der Kiemen an den Thoracalsegmenten, wobei gleichzeitig auch ihr Bau und ihre Befestigung etwas verschieden werden können. Nach ihrer Befestigung werden gewöhnlich unterschieden (s. Fig. 404 und 405): 1. *Podobranchien*, die sich direkt vom Basalglied der Beine (Coxale, Fig. 405 *A*) erheben und, soweit bekannt, wo sie sich finden, nur in der Einzahl an jedem Bein auftreten, 2. *Arthrobranchien* (Fig. 406), welche etwas höher an der Gelenkhaut zwischen Coxale und Körperwand ihren Ursprung nehmen (Fig. 404 u. 405 *A*). Sie finden sich in der Ein- oder Zweizahl pro Bein, so daß in letzterem Falle äußere und innere oder vordere und hintere Kieme unterschieden werden.

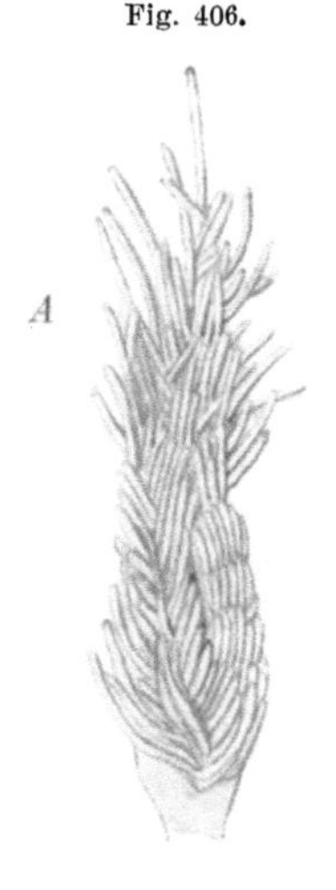

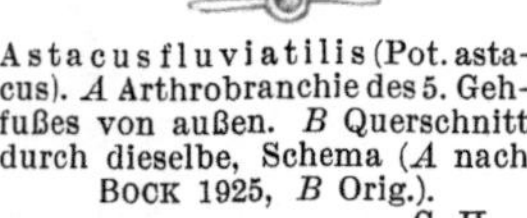

Fig. 406.

Astacus fluviatilis (Pot. astacus). *A* Arthrobranchie des 5. Gehfußes von außen. *B* Querschnitt durch dieselbe, Schema (*A* nach Bock 1925, *B* Orig.).
C. H.

3. *Pleurobranchien*, welche noch höher von der Pleura der Kiemenhöhle entspringen, gewöhnlich in der Einzahl, seltener Zweizahl pro Segment. Soweit bekannt, entstehen die verschiedenartigen Kiemenanhänge eines Segments als selbständige Anlagen, nicht etwa durch Teilung einer ursprünglich gemeinsamen. Das Vorkommen dieser drei Kiemenarten bei den Decapoden weist jedoch die größten Verschiedenheiten auf; so können manchen Formen gewisse Arten (so die Podobranchien) völlig fehlen; auch die Pleurobranchien sind häufig stark rückgebildet, so beim *Flußkrebs*, der nur eine wohl ausgebildete am fünften Gehfuß besitzt und an den drei vorhergehenden nur je eine rudimentäre, aus einem Kiemenfaden bestehende Pleurobranchie (s. Fig. 405 *A*).

Ob die Feststellungen über das Vorkommen dieser verschiedenen Kiemen bei den einzelnen Formen stets richtig sind, scheint etwas unsicher, und die Erscheinung, daß vollkommen gleichgebaute Kiemen wegen geringer Verschiedenheiten ihres Ursprungs bald als Arthro- bald als Pleurobranchien gedeutet werden, spricht nicht für ihre tiefere Verschiedenheit. — Obgleich es nahe liegt, sie von den mehrzähligen Epipoditanhängen, die sich bei gewissen Phyllopoden (z. B. *Branchipus*) finden, abzuleiten, so bleibt dies vorerst unsicher.

Die Decapodenkiemen zeichnen sich gewöhnlich nicht nur durch ihre Größe, sondern auch durch ihren komplizierten Bau aus. Im allgemeinen zeigen Arthro- und Pleurobranchien, doch auch vielfach die Podobranchien einen übereinstimmenden Bau, indem sie entweder *Phyllo-* oder *Trichobranchien* sind. Die ersteren sind so gebaut, daß der mittlere schmale Kiemenstamm, der außen das zuführende venöse, innen das abführende arterielle Gefäß enthält (s. Fig. 407) vorn und hinten eine dichte Reihe von Kiemenblättern trägt, die gegen die Kiemenenden kleiner werden. Solche Phyllobranchien sind weit verbreitet, so namentlich bei allen *Brachyuren*, doch auch bei zahlreichen Macruren (besonders den *Carididen* und *Anomuren*). Die *Trichobranchien*, welche hauptsächlich bei den *Astaciden* und *Loricaten* auftreten, tragen an Stelle der Kiemenblätter dichte Querreihen von Kiemenfäden, also eine Auflösung der Blätter, oder es verbreiten sich die Fäden unregelmäßig auf der Außenseite oder im ganzen Umfang des Stammes (Fig. 405 und 406). Zwischen Trichobranchien und Phyllobranchien vermittelnde Arten finden sich bei Vertretern der *Thalassiniden* (Brachyuren). Teilen sich die Fäden der Trichobranchien nochmals, so entstehen Dendrobranchien, die nur bei *Penaeiden* vorkommen. Die komplizierteste Bildung erlangen die Podobranchien der Astaciden und Loricaten. Bei *Homarus* (*Astacus*) z. B. (s. Fig. 408) und anderen finden wir, daß sich nach innen von der eigentlichen Podobranchie

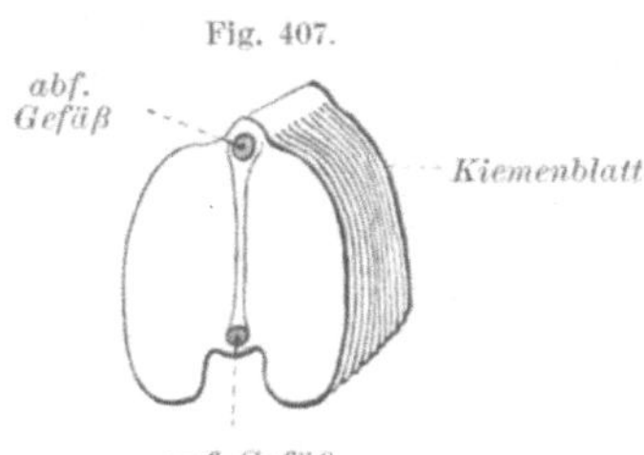

Carcinus maenas. Kleines Stück einer Podobranchie (Phyllobranchie) quer, um die Anordnung der Kiemenblätter und der Blutgefäße im Kiemenstamm zu zeigen. Orig. C. H.

ein auf demselben Basalstamm mit ihr entspringendes dünnes lanzettförmiges Blatt (*Lamina* = Lamelle, Fig. 408) erhebt, welches wohl ebenfalls zur Respiration dient, da es sich faltig in Lamellen erheben kann. *Astacus fluviatilis* (*Potamobius astacus*) zeigt dieses Blatt gleichfalls (Fig. 405 *A* und *B*), aber der Stamm der eigentlichen Podobranchie ist mit der Mittellinie des Blattes (Lamina) fast in ganzer Ausdehnung verwachsen und das letztere gleichzeitig in dieser Mittellinie nach hinten zusammengeklappt und längsfaltig. Die Lamina mit *Basis* und *Stamm* (s. Fig. 405) wird meist als Epipodit gedeutet und die eigentliche Kieme als ein Auswuchs aus dessen Basis.

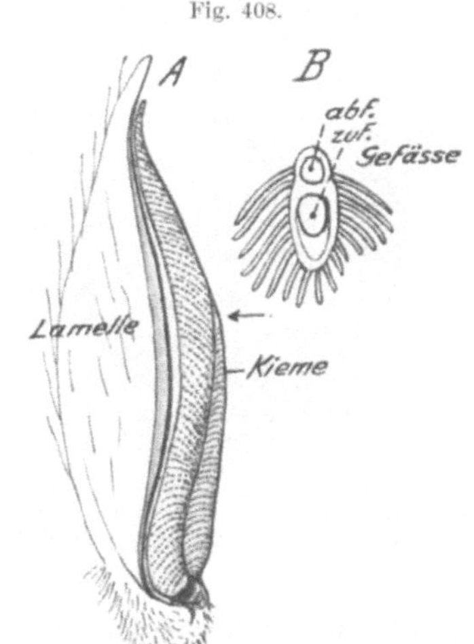

Homarus (Astacus) vulgaris. *A* Podobranchie von außen gesehen mit Lamina (= Lamelle). *B* Querschnitt durch die Kieme. Orig. C. H.

Auch bei anderen Decapoden findet sich ein solcher Epipoditanhang an den Gehfüßen neben der Podobranchie, bleibt aber gewöhnlich sehr klein. Derartige Epipodite sind an den Maxillipeden, sowie der zweiten Maxille der Decapoden meist als ansehnliche blattförmige Anhänge entwickelt und tragen an den beiden hinteren Maxillipeden meist auch Kiemen (s. Fig. 62, S. 112). Der Epipodit (nach anderer Ansicht Exopodit oder auch Exo- + Epipodit) der zweiten Maxille, der sogenannte *Scaphognathit* (Fig. 62, S. 112), dient bei den Decapoden durch seine sehr schnellen Bewegungen zur Abfuhr des Wassers aus der Kiemenhöhle. Die Epipodite der drei Maxillipeden der Brachyuren sind meist sehr verlängert und schmal (*Flagellen*), so daß sie (namentlich der erste) über die Kiemen bis in die Hinterregion der Höhle reichen können; sie sollen namentlich zur Verteilung des Wassers in der Kiemenhöhle dienen.

Im Gegensatz zu den Decapoden verteilen sich bei den *Stomatopoden* die Kiemen über Thorax und Abdomen. An den Coxen der fünf Maxillipeden finden sich kleine blattförmige gestielte Kiemen. Mitunter fehlen diese an den drei letzten Segmenten. Während es sich bei diesen Bildungen offenbar um typische Epipodialanhänge handelt, die den Thoracalkiemen der anderen Crustaceen homolog sind, sind die *Abdominalkiemen* der Stomatopoden wohl als accessorische Kiemen zu bewerten. Es tragen näm-

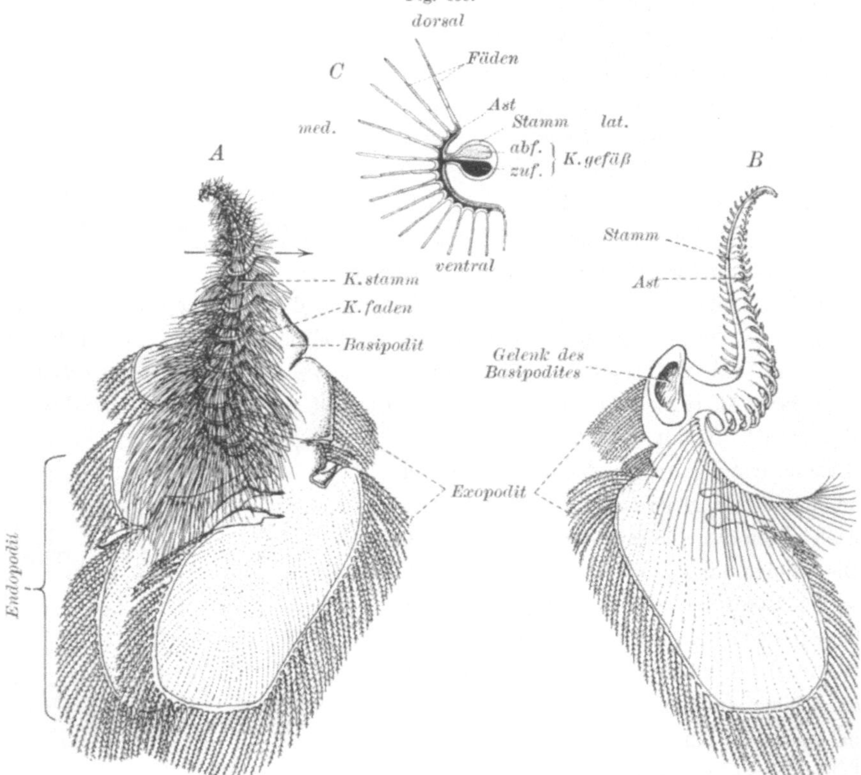

Fig. 409.

Squilla mantis. *A* 4. linker Pleopode von der Ventralseite, mit Kieme. *B* Exopodit des gleichen Beins mit Stamm und Anhängen der Kieme von der Dorsalseite (Fäden fortgeschnitten). *C* Schematischer Querschnitt durch den Stamm und den fadenbesetzten Anhang; s. den Pfeil in *A*.
Orig. C. H.

lich hier die fünf ersten Abdominalbeine an der medialen Basis ihrer Exopodite je einen großen Kiemenanhang (s. Fig. 409 *A—B*). Dieser besteht aus einem langen Stamm, der zahlreiche dicht gestellte, fiederartig geordnete, gekrümmte Äste trägt, die mit vielen langen, gegliederten Fäden besetzt sind (Fig. 409 *A* und *C*). Die Kiemen sind von zwei Kanälen durchzogen, in denen das Blut zu- bzw. abfließt (Fig. 409 *C*).

Derartige accessorische Abdominalkiemen sind auch für eine Reihe anderer Krebse bekannt. So sind schwach entwickelte schlauchförmige, gegliederte Kiemenanhänge neben oder an den Pleopoden der Männchen gewisser *Mysideen* vorhanden.

Die Pleopoden 2—5 der *Callianidea* (Familie *Callianassidae*) tragen an Exo- und Endopodit Büschel zahlreicher gegliederter Kiemenfäden. Endlich finden sich baumförmig verästelte Kiemenanhänge am Abdomen des Tiefseeisopoden *Bathynomus*. Sie sitzen hier am Proximalrand der Endopodite der Pleopoden.

Während in allen bisher besprochenen Fällen irgendwelche Anhänge der Beine zu Kiemen entwickelt sind, haben sich bei den *Isopoden* die Abdominalbeine mehr oder weniger vollständig zu Atemorganen umgebildet. Die Pleopoden sind aber zugleich auch die Locomotionsorgane der Asseln beim Schwimmen. Physiologisch ist dies von sehr großem Vorteil, weil gesteigerte Bewegungen automatisch gesteigerte Ventilation der Kiemen zur Folge hat.

Bei den Wasserasseln (*Flabellifera, Epicarida, Valvifera* und *Asellota*) sind die Exo- und Endopodite der Pleopoden zu Kiemen geworden. Sie sind entweder völlig frei, wie bei den ersten beiden der genannten Gruppen oder durch einen Deckel geschützt, der bei den *Asellota* durch das erste Pleopodenpaar, bei den *Valvifera* durch das letzte Paar gebildet wird. Bei den Landasseln (*Oniscoidea*) sind stets nur die Innenäste der Pleopoden zartwandige Kiemen, während die Außenäste entweder als Deckplatten oder als Luftatemorgane funktionieren (s. S. 590).

Verkümmerung bis völlige Reduktion der Pleopoden und Kiemen tritt

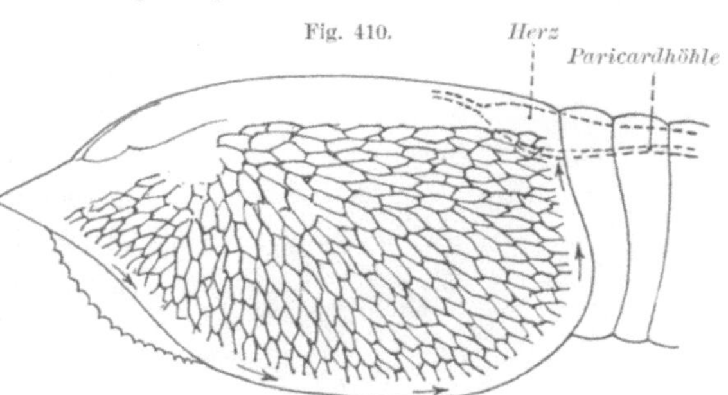

Diastylis. Schalenduplicatur von der Seite mit dem darunter liegenden Kanalsystem. Die Pfeile geben die Richtung des Blutstroms an (nach OELZE 1931, schematisiert).   v. Bu.

bei den parasitischen Asseln (*Bopyriden* und *Cryptonisciden*) auf. Von Interesse ist, daß die blattförmigen Anhänge der Embryonen von *Asellus aquaticus* vermittels der gleichen Farbstoffe, welche die nach ihrem Schwinden auftretenden Pleopodenkiemen elektiv färben, als embryonale Atemorgane erkannt wurden.

Bei sehr vielen Krebsen findet ein reger *Gasaustausch an der Innenwand der Kiemenhöhle* statt, die bei allen mit einem Rückenschild versehenen Formen geradezu als Atemorgan bezeichnet werden kann. Während die Außenseite des Kiemendeckels meist mit einer starken Cuticula bedeckt ist, bleibt die Innenwand sowie die Seitenwand des Thorax zarthäutig. Es ist also hier eine sehr große Fläche vorhanden, die bei genügender Durchblutung zur Atmung vorzüglich geeignet ist. Schon bei den *Daphniden*, manchen *Euphyllopoden*, den *Arguliden* sowie den *Ostracoden* findet sich hier ein großzelliges Epithel von derselben charakteristischen Ausbildung wie bei den Kiemen, unterlagert von reichlich entfalteten Bluträumen. Eine besondere Entwicklung zeigt dieser Atemapparat bei den *Mysideen* und *Cumaceen* (s. Fig. 410) offenbar in Korrelation mit der geringen Entwicklung der Kiemen, die bei den Mysideen meist ganz fehlen, bei den Cumaceen nur in Einzahl vorhanden sind (s. S. 502). Es findet sich hier ein dichtmaschiges Lacunennetz, durch welches das von vorn kommende Blut langsam hindurchsickert. Am ventralen Rand des Kiemendeckels führt ein längsverlaufendes Sammelgefäß das oxydierte Blut zum Pericard zurück (s. Fig. 410). Bei den *Cirripedien*, bei denen der Rückenschild sich zum sogenannten Mantel verwandelt hat, ist die Innenfläche desselben häufig respiratorisch tätig. Sie kann sich sogar jederseits zu ein bis zwei Längsfalten erheben, die mit zahlreichen fiederartigen Sekundärfalten besetzt sind. Bei einzelnen Gattungen (*Balanus, Coronula*) werden diese Kiemen sogar sehr groß. Morphologisch entsprechen sie wohl den eiertragenden Falten (Frena ovigera) der Lepadiden. Analoge dicht gestellte Kiemenfalten erheben sich unter den Ostracoden bei manchen *Cypridiniden* (besonders *Cylindroleberis*) auf der Dorsalseite der hinteren Körperhälfte nahe beim Schwanz.

Die *Kiemenhöhlenatmung* ist ferner für diejenigen Anomuren und Brachyuren von besonderer Bedeutung, die sich an das Landleben angepaßt haben. Es finden sich bei

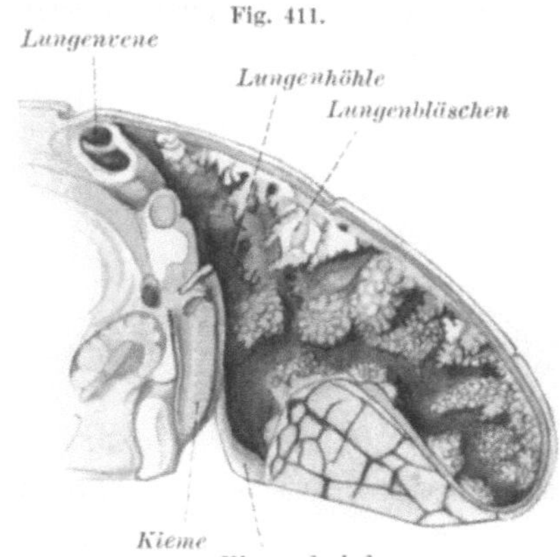

Birgus latro. Querschnitt durch den analen Teil der Lungenhöhle, von oral gesehen. Weitgehende Trennung der Lungen- von der Kiemenhöhle, die analwärts ganz aufhört (nach HARMS 1932).
C. H.

ihnen alle Stadien der Rückbildung der Kiemen von amphibisch lebenden Formen wie den Arten der Gattung *Uca* und den *Ocypoden* bis zu den *Gecarciniden*, tropischen Landformen, die nur gelegentlich ins Wasser gehen. Der letztere Fall liegt, wie neueste Untersuchungen zeigten, auch bei *Birgus latro* — dem *Palmendieb* — vor, von dem man früher annahm, daß er jede Nacht das Wasser aufsuchen müsse, um seine Kiemen anzufeuchten.

Bei den am besten an das Landleben angepaßten Anomuren und Brachyuren wie z. B. *Gecarcinus, Coenobita* und vor allem *Birgus* existieren zwar noch Kiemen (s. Fig. 411); diese sind aber stark reduziert und spielen bei der Atmung keine Rolle mehr. Auch bei ihnen ist der *Branchiostegit* (*Kiemendeckel*) in ein Atemorgan umgewandelt dadurch, daß zunächst große Blutlacunen in seinem Gewebe auftreten.

Bei *Birgus latro* ist die Ausbildung des respiratorischen Gewebes des Branchiostegiten weiter fortgeschritten, indem sich dessen ursprünglich glatte Innenwand bläschenförmig ausstülpt und die Bläschen sich bäumchenartig verzweigen (s. Fig. 411). Die Bäumchen erfüllen den dorsalen Raum der ursprünglichen Kiemenhöhle, der nun als Lungenhöhle von dem kleineren ventralen Teil, der die Kieme enthält, unterschieden wird. Beide Räume sind durch den medial emporwachsenden Kiemendeckel bis auf eine schmale Längsspalte voneinander abgetrennt (Fig. 411). Das Körperblut tritt von vorn her durch die Lungenarterie in die Lunge ein und ergießt sich, nachdem es in der Lunge oxydiert wurde und sich in der Lungenvene gesammelt hat, mit der Kiemenvene vereint in das Pericard (s. Fig. 412).

Ein völlig aberrantes Atemorgan wird neuerdings für die Branchiopoden angegeben. *Leptodora* und die *Polyphemiden* besitzen im sogenannten Kopfschild ein

Fig. 412.

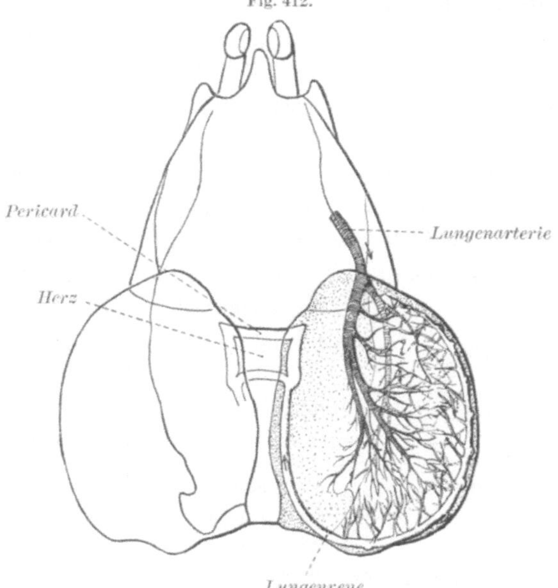

Birgus latro. Schema des Blutkreislaufs der rechten Lunge von dorsal gesehen (nach HARMS 1932).
C. H.

Organ, für dessen respiratorische Bedeutung es spricht, daß es sich durch die gleichen Vitalfarben färben läßt wie sonst die Kiemen. Ebenso wurde der bei jungen Daphniden sich findende Nackenschild als jugendliches Atemorgan erkannt, das bei diesen mit Ausbildung der Epipodite schwindet. Bei anderen Formen (z. B. *Limnadia*) bleibt er neben den Kiemen als Atemorgan erhalten. *Leptodora, Polyphemus* und anderen endlich fehlen Kiemen vollständig, und der hier höher entwickelte Nackenschild (s. Fig. 413) vermittelt den Gasaustausch.

Fig. 413.

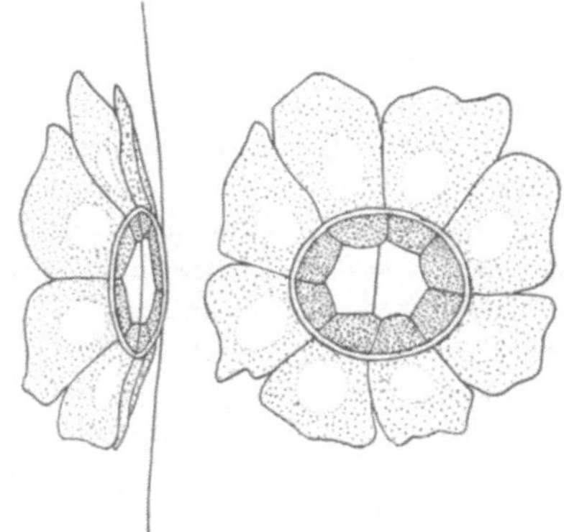

Evadne normanni (Polyphemide). Nackenschild in Seiten- und Dorsalansicht (nach DEJDAR 1931).   C. H.

b) Palaeostraca.

Kiemen, die auffallend an jene der Krebse erinnern, finden sich in dieser Gruppe bei den *Xiphosuren* und *Merostomen*, während sich die *Trilobiten*, soweit bekannt, abweichend verhalten. Da nur die Xiphosuren jetzt noch leben, so beginnen wir mit deren Betrachtung. Wie schon früher erwähnt, entspricht der große schildförmige Vorderteil dieser Arthropoden dem Kopf (Cephalon), besonders dem sogenannten

Cephalothorax oder Cephalon der Arachnoideen. Ihm schließt sich ein sechsgliedriger Rumpfabschnitt (= Abdomen) an, auf dessen Ventralseite 6 Paar breite plattenförmige, kurze Beine stehen, die sich von vorn nach hinten successive stark überdecken. Diese sind nach der bis vor kurzem ganz allgemein vertretenen Anschauung Spaltbeine, bestehend aus einem basalen Protopodit, an welchen sich ein blattartiger Exopodit und ein mehr fußartiger, gegliederter Endopodit anschließen. Die Protopodite jedes Beinpaars sind in der Medianlinie verwachsen, die Endopodite hingegen frei, mit Ausnahme derer des ersten Beinpaars, an dem die Basalglieder der hier nur zweigliedrigen Endopodite ebenfalls verwachsen sind. Dies erste Beinpaar (*Operculum*) ist kiemenlos; die 5 folgenden dagegen tragen auf der Dorsal-(Hinter-)seite ihres Protopodits eine dichte Reihe dünner, sich senkrecht erhebender Kiemenlamellen, welche in ihrer Gesamtheit an jedem Protopodit eine etwa ovale, halbkugelige Kieme bilden (s. Fig. 414).

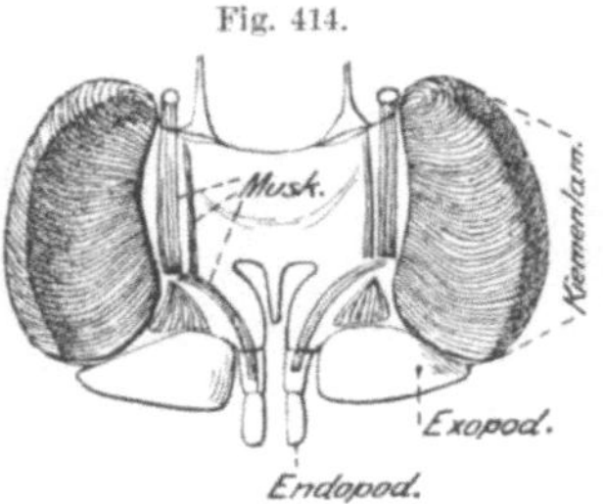

Limulus polyphemus. Ein Paar Blattfüße des Abdomens mit den Kiemenlamellen in Dorsalansicht (nach LANKESTER 1881). C. H.

Daß die fossilen Merostomen (besonders die *Eurypteriden*) ganz ähnliche Kiemen besaßen, erweisen die paläontologischen Befunde.

Ihr Abdomen ist segmentreicher (12 Segmente), den 6 vordersten dorsalen Segmentgrenzen entsprechen jedoch ventral nur 5 Paar Abdominalbeine, welche viel einfacher sind als jene der Xiphosuren, da ihnen freie Endopodite fehlen und sie in der Medianlinie bis auf eine Längsnaht verwachsen sind; das erste Paar oder Operculum ist vielleicht aus der Verwachsung zweier vorderster Paare hervorgegangen. Da unter diesen Abdominalbeinen Reste von Kiemenlamellen, ähnlich jenen der Xiphosuren, gefunden wurden, so scheint sicher, daß die Respirationsorgane der Merostomen (Gigantostraken) mit denen der Xiphosuren nahe übereinstimmen.

Siehe hierüber jedoch auch S. 603 f., wo im Zusammenhange mit der Besprechung der Atemorgane der Arachnoideen nochmals auf die Kiemen der Xiphosuren und Merostomen und auf die zwischen diesen Organen bestehenden Beziehungen hingewiesen wird. Dort werden auch die wichtigsten diesbezüglichen Theorien besprochen werden.

Die Frage nach den Respirationsorganen der ausgestorbenen *Trilobiten* ist bis jetzt nicht hinreichend aufgeklärt. Ihr gewöhnlich sehr segmentreicher Körper setzt sich aus Kopf, Thorax und Abdomen (*Pygidium*) zusammen, und sämtliche Thorax- sowie Abdominalsegmente tragen ziemlich lange schmale Spaltbeine. Der Endopodit dieser ist (besonders bei *Triarthrus*) etwas kürzer und am Hinterrand seines Endabschnitts mit zahlreichen feinen Fäden oder Borsten besetzt (Fig. 58, S. 110), die möglicherweise an der Respiration beteiligt sein könnten. Bei *Calymene* soll dagegen die Basis der kurzen Exopodite je einen Epipodit tragen, von dem zwei lange, schraubig gewundene Kiemenfäden entspringen. Wie diese sehr verschiedenen Darstellungen zu vereinigen sind, kann erst die Zukunft lehren, um so mehr, als neuere Beobachtungen von jenen früheren wieder ziemlich abweichen, und auch die Ausdeutung dieser Untersuchungen keineswegs einheitlich sind.

Der feinere Bau der Crustaceenkiemen ist ein ziemlich gleichmäßiger. Allgemein gilt für diese modifizierten Hautgebilde, daß ihre Cuticula sehr dünn und entsprechend durchlässig ist, wogegen die sie unterlagernde Hypodermis häufig mäßig bis viel dicker wird als jene der übrigen Haut. Die Zellen dieses respiratorischen Epithels sind meist durch eine feinstreifige Struktur ausgezeichnet, die senkrecht zur Cuticulafläche steht (s. Fig. 415). Beutelförmige Kiemen enthalten einen einfachen inneren Blutraum; in den blattförmigen hingegen ist dieser Raum durch meist sehr zahlreiche Pfeiler in viele netzförmige Bluträumchen geteilt, die alle mit einem Randgefäß (*Lacune*) des Kiemenblatts zusammenhängen. Diese Pfeiler entspringen in Ein- bis

Fig. 415.

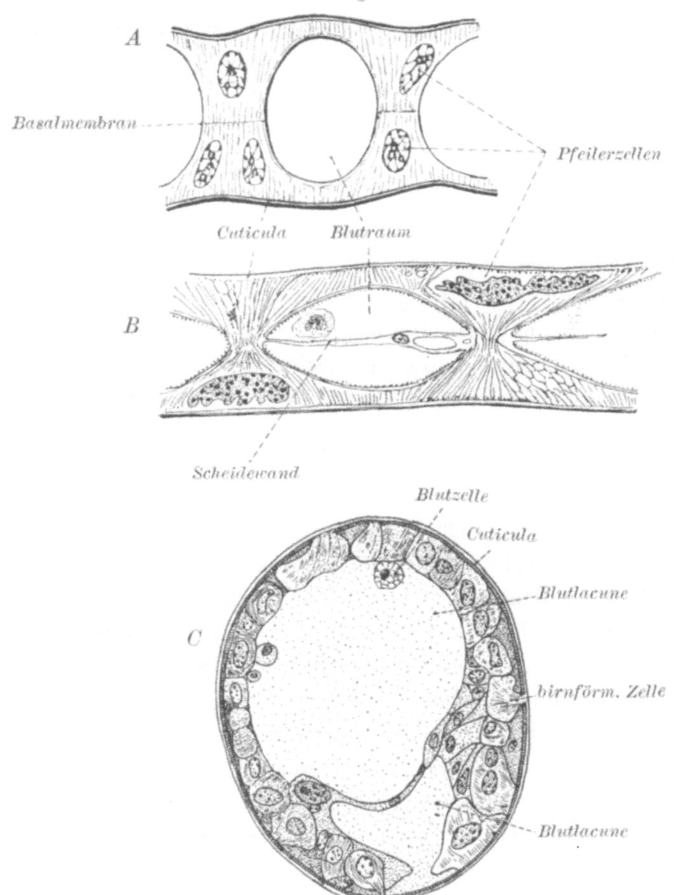

A Gammarus fluviatilis, Querschnitt durch eine Kieme. *B* Asellus aquaticus, Querschnitt durch den Außenast von Pleopodit 3 (Operculum). *C* Astacus fluviatilis (Pot. astacus) Querschnitt durch einen Kiemenfaden der Arthrobranchie. (*A* und *B* nach BERNECKER 1908, *C* nach BOCK 1925.)   C. H.

Vielzahl von den Hypodermiszellen und scheinen in den einfachsten Fällen nur durch Fortsätze dieser Zellen gebildet zu werden, die in der Mittelebene des Kiemenblatts zusammenstoßen oder sogar ineinander übergehen. In ihnen differenzieren sich fast stets Stützfibrillen, welche sich zwischen den beiden Hypodermisschichten ausspannen. Gegeneinander sowie gegen die Bluträume hin werden die Hypodermiszellen durch eine dünne Basalmembran begrenzt (Fig. 415 *A*). Auch breitet sich im Blutraum häufig

noch weiteres Bindegewebe aus, das bei manchen Formen (z. B. *Asellus aquaticus,*
Fig. 415 *B*) eine mehr oder weniger entwickelte mittlere horizontale Scheidewand
(*Septum*) in ihm bilden kann, ferner z. B. auch in den Kiemenfäden der Trichobranchien (s. Fig. 415 *C*). Das respiratorische Epithel in diesen letzteren besteht aus birnförmigen Zellen mit nach der Peripherie hin gerichtetem, stielförmig verengtem Ende,
so daß sich hier zwischen den Zellen bluterfüllte Lacunen finden, die von der Cuticula
durch einen dünnen Plasmabelag getrennt sind, welcher den peripheren Bestandteil der
birnförmigen Zellen darstellt (s. Fig. 415 *C*). Auch die Kiemenblätter der *Poecilopoden*
und ferner die Arachnoideenlungen zeigen im allgemeinen einen entsprechenden Bau,
der, wie wir später finden werden, auch bei den Mollusken und Vertebraten in ähnlicher Weise wiederkehrt.

3. Mollusca.

Einleitung.

Die große Mehrzahl der Weichtiere lebt im Wasser und atmet durch Kiemen.
Eine einzige größere Gruppe der Gastropoden — die der *Pulmonaten* — hat sich dem
Luftleben ganz angepaßt und hierzu ein eigenartiges Organ (die *Lunge*) entwickelt. Da
das Integument der Mollusken durchaus weich, mit zarter Cuticula und feucht ist, erscheint es zum Gasaustausch sehr geeignet, und die häufig stark entwickelte Mantelfalte (vgl. Bd. I, S. 101 ff. bei der Schale) bietet eine ansehnliche flächenhafte Vergrößerung des Integuments, welche sich auch, soweit sie nicht von der Schale bedeckt
wird, namentlich auf ihrer Innenfläche an der Respiration mehr oder weniger beteiligen
kann. Dies macht auch verständlich, daß die Kiemenbildungen meist als Haut-
erhebungen aus der Mantelfalte oder der von ihr bedeckten Körperhaut hervorgehen,
weshalb sie in der Mantelrinne oder in der durch ihre Vertiefung entstehenden *Mantel-*
oder *Kiemenhöhle* liegen. Dies gewährt gleichzeitig den Vorteil, daß sie in der Mantelhöhle Schutz finden. — Derartige Kiemen werden gewöhnlich als *Ctenidien* bezeichnet
und dürften wohl im ganzen Phylum homolog sein. Ein weiteres Charakteristikum
des echten Ctenidiums ist, daß die früher besprochenen paarigen Geruchsorgane
(*Osphradien*) in der Regel dicht neben ihnen stehen.

Rückbildung der Ctenidien kann in verschiedenen Gruppen namentlich unter den
Gastropoden auftreten. So fehlen sie den meisten *Aplacophoren* und den *Scaphopoden*;
ebenso manchen Gastropoden, namentlich solchen, die sich der Luftatmung angepaßt
haben (so gewissen *Prosobranchiern, Heteropoden* und *Pteropoden,* besonders aber den
Pulmonaten). Doch kann auch Kleinheit und allgemeine Rückbildung zum Verlust der
Ctenidien führen, wie bei *nudibranchiaten Opisthobranchiern,* wo diese Erscheinung
auch mit der Reduktion der Mantelfalte zusammenhängt. In solchen Fällen können
sich jedoch an verschiedenen Körperstellen adaptive Kiemengebilde entwickeln. In
seltenen Fällen (einige Prosobranchiata, besonders *Entoconchidae*) bewirkt endoparasi-
tische Lebensweise hochgradige Umbildung und dabei Kiemenverlust.

Da die Ctenidien der *Gastropoden, Cephalopoden* (ausgenommen Nautilus) und
Lamellibranchier stets in einem Paare auftreten oder sich von einem solchen ableiten

lassen, das seine Stellung ursprünglich oder bleibend in nächster Nähe des Afters hat,
so ist man im allgemeinen geneigt, die gesamten Mollusken von einer Urform abzuleiten, bei welcher rechts und links vom hinten gelegenen After ein Ctenidium stand.
Die Vermehrung der Ctenidien, wie sie sich bei den *tetrabranchiaten Cephalopoden*, besonders aber den *Placophoren*, findet, wird daher als eine sekundäre Erscheinung gedeutet, ja sogar die Homologie der zahlreichen Kiemen der Placophoren mit echten
Ctenidien völlig geleugnet.

Im allgemeinen besitzen die Ctenidien ziemlich große Ähnlichkeit mit den Kiemen,
die wir bei den Arthropoden fanden, d. h. es sind in der Regel dünne blattartige, aber
bewimperte Hautduplicaturen, in denen das Blut zirkuliert. Gewöhnlich erheben sich
jedoch zur Vergrößerung ihrer Oberfläche die beiden Wände des Blattes selbst wieder
zu einem System beiderseits alternierender sekundärer Kiemenblättchen, die sich
weiterhin zu komplizieren vermögen. Die Ctenidien gleichen also im allgemeinen Auf-

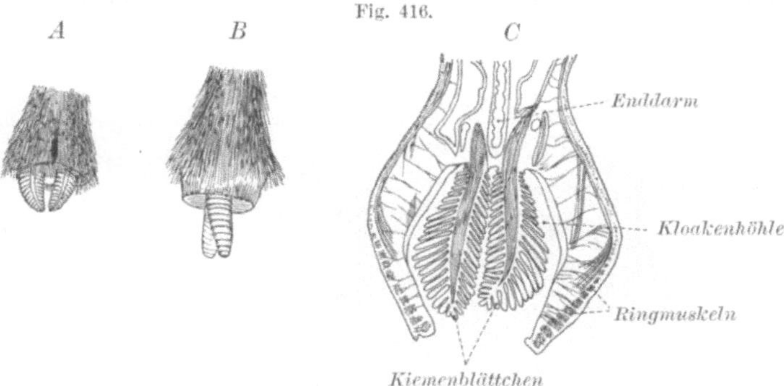

Chaetoderma nitidulum. Hinterende *A* von der Dorsalseite, Kiemen ausgestreckt. *B* desgl. von der Lateralseite. *C* Frontalschnitt mit eingezogenen Kiemen (nach WIRÉN 1892). Blo.

bau den Phyllobranchien der decapoden Krebse. In einzelnen Gruppen aber werden
sie stark umgebildet, besonders bei den Lamellibranchiern.

a) Amphineura.

Obgleich die *Placophoren* in mancher Hinsicht ursprünglicher geblieben sind als die
in gewissem Grade rückgebildeten *Solenogastres* (*Aplacophoren*), so scheinen sich
letztere doch in ihrer Kiemenbildung primitiver zu verhalten. Zwar ergriff die Reduktion bei diesen im allgemeinen kleinen Formen vielfach auch die Kiemen, so daß
sie nicht selten ganz fehlen. Bei einer der beiden Hauptgruppen aber, den *Chaetoderma-
tiden* (*Chaetodermatomorpha*), finden sich zwei Kiemen, welche ganz hinten beiderseits
des Afters stehen (s. Fig. 416 *C*) in einer etwa trichterförmigen Kloakenhöhle, die wohl
richtiger als der hintere Rest einer ehemals ähnlich wie bei den Placophoren entwickelten Mantelrinne gedeutet wird. Die Kiemen sind zweizeilig gefiedert, d. h. sie bestehen
aus einer mittleren Achse, die jederseits eine Reihe schief nach außen und hinten
gerichteter Kiemenblättchen trägt, von denen die äußeren länger sind als die inneren.
Die ganze Oberfläche der Kiemen ist bewimpert. Die nicht beunruhigten Tiere tragen
die durch das Blut lebhaft rotgefärbten Kiemen ausgestreckt (Fig. 416 *A* und *B*). Da-

bei sind die Kiemen beständig in leichter rhythmischer Bewegung. An der Dorsalkante der Achse verläuft das abführende, ventral das zuführende Gefäß. Zu den Kiemen treten mehrere Muskeln, die sich von der Längsmuskulatur des Körpers abzweigen (Fig. 416 *C*). Den *Neomeniomorpha* fehlen solche Kiemen; doch erhebt sich die Wand der Kloakenhöhle bei *Neomenia* und Verwandten zu einer größeren oder geringeren Zahl von strahlig um die Afteröffnung stehenden Falten (Fig. 417). In manchen Fällen werden sie zipfelförmig mit etwas angeschwollenem Ende, zum Teil tragen sie sekundäre papillenförmige Erhebungen; sie sind mit Muskeln versehen und können aus der Kloake vorgestreckt werden. Im Leben sind diese Falten, wie die Kiemen von *Chaetoderma* durch das Blut rot gefärbt, so daß man an ihrer Bedeutung für die Atmung kaum zweifeln kann. Daß diese Falten eigentlich dem Enddarm (Rectum) angehört hätten, ist wenig wahrscheinlich.

Die Auffassung der Kiemen der Solenogastres als echte Ctenidien ist nicht allgemein anerkannt, von manchen werden die Kiemenorgane beider Familien als acces-

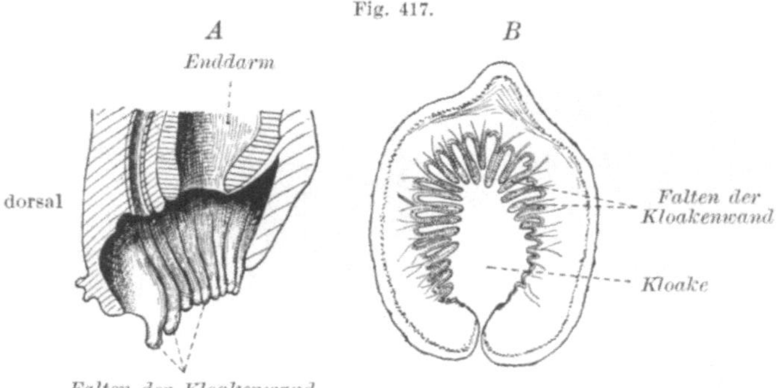

Paramenia imperta. *A* Sagittalschnitt durch das Hinterende. *B* Querschnitt durch die Kloake (nach PRUVOT 1891). Univ.-Zeichner Schuler, Tübingen.

sorische betrachtet. Dabei wird betont, daß Osphradien fehlen, die bei echten Ctenidien regelmäßig vorhanden sind.

Der Kiemenapparat, der meist viel größeren *Placophoren* (*Polyplacophoren*) ist stets reicher entwickelt, indem sich im Gegensatz zur großen Mehrzahl der Mollusken stets eine größere Zahl von Kiemen findet. Diese stehen jederseits in der Mantelrinne in einer Längsreihe und entspringen von deren Grund (s. Fig. 418 und Bd. I, Fig. 281, S. 416). Über die Mantelfalte ragen sie nicht hinaus. Die Kiemenzahl ist recht verschieden, teils gering (6), teils sehr hoch (bis 80 oder etwas mehr) jederseits. Die Stellung der Kiemen in der Mantelrinne zeigt Verschiedenheiten. Die größten Kiemen stehen in der Gegend der Nierenöffnung. Von hier aus können weitere Kiemen nur in der Richtung gegen die Mundscheibe entwickelt sein (*abanaler Typus*) oder es finden sich auch Kiemen von der Nierenöffnung gegen den After zu (*adanaler Typus*), (Fig. 418); in diesem Falle können sie bis dicht an den After heranreichen oder die letzte Kieme liegt durch einen kiemenfreien Zwischenraum vom After getrennt in der Querschnittsebene des Afters (Fig. 418). Für jeden der drei Fälle gibt es wieder zwei

Untergruppen. Es können die Kiemen so zahlreich sein, daß sie bis an die Mundscheibe heranreichen (*holobranch*) oder es bleibt zwischen der Mundscheibe und der ersten Kieme ein größerer Zwischenraum (*merobranch*). Die direkt hinter der Nierenöffnung stehende Kieme wird häufig als die ursprünglichste gedeutet, der sich die übrigen sekundär zugesellten. Jede Kieme besitzt den schon bei Chaetoderma erwähnten doppelt gefiederten Bau (Fig. 418 und 419). Ihre Achse ist ein lanzettförmiges, etwa quergestelltes Blatt mit breiter Basis, von dem sich anal- und oralwärts die Fiederblättchen erheben, so daß das Ganze die Gestalt eines plattgedrückten Kegels erhält (Fig. 419). Da jedoch die Basis der Kiemenachse nicht genau quer, sondern etwas schief von vorn und außen nach hinten und innen zieht, so überdecken sich die dichtgestellten Kiemen von vorn nach hinten etwas (s. Fig. 418).

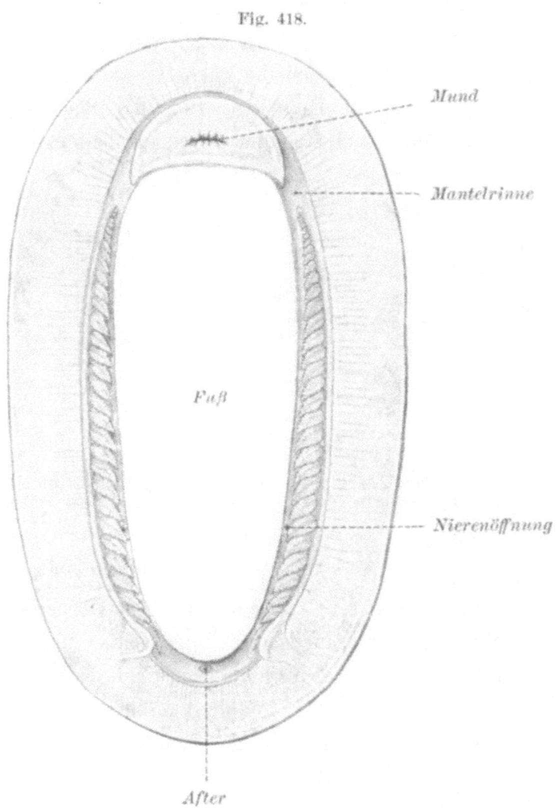

Chiton olivaceus von der Ventralseite. Zahl der Kiemen jederseits 28—36 nach dem holobranchialen, adanalen Typus angeordnet. Nach dem lebenden Tier gezeichnet. Orig. C. H.

Im feineren Bau stimmen die Kiemen mit dem Ctenidium der primitiven Gastropoden überein. Der Hohlraum der Achse erweitert sich an den beiden Schmalseiten zum zuführenden (nach der Fußseite — medial — liegenden) und dem abführenden — lateralen Gefäß (Fig. 420 *B*). Die Fiederblättchen sind einfache Ausstülpungen der Wand, die alternierend stehen und einen spaltförmigen Hohlraum enthalten (Fig. 419 *A* und 420 *A*). Dieser Hohlraum wird wie der der Achse von zahlreichen Bindegewebspfeilern durchzogen; Stützgebilde, wie sie in den Ctenidien weit verbreitet sind, fehlen in den Placophorenkiemen. Die ganze Oberfläche der Kieme ist bewimpert. In die Kiemen treten Muskeln und Nerven ein (Fig. 420 *B*), so daß sie Bewegungen ausführen können. Über die selten fehlenden Osphradien s. Bd. I, S. 697. Bei manchen *Lepidopleuriden* liegt an der lateralen Kante der

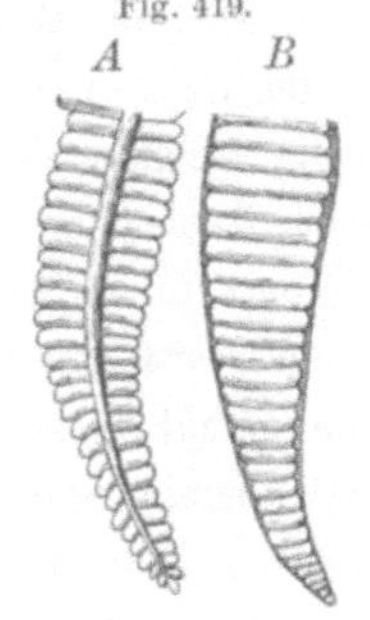

Chiton ruber. Einzelne Kieme, *A* von der Fläche, *B* von der Seite (nach Wirén 1892). Schu.

Kieme über dem ausführenden Gefäß ein Sinnesorgan; ferner finden sich bei manchen Lepidopleuriden eine Anzahl von Sinneshöckern an der lateralen Fläche der Mantelrinne. Endlich stehen bei vielen Placophoren in der Mantelrinne in Reihen geordnet zahlreiche Schleimzellen — *Schleimkrausen* —, die als Schutzeinrichtungen für die Kiemen wirksam sein sollen.

Auch über die Homologisierung der Placophorenkiemen bestehen, wie schon S. 514 erwähnt, noch Meinungsverschiedenheiten. Sie werden von manchen trotz ihrer Vielzahl den Ctenidien der übrigen Mollusken homologisiert, wofür ihre große Übereinstimmung im Bau mit jenen spricht; von anderen wird auch das Gegenteil behauptet, nämlich ihre adaptive und eigenartige Natur; nach dieser Ansicht wären die beiden ursprünglichen Ctenidien der Placophoren eingegangen.

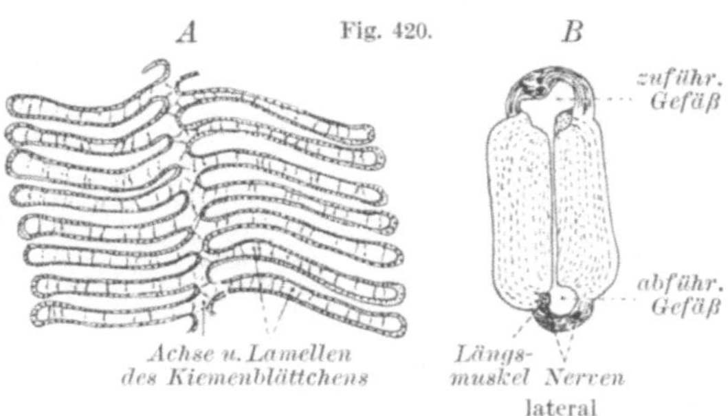

Enoplochiton niger. *A* Flächenschnitt, *B* Querschnitt durch eine Kieme. Wimpern nicht eingezeichnet (nach PLATE 1897).
C. H.

b) Cephalopoda.

Da sich in dieser Gruppe die bilaterale Körpersymmetrie ungestört erhält und die Ctenidien ihre ursprüngliche Stellung rechts und links vom After bewahren, so liegen recht primitive Verhältnisse vor, die wir deshalb an erster Stelle betrachten, obgleich die Kopffüßer wegen der Komplikation ihres Gesamtbaus die höchste Stelle unter den Mollusken beanspruchen dürfen. Wie schon bei der Besprechung der Schale betont wurde (s. Bd. I, S. 104ff.), hat sich bei den Cephalopoden ein dorsaler Eingeweidesack entwickelt und gleichzeitig die anale Region der Mantelrinne zu einer tiefen, nahezu bis zum Apex des Eingeweidesacks aufsteigenden Mantel- oder Kiemenhöhle eingesenkt, in welche der After und die Ctenidien gerückt sind (s. Fig. 308, S. 417 und 309, S. 418), die also erst bei Eröffnung der Höhle sichtbar werden. Im allgemeinen sind die Kiemen verhältnismäßig groß, was mit der Gesamtgröße der Tiere und ihrer kräftig arbeitenden Muskulatur übereinstimmt. Unter den lebenden Cephalopoden haben die meisten das einfache ursprüngliche Ctenidienpaar bewahrt, das wir nach unseren heutigen Kenntnissen (s. S. 413) den Urmollusken zuschreiben müssen; diese Formen werden in der Ordnung der Dibranchiata zusammengefaßt. Nur die Gattung *Nautilus* hat zwei Kiemenpaare (s. Fig. 309—311, S. 418—419, und Fig. 421), welche dicht übereinander stehen. Diese Gattung bildet daher gemeinsam mit der großen Zahl ausgestorbener Formen, die sich wohl sicher ebenso verhielten, die Ordnung der *Tetrabranchiata*. Von den beiden Kiemenpaaren von *Nautilus* entspringt das eine kürzere (sogenannte vordere) ein wenig oralwärts von dem zweiten (sogenannten hinteren) (s. Fig. 421). Da das zuführende Gefäß (Kiemenarterie) der beiden Kiemen jeder Seite ursprünglich einfach beginnt, sich aber bald in zwei Äste, je einen für jede

Kieme, teilt, so ließe sich vermuten, daß die Kiemen jeder Seite aus der Teilung einer einfachen Anlage hervorgingen. Es ist auch wohl kaum zu bezweifeln, daß sich die Dibranchiaten trotz ihres im allgemeinen geringeren Alters hinsichtlich der Kiemenzahl primitiver verhalten; doch wird auch die gegenteilige Ansicht vertreten (s. S. 413).

Die Nautiluskiemen (Fig. 421) erscheinen insofern ursprünglicher als die der anderen Cephalopoden, als sie von ihrer Ursprungsstelle an der der Mantelhöhle zugekehrten Wand des Eingeweidesackes oralwärts im wesentlichen frei in die Kiemenhöhle ragen, als typische doppelt gefiederte Ctenidien. An der lateralen Seite ihres Ursprungs, an welcher das zuführende Gefäß eintritt, hat jede Kieme ein kurzes muskulöses Aufhängeband. Die beiden Bänder jeder Seite vereinigen sich zu einer Leiste, die in die Mantelfurche (wo der Mantel sich vom Eingeweidesack loslöst) eintritt. So gewinnen

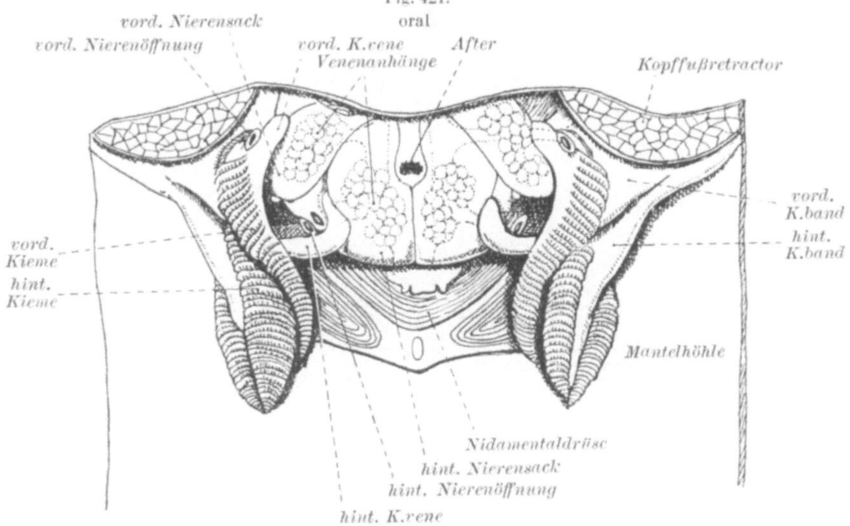

Nautilus. Die um den After angeordneten Organe der Mantelhöhle. Kiemen nur basal angeheftet, hängen frei in der Mantelhöhle. Die vordere Kieme dreht sich um die hintere herum (nach NAEF 1913). C. H.

die Kiemen Beziehungen zur Mantelwand. Auch hinsichtlich ihres feineren Baues verhalten sie sich primitiver (Fig. 422). Jede Kieme ist ein langes, etwa lanzettförmiges Blatt, das aus einer mittleren, im Querschnitt ziemlich niederen Achse besteht, von der jederseits eine Reihe Kiemenblättchen entspringt; die Blättchen der einen Reihe stehen alternierend zu denen der anderen. Die Blättchen haben den Umriß einer in der Mitte durchgeschnittenen Mondsichel und setzen sich mit der Schnittlinie so an die in dieser Gegend lamellenartig verdünnte Achse an, daß sie ihre konkave Seite dem Hauptteil der Achse zuwenden. An ihrem konkaven Rande verläuft das zuführende, am konvexen das abführende Gefäß. Der konkave Rand des Kiemenblättchens wird durch eine dünne Membran, das Heftband des Blättchens (Fig. 422 *A*), mit der Achse verbunden. Die zwischen den Gefäßen liegende Fläche des Blättchens zeigt auf beiden Seiten etwa senkrecht zum Rande stehende, über die ganze Breite des Blättchens verlaufende Falten (Fig. 422 *A*). Diese kommen dadurch zustande, daß das Blättchen quer zu seiner Länge wie ein Wellblech in Falten gelegt ist (Fig. 422 *B* links). Darum entspricht die Furche zwischen zwei Falten der einen Seite, einer Falte der anderen Seite. An diesen Falten treten jederseits noch kleinere Ausbuchtungen auf. Dadurch wird eine bedeutende Vergrößerung der respirierenden Fläche erreicht. Auf

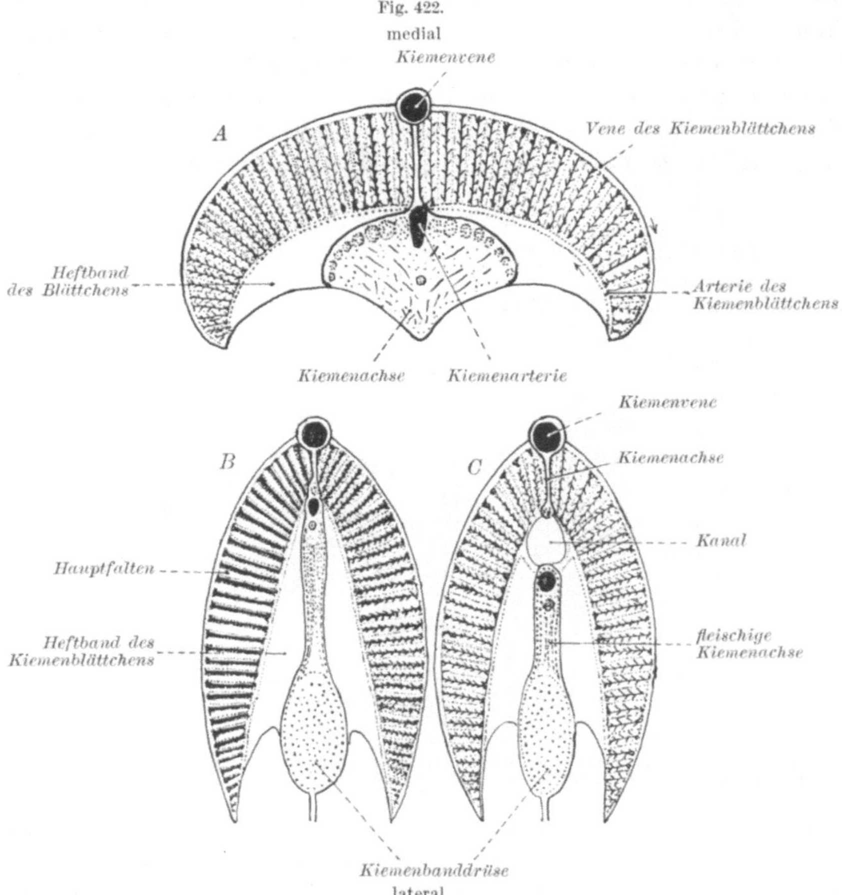

Schematische Querschnitte durch die Kiemen von *A* Nautilus, *B* Sepia, *C* Loligo. Bei *B* sind links nur die Fältchen 1. Ordnung des Kiemenblättchens gezeichnet, auf der rechten Seite auch die 2. Ordnung (nach NAEF 1923, *B* links verändert).   C. H.

der medialen Fläche jeder Kieme verläuft die Kiemenvene (abführendes Gefäß), während die Arterie (zuführend) lateral davon in der Tiefe der Kiemenachse sich findet. Die Beziehung der *Nautilus*-Kiemen zu den Osphradien wurde schon früher (Bd. I, S. 698) geschildert.

Die beiden Kiemen der *Dibranchiaten*, die auch aus der Achse und einer Doppelreihe von alternierenden Kiemenblättchen bestehen, entspringen im allgemeinen ziemlich weit apicalwärts vom After, an der Körperwand der Mantelhöhle (Fig. 308,

S. 417) und ziehen von da oralwärts. Welchem der beiden Kiemenpaare von *Nautilus* das einzige Paar der Dibranchiaten entspricht, scheint noch etwas unsicher, doch nimmt man an, daß sie den hinteren, größeren von *Nautilus* homolog seien.

Anders als bei *Nautilus* ist bei den *Dibranchiaten* das Aufhängeband der Kieme gut entwickelt und heftet die Kiemenachse an der Mantelwand an (Fig. 423). Bei den Octopoden erstreckt sich das Aufhängeband bis zur Kiemenspitze (Fig. 424); bei den Decapoden bleibt das distale Ende der Kieme auf eine kurze Strecke frei (Fig. 423). Die Kiemenbänder sind wohl sicher durch sekundäre Verwachsung entstanden. Dafür spricht besonders, daß sie bei jüngeren Embryonen fehlen und sich erst nach dem Ausschlüpfen vollkommen entwickeln. Das bei den Weibchen gewisser

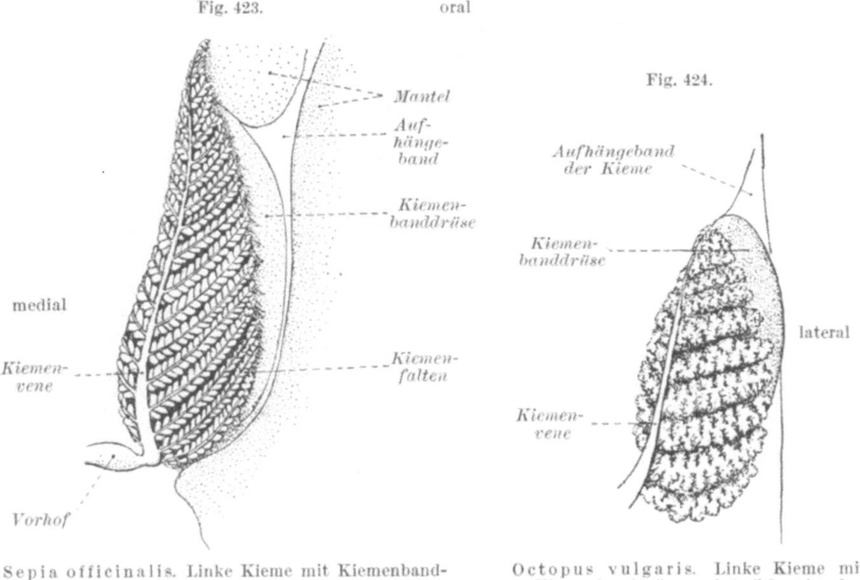

Sepia officinalis. Linke Kieme mit Kiemenbanddrüse und Aufhängeband; schematisch vereinfacht. Orig. C. H.

Octopus vulgaris. Linke Kieme mit Kiemenbanddrüse und Aufhängeband. Orig. C. H.

Sepiolinen auf der linken Seite (seltener auch rechts) vorkommende Kiemenseptum hat Beziehungen zur Geschlechtsfunktion und wird später behandelt werden.

Die Kiemen der Decapoden und Octopoden zeigen in den allgemeinen Verhältnissen und im feineren Bau gewisse Verschiedenheiten. Bei den *Decapoden* ist die Kieme verhältnismäßig lang und schlank (Fig. 423). Die Zahl der Blättchen kann bei erwachsenen großen Arten eine bedeutende werden. Sie nimmt während des Heranwachsens der Tiere zu.

Bei den Octopoden (s. Fig. 424) ist die Kieme gedrungen kurz, kegelförmig; die Zahl der Blättchenpaare ist gering, meist etwa 10—13, bei *Ocythoe tuberculata*-Weibchen 23, bei *Opisthoteuthis* 3. Die endgültige Zahl der Kiemenblättchen wird schon bei jungen Tieren erreicht. Verschiedenheiten bestehen auch in der Kiemenachse. Diese wird bei den Decapoden (Fig. 422 *C*, S. 518) mit Ausnahme der sepienähnlichen

(Fig. 422 *B*) und bei allen Octopoden (Fig. 425) der ganzen Länge nach von einem Kanal durchzogen. Dieser reicht bis dicht an das zuführende Gefäß (Kiemenarterie) heran; von dem abführenden Gefäß bleibt er stets durch die ganze Breite der Kiemenblättchen getrennt. Sein Durchmesser ist gering bei den *Loliginiden* (Fig. 422 *C*), größer bei den Oigopsiden, am größten bei den Octopoden (Fig. 425). Der Kanal steht zwischen den Kiemenblättchen mit der Mantelhöhle in Verbindung (s. das Nähere Fig. 426 und Fig.erklärung sowie S. 523); bei den Octopoden ist er außerdem an der Kiemenbasis weit offen. Ob der Kiemenkanal den Sepiaähnlichen ursprünglich oder durch Rückbildung fehlt, läßt sich vorderhand kaum entscheiden.

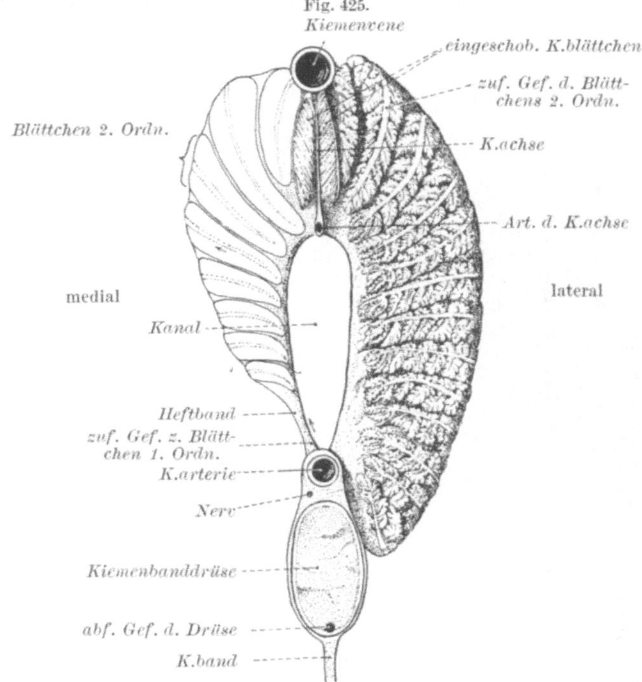

Octopus vulgaris. Kieme quer. Blick auf zwei alternierende Kiemenblätter (Kiemensegmente). Die Blättchen 2. Ordnung der medialen Seite nicht ausgezeichnet. Sie reichen nicht bis zum Grunde der Kieme, so daß das Heftband sichtbar ist und der Kiemenkanal hier mit der Mantelhöhle in weiter Verbindung steht. Orig. C. H.

In der Kiemenachse liegen weiter die großen Gefäße der Kieme, der Kiemennerv, Muskeln und die Kiemenbanddrüse. Von den Gefäßen zieht das abführende (die Kiemenvene) leicht erkenntlich als eine Art Mittelrippe auf der der Mantelhöhle zugewandten nicht angehefteten Seite der Achse (Fig. 423 und 424) und empfängt von jedem Kiemenblättchen dessen abführendes Gefäß (Fig. 422 *A—C*). Das zuführende Gefäß (die Kiemenarterie) verläuft in der Tiefe der Kieme, wie die Querschnitte zeigen, in wechselnder Entfernung von der Vene, da der etwa vorhandene Kiemenkanal zwischen beiden zur Entstehung kommt. Die geschilderten Gefäßverhältnisse zeigen gegenüber den bei Prosobranchiern spec. Zygobranchiern sich findenden eine auffallende Verschiedenheit. Bei diesen liegt das zuführende Gefäß an der freien gegen die Mantelhöhle gekehrten Seite der Achse, das abführende dagegen gegenüber an der am Mantel festgehefteten Seite (Fig. 430, S. 525). Bei den Cephalopoden haben wir das umgekehrte Verhalten gesehen. Vielleicht findet diese Verschiedenheit eine Erklärung darin, daß eine Torsion der Kieme bei den Cephalopoden vorliegt. Die beiden Kiemengefäße kreuzen sich bevor sie in die Kieme eintreten, was bei den Gastropoden nicht der Fall ist. Die Kieme erhält (auch bei *Nautilus*) besondere nutritorische Gefäße: eine ansehnliche Arterie und eine Vene. — In der Umgebung dieser Vene findet sich bei den Dibranchaten ein ansehnliches, die Gesamtlänge der Kieme erreichendes Organ, die *Kiemenbanddrüse* (*Blutdrüse, Kiemenmilz*) (Fig. 423 und 424, S. 519, Fig. 425 und 426); Zuverlässiges über ihre Bedeutung ist nicht bekannt. Neuerdings wird vermutet, daß es sich um eine Drüse mit innerer Sekretion (inkretorisches Organ) handle. Bei den *Tetrabranchiaten* ist etwas diesem Organ entsprechendes bisher nicht gefunden worden. Von den der Kiemenachse eingelagerten Nerven und Muskeln zeigen die Querschnitte (Fig. 422, S. 518) einiges.

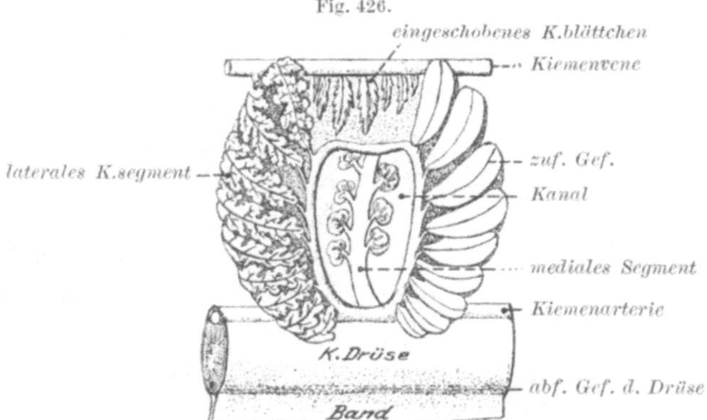

Octopus vulgaris. Kleines Stück einer Kieme in seitlicher Ansicht. Zwei aufeinander folgende laterale Kiemensegmente (-blätter) auseinander gebogen, so daß man das alternierende mediale Segment sehen kann. Orig. Ö. B. u. C. H.

Die Kiemenblättchen der Decapoden (Fig. 422 *B*) verhalten sich im allgemeinen so, wie an der *Nautilus*-Kieme, nur sind die Enden der Blättchen in der Regel näher an die Achse herangenommen. Eine Ungleichheit der Blättchen und dadurch Asymmetrie des Kiemenquerschnitts zeigt die Kieme bei den Oigopsiden. Dabei ist die Seite der verkürzten Blättchen dem Eingeweidesack zugewandt.

Das zur Vergrößerung der respiratorischen Fläche dienende Faltensystem ist reicher entwickelt als bei *Nautilus*. Zwischen zu- und abführendem Gefäß des Kiemenblättchens stehen in radiärer Anordnung die Hauptfalten (Fig. 422 *B* links). Deren Wände sind nun zunächst quer (s. Fig. 422 *B* rechts und 427 *A*) und die so entstehenden Ausbuchtungen abermals quer gefaltet. Die Fältelung kann sogar noch etwas komplizierter werden.

Bei den *Octopoden* zeigt der feinere Bau der Kieme Besonderheiten. Im Querschnitt (Fig. 425) fällt zunächst der sehr weite Kanal auf. An den Kiemenblättchen

der lateralen, dem Mantel zugewandten Kiemenhälfte erstreckt sich das auf ihrer
Oberfläche reich entwickelte respiratorische Leistensystem bis dicht an die Kiemenachse heran, so daß von einer Heftmembran kaum etwas zu sehen ist. Auf der medialen
der Mantelhöhle zugekehrten Hälfte dagegen trägt der an die Achse anschließende Teil
des Kiemenblättchens keine respiratorischen Leisten und erscheint darum als schmales
Heftband. Dadurch entstehen an dieser Stelle zwischen den aufeinander folgenden
Kiemensegmenten (Kiemenblättern), wie schon S. 521 erwähnt, große Lücken, so
daß hier die Verbindung des Kiemenkanals mit der Mantelhöhle eine besonders ausgiebige wird. Die Kiemenachse der Octopoden trägt zwischen je zwei benachbarten

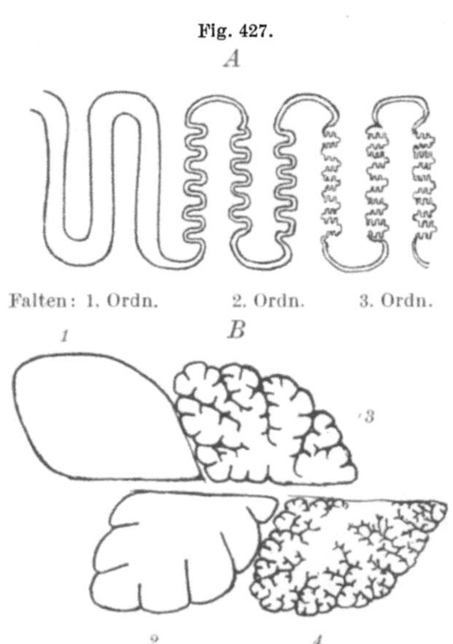

Fig. 427.

A

Falten: 1. Ordn.   2. Ordn.   3. Ordn.

B

Schema der Oberflächenvergrößerung. *A* bei der
Sepiakieme, *B* bei der Octopuskieme. Gefäße nicht eingezeichnet. Bei *A* ist an den Fältchen 3. Ordnung aus technischen Schwierigkeiten
nur eine Contur gezeichnet.   Orig. C. H.

lateralen Kiemenblättchen dicht unterhalb der Kiemenvene eine Anzahl ein-
geschobener Kiemenlamellen. Sie sind
nicht als verkümmerte Kiemenblättchen
aufzufassen, sondern wohl als Lamellen
der benachbarten Kiemenblätter, die
auf die Kiemenachse selbst gerückt sind
(s. Fig. 425 und 426).

Die Kiemenblättchen der *Octopoden*
erscheinen viel dicker als bei den bisher
betrachteten Formen. Dieses kommt
daher, daß die Kiemenblättchen erster
Ordnung, die man Kiemenwülste nennen
könnte, von vornherein viel massiger
und plumper sind, und daß ferner die
Oberflächenvergrößerung hier nicht
durch Faltungen, sondern etwa wie
durch Einkerbungen in eine plastische
Masse herbeigeführt wird (s. Fig. 427 *B*).
Diese Einkerbungen treten alternierend
auf und rufen den Eindruck hervor, als

ob hier eine alternierende Einfaltung der beiden Kiemenblattwände stattfände, während
diese bei den Decapoden einander immer parallel bleiben und sich gemeinschaftlich
abwechselnd nach der einen und nach der anderen Seite biegen (Fig. 427 *A*). Dadurch,
daß an diesen zunächst auftretenden Einkerbungen sich in derselben Weise weitere
ausbilden usw., wird die Beschaffenheit der Kieme eine komplizierte; so kommt
eine sehr bedeutende Oberflächenvergrößerung zustande.

Diese prinzipielle Verschiedenheit der beiden Ausbildungsarten hängt aufs innigste
mit der Anordnung der Hauptblutgefäße der Blättchen zusammen, die bei den Decapoden auf der Oberfläche verlaufen, bei den Octopoden mehr in die Tiefe verlagert
sind; doch kann hier nicht näher auf diese Verhältnisse eingegangen werden.

Der Cephalopodenkieme fehlt Wimperepithel, dagegen ist sie reichlich mit Muskeln und dementsprechend auch mit Nerven versehen und kann daher selbständige

Bewegungen ausführen. Bei den Decapoden findet sich am freien Rande der Heftmembran der Kiemenblättchen je ein Knorpelstäbchen, das an seiner Außenseite von einem Muskel begleitet wird.

Die Versorgung der Kiemen mit frischem Wasser geschieht bei sämtlichen Dibranchiaten durch rhythmische Bewegungen des muskulösen Mantels. Diese Bewegungen haben in der Ruhe des Tieres völlig den Charakter von Atembewegungen. Bei der Ortsbewegung verstärkt sich die rhythmische Contraction des Mantels, wobei das aus dem Trichter ausgespritzte Wasser durch Rückstoß den Körper vorwärts treibt. Hierbei wird ganz automatisch die Versorgung der Kiemen mit frischem Wasser vergrößert und so dem verstärkten Sauerstoffbedürfnis Rechnung getragen. Bei den Octopoden ermöglichen der große Kanal in der Kiemenachse (Fig. 425 und 426), sowie die Lücken zwischen den Kiemenblättern (Fig. 426), die durch das Fehlen der Kiemenblättchen zweiter Ordnung am Grunde des medialen Kiemensegments noch vergrößert werden, eine sehr ergiebige Umspülung der Kiemen mit Atemwasser.

Bei den Tetrabranchiaten, deren Mantel der Schale fest anliegt und nicht muskulös ist, erfolgt der Wasserwechsel der Kiemenhöhle im wesentlichen durch Heben und Senken des Trichters.

c) Gastropoda.

Die Verlagerung des Afters der *Gastropoden* nach rechts und vorn, die schon bei Behandlung der Schale, des Nervensystems und des Darms besprochen wurde, mußte auch die Ctenidien beeinflussen. Die Art, in der diese Verlagerung vor sich geht, und die sie bedingenden Ursachen haben seither eine — von der in diesem Werke gegebenen abweichende — sehr beachtenswerte Erklärung gefunden, auf die hier nur kurz eingegangen werden soll. Während man früher stärkere Wachstumsvorgänge der linken Körperseite für die Ursache der Verlagerung hielt, wird jetzt, nach embryologischen und physiologischen Beobachtungen, eine schraubige Drehung des Eingeweidesacks gegenüber dem Kopffuß zur Erklärung des Übergangs von einem Zustand in den anderen herangezogen.

Wenn wir, was sehr wahrscheinlich ist, annehmen, daß die Gastropoden aus Urformen hervorgingen, die wie die Chätodermatiden rechts und links vom endständigen After je ein gefiedertes Ctenidium trugen, so gelangten die beiden Ctenidien durch die Drehung des gesamten Pallialkomplexes nach vorn und in eine zur ursprünglichen gerade umgekehrte Stellung (Fig. 428). Das ursprünglich nach hinten gerichtete Distalende der beiden Ctenidien schaut nun nach vorn (Fig. 428 *C*) — oralwärts — und die anfänglich rechte Kieme liegt links, die linke rechts vom After. Mit der Größenzunahme beider Ctenidien vertiefte sich die vordere Region der Mantelrinne, in welcher die Ctenidien liegen, wie bei den Cephalopoden die hintere zu einer Mantelhöhle, die sich kopfwärts öffnet, indem sie beiderseits in den übrigen Teil der Mantelrinne, die den Körper zwischen Fuß und Eingeweidesack umzieht, übergeht. Daß dieser Zustand tatsächlich der ursprünglich bei den Gastropoden sich findende ist, aus dem jener der übrigen Gastropoden hervorgeht, scheint zweifellos, da die Formen der *Prosobranchier*, welche sicher die primitivsten sind, nämlich eine Anzahl *Rhipido-*

glossen unter den Aspidobranchiern (Diotocardiern) ihn noch darbieten. Beide Ctenidien sind bei den ursprünglichsten Diotocardiern (= Zygobranchiern) (so *Fissurella*,
Fig. 429, *Haliotis*, Bd. I, Fig. 496, S. 697, *Pleurotomaria* und Verwandten) noch

Fig. 428.

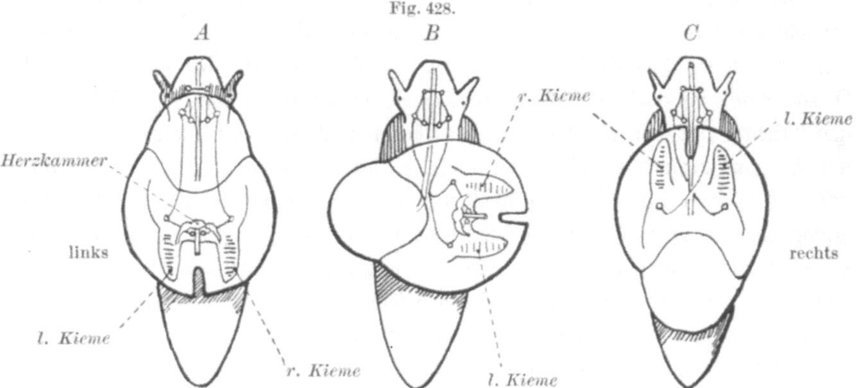

Torsionsvorgang in der Phylogenie der Gastropoden. Dorsalansicht (nach NAEF 1913).   C. H.

Fig. 429.

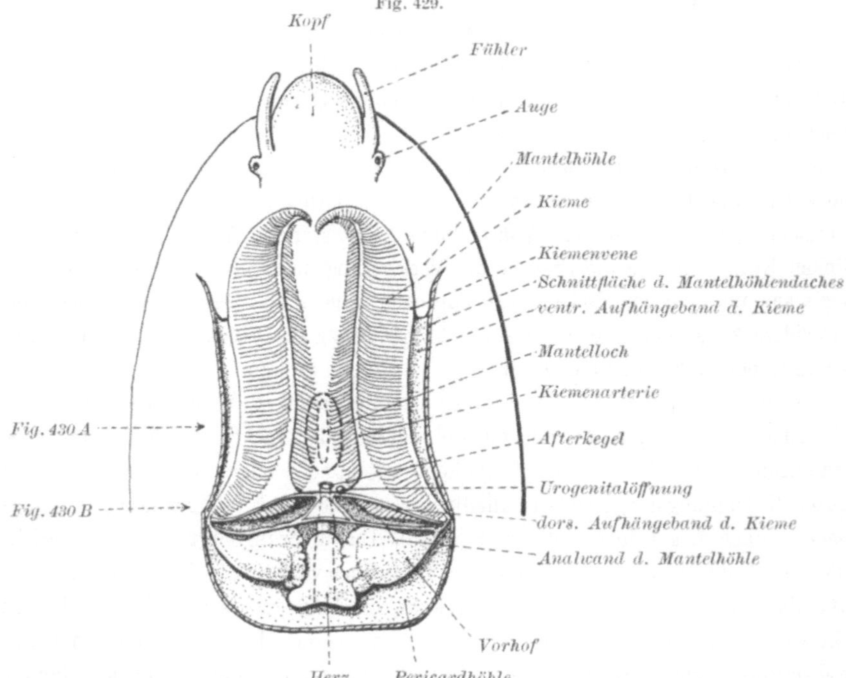

Fissurella. Vorderer Teil des Tieres von dorsal gesehen. Schale und Dorsalwand der Mantelhöhle
entfernt, um die Kiemen und ihre Anheftung, Lage zum Herzen, After usw. zu zeigen. Etwas schematisch.
Orig. C. H.

erhalten, und zwar doppelt gefiedert, was ebenfalls primitiv erscheint. Sie stehen
beiderseits in der Mantelhöhle; die Afteröffnung liegt zwischen den beiden Kiemen
(s. Fig. 429 und 430 *B*). Diese können sich durch die gesamte Mantelhöhle von ihrem

Grund bis an ihren Vorderrand erstrecken. Bei *Fissurella* (s. Fig. 429) sind sie ganz gleich groß und entspringen tief hinten, etwa dicht an der Analwand der Mantelhöhle, sind aber in ihrem größeren proximalen Teil durch ein Längsband an die lateralen Regionen der Decke angeheftet (Fig. 429), ähnlich wie bei den decapoden Cephalopoden; nur ihr distaler Abschnitt ragt frei in die Mantelhöhle. Bei den übrigen Formen ent-

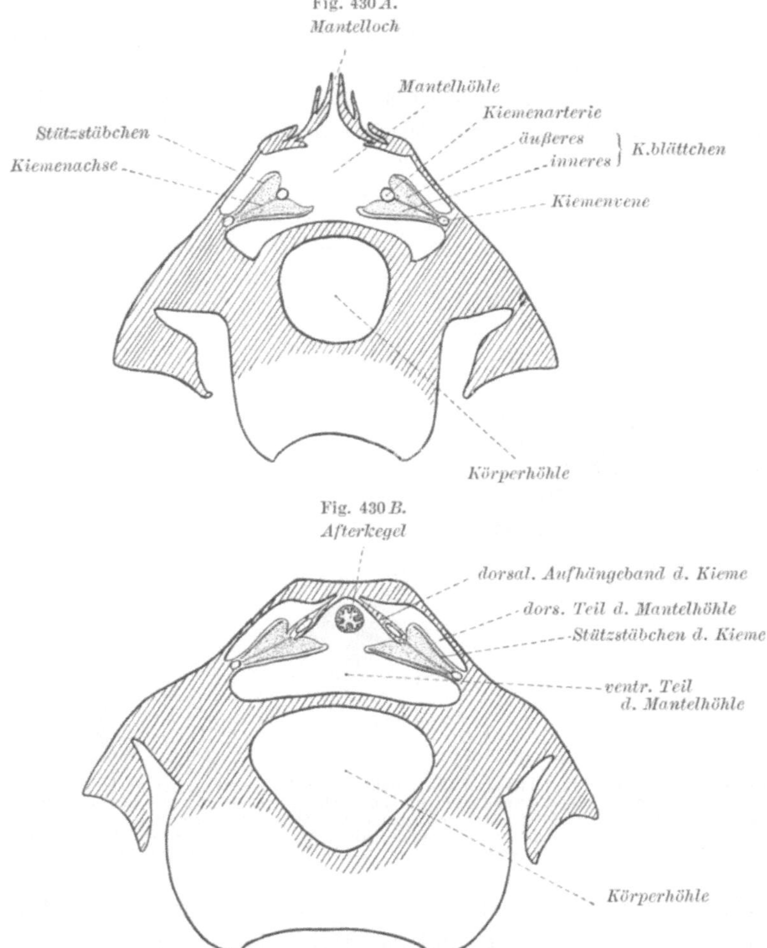

Fissurella. Querschnitte in der Höhe der Pfeile A und B in Fig. 429. *A* trifft den Teil der Kieme, der dorsal frei ist, und das Mantelloch — *B* den Teil, der ventral und dorsal an der Mantelhöhlenwand befestigt ist und die Mantelhöhle in zwei Teile sondert. Orig. C. H.

springen sie ähnlich; ihre Befestigung wird jedoch länger, so daß (bes. bei *Haliotis*) nur noch ein kleiner Teil ihrer Distalenden frei vorspringt. Bei *Pleurotomaria* und *Haliotis* ist die rechte Kieme etwas kleiner als die linke, wodurch das Verhalten angebahnt wird, welches sich bei den *Trochiden, Turbiniden, Neritiden* und verwandten Rhipidoglossen sowie allen übrigen Gastropoden, soweit sie Ctenidien haben, findet. Bei diesen ist nämlich die rechte Kieme völlig rückgebildet. Angebliche Reste von

34*

ihr bei den *Trochiden* ließen sich nicht bestätigen; dagegen erhält sich bei diesen noch ein Rudiment des abführenden rechten Kiemengefäßes. Auch bei den *Docoglossen* unter den Diotocardiern geht das rechte Ctenidium ein, so daß sich bei gewissen (*Acmaeiden*) nur noch das doppelt gefiederte linke erhält. Die Mehrzahl der *Docoglossen* aber (besonders die *Patelliden*) haben beide Ctenidien verloren, dafür jedoch häufig adaptive Kiemen in der Mantelrinne gebildet (s. S. 533 f.). Jedoch findet sich bei *Patelliden* auf dem Boden der Mantelhöhle ziemlich weit vorn jederseits ein Osphradium und daneben ein Gebilde, das als letzter Rest des Ctenidiums betrachtet wird.

Während bei den seither besprochenen, doppelt gefiederten Ctenidien die beiden Reihen der Kiemenblättchen meist völlig oder annähernd gleich groß sind (Fig. 430 *A*

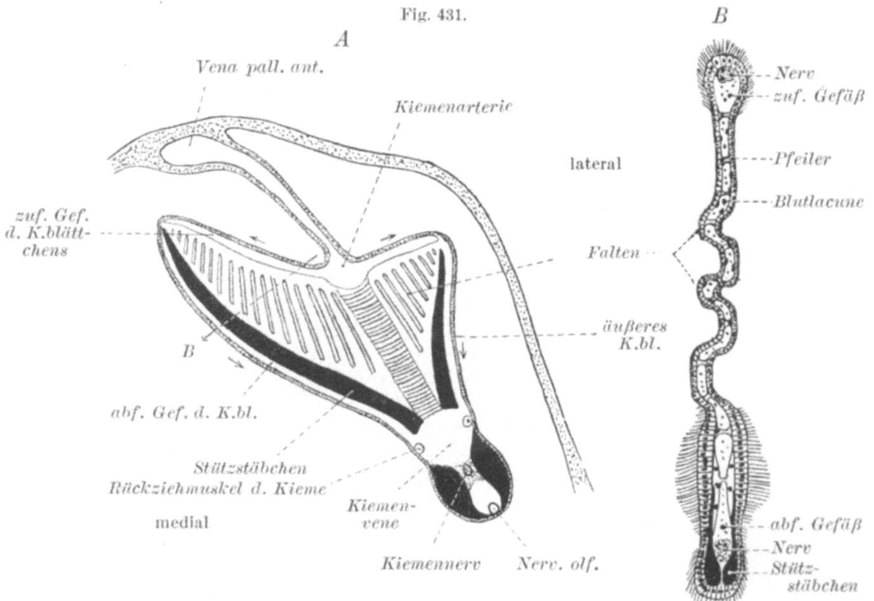

Monodonta turbinata (Trochide). *A* Querschnitt durch die Kieme an der Stelle, an der sie durch die Vena pallialis mit der Mantelwand in Verbindung steht (Kiemenblatt von oral gesehen). Die Figur soll nur den Bau des Kiemenblättchens etwas schematisch zeigen, nicht aber seine Beziehung zur Mantelhöhlenwand, die an dieser Stelle wenig charakteristisch ist. *B* Schnitt durch ein laterales Kiemenblättchen in der Richtung des Pfeils *B* in Fig. *A* (nach FRANK 1914). O. B.

und *B*), werden sie an der erhaltenen linken Kieme der Trochiden und anderer Rhipidoglossen verschieden (s. Fig. 431 und 432 *A*). Die Ctenidien der seither erwähnten Formen liegen gewöhnlich so in der Mantelhöhle, daß der stark abgeplattete Stamm (*Achse, Rhachis, Septum*) der Kieme nahezu horizontal verläuft, also eine der beiden Blättchenreihen dorsal, die andere ventral schaut (s. Fig. 430). Am freien Medialrand der Kiemenachse verläuft das zuführende Gefäß (Kiemenarterie), am entgegengesetzten, der an der Mantelhöhlenwand befestigt ist, das abführende (Kiemenvene, Fig. 430 *A*). Bei den *Trochiden* erhält sich die distale Hälfte der Kieme noch frei, ist also nicht an der Mantelhöhlenwand befestigt und kann aus der Mantelhöhle weit vorgestreckt werden. In der proximalen Hälfte hingegen verwächst die

Kieme sekundär beiderseits mit der Mantelhöhlendecke (Fig. 432 *A*). So wird ein links und etwas dorsal von der Kieme liegender, dem Mantel zugewendeter Raum von der Mantelhöhle abgesondert, und die äußeren (dorsalen) Blättchen, welche in diesem Raum liegen, bleiben kleiner als die inneren (ventralen) dem Körper zuliegenden (Fig. 432 *A*). Bei den *Trochiden* jedoch schwinden im proximalen Teil der Kieme die äußeren Kiemenblättchen ganz, so daß die Kieme hier nur einzeilig ist und die Kiemenachse mit der Mantelhöhlenwand verwächst. Eine Trennung der Mantelhöhle in zwei Räume findet sich auch schon an der Basis der Kieme von *Fissurella* (s. Fig. 430 *B*), ebenso wie eine geringe Verkleinerung der äußeren Blättchenreihe.

Dieses Verhalten leitet über zu jenem der großen Gruppe der *Monotocardia* (*Pectinibranchia, Ctenobranchia*), bei welchen die äußere Blättchenreihe völlig ver-

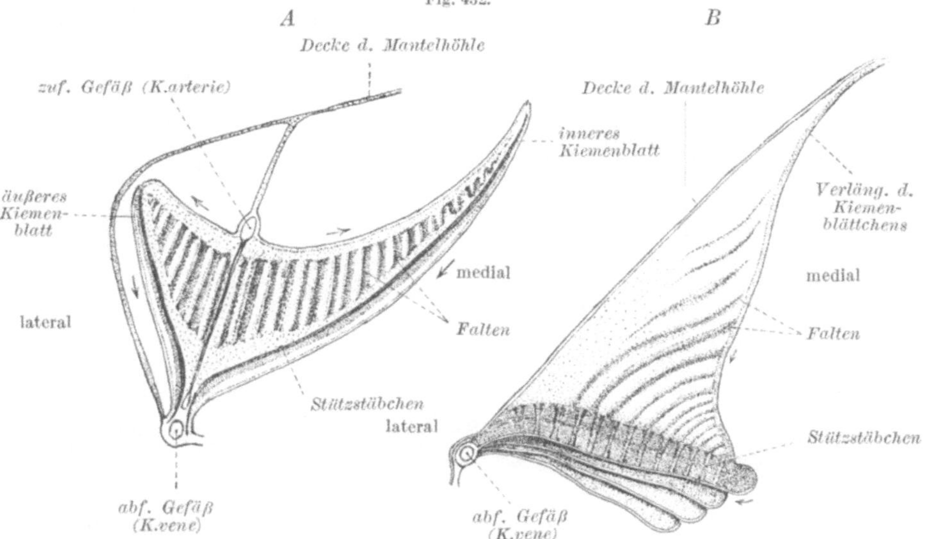

Querschnitte durch den linken lateralen Teil der Mantelhöhle mit Kiemen (Kiemenblätter von anal gesehen) von *A* Trochus cinerarius (Diotocardier), *B* Litorina litorea (Monotocardier).
Orig. C. H.

schwunden und der erwähnte Raum der Kiemenhöhle durch Verwachsung der Kiemenachse mit der Höhlendecke in der ganzen Länge der Kieme geschwunden ist (s. Fig. 432 *B*). So entstand die kammförmige, einreihige Kieme der Monotocardier, welche aus der Ventralreihe (Innenreihe) der Blättchen des linken bipectinaten Ctenidiums hervorgeht. Das zuführende Gefäß zieht an ihrem medialen Rand, das abführende am lateralen hin (bei *Litorina* ist das Gefäß der medialen Seite rückgebildet s. S. 538 und Fig. 453). Diese Kammkieme liegt in der linken Region der Mantelhöhlendecke als ein verschieden langes, gerades oder schwach gebogenes Band (s. Fig. 435), das aus zahlreichen dünnen, dicht gestellten Blättchen von bald breiterer, bald schmälerer, ja bis fadenförmiger Form besteht. Es kommt jedoch auch vor, daß die Kieme viel länger wird und bogenförmig, ja nahezu kreisförmig (so *Calyptraea* und Verwandte, s. Fig. 433) über den ganzen Umfang der Mantelhöhle sich ausdehnt. Abweichend erscheint die Kieme von *Valvata* (Monotocardier), wo sie die doppelt gefiederte Beschaffenheit der Rhipidoglossen wieder angenommen hat. Da sie linkerseits vom Mantelrand entspringt, so ragt sie frei in das umgebende Wasser vor. Am rechten Mantelrande findet sich an entsprechender Stelle ein Tentakel (s. Fig. 434), der als Stamm einer im übrigen reduzierten Kieme betrachtet wurde; ob mit Recht, bleibt zweifelhaft. Gelegentliches Hervorragen des distalen Ctenidienendes kommt auch sonst zuweilen vor (z. B. *Turbo*).

Die Oberfläche der dünnen Kiemenblättchen der Prosobranchier erhebt sich nicht selten in sekundäre, jedoch meist schwache Falten (s. Fig. 431 und 432). Ihr Epithel ist wenigstens teilweise bewimpert; namentlich findet sich etwas proximal von ihrem freien Rand häufig ein verdickter Epithelstreif, der hohe Cilien trägt (Fig. 431 *B*). Innerlich werden sie von einem, von queren Pfeilern vielfach durchsetzten Blutraum

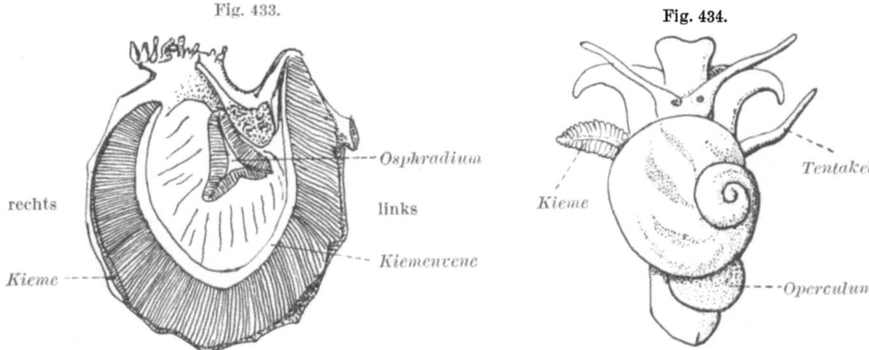

Cypreaea testudinaria von ventral gesehen; Mantelhöhlendach abpräpariert; die nahezu kreisförmige Kieme und das Osphradium freigelegt (nach HALLER 1890). C. H.

Valvata piscinalis mit vorgestreckter Kieme und Tentakel (nach BERNARD 1890). C. H.

durchzogen, der am freien Rand in ein Randgefäß übergeht. Im freien Blättchenrand zieht häufig ein doppeltes, angeblich chitinöses Stützstäbchen hin (Fig. 431 und 432), und an der Blättchenbasis gehen diese Stäbchen in das benachbarte Blättchen über, sind also hufeisenförmig.

Daß das Ctenidium wasserlebender Monotocardier stark reduziert werden kann, zeigen die *Heteropoden*, wo es (bei *Atlanta*) noch die gewöhnliche Lage besitzt, jedoch nur aus wenigen Blättchen besteht. Mit der Reduktion der Schale, des Mantels und Eingeweidesacks tritt es als ein Büschel fadenartiger Blättchen frei hervor (*Carinaria*, *Pterotrachea*) oder geht ganz ein (*Firoloida*).

Die Mantelhöhle mündet stets durch eine weite, quer schlitzförmige Öffnung in der Nackenregion aus. Bei den *Monotocardiern* wird die Öffnung in der Regel eingeengt, indem sich der Mantelrand dem Körper anlegt und nur linksseitig ein Zugang zur Höhle bleibt, indem der Mantelrand hier einen gewulsteten Einschnitt hat, der ein Atemloch zur Wassereinfuhr bildet. Dieser Wulst kann bei vielen *Ctenobranchiern* zu einem Sipho auswachsen (s. Fig. 435), der bisweilen sehr lang, rinnenförmig und häufig recht beweglich ist. Bei manchen bildet sich ebenfalls linksseitig in ähnlicher Weise ein nach hinten gerichteter zweiter Sipho zur Wasserabfuhr.

Auch bei den *Opisthobranchiern* sind die Atemorgane entweder Ctenidien oder adaptive Kiemen, wobei die letzteren sich viel häufiger finden als bei den *Prosobranchiern*. Besondere Atemorgane können auch vollkommen fehlen. Es scheint sicher, daß die Opisthobranchier aus prosobranchierähnlichen Urformen hervorgingen, und zwar aus solchen, welche das rechte Ctenidium schon verloren hatten, deren linkes aber noch den gefiederten ursprünglichen Bau besaß. Wie schon früher (Bd. I, S. 103) ge-

Fig. 435.

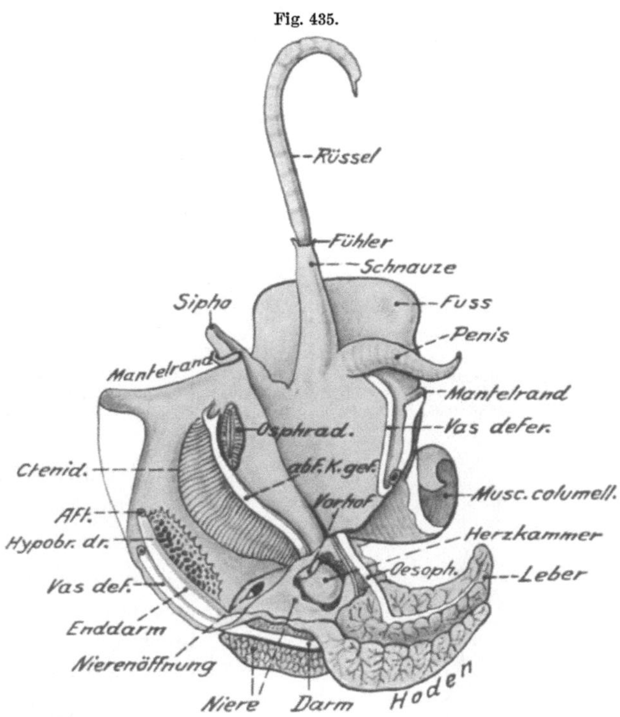

Pyrula tuba ♂ (Ctenobranchier). Schale entfernt, Decke der Mantelhöhle ganz rechts durch Längsschnitt geöffnet und nach links umgeklappt, so daß ihre Innenfläche mit Kieme, Osphradium, Nierenöffnung usw. sichtbar sind (nach Souleyet aus Lang, Mollusca, 2. Aufl.). O. B.

sagt wurde, besitzen die ursprünglicheren Opisthobranchier noch eine, allerdings häufig stark reduzierte Schale und daher auch eine Mantelfalte nebst Rinne. Bei guter Entwicklung der Schale und des Eingeweidesacks (*Actaeonidae*) kann die ansehnliche Mantelhöhle noch ähnlich wie bei den Prosobranchiern vorn liegen und an ihrer Decke ein distal freies Ctenidium tragen (Fig. 436), das sich durch seine Stellung zum After und der Nierenöffnung, ebenso auch durch seine Innervierung durch das Supraintestinalganglion als das linke erweist. Bei den übrigen *Tectibranchiern* geht mit der Reduktion der Schale und des Eingeweidesacks eine Rückbildung der Torsion, eine sogenannte Detorsion, einher, durch welche der gesamte Pallialkomplex verlagert wird. Es eröffnet sich jetzt die Mantelhöhle, die gleichzeitig an Tiefe verliert, nicht mehr

Fig. 436.

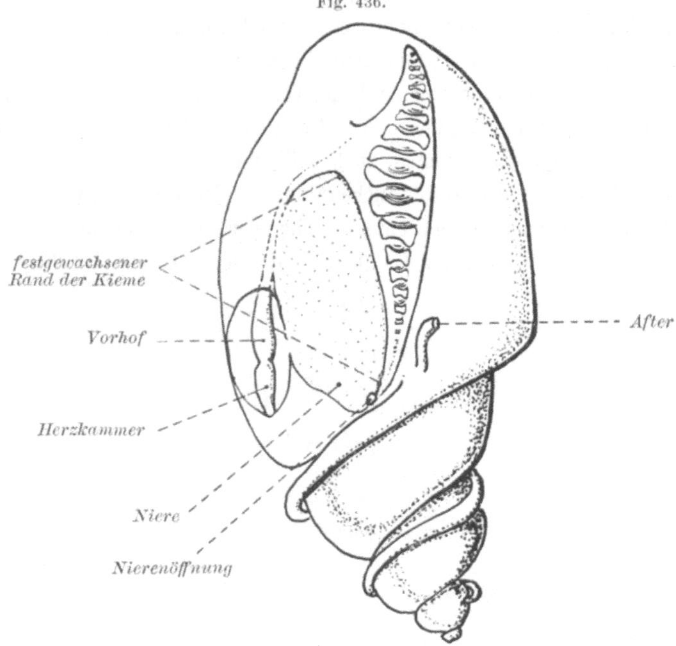

Actaeon tornatilis von dorsal und etwas von links gesehen. Mantelhöhlendecke durchscheinend
gedacht, ebenso Pericard, so daß man die an der Dorsalwand angeheftete Kieme, sowie Herz, Vorhof
und Niere sieht (nach PELSENEER 1894, Lage von Enddarm und After nach GUIART 1901 eingezeichnet).
C. H.

Fig. 437.

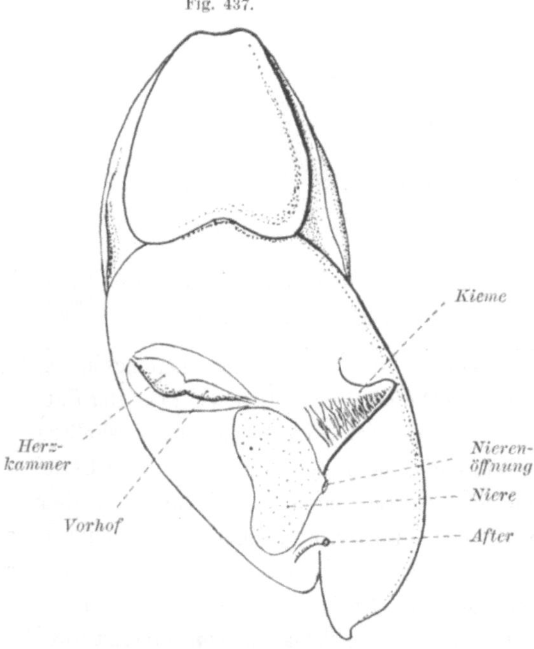

Scaphander liguarius von dorsal und etwas von links
gesehen (nach PELSENEER 1894).   C. H.

vorn, sondern rechts hinten.
Dementsprechend ist die Kiemenachse nicht mehr wie bei
den *Actaeoniden*, die Übergangsformen zu den Proso·
branchiern darstellen, nach
vorn gerichtet, sondern entweder quer gestellt (s. Fig. 437),
oder sie zeigt schräg nach hinten, und das Herz mit seinem
Vorhof liegt vor dem Ctenidium
(Fig. 438 u. Fig. 443, S. 533).

Nach dem Gesagten kann
kein Zweifel darüber bestehen,
daß das Ctenidium der Opisthobranchier dem der Prosobranchier homolog ist. Es tritt in
zwei voneinander sehr verschiedenen Formen auf, als *Fiederkieme* und als *Faltenkieme*.

Die Fiederkieme, die sich in höchster Entwicklung bei den *Pleurobranchiden* (Fig. 438), mit nur einseitiger Fiederung bei *Gasteropteron* (Fig. 439) findet, ähnelt im gesamten Aufbau sehr stark derjenigen der Prosobranchier. Sie läßt eine Achse unterscheiden, von welcher rechts und links alternierend Kiemenblätter (erster Ordnung) ausgehen, an denen durch weitergehende Faltenbildung Blättchen zweiter Ordnung (Fig. 440) usw. auftreten, die eine sehr starke Vergrößerung der Oberfläche herbeiführen (s. das Schema Fig. 441). Die Fiederkieme dieser Gruppe erscheint demnach als ein recht hoch entwickeltes Organ. Die Homologie ihrer Seitenblätter mit denjenigen der Prosobranchier zu

Fig. 438.

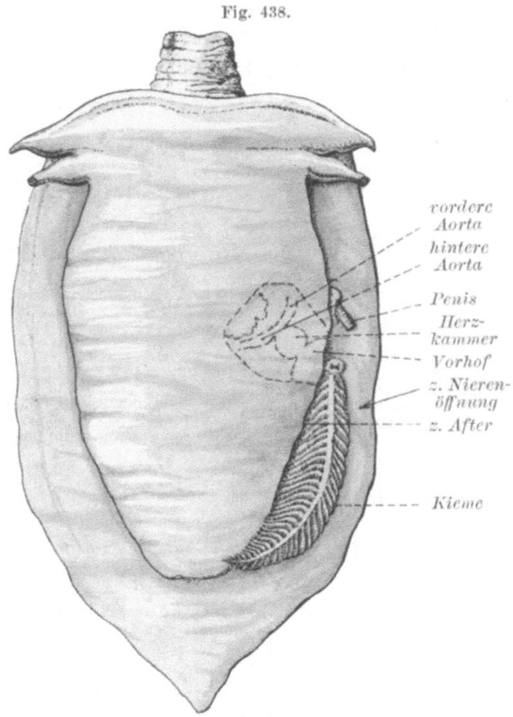

Pleurobranchaea meckeli von dorsal gesehen. Lage der aus der Mantelhöhle hervorragenden Kieme, der Nierenöffnung, des Afters und der Genitalöffnung. Lage des Pericards mit Punktlinien angegeben. Orig. C. H.

Fig. 439.

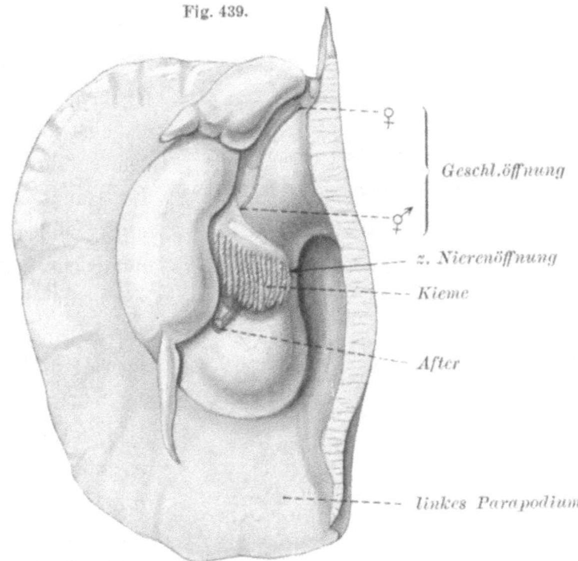

Gasteropteron meckeli. Fuß längs durchschnitten, rechtes Parapodium abgeschnitten, linkes umgebogen, so daß das Tier von rechts zu sehen ist, um die einseitig gefiederte Kieme zu zeigen. Orig. C. H.

bezweifeln, liegt kaum ein ausreichender Grund vor. Auch bei diesen finden sich schon Andeutungen von Faltenbildungen der Kiemenblättchen (s. Fig. 431, S. 526).

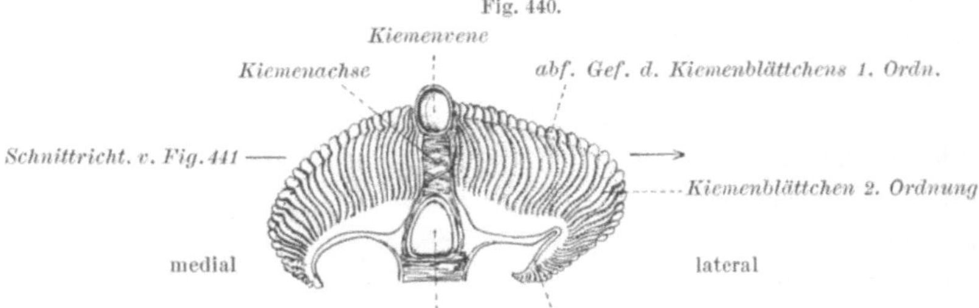

Pleurobranchaea. Kiemenblättchen von der Fläche (Querschnitt durch die Kieme), auf der Strecke, auf der sie ventral festgewachsen ist; mediales Blättchen kleiner als laterales; die beiden Blättchen alternieren miteinander. Orig. C. H.

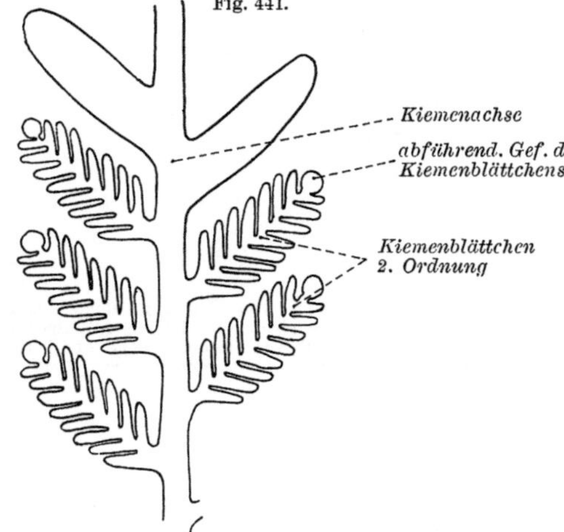

Pleurobranchaea. Schema der Anordnung der Fiederblättchen an der Kiemenachse. Die Figur entspricht einem Schnitt in der Richtung des Pfeils in Fig. 440; oben zwei Kiemenblättchen 1. Ordnung. Orig. C. H.

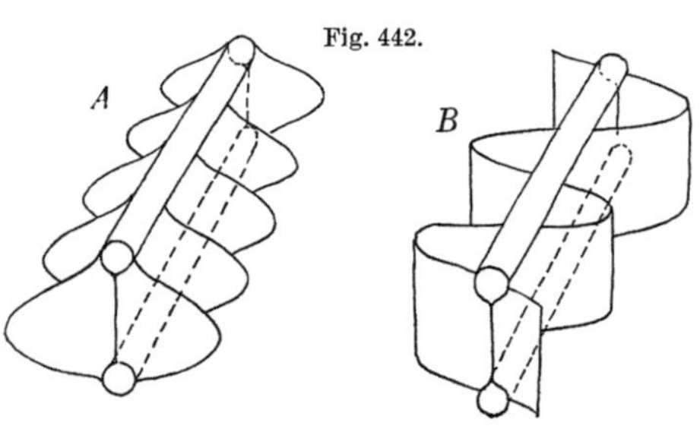

Schema einer Fieder- und einer Faltenkieme.
Orig. v. Bu.

Die Faltenkieme zahlreicher anderer Tectibranchier (*Bulla*, *Aplysia* [Fig. 443] u. a.) unterscheidet sich von der vorgenannten grundsätzlich durch das völlige Fehlen der eigentlichen Kiemenblätter. Sie erreicht die zum Atmungsvorgang notwendige Oberflächenvergrößerung dadurch, daß sich die Achse der Kieme in zahlreiche Falten legt (Fig. 442 B). Bei den typischen zweiteiligen Ctenidien, z. B. von *Fissurella*, spannt sich diese Achse als eine glatte Fläche zwischen dem zuführenden und abführenden Hauptgefäß der Kieme aus (s. Fig. 442 A). Man kann sich nun leicht vorstellen, daß diese Fläche durch starkes Wachstum gezwungen ist, sich in Falten zu legen (Fig. 442 B); dann erhält man ein schematisches Bild der *Aplysia*-Kieme. Diese Kieme erweckt bei äußerlicher Betrachtung (Fig. 443) durchaus den Eindruck eines gefiederten Organs.

Ihren wirklichen Bau erkennt man erst durch einen Schnitt, der längs zur Kiemenachse in dorsoventraler Richtung geführt wird. Man sieht dann (auf Fig. 444), daß sich neben den großen Hauptfalten noch zahlreiche sekundäre und tertiäre Falten gebildet haben. Fig. 445, welche die Flächenansicht einer Hauptfalte mit ihren Nebenfalten gibt und gleichzeitig den Verlauf der Hauptkiemengefäße darstellt, vervollständigt unsere Erkenntnis vom Bau dieser komplizierten Kiemenbildung.

Fig. 443.

Fig. 444.

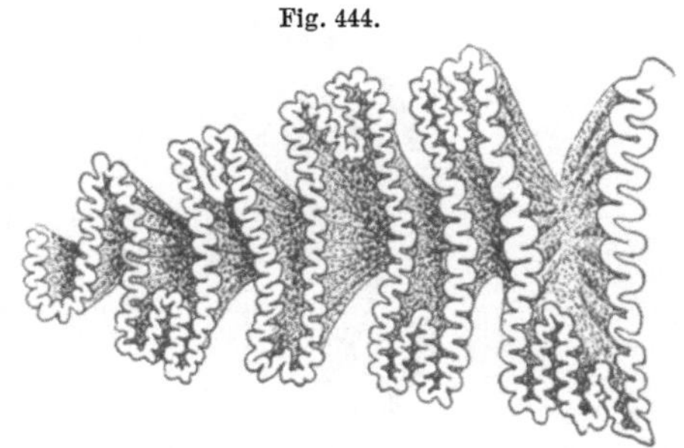

Aplysiakieme parallel zur Kiemenachse dorso-ventral durchschnitten (Schnittrichtung s. Fig. 445 Hinweisstrich), Hauptfalte mit sekundären und tertiären Falten.
Orig. v. Bu.

Fig. 445.

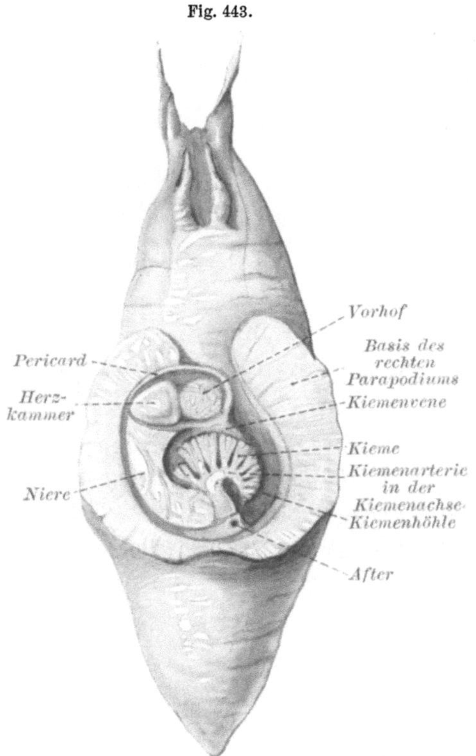

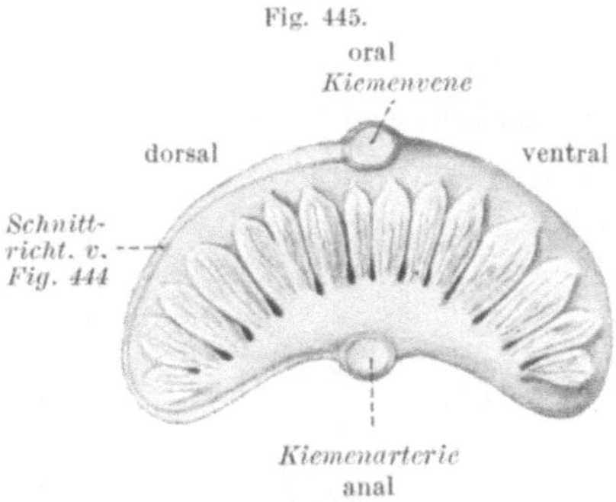

Aplysia punctata von dorsal; Parapodien an der Basis abgeschnitten; Kiemenhöhle und Pericard freigelegt, um die Kieme und ihre Lage zum Herzen und After zu zeigen.   Orig. C. H.

Aplysiakieme. Hauptfalte mit den sekundären und tertiären Falten von der Fläche gesehen. Der Hinweisstrich links führt zu der Umbiegungsstelle in die nächste Hauptfalte und trifft ein Verbindungsgefäß von Arterie und Vene.
Orig. C. H.

Adaptive Kiemengebilde der Proso- und Opisthobranchier.

Wie schon (S. 516) erwähnt, werden die Kiemen der Placophoren manchmal als adaptive gedeutet, welche den typischen Ctenidien nicht entsprächen. Diese Möglichkeit rückt um so näher, als auch bei manchen Proso- und Opisthobranchiern ähnliche und ebenso gelagerte Kiemengebilde vorkommen, die sich von den typischen Ctenidien wesentlich unterscheiden. Diesem Verhalten begegnen wir unter den docoglossen Prosobranchiern, wo sich bei einzelnen (*Scurria*, Fam. *Acmaeidae*) außer dem Ctenidium auf der Ventralfläche der Mantelfalte noch eine dicht gedrängte Reihe blutreicher blattförmiger Fältchen findet, welche die gesamte Mantelrinne als in sich geschlossener Kranz durchziehen (daher *Kranz-* oder *Mantelkieme, Cyclobranchie*). Schon bei jenen Docoglossen, die keine solche Kranzkieme besitzen, ist die Ventralfläche der

Mantelfalte sehr blutreich. Dieselbe Kranzkieme wiederholt sich bei den allermeisten *Docoglossen*, welchen das Ctenidium fehlt (so *Patella*, Fig. 446 *A*, *Nacella*, Fig. 446 *B*), und bildet hier das einzige Atemorgan, fehlt aber bei den *Lepetiden* (Hauptgattung

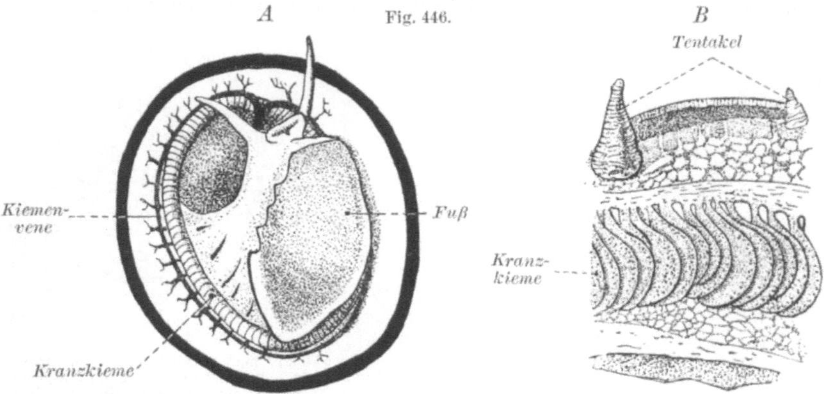

A Patella vulgata von ventral, mit Kranzkieme (nach LANKESTER 1883). *B* Nacella vitrea. Teil des Mantelrandes von ventral gesehen mit Kranzkieme (nach HALLER aus BRONN, Kl. u. Ordn.). C. H.

Lepeta), der also Respirationsorgane ganz abgehen. Ähnliche Einrichtungen finden sich bei gewissen nudibranchiaten Opisthobranchiern: den *Phyllidiidae*, *Corambidae* und *Pleurophyllidiidae* (Fig. 447), wo ebenfalls dicht gedrängte adaptive Kiemenblättchen

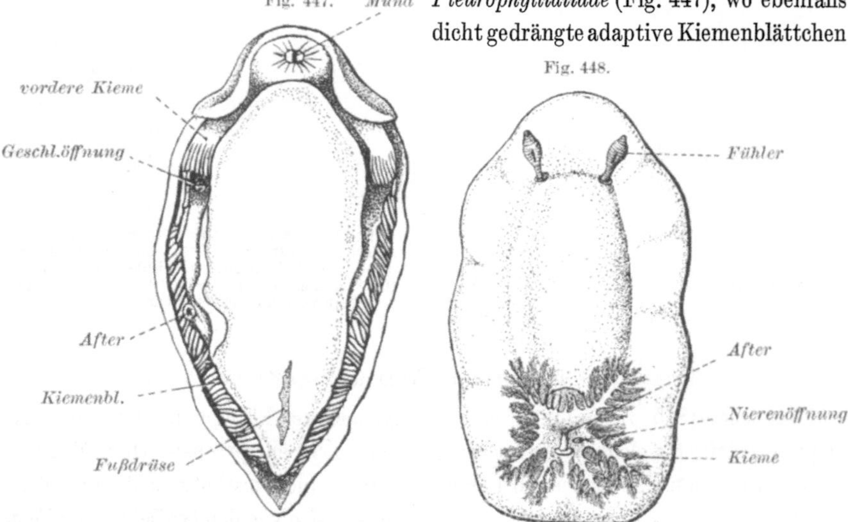

Pleurophyllidia lineata von ventral gesehen (nach SOULEYET aus LANG, vergl. Anat. 2. Aufl.). C. H.

Archidoris tuberculata von dorsal gesehen (nach BRONN, Kl. u. Ord. zus.gestellt). C. H.

die Mantelrinne ganz oder teilweise durchziehen; doch findet sich bei letzteren vorn noch eine besondere dichterblättrige, eigenartige Kieme (s. die Fig. 447).

Eine besondere Ausbildungsweise zeigen die adaptiven Kiemen der Dorididen (*Doris* und zahlreiche andere Gattungen, Fig. 448), indem ein Kranz meist reich verzweigter und doppelt gefiederter Kiemen den wieder medial und dorsal gerückten After umzieht. Diese Kiemenrosette ist häufig einziehbar.

Bei den übrigen Nudibranchiern sind eigentliche Kiemen überhaupt nicht vorhanden. Jene besitzen lediglich eine Hautatmung, die dadurch sich verstärkt, daß die Rückenhaut an den verschiedensten Stellen charakteristisch gestaltete Fortsätze trägt, die eine wesentliche Vergrößerung der Oberfläche bewirken. Es besteht daher zwischen der Ausbildung dieser Fortsätze und derjenigen adaptiver Kiemen ein gewisser Gegensatz. Die Tritoniiden (*Tritonia, Dendronotus*), die zahlreiche, meist baumartig verzweigte Fortsätze tragen, sind völlig kiemenlos; dasselbe gilt von den Aeolidiern, in deren zahlreiche cylindrische Rückenfortsätze (Fig. 449) sich je ein Leberschlauch erstreckt. Die *Polyceratiden*, die nur mäßig entwickelte Fortsätze tragen sowie die ihrer

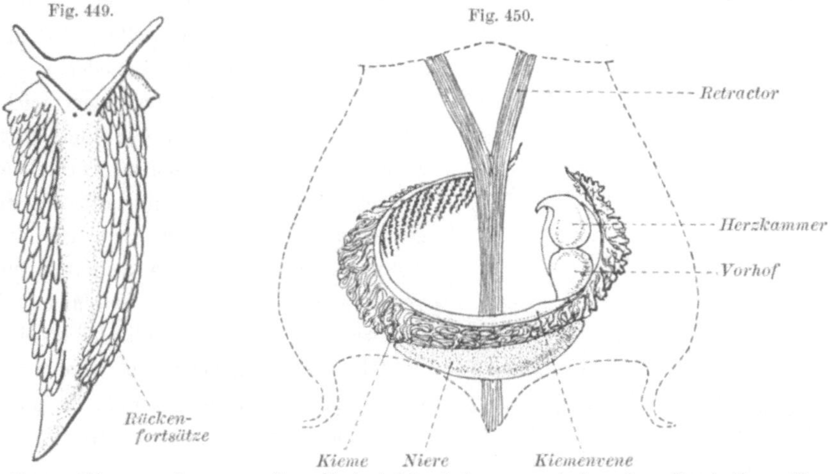

Aeolis papillosa von dorsal gesehen (nach BRONN. Kl. u. Ordn.). C. H.

Cavolinia tridentata von ventral gesehen: Respirations-, Circulations- und Excretionsorgane (nach MEISENHEIMER 1905). C. H.

ganz entbehrenden Dorididen besitzen dagegen, wie erwähnt, typische adaptive Kiemen.

Bei den pelagischen *Phyllirrhoiden* ist die erforderliche Oberfläche dadurch geschaffen worden, daß der Körper dünn blattförmig wurde; die *Hedylidae* und *Limapontiidae* kommen wegen ihrer extremen Kleinheit ohne Kiemen und ohne oberflächenvergrößernde Fortsätze aus.

Den beschalten Pteropoden (*Thecosomen*) fehlen Kiemen meist ganz; nur die Gattung *Cavolinia* (weniger *Peraclis*) besitzt eine solche in verhältnismäßig guter Entwicklung (Fig. 450).

Daß es sich um ein Ctenidium handelt, geht wohl aus der Lage in der Mantelhöhle und dem Bau hervor. Mit der völligen Rückbildung der Torsion und der Aufrollung des Eingeweidesacks hat die Mantelhöhle von *Cavolinia* wieder ihre ursprüngliche Lage auf der Ventralseite eingenommen, ähnlich wie bei den Cephalopoden. Das Ctenidium zieht in einem nach vorn geöffneten, fast kreisförmig geschlossenen Bogen an der

Wand der Mantelhöhle hin, großenteils an ihrer Decke; ihr rechtes Ende erstreckt sich aber bis an den Höhlenboden. Nach der Form erinnert das Ctenidium daher etwas an das gewisser Monotocardier. Soweit die Beschreibung seines Baues verständlich, scheint es aus einer ziemlich hohen, dünnen Hautduplikatur (Lamelle) zu bestehen, die in eine große Zahl enger Falten gelegt ist. Am freien Rand dieser bewimperten Faltenkieme zieht das abführende Gefäß zum Herzvorhof.

Die Respirationsorgane der *gymnosomen Pteropoden*, insofern solche überhaupt deutlich entwickelt sind, bilden freie Erhebungen auf dem Eingeweidesack, da die Mantelhöhle ganz rückgebildet ist.

Gewöhnlich sind sie gleichzeitig in zweierlei Form vorhanden (z. B. *Pneumoderma* Fig. 451 u. a.), nämlich als eine *Seiten-* und eine *Endkieme*. Die erstere findet sich rechterseits, etwas vor dem Apex des Eingeweidesacks, als eine etwa dreieckige, dünne

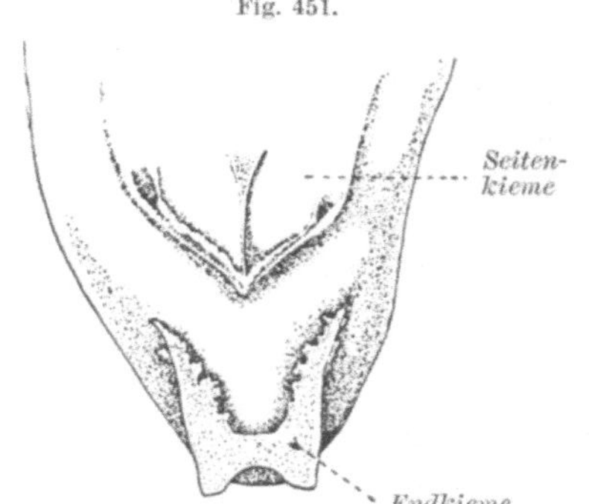

Pneumoderma mediterraneum, hinteres Körperende von der rechten Seite aus gesehen mit Seiten- und Endkieme (nach MEISENHEIMER 1905).   C. H.

Hautstelle, deren hintere Spitze, Mittellinie und Seitenränder sich frei lamellenartig erheben und gleichzeitig von einem reichen Blutlacunensystem durchzogen sind. Im allgemeinen ähnlich erscheint auch die Endkieme als eine Hautfalte, welche die Spitze des Eingeweidesacks direkt umzieht und mit sekundären Faltungen, wie auch die Seitenkieme, versehen sein kann. Ob die Seitenkieme im Gegensatz zur adaptiven Endkieme als einem Ctenidium homolog betrachtet werden darf, bleibt vorerst zweifelhaft, wahrscheinlicher sind beide Kiemen adaptiver Natur.

Anpassungen der Gastropoden an die Luftatmung.

Ähnlich wie bei gewissen Crustaceen tritt die Luftatmung in verschiedenen Gastropodengruppen vereinzelt auf und wird dann bei den Pulmonaten die für die ganze Abteilung charakteristische Art der Atmung. Einzelne Prosobranchier sind zu teilweiser, ja sogar gänzlicher Luftatmung übergegangen; unter ihnen zeigt die tropische Süßwassergattung *Ampullaria* (Fig. 451 *A*) besonders interessante Verhältnisse, weil bei ihr Wasser- und Luftatmung gleichzeitig möglich sind. Es findet sich nämlich etwa in der mittleren Höhe ihrer Mantelhöhle eine meist etwas schief nach rechts aufsteigende Scheidewand (Fig. 452 *B*), so daß die Höhle in einen dorsalen und ventralen Teil gesondert ist, die nur durch ein die Wand durchbrechendes Loch miteinander in Verbindung stehen. Die Decke des dorsalen Raums — der *Lungenhöhle* — ist mit einem reichen Gefäßnetz versehen und so befähigt, beim Aufsteigen an die Wasseroberfläche Luft zu atmen, die durch einen linksseitigen, bei den einzelnen Arten verschieden langen Sipho in die Kiemenhöhle und durch das Atemloch in die Lungenhöhle aufgenommen wird (Fig. 452 *A*). Das gut erhaltene, lange Ctenidium verläuft bogenförmig im ventralen Höhlenraum; es beginnt kopfwärts nahe der Ausmündung

Fig. 452.

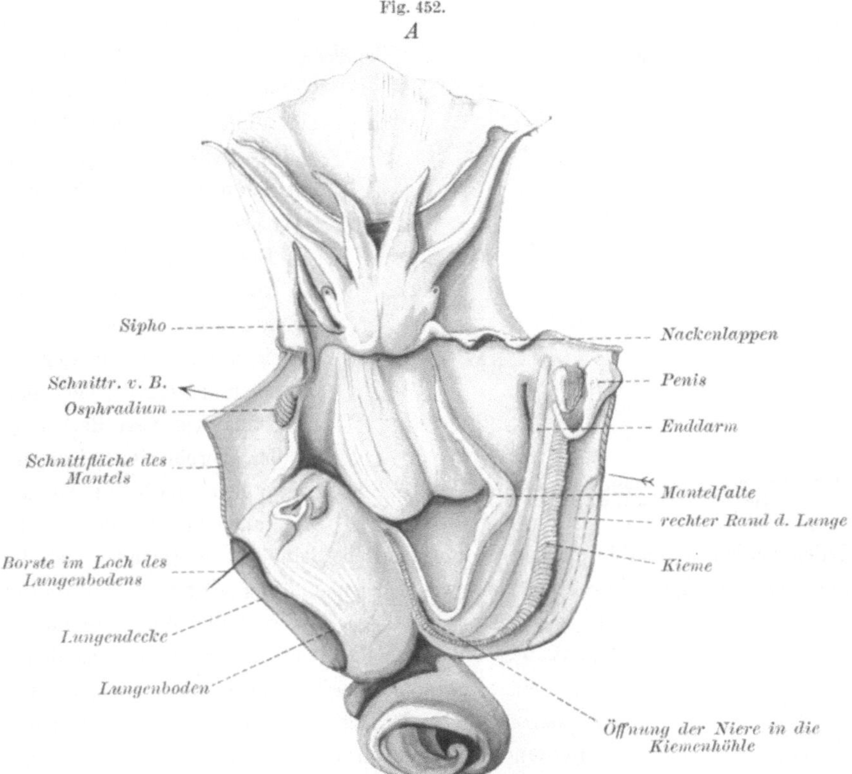

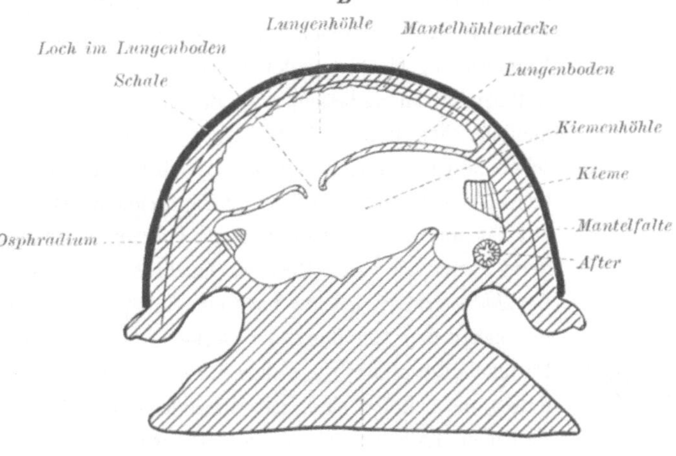

Ampullaria depressa aus Nordamerika. *A* nach Alkoholpräparat, von dorsal gesehen. Etwas rechts von der dorsalen Mittellinie durch Längsschnitt geöffnet. Mantelhöhlendecke nach rechts und links umgeklappt. Der Schnitt geht etwas rechts von der Mündung der Geschlechtsorgane und der Kieme, parallel zu letzterer, so daß die Lunge nahe ihrer rechten Wand geöffnet ist und ein kleines Stück der Lunge an dem nach rechts umgeklappten Stück liegt. Durch das Lungen- und Kiemenhöhle verbindende Loch ist eine Borste gesteckt. *B* Schematischer Querschnitt etwa in der Richtung des Pfeils in *A*. (*A* Orig. *B* mit Hilfe von Abb. von SEMPER 1880 und BROOKS und MAC GLONE 1908 und Präparat gezeichnet).   C. H.

der Geschlechtsorgane auf der rechten Seite, während das Osphradium links verblieb (s. die Fig. 452 *A* und *B*). Ob eine am Boden der Kiemenhöhle sich erhebende Falte (*Mantelfalte*, Fig. 452) mit der Scheidung des zu- und abfließenden Wasserstroms etwas zu tun hat, ist nicht sicher, aber sehr wahrscheinlich.

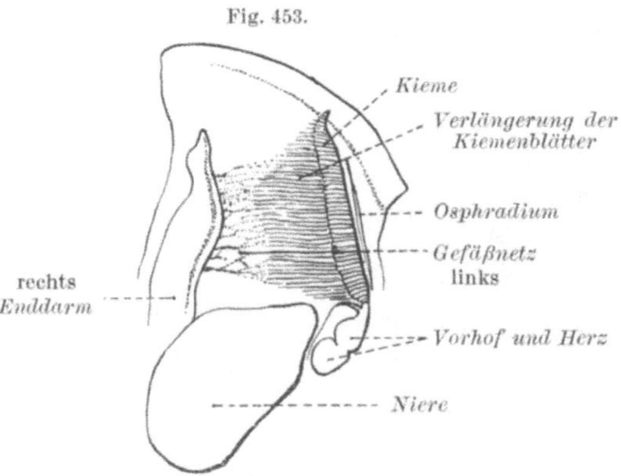

Litorina rudis. Innenansicht der Decke der Mantelhöhle mit den Kiemen (nach Pelseneer 1896).   C. H.

Die seltsame Angabe, daß die Lunge der *Ampullaria* aus einem Teil der Kieme, ja sogar aus einem oder einigen Kiemenblättchen hervorgehe, ließe sich höchstens in gewisse Beziehung zu den Verhältnissen bringen, die wir gleich bei den Litoriniden und anderen Prosobranchiern

finden werden. Immerhin machen es ontogenetische Befunde wahrscheinlich, daß die Lunge gleichzeitig und in gleicher Weise wie die Kiemenblätter entsteht. — Für *Patella* ist nachgewiesen, daß die Decke der Mantelhöhle während des Aufenthaltes außerhalb des Wassers der Luftatmung dient.

Bei einer Anzahl mariner *Taenioglossen*, so manchen Arten von *Litorina*, die bei der Ebbe außer Wasser leben, haben sich Einrichtungen zur Luftatmung entwickelt, indem sich am Dach der Mantelhöhle die Kiemenblättchen nach rechts gegen den Enddarm in lange niedere Falten fortsetzen (Fig. 453 und 432 *B*, S. 527). Zwischen den Enden dieser Falten und dem Enddarm liegt ein Netzwerk von über die Oberfläche erhabenen Gefäßen, deren Endästchen das Blut in die verlängerten Kiemenblättchen führen. Dabei wurden die nach rechts verschobene Kiemenarterie und die Hypobranchialdrüse, schließlich das Osphradium stark bis völlig rückgebildet. Ähnliches gilt für die *Litorina* nahestehende Gattung *Cremnoconchus*, deren Arten an von Süßwasser feuchten Felsen leben. Bei *Cerithidea* erhielt sich nur noch ein vorderer kleiner Kiemenrest neben dem Gefäßnetz der Decke. Außer den genannten Formen gibt es noch zahlreiche Vertreter aus anderen Familien, die befähigt sind, zeitweise oder dauernd in der Luft zu atmen. Es mag genügen, die weit verbreiteten, in einer Art auch bei uns vorkommenden *Cyclostomatiden* (*Ericiiden*) zu nennen. Bei allen diesen luftatmenden Formen sind die Kieme sowie meist auch die Hypobranchialdrüse und das Osphradium gewöhnlich reduziert. Das Gefäßnetz an der Mantelhöhlendecke hat sich wohl in ähnlicher Weise entwickelt, wie es für die Litoriniden geschildert wurde.

Pulmonata. Nach diesen Erfahrungen liegt es sehr nahe, auch die Lungenhöhle der Pulmonaten von der ursprünglichen Kiemen- und Mantelhöhle abzuleiten. Obgleich schon früher versucht wurde, die Lungenhöhle der Stylommatophoren in anderer Weise zu deuten, so blieb die erstere Auffassung die herrschende. In jedem Fall besteht aber zwischen der Lungenhöhle der Pulmonaten und der Kiemenhöhle der übrigen Gastropoden der Unterschied, daß erstere stets nur durch ein relativ enges Loch (*Atemloch, Pneumatostom,* Fig. 454) mündet, das gewöhnlich weit vorn und rechtsseitig in der Mantelrinne, fast stets dicht beim After, liegt (Fig. 456). Dies Verhalten wird gewöhnlich so erklärt, daß der Mantelhöhlenrand bis auf jenes Atemloch mit der

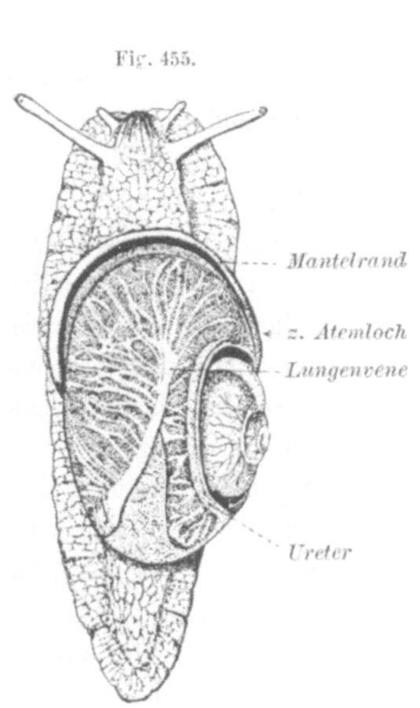

Helix pomatia von dorsal, nach Entfernung der Schale; man sieht die an der Lungendecke liegenden Organe durchschimmern (nach Hatschek u. Cori). C. H.

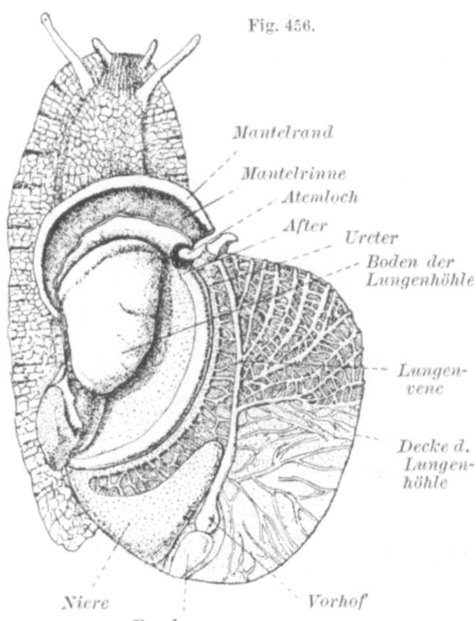

Helix pomatia, Lungenhöhle geöffnet. Lungendecke nach rechts herübergeschlagen (nach mehreren Figuren von Hatschek u. Cori, nebst eigenem Präparat zusammengestellt). C. H.

Nackenhaut verwachsen sei, wobei jedoch zu berücksichtigen ist, daß die Mantelfalte und -rinne meist in ihrer ganzen Ausdehnung deutlich erhalten sind.

Die *Ontogenie der Stylommatophoren,* soweit sie festgestellt ist, spricht jedoch nicht für diese Auffassung; vielmehr entsteht bei ihnen die Anlage der Lungenhöhle schon vor jener der Mantelfalte als eine Einstülpung, die von Anfang an einen engen Eingang besitzt, der sich nicht etwa durch Verwachsung zum Pneumatostom verkleinert. Bei den *Basommatophoren* dagegen wurde die Ontogenese der Lungenhöhle zum Teil so geschildert, wie es die Ableitung aus der Kiemenhöhle annimmt. Daß die Lungenhöhle beider Gruppen nicht homolog sei, scheint kaum annehmbar, obgleich es gelegentlich behauptet wurde.

Wie schon gesagt, liegt bei der Mehrzahl der Pulmonaten das Atemloch weit vorn und rechts in der Mantelrinne, und die Lungenhöhle erstreckt sich von ihm nach vorn und links bis nahe zum Mantelrand (Fig. 455 und 456); gleichzeitig breitet sie sich mehr oder weniger weit nach hinten unter die Decke des Eingeweidesacks aus. Ihr Umfang kann sehr verschieden groß sein. Stets findet sie sich in nächster Nähe des Enddarms, der längs ihrer rechten Wand hinzieht (Fig. 456). Der After findet sich am Hinterrand des Atemlochs (Fig. 456). Niere und Pericard sowie das Herz lagern sich dem Hintergrund oder der Decke der Mantelhöhle dicht an und können mehr oder weniger in sie vorspringen. Der Ureter mündet daher gewöhnlich dicht am After und Pneumatostom aus. Wie wir schon früher sahen, bildet sich die Asymmetrie gewisser Pulmonaten (besonders Stylommatophoren) unter Reduktion oder Verlust der Schale stark bis völlig zurück, wobei der After wieder nach hinten zu liegen kommt. Dies ist besonders bei den *Testacelliden* eingetreten, deren hinterer Fußabschnitt sich sehr verkürzte, während sich die Nackenregion so verlängerte, daß der kleine Eingeweidesack

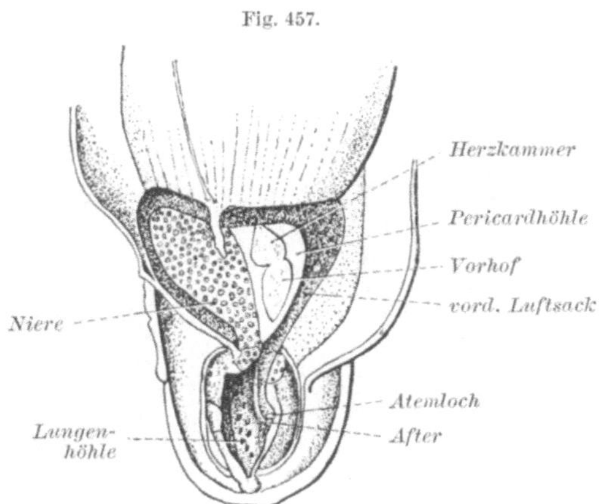

Testacella haliotidea, hinteres Körperende mit Lungenhöhle und Luftsack von dorsal geöffnet (nach PLATE 1890).
C. H.

mit der Schale (natürlich auch dem After und dem Atemloch) ganz ans hintere Körperende verschoben erscheint (Fig. 457); ebenso zeigen die schalenlosen *Vaginuliden* und *Oncidiiden* Rückbildung der Asymmetrie. Bei den ersteren fehlt die Lungenhöhle ganz; die Oncidiiden hingegen, deren After ganz hinten liegt, besitzen eine solche mit einem dicht hinter dem After liegenden Atemloch. — Eine eigentümliche Lage zeigt das Atemloch der schalenlosen *Janelliden*; es findet sich nahezu in der dorsalen Mittellinie, etwas vor deren Mitte in einem kleinen Felde, das wohl dem ungemein reduzierten Eingeweidesack entspricht. — Das Atemloch der Pulmonaten ist meist durch einen Sphincter verschließbar, und seine Wand trägt Wimperepithel. Auf die Größe und Form der Lungenhöhle, welche bei den Pulmonaten sehr wechselt, können wir im einzelnen nicht näher eingehen. Manchmal kann ihre Form ziemlich unregelmäßig werden, indem sie Fortsätze entwickelt, die bei den *Testacelliden* sackartig erscheinen (*vorderer Luftsack*, Fig. 457). Wenn das Atemloch weit hinten liegt, zieht die Lunge natürlich von ihm nach vorn. — Wegen der verschiedenen Lage der Lungenhöhle verhalten sich die Pulmonaten hinsichtlich der Stellung des Vorhofs zur Herzkammer teils wie die Prosobranchier (s. Fig. 456) (die Mehrzahl), teils wie die Opisthobranchier (Fig. 457).

Für die Funktion der Lungenhöhle ist das respiratorische Gefäßnetz bedeutungsvoll, das in verschiedenem Grad an ihrer Decke ausgebildet ist (Fig. 455 und 456), sich jedoch auch über diese hinaus bis auf ihren Boden, selbst über die Niere ausbreiten kann (*Arionidae*). Der Grad seiner Entwicklung ist sehr verschieden und steht in gewisser Beziehung zur Größe der Tiere. Gewöhnlich tritt das venöse, aus dem Körper kommende Blut in einen ringförmigen Venensinus, welcher die Lungenhöhle umzieht (s. Fig. 458). Von ihm entspringen die sich reich verzweigenden respiratorischen Gefäße. Aus dem so entstehenden Netzwerk sammeln sich in etwas verschiedener Weise abführende Gefäße, die meist zu einem mittleren Stamm zusammentreten, der in den Vorhof mündet (Fig. 456). Doch können sich auch etwas andere Verhältnisse finden (Fig. 458).

Die Gefäße sind nur von dem dünnen Epithel der Atemhöhle überkleidet und erheben sich vielfach mehr oder weniger leistenförmig (Fig. 456), so daß sich zwi-

Fig. 458.

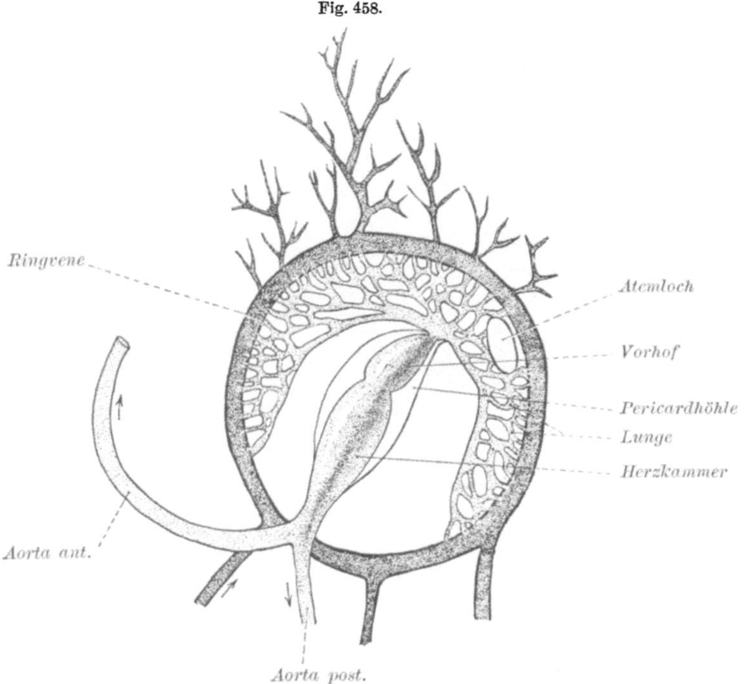

Limax, Lungenkreislauf (nach LEUCKARTs Wandtafeln).   C. H.

schen ihnen alveoläre Vertiefungen bilden, die Höhlendecke also einen schwammigen Bau erlangt, was eine starke Vergrößerung der respirierenden Oberfläche bewirkt. Die eigenartigste Bildung zeigt die Lunge der *Janelliden*, über deren Atemloch schon oben (S. 540) berichtet wurde. Letzteres führt in eine sehr kleine sackartige Höhle mit starker muskulöser Wand, und ohne Gefäßnetz, von welcher zahlreiche Fortsätze (*Divertikel*) ausgehen (Fig. 459), die sich in eine dichte Menge feiner Atemröhrchen verästeln. Letztere hängen in einen ansehnlichen dorsalen Blutsinus hinein, welcher die Lungenhöhle nebst Niere und Herz umgreift. Der größte Teil der Höhle kann von einer ziemlich dicken Cuticula ausgekleidet sein, welche den Divertikeln und Atemröhrchen fehlt.

35*

Letztere sind auch sekretorisch tätig, was mit ihrer Feuchterhaltung zusammenhängen soll. Ob sie im Leben wirklich Luft enthalten, scheint vorerst nicht sicher erwiesen, obgleich wahrscheinlich; doch wurden sie auch als Drüsen gedeutet.

Auch bei verschiedenen Pulmonaten kann die Lungenhöhle Veränderungen, besonders Verkleinerung ihrer Ausdehnung und Rückbildung des Gefäßnetzes, erleiden. Bei *Chiline* ist statt des durch Muskeln verschließbaren Atemlochs eine weite Öffnung der Atemhöhle auf der rechten Seite zu sehen. Das Gefäßnetz ist wenig entfaltet. Die Tiere können je nach Bedarf Wasser oder Luft in die Atemhöhle aufnehmen. In andern Fällen kann die Atemhöhle mehr oder weniger stark verkleinert sein; ja bei *Ancylus* fehlt sie wohl durch Rückbildung ganz.

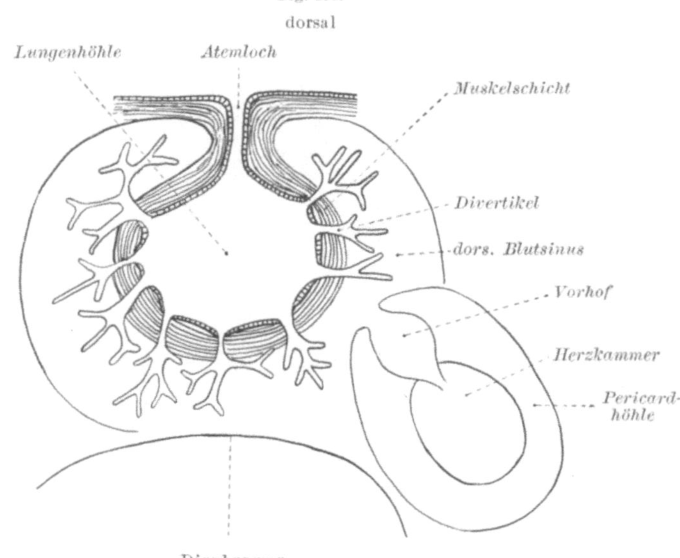

Janella schauinslandi. Schematischer Querschnitt durch die Lungenhöhle, Pericard längs getroffen (nach Figuren von PLATE 1898 zusammengestellt). C. H.

Das gleiche wird jetzt auch, wie schon erwähnt, für die *Vaginuliden* mit Bestimmtheit angegeben, denen früher eine langgestreckte, röhrenförmige Lungenhöhle zugeschrieben wurde, in welche weit hinten meist der Enddarm einmünden sollte, weshalb ihr hinterstes Stück, das am analen Körperende ausmündet, als Kloake bezeichnet wurde. Da diese Höhle aber hohes Epithel und keine reichere Gefäßverbreitung besitzt, so wird sie als ein erweiterter hinterer Abschnitt des Ureters (*Ureter posterior*) gedeutet. Diese Verhältnisse der Vaginuliden gaben früher Veranlassung, die Lungenhöhle der Stylommatophoren (*Nephropneusta*) aus der Umbildung des Endstücks des Ureters abzuleiten.

Analog der Anpassung der Kiemenschnecken an die Luftatmung begegnen wir dem Umgekehrten bei manchen typischen Pulmonaten, von welchen ja die meisten Basommatophoren Wassertiere sind, doch auch gewisse Stylommatophoren (so *Oncidiiden* und *Succineiden*) amphibisch leben. Im Grunde tiefer Seen lebende *Limnaeen* füllen ihre Atemhöhle mit Wasser, so daß sie mit ihr statt Luft Wasser atmen; für ganz junge Tiere trifft dies allgemein zu. Auch für manche *Planorbis*-Arten soll das gelten. Andere wasserlebende Basommatophoren hingegen können kiemenartige Anhänge entwickeln, die wegen ihres Gefäßreichtums jedenfalls als respiratorische anzusehen sind.

Hierher gehört der erwähnte *Ancylus* (nebst *Gundlachia*) mit reduzierter Lungenhöhle, bei dem unter der Mantelfalte rechts- oder linksseitig eine sackförmige Hautlamelle vorspringt. Eine solche findet sich jederseits auch bei *Planorbis* dicht hinter dem After und Atemloch; sie ist sehr gefäßreich. Bei einzelnen Verwandten, so *Protancylus* (Fig. 460), *Miratesta* und *Isidora* (s. Fig. 461) wird die entsprechend gelagerte, sehr dünne Kiemenlamelle größer und stark doppelt gefaltet, gleicht also dem Faltenctenidium mancher Tectibranchiaten. Sie wurde darum auch mehrfach als echtes Ctenidium gedeutet sowie als Beweis für die Abstammung der Pulmonaten von Opisthobranchiern. Andere halten jedoch diese Pulmonatenkieme für rein adaptiv.

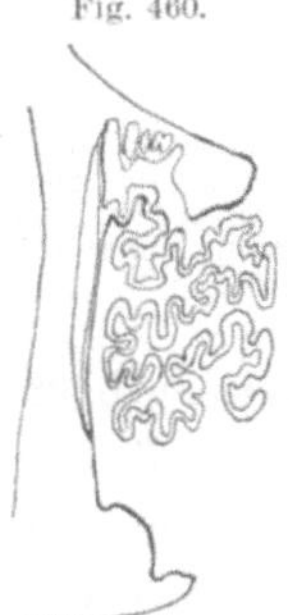
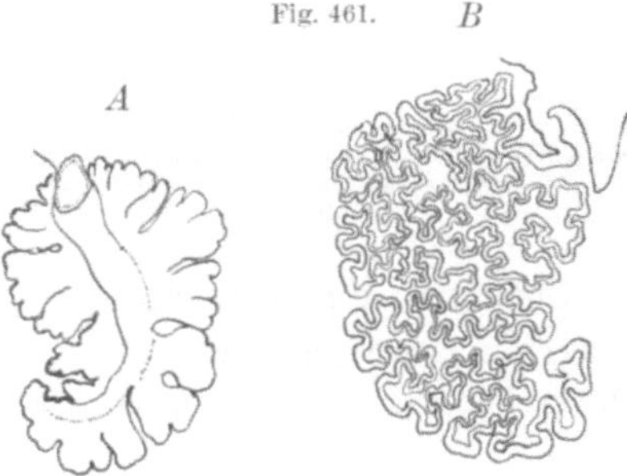

Fig. 460.

Fig. 461.   *B*

A

Protancylus. Querschnitt durch die adaptive Kieme (nach P. u. F. Sarasin aus Bronn Kl. u. Ordn.). C. H.

Isidora (Pulmobranchia). Adaptive Kieme. *A* von hinten gesehen, *B* Querschnitt durch die Kieme (nach Pelseneer 1896). C. H.

Träfe die erstere Auffassung zu, so spräche sie doch wohl in dem Sinne, daß die Lungenhöhle der Pulmonaten nicht einfach der Kiemenhöhle der Opisthobranchier entspricht, sondern als besondere Einsenkung aus ihr hervorging. — Bei der Lösung dieses Problems spielt die marine Gattung *Siphonaria* eine wichtige Rolle, die an der Decke ihrer tiefen, durch ein relativ enges Loch mündenden Mantelhöhle eine große bogenförmige Faltenkieme trägt. Jedoch konnte auch diese Form, welche bald zu den Opisthobranchiern, bald zu den Pulmonaten gestellt wird, bis jetzt keine sichere Entscheidung des fraglichen Problems herbeiführen. Ihre Kieme wird teils als Ctenidium, teils als adaptive Kieme gedeutet. — Als adaptive Kiemen werden gewöhnlich auch die größeren, mit Büscheln fadenförmiger Fortsätze versehenen oder auch baumförmig verästelten Rückenpapillen gewisser *Oncidium*-Arten betrachtet, obgleich über ihre Blutversorgung bis jetzt nur wenig bekannt ist.

Die stark verbreiterten, reichlich von Blutlacunen durchsetzten Fühler der *Limnaea*-Arten sollen der Respiration dienen, wie auch sonst die Hautatmung von Bedeutung ist, selbst da, wo eine Lungenhöhle vorhanden ist. Wo eine solche fehlt, wie bei *Vaginula*, *Gadinia* u. a. stellt sie die einzige Art der Atmung dar.

d) Lamellibranchiata.

Die Kiemen der Muscheln haben sich so eigenartig entwickelt, daß sie lange als ganz unvergleichbar mit jenen der seither besprochenen Mollusken erachtet wurden.

Fig. 462.

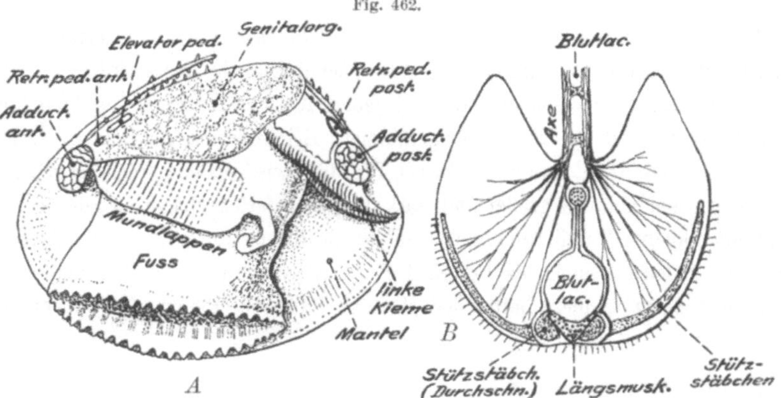

A Nucula nucleus, von der linken Seite; Schale und linker Mantellappen entfernt. Die als Genital-organ bezeichnete Masse enthält auch die Leber. B Yoldia limatula. Kieme im Querschnitt mit zwei Kiemenblättchen in der Flächenansicht; etwas schematisiert. Stützstäbchen (Durchschnitt) zeigt die Stelle, wo das Stäbchen sich wie eine Haarnadel umbiegt, um in das folgende Kiemenblättchen ein-zutreten. (A nach PELSENEER 1891, B nach DREW 1899.)   O. B.

Erst die Untersuchung gewisser, wahrscheinlich primitiver Formen, ergab für diese das Vorhandensein von Kiemen, die mit den Ctenidien der Urmollusken übereinstimmen. Von diesen Formen ausgehend, lassen sich die eigenartigen Verhältnisse der übrigen Lamellibranchiaten ableiten. Wir folgen hier zunächst dieser Auffassung, werden aber später darauf hinweisen, daß sie gewissen Bedenken begegnet. Die sich so primitiv verhaltenden For-men (*Nucula, Yoldia, Leda, Malletia, Solenomya*) hat man als *Protobranchiata* zusammengefaßt. Bei ihnen findet sich im Grunde der Mantelhöhle rechts und links vom After je eine Kieme, die im allgemeinen den Bau eines typi-schen Ctenidiums zeigt (s. Fig. 462 *A*). Sie besteht aus zwei Längsreihen dicht und alternierend gestellter Kie-menblättchen, die an einem dün-nen, längsgerichteten Aufhängeband

Fig. 463.

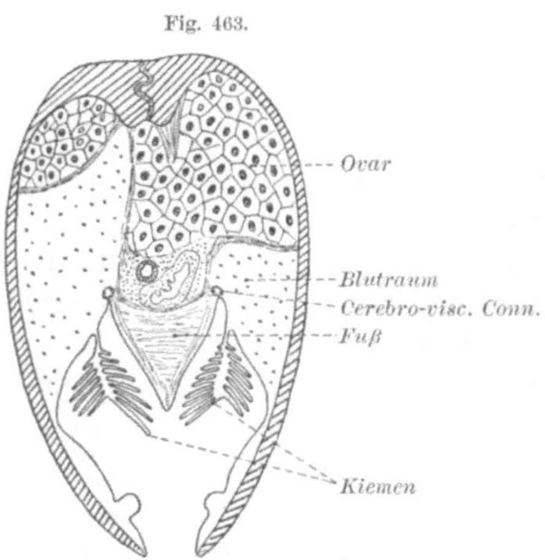

Nucula nucleus. Querschnitt mit Kiemen.
Orig. v. Bu.

(*Stamm, Achse*) befestigt sind (s. Fig. 462 *B*); jede Kieme ist also doppelt gefiedert. Die beiden Ctenidien reichen etwa von der Mittelregion des Körpers bis ein wenig hinter den hinteren Adductor; ihre Analenden ragen frei in die Mantelhöhle vor, wobei sie etwas konvergieren. Die Ctenidien haben also die ursprüngliche anale Stellung bewahrt wie bei den Aplacophoren und Cephalopoden. Gegen das Vorder- und Hinterende der Kiemen verkleinern sich ihre Blättchen und stehen bei den *Nuculiden* nahezu horizontal oder etwas schief ventral gerichtet rechts und links vom Aufhängeband (s. Fig. 463 und Fig. 464 *A*). Dieses richtet sich bei den *Solenomyiden* schief nach außen, so daß die äußere Blättchenreihe dorsal, die innere ventral liegt (Fig. 464 *B*). Das zuführende Kiemengefäß verläuft im Aufhängeband (*Kiemenachse*) oder an

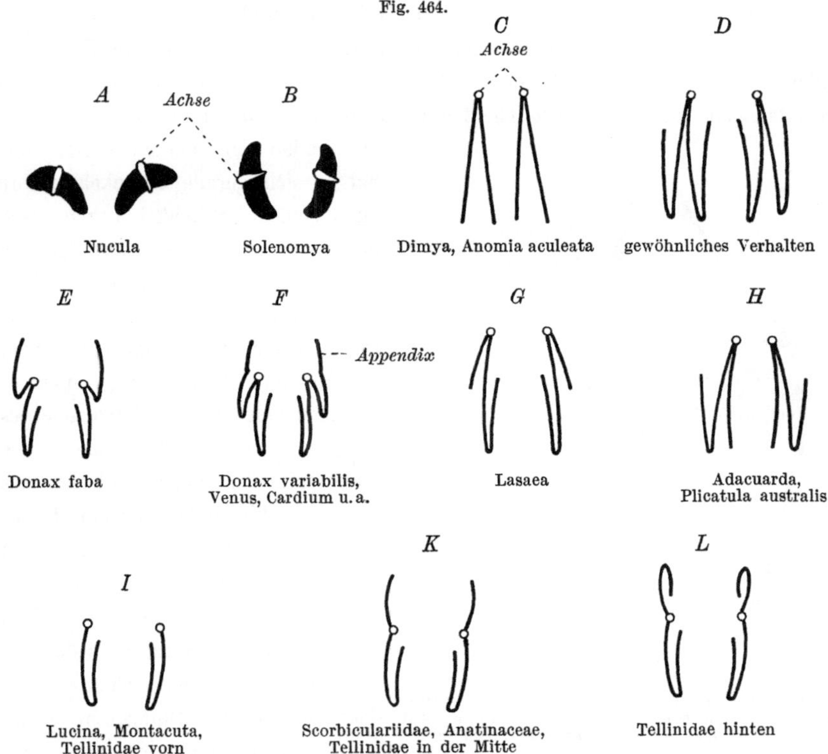

Fig. 464.

Schematische Querschnitte durch die Kiemen verschiedener Muscheln, um das wechselnde Verhalten der Kiemenblättchen bzw. Kiemenfäden zu zeigen. (Nach RIDEWOOD 1903, *H* nach PELSENEER 1891). Ähnlich wie *I* verhält sich auch Teredo; jedoch ist noch ein unbedeutender Rest des äußeren Kiemenblatts vorhanden.   Blo.

dessen Basis, das abführende Gefäß am freien Rande desselben. Den feineren Bau der Kiemenblättchen besprechen wir später.

Bei allen Lamellibranchiaten sind nun im allgemeinen (abgesehen von einzelnen Besonderheiten) die Blättchen beider Reihen jedes Ctenidiums ventralwärts zu mehr oder weniger langen Fäden ausgewachsen, so daß also zwischen jedem Mantellappen und der zugehörigen Körper- oder Fußseite zwei Längsreihen dicht gestellter Kiemenfäden in die Mantelhöhle hineinhängen, welche dorsal im Grunde der Mantelrinne, weiter nach hinten von der vom Körper frei werdenden Kiemenachse, z. B. *Arca*, *Pecten* (Fig. 465), entspringen. Derartig gebaute Kiemen finden sich bei *Dimya* und

Anomia aculeata (Fig. 464 *C*), wenn es sich auch bei diesen Formen wohl sicher um sekundäre Vereinfachung handelt. Jede solche Fadenreihe, die eigentlich nur eine Halbkieme ist, wurde von jeher als eine Kieme bezeichnet, wonach also jederseits eine äußere (zuweilen auch obere genannt) und eine innere (untere) unterschieden werden. Im Zusammenhang mit der relativ kleinen Oberfläche dieser Kiemenfäden war ihre Längenzunahme gewiß nützlich; damit sie aber gleichzeitig innerhalb der Mantelhöhle Schutz finden, geschah ihre Verlängerung derart, daß sich das Distalende der Fäden umbog und wieder dorsal emporwuchs (Fig. 464 *D*, 465 und 466). Dies vollzog sich jedoch an den beiden Kiemen einer Seite in entgegengesetzter Weise. Die Fäden der äußeren Kiemen schlugen sich nach außen (lateral) um und wuchsen empor, so daß ihr aufsteigender (reflektierter) Schenkel außen (lateral) von dem absteigenden liegt.

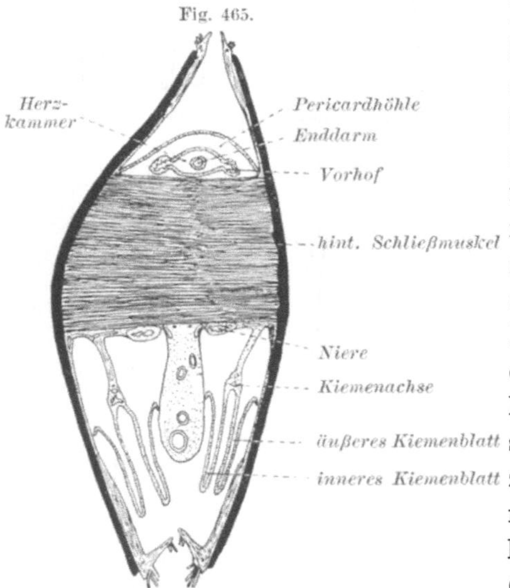

Pecten tenuicostatus. Querschnitt durch das ganze Tier in der Gegend der Herzkammer (nach DREW 1906). Schuler, Universitätszeichner, Tübingen.

Die Fäden der inneren Kieme verhalten sich gerade umgekehrt; ihre aufsteigenden Schenkel liegen nach innen (medial) von den absteigenden (Fig. 466). Der Kiemenfaden enthält in seiner ganzen Länge einen Blutraum; dieser wird in manchen Fällen, z. B. *Anomia, Arca, Pecten*, von einem durchgehenden (der Sagittalebene des Körpers parallel verlaufenden), die orale mit der analen Fläche des Fadens verbindenden Septum durchsetzt. In anderen Fällen finden sich zahlreiche, besonders an der dem Kiemenfach zugewandten Seite des Fadens liegende, einzelne Bindegewebsbalken. Ob dem Septum eine wichtige Bedeutung für die Blutströmung im Kiemenfaden zukommt, wie angenommen wird, ist nicht sicher. Obgleich die Fäden einer Kieme bei den ursprünglichsten hierher gehörigen Formen, den *Filibranchiaten*, noch frei, ohne Verwachsungen, dicht nebeneinander liegen, besitzen sie doch schon durch Wimpereinrichtungen einen gewissen Zusammenhalt untereinander, so daß die Fäden einer Kieme miteinander ein Kiemenblatt bilden. In diesem schließen sich die absteigenden Schenkel der Fäden und ebenso die aufsteigenden Schenkel unter sich inniger zusammen. Jedes Kiemenblatt ist also aus zwei Lamellen zusammengesetzt, zwischen denen ein vom Wasser durchströmter enger Raum (*Kiemenfach, Interlamellarraum*) bleibt. An der äußeren Kieme wird demnach die äußere Lamelle von den aufsteigenden (reflektierten) Fadenschenkeln gebildet, die innere von den absteigenden (direkten); umgekehrt verhält es sich natürlich an der inneren Kieme. Die Richtung, in der die Kiemen am Körper verlaufen, geht meist in leichter Neigung von vorn und dorsal nach hinten und ventral; sie kann aber auch fast vollkommen von der Rückenseite zur Bauchseite gehen (*Pectunculus, Cardium, Hemicardium*). Bei länger gestrecktem Körper ist der Verlauf der Körperachse parallel. Nicht selten umgeben die Kiemen den Körper in einem Halbkreis (*Ostrea, Meleagrina, Pecten*, Fig. 467). Auch das Größenverhältnis der beiden Kiemenblätter wechselt stark. Vielfach sind beide Blätter etwa gleich lang und gleich hoch; sie reichen vorn bis zur Mundregion und dringen mit ihrem Vorderende zwischen die beiden Mundlappen jeder Seite bis

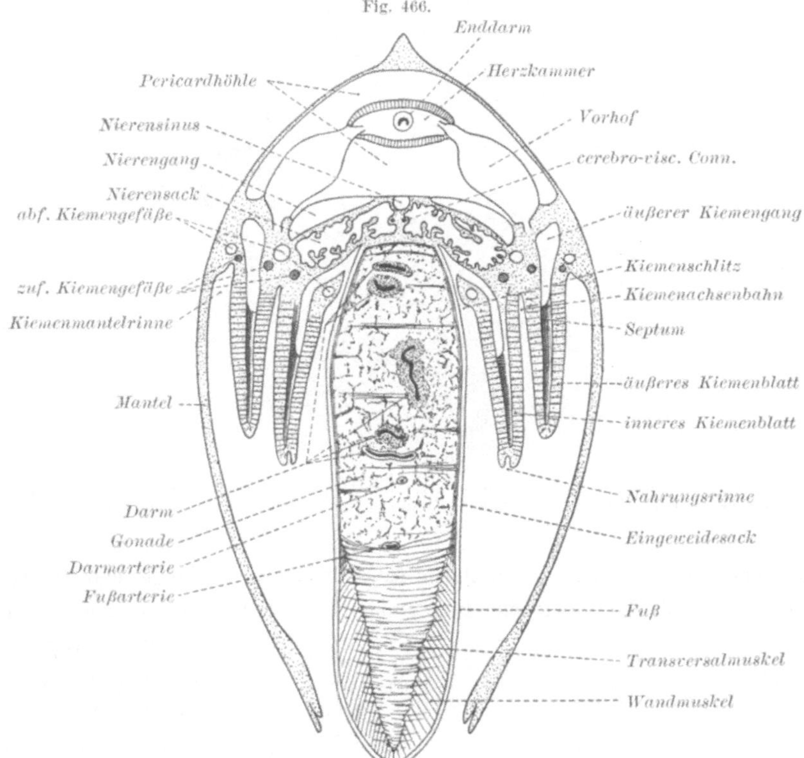

Anodonta cygnea. Querschnitt in der Gegend der Mündungen der Vorhöfe in die Herzkammer von anal gesehen. Schnitt etwas schief, Ventralseite dem Vorderende näher, daher Fuß in größerem Ausmaße getroffen. — Siehe Kiemenschlitz! Orig. Blo.

dicht zum Mund vor. Hinten, wo sie niedrig auslaufen, ziehen sie bis zum After, ja erstrecken sich in der Regel mit einem oft freien Abschnitt noch mehr oder weniger über ihn hinaus. Nicht selten bleibt die äußere Kieme kleiner als die innere; dies kann sowohl von ihrer Länge gelten, indem sie nicht so weit nach vorn reicht als die innere, als hinsichtlich ihrer Höhe, indem sie niedriger bleibt als letztere (z. B. *Telliniden, Cardiiden* und viele andere; s. Fig. 468); ja sie kann sogar schließlich ganz ausfallen; *Lucina, Montacuta* (Fig. 464 *J*), auch *Teredo* zeigt nur einen unbedeutenden Rest der äußeren Kieme. Auch in ihrer dorsoventralen Ausdehnung verhalten sich die Kiemenblätter sehr verschieden; während sie bei nicht wenigen bis nahe zum Mantelrand hinabreichen (z. B. *Najadeen*), bleiben sie bei anderen kurz, so daß sie als Längsbänder im Mantelhöhlengrund hinziehen. Bei *Anomia* besteht eine bemerkenswerte Asym-

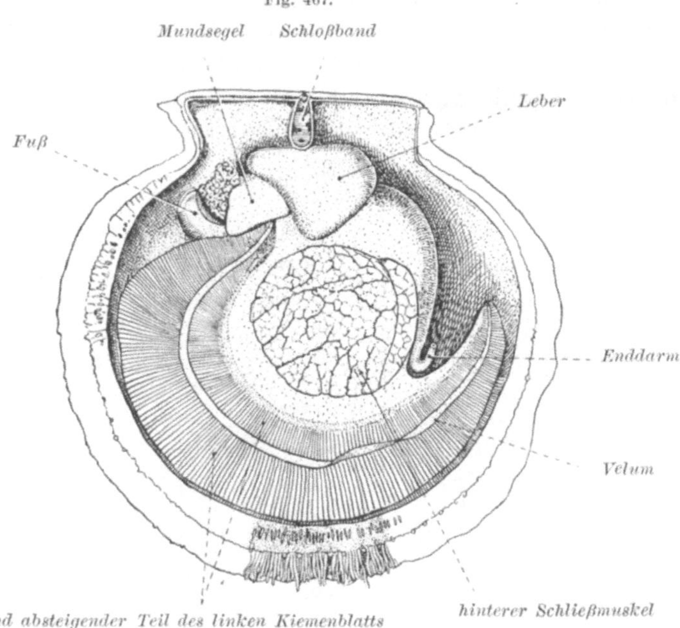

Pecten tenuicostatus. Von der linken Seite, Schale und Mantel dieser Seite entfernt. Velum = umgeschlagener freier Rand der aufsteigenden Lamelle des äußeren Kiemenblattes (nach DREW 1906). Schu.

metrie der beiderseitigen Kiemen, indem die der rechten Seite kürzer und stärker gekrümmt sind als die der linken. Eine andere Besonderheit, die bei nicht wenigen Muscheln bei verschiedenen Gruppen, z. B. *Cardium* (Fig. 469), *Venus, Tapes, Donax, Sphaerium, Pisidium*, sich findet, ist die Appendix der äußeren Kieme (Fig. 464 *F*, S. 545, Fig. 468, 469). Dabei erstreckt sich die aufsteigende (äußere) Lamelle der äußeren Kieme als dorsal- und rückwärts gerichteter Fortsatz bis

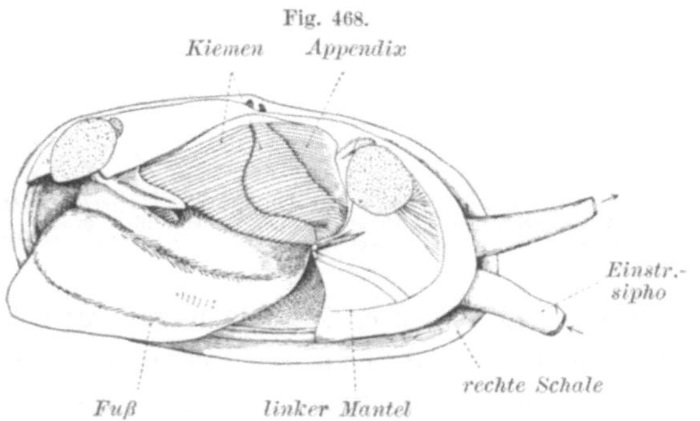

Psammobia vespertina. Von der linken Seite. Linke Schale entfernt; linker Mantel zum Teil abgetragen. Die äußere Kieme ist wesentlich kleiner als die innere, hat aber eine wohl entwickelte Appendix. Orig. Blo.

über die Ursprungslinie der absteigenden Lamelle hinaus und verwächst mit der Körperwand. Die Appendix zeigt gegenüber dem Hauptabschnitt der Kieme eine gewisse Selbständigkeit insofern, als die Filamente zwar aus dem Hauptabschnitt direkt in die Appendix sich fortsetzen, aber eine etwas andere Richtung annehmen (Fig. 469), stärker nach hinten gerichtet sind, und die an der Kieme etwa vorhandene Faltung wenig ausgebildet ist oder ganz fehlt. Der Fall, daß die äußere Kieme nur eine dorsalwärts gerichtete Lamelle aufweist (Fig. 464 *K*, S. 545), findet eine Erklärung durch den Vergleich mit dem in Fig. 464 *E* dargestellten Verhalten. Man braucht nur anzunehmen, daß die stark reduzierten Teile der absteigenden und der aufsteigenden Lamelle, die ventral von der Kiemenachse (der Ursprungslinie der Kieme) liegen, verschwinden, dann bleibt nur der distale Teil der aufsteigenden Lamelle übrig, der von der Kiemenachse direkt dorsalwärts zieht und mit der Körperwand verwachsen ist. — Bei den *Tellinen* kann sich dieser dorsal aufsteigende Abschnitt in seinem hinteren Teil auf eine kurze Strecke ventralwärts umbiegen (Fig. 464 *L*, S. 545).

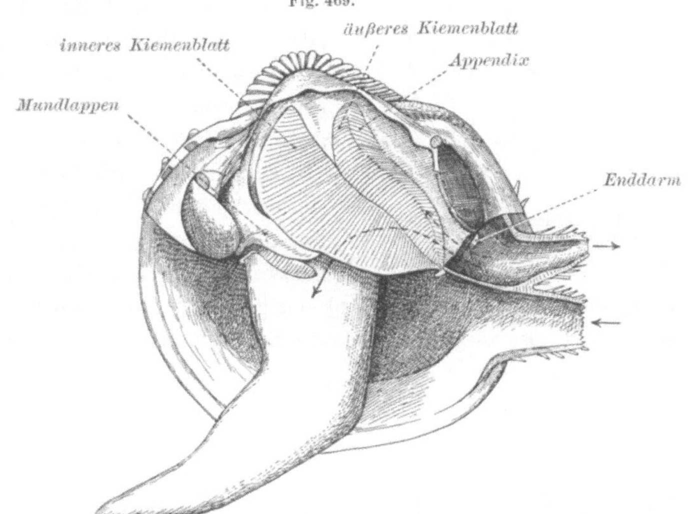

Cardium edule. Von der linken Seite, nach Entfernung von Schale und Mantel; der untere Pfeil, innerhalb der Figur, führt aus der Afterkammer durch den Kiemenschlitz in die Kiemenkammer. Der obere Pfeil weist in den äußeren Kiemengang. Vgl. Fig. 479, S. 556.   Orig. Blo.

Wir haben die Kiemen seither nur in ihrer einfachsten Form geschildert, in der sie aus freien Fäden bestehen, welche, sehr dicht gestellt, die Kiemenblätter zusammensetzen. So erhalten sich die Kiemen bei der an die Protobranchiaten zunächst anschließenden Gruppe der *Filibranchiata*, besonders den *Arcidae, Trigoniidae, Mytilidae, Anomiidae* u. a. und den Pectinacea (*Pectinidae, Spondylidae, Aviculidae*). Die Kiemenfäden werden in ihrer Lage erhalten entweder durch besondere Wimpereinrichtungen (*Wimperscheiben, Wimperbürsten*) oder durch Verwachsung (*Gewebsverbindung*); in seltenen Fällen auch durch die beiden Einrichtungen. Die Wimperscheiben finden sich an den einander zugekehrten Seiten der Kiemenfäden und sind kleine Epithelflächen, die kräftige, dicht gestellte Wimpern tragen. Der Lage nach entsprechen sich die an den einander zugekehrten Flächen genau (Fig. 470). So können ihre Wimpern sich ineinanderschieben wie die Borsten zweier aufeinander gedrückter Bürsten. Dadurch kommt eine Verbindung der Kiemenfäden zustande, die lösbar und wieder herstellbar ist. Vielfach erheben sich die Wimperscheiben über die Umgebung, weil die sie bildenden

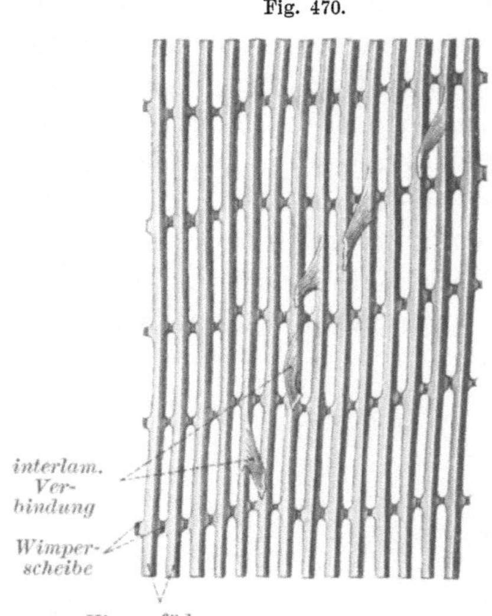

Mytilus edulis. Kleines Stück einer Kiemenlamelle von der Innenseite (Seite des Interlamellarraumes). Orig. Blo.

Zellen etwas verlängert sind (Fig. 471); auch erhalten sie eine verstärkte Grundlage der Stützsubstanz. Sie können sogar auf zapfenförmigen, mehr oder weniger ansehnlichen Erhebungen der bindegewebigen Grundlage des Kiemenfadens sitzen.

Dabei können die in gleicher Höhe an der oralen und analen Seite eines Fadens liegenden Wimperscheiben jede auf einem besonderen Zapfen sitzen, oder es entspringt für zwei solche Wimperscheiben ein gemeinschaftlicher ansehnlicher Zapfen an der interlamellaren Seite des Fadens.

Bei *Amusium* (einer Pecten näherstehenden Form; Fig. 472 *A*) trägt jeder Faden auf der oralen und analen Seite nur zwei Wimperscheiben, eine am Ende des aufsteigenden Schenkels, eine an der Umbiegungsstelle des absteigenden in den aufsteigenden Schenkel, also am freien Rande des Kiemenblattes. Auch bei *Anomia*

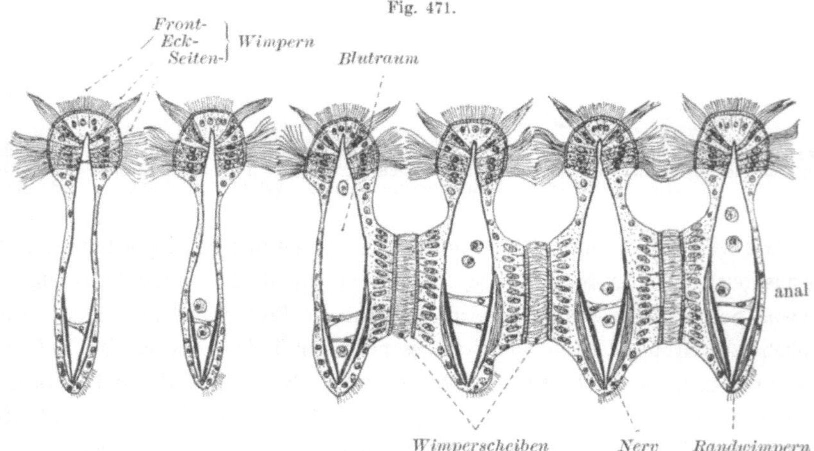

Mytilus edulis. Querschnitt durch einige Kiemenfäden mit und ohne Wimperscheiben. Schleimdrüsen nicht eingezeichnet. Zwischen Eck- und Seitenwimpern liegen immer zwei unbewimperte Zellen. Orig. Blo.

ephippium findet sich nur eine Wimperscheibe unten am Fadenwinkel; außerdem kommt aber noch Verwachsung der Fäden vor (Fig. 472 *D*). Bei *Pecten groenlandicus* soll sogar nur eine Wimperscheibe an der Umbiegungsstelle des Fadens vorkommen. In anderen Fällen kann ihre Zahl recht groß und damit die Verbindung der Fäden eine festere werden. Bei reichlichem Vorkommen und regelmäßiger Anordnung der Wimperscheiben bietet eine Kiemenlamelle das Aussehen eines zierlichen Gitters (Fig. 470). Durch die Wimperscheiben können die Kiemenfäden einander genähert und voneinander entfernt werden. Wimperscheiben, die man getrennt hat, können sich wieder

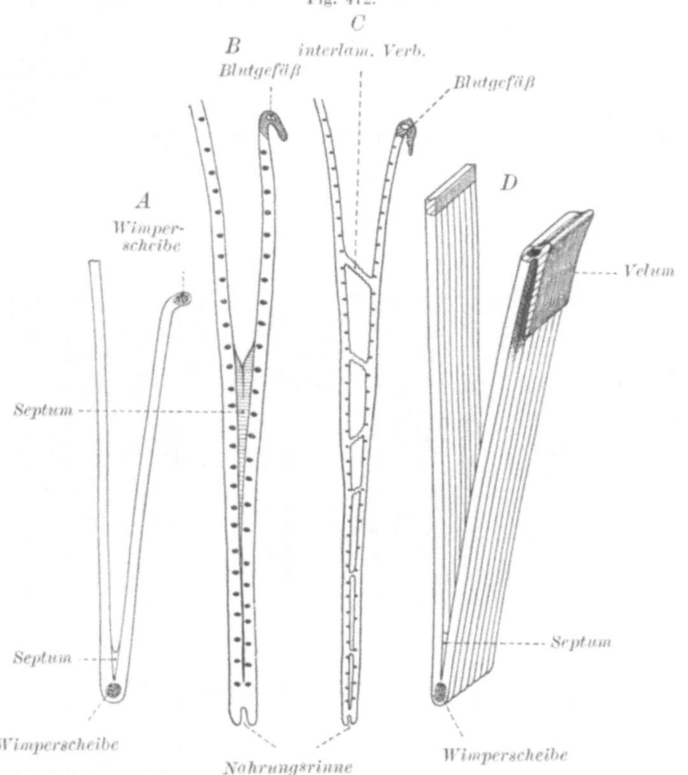

Einzelne Kiemenfäden von Filibranchiaten. *A* Amusium Dalli. Nur zwei Wimperscheiben vorhanden. Septum kaum angedeutet; Nahrungsrinne fehlt (nach RIDEWOOD 1903). *B* Lithodomus lithophagus. Ein septumtragender Kiemenfaden; zwischen zwei septumtragenden Fäden liegen bei der äußeren Kieme 6—7, bei der inneren Kieme 10—12 Fäden ohne Septum. An der schräg schraffierten Stelle sind die aufeinanderfolgenden Kiemenfäden miteinander verwachsen. Orig. Blo. *C* Mytilus edulis. An Stelle des Septums einzelne interlamellare Verbindungen. *D* Anomia ephippium. Kleines Stück der äußeren Kieme. Absteigender und aufsteigender Teil etwas auseinandergezogen. Die miteinander verwachsenen Enden der aufsteigenden Schenkel bilden eine breite, als Velum bezeichnete Lamelle. Die dadurch entstehende Rinne dient dem Nahrungstransport. (*C, D* zusammengestellt nach Abbildungen von RIDEWOOD 1903). Blo.

verbinden. Neben den Wimperscheiben finden sich nicht selten Verbindungen durch Gewebsbrücken (*Verwachsung*). Dabei sind auseinander zu halten Verwachsungen zwischen dem auf- und dem absteigenden Schenkel desselben Fadens (*interlamellare Verbindungen*) und zwischen den im Kiemenblatt aufeinanderfolgenden Fäden (*interfilamentare Verbindungen*). Die interlamellaren Verbindungen sind entweder *Septen* (Fig. 472 *A*, *B*, *D*), d. h. Membranen, die sich zwischen absteigendem und aufsteigendem Schenkel auf eine größere oder geringere Strecke ausspannen (eben angedeutet *Anomia*; Fig. 472 *D*), oder es finden sich an Stelle der Septen nur einzelne Gewebsbrücken (*Balken*), z. B. *Mytilus* (Fig. 472 *C*). Septen enthalten wohl meist, Balken stets Bluträume, die Verbindungen zwischen den Bluträumen der Fadenschenkel herstellen. Bemerkenswert ist, daß in manchen Fällen jedesmal zwischen zwei septenführenden Kiemenfäden eine bestimmte Zahl von solchen ohne Septen sich findet (*Lithodomus dactylus*). Dies Verhalten erinnert an den Bau der später zu schildernden gefalteten Kiemen. Interfilamentare Verbindungen kommen zunächst zwischen den Enden der aufsteigenden Fadenschenkel vor und führen dann zur Entstehung eines geschlossenen Randes für die Lamelle. In diesem Rande verläuft meist ein Blutgefäß, das mit den Fadengefäßen in Verbindung steht, so *Anomia ephippium* (das Gefäß nur

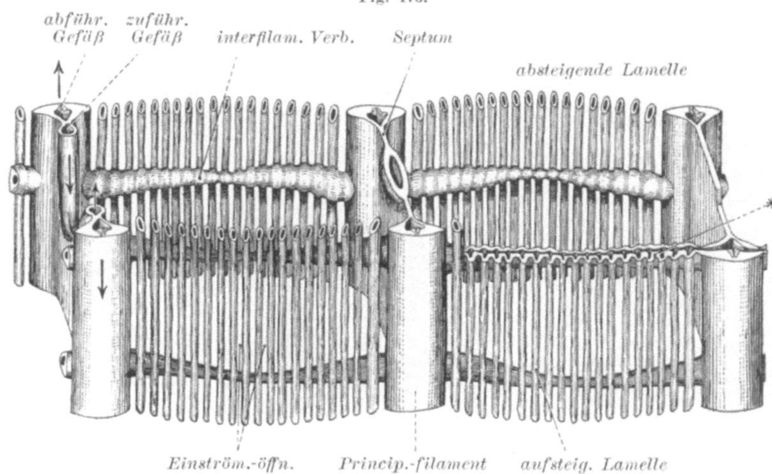

Pecten tenuicostatus. Übersicht über den Bau einer Halbkieme (Kiemenblatt). Bei * ist der
Schnitt durch eine interfilamentare Verbindung geführt (nach DREW 1906).   Schu.

bei der äußeren Kieme), *Lithodomus*, *Mytilus* (Fig. 472 *B* und *C*). In manchen Fällen (*Anomia ephippium*, *Mytilus* u. a.) kann der durch Verschmelzung der Fadenenden entstandene Randsaum sich mehr oder weniger stark verbreitern (*Velum*; Fig. 472 *D*). Die von diesem *Velum* mit den Fadenenden gebildete Rinne dient dem Transport der Nahrung zum Munde. Zahlreiche gefäßführende und kräftige Muskelzüge enthaltende interfilamentare Verbindungen in regelmäßiger Anordnung bestehen bei *Pecten tenuicostatus* (Fig. 473). Interessanterweise werden diese gegen den freien Rand des Kiemenblattes, an dem das Wachstum stattfindet, schwächer, und schließlich finden sich an ihrer Stelle Wimperscheiben. Das zeigt, daß die Gewebsverbindungen sich an Stelle der ursprünglichen Wimperscheiben ausbilden. Als Beweis für solche Beziehungen kann etwa das Verhalten bei *Avicula argentea* dienen. Hier finden sich am interlamellaren Rand der Fäden ansehnliche Zapfen, die je eine orale und eine anale Wimperscheibe tragen. Die nach dem Interlamellarraum zu liegenden Enden der

Zapfen sind vielfach in Gewebsverbindung, so daß hier die beiden Einrichtungen in engster Verbindung vorkommen, wodurch es leicht verständlich wird, wie durch Schwinden der primären Wimperscheiben die sekundären Gewebsbrücken dann allein die Verbindung der Fäden besorgen. Durch die reicher entfalteten blutgefäßführenden interfilamentaren und interlamellaren Verbindungen werden bei *Pecten tenuicostatus* u. a. die Kiemenfäden untrennbar zu Lamellen vereinigt (Fig. 473) und so Verhältnisse geschaffen, wie sie dann, allerdings in vielfach weiterer Ausbildung, für die *Eulamellibranchiaten* charakteristisch sind. Wimperscheiben aber kommen bei den Eulamellibranchiaten nicht mehr vor.

Dagegen entwickeln sich die blutgefäßführenden Gewebsverbindungen — interlamellare sowohl als interfilamentare — weiter, so daß es unter Umständen zu recht weitgehender Verschmelzung der Kiemenfäden kommen kann. Im Zusammenhang damit werden die bei den bisher betrachteten Formen weiten Spalten zwischen den Kiemenfäden zu engen Poren (s. Fig. 474 *A*). So wird also aus den Fäden jeder Kieme ein zusammenhängendes Kiemenblatt, das aus zwei Lamellen besteht, deren eine von den absteigenden, die andere von den aufsteigenden Schenkeln gebildet wird. Die beiden Lamellen jedes Kiemenblattes sind durch die Septen (interlamellaren Verbindungen) in verschiedener Zahl und Höhe

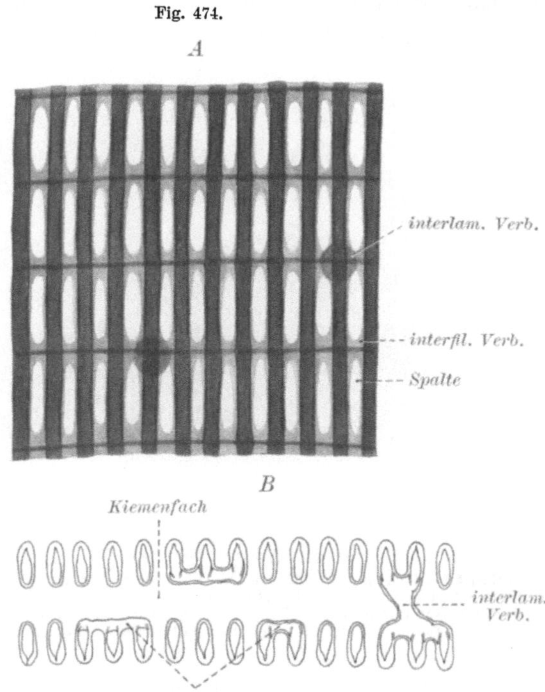

Astarte borealis. *A* Stückchen einer Kiemenlamelle von innen betrachtet. Es sind zwei querdurchschnittene interlamellare (interfoliare) Verbindungen zu sehen. Die dunkeln Striche in den interfilamentaren Verbindungen sind Muskelzüge. *B* Schnitt durch ein ganzes Kiemenblatt senkrecht zu den Kiemenfäden (nach RIDEWOOD 1903). Schu.

miteinander vereinigt (Fig. 474 *B* und 475). Bei den einfachen Fadenkiemen ist das Kiemenfach (Interlamellarraum) eine Spalte, von oft nur wenig entwickelten Septen oder Balken durchsetzt, so daß vielfach die beiden Lamellen sich leicht voneinander trennen lassen. Bei vielen Eulamellibranchiaten zeigt sich reichliche Entfaltung der interlamellaren Ausbreitungen, der Interfilamentarverbindungen und massigere Entwicklung der großen bluträumeführenden Septen; diese beschränken sich vielfach nicht mehr auf die beiden Schenkel eines Kiemenfadens, sondern dehnen sich auf mehrere Fäden aus. Durch alles das wird das *Kiemenfach (der Interlamellarraum)* mehr oder weniger stark eingeengt und in miteinander in Verbindung bleibende Teilräume zerlegt, im einzelnen in wechselnder Weise. Es können Verschiedenheiten sogar zwischen innerer und äußerer Kieme bei einer und derselben Art bestehen (Fig. 475). Die beiden Lamellen lassen sich dann meist nicht mehr voneinander trennen. Die Kiemen sind kompaktere Organe geworden; auch die in das Kiemenfach führenden Spalten zeigen nach Zahl und Anordnung und in anderer Hinsicht wechselnde Verhältnisse. Aus den weiteren Spalten der Fadenkiemen werden enge Kanäle, die sich mit etwa rundlichen bis ovalen Poren auf der Außenseite und nach dem Kiemenfach zu öffnen. Die Kiemenfäden zeigen an ihrer dem Kiemenfach zugewandten Seite vielfach eine mehr oder weniger ansehnliche Erweiterung (interlamellare Ausbreitung). Dadurch können die

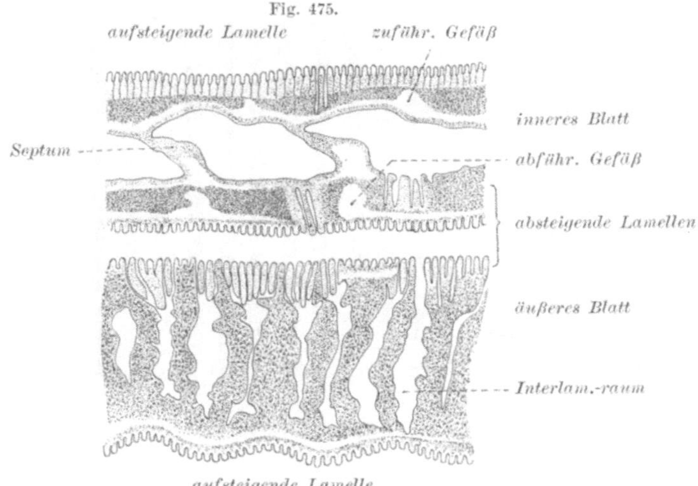

Anodonta cygnea. Schnitte durch die beiden Kiemenblätter einer Seite, senkrecht zu den Filamenten, etwa in der Mitte der Höhe der Kieme. Beim innern Kiemenblatt werden die Septen gegen den freien Rand zahlreicher. Beim äußeren Kiemenblatt gehen die im Schnitte sichtbaren Septen alle bis zum Rande durch, ohne daß weitere hinzukommen (nach JANSSENS 1893). Schu.

Poren in ihrem Verlauf beeinflußt werden, vor allem treten hier zunächst interfilamentare Verbindungen auf. Diese können sich jedoch auch weiter gegen die äußere Kiemenfläche ausdehnen, so daß die Fäden an solchen Stellen nahezu von innen bis außen verwachsen sind (Fig. 475). Schon bei den *Pectinacea*, mehr jedoch noch bei zahlreichen Eulamellibranchiern, tritt eine Oberflächenvergrößerung der Kiemenblätter dadurch auf, daß sich jede der beiden Lamellen eines Kiemenblattes in verschiedenem Grade zu zahlreichen, vom Ursprung zum freien Rande des Blattes ziehenden Falten erhebt. So wird nicht nur die Oberfläche der Blätter stark vergrößert, sondern auch gleichzeitig das Kiemenfach an der Stelle der Falten erweitert (Fig. 476 und 477).

Die Zahl der Kiemenfäden, welche sich an der Bildung einer solchen Falte beteiligen, kann sehr verschieden groß sein. Die Falten der ab- und aufsteigenden Lamelle des Kiemenblattes stehen einander gegenüber und erheben sich meist in dem Zwischenraum zwischen je zwei interlamellaren Verbindungen (*Brücken, Septen*), so daß letztere sich im Grunde zwischen je zwei Falten finden und hier die beiden Lamellen des Kiemenblattes verbinden. In solchen Faltenkiemen sind meist die Fäden etwas ungleich geworden, indem der im Faltengrund liegende stärker und abweichend gebaut ist (*Principalfilament*, Fig. 473, S. 552 u. 477). Er

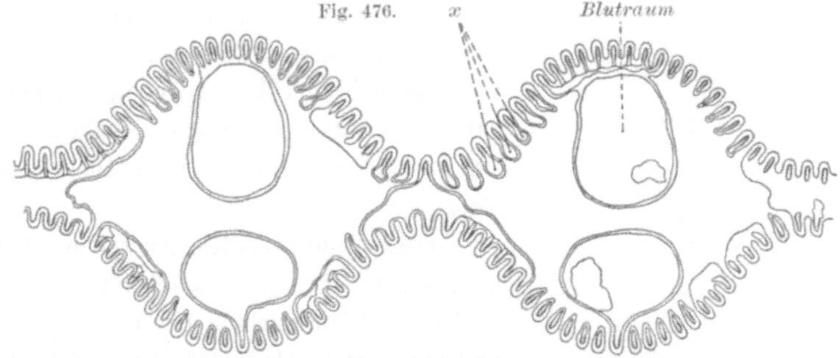

Venus callophylla. Schnitt durch ein Kiemenblatt senkrecht zu den Fäden. Einfache Faltenkieme ohne ausgezeichnete Primärfilamente. Bei *x* interlamellare Erweiterungen der Filamente, aus denen sich an anderen Stellen interfilamentare Verbindungen entwickelt haben. In den nach außen vorspringenden Falten der beiden Lamellen je ein großer Blutraum (nach RIDEWOOD 1903).
Schu.

hängt mit dem der Gegenlamelle in der Regel durch eine interlamellare Verbindung (*Septum*) zusammen. Ebenso kann auch der die Höhe der Falte einnehmende Faden sich etwas abweichend verhalten (*Apicalfilament*).

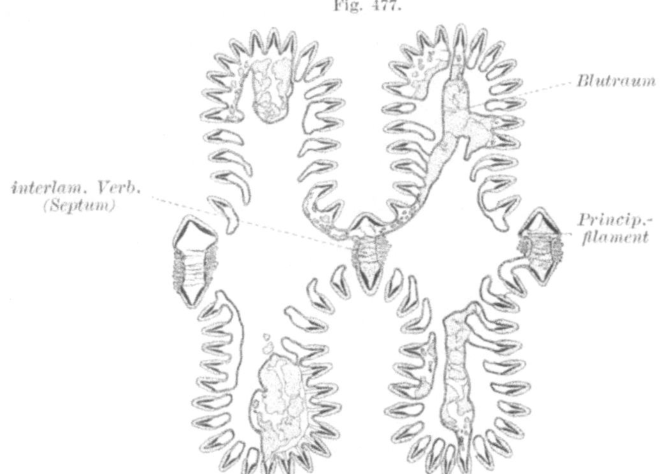

Tapes aureus (Veneridae). Schnitt durch ein Kiemenblatt senkrecht zu den Kiemenfäden. Ab- und aufsteigende Schenkel der Principalfilamente der Länge nach verschmolzen (nach RIDEWOOD 1903). Schu.

Wir haben die Kiemen bis jetzt als ganz frei in die Mantelhöhle herabhängende Organe beschrieben, ohne Rücksicht auf etwaige Verbindungen, welche sie mit benachbarten Körperoberflächen oder unter sich eingehen können. Solche Verbindungen fehlen bei den *Nuculiden, Solenomyiden, Arciden, Trigoniiden, Pectiniden.* Bei allen anderen kommen sie vor. Die Verbindung kommt in der Regel durch Verwachsung zustande, in seltenen Fällen durch Haftwimperstreifen, also ähnlich wie die Verbindung der Kiemenfäden untereinander durch interfilamentare Verwachsungen oder durch Wimperscheiben hergestellt wird.

Im einzelnen ergibt sich folgendes: Durch Haftwimpern verbinden sich bei *Avicula hirundo* und *Meleagrina margaritifera* (wahrscheinlich bei allen Aviculiden) die Rän-

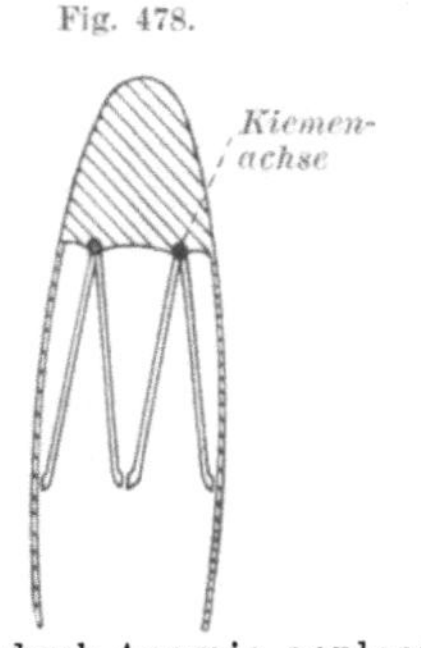

Querschnitt durch **Anomia aculeata.** An den vier Kiemenblättern sind nur die absteigenden Schenkel der Fäden vorhanden. Die beiden inneren Lamellen sind am unteren Rande durch Wimpern miteinander, die äußeren ebenso mit dem Mantel verbunden (nach RIDEWOOD 1903). Schu.

der der aufsteigenden Lamellen der linken und rechten inneren Kieme in der hinteren Region des Körpers miteinander, ebenso der Rand der aufsteigenden Lamellen der äußeren Kiemen mit der Innenfläche des Mantels. Ähnliches findet sich bei *Pinna-* und *Solen-*Arten, dann auch bei *Anomia aculeata* (Fig. 478).

Verwachsungen der Kiemen finden sich schon bei *Yoldia* unter den Protobranchiaten, bei der die Enden der Kiemenachsen mit dem Septum der Siphonen verschmolzen sind. Auch bei *Leda-* und *Molletia-*Arten kommen solche Verschmelzungen vor. Ganz ähnlich sind bei *Mytilus edulis* u. a. die Enden der Kiemen mit der ventralen Wand des Ausströmungssipho verwachsen. Bei anderen Mytiliden werden die Verwachsungen ausgedehnter. Auch am Vorderende der Kiemen kommen schon unbedeutende Verwachsungen vor. Bei *Anomia ephippium* sind die aufsteigenden Lamellen der inneren Kiemen miteinander verwachsen.

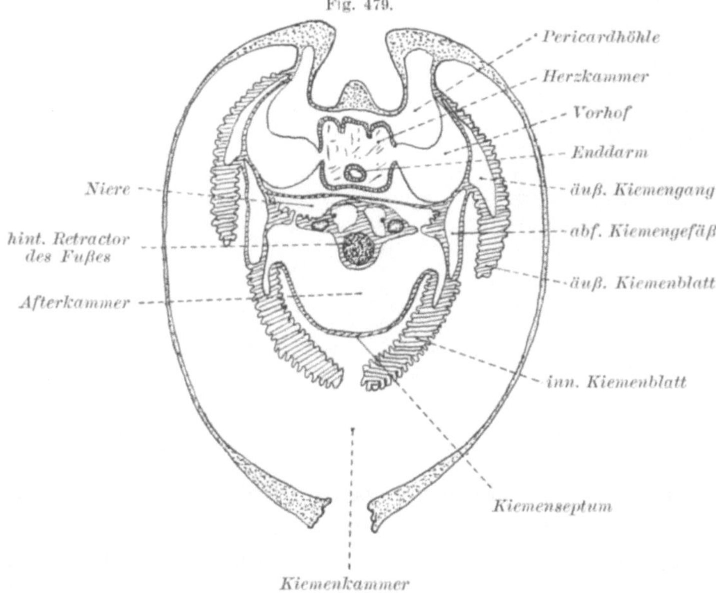

Cardium edule. Querschnitt (ohne Schale) in der Ebene der äußeren Nierenöffnungen (nach JOHNSTONE 1899). Schu.

Bei den *Eulamellibranchiaten* sind die Verwachsungen ausgiebiger und allgemein. Die aufsteigenden Lamellen der äußeren Kiemen verwachsen über die ganze Länge der Kiemen mit dem Mantel. Die aufsteigenden Lamellen der inneren Kiemen verwachsen mit der Wand des Eingeweidesacks, und zwar meist vom Vorderende der Kiemen nach hinten zu nur eine Strecke weit, in anderen Fällen aber auch in ganzer Ausdehnung. Wo sie hinter dem Körper in die Mantelhöhle hineinragen, verwachsen die aufsteigenden Lamellen beider Kiemen miteinander. Diese Verwachsung kann sich zu einer mehr oder weniger ausgedehnten, in einer Horizontal(Frontal-)ebene liegenden Membran entwickeln. Da nun, wie gesagt, die äußeren Kiemen mit dem Mantel verwachsen sind, so kommt es durch alle diese Verwachsungen zur Entstehung einer von rechts nach links (frontal) den hinteren Teil der Mantelhöhle durchziehenden Scheidewand: des *Kiemenseptums* (Fig. 479). Dieses erstreckt sich nach hinten bis in die Nähe des Mantelrandes und scheidet die Kiemenhöhle in zwei Abteilungen, eine dorsale kleinere Abteilung (*Afterkammer, suprabranchialer Raum*), die

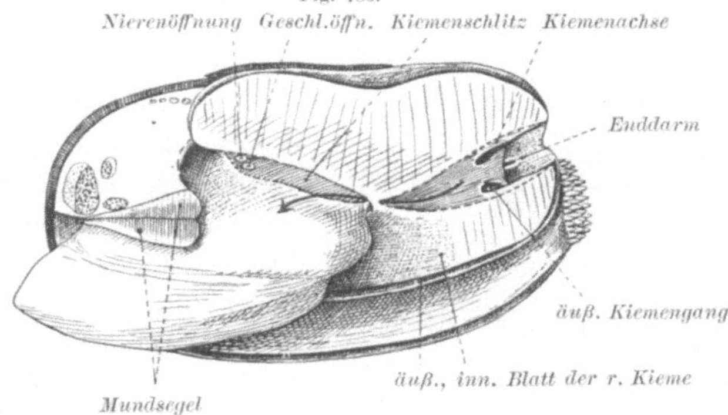

Anodonta cygnea. Von der linken Seite. Beziehung zwischen After- und Kiemenkammer. Schale und Mantel der linken Seite entfernt; linke Kieme aufgeklappt. Kiemenseptum in der Sagittalebene bis auf eine kleine vordere Brücke durchschnitten, so daß innerer Kiemengang und Afterkammer offen liegen. Der Pfeil führt vom inneren Kiemengang durch den Kiemenschlitz in die Kiemenkammer. Kiemenschlitz nach vorn ein Stückchen aufgeschnitten, um Nieren- und Geschlechtsöffnung zu zeigen. Äußere Lamelle des linken Mundsegels dorsalwärts aufgeklappt (nach HATSCHEK und CORI).
Schu.

den After und die Mündungen der Nieren und Geschlechtsorgane enthält, und eine ventrale größere *Kiemenkammer (infrabranchialer Raum)*, in der Kiemen, Mund, Mundlappen und Fuß liegen. Ist ein Kiemenschlitz vorhanden, so stehen durch diesen, solange er nicht geschlossen wird, die beiden Abteilungen in Verbindung (Fig. 480). Auf alle Fälle aber besteht zwischen beiden Kammern die physiologisch bedeutsame Verbindung durch die zahlreichen feinen Öffnungen zwischen den Kiemenfäden; denn in die Afterkammer münden die Interlamellarräume der Kiemen, die sich dorsalwärts zu den Kiemengängen erweitern (Fig. 481). Die beiden äußeren Kiemengänge münden getrennt rechts und links in den Kloakenraum, die beiden inneren münden gemeinschaftlich. Sind die Mantelränder zur Bildung einer von der allgemeinen Mantelspalte abgegrenzten Ausströmungsöffnung verwachsen, so verbindet sich das Kiemenseptum mit der Gewebsbrücke zwischen den Mantelrändern. Häufig wird durch eine zweite, weiter ventral gelegene Verwachsung der Mantelränder auch eine Einströmungsöffnung abgegrenzt; dann hängt das Kiemenseptum natürlich mit der die beiden Öffnungen

36*

trennenden Gewebsbrücke zusammen. Die Ränder der beiden Öffnungen wachsen vielfach zu kürzeren oder längeren Röhren (*Siphonen*) aus. Darüber mag hier noch einiges gesagt werden, da diese von den Mantelrändern gelieferten Einrichtungen im Dienste der Atmung und der damit verbundenen Nahrungsaufnahme stehen.

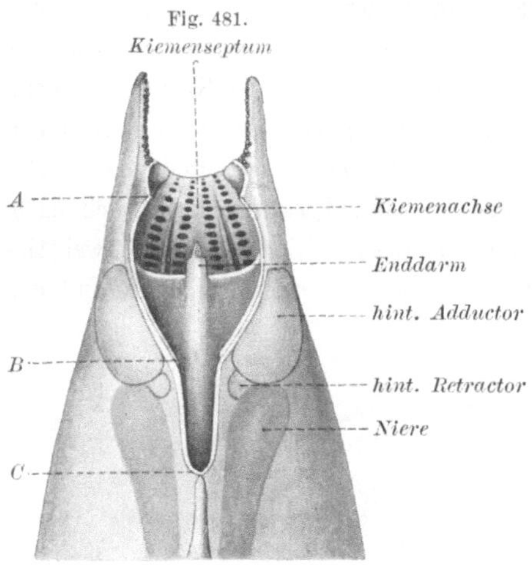

Anodonta cygnea. Einblick in die von der Dorsalseite geöffnete Afterkammer. Auf der Strecke *A* bis *B* Verwachsung der beiden Mantelhälften zwischen der Ausströmungsöffnung und dem Mantelschlitz (*B* bis *C*) durchgeschnitten. Den Boden der Afterkammer bildet das durch Verwachsung entstandene Kiemenseptum mit den Ausmündungen der einzelnen Kämmerchen, in welche die Interlamellarräume der Kiemenblätter durch die interlamellaren Septen zerlegt werden. In Fortsetzung der beiden lateralen Reihen kommt man in die äußeren Kiemengänge; die beiden inneren Reihen münden in den inneren Kiemengang. Orig. Blo.

Die Siphonen können eine bedeutende Länge erreichen und dabei vollkommen getrennt bleiben (Fig. 468, S. 548), wobei der Analsipho in der Regel kürzer bleibt. In anderen Fällen sind sie vom Grunde an eine Strecke weit oder auch in ganzer Länge verschmolzen. Ihr Hohlraum wird aber in diesem Falle stets durch eine Scheidewand in Einströmungs- und Ausströmungskanal geschieden (Fig. 484 *A*, S. 561). Ein besonderes Verhalten zeigt *Leda sulcata;* beide Siphonen sind der Länge nach verwachsen. Der Einströmungssipho ist ventral der ganzen Länge nach geschlitzt (seine Ränder sind nicht verwachsen) und das Siphonenseptum besteht nur aus einem rechten und linken Wulst (Fig. 482). Im allgemeinen sind die Siphonen sehr contractil und können zwischen die Schalen zurückgezogen werden. Das durch Verschmelzung der Siphonen entstandene, äußerlich einheitliche Rohr wird aber nicht selten derber und so ansehnlich, daß es nicht mehr eingezogen werden kann (*Mya* u. a.). Am Ursprung der Siphonen aus der Mantelhöhle können Klappen vorkommen (Fig. 484 *A*, S. 561). Über die Muskulatur der Siphonen s. Bd. I, S. 417.

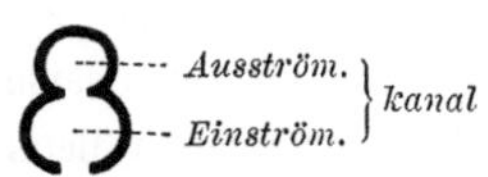

Leda sulcata. Schematischer Querschnitt durch die Siphonen. Orig. Blo.

Die Ränder der Einströmungsöffnung zeigen Papillen oder Tentakel; auch an der Ausströmungsöffnung können sich diese Einrichtungen finden, sind aber dann meist etwas weniger entwickelt als an der Einströmungsöffnung. Die Ränder, und besonders ihre besonderen Bildungen, sind reichlich mit Sinneszellen, Sinnesorganen, sogar Sehorganen ausgestattet (vgl. Bd. I, S. 657, 835 und 836). Aber auch dann, wenn eigentliche Lichtsinnesorgane sich nicht nachweisen lassen, zeigen die Siphonen vielfach einen hohen Grad von Empfindlichkeit gegen Veränderungen der Lichtintensität. Solche Veränderungen, in einem Falle Hellerwerden, im anderen Falle Beschattung, lösen motorische Reaktionen aus, besonders Einziehen der Siphonen und Schließen der Schalen. Auch im Innern der Siphonen kommen manchmal Sinnesorgane vor. Die Siphonen sind bei ansehnlicherer Entwicklung von großer biologischer Bedeutung. Sie ermöglichen den Tieren tief in das Substrat: Schlamm, Sand, Holz, Stein (*Bohrmuscheln*) einzudringen, so in weitgehendem Maße Schutz zu finden und das zur Atmung und Ernährung nötige Wasser mit Hilfe der Siphonen von der Oberfläche zuzuführen. In derselben Richtung bedeutungsvoll ist die Verlängerung des hinteren Körperabschnitts unter weitgehender Verwachsung der Mantelränder besonders bei *Teredo* (Fig. 483), bei dem die Kiemen zum allergrößten Teil in diesem hinteren Mantelhöhlenabschnitt liegen. So kommt die ausgesprochen wurmartige Gestalt der „Bohrwürmer" zustande. Die vielfach sehr weitgehende Verwachsung der Mantelränder an anderen Stellen ist hier nicht zu behandeln.

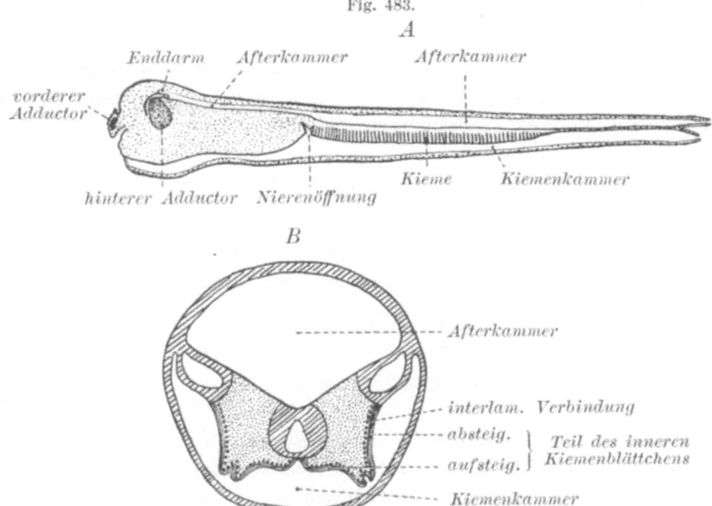

Teredo navalis. *A* Längsschnitt (nach PELSENEER 1906). *B* Querschnitt durch den Körper hinter dem Eingeweidesack (nach RIDEWOOD 1903).   C. H.

Das Einströmen des Wassers in die Kiemenkammer der Mantelhöhle wird in erster Linie durch die Wimpern der Kiemen bewirkt. Es kann längs des gesamten Randes erfolgen, soweit keine Verwachsungen bestehen. Ist eine besondere Einströmungsöffnung ausgebildet, so ist diese der ausschließliche oder hauptsächliche Weg für das einströmende Wasser. Dieses durchsetzt die Kiemen, um die Atmung zu vermitteln, und gelangt dann wieder nach außen. Sein Weg im einzelnen wird bestimmt durch die geschilderten Einrichtungen an den Mantelrändern, den Bau und die Verbindungen der Kiemen. Unter normalen Verhältnissen ist der Kiemenschlitz geschlossen, so daß kein Wasser durchtreten kann. Bei geschlossenen Schalen aber steht er offen; so kann das durch die andauernde Wimpertätigkeit aus der Kiemenkammer durch die Kiemen in die Afterkammer getriebene Wasser durch den Kiemenschlitz zurück in die Kiemenkammer gelangen. Auf diese Weise wird ein Kreislauf des Wassers unterhalten.

Die von dem einströmenden Wasser mitgeführten feinen Nahrungskörper werden an der Kiemenoberfläche durch Schleim verklebt, auf bestimmten Bahnen zu den die Kiemen berührenden Mundlappen geleitet und durch diese dem Munde zugeführt. Die Bahnen, auf denen die Nahrung zum Munde befördert wird, sind die Nahrungsrinnen; an ihnen zeigt die Bewimperung Besonderheiten. Solche Nahrungsrinnen sind in wechselnder Zahl je nach der Art vorhanden. Bei *Mytilus* gibt es 10 solcher Bahnen: 4 an den Rändern der Kiemenblätter, 4 unter dem Randsaum der aufsteigenden Lamellen der Kiemenblätter und 2 längs der Kiemenachsen. Auf allen diesen Hauptbahnen wird die Nahrung von hinten nach vorn zum Munde befördert. Den Hauptbahnen selbst wird das Material von der Kiemenoberfläche durch zahlreiche Nebenströme zugeführt. Bei *Anodonta* (Fig. 466, S. 547) bestehen 6 Hauptbahnen: 2 Nahrungsrinnen am Rande der inneren Kiemen, 2 Kiemenachsenbahnen und 2 Kiemenmantelrinnenbahnen (in der Rinne, die durch den Mantel und die aufsteigende Lamelle der äußeren Kieme gebildet wird). Eine weitere zu den Mundlappen führende Bahn liegt im dorsalen Teil der Mantelfläche. Auf der übrigen Mantelfläche werden Fremdkörperchen in einer längs des Mantelrandes nach hinten ziehenden Bahn gesammelt und ventral von der Einströmungsöffnung nach außen befördert. In ähnlicher Weise verläuft eine Hauptbahn etwa an der Grenze von Fuß und Eingeweidesack, durch welche Material am hinteren Ende des Fußes ausgestoßen wird. Entsprechendes findet sich bei *Mytilus* u. a.

Der Umstand, daß die Muschelkiemen sowohl die Atmung als auch die Ernährung besorgen, dürfte wohl für ihre, meist im Verhältnis zum Körpervolum recht beträchtliche Größe, besonders auch für ihre ansehnliche Oberflächenentfaltung von Bedeutung sein. Es mag bemerkt werden, daß bei *Yoldia* und Verwandten die Mundlappen nach hinten zu ein Paar Fortsätze tragen, die ventral von den Siphonen aus der Mantelhöhle herausgestreckt werden und Nahrungsmaterial einstrudeln. Trotzdem beteiligen sich auch hier die Kiemen am Herbeischaffen von Nahrung.

Die im vorstehenden dargelegte Ableitung der Kiemen von einem Paar ursprünglicher Ctenidien, wie sie sich bei den als primitivste Formen betrachteten Protobranchiern noch finden, erscheint in vieler Hinsicht für das Verständnis der nicht ganz einfachen Organe aufklärend und daher wohl begründet, weshalb sie auch recht allgemein angenommen wurde. Dennoch stößt sie auf gewisse Schwierigkeiten, namentlich in der, zwar vorerst noch ungenügend studierten, Ontogenie dieser Organe. Einmal treten die inneren und äußeren Kiemen bei allen bisher untersuchten Formen, selbst den Protobranchiern, nicht gleichzeitig auf, wie nach der Theorie zu erwarten wäre. Vielmehr entwickelt sich zuerst die innere und erheblich später die äußere. Es wurde daher gelegentlich auch vermutet, daß die Muscheln aus Formen hervorgegangen seien, deren Ctenidien nur einseitig gefiedert waren, und daß diese erst sekundär wieder die zweiseitige Befiederung erlangten. — Ferner treten die Kiemenfäden ontogenetisch nur bei gewissen Muscheln als isolierte Papillen nacheinander, gewöhnlich von vorn nach hinten, auf, um dann, wie es die Theorie voraussetzt, in freie Fäden auszuwachsen. Bei anderen (so namentlich *Sphaerium* [*Cyclas*] und Verwandten, *Teredo*) bildet die Anlage der Kieme (besonders der inneren) eine längsgerichtete Hautfalte, die sich hierauf in dorsoventrale Falten legt, welche nachträglich bis auf den Ventralrand, der einheitlich zusammenhängend bleibt, sich voneinander trennen. Hier entstehen die Kiemenfäden also durch Zerteilung einer einheitlichen Falte. Die aufsteigenden Lamellen gehen aus dem zusammenhängenden Ventralrand der Kiemen hervor, indem dieser umbiegt und als kontinuierliche Lamelle emporwächst; deren Zerlegung in Fäden erfolgt ebenfalls erst nachträglich in ähnlicher Weise. — Sehr wahrscheinlich ist jedoch, daß diese Entstehungsart der Fäden sekundär abgeändert ist; wenigstens spricht die vergleichende Anatomie recht bestimmt in diesem Sinne.

Eine eigentümliche Abänderung findet sich bei den *Septibranchiata:* den *Poromyidae, Cetoconchidae* und *Cuspidariidae.* Bei diesen wurden früher die Kiemen ganz vermißt. An Stelle der Kiemen findet sich hier jederseits eine ansehnliche horizontale, stark muskulöse Scheidewand (s. Fig. 484 *B*), die sich zwischen der Innenfläche des Mantels und den Körperseiten ausspannt und vom Mund bis zum Septum zwischen den Siphonen nach hinten zieht. So wird der Mantelraum vollkommen in einen oberen

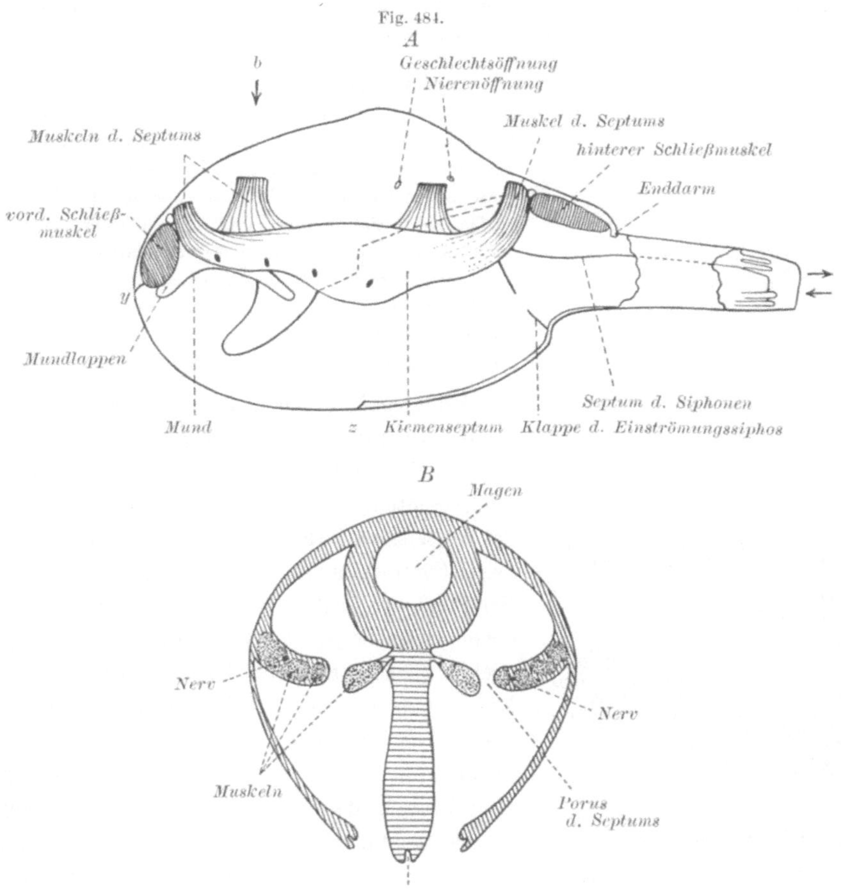

Cuspidaria rostrata (Septibranchiata). *A* Ansicht von der linken Seite nach Entfernung der Schale, Mantelränder, abgesehen von der dem Durchtritt des Fußes dienenden Strecke *y—z*, miteinander verwachsen. Im linksseitigen Kiemenseptum vier Poren. Der Pfeil *b* gibt die Richtung des etwas schematisierten Querschnittes *B* an (nach PELSENEER 1891).   Blo.

(dorsalen) und einen unteren (ventralen) Abschnitt gesondert, die miteinander nur durch die Porenfelder bzw. die Einzelporen, welche die Scheidewand durchsetzen, in Verbindung stehen (Fig. 484 *B*), bei *Poromya malespinae* und anderen *Poromya*-Arten auch noch durch einen Schlitz längs des Körpers (*Kiemenschlitz*); da bei diesen das Septum nicht mit dem Körper verwachsen ist. In den ventralen Mantelraum führt der Einströmungssipho, in den dorsalen der Ausströmungssipho. Bei *Poromya* trägt jedes der beiden Septen ein vorderes und ein hinteres Porenfeld (*Siebplatte*, Fig. 485 *A*); bei *Cetoconcha* finden sich jederseits drei Gruppen von reihenartig angeordneten Spalten. Bei *Cuspidaria* endlich, deren Septen besonders dick und muskulös sind (quergestreifte Muskelfasern), zeigt jedes Septum nur 4 oder 5 kleine quere Spalten, die in ziemlich gleichen Abständen in einer Längsreihe hintereinander folgen (Fig. 484 *A*). Die Fäden, die bei *Poromya* die Spältchen des Siebfeldes trennen, zeigen durchaus den Bau von Kiemenfäden (Fig. 485 *A*) mit normaler Bewimperung und Skeletstäbchen und bei manchen Arten auch deutliche interfilamentare Verbindungen.

Diese Verhältnisse führten zu der nicht unwahrscheinlichen Ansicht, daß die beiden Septen aus den stark reduzierten Kiemen (hauptsächlich den inneren) und dem von diesen gebildeten Septum branchiale hervorgegangen seien. Diese Deutung fand namentlich auch darin eine Stütze, daß man in den Kiemenverhältnissen einzelner *Anatinacea*, so *Lyonsiella* (Familie Verticordiidae) vielleicht eine gewisse Annäherung an die Septibranchiaten erblicken darf; ferner darin, daß die Septen wie die Kiemen von den Visceralganglien innerviert werden. Immerhin wurde dieser Deutung widersprochen, weil sich auch Nerven von den Cerebralganglien zum Septum begeben.

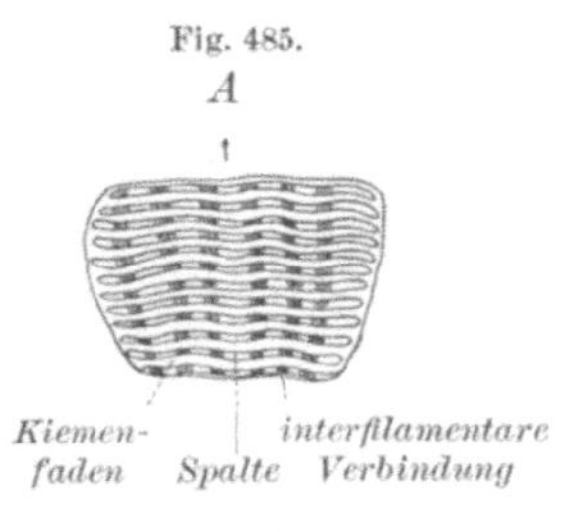

Fig. 485.

A

Kiemen-   interfilamentare
faden   Spalte   Verbindung

B

A Poromya eximia. Linke hintere Siebplatte des Kiemenseptums. In den Spalten zwischen den Kiemenfäden erscheinen die interfilamentaren Verbindungen. Richtung des Pfeiles nach vorn und dorsal (nach PELSENEER 1911). *B P. malespinae.* Kleiner Teil eines Schnittes durch die Siebplatte in rückwärtiger Verlängerung des Pfeiles in *A*, d. h. zwischen den interfilamentaren Verbindungen der Kiemenfäden. Außer dem randlichen Kiemenfaden sind nur drei freie Kiemenfäden dargestellt (nach RIDEWOOD 1903). Blo.

Bei *Cuspidaria* sind die Kiemensepten als solche für den Gasaustausch untauglich. Dieser geht an der inneren Oberfläche des Mantels vor sich. Das Kiemenseptum besorgt aber die Ein- und Ausfuhr des Wassers, und zwar in folgender Art (s. Fig. 484): Durch Contraction des Septums unter gleichzeitigem Verschluß der Spalten wird das Wasser aus dem oberen (Kloaken-)abschnitt der Mantelhöhle ausgetrieben; gleichzeitig wird Wasser in den unteren Mantelraum angesaugt. Beim nun folgenden Erschlaffen des Septums, wobei sich gleichzeitig die Spalten öffnen und der Einströmungssipho sich schließt, kann das Wasser in den oberen Teil der Mantelhöhle übertreten. Bei den übrigen Septibranchiaten dürfte sich die Sache im wesentlichen ebenso verhalten, wenn vielleicht auch den Kiemenfadenresten bei *Poromya* noch eine gewisse Bedeutung zukommen mag.

Der feinere Bau der Kiemenfäden stimmt im allgemeinen nahe mit jenem der Kiemenblättchen der Ctenidien, besonders jenem der Gastropoden, überein (s. Fig. 431, S. 526), was die besprochenen Homologien wesentlich unterstützt. Die ab- und aufsteigenden Hälften der Fäden verhalten sich natürlich wesentlich gleich, abgesehen davon, daß die entsprechend gebauten Seiten der Fäden einander entgegengesetzt liegen.

Die Kiemenfäden sind, wie schon gesagt, Röhrchen, die einen Blutraum enthalten, und deren Wand aus einer bindegewebigen Grundlage und einem äußeren

Überzug des allgemeinen Epithels besteht. Sie sind zusammengedrückt; ihre breiten Seiten sind oral und anal gerichtet, die schmalen lateral und medial. Sind die Kiemenlamellen gefaltet, so ergeben sich in dieser Hinsicht natürlich Änderungen. Das Epithel ist streckenweise verschieden, teils nieder und wimperlos, teils höher und wimpertragend. (Schleimhautzellen und Sinneszellen sind in wechselnder Verteilung vorhanden.) Die Anordnung und Ausbildung der Wimpern zeigt durch die ganze Abteilung der Lamellibranchiaten im allgemeinen Übereinstimmung, wenn auch gewisse bemerkenswerte Unterschiede vorkommen.

Der Funktion nach dienen die Wimpern der Wasserbewegung und vermitteln so die Atmung und den Transport der Nahrungskörper, teils sind sie Haftwimpern und bewirken den Zusammenhalt der Kiemenfäden unter sich und (seltener) mit benachbarten Organen. Diese Verhältnisse sind schon geschildert. Die der Bewegung des Wassers dienenden Wimpern können reicher oder weniger reich differenziert sein. Im ersteren Falle, den wir bei den Süßwassermuscheln und bei einer Anzahl von marinen Formen finden, gibt es drei nach Größe und Stellung verschiedene Wimpereinrichtungen (Fig. 486). An der vom Kiemenfach abgewandten (ventralen) Schmalseite des Fadens läuft ein Streifen von niederen Wimpern, der auch etwas auf die Breitseiten übergreifen kann: die *Frontal-* oder *Stirnwimpern.* Die sie tragenden Zellen sind die Frontal- oder Höhenzellen. Dieser Wimperstreifen wird an seinen Seiten begrenzt von je einer Reihe von hohen flachgedrückten Zellen, die lange (zu Membranellen verbundene) Cilien tragen.—*Eckzellen* (laterofrontale Zellen). Darauf folgen ferner zwei Reihen von wimperlosen Zellen und dann, auf den Flachseiten des Fadens stehend, etwa vier Reihen von Zellen, die Wimpern von mittlerer Länge tragen: die *Seitenzellen* mit den *Seitenwimpern.* So wie jetzt geschildert liegen die Dinge bei den Süßwassermuscheln und bei manchen marinen Muscheln, z. B. den *Mytiliden, Leda-* und *Nucula-*Arten (Fig. 486). Bei der Mehrzahl der marinen Muscheln scheinen die Eckzellen mit ihren Membranellen zu fehlen (Fig. 487). Weiterhin und an der dem Kiemenfach zugewandten Fläche fehlen vielfach die Wimpern; in einzelnen Fällen aber trägt die dem Kiemenfach zugewandte Fadenseite auch Wimpern (z. B. *Mytilus, Pecten* und *Arca-*Arten); auch sonst kommen an den

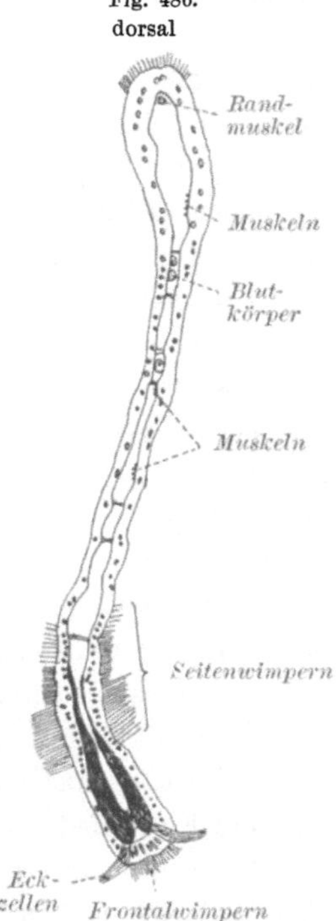

Fig. 486.

Nucula nucleus. Schnitt durch einen Kiemenfaden der inneren Reihe senkrecht zu dessen ventralem Rande. Orig. Blo.

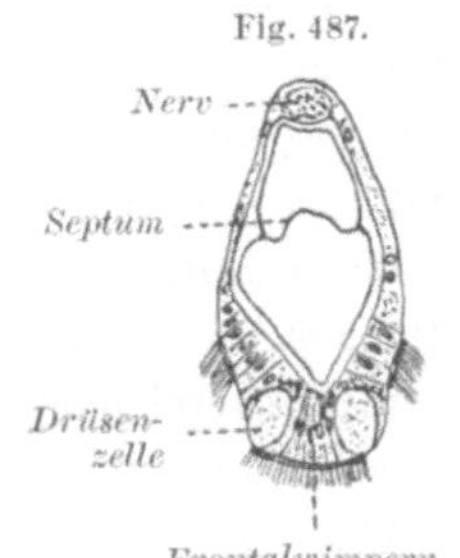

Fig. 487.

Pecten maximus. Querschnitt durch einen Kiemenfaden. Eckzellen fehlen (nach JANSSENS 1893). Blo.

Wänden der Kiemenfächer unregelmäßige Inseln von Wimperepithel vor. Die Seiten-wimpern scheinen hauptsächlich das Einströmen des Wassers in die Interlamellar-räume hervorzurufen, wogegen die Cilien der Eckzellen mehr als Filter funktionieren sollen. Bei der großen Mehrzahl der marinen Arten gehen die niederen Frontal-wimpern allmählich in die längeren Eckwimpern über. Manchmal findet nach den Seiten zu keine Verlängerung der Wimpern statt. Der Gasaustausch dürfte der Hauptsache nach von den niederen wimperlosen Zellen besorgt werden, die sich an der oralen und analen Fläche der Fäden, auch nach dem Kiemenfach zu, finden. Diese werden auch meist von dünner Stützsubstanz unterlagert. Ähnliche Verhältnisse zeigen besonders auch die interlamellaren Ausbreitungen. Bei den Filibranchiaten finden sich, wie ausgeführt, längs jedes Fadens in regelmäßigen Abständen vorn und hinten erhöhte vorspringende Wimperscheiben mit langen Cilien, welche den Zu-sammenhalt der Fäden durch das Ineinandergreifen ihrer Cilien bewirken (Fig. 471, S. 550). Fast allgemein finden sich auch in den Kiemenfäden der Muscheln wie bei den Gastropoden zwei Stütz- oder Skeletstreifen. Die Grundlage des Kiemenfadens ist ein Röhrchen aus bindegewebiger Grundsubstanz. Die Grundsubstanz zeigt auf einem Querschnitt in der Regel zwei an der oralen bzw. analen Fläche liegende mehr oder weniger bedeutende, in den Hohlraum vorspringende Verdickungen. Es handelt sich also um zwei in der Wand längs verlaufende Streifen oder Leisten, die *Stütz-* oder *Skeletstreifen* (auf Fig. 486, S. 563, schwarz angegeben). Bei *Arciden*, *Trigoniiden*, *Anomiiden* u. a. sind diese Stützstreifen nach der Seite des Kiemenfachs (Innen-seite des Kiemenfadens) bis zur Berührung verschoben, sonst meist mehr nach der vom Kiemenfach abgewendeten Seite des Fadens (Außenseite). Es gibt aber vielerlei Besonderheiten; so kann vor allem die Lage der Streifen in verschiedener Höhe des Fadens verschieden sein. Es kommen auch zwei Paar solcher Streifen vor (*Modiola barbata*). Diese wechselnden Verhältnisse finden ihren Grund darin, daß diesen Stützstreifen keine Selbständigkeit zukommt. Sie sind nur verdickte Streifen der allgemeinen Stützsubstanzgrundlage. An der Basis (dem Ursprung) der Kiemen-fäden gehen die benachbarten Stützstreifen der aufeinander folgenden Fäden einer Reihe bogenförmig ineinander über. Gewöhnlich werden die Stützstreifen noch immer als chitinös bezeichnet, obgleich an ihrer bindegewebigen Natur kein Zweifel besteht. Bei den *Najadeen* sind sie jedesmal zwischen zwei interfilaren Verbindungen verkalkt und dadurch in ihrer Längsrichtung gegliedert. Die in den interfilaren Verbindungen verlaufenden Muskeln treten in Beziehung zu den Stütz-streifen.

Einer besonderen Besprechung bedarf die *Strömung des Blutes* in den Muschel-kiemen. Bei den Protobranchiern (*Nucula*, Fig. 488 *A*) trennen die Kiemenblättchen die dorsale Kiemenarterie von der ventralen Kiemenvene, und das Blut strömt haupt-sächlich am Rande der Kiemenblättchen von der Arterie zur Vene. Auf diese ur-sprünglichsten Verhältnisse läßt sich unmittelbar der Bau der *Arca*-Kiemen zurück-führen (Fig. 488 *B*). Die fadenartigen Kiemenfilamente sind hier der Länge nach von einer Scheidewand durchzogen, so daß zwei Kanäle entstehen, die an der Spitze des

Kiemenfadens ineinander übergehen. Der dorsale Kanal führt das Blut von der Kiemenarterie fort, durch den ventralen strömt es zur Kieme zurück.

Die meisten anderen Filibranchier verhalten sich indessen durchaus abweichend. Noch am meisten an *Arca* erinnert *Pecten* (Fig. 488 *C*). Hier ist die soeben beschriebene Scheidewand nur an der Basis zu finden. Der größte Teil des Kiemenfadens läßt jede Einrichtung zu einer geregelten Blutzirkulation vermissen. Man wird hieraus den Schluß ziehen müssen, daß nur der basale Teil der *Pecten*-Kieme der Atmung dient, die im übrigen ausschließlich in den Dienst der Nahrungsaufnahme getreten ist.

Bei wiederum anderen Filibranchiern hat sich, wie bereits kurz bemerkt wurde, am Rande der Kiemenlamelle ein alle Kiemenfäden verbindendes neues Gefäß entwickelt (Fig. 488 *D, E*). Es dient bei *Lima* wie die Hauptkiemenvene zur Rückleitung des Bluts zum Herzen und wird daher *Kiemennebenvene* genannt. Bei *Mytilus* dagegen

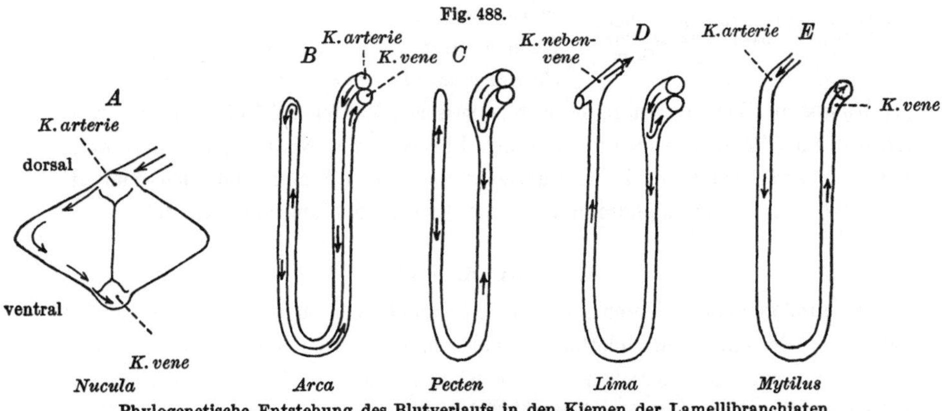

Phylogenetische Entstehung des Blutverlaufs in den Kiemen der Lamellibranchiaten (nach v. STUDNITZ 1931).   v. Bu.

hat es die Rolle der verschwundenen Kiemenarterie übernommen, während die Kiemenvene ihre ursprüngliche Lage beibehalten hat.

Das Blut strömt also bei *Mytilus* in entgegengesetzter Richtung wie bei *Lima*. Bei den Eulamellibranchiern strömt das Blut in dem komplizierten Balkennetz, welches die beiden Lamellen eines Kiemenblattes miteinander verbindet.

Die Kiemen führen stets, allerdings in verschiedenem Maße, *Muskeln* und dementsprechend auch *Nerven*. Die Muskeln gehören zum Teil der Kiemenachse an, zum Teil den Kiemenblättern. Die ersteren können bei kräftiger Entwicklung von den Schalen entspringen. Allgemein verlaufen mehr oder weniger kräftige Muskeln in den interfilamentaren Verbindungen, auch in den interlamellaren. Genauer kann auf diese noch wenig untersuchten Verhältnisse nicht eingegangen werden. Der Muskulatur durfte eine nicht zu unterschätzende Bedeutung bei der Funktion der Kiemen zukommen. Von den besonderen Verhältnissen der Septibranchiaten war schon die Rede.

Abgesehen von ihrer Tätigkeit bei Atmung und Ernährung spielen die Kiemen vielfach noch eine wichtige Rolle für die *Brutpflege*, wodurch periodisch bestimmte Einrichtungen an ihnen zur Ausbildung kommen, die nach Beendigung des Brutgeschäfts wieder verschwinden. Entweder funktioniert in dieser Hinsicht nur die äußere Kieme oder die innere oder beide.

Wie angeführt, geht bei den *Cuspidariiden* die Atmung ausschließlich an der Manteloberfläche vor sich. Eine gewisse Bedeutung für den Gasaustausch dürfte auch sonst der inneren Manteloberfläche zukommen. Dafür dürfte auch sprechen, daß sich am Mantel accessorische Atmungsorgane entwickeln können. Bei den *Lucina*-Arten (Fig. 489) ist der Mantel einwärts von der vorderen Hälfte des Ventralrandes in ziem-

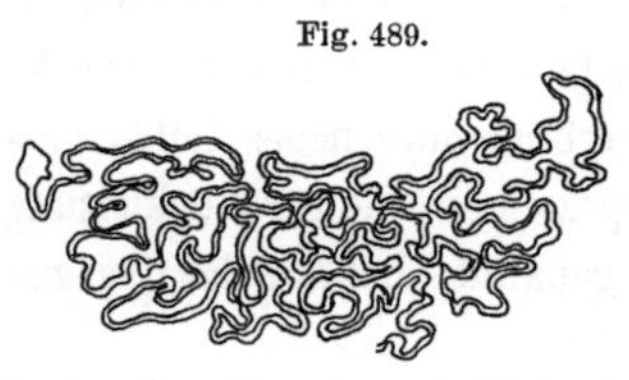

Fig. 489.

Lucina tumida. Querschnitt durch die Mantelkieme (nach PELSENEER 1911).
C. H.

licher Ausdehnung sehr ausgiebig gefältelt, so daß ein Querschnitt durch diese Gegend eine weitgehende Ähnlichkeit mit ähnlichen Bildungen der Pulmonaten (s. Fig. 460 und 461, S. 543) sowie mit dem Schnitt durch eine Faltenkieme bei Opisthobranchiaten (Fig. 444, S. 533) hat. Ähnliche Einrichtungen kommen auf der Ventralfläche des Kiemenseptums bei manchen *Cardiiden* (z. B. *Hemicardium dionaeum*) vor. Endlich finden sich bei *Mytilus* und Verwandten in der Furche zwischen Mantel und äußerer Kieme zahlreiche in einer Reihe liegende grubenförmige Einsenkungen (Nischen), die durch transversal stehende Septen voneinander getrennt sind. Diese Septen sind reich gefältelt. Auch für diese „Organes godronnés" („frills") wird Atemfunktion vermutet.

4. Echinodermata.

Bei größeren und kleineren Gruppen der Echinodermen, so den *Crinoideen* und den *Paractinopoden* unter den Holothurien, fehlen besondere Atmungsorgane; wo solche vorkommen sind sie, abgesehen von den Kiemenbäumen der Holothurien, im Verhältnis zur Körpermasse von geringer Entfaltung. Dabei kommt in Betracht, daß der Gasaustausch durch das allgemein wohl entwickelte Ambulacralsystem sehr unterstützt wird. Die im wesentlichen von Kalkeinlagerungen freien Ambulacralanhänge bieten günstige Verhältnisse, da ihre Wandungen sehr dehnbar und im gedehnten Zustand sehr dünn sind. In manchen Fällen (*Clypeastriden, Spatangiden*) sind sie durch besondere Umbildung geradezu Respirationsorgane geworden, die mit der Locomotion nichts mehr zu tun haben. Endlich kann in manchen Fällen, wo die Skeletelemente im ganzen Integument stärker zurücktreten und die Haut dünn wird (*Synaptiden*), ausgiebige Atmung an der allgemeinen Körperoberfläche stattfinden.

Weiter sind die vorkommenden Atmungsorgane in den verschiedenen Abteilungen morphologisch recht verschieden, indem sie entweder in verschiedener Art von der Haut oder vom Darm ihren Ursprung nehmen.

Die Atmungsorgane der *Holothurien*, die *Kiemenbäume*, wurden beim Enddarm besprochen (S. 233). Ebenso wurde die respiratorische Bedeutung des Enddarms bei den *Crinoideen* schon angedeutet (S. 212 und 234).

Atmungsorgane, die sich von dem Integument ableiten — *Hautkiemen, Papulae* —, sind bei den *Asteriden* fast allgemein verbreitet. Sie fehlen nur bei der Gattung *Bri-*

singa, die unter Schwund der Skeleteinlagerungen dünnhäutig geworden ist. Andere Gattungen derselben Familie besitzen Hautkiemen. Die Hautkiemen sind im einfachsten Falle kegel- bis fingerförmige, sehr zartwandige, aus- und einstülpbare kleine Schläuche, die zwischen den Skeletelementen der Haut stehen (Fig. 490). Ihre Größe ist unbedeutend; bei *Asterias rubens* 2—3 mm. Die Wand des Schlauches besteht aus einer dünnen dehnbaren Bindegewebslage, die außen vom allgemeinen Körperepithel und innen vom Coelomepithel bekleidet ist (s. auch Fig. 324, S. 430). Unter dem Coelomepithel liegt eine Lage von Ringmuskeln, weiter nach außen eine Lage von Längsmuskeln. Die Ringfasern leiten sich von der allgemeinen Längsmuskulatur, die Längsfasern von der Quermuskulatur ab. Im unteren Teil des Schlauches tritt in seiner Bindegewebswand ein Ringsinus auf, von dem es noch nicht feststeht, ob er eine selbständige Bildung ist oder dem in der Haut allgemein verbreiteten Lacunensystem angehört. Sowohl das äußere Epithel der Kieme als auch das ihren

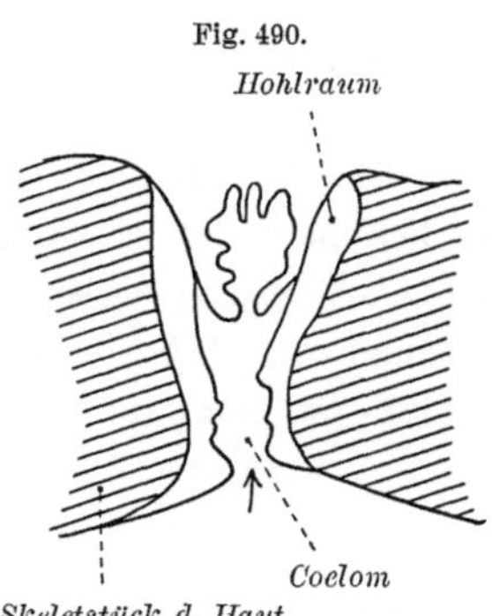

Asterina pentagona. Längsschnitt durch eine eingezogene Hautkieme (nach LUDWIG 1877). Blo.

Hohlraum auskleidende Coelomepithel wimpert; das letztere unterhält ein beständiges Aus- und Einströmen der Coelomflüssigkeit, die an der dünnen Wand des Säckchens respiriert. Bei dem Hervor- und Zurücktreten der Kiemenschläuche wird neben der ihnen zukommenden Muskulatur der Druck der Coelomflüssigkeit eine wichtige Rolle spielen.

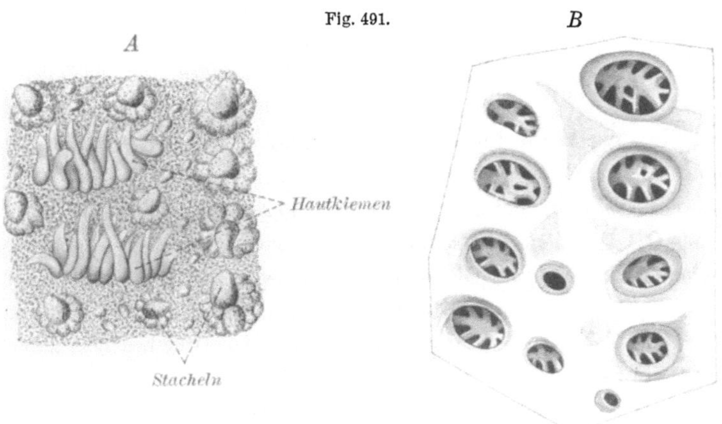

Asterias rubens. *A* Zwei Gruppen von ausgestreckten Hautkiemen am Anfang eines Armes. *B* Innenseite eines Hautstückchens vom Anfang eines Armes dicht neben der Medianlinie. Gruppen von Hautkiemen. Jede Gruppe entspringt aus einer kleinen Höhle. Orig. Blo.

Das in der Leibeshöhle als einfaches Röhrchen beginnende Gebilde kann sich nach außen im einzelnen in etwas verschiedener Weise verzweigen, büschelförmig werden (*Lindia*).

Die Hautkiemen stehen immer zwischen den Skeleteinlagerungen der Haut (Fig. 491 *A*), und zwar entweder einzeln oder in Gruppen, was am besten bei Betrachtung der Innenseite der Haut ins Auge fällt (Fig. 491 *B*). Die Verteilung der Hautkiemen auf der Körperoberfläche ist verschieden. Bei den *Phanerozoniern* sind sie auf die Rückenfläche beschränkt und finden ihre Grenze an den oberen Randplatten. Ihre Verbreitung ist hier jedoch nicht immer eine gleichmäßige; sie können auf bestimmte Gebiete beschränkt sein. Bei den *Cryptozoniern* können sie sich auf die Seiten der Arme, sogar auf die Oralfläche ausdehnen.

Analoge Gebilde treten nur noch bei einem großen Teil der regulären *Seeigel* (ausgenommen die Cidariden) auf. Diese Kiemen stehen in fünf interradialen Paaren an der Peripherie des Peristoms als hohle, zartwandige, baumartig verzweigte Organe (s. Fig. 320, S. 427), die sich in Ausschnitten des Peristomskelets erheben, wodurch ihr Vorkommen auch bei Fossilen erkennbar wird. Ihr Hohlraum mündet in das früher (S. 448) erwähnten Laternencoelom (= äußerer oraler Perihämalring). Ein- und ausstülp-

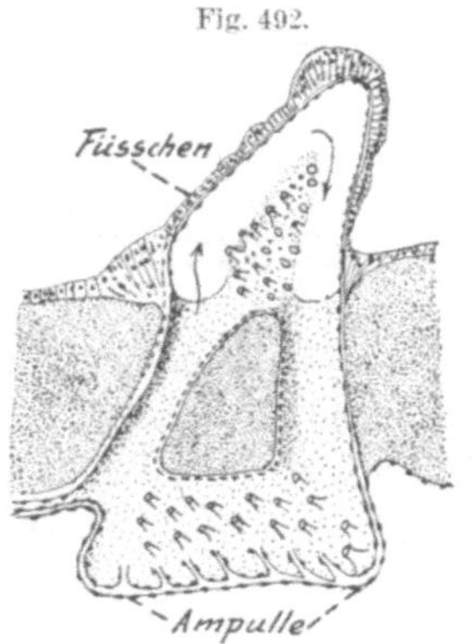

bar scheinen sie nicht zu sein, auch besitzen sie keine Muskelfasern. In ihrem übrigen Bau schließen sie sich den Hautkiemen der Asteriden an, zeigen jedoch Kalkeinlagerungen der Haut; der Spaltraum im Bindegewebe fehlt. Schon bei den regulären Seeigeln spielen die Ambulacralfüßchen, bei denen im vollkommen ausgestreckten Zustand die Wand sehr stark verdünnt ist, eine wichtige Rolle. Da sie meist durch zwei Poren mit ihrer Ampulle in Verbindung stehen (s. Fig. 325, S. 431), so ist ständige Circulation der Flüssigkeit hinein und heraus möglich. Die in besonderer Weise zu Atmungsorganen umgewandelten Füßchen auf den petaloiden Ambulacren der *Clypeastriden* und *Spatangiden* sind S. 432 besprochen. Auch ihnen kommen allgemein zwei Poren zu (Fig. 492), während die übrigen Füßchen der beiden Abteilungen nur einen Porus haben.

Echinodiscus biforis. Kiemenfüßchen. Frontaler Längsschnitt (nach Cuénot 1891). C. H.

Auch der *Nebendarm* der Seeigel (s. S. 226) soll respiratorische Bedeutung haben.

Bei den *Ophiuriden*, deren Integument im allgemeinen stark verkalkt ist, kommen für die Atmung die zartwandigen Ambulacralfüßchen in Betracht, die mit der Locomotion im allgemeinen nichts mehr zu tun haben, außerdem aber Einrichtungen eigener Art — die *Bursae* —, paarweise an der Basis der Arme liegende, ansehnliche, zarthäutige Einsenkungen der äußeren Haut, in die beständig Wasser ein- und ausgeführt wird. Sie haben engste Beziehungen zu den Gonaden und werden darum bei den Geschlechtsorganen genauer besprochen werden.

5. Oligomera, Tunicata, Vertebrata
(besonders Kiemenblättchen der Vertebraten).

Der Bau des Atem- oder Kiemendarms, wie er sich in geringer bis hoher Entwicklung schon bei den *Pterobranchiern* und *Enteropneusten* unter den Oligomeren, namentlich aber den *Tunicaten* und wasseratmenden Vertebraten (*Fischen* und *Amphibien*) findet, wurde schon früher (S. 102ff., 238ff. und 316ff.) ziemlich eingehend geschildert. Auch von den Kiemenstrahlen und -spalten, dem Kiemendeckel, den Diaphragmen und Siebfortsätzen, namentlich der Fische, wurde dort (S. 316ff.) schon das Nötige gesagt, so daß hier nur die Entstehung und der Bau der eigentlichen Kiemenblättchen der Wirbeltiere, in welchen sich der Gasaustausch vollzieht, sowie die Beziehungen zwischen den bei den verschiedenen Anamniern sich findenden Kiemenbildungen genauer zu betrachten ist. Die Anordnung der Blättchen der sogenannten inneren Kiemen an den Kiemenbogen der *Cyclostomen* und *Fische* wurde schon früher behandelt. Sie sind, ähnlich jener der Wirbellosen, dünne Falten der die Kiementaschen auskleidenden Schleimhaut, in die je eine ursprünglich einfache Schlinge des zuführenden Blutgefäßes eintritt, und zwar sind es die später zu besprechenden Arterien- oder Aortenbögen, die, vom Truncus arteriosus ausgehend, an jedem Kiemenbogen aufsteigen, von welchen die in die Blättchen tretenden Schlingen entspringen. Jeder der primären Aortenbogen durchschnürt sich bei Knorpel- und Knochenfischen in verschiedener Höhe des Kiemenbogens in einen dorsalen und ventralen Teil, die mit neu sich bildenden Gefäßen so verwachsen, daß zwei parallel verlaufende Gefäße entstehen, die durch die oben erwähnten Schlingen in Verbindung treten. Das vom Truncus entspringende, venöses Blut führende wird als die *Kiemenbogenarterie*, das andere, welches das arterielle Blut aus den Kiemen zur Aorta abführt, als die *Kiemenbogenvene* bezeichnet. Genauer wird hierauf beim Blutgefäßsystem einzugehen sein.

Die Frage nach der Entstehung der Kiemen an den Kiemenbogen bei *Cyclostomen*, *Fischen* (im weitesten Sinne) und *Amphibien* wurde in sehr verschiedener Weise beantwortet, und es ist nicht möglich, im einzelnen auf alle verschiedenen Wandlungen der Anschauungen einzugehen. Nur soviel sei gesagt, daß früher angenommen wurde, die Kiemenblättchen der Cyclostomen seien sicher, die der Fische sehr wahrscheinlich, entodermalen Ursprungs; von einigen Forschern wurde jedoch die ectodermale Entstehung (speziell bei den Teleosteern) verfochten. In neuester Zeit wurden die *Fisch-* und auch die *Amphibienkiemen* ziemlich übereinstimmend als integumentale Bildungen der lateralen Kiemenbogenfläche erkannt, während über die entodermale Entstehung der *Cyclostomenkiemen* Zweifel auftauchten, die noch der Sicherstellung durch ontogenetische Untersuchungen harren.

Da die erste Entstehung der Kiemen an der Stelle geschieht, an der Ectoderm und Entoderm miteinander in Berührung kommen, ist eine völlig sichere Feststellung ihrer Keimblattzugehörigkeit nur dann möglich, wenn sie vor Durchbruch der Kiemenspalten vor sich geht, wie z. B. bei den *Knorpelganoiden*. Auch ist, wie schon betont wurde, in den Fällen, in denen Organe auf der Grenze zweier Keimblätter entstehen, ihre Zugehörigkeit zu dem einen oder anderen nicht als ausschlaggebend für ihre Homologie anzusehen, sondern es müssen Entstehungsort und -art sowie der Bauplan der fertigen Kiemen hierfür in Betracht gezogen werden.

Diese Ansicht scheint speziell für die inneren Kiemen der Wirbeltiere um so berechtigter, als bei näherem Vergleich ihrer Entwicklung bei den Anamniern, besonders unter Berücksichtigung der neuesten Forschungsergebnisse, eine weitgehende prinzipielle Übereinstimmung zwischen ihnen zu beobachten ist, die uns berechtigt, in ihnen einander sehr nahestehende Organe zu sehen.

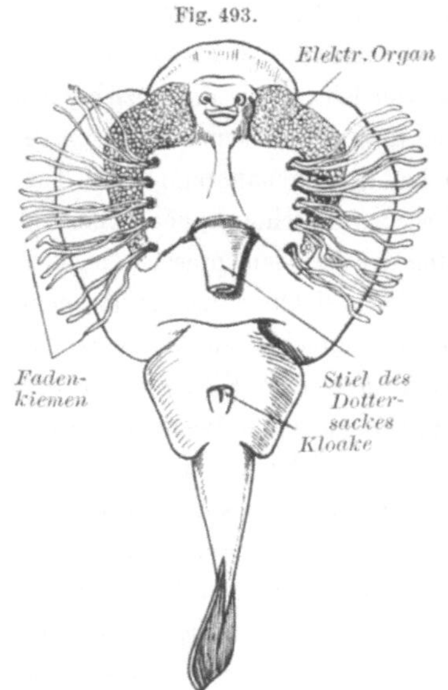

Torpedo ocellata, Embryo von ventral gesehen mit larvalen Fadenkiemen (nach BRIDGE, Cambr. Nat. Hist., aus IHLE usw. Vergl. Anatomie).

Im allgemeinen werden bei den uns hier interessierenden Tiergruppen drei Arten von Kiemen unterschieden:

1. die *inneren Kiemen* der *Cyclostomen, Selachier, Teleosteer, Ganoiden, Dipnoer* und der *anuren Amphibien,*

2. die *äußeren Kiemen* der *Crossopterygier,* der *dipneumonen Dipnoer* und der *anuren* und *urodelen Amphibien,*

3. die *larvalen Fadenkiemen* der *Selachier* (Fig. 493) und einiger Teleosteer (*Gymnarchus, Heterotis, Cobitis* [Fig. 494]), welche meist als hinfällige larvale Organe ohne jede phylogenetische Bedeutung betrachtet wurden. Sie werden auch vielfach als *äußere* Kiemen bezeichnet.

Entwicklungsgeschichtliche Untersuchungen zeigten, daß den *Fadenkiemen* zuzurechnende Organe viel weiter verbreitet sind, als man früher annahm, und daß ferner die Hinfälligkeit keine ihnen charakteristische Eigenschaft ist, da sie 1. nicht allen Fadenkiemen zukommt und 2. auch jene Fadenkiemen, welche Rückbildungserscheinungen zeigen, nicht völlig zugrunde gehen, sondern in ihrem basalen Teile am Aufbau der inneren Kiemen teilnehmen. Es liegt also kein

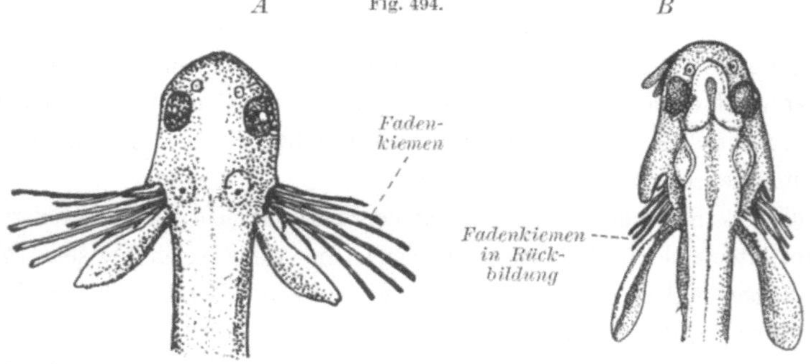

Cobitis taenia, Kopf der Larve von dorsal. *A* mit vollentwickelten Fadenkiemen am Anfang des vierten Tages, *B* mit sich rückbildenden Fadenkiemen 5 Tage nach dem Ausschlüpfen (nach NIKOL-JUKIN 1930). C. H.

Grund vor, in ihnen cänogenetische, nur den Larven zukommende Organe zu sehen. Vielmehr weist alles darauf hin, daß die Fadenkiemen als onto- und phylogenetische Vorläufer der inneren Kiemen und überhaupt als ursprünglichste Kiemenformen anzusehen sind und daß sie, wie wir noch näher sehen werden, auch ontogenetisch ein nur bei gewissen Formen zu besonderer selbständiger Funktion gelangendes Stadium der inneren Kiemen darstellen. Ihre Homologie bei *Selachiern*, *Teleosteern*, *Knorpel-* und *Knochenganoiden* und *Dipnoern* werden wir bald noch eingehender besprechen.

Aus dem Gesagten ergibt sich, daß wir zwei Stadien der Kiemenentwicklung zu unterscheiden haben: die **Fadenkiemen** und die aus ihnen hervorgehenden **inneren Kiemen.**

Die Hauptgrundlage für die hier vorgetragene Beurteilung der Beziehungen der Fadenkiemen zu den inneren Kiemen bildet ihre Entwicklung. Selbst wenn wir davon absehen, ihre Entstehung aus dem Ectoderm bei allen Formen als völlig gesichert anzunehmen, so können wir doch für alle Formen, deren erste Kiemenanlagen wir kennen, übereinstimmend aussagen, daß diese aus dem Integument der lateralen Kiemenbogenfläche als eine Reihe kleiner Höcker hervorgehen, der sich sehr bald eine zweite Reihe zugesellt, die alternierend zur ersteren angeordnet ist.

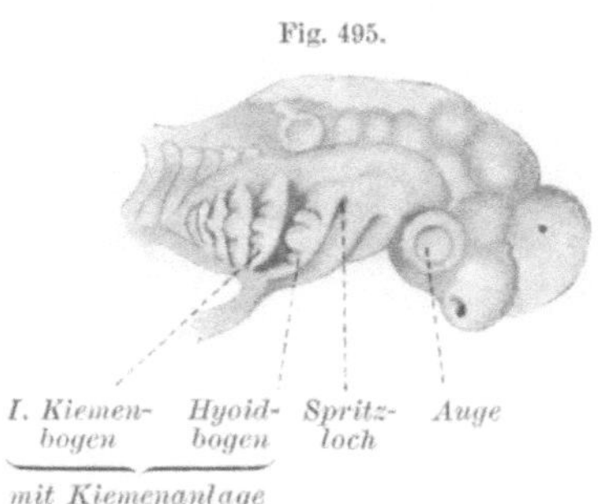

Callorhynchus (Holocephale), Embryo. Beginn der Kiemenentwicklung an der lateralen Seite des Hyoidbogens und der drei ersten Kiemenbogen (nach SCHAUINSLAND 1909). C. H.

Bei allen *Selachiern* (*Rajiden*, *Squaliden* und *Holocephalen*) entstehen diese Höcker von oral nach anal fortschreitend zunächst in einer Reihe, die einzelnen Höcker jedoch nicht gleichzeitig, sondern zuerst der mittlere und dann successive die ventral und dorsal folgenden (s. Fig. 495). Bei weiterer Entwicklung rücken sie analwärts und wachsen zu langen Kiemenfäden heran, in die sehr bald eine Blutgefäßschlinge eintritt, die das zu- und abführende Kiemenblättchengefäß darstellt. Auf der oralen Seite des Kiemenbogens bildet sich eine zweite Reihe von Höckern, die kurz, mehr zapfenförmig bleiben (Fig. 496);

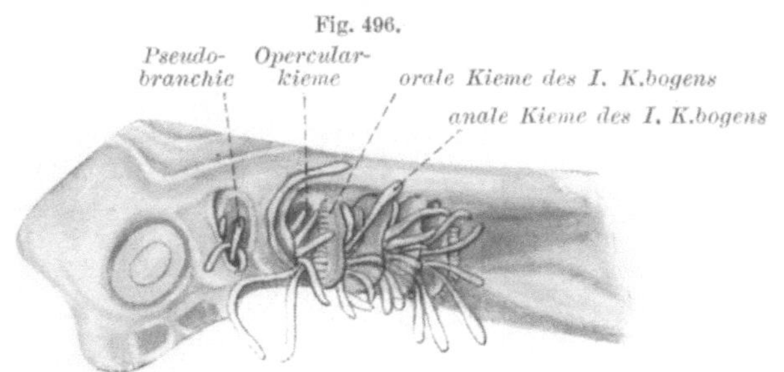

Vorderes Körperende eines Acanthiasembryos von links gesehen. An der oralen Seite der Kiemenbogen kurze, zapfenförmige Kiemenanlagen, an der analen Seite fadenförmige Kiemen (nach MOROFF 1904). C. H.

die beiden Kiemenreihen werden durch die *Kiemensepten* (*Diaphragmen*, Fig. 497 und 498) getrennt.

An der Basis jeder der beiden Fadenreihen treten durch Zellwucherungen dorsal und ventral alternierende Seitenzweigchen auf, welche sich durch Abflachung der Fadenbasis in Rippen oder Fältchen verwandeln; gleichzeitig bilden sich dorsal und ventral alternierende Anastomosen zwischen dem zu- und abführenden Gefäß des Blättchens (Fig. 498). Diese treten in die Fältchen ein und lösen sich in ihnen in wandungslose, netzartig angeordnete Spalträume auf, schließlich die für alle Fischkiemen charakteristische Struktur der respirierenden Teile der Kieme herstellend, die auf S. 576 näher beschrieben wird. Die Entwicklung der inneren Kieme ist beendet, nachdem der distale Teil der Fäden der analen Reihe sich reduziert hat.

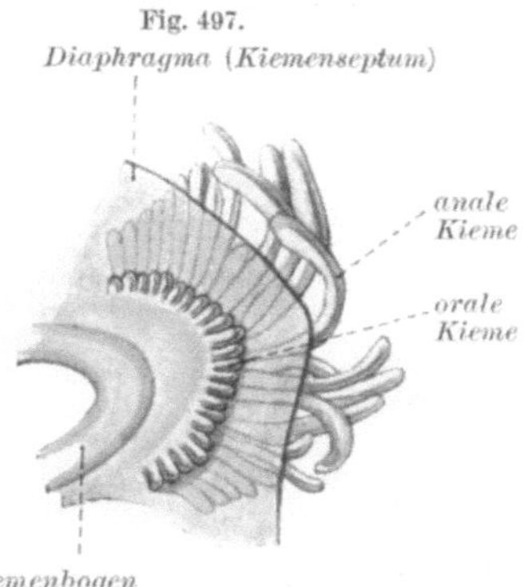

Mustelus vulgaris, Embryo. Ein Kiemenbogen mit Kiemen und Diaphragma (Kiemenseptum) von oral gesehen (nach GOETTE 1901).
C. H.

Bei den Teleosteern finden sich Formen, welche wegen ihrer langen, fadenförmigen Larvenkiemen (bei *Gymnarchus*, *Heterotis* und dem vor kurzem neu untersuchten *Cobitis*[1] (Fig. 494, S. 570) den Kiemenverhältnissen der Selachier ganz nahestehen und mit diesen auch stets zusammengestellt werden. Die weitere Entwicklung zeigt, daß auch bei ihnen die Fadenkiemen nicht völlig reduziert werden, sondern daß ihr Basalteil, an dem seitliche Sprossen auftreten, an der Bildung der definitiven Blättchen der inneren Kiemen teilnimmt (Fig. 499). Es finden sich also auch hier zwei völlig funktionsfähige Stadien der inneren Kiemen, von denen das zweite aus dem ersten seinen Ursprung nimmt. Von großer Bedeutuug für die Beurteilung der fadenförmigen Kiemen ist, daß die Kiemen sich bei allen *Teleosteern* im Prinzip in gleicher Weise wie bei *Cobitis* usw. zuerst als fadenförmige Gebilde (primäre Kiemenblätter mancher Autoren) anlegen, und aus ihnen durch von basal nach distal fortschreitende Bildung dorsaler

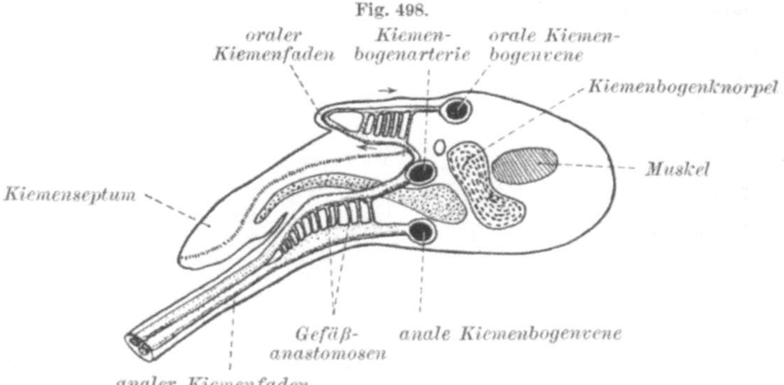

Pristiurus melanostomus, Embryo. Kiemenbogen quer (Rekonstruktion), analer Kiemenfaden zum
Teil abgeschnitten; von den Anastomosen zwischen zu- und abführendem Gefäß des Blättchens sind
nur die dorsalen eingezeichnet (nach SEWERTZOFF 1924).   C. H.

und ventraler, miteinander alternierender Ausstülpungen die sekundären Kiemenblättchen (*Kiemenfältchen*) der inneren Kiemen sich bilden (Fig. 500); sie tragen an ihrem distalen Ende meist noch ein kurzes (z. B. *Trutta*, *Salmo*), jedoch zuweilen (z. B.

---

[1] Der in der betreffenden Arbeit vertretenen Ansicht, diese Kiemen wegen Abweichungen ihrer ersten Entwicklung, welche nur graduelle, nicht prinzipielle sind, den äußeren Kiemen der Dipnoer und Amphibien zu nähern, können wir nicht beipflichten; jedoch soll hierauf nicht näher eingegangen werden.

bei *Esox*) ein längeres Fädchen. Diese Kiemenbildung entspricht also jener der Selachier und der früher genannten Teleosteer mit larvalen Fadenkiemen, nur daß diese letzteren

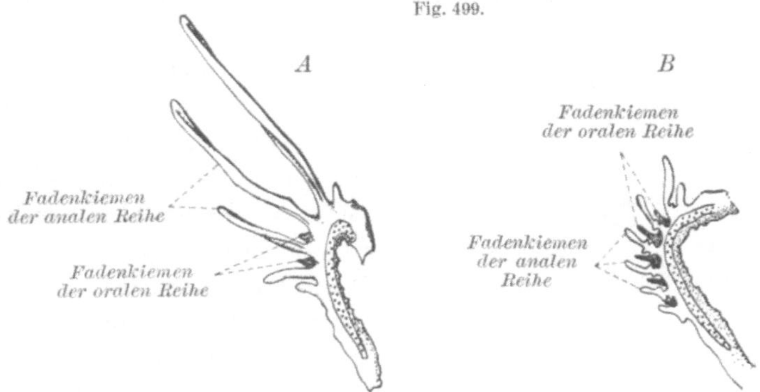

Fig. 499.

Larve von **Cobitis taenia**. Dritter linker Kiemenbogen von anal gesehen. *A* Die Fadenkiemen der analen Bogenseite beginnen sich rückzubilden, die der oralen Seite treten eben auf. *B* An den reduzierten Fadenkiemen der analen Bogenseite beginnen die sekundären Kiemenblättchen in Gestalt von kleinen Höckern hervorzusprossen. Die kurzen Fadenkiemen der oralen Seite noch ohne Seitensprosse (nach NIKOLJUKIN 1930).   C. H.

hier nie zu ansehnlicher Größe anwachsen und dadurch nicht als besondere Kiemenform in Erscheinung treten.

In im Prinzip ganz gleicher Weise entstehen auch die inneren Kiemen der *Cyclostomen* aus fadenförmigen Anlagen (den primären Kiemenblättchen), an denen die sekundären Blättchen sich in gleicher Weise wie oben geschildert bilden (Fig. 501).

Bei den *Knorpelganoiden* (*Acipenser*) und den *Knochenganoiden* (*Lepidosteus, Amia*) finden sich gleichfalls, hier an jedem Kiemenbogen, in zwei Reihen ausgebildete, fadenförmige Larvenkiemen, von denen, im Gegensatz zu den Selachiern, die oralen länger sind als die analen (Fig. 502 *A*), aber die Länge der Selachierkiemen nicht erreichen. Bei *Acipenser* findet gar keine Reduktion der Fäden statt, sondern diese verwandeln sich in ihrer ganzen Länge in die distale Hälfte der Blätter der inneren Kiemen. Dies geschieht dadurch, daß sie sich, wie bei den Selachiern, an ihrer Basis verbreitern,

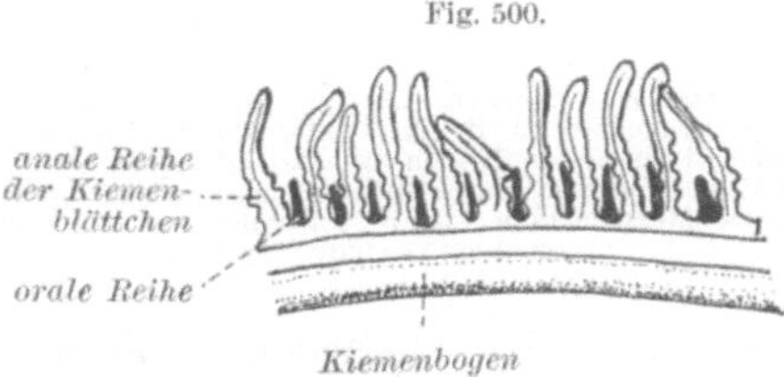

Fig. 500.

Hechtembryo. Entwicklung der inneren Kiemen. Stück eines Kiemenbogens. Ähnliches Stadium wie das der Fig. 499 *B* von **Cobitis taenia** (nach GOETTE 1901).   C. H.

Fig. 501.

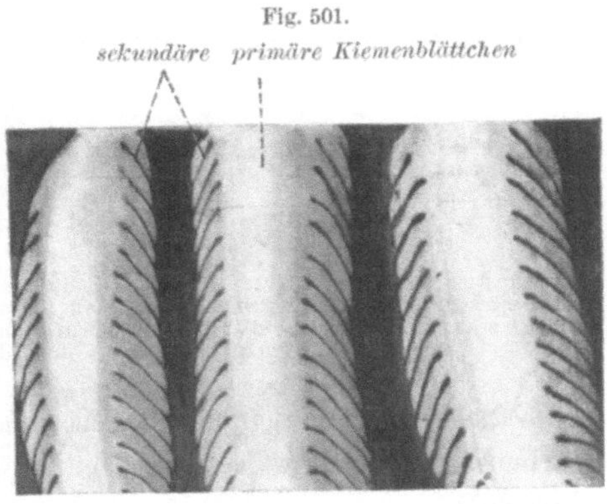

Petromyzon marinus. Stücke dreier primärer Kiemenblätter mit alternierenden Reihen sekundärer Blättchen besetzt, Aufsicht; typisch für alle Fischkiemen (nach JACOBSHAGEN 1920/21).   C. H.

37*

flach werden, und sich Anastomosen zwischen den beiden Schenkeln der in sie eintretenden Blutschlingen bilden (Fig. 502 *B*). Basal von ihnen auftretende Gefäße verbinden sich gleichfalls durch Queranastomosen, und es sprossen auch hier seitliche Ausstülpungen aus dem Blättchenrand hervor. Die definitiven Kiemenblätter entstehen also zur Hälfte aus dem Kiemenfaden, zur Hälfte stellen sie Neubildungen dar. Auch bei *Ceratodus* (monopneumoner Dipnoer) scheinen die Verhältnisse sehr ähnlich zu liegen. Es konnten auch hier larvale Fadenkiemen festgestellt werden (Fig. 503), welche sich zu den inneren Kiemen umbilden; nur ließ sich aus Mangel an Zwischenstadien nicht mit Sicherheit feststellen, ob hierbei eine Reduktion stattfindet.

Ganz nahe an die eben geschilderten Vorgänge bei Fischen schließt sich prinzipiell die Entwicklung von *Bombinator* an, dem die typischen äußeren Kiemen der Anuren, die später (S. 586 f.) behandelt werden, fehlen. Es entsteht hier am 1.—4. Kiemenbogen (= 3.—6. Visceralbogen) je eine Reihe fadenförmiger Kiemen, etwas später anal von ihnen eine zweite Kiemenreihe in Form von kleinen Zapfen. Die Kiemenanlagen beider Reihen wachsen zu Fäden aus, die alternierend angeordnet sind; an ihnen treten Hervorwölbungen auf, die sich dichotomisch verzweigen, und bald verwandeln sich beide Reihen in typisch verzweigte innere Anurenkiemen, die sich frei in die Kiemenhöhle erheben (s. Fig. 525, S. 588).

Die inneren Kiemen der übrigen Anuren sind sehr ähnlich gebaut (s. Fig. 504). In Bezug auf ihre erste Entwicklung weichen sie von den *Bombinator*-Kiemen insofern ab, als die Anlagen der analen Kiemenreihe, nach Untersuchungen an *Rana fusca*, durch Teilung der Höcker der oralen Reihe entstehen (Fig. 505).

Kurz zusammengefaßt läßt sich demnach sagen, daß die inneren Kiemen aller *Fische* (einschließlich *Cyclostomen*) als homologe Organe zu betrachten sind, da sie

Fig. 502.

A

Anlage d. oralen Kiemenfadens

Gefäßschlinge

Anlage d. analen Kiemenfadens

Kiemenbogenvene Kiemenbogenarterie

B

Kiemenbogenknorpel Kiemenbogenvene Kiemenbogenarterie oraler Kiemenfaden

Gefäßanastomosen analer Kiemenfaden

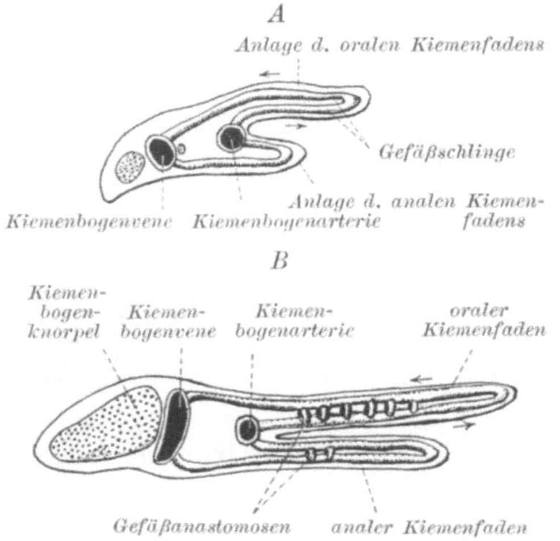

Acipenser ruthenus, Larve. Mittlere Region eines Kiemenbogens quer (Rekonstruktion); die Kiemenbogenvene ist in dieser Region unpaar. *A* junges Stadium, *B* älteres Stadium der Kiemenentwicklung. Die längeren Kiemenfäden befinden sich an der oralen Seite des Bogens (nach Sewertzoff 1924). C. H.

Fig. 503.

Kiemenbogenknorpel orale Kiemenbogenvene oraler Kiemenfaden

anale Kiemenbogenvene analer Kiemenfaden

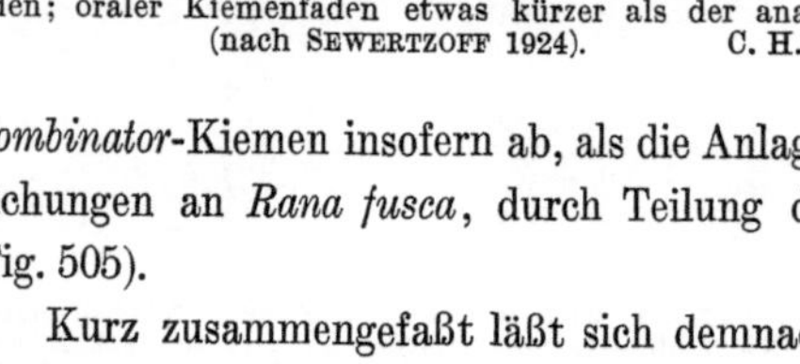

Ceratodus forsteri, Larve. Mittlerer Teil des ersten Kiemenbogens quer (Rekonstruktion) mit den Kiemenfäden; oraler Kiemenfaden etwas kürzer als der anale (nach Sewertzoff 1924). C. H.

eine sehr weitgehende Übereinstimmung in Bezug auf ihre Herkunft und Entwicklung zeigen
und auch histologisch völlig übereinstimmen, worauf später noch
eingegangen werden soll. Auch
die Anurenkiemen schließen sich
ihnen in der Art ihrer Entwicklung nahe an, am nächsten *Bombinator*. Der histologische Aufbau
der Anurenkieme weicht jedoch
von dem der Fischkieme wesentlich ab; er bleibt bedeutend primitiver, indem die in die Kieme
eintretende Gefäßschlinge sich
in alle ihre Verzweigungen fortsetzt und keinerlei Anastomosen
zwischen zu- und abführenden
Gefäßen auftreten (s. Fig. 504).

Was die Verteilung der inneren Kiemen der Fische an den
Kiemenbogen sowie ihre Form
betrifft, so können wir auf das
früher (S. 323) Bemerkte verweisen, dem etwa noch zuzufügen
wäre, daß die Blättchen der beiden Reihen der Teleosteer gelegentlich verschieden groß werden
können. Die Rippen und Fältchen auf den Kiemenblättchen
bleiben gewöhnlich relativ niedrig, nur bei den *Lophobranchiern*
unter den Teleosteern, welche
danach ihren Namen erhielten,
erheben sich die wenigen Fältchen der kleinen Blättchen stark,
namentlich in deren Mittelregion,
wodurch die Blättchen in der Ansicht auf ihre freie Kante eine
blattförmige Gestalt erlangen
(s. Fig. 506). In seltenen Fällen,
so bei gewissen *Siluroiden* (z. B.

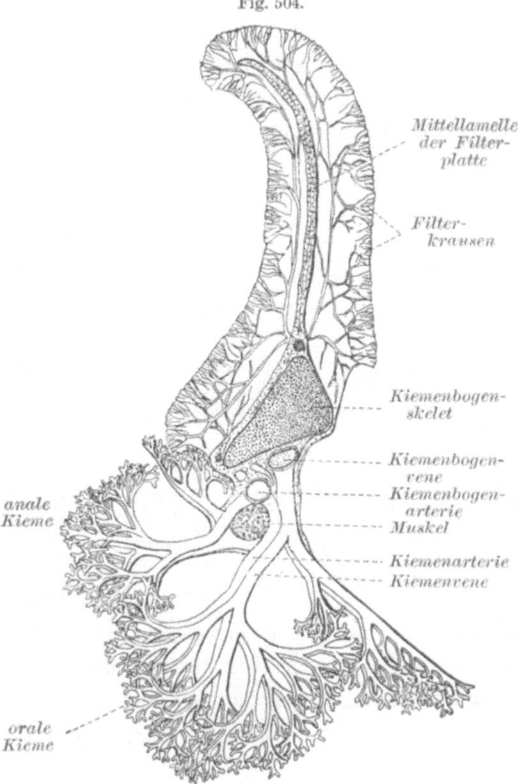

Pelobates fuscus. Senkrechter Durchschnitt des zweiten
rechten Kiemenbogens mit der Siebplatte und Kiemenbäumchen
der inneren Kieme, etwas schematisiert, mittlere Bäumchen
etwas auseinander gelegt (nach F. E. SCHULZE 1892).   C. H.

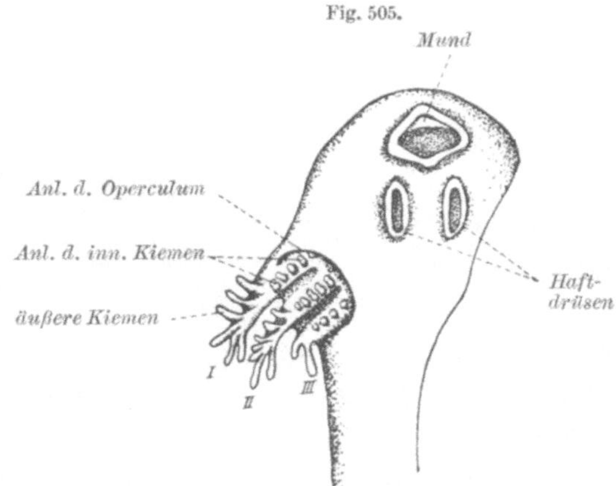

Rana fusca, Larve mit fast fertig entwickelten äußeren und
erster Anlage der inneren Kiemen der rechten Seite von ventral (nach EKMAN 1913).   C. H.

Clarias, Fig. 507) können die Kiemenblättchen einer Reihe in verschiedenem Grade verwachsen, so daß sie in ihrer Gesamtheit ein fächerartiges Gebilde darstellen.

Wie wir schon früher fanden (s. S. 322), durchziehen die knorpligen Kiemenstrahlen der Chondropterygier die Diaphragmen und stützen so die an letzteren befestigten beiden Blättchenreihen (Fig. 229 B, S. 322). Bei den *Operculaten* (mit Ausnahme der Dipnoer) findet sich ähnliches (Fig. 508 A), doch treten die knorpligen, zuweilen oberflächlich etwas verknöcherten Kiemenstrahlen längs jedes Kiemenbogens in paariger Reihe auf, so daß zu jeder Blättchenreihe eine Strahlenreihe gehört, jedem Blättchen also längs seines Innenrandes ein Strahl eingelagert ist (Fig. 508 A, rechts schraffiert). Basal sind diese Strahlen mit dem Kiemenbogen gelenkig verbunden und können durch Muskeln (Adductoren und Abductoren), die sich an ihnen oder auch dem Kiemenbogen befestigen, genähert oder gespreizt werden (Fig. 508 A); die Blättchen sind also etwas beweglich. Diesen Bewegungen wird zuweilen eine Mitwirkung bei der Blutcirculation in den Kiemen zugeschrieben. Die Kiemenbogenarterie steigt weiter distal am Kiemenbogen, zwischen den Basen der Kiemenstrahlen auf, und sendet, wie erwähnt, beiderseits je ein Gefäß zu jedem Blättchen. Diese Gefäße verlaufen am Innenrand der Blättchen (innen im Hinblick auf die beiden zusammengehörigen Blättchenreihen) und geben zu jedem Kiemenfältchen ein Gefäß ab. Das Epithel der Fältchen ist ganz flach und einschichtig (s. Fig. 508 C), das der übrigen Blättchenteile und der Kiemenbogen hingegen dicker und mehrschichtig. In den Fältchen

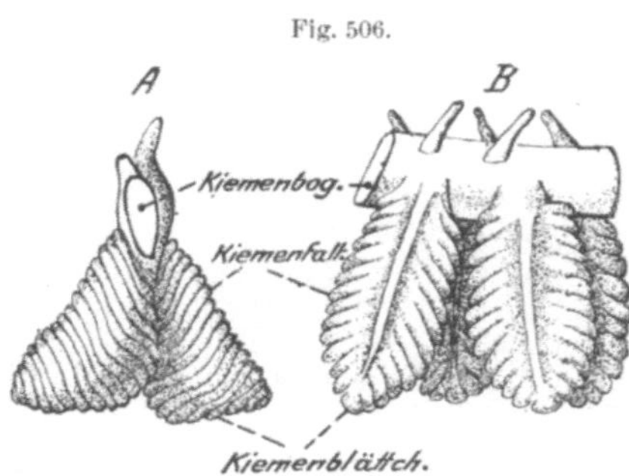

Hippocampus (Lophobranchier) Kiemenblättchen. *A* Kiemenbogen quer durchschnitten mit den beiden Reihen der Kiemenblättchen. *B* kleines Stück eines Kiemenbogens in seitlicher Ansicht mit zwei Blättchen beider Reihen; die Blättchen alternieren deutlich (nach RIESS 1881). C. H.

Fig. 507.

Clarias anguillaris, Kopf von der Seite, linkes Operculum entfernt, um die fächerförmig verwachsenen Kiemen und die Atemhöhle mit den bäumchenförmigen accessorischen Atmungsorganen sichtbar zu machen (nach BRIDGE aus IHLE usw., Vergl. Anat.)

selbst bewegt sich das Blut in lacunären feinnetzigen Räumen, die ähnlich wie bei vielen Wirbellosen, von hier gewöhnlich einzelligen Stützpfeilern (*Pilasterzellen*) durchzogen werden (Fig. 508 C); doch wurde gelegentlich eine diese Biträume umgebende „*tangentiale Zellschicht*" beschrieben und ferner zuweilen eine *subepitheliale Schicht;* jedoch bleiben diese beiden Zellagen bei den echten Kiemen dünn. Die erstere fehlt den meisten Kiemen, erlangt aber z. T. an den Kiemen der *Lophobranchier* (*Hippo-*

campus und *Syngnathus*), der *Leptocephaliden* und an den Pseudobranchien eine besondere Ausbildung, auf die bei Behandlung dieser letzteren noch hingewiesen werden soll (s. S. 579 und 581).

Am Außenrand jedes Kiemenblättchens sammelt sich das Blut in einer abführenden Vene; alle Venen ziehen bis dicht an den Kiemenbogen heran, wo sie sich bei Teleosteern zu einer, bei Chondropterygiern, Ganoiden und Dipnoern zu zwei am Bogen aufsteigenden Kiemenbogenvenen (Fig. 498, S. 572) vereinigen, die proximal von der Kiemenbogenarterie liegt. Außer diesen Respirationsgefäßen finden sich in den Blättchen noch ernährende Blutgefäße, die auch zum Teil als Lymphgefäße bezeichnet werden. Auf die Nervenversorgung der Kiemenbogen wurde schon (Bd. I, S. 632) hingewiesen.

Pseudobranchien. Wie schon früher (S. 323 und 324) kurz erwähnt wurde, erhalten sich auch an den beiden vordersten Bogen (dem Hyomandibular- und dem Hyoidbogen) noch Kiemenreste: *Pseudobranchie* (Spritzlochkieme) und *Opercularkieme*, deren Ursprung, Vorkommen, Bau und Funktion bis in die neueste Zeit sehr verschieden beurteilt worden sind. Untersuchungen der allerletzten Jahre haben die

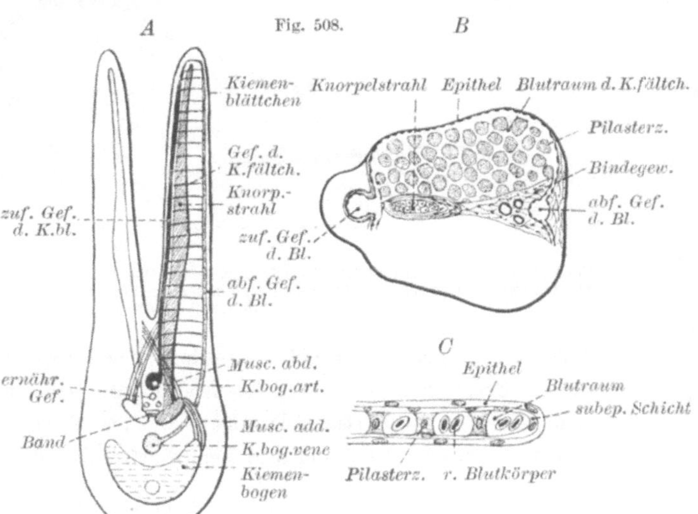

Teleosteer, Kiemenblättchen. *A* u. *B* Esox lucius. *A* Querschnitt durch einen Kiemenbogen mit Kieme. Zwei Kiemenblättchen in Flächenansicht jedoch nicht ganz korrekt, da dieselben alternieren. Fältchen der Blätter nur durch ihre Gefäße schematisch angedeutet. *B* Querschnitt durch ein Kiemenblättchen, so daß zwei sich gegenüberstehende Fältchen, die jedoch auch alternieren, in der Fläche getroffen sind. Nur das Gefäß des oberen Kiemenfältchens angegeben. *C* Querschnitt durch ein Kiemenfältchen von Scorpaena porcus (*A* und *B* nach Riess 1881 schematisiert, *C* nach Oppel 1905 etwas verändert und schematisiert). O. B. u. C. H.

Erkenntnis ihres Ursprungs, ihres Baues und ihrer Verbreitung unter den Fischen wesentlich gefördert.

Bei den *Selachiern*, deren Hyomandibularspalte als *Spritzloch* (*Spiraculum*) erhalten bleibt (s. S. 323), finden sich im Spritzlochkanal, nahe dessen äußerer Öffnung, Kiemenblättchen in meist geringer Zahl (Ausnahmen bilden *Heptanchus, Raja, Hexanchus*, bei denen die Zahl der Blättchen bis auf 30 steigt). Im Verhältnis zu den ihnen aufsitzenden Kiemenfältchen sind sie mächtig entwickelt und sind erfüllt von einem, von Bluträumen durchsetzten, cavernösen Gewebe, in dem — wie aus der großen Zahl in Zerstörung begriffener Blutkörperchen hervorgeht — Haematolyse stattfindet; hierdurch unterscheiden sie sich von den echten Kiemenblättern der Selachier, denen ein nur schwach entwickeltes derartiges Gewebe zukommt. —

Auch die Kiemenfältchen zeigen — trotz prinzipiell gleichen Baues — wesentliche
Unterschiede gegenüber denen der echten Kiemen; ihre Zahl ist, ebenso wie die
ihrer Pilasterzellen bedeutend geringer, ihre Anordnung unregelmäßig und die
S. 576 erwähnte tangentiale Zellage besteht hier aus kubischen Zellen. Die *Pseudobranchie* der *Selachier* ist im embryonalen Zustand als Fadenkieme (Fig. 493, S. 570)

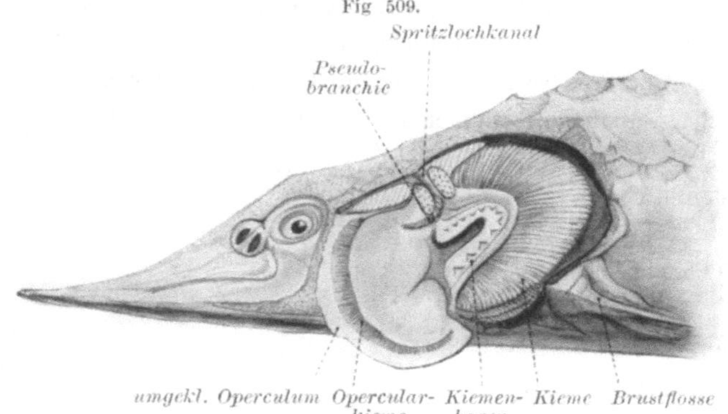

Vorderende von **Acipenser ruthenus** von links. Operculum nach vorn umgeklappt, um die **Opercularkieme** zu zeigen. Spritzlochkanal gleichfalls geöffnet; **Pseudobranchie** (Spritzlochkieme) aus
diesem hervorragend.   Orig. C. H.

in den venösen, bei den Erwachsenen jedoch in den arteriellen Kreislauf eingeschaltet,
wie bei Besprechung des Blutgefäßsystems noch näher erörtert werden wird. Sie
dient also beim erwachsenen Tier nicht wie die übrigen Kiemen der Respiration,
sondern führt dem Auge und dem Gehirn arterielles Blut zu und scheint den Blut-

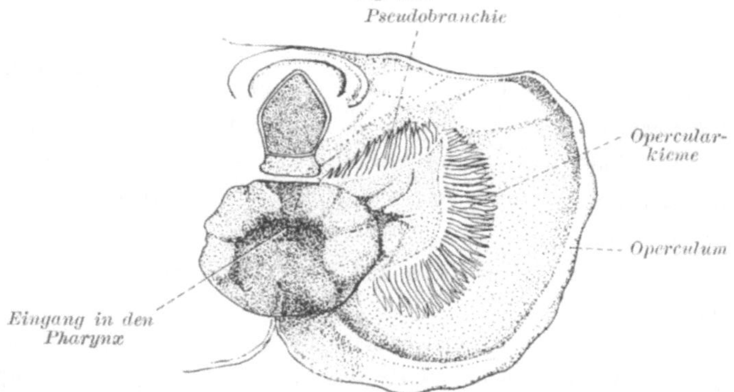

Lepidosteus osseus. Pseudobranchie und Opercularkieme in situ auf der Innenseite des
Operculums (nach GRANEL 1927).   C. H.

druck in diesen Organen zu regulieren, wie wir dies auch bei den *Ganoiden* und *Teleosteern* finden werden.

Der Spritzlochkanal der *Ganoiden* (s. Fig. 509) ist beim Embryo stets noch nach
außen und innen geöffnet, schließt sich jedoch beim erwachsenen *Lepidosteus* außen
und öffnet sich bei *Amia* nie nach außen. *Acipenser* steht den Selachiern am nächsten;

seine Pseudobranchie liegt am pharyngealen Ende des Spritzlochkanals (Fig. 509); bei *Lepidosteus* schließt sich, wie erwähnt, der Spritzlochkanal außen, und die Pseudobranchie kommt unter das Operculum zu liegen, wo sie mit der Opercularkieme ein Organ zu bilden scheint (Fig. 510); sie bleibt jedoch, ebenso wie ihre Gefäße, stets von dieser getrennt. Bei *Amia* mit nach außen geschlossenem Kanal liegt die Pseudobranchie in einer Ausbuchtung desselben, die in offener Verbindung mit dem Pharynx steht (s. Fig. 511).

Während der histologische Bau der Pseudobranchie bei den meisten Ganoiden sich an den der Selachier anschließt, finden sich bei *Amia* die für die Teleosteerpseudobranchie charakteristischen acidophilen Zellen (s. S. 581), welche die blutführende Schicht der Pilasterzellen beiderseits umgeben. Schon bei *Acipenser* glaubt man Vorläufer dieser Zellen, auf die erst später näher eingegangen werden soll, konstatieren zu können (s. Fig. 512, tangentiale Schicht).

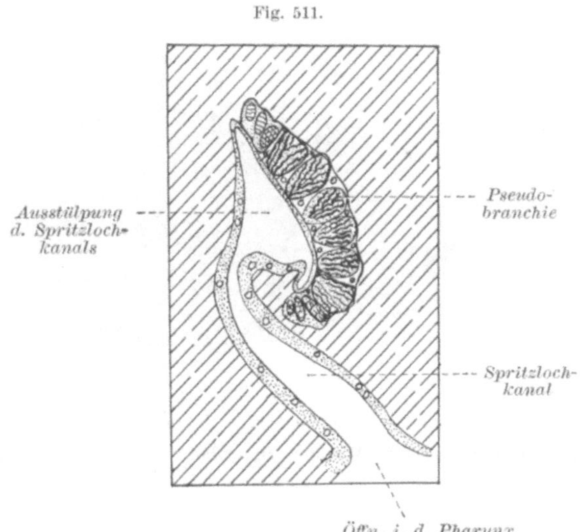

Amia calva. Schematischer Durchschnitt durch den Spritzlochkanal mit Pseudobranchie, aus einem Frontalschnitt durch den Kopf (nach GRANEL 1927).   C. H.

Die *Blutversorgung* der Pseudobranchie stimmt bei *Acipenser* und *Lepidosteus* (Fig. 509 und 510), die eine Opercularkieme besitzen, mit der der Selachier überein, die ihr Blut von dieser erhält; zum Teil erhält sie jedoch ihr Blut vom abführenden Gefäß des ersten echten Kiemenbogens, bei *Polyodon* und *Amia*, denen die Opercularkieme fehlt, nur vom ersten Kiemenbogen, wie auch bei den meisten Teleosteern (zum Teil erhält sie bei diesen letzteren ferner Blut von Circulus cephalicus).

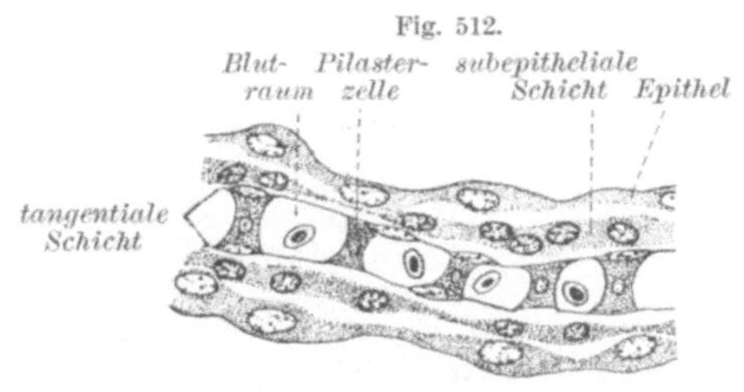

Acipenser sturio. Schnitt durch ein Fältchen der Pseudobranchie (nach GRANEL 1927).   C. H.

Unter den Dipnoern besitzt nur *Ceratodus* eine Pseudobranchie, die der des *Acipenser* in Bau und Funktion und der des *Lepidosteus* in Bezug auf ihre endgültige Lage am Operculum nahesteht; bei *Protopterus* hingegen findet sich eine echte Opercularkieme, die respiratorisch tätig ist.

Ohne hier näher auf die Blutgefäße der Pseudobranchie der *Teleosteer* (Fig. 513)

einzugehen, werde doch hervorgehoben, daß diese ebenfalls arterielles Blut erhält und
daß gerade die Art ihrer Blutzufuhr erweisen dürfte, daß sie der Spritzlochkieme der

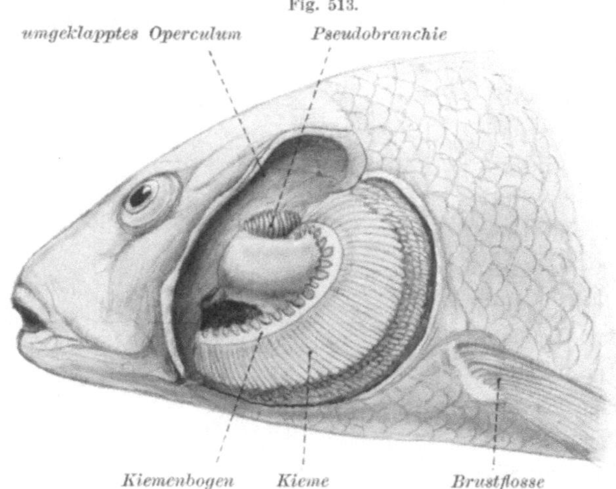

Abramis brama. Kopf von links, Operculum nach vorn umgeklappt, um Kiemen und Pseudobranchie
frei zu legen.   Orig. C. H.

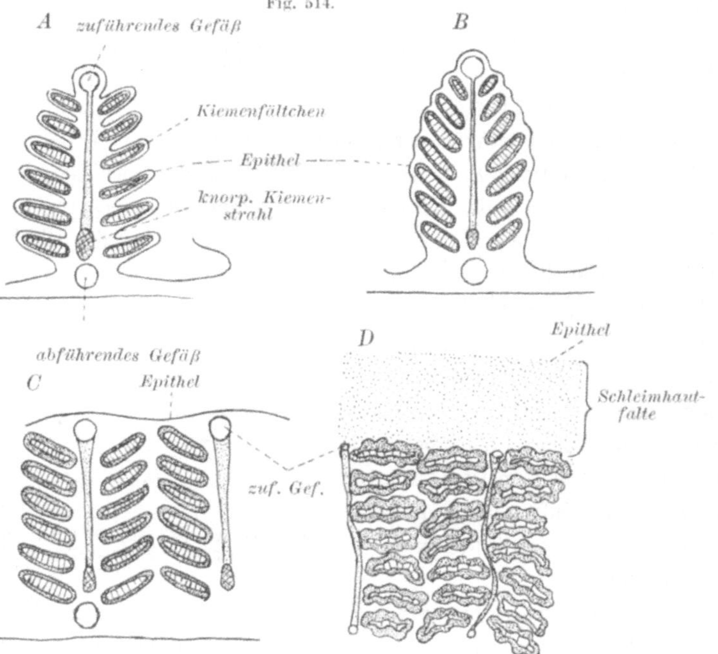

Vier Typen von Teleosteerpseudobranchien schematisch. *A* Typus I freie Pseudobranchie von
Trachinus, *B* Typus II halbbedeckte Pseudobranchie von Chrysophris. Das Epithel dringt nicht
zwischen die einzelnen Fältchen ein, *C* Typus III bedeckte Pseudobranchie von Phoxinus, das Epithel bedeckt alle Blättchen gemeinsam. *D* Typus IV von Gadus. Zwischen das Oberflächenepithel
und die Blättchen der Pseudobranchie ist collagenes Bindegewebe eingeschaltet (nach GRANEL 1927).
                                                               C. H.

Chondropterygier entspricht, nicht etwa der Opercularkieme der Ganoiden, wie früher manchmal angenommen wurde. Schon bei dem Auge (s. Bd. I, S. 860) wurde hervorgehoben, daß das Blut, welches die Teleosteerpseudobranchie durchströmt, von der Arteria ophthalmica magna zum Auge geleitet wird.

Die *Teleosteerpseudobranchie* besteht aus einer (Fig. 513), selten zwei Reihen gefiederter, blutreicher Kiemenblättchen, die entweder ganz frei liegen (z. B. *Trachinus*, Fig. 514 *A*) oder durch gewuchertes Epithelgewebe mehr oder weniger verdeckt (Fig. 514 *B* und *C*) oder aber von einer Schleimhautfalte überwachsen sind (Fig. 514 *D*). Der freie Zustand ist der ursprüngliche, wie auch die Ontogenese erweist. Die Kiemenblättchen sind regelmäßig oder unregelmäßiger gestaltet, weshalb das Organ, besonders das bedeckte, häufig mit einer Drüse verglichen wurde.

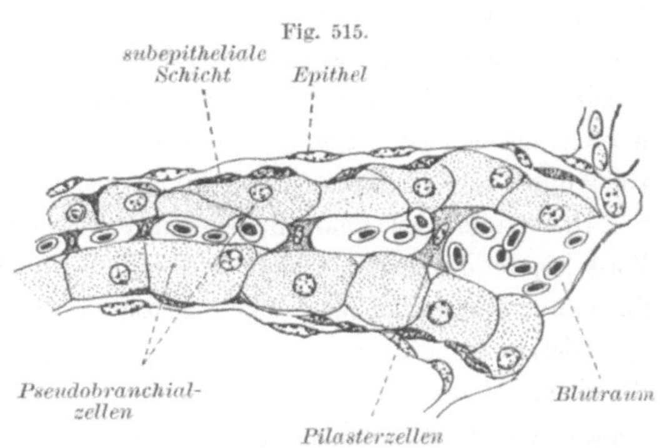

Schnitt durch ein Fältchen der Pseudobranchie von **Trachinus draco** (Teleosteer) (nach GRANEL 1927). C. H.

Meist enthält jedes Blättchen einen knorpeligen Kiemenstrahl, und auch die Blutverteilung in ihnen, namentlich ihren Fiederblättchen (Fältchen), entspricht, wie gesagt, jener in den typischen Kiemen.

Wie schon bei diesen erwähnt, erlangt die tangentiale Schicht eine ganz besondere Ausbildung, indem sie sich zu den *acidophilen* (auch *Pseudobranchial-*) *Zellen* umbildet (Fig. 515). Diese übertreffen den Gefäßteil mit *Pilaster-* (= *Palisaden-*)zellen bedeutend an Dicke und enthalten verschiedenartige Einschlüsse: eosinophile Granula (Fig. 516 *a* und *b*), im äußeren Teil der Zelle Chondriome, z. B. Chondriocontien, ferner nahe der Gefäßwandung stäbchenartige Bildungen, die sich wie Mitochondrien färben (Fig. 516 *c*). Die Einschlüsse deuten darauf hin, daß diese Zellen eine spezielle, und zwar, wie man annimmt, eine innersecretorische Funktion haben.

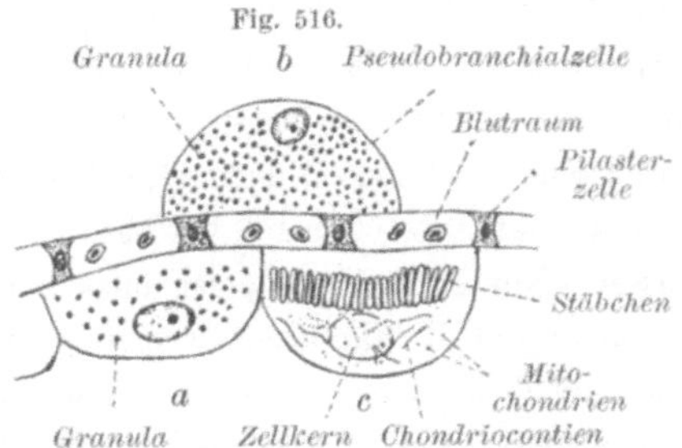

Schema der acidophilen Zellen der Teleosteerpseudobranchie mit ihren verschiedenen Einschlüssen (nach GRANEL 1927). C. H.

Von den bisher in dieser Beziehung untersuchten Teleosteern fehlt die spiraculäre Pseudobranchie den *Anguilluliden* (*Conger* und *Anguilla*; im Larvenzustand ist sie vorhanden), vielleicht allen erwachsenen *Apoda*, den *Siluroiden, Mormyriden, Cobitiden*, einigen *Loricariiden*, während andere Loricariiden (*Plecostomum, Xenocara, Otocinclus*) ebenso wie *Fierasfer, Ophidium* und die Larven der *Muraenoiden* Pseudobranchien ohne acidophile Zellen besitzen, die als Opercularkiemen betrachtet werden, wofür jedoch der embryologische Nachweis in den meisten Fällen noch fehlt. Jedenfalls zeigen die Ergebnisse neuester Forschungen, daß das Vorkommen der Pseudobranchie bei den Teleosteern viel weiter verbreitet ist als man früher annahm.

Accessorische Atemorgane der Teleosteer.

In verschiedenen Gruppen von Teleosteern haben sich in Verbindung mit dem Kiemenapparat oder in dessen nächster Nähe besondere Einrichtungen entwickelt, die eine mehr oder weniger ausgiebige Luftatmung gestatten. Sie scheinen, so weit ihre Ableitung von Kiemen möglich ist, als Modifikationen innerer Kiemen auffaßbar, werden jedoch auch zuweilen als solche äußerer betrachtet; da aber ihre Genese völlig unbekannt ist, läßt sich Sicheres hierüber nicht feststellen.

Die betreffenden Organe finden sich vorwiegend bei Süßwasserfischen, die seichtes Wasser bewohnen und im Schlamme leben , oder bei Formen, die sich am Meeresstrand finden und gelegentlich längere Zeit der Luft ausgesetzt sind.

Hierher gehören vor allem die süßwasserbewohnenden tropischen Labyrinthfische (Familie Anabatidae und Osphromenidae: *Anabas, Osphromenus, Trichogaster, Macropodus* u. a.), die verwandten *Ophiocephalidae*, der aalartige *Amphipnous* (*Symbranchidae*), eine Anzahl zu den *Siluroiden* gehöriger Formen (*Clarias, Saccobranchus, Heterobranchus* und vielleicht auch gewisse *Panzerwelse*), endlich einzelne Heringsarten (*Clupeidae: Lutodeira* u. a.) *Osteoglossidae* (*Heterotis*) und gewisse *Characinidae* (*Citharinus* u. a.). — Man sieht, daß es meist Physostomen sind, welchen solche Organe zukommen; von typischen Physoclisten wäre nur *Periophthalmus* zu nennen. Die accessorischen Atemorgane sind zum Teil recht kompliziert gebaut, ihre Schilderung daher auch schwer verständlich. Obgleich sie in gewisser Hinsicht übereinstimmen, so ist doch, in Rücksicht auf ihr zerstreutes Vorkommen und ihren im einzelnen abweichenden Bau, recht fraglich, ob sie auf gemeinsamen Ursprung rückführbar oder in den verschiedenen Gruppen selbständig entstanden sind. Im allgemeinen läßt sich sagen, daß es sich um taschen- bis schlauchförmige Ausstülpungen der dorsalen Region beider Kiemenhöhlen handelt; doch spricht manches dafür, daß sich die Organe in letzter Instanz auf Ausstülpungen gewisser Kiemenspalten (Kiementaschen) zurückführen lassen. Nur die beiden dorsal aufsteigenden, taschenförmigen Höhlen von *Ophiocephalus* und die ähnlichen, weniger entwickelten von *Periophthalmus* haben keine direkten Beziehungen zur Kiemenhöhle, sondern gehen von der dorsalen Wand der Rachenhöhle aus, die an die Dorsalenden der Kiemenspalten grenzt. Die mögliche Beziehung zu letzteren läßt sich deshalb auch hier nicht ganz leugnen. — Die beiden ansehnlichen Atemsäcke der erwähnten *Siluroiden* sind nach hinten gerichtete dorsale Ausstülpungen der Kiemenhöhle zwischen den Dorsalenden des zweiten und dritten Kiemenbogens; sie liegen sack- bis schlauchförmig über den Parapophysen der Rumpfwirbel und dringen ziemlich weit analwärts (nach gewissen Angaben bei *Saccobranchus* bis nahe ans Schwanzende) unter die Seitenrumpfmuskulatur ein. In diese Säcke springen bei *Clarias* und *Heterobranchus* vom Epibranchiale des zweiten und vierten Kiemenbogens ausgehende, nach hinten gerichtete, baumförmig verzweigte

Anhänge vor, welche die Höhle großenteils erfüllen. — Zwei ähnliche Säcke finden sich auch bei *Amphipnous* (Symbranchidae) und entspringen vorn aus der Kiemenhöhle, in der Gegend der ersten Kiemenspalte. — Weit vorn, in der Region der ersten Kiemenspalte, liegen auch die Atemtaschen der *Labyrinthici*. Sie sind mäßig groß und können

Fig. 517.

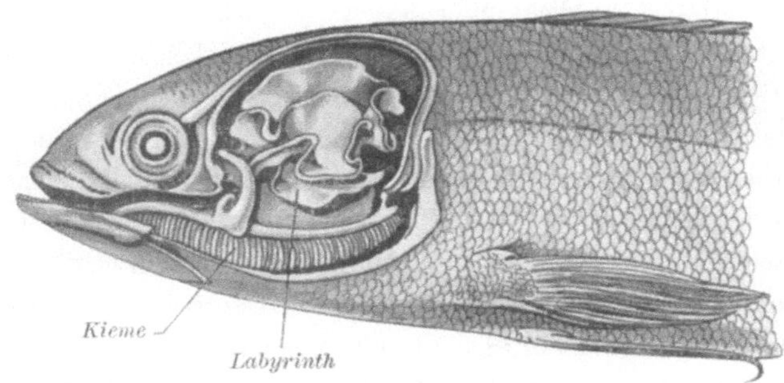

Kopf von Anabas scandens von links gesehen, Atemhöhle geöffnet (nach HENNINGER 1908 aus IHLE usw. Vergl. Anat.)

sich, als Ausstülpungen der Kiemenhöhle, in der Dorsalgegend des ersten Kiemenbogens bis nahe zur dorsalen Mittellinie erheben. Da diese Taschen auch in die Mundhöhle einmünden, so scheint ihre Ableitung von einer Kiemenspalte recht wahrscheinlich. Die Taschen sind hier dadurch ausgezeichnet, daß sich in sie, vom zweitobersten Stück des Bogens (Epibranchiale), 3—4 knöcherne Lamellen von concentrischem bis mäandrischem Verlauf erheben, welche zusammen das in verschiedenem Grade komplizierte *Labyrinth* darstellen (Fig. 517). — Hinten in der Kiemenhöhle, in der Dorsalregion des vierten bis fünften Kiemenbogens, finden sich auch bei gewissen *herings*artigen Fischen (s. oben) und *Characiniden* ein Paar solcher Atemsäcke oder -röhren, die, wie es scheint, direkt aus den fünften Kiementaschen hervorgehen. Bei den *Clupeiden* können sie recht

Fig. 518.

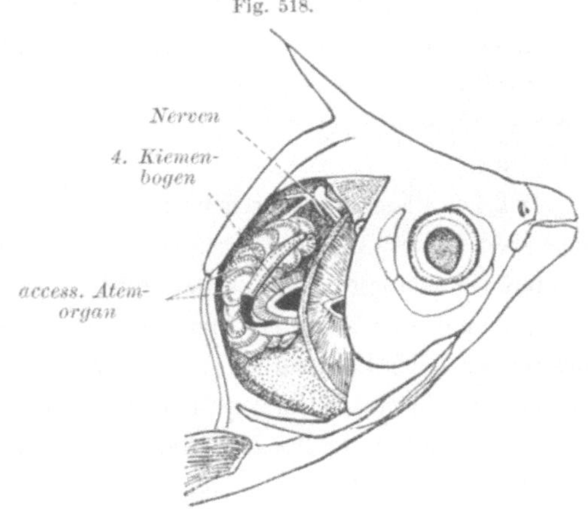

Citharinus Geoffroyi. Operculum und größter Teil der Kieme des vierten Bogens entfernt, um das accessorische Atemorgan zu zeigen (nach SAGEMEHL 1886).
C. H.

ansehnlich werden und krümmen sich dann schneckenartig an der Ventralseite des Schädels auf, indem sie durch eine einzige unpaare Öffnung auf der ventralen Schädelseite in die Rachenhöhle münden. Das Ende jeder Röhre ist blind geschlossen. Die Zähnchen des vierten und fünften Kiemenbogens können sich in diese Röhren fortsetzen, und in der Röhrenwand findet sich häufig Knorpel. Bei der Characinide

Citharinus (Fig. 518) enthält die Röhre blättchenartige Gebilde, die Ausstülpungen der medialen Röhrenwand zu sein scheinen und in gewissen Bauverhältnissen an Kiemenblättchen erinnern.

Die Wand der geschilderten Atemtaschen oder -röhren der Teleosteer kann stellenweise oder vollständig mit einem reichen Capillargefäßnetz versehen sein, welches in das geschichtete Epithel, bis dicht unter dessen Oberfläche, vordringt und durch die Bildung eigentümlicher sogenannter *Wundernetze*, d. h. plötzliche Auflösung größerer zuführender Gefäßzweige in zahlreiche feine Capillargefäße, die hierauf wieder in abführende Gefäßzweige (Venen) einmünden, an die Gefäßverteilung in den typischen Kiemenblättchen erinnert. Auch zeigen die feinen Capillaren im allgemeinen den Bau derjenigen in den Fältchen typischer Kiemenblättchen, vor allem die für diese so charakteristischen Pilasterzellen. Ebenso sind auch die Labyrinthe der Labyrinthici und die baumförmigen Anhänge, welche in die accessorische Atemhöhle gewisser Siluroiden hineinhängen (Fig. 507, S. 576), mit entsprechenden Gefäßverzweigungen ausgerüstet. Es ist daher nicht zweifelhaft, daß die Bedingungen für ausgiebigen Gasaustausch in allen erwähnten Organen gegeben sind. Ob die eigentümlichen Gefäßverzweigungen tatsächlich auf die Umbildung ehemaliger Kiemenblättchen zurückzuführen sind, erscheint vorerst noch etwas unsicher.

Die Blutversorgung der Organe geschieht in verschiedener Weise, jedenfalls aber stets aus den ursprünglichen Arterienbogen, jedoch entweder aus den abführenden (*Labyrinthici*) oder aus den zuführenden Gefäßen (*Siluroidei* und *Amphipnous*). Verschieden verhält sich auch die Blutabfuhr, welche entweder in die abführenden Kiemengefäße (bzw. Aortawurzeln, so *Siluroidei*) oder in die Jugularvenen (*Labyrinthici* und *Amphipnous*) geschieht, in welch letzterem Falle also, ähnlich wie bei Dipnoern, Amphibien und Amnioten, arterielles Blut direkt zum Herzen geleitet wird.

Daß nun diese accessorischen Organe wirklich Luft atmen, wurde für eine erhebliche Zahl der erwähnten Fische, so namentlich die *Labyrinthici*, sicher ermittelt. Letztere nehmen mit dem Mund regelmäßig Luft auf und sterben mehr oder weniger rasch, wenn dies bei erhöhtem Atembedürfnis verhindert wird. Die frühere Annahme, daß Wasser in den Labyrinthen zurückgehalten werde, hat sich als unrichtig erwiesen. Auch die Erfahrung, daß in den Organen mehrfach Luft angetroffen wurde, sowie daß viele Fische mit accessorischen Organen außerhalb des Wassers längere Zeit leben können, spricht im gleichen Sinne.

Bei gewissen Cyprinoiden, so den *Cobitidinen* (namentlich *Misgurnus fossilis*, in geringerem Grade bei *Cobitis taenia* und *Nemachilus barbatulus*), kann der Enddarm als accessorisches Atemorgan funktionieren, indem Luft verschluckt und durch den After wieder ausgestoßen wird. In der Wand des Enddarms verbreitet sich ein reiches Gefäßnetz, von der Vena portarum ausgehend, dessen Capillaren in das Epithel bis dicht unter seine Oberfläche vordringen; die Bedingungen für den Gasaustausch sind also sehr günstige. Daß tatsächlich Darmatmung stattfindet, wurde direkt erwiesen, indem das durch den After entleerte Gas als aus Stickstoff und Kohlensäure bestehend analysiert wurde.

Äußere Kiemen der Fische und Amphibien.

Die bei den *Anuren* vor den inneren Kiemen auftretenden, als erste Larven-
atmungsorgane dienenden *äußeren Kiemen* weichen schon in ihrer ersten Anlage von
den inneren Kiemen dadurch ab, daß sie an jedem Kiemenbogen nur aus einer knopfförmigen Anlage der lateralen Kiemenbogenwand
hervorgehen, neben welcher keine weiteren auftreten;
sie stimmen hierin mit den äußeren Larvenkiemen
der *dipneumonen Dipnoer*, der *Gymnophionen* und der
Urodelen (Fig. 519) überein. Diese ersten Anlagen
wachsen fadenförmig aus, und es treten seitliche
Fiedern an ihnen auf, bei den *Anuren* nur ventral
(Fig. 520 *C*); bei *Dipnoern* und *Gymnophionen* wandern die auch hier ventral in zwei Reihen am Kiemenstamm entstehenden Fiedern auf seine Vorder- und
Hinterseite, so daß eine zweiseitige Fiederung entsteht
(Fig. 521 *B*). Die Kiemen entstehen bei den Dipnoern

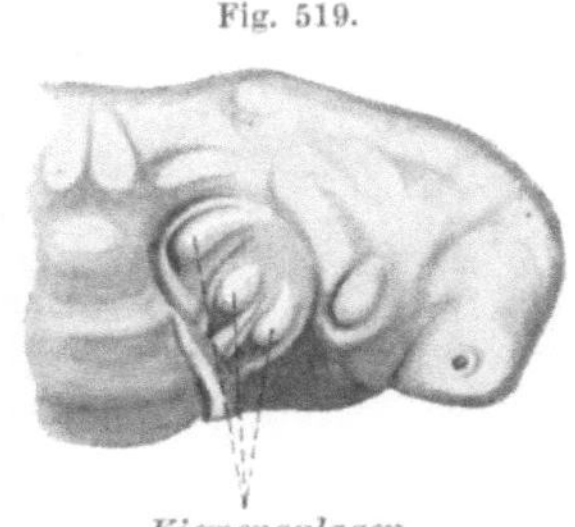

Fig. 519.

Molge alpestris. Erste Anlage
der äußeren Kiemen auf der Lateral-
fläche des 1.—3. Kiemenbogens (nach
JACOBSHAGEN 1920/21). C. H.

am 1.—4., bei Gymnophionen am 1.—3. Kiemenbogen, nähern sich aber bei den Dipnoern
(*Lepidosiren* [Fig. 521 *B*], *Protopterus*) und *Gymnophionen* (*Ichthyophis, Hypogeophis,*
Fig. 522) ganz übereinstimmend bis zur basalen Vereinigung. Während sie bei den
Gymnophionen nur im Embryonalleben vorhanden sind (Fig. 522), finden sie sich bei

Fig. 520.

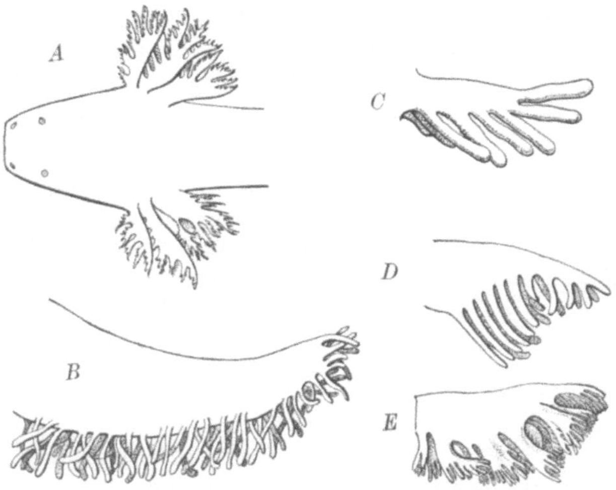

Äußere Kiemen von Amphibien. *A* Kopf von Siren (nach COPE 1889). *B* Kieme von Necturus
(Menobranchus) (nach CLEMENS 1895). *C* Kieme einer Kaulquappe von Rana fusca. *D* Salamander-
kieme. *E* Proteuskieme (C—E Orig.)   C. H.

Lepidosiren auch während der Larvenperiode (Fig. 521 *B*) und erhalten sich bei
Protopterus, allerdings stark reduziert, auch beim erwachsenen Tier (Fig. 521 *A*).

Auch die Urodelen zeigen gefiederte Kiemen gleicher Entstehung in mannig-
faltigster Ausbildung, auf die später noch einzugehen sein wird.

Äußere Kiemen finden sich ferner bei den Larven der *Crossopterygier* (*Polypterus* [Fig. 521 *C*] und *Calamoichthys*); sie werden gewöhnlich als denen der Dipnoer und

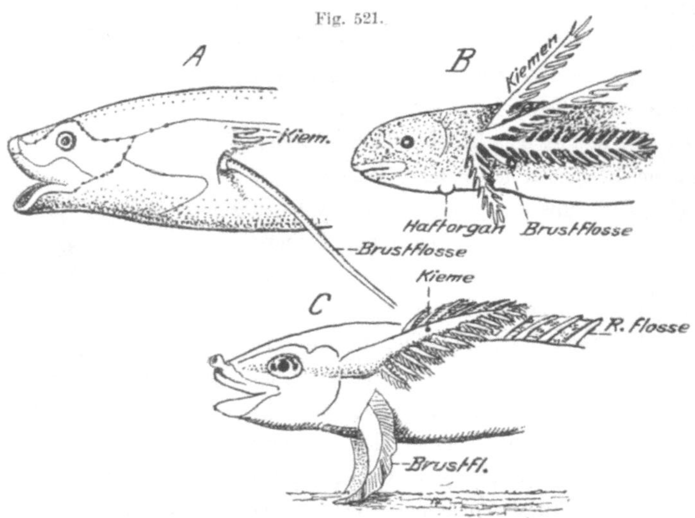

A Protopterus annectens (erwachsen). Kopf von links, um die stark reduzierten äußeren Kiemen zu zeigen. *B* Lepidosiren paradoxa. Vorderregion einer Larve 30 Tage nach dem Ausschlüpfen, Kiemen auf dem Höhepunkt der Entwicklung *C* Polypterus senegalus. Vorderregion der Larve (etwa 31 mm lang) von links mit der Kieme (*A* nach W. N. PARKER 1892, *B* nach KERR 1900, *C* nach BUDGETT 1901).   O. B.

Gymnophionen homolog erachtet; ihre Entwicklung aus einer knöpfchenförmigen Anlage der lateralen Kiemenbogenfläche sowie der Bau der fertigen Kiemen deuten auch

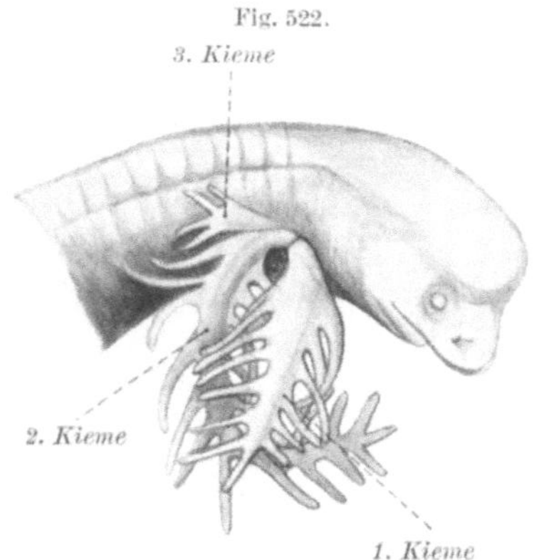

Hypogeophis rostratus. Embryo 3,3 cm lang, von rechts. Kiemen auf dem Höhepunkt der Entwicklung (nach BRAUER 1899).
C. H.

auf nahe Beziehungen. Diese Anlage findet sich aber im Gegensatz zu denen der eben geschilderten Gruppen nur am Hyoidbogen.

Es sei jedoch darauf hingewiesen, daß auch bei *Ichthyophis* (Gymnophione) am Mandibular- und Hyoidbogen Kiemenanlagen auftreten, die sehr bald wieder eingehen, und daß ferner die Pseudobranchien der Fische zeigen, daß an den beiden ersten Visceralbogen den übrigen Kiemen homologe Bildungen auftreten können, so daß der Ort des Auftretens nicht gegen eine Homologie spricht.

In ihrer Gestalt ähneln die *Crossopterygierkiemen* (Fig. 521 *C*) am meisten denen der urodelen Amphibien und speziell den durch das ganze Leben persistierenden Kiemen der *Perennibranchiaten* (Fig. 520 *A*). Dem Hinterrand des Operculums sitzt ein langer platter Kiemenstamm an, der an seinem Dorsal- und Ventralrand eine Reihe sekundärer Fäden trägt, deren Ränder selbst wieder von tertiären Fädchen gesäumt sind. Die sekundären Fäden von *Polypterus* sind alternierend groß und klein.

Charakteristisch für die äußeren *Amphibienkiemen* erscheint, daß ihre Zahl nie drei Paar übersteigt, indem sie dem 4. Kiemenbogen stets fehlen. Selten tritt eine weitere Verkümmerung der Larvenkiemen auf; so findet sich bei *Alytes* nur die des ersten Bogens, aber relativ groß, an den übrigen nur geringe Auswüchse. Die einfachsten Kiemen finden sich bei gewissen Anuren (*Hyla*) als unverzweigte faden- bis stabartige Anhänge. *Bombinator* fehlen äußere Kiemen; hier funktioniert die orale Reihe innerer Kiemen (s. S. 574) zunächst als Larvenkiemen. Bei den übrigen Anuren bildet sich, wie erwähnt, am Ventralrand des nach hinten gerichteten Kiemenstammes eine Reihe sekundärer Fäden in mäßiger Zahl, wodurch die Kiemen kammförmig werden (Fig. 520 *C*).

Die Urodelenkiemen sind im allgemeinen größer und komplizierter, was sich schon darin ausspricht, daß der Kiemenstamm viel kräftiger wird. Letzterer, der im Quer-

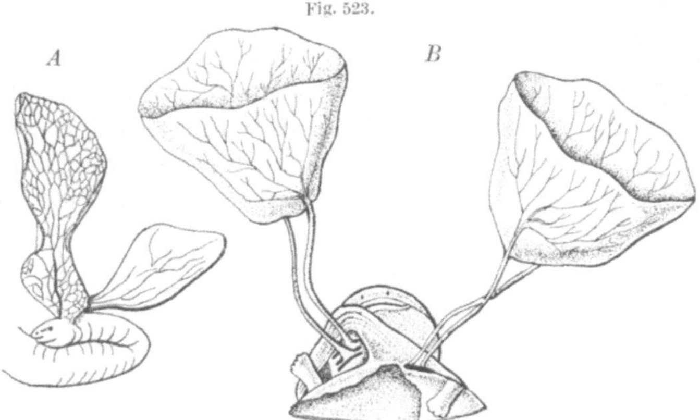

Fig. 523.

Umgebildete Larvenkiemen von Amphibien. *A* Vorderende von Typhlonectes, Embryo mit lappenartig umgebildeten Kiemen, *B* Vorderende von Notodelphys, Embryo mit becherförmig umgebildeten Kiemen (*A* nach P. u. F. SARASIN 1890, *B* nach WEINLAND 1854). C. H.

schnitt häufig dreieckig erscheint, trägt im einfachsten Falle längs seiner beiden ventralen Kanten je eine Reihe sekundärer Fäden (so bei den meisten Salamandrinen, Fig. 520 *D*); doch können sich diese Reihen auch so verschieben, daß sie den Dorsal- und Ventralrand des mehr blattförmigen Stammes einnehmen. Komplizierter werden solche Kiemen dadurch, daß die Fäden mehrzeilig werden, die Fadenbildung sich noch weiter über die Fläche des Stamms ausbreitet (*Perennibranchiaten*, Fig. 520 *B*), ja sich schließlich der Kiemenstamm mehr oder weniger verzweigt und seine Äste ebenfalls mit Fäden besetzt sind (besonders *Siren* und *Proteus*, Fig. 520 *A* und *E*).

Die *Embryonal-* und *Larvenkiemen* gewisser Amphibien können im Zusammenhang mit ihrer Lebensweise seltsame Umformungen erfahren, so bei der Gymnophione *Typhlonectes* (Embryo s. Fig. 523 *A*) zu einem großen, von Blutgefäßen reich durchzogenen Lappen jederseits werden oder bei der Anure *Nototrema* (= *Notodelphys*), deren Larven in einen Hautsack auf dem Rücken der Mutter aufgenommen werden, zu einem Paar großer, langgestielter, becherförmiger Organe (Fig. 523 *B*).

Die Kiemen der lebendig gebärenden Salamandrinen, besonders von *Salamandra atra*, die ihr ganzes Larvenleben im Uterus zubringt, zeichnen sich durch ihre ansehnliche Größe aus; sie sind lang, sehr flach, blattartig mit seitlichen Fiedern (s. Fig. 524). Es sind dies Anpassungserscheinungen an das Leben im Uterus; ins Wasser gebrachte Larven bilden ihre Kiemen in kurze, blasenförmige um.

Fig. 524.

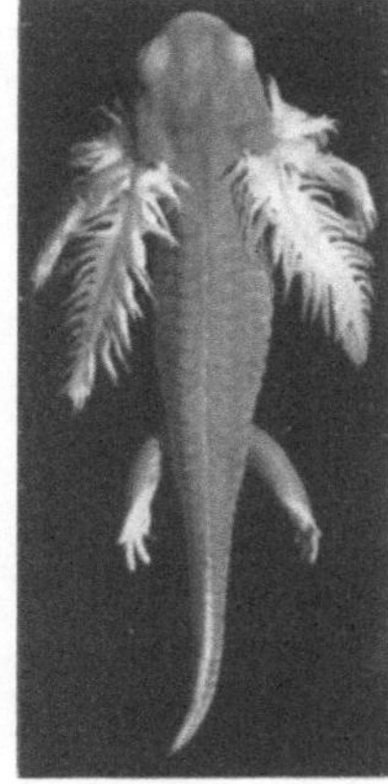

Salamandra atra, dem Uterus entnommene Larve (Photogramm von Dr. v. Hayek, Anat. Inst. Rostock). Orig.

Vom Analrand der Kiemenbogen der *Urodelen* erhebt sich ein dem Diaphragma der Fische entsprechender Hautsaum, der gleichfalls gefäßreich ist (*Kiemenplatte*); ein entsprechender Saum am Hyoidbogen (*Operculum*) kann die Kiemen mehr oder weniger überlagern. Bei den *Anurenlarven* wächst diese dünne Falte stark nach hinten aus, so daß sie die in Rückbildung begriffenen äußeren und die inneren Kiemen, unter Bildung einer Kiemenhöhle völlig überdeckt. Endlich dehnt sie sich bis in die Gegend der Hinterextremitäten aus, wo sich dann die Öffnungen der beiden Kiemenhöhlen finden (*Pipa, Dactylethra*); bei anderen Anuren (*Alytes, Bombinator*) vereinigen sich aber beide Öffnungen zu einer medianen unpaaren (*Spiraculum, Porus branchialis*). Meist obliteriert

Fig. 525.

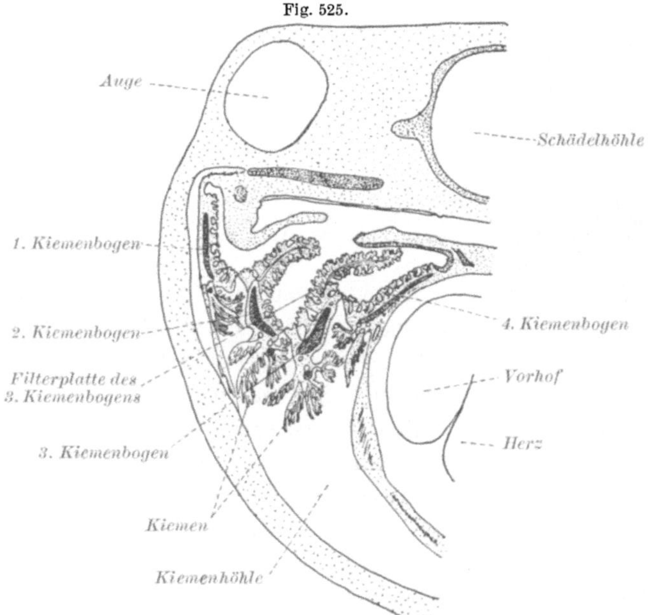

Pelobateslarve. Querschnitt durch die Kiemenregion (nach F. E. Schulze 1892). C. H.

jedoch die rechte Öffnung unter Bildung eines queren Verbindungsganges mit der linken Höhle.

Auch bei den *Anuren* findet sich ein diaphragmaartiger Hautsaum, hier auf der Medial- oder Innenseite der Kiemenbogen, dessen Oral- und Analfläche (besonders des 2. und 3. Bogens) sich in zahlreiche, labyrinthisch verzweigte, quer zu dem Bogen ziehende Falten erhebt (Fig. 525 und Fig. 504, S. 575). Diese *Filterplatte* (oder *Siebwall*) funktioniert wohl als eine Art Filterapparat; da jedoch die Falten sehr blutreich sind, wurde ihnen zuweilen auch eine respiratorische Tätigkeit zugeschrieben.

B. Luftatemorgane.

Wir fanden, daß in verschiedenen Gruppen wasseratmender Tiere (so *Crustaceen*, *Mollusken*, *Fische*) unabhängig voneinander entstandene Anpassungen an die Luftatmung auftraten, welche schon bei den Kiemenorganen kurz behandelt wurden, weil sie sich meist in engem Zusammenhang mit letzteren entwickelten und nur in beschränkter Verbreitung vorkommen. Auch bei den Gruppen, in welchen die Luftatmung allgemeiner ist, so den *Tracheaten* unter den Arthropoden und den *Vertebraten* (besonders Tetrapoden), handelt es sich nur um *analoge* Einrichtungen, die sich in beiden Abteilungen selbständig hervorbildeten.

1. Arthropoda *(Tracheata)*.

Einleitung.

Luftröhren oder *Tracheen* (so genannt wegen ihrer Ähnlichkeit mit der Trachea oder Luftröhre der Wirbeltiere) sind Röhrchen, die von der äußeren Körperoberfläche ins Körperinnere eindringen und Atemluft zu- und abführen. Ihre äußeren Öffnungen werden als *Stigmen* oder *Spiracula* bezeichnet. Dies läßt schon erwarten, daß die Organe ectodermaler Herkunft, d. h. aus Einstülpungen der Epidermis hervorgegangen sind, was die Ontogenie überall bestätigte. Die Tracheen bestehen daher wie die Haut aus einer das Röhreninnere bildenden Cuticula (*Intima*), einer direkten Fortsetzung der äußeren, und einer Fortsetzung der Hypodermis. Letztere bildet gewöhnlich eine sehr dünne Lage (*Matrix*), die sich namentlich durch die hie und da eingelagerten Kerne zu erkennen gibt. — Erhebliche Schwierigkeiten bietet die Frage, ob diese Organe bei allen Tracheatengruppen als homolog gelten dürfen, oder ob sie wiederholt selbständig entstanden. Im allgemeinen neigt man heute letzterer Ansicht zu: daß nämlich die Tracheen der *Protracheaten*, die der *Arachnoideen* und endlich jene der *Myriopoden* und *Insekten* selbständig entstanden, also nur analog seien. Inwieweit diese Meinung berechtigt ist, wird erst die Zukunft endgültig zu entscheiden vermögen. Hieraus folgt ferner, daß die Meinungen über die mögliche phylogenetische Entstehung der Tracheen sehr geteilt sind, in dieser Hinsicht also keine Übereinstimmung besteht.

a) Crustacea.

Daß auch unabhängig, außerhalb der Tracheatengruppe, Organe entstehen konnten, welche lebhaft an Tracheen erinnern, zeigen gewisse Crustaceen, nämlich ein Teil der landbewohnenden Isopoden (*Onisciden*), bei welchen sich Derartiges in den Außenästen (*Exopoditen*, *Opercula*) der Abdominalbeine (*Pleopoden*) finden kann. Bei gewissen Gattungen (so *Porcellio* und der von ihm abgetrennten Gattung *Tracheoniscus*, *Armadillo*, *Syspastus* u. a.) findet sich im Innern der 2 (*Porcellio*) oder 5 (*Tracheoniscus*) ersten Exopoditen der Pleopoden je ein in auffallendem Licht weißer Fleck von verschiedener Größe und Form. Es handelt sich um eine Einstülpung der Cuticula und Epidermis, von der zahlreiche feine, reich verzweigte lufthaltige Röhrchen (*Tracheen*) ausgehen, die in ihrer Gesamtheit den „*weißen Körper*" bilden (s. Fig. 526). Dieselben können auch in mehreren Büscheln angeordnet sein und sind von Bluträumen umgeben, die mehr oder weniger gut ausgebildet sind. Die Epidermis der

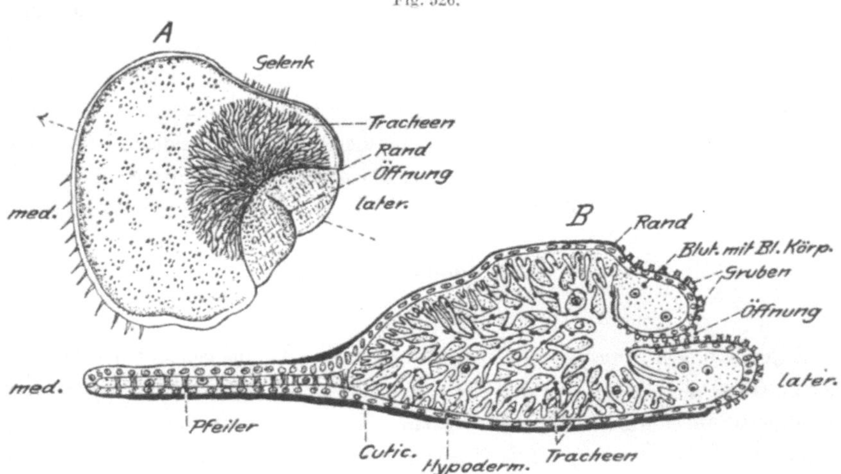

Porcellio scaber (Landassel). *A* Erstes rechtes Operculum (Exopodit) von der Dorsalseite. *B* Schematischer Querschnitt des rechten Operculums in der Richtung des Pfeils in Fig. *A*, der Schnitt geht durch die Einstülpungsöffnung am latero-analen Rand, in der durch den Rand abgegrenzten, mit oberflächlichen Chitingrübchen versehenen lateralen Partie. Soweit sich das Tracheenbüschel erstreckt, ist das Operculum verdickt; die mediale Partie dagegen dünn und kiemenartig (nach STOLLER 1899).

O. B.

Röhrchen ist ungemein dünn. Die querspaltartige Einstülpungsöffnung liegt am hinteren lateralen Rand der Exopodite und ist auf deren viel dünnwandigere Dorsalfläche gerückt. — Daß die Organe in der Tat tracheenähnliche Atmungswerkzeuge sind, ist recht wahrscheinlich und wird durch physiologische Versuche in gewissem Grade gestützt. Auch fand man, daß ihre Ausbildung im umgekehrten Verhältnis zu der der Kiemen steht. Der Luftwechsel in den Röhrchen soll bei *Syspastus* und *Armadillo* durch Muskeln unterstützt werden, welche die Dorsal- und Ventralfläche der Exopodite verbinden. Die Innenäste des 3.—5. Pleopodenpaares sind als Kiemensäckchen entwickelt, die des 1. und 2. meist stark bis völlig verkümmert. Daß diese Luftatmungsorgane der Landasseln sekundär erworben sind, und die Landasseln von im Wasser lebenden Formen abstammen, scheint auch daraus hervorzugehen, daß die Organe spät in der Ontogenie auftreten und erst beim fertig entwickelten Tier ihre volle Zahl und Ausbildung erreichen.

b) Protracheata.

Die Luftröhrchen der hierher gehörigen Formen unterscheiden sich von denen aller übrigen Tracheaten namentlich in der Art ihrer Verbreitung über den Körper. Während sich bei letzteren in jedem Körpersegment nie mehr als ein Stigmenpaar findet, zeigen die ersteren auf jedem Segment, einschließlich des Kopfes, zahlreiche sehr feine Stigmen (so bei *Peripatus edwardsii* bis 75 insgesamt), die meist unregelmäßig verteilt sind. Auch auf die Beine erstrecken sie sich. Ob sie bei einzelnen Formen in gewissen Längsreihen stärker angehäuft sind, ist etwas unsicher. An jeder Stigmenöffnung senkt sich die Epidermis zu einer ungefähr cylindrischen Tasche ein (s. Fig. 527), deren inneres Ende sich schwach erweitert. Von ihm entspringen zahlreiche Büschel feinster cuticularer Tracheenröhrchen mit äußerst zarter Matrix, wie sich aus zwischengeschalteten Kernen schließen läßt. Die sehr langen, welligen Röhrchen sind unverzweigt und anastomosieren nicht untereinander. Über ihre Endigungen ist bis jetzt wenig bekannt. Sie verbreiten sich in ungeheurer Menge an den inneren Organen und dringen auch in das Nervensystem reichlich ein. Ihre Cuticula erscheint fein quergestreift, was zuweilen, wie bei anderen Tracheaten, auf schraubenförmige Verdickungen (*Spiralfäden*) zurückgeführt wird, wovon später mehr.

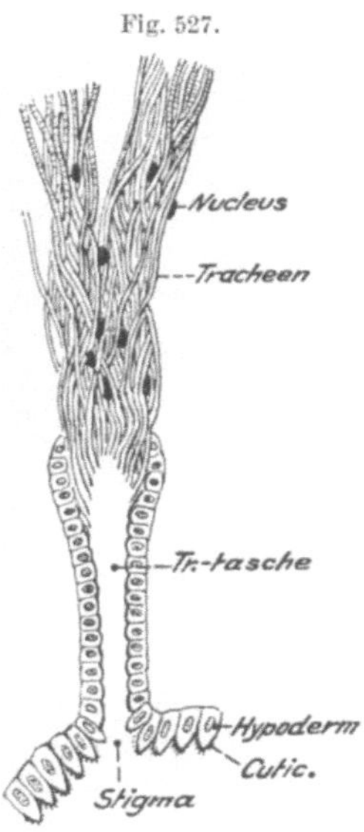

Peripatus edwardsii. Stigma mit Tracheenbüschel (nach GAFFRON 1883, mit Benutzung von BALFOUR 1883). O. B.

Wie bemerkt, führte das eigenartige Verhalten der Tracheen in dieser Gruppe zu der verbreiteten Ansicht, daß sie phylogenetisch unabhängig von denen der Eutracheaten entstanden, vielleicht aus Hautdrüsen hervorgegangen seien. Vorerst liegen jedoch keine Anhaltspunkte vor, welche ein sicheres Urteil hierüber gestatteten, um so mehr, als die Protracheaten in manchen ihrer übrigen Organisationsverhältnisse auffallende Annäherungen an die Eutracheaten verraten.

c) Eutracheata.

Wie bemerkt, besteht der Hauptunterschied dieser Abteilung von den Protracheaten darin, daß die Stigmen sich auf je ein Paar an den Rumpfsegmenten beschränken und der Kopf fast stets stigmenlos bleibt. Obgleich sich keine Form mehr findet, welche an sämtlichen Rumpfsegmenten Stigmen besitzt, so liegt doch die Möglichkeit vor, daß dies ursprünglich der Fall war. Wir besprechen die Tracheenorgane in dieser großen Gruppe hier zunächst als physiologisch gleichwertige Bildungen, um erst später zu erörtern, inwiefern dies auch morphologisch gültig scheint. Da letzteres gerade für die *Arachnoideen* bestritten wird, so empfiehlt es sich, deren Verhältnisse besonders zu betrachten und erst später jene der *antennaten Eutracheaten*.

Arachnoidea.

Die typischen Formen (ausgenommen die *Acarinen*) besitzen fast stets nur eine geringe Stigmenzahl am *Abdomen* (auch *Opisthosoma*). Leider ist die allgemeine

Morphologie dieser Gruppe bis jetzt noch nicht so weit aufgeklärt, daß die Segmente, welchen diese Stigmen zugehören, überall bestimmt anzugeben wären. Zweifellos erscheint aber, daß die phylogenetisch ältesten Arachnoideen die größte Stigmenzahl besitzen, während bei den übrigen Gruppen eine Reduktion eintrat. Die primitivsten

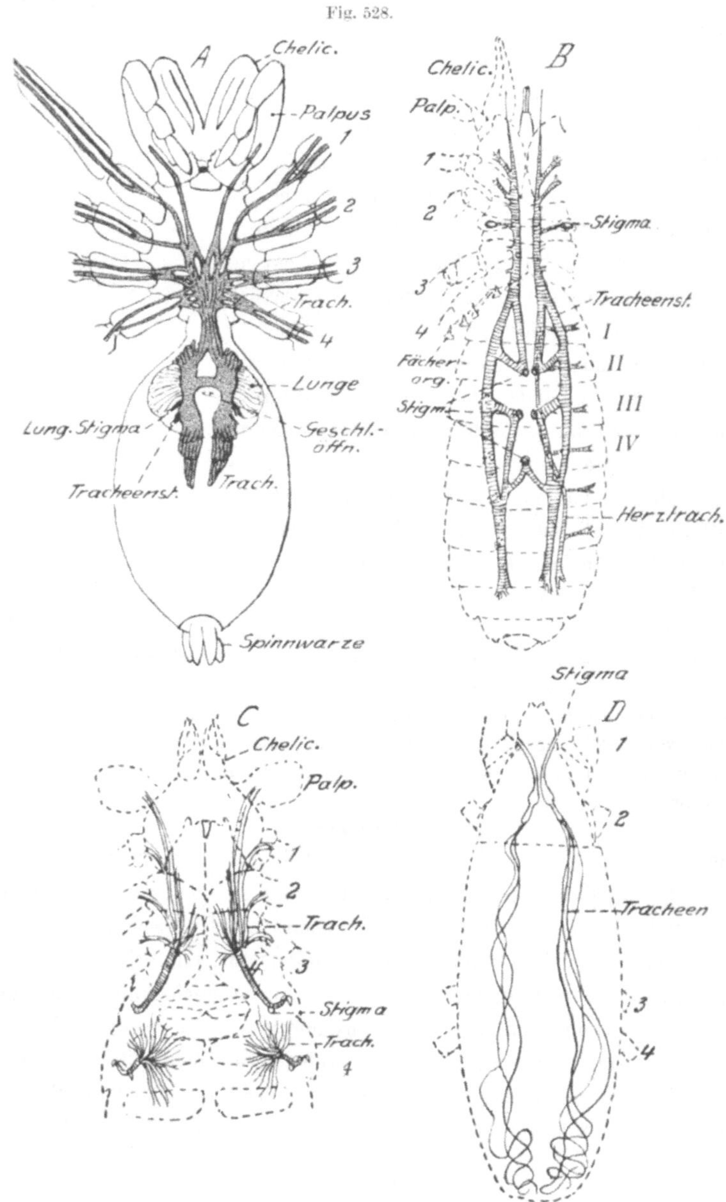

Arachnoideentracheen. *A* Dysdera rubicunda (Araneine) mit Tracheen und Lungen (nach HALLER 1912). *B* Galeodes (Solpugide), Tracheen s. hierzu S. 596 (nach BERNARD 1894). *C* Chernes (Pseudoscorpion), Vorderende (nach CRONEBERG 1888). *D* Pediculopsis gramineus (Acarine) (nach REUTTER 1909). *A—C* von ventral, *D* von dorsal.   C. H.

Formen sind die *Scorpioniden*, welche am 4.—7. Segment des Abdomens (meist als 3.—6. bezeichnet) 4 Stigmenpaare tragen. Da sie jedoch 7 Lungenvenen und Herzostien (also ebenso viele als Segmente) jederseits besitzen, ist anzunehmen, daß ursprünglich allen Segmenten Lungen zukamen. Ihnen stehen die *Solpugiden* (s. Fig. 528 *B*) am nächsten, die zwischen 2. und 3. und 3. und 4. Abdominalsegment je ein Paar Stigmen zeigen, zu welchen sich jedoch bei *Galeodes* noch ein unpaares kleines, zuweilen geschlossenes Stigma hinter dem 4. Abdominalsegment gesellt, sowie überall zwischen dem 2. und 3. Beinpaar (am Cephalothorax) ein weiteres Paar. Die übrigen Arachnoideen besitzen nie mehr als 2 Stigmenpaare, so die *Pseudoscorpioniden* (s. Fig. 528 *C*) am 3. und 4. Abdominalsegment (*Cheridium* besitzt nur ein Stigmenpaar), die *Pedipalpen* (ausgenommen die *Schizonotidae* mit nur einem Paar) und *Araneinen* (s. Fig. 530 und Fig. 528 *A*) am 2. und 3. Den *Phalangiden* (*Opilioniden*) kommt nur ein Paar am Abdomen zu (anscheinend am 1. Segment, möglicherweise jedoch am ursprünglich 4.). Das Gleiche gilt von den meisten *Acarinen*; jedoch finden sich unter letzteren sowohl hinsichtlich der Zahl als der Lage der Stigmen große Verschiedenheiten, worauf (wie auf die accessorischen Beinstigmen gewisser Opilioniden) später einzugehen sein wird; sie sind so tiefgreifend, daß sogar die Homologie des Tracheensystems der Acarinen mit dem der übrigen Arachnoideen noch heute vielfach geleugnet wird. — Gleich hervorzuheben ist noch, daß gewissen Arachnoideen tracheale Atemorgane ganz fehlen.

Dies tritt bei nicht wenigen Acarinen auf, teils sehr kleinen parasitischen Formen, wie den *Sarcoptiden* (Krätzmilben), den *Demodiciden* (Haarbalgmilben), *Eriophyiden* (*Phytoptiden* = Gallmilben) sowie den *Tyroglyphinen* (Käsemilben). Durch Reduktion sind die Tracheen jedenfalls bei vielen *Halacariden* (Meeresmilben) geschwunden, wo sich noch Stigmenreste erhielten; auch bei den Süßwassermilben (*Hydrachniden*) sind die Stigmen gewöhnlich geschlossen und die Tracheen stark reduziert. Gewissen Oribatiden (*Hoplophora*) fehlen die Tracheen. Schließlich werden Atemorgane bei der zu den Pedipalpen gestellten kleinen *Koenenia* (Subordo Palpigradi) ganz vermißt, da die bei gewissen Arten am Rumpf vorhandenen 3 Paar ausstülpbarer Säcke wohl nicht mit Lungen verglichen werden dürfen.

Die Luftatmungsorgane der Arachnoideen treten in zweierlei Formen auf: 1. als *Röhrentracheen*, die an jene der übrigen Tracheaten erinnern, und 2. als *Fächer-* oder *Buchtracheen* (*Lungen*), d. h. tiefe, taschenförmige Einstülpungen des Integuments, die von einem Stigma ausgehen, und von deren oraler Wand zahlreiche flache, dreieckige Säcke (die *Atemtaschen*) sich in die oralwärts von ihnen liegende Blutlacune einstülpen (Fig. 529). Die *Solifugen, Pseudoscorpioniden, Opilioniden* und *Acarinen* besitzen stets nur Röhrentracheen, andere Gruppen ausschließlich Fächertracheen, so die *Scorpioniden* (4 Paar), die *Pedipalpen* (fast stets 2 Paar, Fig. 530).

2 Paar finden sich ferner bei den *tetrapneumonen Araneinen* (Aviculariidae, Liphistiidae, Atypidae und Hypochilidae), wogegen bei der großen Mehrzahl der Araneinen (*Dipneumones*) das vordere Stigmenpaar in Lungen, das hintere dagegen in Tracheen führt, und letzteres endlich in der Familie der *Caponiidae* für beide Stigmen-

paare gilt. Demnach sind unter den Araneinen die beiderlei Zustände der übrigen
Arachnoideen häufig vereinigt. Wenn es sich um Röhrentracheen handelt, so entspringt vom Stigma zunächst meist eine weitere, taschenförmige Einsenkung (*Stigmentasche, Atrium, Hauptstamm*), von deren Ende oder in deren Verlauf die feineren
Tracheenröhrchen in Form eines oder mehrerer Büschel
(daher auch *Büscheltracheen* genannt) nach verschiedenen Richtungen ausgehen, indem sie sich nicht oder nur
wenig verzweigen und gewöhnlich untereinander nicht

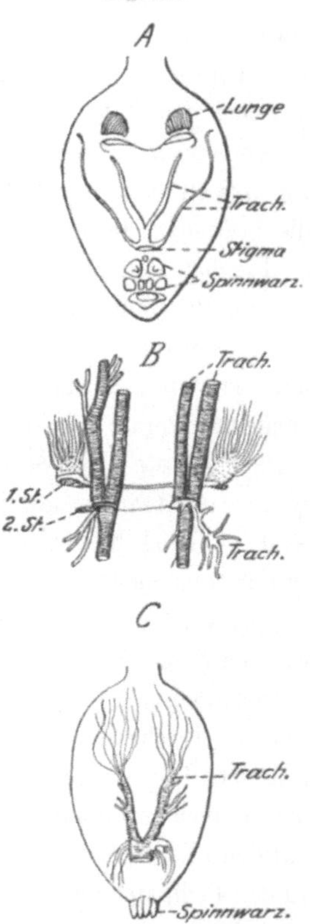

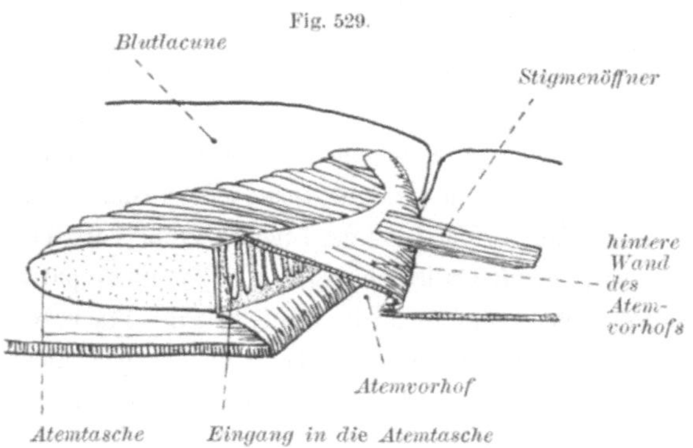

Schema des Baus der Fächertrachee (Lunge) (parallel zu den
Wänden der Atemtaschen durchgeschnitten gedacht). Eingänge in
die Atemtaschen als rostartige Spalten in der Vorderwand des
Atemvorhofs sichtbar (nach KÄSTNER aus Kkthl., Hdb. d. Zool.).
                                                         C. H.

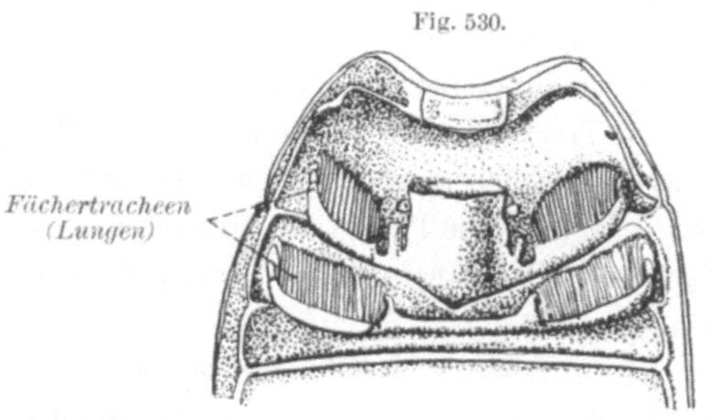

Telyphonus manilanus, die 4 vorderen Abdominalsegmente
mit Fächertracheen im 2. und 3. Segment von dorsal gesehen (nach
        KÄSTNER aus Kkthl., Hdb. d. Zool.).   C. H.

Araneinentracheen.
A Epeira diademata, Abdomen mit Lungen und Tracheen.
B Nops coccineus (Caponi-
ide), die beiden Stigmenpaare
mit Tracheen. *C* Heliophanus
cupreus (Attide), Abdomen mit
Tracheen (nach LAMY 1902, etwas
schematisiert).   C. H.

anastomosieren. Ebenso finden sich meist keine Querverbindungen zwischen den
Röhrchen beider Seiten. — Dergleichen Zustände des Tracheensystems bieten die
Pseudoscorpioniden (Fig. 528 *C*), viele *Acarinen* (Fig. 528 *D*) und auch die von den
hinteren Stigmen ausgehenden einiger Araneinen (s. Fig. 528 *A*), z. B. *Dysdera* und
Verwandte, *Argyroneta* u. a. Von den beiden mehr oder weniger lateral auseinander
gerückten hinteren Stigmen dieser Spinnen entspringt gewöhnlich je ein oral gerich-
teter ansehnlicher Hauptstamm (s. Fig. 528 *A*), der an seinem Vorderende ein dichtes
Büschel feiner Tracheenröhrchen in den Cephalothorax sendet, während von seinem

Hinterende ein kurzer analer zipfelförmiger Stamm abgeht, der feine Tracheenbüschel in das Abdomen schickt (Fig. 528 *A*). — Ähnlich verhält sich auch das vordere Stigma der *Caponiiden* (s. Fig. 531 *B*); doch bleibt der von ihm ausgehende Stamm beutel- oder sackförmig, und es münden in ihn kurze, bündelförmig angeordnete Tracheen. — Die beiden hinteren Stigmen der übrigen Dipneumonen sind dagegen stets in der ventralen Mittellinie dicht zusammengerückt und zu einem unpaaren Gebilde vereinigt, was jedoch auch bei gewissen der oben erwähnten Gattungen schon dadurch angedeutet ist, daß eine quere Rinne der ventralen Körperhaut beide Stigmen verbindet (Fig. 531 *B*); eine Bildung, welche auch bei den vorderen oder Lungenstigmen

Fig. 532.

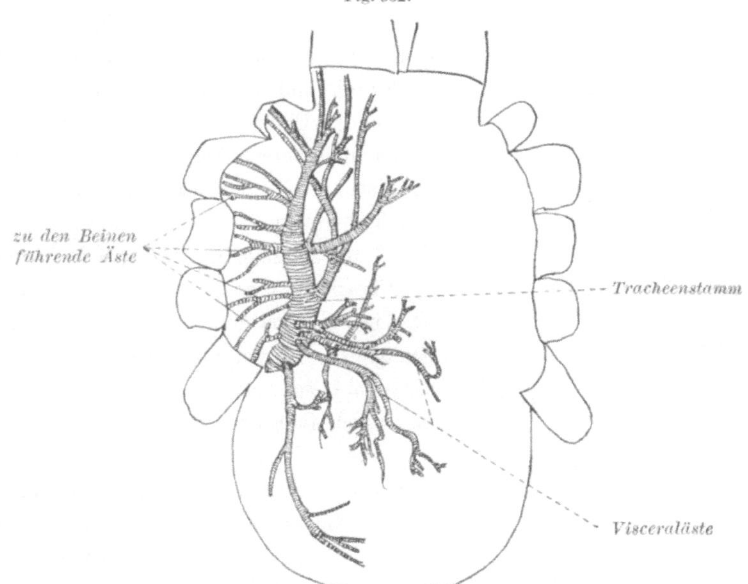

Phalangium cornutum, linker Tracheenstamm mit seinen Ästen von dorsal. Das Eintreten der Tracheen in die Beine nur angedeutet (nach RIPPER 1931).   C. H.

vorkommt (Fig. 531 *A*). So geht von dem hinteren unpaaren Stigma der meisten Dipneumonen eine unpaare Stigmentasche aus, von der nach vorn, in sehr verschiedener Ausbildung, entweder 2 oder 4 Hauptstämme (2 laterale und 2 mediale) entspringen, die entweder zahlreiche Büschel feiner Tracheenröhrchen abgeben oder sich mehr oder weniger regel- bis unregelmäßig verästeln. Bei nicht wenigen Formen werden diese Verästelungen sehr spärlich, so daß schließlich bei manchen überhaupt nur die 4 unverästelten Hauptstämme übrig bleiben (so *Epeira* u. a., s. Fig. 531 *A*). Wie schon bemerkt, können die feinen Röhrchen bis in den Cephalothorax eindringen; häufig beschränkt sich ihre Verbreitung jedoch auf das Abdomen; nur selten sind die Tracheen ganz verkümmert (so *Pholcidae*).

Die hinteren Stigmen der sich ursprünglicher verhaltenden Araneinen liegen noch dicht hinter den vorderen (Fig. 528 *A*), also auf der vorderen Ventralfläche des Abdomens; bei den übrigen rücken sie weiter nach hinten, so daß sich das unpaare Stigma häufig dicht vor den Spinnwarzen findet (s. Fig. 531 *A*).

Von jedem der 2 Stigmen der *Opilioniden* geht ein nach vorn gerichteter ansehnlicher Hauptstamm aus (Fig. 532), der in seinem Verlauf zahlreiche Äste abgibt. In jedes Bein dringen 2 solcher Äste ein, die sich bei den *Eupnoi* (Familie der Phalangiiden) sehr eigentümlich verhalten, indem sich jeder in der Tibia durch ein besonderes accessorisches Stigma nach außen öffnet, das des hinteren Astes am distalen Tibiaende, das des vorderen am proximalen. Daß diese Beinstigmen wirklich accessorische Bildungen sind, ist wahrscheinlich, weil sie embryonal erst relativ spät auftreten.

Das Tracheensystem der *Solifugen* (Solpugiden) steht ganz isoliert unter den übrigen Arachnoideen da, indem es Verhältnisse zeigt, welche an jene der Chilopoden und Insekten erinnern; doch muß es vorerst fraglich erscheinen, ob diese wirklich auf näherer Beziehung basieren. Von den 3 Stigmenpaaren (bzw. bei *Galeodes* noch dem 4. unpaaren, s. Fig. 528 *B*, S. 592) gehen je 1—2 Tracheenröhren aus, die sich jederseits bald zu einem Längsstamm vereinigen, der nahezu den ganzen Körper durchzieht und segmental sekundäre, sich verzweigende Äste abgibt. Eine ansehnliche Längstrachee begibt sich zum Herzen. An der Stelle ihres Abgangs findet sich nach neuesten Untersuchungen eine Querverbindung der beiden Längsstämme, ebenso auch oral am Abgang der zu den Cheliceren führenden Äste. (Sie sind auf Fig. 528 B, S. 592 nicht angegeben, da der Druckstock schon vor Erscheinen der betreffenden Abhandlung fertiggestellt war.)

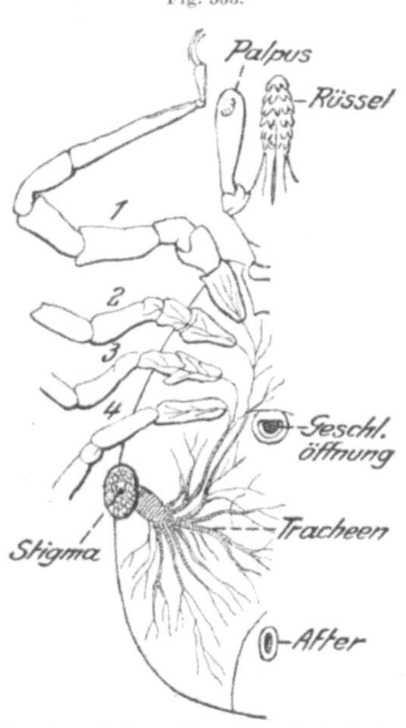

Fig. 533.

Ixodes ricinus ♀ von der Ventralseite mit Tracheen, nur die rechte Seite gezeichnet; Tracheen schematisch (nach Figuren von PAGENSTECHER 1861 zusammengestellt).   C. H.

Wie schon hervorgehoben, bieten die Tracheen der *Acarinen* hinsichtlich ihrer Stigmen so viele Eigentümlichkeiten, daß vielfach angenommen wird, es handle sich bei ihnen um einen völligen Neuerwerb, nachdem die ursprünglichen Atemorgane eingegangen wären. Die tiefgreifenden Unterschiede in Zahl und Anordnung der Stigmen wurden mehrfach systematisch verwertet, obgleich es vorerst zweifelhaft scheint, ob dies wirklich gerechtfertigt ist.

Zunächst sei hervorgehoben, daß die Tracheen der Acarinen ontogenetisch sehr spät auftreten, indem die fast stets mit nur 3 Beinpaaren versehenen Larven meist noch gar keine Tracheen besitzen, welche sich erst beim Eintritt in das Nymphenstadium (mit 4 Beinpaaren) entwickeln. Gerade die Sechsbeinigkeit der Larven dürfte aber darauf hinweisen, daß die Entwicklungsvorgänge der Milben cänogenetisch veränderte sind, weshalb auch auf die späte Entstehung ihrer Tracheen nicht zuviel Gewicht gelegt werden dürfte.

Gewisse Formen (*Metastigmata*, besonders *Ixodiden*) besitzen nur ein latero-ventrales Stigmenpaar hinter dem 4. Beinpaar, also vorn am Abdomen (*Opisthosoma*) (s. Fig. 533); wenigstens scheinen bis jetzt keine ausreichenden Gründe zu bestehen, es zum Cephalothorax (*Prosoma*) zu rechnen, wie gelegentlich behauptet wird. Bei zahlreichen Familien (*Merostigmata*) liegt das Stigmenpaar zwischen dem 3. und 4., bei einer (*Uropodidae*) zwischen dem 2. und 3. (*Parastigmata*), bei einer zwischen den Pedipalpen und dem 1. Beinpaar (*Heterostigmata*, Tarsonemidae), ja zwischen den Cheliceren und Pedipalpen (*Stomatostigmata*, Familie *Labidostomidae* [s. Fig. 535]), dorsal vor den Cheliceren (*Prostigmata*: Familie *Bdellidae, Trombidiidae, Hydrachnidae, Halacaridae*); bei *Tetranychidae* und allen Wasserbewohnern, deren Stigmen sich an gleicher Stelle finden, sind sie sehr häufig geschlossen.

Von verschiedenen Forschern wurde diese Verlagerung des einfachen Stigmenpaars auf ein Vorwärtsrücken eines vorderen abdominalen zurückzuführen versucht; doch läßt sich nicht leugnen, daß diese Annahme auf Schwierigkeiten stößt und auch die ontogenetischen Beweise dafür vorerst fehlen. — Noch eigentümlicher erscheint aber die Vermehrung der Stigmen; so soll *Holothyrus* 2 Paar am Cephalothorax besitzen, doch sind die Tracheen des hinteren Paares, dessen Lage auch anscheinend abdominal ist, sehr seltsam gebaut, und ihre Bedeutung als Respirationsorgane ist nicht hinreichend erwiesen. — Für die *Cryptostigmata*, besonders die gepanzerten *Oribatiden*, wird sogar je 1 Paar Stigmen an den Insertionsstellen der 4. Beinpaare angegeben (während die weichhäutigen *Euacarinen* durch die Körperoberfläche atmen), und schließlich sollen sich ganz abweichend bei den *Notostigmata* (*Opilioacarus*), deren Zugehörigkeit zu den Acarinen jedoch bezweifelt wird, 4 dorsale Paare an den 4 ersten Abdominalsegmenten finden. — Diese seltsamen Verschiedenheiten haben, wie bemerkt, zur Meinung geführt, daß die Stigmen und Tracheen der Acarinen überhaupt Neubildungen seien, hervorgegangen aus Hautdrüsen. Obgleich dieser Ansicht eine ausreichende Begründung vorerst fehlt, wird doch die Möglichkeit, daß sich in dieser Gruppe accessorische Stigmen mehrfach bildeten, einstweilen zugegeben werden müssen.

Die *Stigmen* vieler *Acarinen* (z. B. Ixodiden u. Verw.) sind von einem *Porenfeld* (*Stigmenplatte, Peritrema*) umgeben. Unter der dünnen äußeren Chitinwand des Peritremas finden sich von gruppenweise vereinigten Säulchen durchzogene Lufträume, die basal von einer dicken Chitinschicht begrenzt werden, an der die proximalen Enden der Säulchen inserieren (s. Fig. 534). Zwischen diesen Säulchengruppen liegen von den Poren ins Innere führende Kanäle, deren proximales, bläschenförmig erweitertes Ende sich zwischen die starke, chitinöse Basalschicht erstreckt. In diesen Teil treten Nervenfasern ein, die zu Sinneszellen führen. Mit der Atmung hat der Luftraum des Peritremas anscheinend nichts zu tun. Die Verbindung zwischen Tracheen und äußerer Luft wird nur durch ein Ostium hergestellt, welches durch einen engen Kanal in ein Atrium führt. Dieses verengt sich z. B. bei *Ixodes* nach innen kanalartig, wodurch zwei Räume entstehen. An den beiden verschieden dicken Wänden des Kanals inserieren Muskeln, die durch ihre Contraction das Öffnen des Kanals bewirken, während sein Verschluß, der den Zutritt von Luft zu den Tracheen unterbindet, durch Blutdruck herbeigeführt werden soll. Vom Atrium entspringen häufig ein bis mehrere Tracheenbüschel, die sich auch verzweigen können; jedoch finden sich zuweilen auch mehr baumartig verzweigte Tracheen (Fig. 533). Eine andere Gruppe von Acarinen hingegen besitzt Tracheen, die sich nicht verzweigen (z. B. *Allothrombium* und *Pediculopsis* (Fig. 528 *D*, S. 592). Anastomosen und Querverbindungen zwischen den Tracheen beider Seiten fehlen gewöhnlich (s. Fig. 535), finden sich jedoch zuweilen bei der ersteren Gruppe.

Fig. 534.

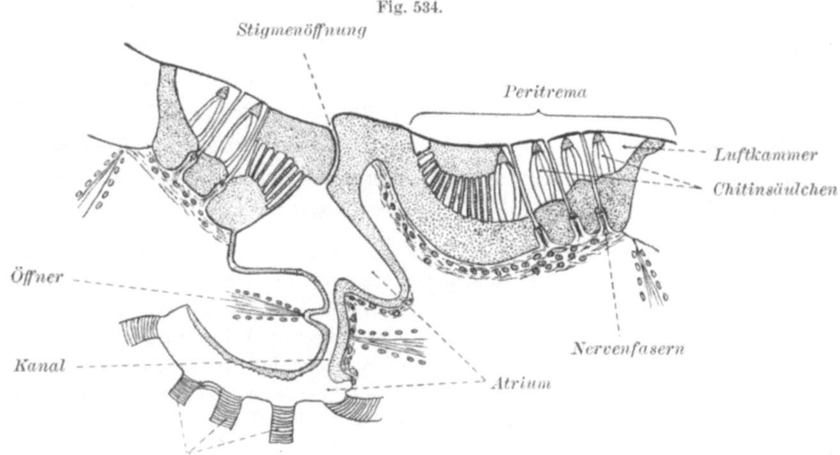

Ixodes ricinus. Längsschnitt durch das Stigma und seine Umgebung (nach FALCKE 1932). C. H.

Fig. 535.

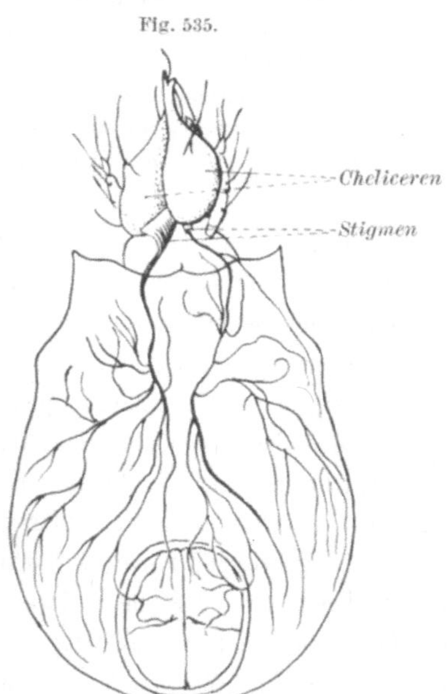

Labidostoma denticulatum, von dorsal gesehen. Umriß mit eingezeichneten Tracheen (nach OUDEMANS 1906). C. H.

Die *Stigmen der Fächertracheen* (Lungen) sind ventrale, quere, seltener schief bis längs gerichtete Spalten, die meist von einer an ihrem Oralrand nach hinten vorspringenden Hautfalte (*Lungendeckel* oder *Operculum*) geschützt werden. Sie führen, wie schon erwähnt, in einen dorsal aufsteigenden, ziemlich engen Sack (*Vorhof* oder *Lungenhöhle*), der von einer Fortsetzung der Cuticula ausgekleidet ist (s. Fig. 536). Die Oralwand des Sacks stülpt sich ein, und es entstehen so wenige bis zahlreiche (etwa 5—70) und dann sehr dicht zusammenliegende hohle, von Chitin ausgekleidete Taschen (*Atemtaschen, Luftkammern*); diese bilden die eigentliche Lunge. Zum Teil liegen die Atemtaschen nahezu horizontal, häufig auch schief bis annähernd vertikal. Die mehr dorsal gelagerten Atemtaschen werden im allgemeinen kleiner; hier ist auch der Ort, wo sich neue bilden, da ihre Zahl mit dem Wachstum der Tiere allmählich zunimmt. Die Räume zwischen den Atemtaschen sind, wie gesagt, hohl und gegen die oral gelegene Blutlacune geöffnet (Fig. 536), so daß von dieser aus Blut in sie eindringt (Biuträume) und die Atemtaschen umspült, die ihrerseits gegen den Vorhof geöffnet sind.

Die Biuträume mit den sie ventral und dorsal begrenzenden Wänden der Atemtaschen werden vielfach als blutgefüllte Lamellen aufgefaßt.

Entsprechend ihrer Entstehung durch Einstülpung der Körperwand sind die Atemtaschen, wie schon oben bemerkt, von Chitin ausgekleidet, welches an der ventralen

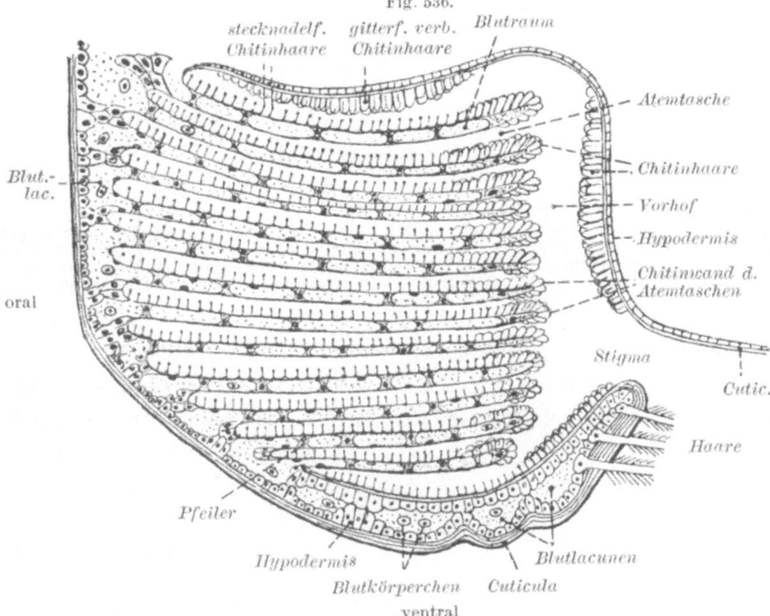

Fächertrachee (Lunge) einer Araneine (Agelena). Sagittalschnitt stark schematisiert und vereinfacht. Die Zahl der Atemtaschen sehr vermindert und ihr distales Ende etwas schematisch konstruiert (mit Benutzung von Berteaux 1889). O. B.

Wand dünn, an der dorsalen dick und mit an ihrem distalen Ende stecknadelförmig verdickten Chitinhaaren (oder -stäbchen) bedeckt ist. Die Haare ragen in das Lumen der Atemtaschen hinein; an der Umbiegungsstelle zur dünnen Wand vereinigen sie sich gitterförmig und greifen auch auf diese über (Fig. 536). Die Biuträume, welche durch die Einstülpung der Atemtaschen in die von Hämolymphe erfüllte Leibeshöhle sich bilden, sind von der die Cuticula der Atemtaschen unterlagernden Hypodermis begrenzt. Diese ist sehr dünn und nur da sichtbar, wo ihr Kerne eingelagert sind, die sie vorwölben. An diesen Stellen berühren sich die einander gegenüberliegenden Wände häufig, und es kommt zur Bildung von *Plasmapfeilern* (denen 2—3 Kerne eingelagert sein können), welche die Biuträume durchsetzen (s. Fig. 536 und 537). Diese Pfeilerbildung erinnert lebhaft an ähnliche in den Kiemenblättern anderer Wirbelloser, speziell der Krebse (vgl. S. 511 und Fig. 415 *A* u. *B*).

Ein ähnliches Verhalten der auskleidenden Cuticula, wie es eben von den Lungen erwähnt wurde, wiederholt sich häufig in den *Haupttracheenstämmen* der Dipneumonen, z. B. bei *Dysderiden*; auch in ihnen springen von der Cuticula meist Haare

Fig. 537.

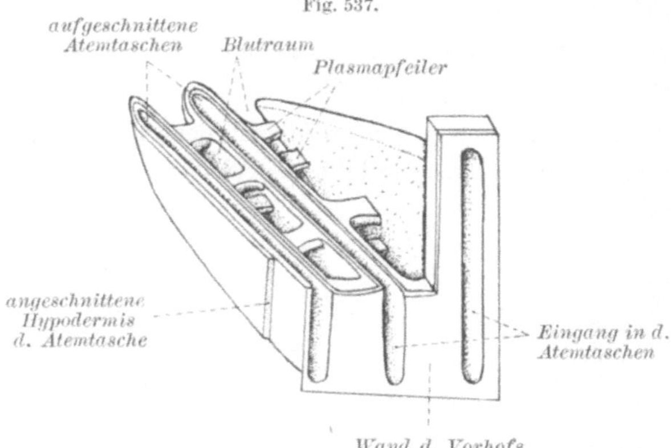

Schema des Baus der **Fächertrachee** (Lunge). Blick auf die rostartig angeordneten Eingangsöffnungen in die Atemtaschen. Eine Tasche intact, die anderen horizontal durchgeschnitten, sodaß man das Innere der Atemtaschen und die Bluträume mit den sie durchsetzenden Plasmapfeilern sehen kann. Chitinhaare an der Innenwand der Atemtaschen und der Vorhofswand fortgelassen (nach KÄSTNER aus Kkthl.. Hdb. d. Zool.)   C. H.

oder Stäbchen radiär in das Lumen vor, deren centrale Enden miteinander anastomosierenden Spiralfäden ansitzen (s. Fig. 538). Diese letzteren wurden häufig den Spiralfäden der Insektentracheen homologisiert, wofür spräche, daß bei der Araneidenfamilie

Fig. 538.

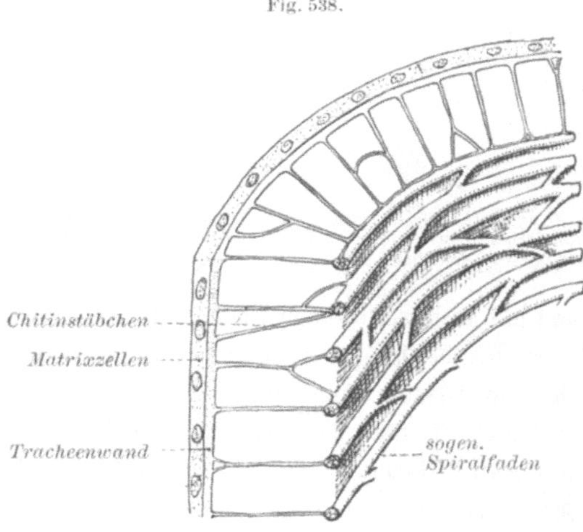

Schema der Wandverdickung einer Haupttrachee von **Araneinen** (Argyroneta).   Orig. C. H.

Uloboridae die Chitinstäbchen fehlen und der Spiralfaden direkt der Tracheenwand innen aufsitzt. Andererseits stehen die Chitinbildungen der Tracheenwand denen am Eingang der Atemtaschen auch insofern sehr nahe, als die Spiralfäden von *Argyroneta* aus den haarnadelartig umgebogenen centralen Enden der Chitinstäbchen hervorzugehen scheinen (wie auf Fig. 538 am obersten Spiralfaden angedeutet ist, während eine sich hieraus ergebende längsstreifige Struktur der Spiralfaden auf der Figur nicht berücksichtigt wurde, die nur grob schematisch die Anordnung der Chitinelemente der Tracheenwand darstellen soll). Eine andere Modifikation der Chitinwand findet sich bei *Segestria*. Die centralen Enden der Chitinstäbchen sitzen hier einer von Löchern durchbohrten Chitinplatte an, die wohl eine Weiterentwicklung der Verhältnisse bei *Argyroneta* darstellt, und es ist interessant, daß sich gleiche Bildungen im Lungenvorhof von *Segestria* finden.

Für die feineren Tracheen vieler *Arachnoideen* wurde ein Spiralfaden häufig angegeben, doch vielfach auch geleugnet. Sicher erscheint, daß er in den feinen Tracheenröhrchen mancher *Acarinen* fehlen kann; denen der Araneinen kommt er zu, wird aber nur an Bruchstellen sichtbar.

Die Stigmen der Lungen und Tracheen sind meist mit einem einfachen oder komplizierteren Muskelapparat ausgerüstet, von dem man annahm, daß er zu ihrem Verschluß oder auch zur Öffnung dienen soll. Für die *Araneinen*- und *Pedipalpenlungen*

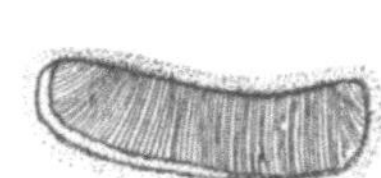

Fig. 539.

Nemastoma quadripunctatum (Opilionidae, Dyspnoi). Stigma von Haarreihen überdeckt (nach KÄSTNER aus P. SCHULZE, Biol. d. Tiere 1926). C. H.

wurde neuerdings nachgewiesen, daß nur einer dieser Muskeln, der an der hinteren Wand der Atemhöhle inseriert (s. Fig. 529, S. 594), dem Öffnen des Stigmas dient, und daß sein Verschluß durch Erschlaffen des Muskels und Elastizität der Chitinwand herbeigeführt wird. Dagegen wird für die *Pseudoscorpione* ein Öffner und ein Schließer beschrieben.

Zum *Schutz der Stigmen* können besondere Einrichtungen dienen: so der schon erwähnte Lungendeckel der *Araneinen* oder dickere Chitinplatten längs ihrer Ränder (*Verschlußplatten*). Die beiden Abteilungen der *Opilioniden* verhalten sich bezüglich ihrer Stigmenmündungen verschieden. Bei den *Dyspnoi* sind diese von Haaren überdeckt, die vom Vorderrande ausgehen (s. Fig. 539), bei den *Eupnoi* (Phalangiidae) hingegen sind sie offen.

Bei den *Solifugen* (Wüstenspinnen) ist das Peritrema der schlitzförmigen, quergestellten Öffnungen der beiden Cephalothoracalstigmen, die an der Basis der zweiten Laufbeine liegen, von sehr reich bäumchenartig verzweigten Chitinhaarbildungen dicht besetzt, deren distale Enden netzförmig miteinander anastomisieren

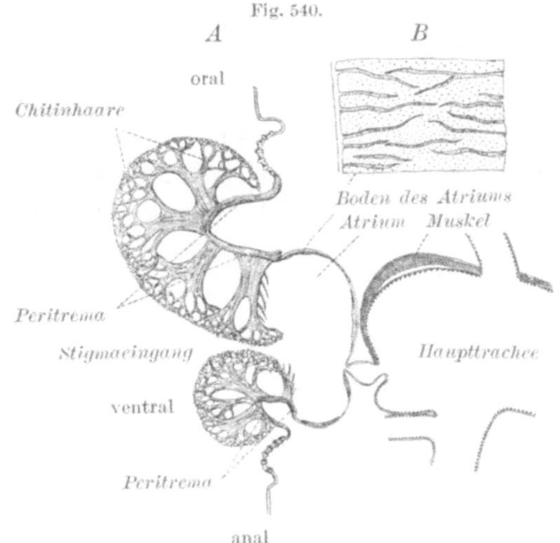

Galeodes caspius. *A* Cephalothoracalstigma mit abgehender Trachee, medianer Längsschnitt. *B* Boden des Atriums von der Fläche gesehen. Orig. C. H.

(s. Fig. 540). Der orale Rand trägt größere, in drei Reihen angeordnete derartige Bildungen. Der anale Rand tritt etwas zurück; hier sind die Chitinhaare bedeutend kleiner, aber sonst gleich gebaut. Eine sie überziehende dünne Haut, die kürzlich beschrieben wurde, scheint nur durch ihre dicht netzartig miteinander verbundenen Endverzweigungen vorgetäuscht zu werden. Diese Einrichtung wirkt vermutlich als ein sehr feiner Filterapparat. Das Peritrema ist von einem von Löchern durchbrochenen, etwas gewölbten Chitinring umgeben, der jedoch nicht allen Arten zuzukommen scheint. An das Stigma schließt sich das *Atrium* an, dessen muldenförmig gewölbter Boden mit feinen Pünktchen besetzt ist. Ferner erheben sich von ihm senkrecht stehende streifig

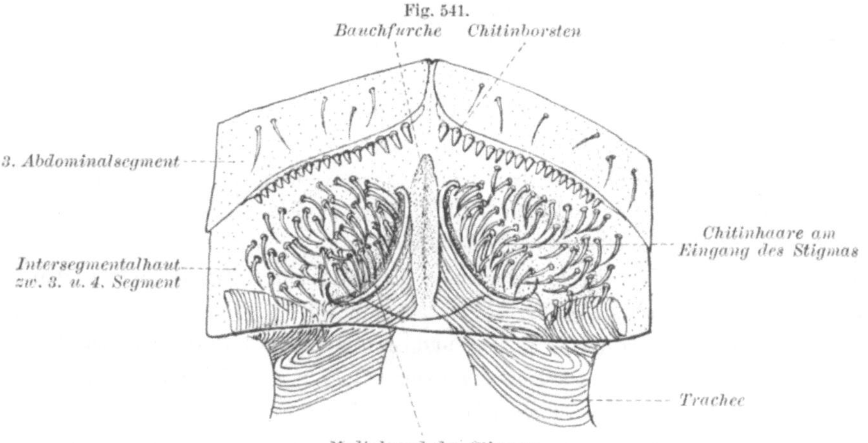

Galeodes caspius, paariges Abdominalstigma; etwas flach gedrückt, wodurch das 3. Abdominalsegment etwas oralwärts verschoben ist, sodaß die sonst von ihm bedeckten Stigmenöffnungen sichtbar sind; das gegenseitige Lageverhältnis zeigt Fig. 542. Die Haupttracheen steigen zuerst dorsalwärts auf.
Orig. C. H.

strukturierte Leisten mit zugespitzten Enden, die wohl eine Versteifung der dünnen Chitinwand darstellen (Fig. 540 *B*). Der schlitzförmige Eingang in die Trachee ist von einem dünnen, strukturlosen Häutchen begrenzt; am Übergang des Häutchens in die Trachee setzt sich an dieses Häutchen ein die orale Tracheenwand entlang verlaufender

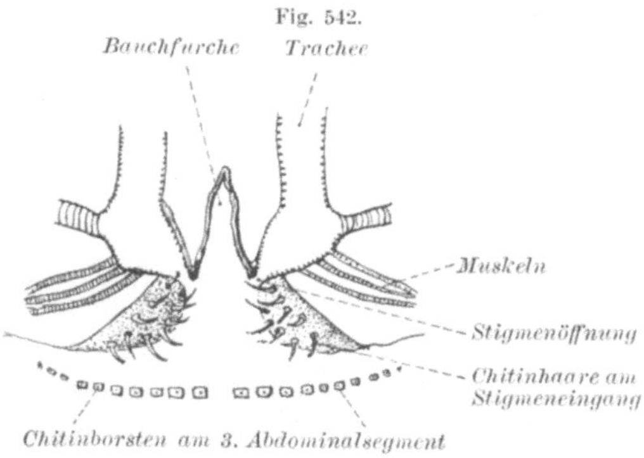

Galeodes caspius. Querschnitt durch das auf Fig. 541 dargestellte Stigma (nach BERNARD 1894).   C. H.

Muskel mit seinem in der Querrichtung des Körpers verbreiterten, distalen Ende an, während sein proximales, dünnes Ende an der Trachee inseriert (nach anderen Angaben an der Körperwand). Durch seine Contraction öffnet der Muskel anscheinend den Zugang zur Trachee.

Völlig anders gestaltete Schutzvorrichtungen zeigen die paarigen Abdominalstigmen von *Galeodes*. Sie liegen auf der Intersegmentalhaut zwischen 2. und 3. und 3. und 4. Abdominalsegment beiderseits der Bauchfurche an (s. Fig. 541); in ihre länglichovalen, etwas schräg gestellten Öffnungen ragen polsterartig angeordnete Chitinhaare hinein; ferner ist der sie bedeckende, auf Fig. 541 etwas nach oral verschobene, hintere Rand des vorhergehenden Segments mit kurzen Chitinborsten besetzt (seine natürliche Stellung zu den Stigmen zeigt Fig. 542).

Diese beiden Einrichtungen stellen anscheinend auch hier einen Staubfilterapparat dar. Das unpaare Stigma am Vorderrand des 4. Abdominalsegments hingegen ist nur eine einfache Öffnung; man nimmt an, es sei rückgebildet.

Hinsichtlich der morphologischen Auffassung der Arachnoideenorgane stehen sich zwei Ansichten schroff gegenüber, die wir hier nur kurz besprechen können. Die erste hält die Tracheen in dieser Klasse für homolog jenen der übrigen Eutracheaten und sucht die Lungen deshalb durch sekundäre Umbildung von ihnen abzuleiten. Nach ihr wäre die Lunge auf ein Tracheenbüschel zurückzuführen, dessen Einzelröhrchen sich abgeplattet und verbreitert hätten, indem sie zu den Atemtaschen (= Luftkammern) geworden seien. Die andere Ansicht erachtet umgekehrt die Lungen als die primitiveren Atemorgane der Arachnoideen und sucht sie von den Kiemenblättern an den Abdominalbeinen der *Xiphosuren* (Poecilopoden) und *Merostomen* (Gigantostraken) abzuleiten. Die letztere Auffassung führte mit zur Vereinigung dieser Tiergruppen im Stamme der *Cheliceraten*.

Abgesehen von der zweifellosen Verwandtschaft zwischen diesen beiden Paläostrakengruppen und den Arachnoideen, gründet sich diese Auffassung hauptsächlich auf die Ontogenese der Arachnoideenlungen. Letztere ergibt, daß sich die erste Anlage der Lungenhöhle dicht hinter den schwach analwärts vorspringenden Abdominalextremitäten schief ventrodorsal einsenkt, wobei die abgeplattete rudimentäre Extremität zum späteren Lungendeckel wird. Die späteren Luftkammern entstehen successive als Falten der Oralwand dieser Höhle, welche sich auch als Hinterwand der Extremität auffassen läßt. Wie gesagt, deuten die Anhänger der Limulustheorie die Lungen der Arachnoideen als freie, von der Analfläche der Extremität vorspringende Falten und daher als Homologa der Xiphosurenkiemen, die sich unter Verkümmerung der Extremität in eine Atemhöhle eingesenkt hätten, oder sie nehmen zum Teil auch eine völlige Versenkung der Extremität in den Körper an. Es läßt sich nun nicht leugnen, daß die Homologie der Xiphosurenkiemenblätter mit den Blutkammern der Lungen bestechend erscheint, um so mehr, als auch der histologische Bau beider recht ähnlich ist. — Zweifelhaft scheint aber vorerst, ob der angenommene phylogenetische Entwicklungsgang wirklich von den wasserlebenden, kiemenatmenden Paläostraken zu den landbewohnenden Arachnoideen führte, oder ob nicht umgekehrt die Paläostraken aus landlebenden arachnoideenähnlichen Formen hervorgingen, die zu wasserbewohnenden wurden. — Die oben vorgetragene Hypothese stößt auf eine Hauptschwierigkeit, nämlich wie sich die Entstehung der Arachnoideentracheen erklären lasse; denn diese müssen nach ihr sekundär aus den primitiven Lungen hervorgegangen sein. Die Ontogenie und vergleichende Anatomie scheinen zu erweisen, daß die hinteren Lungen der tetrapneumonen und die Tracheen der dipneumonen Araneinen homologe Gebilde des 3. Abdominalsegments sind. — Aus den Ergebnissen der Ontogenie suchen nun die Anhänger der Limulustheorie zu erweisen, daß die *lateralen* hinteren Tracheenstämme der Dipneumonen den Lungen homolog seien, ihre Medialstämme dagegen sekundäre Bildungen, welche sich von den paarigen, auf den Grenzen der Segmente einsenkenden hohlen Fortsätzen der Chitincuticula (*Apodemen*), die den ventralen Körpermuskeln zum Ansatz dienen, ableiten ließen. Aus der Verlängerung und Verzweigung solch hohler Apodeme im 3. Abdominalsegment seien diese Medialstämme entstanden. — Diese Auffassung begegnet vielen Zweifeln (wird jedoch neuerdings auch als richtig anerkannt, C. H.). Die lateralen Tracheenstämme sollen, wie gesagt, aus den Lungen des 3. Segments dadurch hervorgegangen sein, daß deren Luftkammern sich in Röhrchen umbildeten, also offenbar zu wirklich röhrenförmigen Ausstülpungen wurden, was aber mit der Annahme, daß die ursprüngliche Lunge aus freien Kiemenblättchen entstanden sei, kaum harmoniert und jedenfalls schwieriger zu begreifen ist als die umgekehrte Ableitung, die die Luftkammern von breit und flach gewordenen ursprünglichen Tracheenröhrchen herleiten.

Alles in allem scheint das Lungen- und Tracheenproblem der Arachnoideen vorerst noch nicht gelöst, und ich (BÜTSCHLI) neige mehr der Ansicht zu, welche die Tracheen und Lungen der Gesamtgruppe der Eutracheaten für homolog hält, dementsprechend auch die Tracheenatmung der Arachnoideenklasse für das phylogenetisch ältere, die Lungen für das abgeleitete.

In diesem Stadium war das Problem, als BÜTSCHLI obige Zeilen schrieb, die wörtlich hier abgedruckt wurden, weil sie seine persönliche Stellungnahme präzisieren, welche er zum Teil auch schon früher veröffentlicht hatte. Seitdem wurde das Problem noch mehrfach erörtert, ohne zu einer befriedigenden Lösung zu führen. Die eine unter dem Namen „*Tracheentheorie*" bekannt gewordene Auffassung stimmt mit der oben dargestellten insofern überein, als sie die Tracheen für das ursprüngliche Atemorgan hält, von dem die Lungen der *Arachnoideen* und die Kiemen der *Paläostraken* (ausschließlich Trilobiten, s. System, Bd. I, S. 45) abzuleiten seien. Sie führt als neues Argument an, daß die Blattfüße der Paläostraken keine Extremitäten darstellen, sondern von Sterniten abzuleiten seien, die durch Weiterbildung der bei den Scorpionen sich findenden Verhältnisse beweglich geworden seien. Damit aber leugnet diese Theorie nähere Beziehungen der Atemorgane dieser Gruppen zu Extremitäten und entsprechend ihre Zurückführung auf die Kiemen der Crustaceen und speziell der Trilobiten. — Sie blieb nicht unwidersprochen; ganz kürzlich wurde erneut versucht, die Nichthomologie der Tracheen der verschiedenen Tracheatengruppen und auch innerhalb der Klasse der Arachnoideen und die Rückführung aller dieser Gruppen auf Trilobitenahnen zu erweisen, bei deren Übergang vom Wasser- zum Landleben die Tracheen mehrmals und unabhängig voneinander entstanden seien. Von anderer Seite wird, wohl mit Recht, darauf hingewiesen, daß zwar die Homologie der Fächertracheen (Lungen) der Arachnoideen mit den Kiemen von *Limulus* erwiesen sei, daß jedoch die Streitfrage, welches Gebilde das ältere sei, sich bei unseren heutigen Kenntnissen über die phylogenetische Abstammung der Arachnoideen nicht lösen lasse. Eine einheitliche Auffassung dieser Verhältnisse steht also auch heute noch aus.

In den früheren Lieferungen dieses Werkes wurden die *Chilopoden* und *Diplopoden* (einschließlich *Pauropoden* und *Symphylen*) noch zusammen als *Myriopoden* (s. Bd. I, S. 44) behandelt. Ein Name, der eigentlich nur noch aus Bequemlichkeitsgründen beibehalten wurde, da man schon lange erkannt hatte, daß diese beiden Gruppen sehr verschieden organisiert sind. In Bezug auf das Tracheensystem schließen sich die *Diplopoden* (die mit den *Pauropoden* und *Symphylen* zu den *Progoneata* vereint werden) den *Arachnoideen* an und sollen deshalb zuerst besprochen werden, während die *Chilopoden*, die mit den *Insekten* zu den *Opisthogoneata* vereinigt werden, ihnen im Aufbau des Tracheensystems ähneln.

Progoneata.

Bei der Ordnung der Symphylen, verkümmerten kleinen Tieren, ist das Tracheensystem jedenfalls stark bis ganz rückgebildet. Den *Pauropoden* (*Pauropus*) soll es völlig fehlen. Um so interessanter erscheint es hingegen bei der zu den Symphylen gehörigen *Scolopendrella* (Fig. 543), wo sich nur ein einziges ventrales, am Kopf etwas nach hinten von der Antennenbasis liegendes Stigmenpaar finden soll. Die von ihm ausgehenden zwei Tracheenstämmchen liegen gleichfalls ganz im Kopf und senden eine Anzahl verzweigter Äste aus, die sich hauptsächlich im Kopf verbreiten; nur wenige setzen sich bis ins 3. Rumpfsegment fort, so daß der größere Teil des Körpers tracheenlos bleibt. Es liegt hier, abgesehen von den Acarinen, der einzige, wohl sichere Fall von Kopfstigmen vor; denn das gelegentlich bei *Pauropus* beschriebene Stigmenpaar an der Mandibelbasis, das in ein einfaches, äußerst feines Tracheenröhrchen führen soll, ist sehr zweifelhaft.

Alle übrigen *Progoneata* besitzen nur Rumpfstigmen, die wohl ursprünglich auf allen Segmenten (wahrscheinlich abgesehen vom hintersten) zu je einem Paar vorhanden waren und sich stets nahe an die Beine anschließen, d. h. sich meist etwas lateral von deren Basis finden. Dies spricht sich auch darin aus, daß beinlosen Segmenten die Stigmen fehlen.

An den Doppelsegmenten der *Diplopoden* finden sich natürlich je 2 Paar kleiner Stigmen, etwas lateral von den Beinbasen. Die 4 vorderen Rumpfsegmente, sowie einzelne hintere, tragen nur 1 Beinpaar; doch fehlt dies meist dem 3. oder 2. der vordersten. In jenen nur 1 Beinpaar tragenden Segmenten findet sich daher auch nur 1 Stigmenpaar; wenn die Beine rückgebildet sind, fehlt auch dieses. Bei *Polydesmus* und vielen anderen sind die Stigmenöffnungen von zierlichen Chitinleisten reusenartig umgeben (Fig. 544); die vorderen Stigmen des Segments sind quer, die hinteren längs gestellt. In diesen vordersten Segmenten sind die Tracheen meist stark reduziert, häufig bis auf Reste der Tracheentaschen geschwunden (Proterandria, z. B. *Julus*, *Polydesmus* u. a.), welche (ähnlich auch in dem Copulationssegment der Männchen [7.]) dann als Apodeme zum Beinmuskelansatz dienen. Im allgemeinen bleibt das Tracheensystem der *Diplopoden* auf niederer Entwicklungsstufe stehen und erinnert, wie gesagt, an die Verhältnisse der Arachnoideen, ja sogar der Protracheaten. Charakteristisch für die *Diplopoden* ist, daß von jedem Stigma eine Tracheentasche mehr oder weniger hoch emporsteigt, deren erweitertes Proximalende in einen medialen und lateralen hornartigen Fortsatz ausläuft (s. Fig. 545). Im allgemeinen unterscheidet man 3 Abschnitte: Vorder-, Mittel- und Hintertasche. Bei gewissen Formen (so *Glomeris*) bleibt die Tasche klein und geht allmählich in die von ihr ausgehenden Tracheen über, so daß keine deutliche Abgrenzung festgestellt werden kann. — Während bei *Julus* die Tracheentaschen beider Seiten voneinander getrennt liegen, nähern sie sich bei den Polydesmiden (s. Fig. 546)

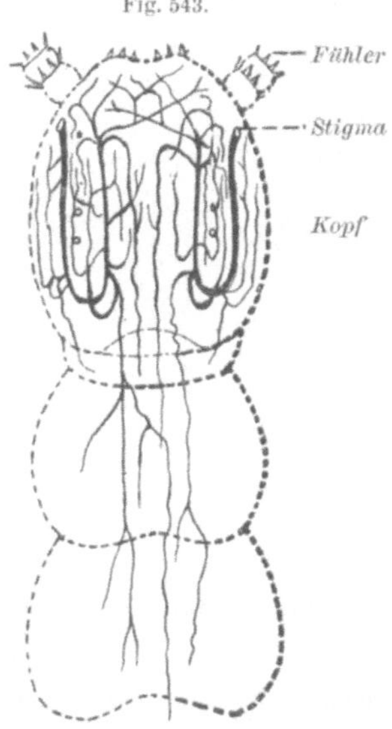

Scolopendrella nivea. Vorderende mit Tracheen von dorsal (nach HAASE 1888).　　O. B.

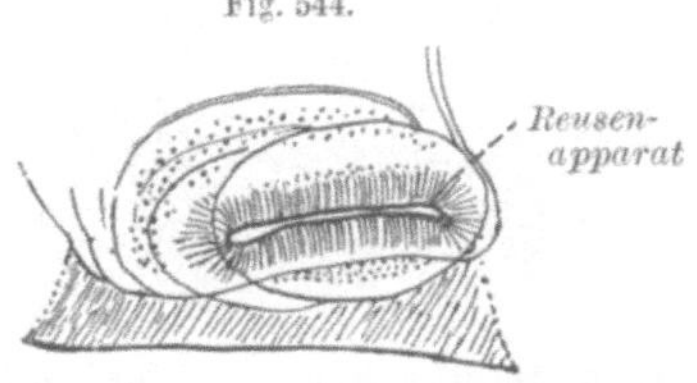

Polydesmus collaris. Stigma mit Reusenapparat (nach VERHOEFF in BRONN Kl. u. Ordn.).　　C. H.

bis zur Verwachsung (*Oxydesmus*), die auch zwischen vorderen und hinteren Tracheentaschen eintreten kann.

Von der proximalen Erweiterung der Tasche bzw. auch den Enden ihrer beiden
Hörner entspringen Büschel feiner, unverzweigter Tracheenröhrchen (2, 3 bis mehr),

Fig. 545.

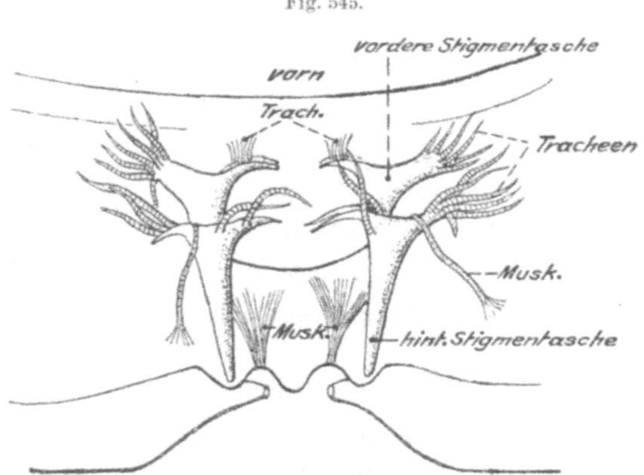

Julus londinensis. Ventrale Wand eines Doppelsegments von innen gesehen, mit den zwei Paar
Stigmentaschen (nach VOGES 1878).   O. B.

die nicht anastomosieren; sie verbreiten sich im zugehörigen Segment, können aber auch
in die nächst benachbarten eindringen. Bei *Julus* verhalten sich beide Taschenpaare
eines Doppelsegments etwas verschieden, indem nur in das vordere medial auf einer
siebartig durchbrochenen Platte Büschel feinster Röhrchen einmünden, in das hintere
hingegen dickere Röhrchen, welche sich
distal verfeinern. Ferner setzen sich an die
hinteren Taschen Muskeln an, die durch
ihre Contractionen, die gewöhnlich geschlossenen Stigmen öffnen sollen; ein entsprechender Muskel der Polydesmiden,
der einer verdünnten Stelle (*Fenster*) der
Tracheentaschen ansitzt und andererseits
an der Innenwand der Gelenkgrube inseriert, soll als Pumpe wirken, welche Luft
in die Trachee hineinsaugt. — Im Gegensatz zu *Julus* und den ihm verwandten
Formen (*Proterandria*) entspringen bei
Glomeris und *Polyxenus* von den Taschen

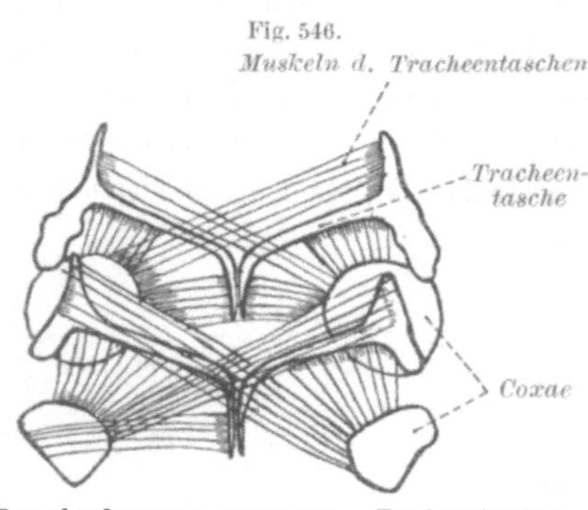

Brachydesmus superus. Tracheentaschen
mit Muskeln, die zum Teil nur an einer Seite angegeben sind (nach VERHOEFF in BRONN Kl. u.
Ordn.).   C. H.

einzelne Tracheenröhrchen, die sich in ihrem Verlauf mehr oder weniger reich baumartig verzweigen; doch bleiben die einzelnen Tracheensysteme stets ohne Verbindung
miteinander.

Da die vordersten Rumpfsegmente, wie bemerkt, häufig keine funktionierenden
Stigmen besitzen, so erfordert in diesen Fällen die Versorgung des Kopfes besondere

Einrichtungen. Dann gehen (*Julus, Polydesmus*) von den vordersten funktionierenden Tracheentaschen Stränge feiner Tracheenröhrchen aus, die als ein Paar lateraler Stämme, oder dazu noch ein medialer, die vorderen Rumpfsegmente bis in den Kopf durchziehen und diese Region versorgen.

Opisthogoneata.

Chilopoda.

Auch die Chilopoden besitzen nur Rumpfstigmen. Diese fehlen stets dem Segment, welches die Raubfüße (Pedipalpen) trägt, ebenso dem zweitletzten oder Genitalsegment, in dem die Genitalöffnung liegt, sowie dem hintersten oder Aftersegment. Die segmentreichen *Geophiliden* besitzen Stigmen an allen übrigen Rumpfsegmenten; bei anderen (z. B. *Scolopendra, Lithobius*) treten dagegen die ersten Stigmen am 3. Segment auf. — Im Gegensatz zu den *Geophiliden* fallen bei vielen der übrigen Chilopoden die Stigmen gewisser Segmente aus, so daß stigmenfreie und stigmentragende gewöhnlich alternieren. Die 7 Stigmen von *Scutigera* liegen in den Rumpfsegmenten 1, 3, 5, 8, 10, 12, 14 (Fig. 547). Bei den *Chilopoden*, mit ihren lateral zwischen Tergit und Sternit entspringenden

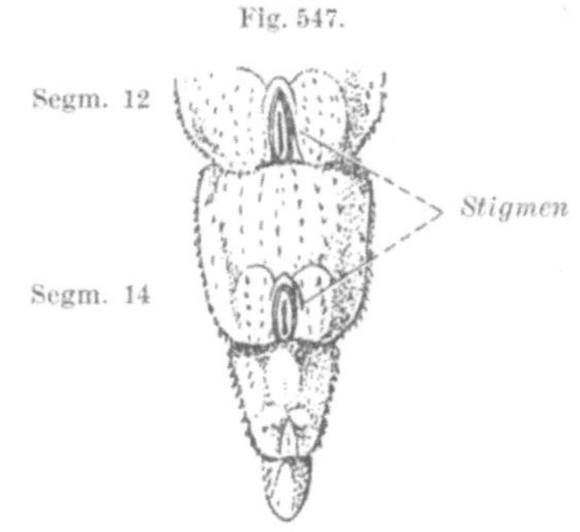

Scutigera longicornis var. tempeltoni. Hinterende von dorsal, mit den Stigmen des 12. und 14. Segments (nach HAASE 1887).   C. H.

Beinen, liegen die Stigmen dementsprechend ebenfalls lateral in der Pleuralhaut (s. Fig. 549). Davon bildet nur *Scutigera* eine seltsame Ausnahme, indem ihre unpaar gewordenen längsovalen Stigmen in der Rückenlinie am Ende der Tergite (deren Zahl geringer ist als die der Segmente) hintereinander liegen (s. Fig. 547). Eine gewisse Annäherung an diesen Zustand zeigt der verwandte *Cermatobius*, dessen paarige Stigmen bis an die Tergite, ja bisweilen unter sie hinaufgerückt sind.

Die *Tracheen* der *Chilopoden* zeigen im Gegensatz zu denen der meisten *Progoneata* stets den verästelten Charakter. Von

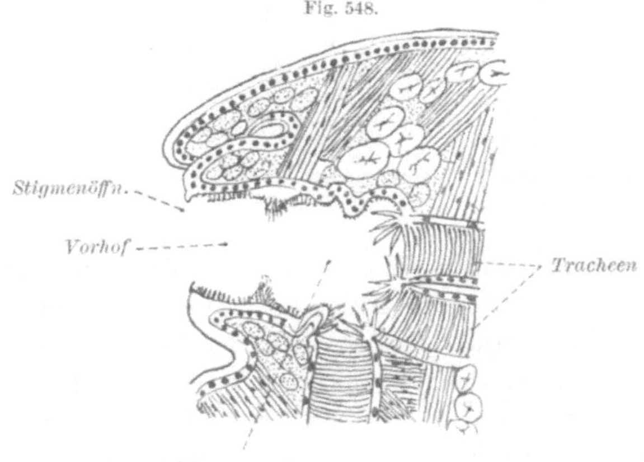

Scolopendra cingulata. Längsschnitt durch ein Stigma (nach HAASE 1883).   C. H.

der auch bei ihnen, jedoch meist schwach entwickelten Tracheentasche entspringen gewöhnlich mehrere Tracheenhauptstämme, die sich bald reich verzweigen und schließlich in sehr feine Endäste (*Tracheencapillaren, Tracheolen*) übergehen, welche die

Organe umspinnen oder auch in sie eindringen. Die innere Wandfläche der Tracheentaschen trägt häufig Chitinbörstchen oder -stacheln, welche an die Auskleidung der Tracheen der Araneinen erinnern (Fig. 548). Am Übergang in die Tracheen finden sich sternförmig angeordnete Chitinborsten, die den Eingang in die Tracheen verengen und wohl als Filter dienen. — Bei starker Rückbildung der Tasche kann das Stigma einen siebförmigen Bau erlangen (*Heterostoma*). Gewissen Formen (so *Lithobius*, *Hemicops*) fehlt noch jede Anastomosenbildung zwischen den Tracheen benachbarter Stigmen, wogegen bei anderen (so *Cryptops*, *Scolopendra*, s. Fig. 549) eine einfache bis kompliziertere Queranastomose zwischen zwei Tracheenästen der beiden Stigmen jedes

Fig. 549.

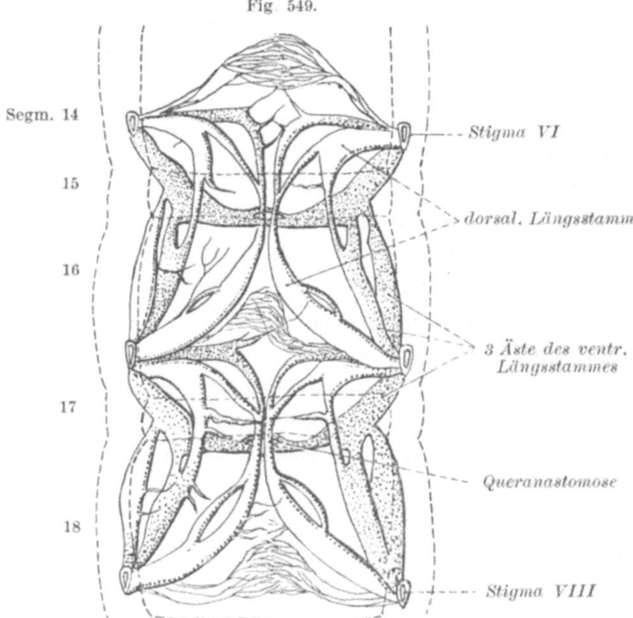

Scolopendra cingulata von dorsal. Stigmen in den Segmenten 14—18 mit den sie girlandenförmig verbindenden Tracheenlängsstämmen (nach HAASE 1883).　　　　C. H.

Segments auftritt. Bei *Scolopendra*, *Geophilus*, *Himantarium* anastomosieren ferner jederseits je zwei bogenförmig nach der Dorsalseite aufsteigende Äste der aufeinander folgenden Stigmen, wodurch jederseits eine Art girlandenförmiger Längsstamm entsteht (s. Fig. 549), also ein zusammenhängendes Tracheensystem im ganzen Körper hergestellt wird, was jedenfalls von erheblichem physiologischem Vorteil ist. Bei *Geophilus* und *Himantarium* sind diese beiden Längsstämme an den Stellen, wo sie sich auf den Segmentgrenzen nahekommen, je durch eine Queranastomose vereinigt; außerdem besitzt letztere Gattung auch noch zwischen den Bogen Längsverbindungen, die durch mehrere Segmente ziehen. — Da auch die vordersten und hintersten Segmente der Chilopoden stigmenlos sind, werden sie, sowie der Kopf, von dem vordersten und hintersten Stigma versorgt. — Stark abweichend verhält sich die Gattung *Scutigera*, deren unpaare Rückenstigmen (s. Fig. 547) in je eine ziemlich flache Tasche führen, von deren beiden Seitenwänden zahlreiche (zusammen etwa 600) feine Tracheenröhrchen entspringen, die sich distalwärts verästeln. Alle Röhrchen jeder Seite liegen dicht aneinander und bilden zusammen einen etwa bohnenförmigen Körper (Fig. 550), welchen das Blut nur umspült, ohne in ihn einzudringen. Obgleich diese Bildung etwas an die Lungen der Arachnoideen erinnert, unterscheidet sich sich von ihnen doch wesentlich.

Fig. 550.

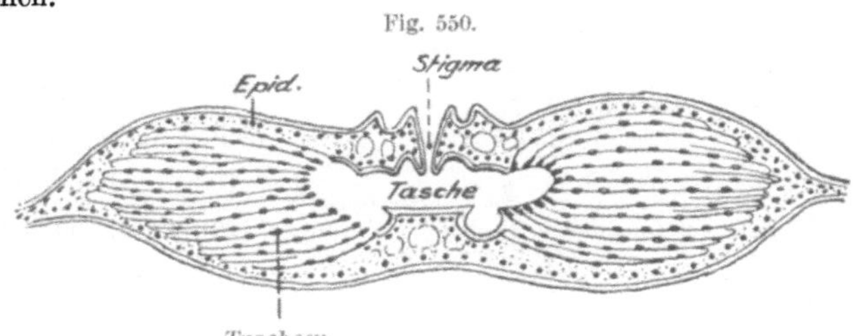

Scutigera coleoptrata. Querschnitt durch ein Stigma mit den beiden Tracheenbüscheln (nach Haase 1883).   O. B.

Die Intima sowohl der Progoneaten- als auch der Chilopodentracheen ist wohl stets zu einem Spiralfaden verdickt; nur *Scolopendrella* scheint er sicher zu fehlen.

Insecta.

Es wurde betont, daß sich das Tracheensystem dieser Klasse an das der *Chilopoden* am nächsten anschließt. Dies spricht sich einerseits in der *Zahl* und *Lage der Stigmen*, andererseits in der fast ausnahmslosen Bildung eines zusammenhängenden Luftröhrensystems aus. Kopfstigmen fehlen den Insekten ebenfalls stets; die einzige Ausnahme sollten die *Collembolen* bilden, die ein einziges Stigmenpaar besitzen. Neuere Untersuchungen zeigten, daß dieses in der vorderen Region des Prothorax und nicht im Kopf liegt.

Auch die für *Lepidopteren* gelegentlich angegebene ontogenetische Anlage von Kopfstigmen, welche später schwinden, wurden nicht bestätigt; vielmehr handelt es sich hier und anderwärts um Einsenkungen der Epidermis zur Bildung von Apodemen (Tentorien). Immerhin ist dies Problem beachtenswert wegen der Beziehung solcher Apodeme zu den Tracheen, wie sie für die Araneinen behauptet wird.

Es scheint sicher, daß die Rumpfstigmen der Urinsekten, ähnlich wie die der Chilopoden, ursprünglich in ansehnlicher Zahl auftraten, daß nämlich sowohl die 3 Thoracal- als auch die 8 vordersten Abdominalsegmente je 1 Paar besaßen, die Gesamtzahl also 11 Paar betrug; da das Abdomen wahrscheinlich ursprünglich aus 12 Segmenten bestand, so bleiben, wie bei den Chilopoden eins oder einige hintere stigmenlos. Diese Maximalzahl der Stigmen folgt daraus, daß an allen Thoraxsegmenten Stigmen auftreten können. Es finden sich jedoch am Thorax stets nur 2 Stigmenpaare (höchstens mit Ausnahme von *Japyx*, deren Verhältnisse jedoch noch der Klärung bedürfen), und auch bei Larven und primitiven Formen kommen im ganzen nur 10 vor, da die Zahl der Abdominalpaare bei den primitiveren Ordnungen gewöhnlich 8 beträgt. — Die Stigmenlage ist wichtig für die Beurteilung ihrer Zugehörigkeit zu den einzelnen Segmenten, die jedoch häufig recht schwierig ist. Es bestehen daher in dieser Hinsicht viele Widersprüche, die nur durch entwicklungsgeschichtliche Untersuchungen gelöst werden können.

Sehr wahrscheinlich lagen die Stigmen ursprünglich, ähnlich denen der Chilopoden, lateral in der Pleuralhaut zwischen Tergit und Sternit, und zwar in der Nähe der Basen der Beinpaare. Sowohl die Ontogenie als die Verhältnisse der ausgebildeten Formen scheinen zu erweisen, daß sie ursprünglich der vorderen Segmentregion angehörten und sich daher etwas vor den Beinanlagen oder nahe hinter den Beinanlagen des vorhergehenden Segments fanden. Später verschieben sie sich jedoch häufig in die Mittelregion der Segmente; ihre ursprüngliche Lage spricht dafür, daß ein Stigmenpaar, welches — wie es vorkommt — etwa auf der Grenze zweier Segmente liegt, dem hinteren derselben zugerechnet werden muß.

Nach einer anderen Anschauung, die auch in neuester Zeit wiederholt ausgesprochen wurde, entstehen die Stigmen auf den Segmentgrenzen (Fig. 554, S. 613); das erste thoracale soll jedoch sekundär nach vorn, die übrigen Stigmen nach hinten verlagert werden, wie ihr Verhalten bei den Häutungen zeige, und dadurch findet sich das vorderste, eigentlich mesothoracale Stigma zuweilen im Prothorax. — Bei der Imago sind die Stigmen manchmal mehr dorsal (z. B. *Coleopteren*) oder ventral (z. B. *Hemipteren*) verschoben, zuweilen auch versteckt, indem sich die Segmentringe ineinander schieben. Ein prothoracales Stigmenpaar scheint nur den wenigen *Collembolen* zuzu-

Fig. 551.

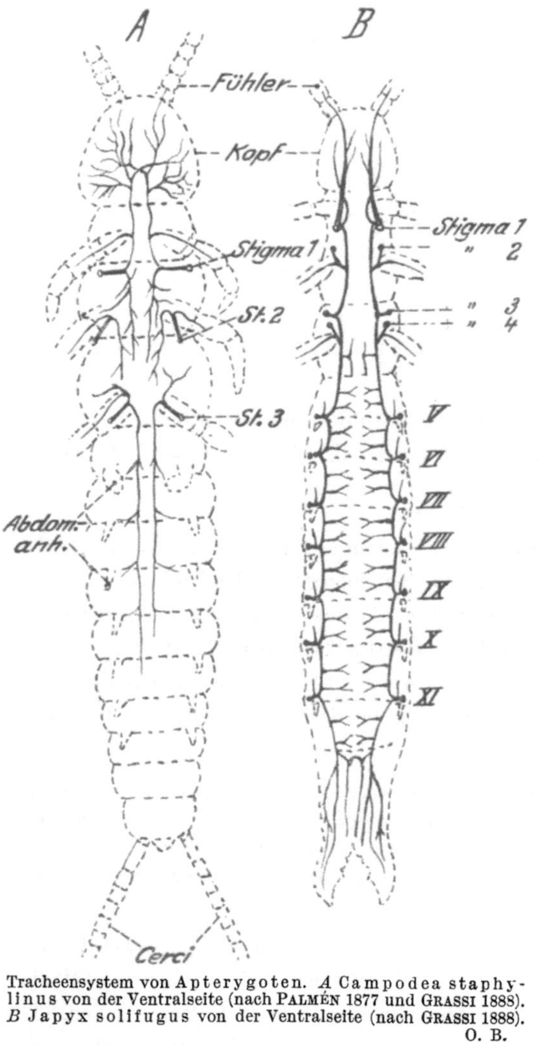

Tracheensystem von **Apterygoten**. *A* **Campodea staphylinus** von der Ventralseite (nach PALMÉN 1877 und GRASSI 1888). *B* **Japyx solifugus** von der Ventralseite (nach GRASSI 1888).
O. B.

kommen, die ein Tracheensystem besitzen (*Sminthuriden*); den meisten fehlt es jedoch; es findet bei diesen nur Hautatmung statt (*Poduriden*).

Bei *Campodea* (Thysanure) (s. Fig. 551 *A*) wird gewöhnlich jedem Thoraxsegment ein Stigmenpaar zugeschrieben, doch liegt das vorderste hinter dem 1. Beinpaar im Vorderrand des Mesothorax, gehört daher jedenfalls diesem an, und das 3. dürfte deshalb sicher das erste und hier einzige Abdominalpaar sein. *Eosentomon* (s. Fig. 552) fehlt dieses Stigma, so daß hier nur am Meso- und Metathorax je 1 Paar Stigmen vorkommen. Die eigentlichen Thysanuren (*Japyx*, *Machilis*, *Lepisma* u. a.) verhalten sich scheinbar primitiver, da sich bei ihnen die ursprüngliche Zahl von 8 Abdominalpaaren findet (*Nicoletia* soll jedoch das I. Abdominalpaar fehlen und auch *Anajapyx* besitzt nur sieben[1]). Dazu gesellen sich gewöhnlich die thoracalen Stigmen 2 und 4, wogegen *Japyx solifugus* (Fig. 551 *B*) ganz ungewöhnlicherweise 4 thoracale Stigmen besitzen soll; nämlich je 1 Paar am Pro- und Meso- und 2 am Metathorax. Jedoch verhält sich das erste bezüglich der von ihm abgehenden Tracheen wie ein mesothoracales und das 3. wie das metathoracale anderer Formen, so daß für das 2. und 4. ein Homologon zu fehlen scheint; das 4. Paar wird auch als accessorisches des I. Abdominalsegments betrachtet; diese Verhältnisse sind also noch keineswegs geklärt; es ist auch durchaus nicht sicher, ob bei den Apterygoten wirklich primitive Verhältnisse vorliegen.

Auch bei den Imagines gewisser Pterygoten wurde gelegentlich das Vorkommen eines prothoracalen Paares angegeben, so besonders für die *Puliciden;* doch wird dessen Vorkommen auch bestritten.

Die Larve der *Puliciden* soll nur am 1. und 2. Thoraxsegment Stigmen besitzen, die Imago hingegen nach den gewöhnlichen Angaben an allen 3 Brustsegmenten. Doch sollen die Stigmen am 2. und 3. durch Vorverschiebung aus dem 3. Thoracal- und dem I. Abdominalstigma hervorgegangen zu sein, was es nicht unwahrscheinlich macht, daß auch 1 eigentlich 2 ist. Dies scheint um so möglicher, als die Thoracalstigmen 1 und 2 hinter den Beinen liegen. Die Ausnahme bei den Puliciden ist daher, wie gesagt, vermutlich nur eine scheinbare.

Auch weitere Angaben, welche das 1. Stigmenpaar ausgebildeter Pterygoten als das prothoracale deuten, dürften vorerst noch zweifelhaft erscheinen, da sie den ontogenetischen Erfahrungen widersprechen (so z. B. für *Gryllus* und die *aculeaten Hymenopteren*). Auch die bei zahlreichen Larven, so namentlich denen der *Dipteren*, *Lepido-*

Fig. 552.

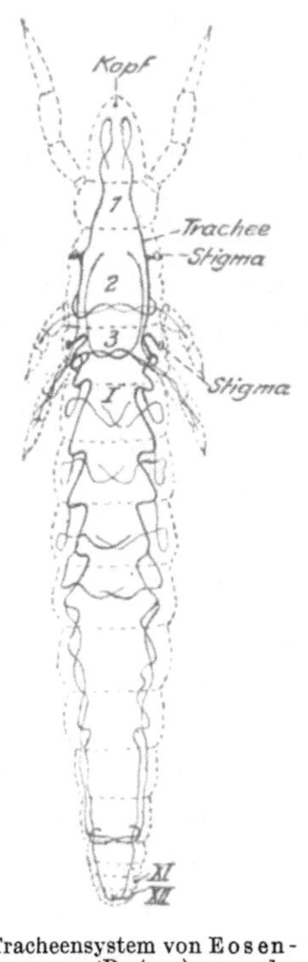

Tracheensystem von **Eosentomon** (Proture) von der Dorsalseite (nach PRELL 1911, mit Benutzung von RIMSKY-KORSAKOW 1911).

O. B

---

[1] Wir bezeichnen die Stigmen des Thorax mit arabischen, die des Abdomens mit römischen Ziffern.

pteren (Fig. 553), *Tenthrediniden* und mancher *Coleopteren* sich findenden sogenannten prothoracalen Stigmen, ebenso wie diejenigen aus denen die Prothoracalhörner der *Simuliidenpuppen* hervorgehen, werden den mesothoracalen der Imagines vielfach gleichgestellt, so daß das Vorkommen eines prothoracalen Stigmas in keinem Falle völlig gesichert ist, worauf noch genauer einzugehen sein wird.

Die ursprünglichsten Gruppen der Pterygoten, so die *Orthopteren, Neuropteren, Rhynchoten*, doch auch zahlreiche *Coleopteren* und *Hymenopteren* besitzen die beiden Thoracalstigmen (2 und 3) und 8 (zuweilen nur 7) Abdominalstigmen. Daß bei gewissen (so *Perliden, Odonaten*) häufig 3 Paar Thoracalstigmen angegeben werden, dürfte wohl sicher darauf beruhen, daß das I. abdominale dem Thorax zugerechnet wurde. Bei einzelnen Formen dieser Gruppen kann sich die Zahl der Abdominalstigmen vermindern, was gewöhnlich von hinten nach vorn geschieht.

So beträgt die Zahl der abdominalen Paare mancher *Aphiden* noch 7, sinkt bei *Chermes* auf 6, bei gewissen *Phylloxeren* bis auf 5 herab. Den Weibchen der *Coccidiiden* fehlen die Abdominalstigmen meist völlig. Ähnlich verringert wird die Stigmenzahl bei

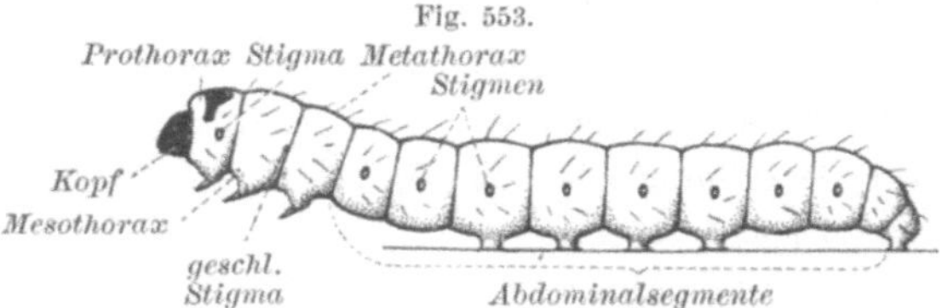

Larve von **Cossus ligniperda** von der linken Seite. Stigma im Prothorax, das vermutlich mesothoracal; geschlossenes Stigma auf der Segmentgrenze zwischen Meso- und Metathorax, vermutlich metathoracal.   Orig. v. Bu.

den kleinen *Thysanoptera*, die gewöhnlich 4 (2, 3, II, VIII), zuweilen jedoch nur 3 besitzen sollen. Auch den *Psylliden* kommen neben den beiden Thoracalstigmen die 7 abdominalen zu, wogegen die Pediculiden (*Phthirius, Pediculus, Haematopinus*, ebenso auch *Acanthias*) nur ein einziges am Thorax (wohl Mesothorax) und 5 Abdominalstigmen (III—VII) zeigen, die sich jedoch bei gewissen Gattungen bis auf 3 vermindern.

Die *Dipteren* zeigen ebenfalls zum Teil noch 7 Paar abdominale Stigmen, andere nur 5—4, ja bei gewissen findet sich eine verschiedene Zahl in beiden Geschlechtern. — Auch die Abdominalstigmenzahl der *Lepidopteren* ist gewöhnlich eine hohe (7, ja mehrfach 8 [*Danais*]), wogegen viele nur ein einziges Paar thoracaler auf der Grenze von Meso- und Metathorax haben, manche weiter hinten noch ein zweites kleines zeigen sollen. (Daß gerade die Lepidopteren in dieser Hinsicht wenig erforscht sind, fällt auf.)

Im allgemeinen werden jene in der Luft lebenden Insekten, deren Stigmen alle geöffnet sind und in Tracheen führen, als *holopneustisch* bezeichnet. Auch die Larven gewisser Gruppen besitzen zahlreiche offene Stigmen, so viele *Hemimetabolen*, ferner die *Lepidopteren* (Fig. 553), *Tenthrediniden* und die meisten *Coleopteren* und einige *Dipteren*. Bei den genannten Holometabolenlarven finden sich neben einem Stigma des Prothorax, welches jedoch wahrscheinlich ein verlagertes mesothoracales ist, 8 abdominale (I—VIII) oder weniger als 8, ein Zustand, der als *peripneustisch* bezeichnet wird. Im Gegensatz zu diesen ursprünglichen Verhältnissen hat sich die

Zahl der offenen Stigmen namentlich bei den Larven vieler Dipteren (*Oestriden*, *Syrphiden*) sehr vermindert, so daß nur ein thoracales und die hintersten abdominalen offen bleiben (*amphipneustische Larven*); alle übrigen sind dagegen verschlossen und funktionsunfähig. Doch erhielten sich, ähnlich wie bei den geschlossenen Stigmen der peripneustischen Larven, die rudimentär gewordenen Tracheenstämmchen, die von diesen Stigmen ausgehen. Bei anderen Dipteren-(*Culiciden-*) und gewissen Käferlarven (*Dytiscus* und einzelnen sonstigen *Wasserkäfern*) kann allein das hinterste Abdominalpaar offen bleiben (*metapneustische Larven*). — Bei nicht wenigen Larven verschiedener Ordnungen endlich, die im Wasser leben, sind alle Stigmen geschlossen, doch noch in der geschilderten Weise angedeutet (*apneustische Larven*); sie öffnen sich erst wieder beim Übergang zur Imago. Daß sie nur vorübergehend geschlossen sind, folgt auch daraus, daß sie sich bei jeder Häutung auf gewisse Zeit öffnen, zur Entfernung

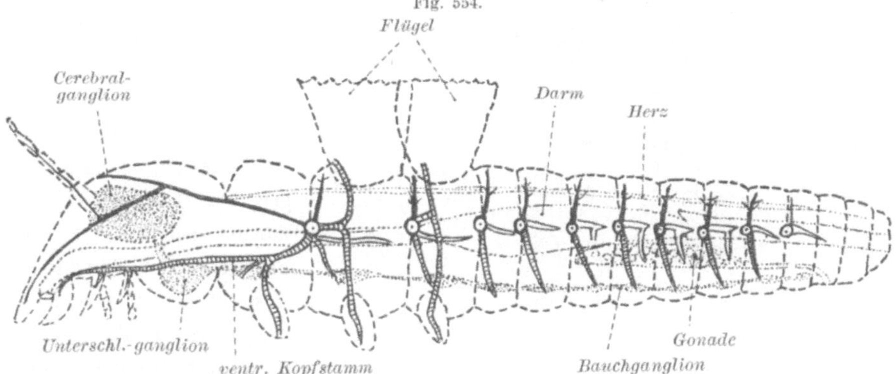

Grundschema der Tracheenverteilung der Insekten. Dorsale Äste schwarz; viscerale Äste weiß; ventrale Äste quergestreift (nach LEHMANN 1924).   C. H.

der abgestoßenen Intima der größeren von den Stigmen ausgehenden Tracheenstämme. Bei der Besprechung der im Wasser lebenden Insektenlarven (S. 624f.) wird auf diese Verhältnisse einzugehen sein.

Vom mesothoracalen Stigma ziehen 2 (1 *ventraler* und 1 *dorsaler*) Tracheenast nach vorn zu Kopf und Prothorax; von den übrigen Stigmen entspringen nach *lateral*, *dorsal* und *ventral* ziehende Tracheenästchen, von denen die ersteren (*visceralen*) die Eingeweide und den Fettkörper, die nach *dorsal* ziehenden Herz und dorsale Muskulatur, die *ventralen* die Bauchganglien und die ventrale Muskulatur versorgen (s. Fig. 554). Die Tracheen gleicher Verbreitungsgebiete vereinigen sich zu Längsstämmen, von denen namentlich in der Regel jederseits ein lateraler Längsstamm, der in gestrecktem oder geschwungenem Verlauf den Körper durchzieht (s. Fig. 555), weit verbreitet ist. Querziehende Tracheenzweige verbinden sich in ähnlicher Weise, wodurch zwischen den Längsstämmen Queranastomosen hergestellt werden, die in geringer bis größerer Zahl auftreten. Viele Insekten, namentlich kleine Formen, zeigen nur 2 solcher Längsstämme (Fig. 551 *B*, S. 610). Bei größeren kommt es aber nicht selten zur Bildung mehrerer. So finden sich bei den *Acridiern* 2 laterale und 2 dorsale längs des Herzens, bei den *Blattiden* außerdem noch 2 ventrale (s. Fig. 555) während die *Odonaten* anstelle dieser letzteren 2 viscerale besitzen, und eine ähnliche Vermehrung der Längsstämme zeigen noch andere Insekten.

Von großem Interesse erscheint, daß bei primitiven Insekten Anastomosen der von jedem Stigma ausgehenden Tracheenäste ganz fehlen können, also ein Zustand des Systems besteht, wie er für die Protracheaten, Progoneaten und die meisten Arachnoideen charakteristisch ist. Dergleichen findet sich bei *Sminthurus*, *Campodea* (Fig. 551 *A*, S. 610), *Eosentomon*, *Machilis*, während bei *Japyx* (Fig. 551 *B*, S. 610) und *Nicoletia* ein Paar Bauchstämme und mehr oder weniger zahlreiche Queranastomosen vorhanden sind. Da das Tracheensystem der Apterygoten zweifellos in Rückbildung begriffen ist, so wird sich vorerst kaum sicher feststellen lassen, ob der Mangel der Tracheenverbindungen bei ihnen einen primitiven oder sekundären Zustand bildet, obgleich, wie schon erwähnt, letzteres wahrscheinlicher sein dürfte. Die Angabe, daß auch *Gryllotalpa* (Orthoptere) Tracheenverbindungen völlig fehlen, besteht nicht zurecht; es lassen sich hier sehr deutlich ventrale Längsstämme feststellen.

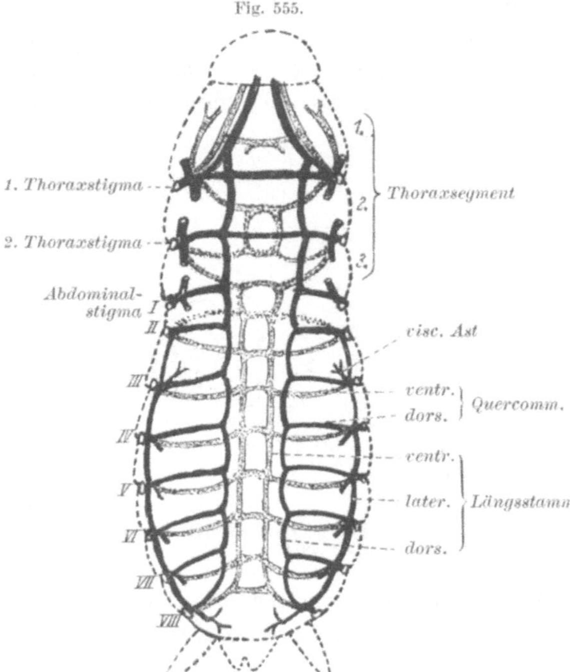

Schema der Tracheenverteilung bei **Periplaneta** von dorsal (nach HATSCHEK und CORI).   O. B.

Auf die weitere Verzweigung der Tracheenäste, die meistens eine außerordentlich reiche ist, kann hier nicht näher eingegangen werden. Schließlich umspinnen ihre Endästchen die Organe und dringen zum Teil in sie ein, so besonders in die Ganglien, Muskeln, Spinndrüsen und den Fettkörper (s. Fig. 569, S. 622). Diese feinen Tracheenverzweigungen (*Tracheolen*, *Capillaren*) verbinden die Organe und halten sie auch mechanisch zusammen; sie spielen daher gewissermaßen im Insektenkörper die Rolle eines Bindegewebes.

Nicht wenige Insekten verschiedener Ordnungen zeigen die Eigentümlichkeit, daß einzelne oder zahlreiche Tracheen in ihrem Verlauf blasige Anschwellungen — *Tracheenblasen* — bilden oder ihnen solche seitlich ansitzen. Diese Blasen zeigen meist eine etwas abweichende Struktur, indem der sonst fast immer gut ausgebildete

Spiralfaden der Intima in ihnen fehlt. Ihre Wand bleibt bei den in der Luft lebenden Formen dünn und häutig, während sie bei den im Wasser lebenden durch Chitin verdickt ist; diese Verhältnisse hängen mit den verschiedenen Funktionen der Tracheenblasen bei Land- bzw. Wasserinsekten zusammen (s. unten). Gewisse Formen, so namentlich die *Lamellicornier*, *Dytisciden*, *Acridier*, *Libellen* besitzen viele solche Tracheenblasen. Bei den ersten sind die gröberen Tracheenzweige mit zahlreichen gestielten Tracheenbläschen besetzt (Fig. 556); ähnliches zeigen auch die Odonaten (*Libellen*). Bei den *Acridiern* hingegen sind die ventralen Queranastomosen jederseits im Thorax und Abdomen zu großen Tracheenblasen angeschwollen (Fig. 557). Bei zahlreichen gut fliegenden *Hymenopteren*, *Dipteren* und *Lepidopteren* schwellen die seitlichen Hauptstämme im Abdomen

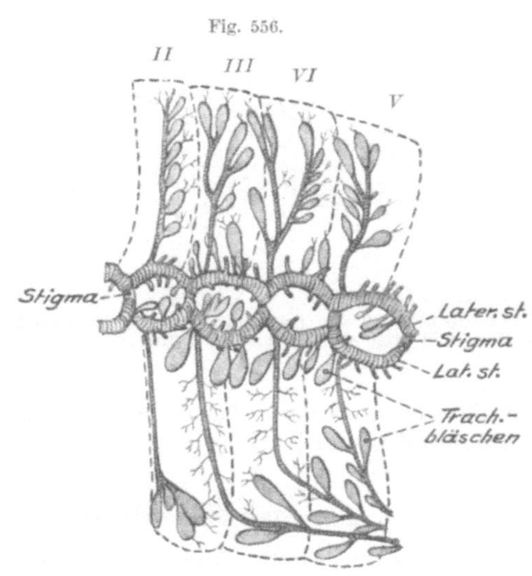

Melolontha vulgaris. 2.—5. Abdominalsegment von der linken Seite mit den Haupttracheenstämmen und Tracheenbläschen (nach STRAUSS-DÜRCKHEIM 1828). C. H.

zu einem Paar großer Tracheenblasen (*Luftsäcke*, Fig. 558) an, zu welchen sich auch noch kleinere im übrigen Körper gesellen können. Auch den *Rhynchoten* kommen nicht

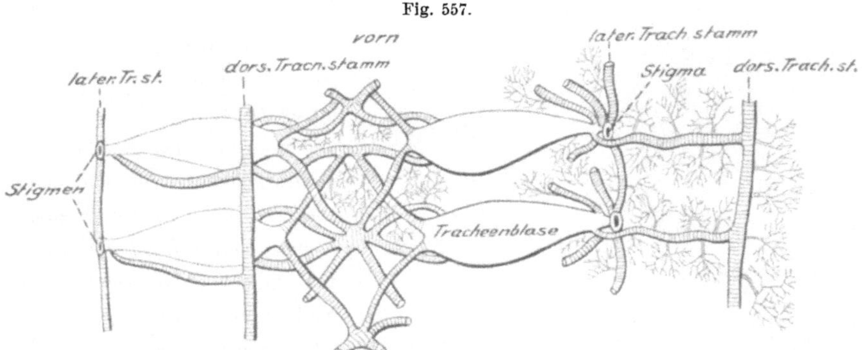

Oedipoda coerulescens (Acridier). Kleiner Teil des Tracheensystems aus zwei Segmenten des Abdomens. Der linke, dorsale Tracheenstamm in natürlicher Lage, der rechte dagegen nach außen herumgeklappt. Die feineren Tracheenverzweigungen sind nur teilweise wiedergegeben (nach DUFOUR 1841).
C. H.

selten schlauchartige Tracheenerweiterungen im Thorax zu. Von Interesse erscheint, daß bei manchen Formen mit ungeflügelten Weibchen, so *Lampyris* (Coleoptere) und gewissen *Geometriden* (Lepidopteren) nur die geflügelten Männchen Blasen besitzen.

Dies weist darauf hin, daß die Blasenbildung mit der Entwicklung des Flugvermögens (bei wasserlebenden Formen wohl mit jener des Schwimmvermögens) in Beziehung steht; wenigstens sind es meist gut fliegende bzw. auch plumpe, fliegende Formen, bei welchen Blasen besonders gut ausgebildet sind. Neue Versuche scheinen sichergestellt zu haben, daß die dünnwandigen Tracheenblasen der fliegenden Insekten neben der Funktion das spezifische Gewicht des Tieres zu vermindern, eine Ventilation der distal von ihnen liegenden Tracheen herbeiführen, weshalb sie um so wirksamer

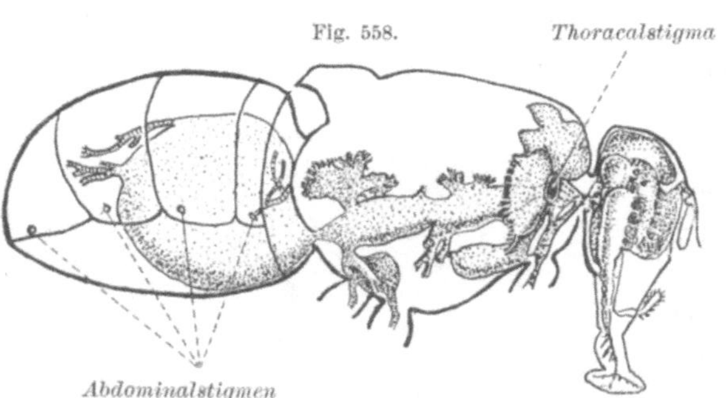

Musca domestica von der rechten Seite gesehen, um die Hauptluftsäcke und Stigmen zu zeigen (nach HEWITT aus BERLESE 1909).
C. H.

sind, je weiter sie von den Stigmen entfernt liegen (s. einerseits *Acridier*, Fig. 557, und andererseits *Melolontha*, Fig. 556).

Bau und Verschlußapparate der Stigmen.

Die Gestalt und Größe der Stigmenöffnungen ist ziemlich verschieden, bald kreisrund, oval, spaltartig, gelegentlich auch halbmond- bis bohnen- oder wurstförmig.

Am Stigmenrand ist die Chitinhaut fast stets verdickt, so daß eine Art Chitinring (*Peritrema*, Fig. 559) entsteht. Dieser Ring kann bei spaltartigen Stigmen an deren Langseiten lippen- bis deckelartig vorspringen (z. B. zahlreiche *Orthopteren*), wodurch der Eingang verengt wird. Die Öffnung führt bei vielen Insekten (so namentlich *Lepidopterenlarven, Dipteren, Rhynchoten* und anderen) in einen gruben- bis napfförmigen, seltener schlauchartig erweiterten Raum (*Atrium, Stigmen-* oder *Tracheentasche*). Bei anderen (z. B. *Coleopteren*) bleibt diese Tasche gewöhnlich sehr flach (Fig. 559); bei zahlreichen Hymenopteren (besonders *Aculeaten*) bildet sie einen napfartigen Anhang am Stigma, von welchem der Tracheenstamm mit weiter Öffnung entspringt. In anderen Fällen hingegen verengert sich die Tasche proximal sehr, so daß die Tracheen nur durch eine feine Öffnung mit ihr zusammenhängen. Manchmal kann sie auch lang schlauchförmig werden (so z. B. bei der Larve von *Dytiscus* u. a.). Die Wand der Tasche trägt meist viele Haare, die

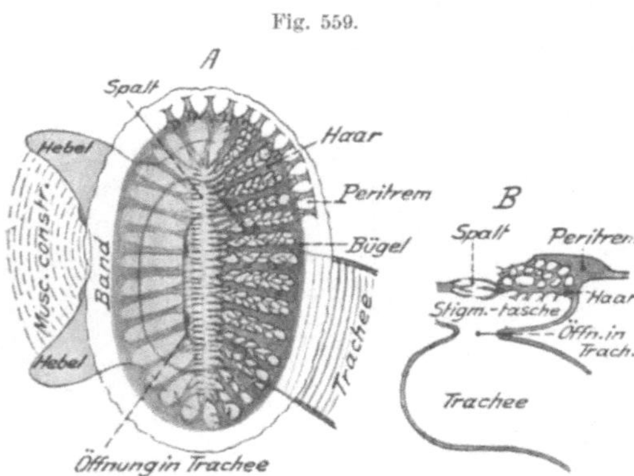

Melolontha vulgaris, Imago, Abdominalstigma. *A* von außen gesehen. *B* Schematischer Querschnitt; nach der Flächenansicht konstruiert (mit Ben. von KRANCHER 1881).
O. B.

häufig gefiedert oder verzweigt sind und zuweilen zu einer Art Sieb oder zu einer spongiösen Masse verwachsen. Dies verhindert offenbar das Eindringen von Staubteilchen in die Tracheen, aber auch wohl das Eindringen von Flüssigkeiten, besonders von Wasser, namentlich dann, wenn die Haare von letzterem nicht benetzbar sind, was vom Sekret einzelliger Drüsen unterstützt werden kann.

Bei gewissen Formen kommt es sogar zu einem weitgehenden Verschluß der Öffnung. Dergleichen findet sich namentlich bei den *Lamellicorniern* (*Melolontha*, Fig. 559), wo sich von den Wänden des *Atriums* (*Stigmentasche*) der Imagines eine Menge reich verzweigter Haare erheben, deren feinere Verästelungen sich netzförmig vereinigen. So bildet sich etwas nach innen von der Stigmenöffnung eine schwammartige Membran, die nur von einem mittleren Längsspalt durchsetzt wird, in den jedoch eine Menge feinster Härchen vorspringen. Ein noch weitergehender Verschluß ist häufig

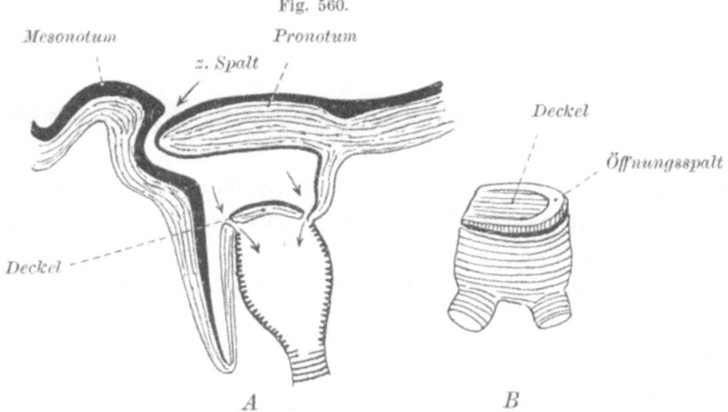

Velia currens (Wasserwanze). Versenktes erstes Stigma. *A* im Längsschnitt. *B* Stigma herauspräpariert (nach MAMMEN 1912 aus WEBER 1930).　　v. Bu.

bei solchen Insekten zu finden, die infolge ihrer Lebensweise in Wasser, Schmutz, Mulm usw. einer Verstopfung ihrer Stigmen besonders ausgesetzt sind.

So ist bei gewissen *Wasserwanzen* (*Velia currens*, Fig. 560) das Stigma in die Tiefe verlagert und von einem Deckel überwachsen, der nur einen schmalen U-förmigen Spalt freiläßt. Bei den Larven der meisten *Lamellicornier* ist ein solcher Spalt in der Mitte des Stigmas zu finden. Die Verbindung mit dem Tracheenraum geschieht hier außerdem durch die Siebplatte, die von zahlreichen Poren durchsetzt ist (s. Fig. 561).

Etwas anders gebildete, gitterartige Stigmen finden sich bei den Larven der *Musciden* und *Oestriden* (Dipteren). Das am hinteren Abdominalende gelegene Paar Stigmen ist im 1. Larvenstadium (*Musca*) durch eine feine Membran geschlossen, in welcher sich ein Längsspalt befindet, der durch zahlreiche Querbrücken in viele feine Löchelchen geteilt wird (*Tüpfelstigma*). Im 2. und 3. Larvenstadium treten neben dem Spalt noch nacheinander 2 neue von gleichem Bau auf (s. Fig. 562); diese 3 Spalten führen in ein gemeinsames Atrium, stellen also ein Stigma dar, nicht wie früher angenommen wurde, drei. Dieselben 3 Stigmenspalten jederseits finden sich auch

bei den Larven der *Gastrophiliden*, während die Stigmenbildung von *Oestrus* jener der
Larven der *Lamellicornier* zu gleichen scheint. Die Stigmenspalten gewisser Gastrophilidenlarven (*Gyrostigma*) können stark mäandrisch gewunden sein. Das Atrium

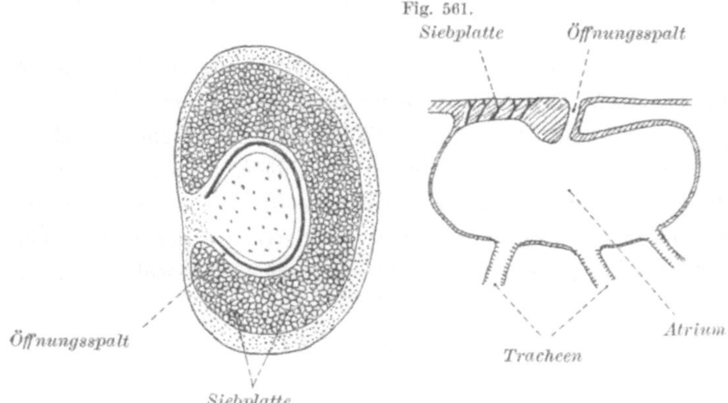

Melolontha vulgaris, Larve. Abdominalstigma. *A* von der Fläche. *B* im Längsschnitt
(nach IMMS 1925).   v. Bu.

auch dieser Larven wird von einem spongiösen, durch die Verwachsung reich verästelter Haare entstehenden Netzwerk mehr oder weniger erfüllt und wird als *Filzkammer* bezeichnet.

Auch die sogen. *Prothoracalhörner* der *Dipterenpuppen*, welche häufig, namentlich
bei wasserlebenden, aber auch sonstigen Formen, mehr oder weniger lang, zuweilen
sogar sehr lang und ansehnlich sein
können, werden als ähnliche Bildungen
aufgefaßt. Das Stigma hat sich hier in
eine kleinere oder größere Zahl von

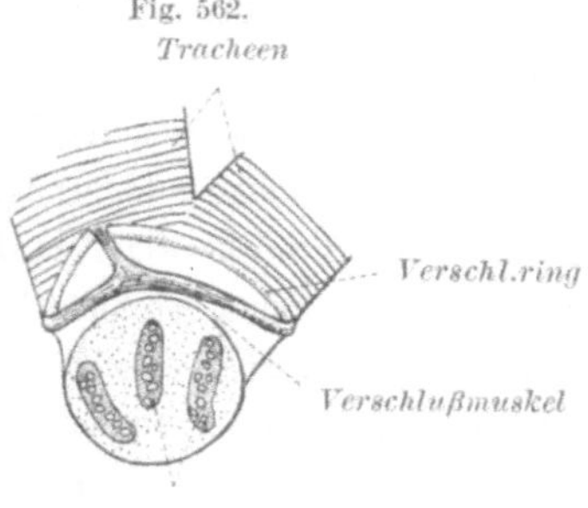

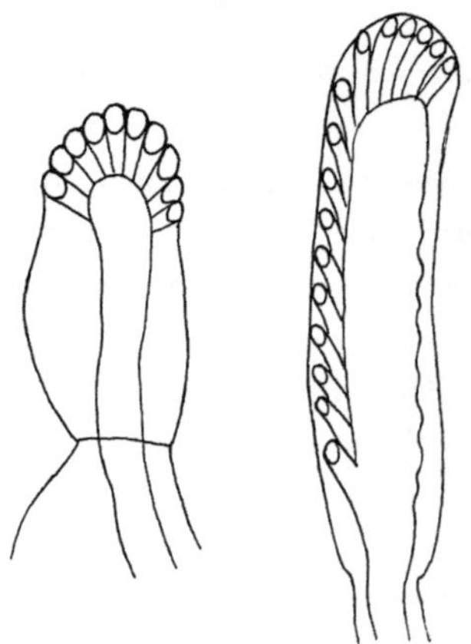

Musca vomitoria, Larve. Eins der paarigen
Abdominalstigmen (nach KRANCHER 1881).
C. H.

Stigmenhörner der Puppe *A* von Leptoconops
becquarti *B* von Stilobezzia gracilis (nach
MAYER unveröffentlicht).   v. Bu.

„*Tüpfeln*" aufgelöst, die sich in sehr verschiedener Anordnung über das ganze „*Horn*"
verteilen können (Fig. 563). Zu jedem Tüpfel, der wahrscheinlich von einer außerordentlich feinen Cuticula überzogen ist, begibt sich eine Ausbuchtung des Atriums.

Es gibt jedoch auch Formen, bei denen jede dieser Ausbuchtungen mehrere Tüpfel trägt. Das *Prothoracalhorn der Culicidenpuppen* hat an seinem Distalende eine einfache Öffnung, die sekundär entstanden ist und in einen durch Einstülpung gebildeten Vorraum führt. — Ähnliches findet sich bei den *Tachinenlarven*, wo das Tüpfelstigma am Boden des hohlen, distal geöffneten Horns liegt; auch hier dürfte das Horn um das ursprüngliche Stigma sekundär hervorgewachsen sein. Auch die beiden vorderen Stigmen der *Gastrophilidenlarven* sind schon ähnlich gebaut wie jene der Puppen, jedoch ohne Horn.

Die Hörner der *Simuliumpuppe* wurden früher als ähnliche Bildungen angesehen; man hielt ihre langen Äste (s. Fig. 564) für mit Tüpfeln bedeckte Knospen. Diese Anschauung wurde jedoch unhaltbar, nachdem sich gezeigt hatte, daß ihr innerer Bau vollständig abweichend ist; sie sollen daher auch erst an anderer Stelle (s. S. 631 f.) näher beschrieben werden.

Verschlußapparate am Ursprung der Tracheen. Fast allgemein verbreitet (ganz fehlend bei den *Hydrocores*) findet sich am Ursprung der Tracheen ein besonderer Verschlußapparat, über dessen Bau jedoch noch manche Zweifel bestehen. Er liegt gewöhnlich an der Stelle, wo die Tasche in den eigentlichen Tracheenstamm übergeht, und scheint, soweit die Beschreibungen verständlich sind, etwa folgendermaßen gebaut zu sein: An diesem Ort findet sich eine ringförmige Chitinverdickung, welche die Übergangsstelle umzieht und sich gewöhnlich differenziert in einen stärker verdickten und festeren „*Verschlußbügel*", der etwa die eine Hälfte des Ringes bildet und einen meist dünneren bandartigen Teil (*Verschlußband*), der die ganze andere Hälfte oder einen Teil von ihm darstellt (s. Fig. 559 *A*, S. 616 und Fig. 565). Letztere Hälfte bildet ferner entweder an ihren beiden Enden (viele *Coleopteren*, Fig. 559 *A*; *Hymenopteren*, Fig. 565 *A*) zwei kegelartige Fortsätze (*Verschlußkegel* oder -*hebel*) oder nur einen (*Orthopteren*), der bald von einem Ende, bald in der Mitte (Fig. 565 *C*) des Verschlußbandes entspringt. Das Basalende des Hebels kann zu einem rechtwinklig zu ihm stehenden Fortsatz werden, der zwischen Bügel und Band eingeschaltet ist und so den Verschlußring vervollständigt (Fig. 565 *B*). Dieser Fortsatz ist gelegentlich (z. B. *Lepidopteren*, Fig. 565 *B*) in zwei Arme gespalten. Wenn sich zwei Hebel finden, so spannt sich zwischen ihnen ein Muskel (*Verschlußmuskel*) aus, dessen Contraction den Verschluß der Öffnung bewirkt (Fig. 565 *A*); findet sich nur *ein* Hebel, so zieht der Muskel von dessen Ende gewöhnlich zum einen Ende des Bügels (Fig. 565 *B* und *C*), jedoch auch zur Körperwand. — Auch ein oder zwei besondere Öffnungsmuskeln wurden bei einzelnen Insekten beschrieben; doch soll das Öffnen im allgemeinen durch die Elastizität der Chitinteile geschehen. Hinsichtlich der Wirkungsweise dieser Muskulatur (ob Öffner oder Schließer) bestehen jedoch noch gewisse Zweifel. — Wenn der

Simulium (Diptere) Puppe von links mit dem verzweigten linken Stigmenhorn (nach VOGLER 1887 aus SCHRÖDER, Hdb. d. Entom.). v. Bu.

Verschlußring ohne besondere Fortsätze bleibt, findet sich gewöhnlich nur ein einziger Muskel, der vom einen Ende des Rings zum Integument zieht; bei seiner Contraction streckt er den Ring in die Länge und verschließt die Trachee.

Besondere Vorkehrungen zum Schutze der Stigmen finden sich bei gewissen *Hemipteren*. Bei den Larven der sogenannten *Schaumcicaden* bildet sich am Abdomen durch lappige Auswüchse der Tergite (*Paratergitplatten*) auf der Bauchseite des Tieres ein geräumiger Luftkanal (*Atemhöhle*, s. Fig. 566), in den die Stigmen erst einmünden. Sie sind auf diese Art davor geschützt, durch den Schaum verklebt zu werden.

Für gewisse Insekten (zahlreiche *Hymenopteren*, *Dipteren*, *Melolontha*, *Libelluliden*) wurde nachzuweisen versucht, daß sie beim Ein- und Ausströmen der Luft durch die Stigmen Töne hervorbringen können. Die vorliegenden Experimente scheinen diese Möglichkeit zu befürworten. In solchen Fällen wurden auch besondere Einrichtungen an der Atriumwand beschrieben, welche die Tonerzeugung bedingen und im allgemeinen vom Verschlußapparat ausgehen. Bei den *Musciden* sind nur die beiden thoracalen Stigmenpaare mit solchen Einrichtungen versehen, die sich dem Verschlußapparat

Verschlußapparate verschiedener Insektenstigmen im offnen und geschlossenen Zustande. *A* Abdominalstigma von Apis (nach SNODGRASS 1929). *B* Stigma einer Sphingidenraupe (nach IMMS 1925). *C* Dytiscuslarve (nach ALT 1912; alle 3 Figuren aus WEBER 1933). C. H.

direkt anschließen und zwar in Form zweier membranöser Falten, welche vom -Verschlußring in das Atrium vorspringen (*Stimmbänder*). Bei *Eristalis* dagegen findet sich eine bogenförmige Reihe kleiner Blättchen, welche dieselbe Bedeutung besitzen sollen (*Verschlußfalten*, Fig. 567). Die entsprechenden beiden Stimmbänder der *Hymenopteren* sollen von den dünnhäutigen Rändern der Stigmenöffnungen selbst gebildet werden, die sich in die Tasche einsenken. Auch für *Melolontha* wurde eine paarige, faltenreiche *Brummzunge* beschrieben, wogegen bei den *Libelluliden* der eine Rand der spaltförmigen Thoracalstigmen als eine dünne Membran vorspringt, die von stärkeren Chitinrippen kammförmig durchzogen wird und zur Tonerzeugung dienen soll. Spätere Beobachter konnten diese Resultate jedoch nicht überall bestätigen, und das ganze Problem bedarf weiterer Untersuchungen.

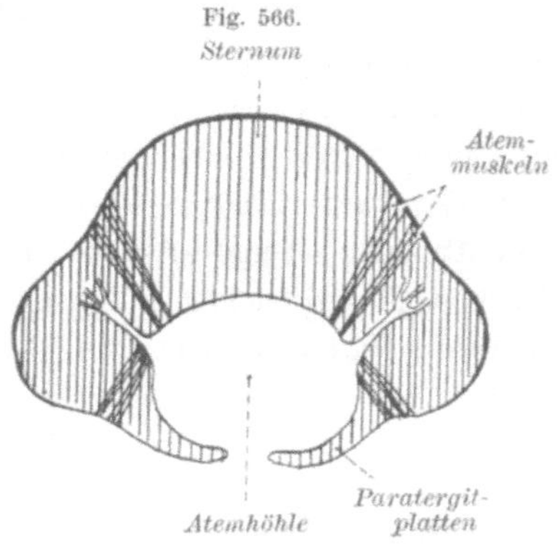

Aphrophora salicis (Schaumcicade) Atemhöhle im Abdomen; schematischer Querschnitt (nach WEBER 1933).　　C. H.

Feinerer Bau der Tracheen. Die Chitinintima, welche die Tracheenröhre auskleidet, besitzt fast stets einen Spiralfaden, der jedenfalls ihre Elastizität erhöht und so das Offenbleiben der Röhren wesentlich unterstützt. Nur wenigen Formen mit sehr feinen Tracheen (so gewissen Apterygoten: *Sminthurus*, *Actaletus*, *Eosentomon*) scheint der Faden ganz zu fehlen, was nicht auffällt, da er ja in den feineren Tracheen stets schwächer wird und schließlich in den letzten Verzweigungen (*Tracheencapillaren*, *Tracheolen*) überall fehlt. — An den gröberen Tracheen läßt sich häufig beobachten (s. Fig. 568), daß die Intima aus zwei Schichten besteht: einer dunkleren äußeren (a) und einer helleren, geschichteten inneren Schicht (b). Der Spiral- oder richtiger Schraubenfaden gehört der inneren Schicht an und erscheint an solchen Tracheen sicher als eine selbständige Verdickung oder Einlagerung der inneren Lage. Auch ist er

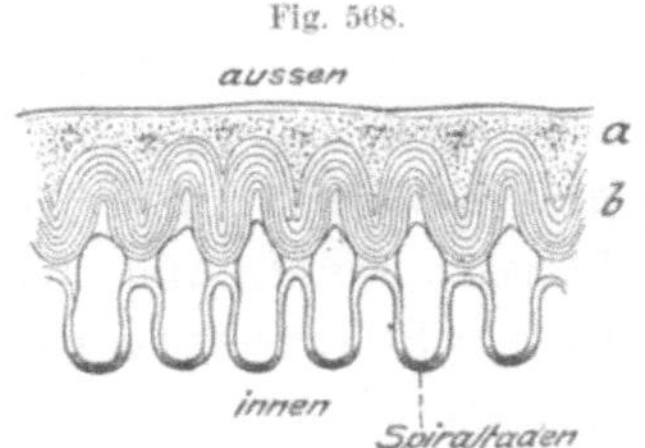

Eristalis tenax. Zweites Thoracalstigma nach Entfernung der dem Peritrema aufsitzenden Borsten, deren Basen noch sichtbar. Verschlußlippe und -falten sind die als „Brummring" und „Stimmband" bezeichneten Teile des Stigmenrandes. An die Leiste setzt sich der Verschlußmuskel des Stigmas an, der hier nicht zu sehen ist (nach GÄBLER 1930).　　C. H.

Cossus ligniperda. Längsschnitt durch die Wand eines dicken Endtracheenstammes. Die Wand zeigt deutlich zwei Hauptlagen (a und b) und den aufgelagerten Spiralfaden. Auf der inneren Erhebung ist der Faden braun pigmentiert.　　Orig. O. B. und v. Bu.

nicht selten teilweise braun gefärbt. Er entsteht daher nicht, wie gelegentlich behauptet wurde, nur durch Faltung der Intima, sondern ist eine selbständige Bildung, zwischen deren Umgängen die Tracheenwand dünner bleibt. Hierauf beruht es, daß

40 a*

die Röhre bei starkem Dehnen zwischen dem Schraubenfaden einreißt und letzterer sich abrollt. — Häufig kommt es vor, daß sich der Faden an gewissen Stellen gabelt oder auch blind endigt; er erstreckt sich also nicht kontinuierlich durch die ganzen Röhren. Aus seinem Verhalten an den Abgangsstellen von Ästen geht hervor, daß diese einen selbständigen Fadenapparat besitzen. — Die Intima dickerer Tracheen kann in seltenen Fällen innerlich Haare tragen, was schon bei den Arachnoideen hervorgehoben wurde. — Wie bemerkt, verschwindet der Faden in den feinsten luftführenden Tracheenausläufern (*Capillaren*); in den allerfeinsten Capillaren hört auch die Luftfüllung auf und Flüssigkeit tritt an ihre Stelle. Es erscheint sicher, daß die Capillaren in gewissen Fällen in einer verästelten Zelle endigen, einer *Tracheenendzelle*, welche der Matrix zugehört. Die Ausläufer dieser Endzelle heften sich den Organen

Fig. 569.

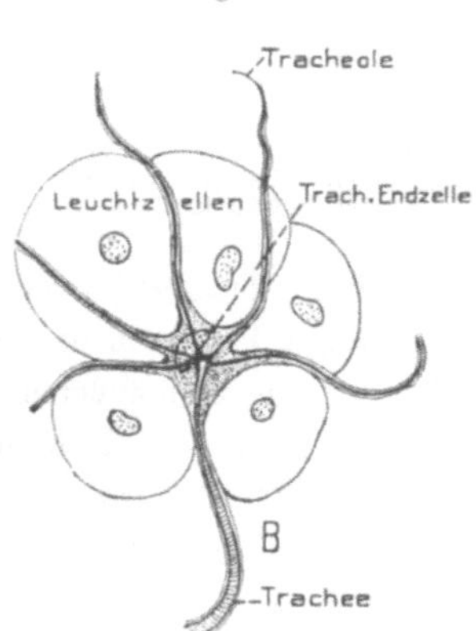

Lampyris splendidula ♂. Tracheenendzelle und Tracheolen im Leuchtorgan (nach BONGARDT 1903).
O. B.

Fig. 570.

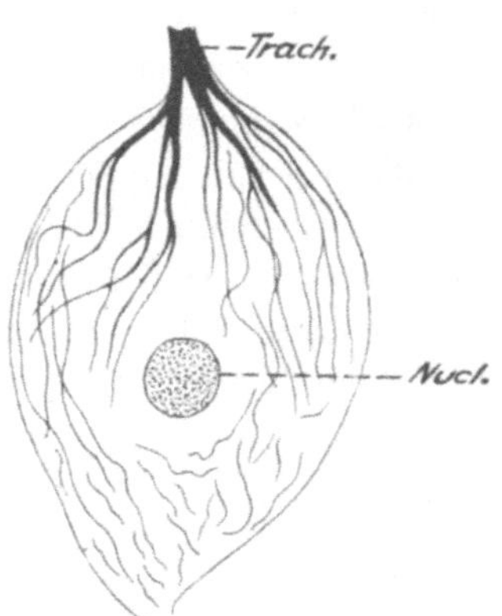

Oestridenlarve (Gastrophilus equi). Eine Zelle des roten Organs mit inneren Tracheenverästelungen (nach PRENANT 1900 aus SCHRÖDERS Hdb. d. Ent.).
v. Bu.

an. In anderen Fällen hingegen verzweigen sich die Röhrchen in solchen Endzellen und setzen sich in deren Ausläufer fort (s. Fig. 569), die sich, mit denen benachbarter Endzellen anastomosierend, zu einem Netzwerk vereinigen. Auf diese Art wird ein förmliches Capillarnetzwerk hergestellt, wie es namentlich in den Spinndrüsen der Raupen beobachtet wird. Daß in diesem Netzwerk noch besondere Kerne (außer jenen der Endzellen) vorkommen, scheint zweifelhaft. — Mehrfach wurde angegeben, daß die feinsten Tracheenröhrchen in Organzellen selbst eindrängen, so namentlich in Drüsenzellen (Spinndrüsen, Speicheldrüsen), in Muskel-, Fettkörper- und Leuchtzellen. Sicher erscheint, daß sie in diese Organe treten und deren Zellen umspinnen (s. Fig. 569). Ein wirkliches Eindringen in die Zellen selbst wird namentlich auch für die „*roten Organe*" der *Gastrophilus*-Larven behauptet und noch erwähnt werden.

Vereinzelt können sich an gewissen Stellen eigentümliche massenhafte Tracheenendigungen finden, die früher fälschlicherweise als *Tracheenlungen* bezeichnet wurden.

Dergleichen findet sich im Thorax der Wasserwanze *Nepa*, wo, wie früher erwähnt, einige schlauchförmige Tracheenblasen auftreten. Die beiden Tracheenlängsstämme entsenden hier medial auf eine gewisse Strecke eine dicht gedrängte Menge feiner Tracheenröhrchen, welche sich reich verzweigen und zusammen jederseits einen länglichen Körper bilden, der von zahlreichen parallelen Tracheenästen durchzogen wird. Lateral von ihnen findet sich jederseits ein Tracheenbläschen, das auf seiner Medialseite dieselbe Bildung zeigt und ventral im Thorax liegt schließlich noch ein Paar gelappte Säcke von entsprechendem Bau. Im ganzen treten also hier im Thorax sechs solcher Bildungen auf. Neuere Untersuchungen haben gezeigt, daß es sich bei den fraglichen Tracheenlungen in Wirklichkeit um rudimentäre Flugmuskeln handelt, die bei den flugfähigen Verwandten der Nepiden in ähnlicher Weise von Tracheen versorgt werden.

Sehr eigentümlich ist ferner das vorhin erwähnte *rote Organ* im Hinterleib der *Gastrophilidenlarven* (besonders *Gastrophilus equi*), das durch Umbildung aus einem Teil des Fettkörpers hervorgehen soll und mehr oder weniger paarig gebildet ist. Es besteht aus großen, etwa birnförmigen, roten Zellen (Hämoglobin?), die jedoch auch Tracheenendzellen ähnlich sind, indem in jede ein Tracheenästchen eindringt, das sich in ihrem Plasma reich verzweigt (s. Fig. 570).

Bei den Larven der *Trichopteren* (Phryganiden), der *Käfer* und den Raupen der *Schmetterlinge* finden sich in segmentaler Anordnung *Drüsen*, von welchen man bis vor kurzem annahm, daß sie bei der Häutung im allgemeinen und auch bei der der Tracheen eine wichtige Rolle spielen, indem sie ihr Secret zu Beginn der Häutung zwischen Cuticula und Hypodermis ergießen und diese voneinander trennen. Neue Untersuchungen stellten fest, daß diese Drüsen mit der Häutung nichts zu tun haben, und daß die Exuvialflüssigkeit der Tracheen von deren Matrixzellen ausgeschieden wird.

Tracheen zur Atmung im Wasser (spec. bei Larven).

Eine nicht geringe Zahl von Insekten hat sich dem Wasserleben angepaßt. Bei sämtlichen wasserlebenden Imagines bleibt das Tracheensystem durch Stigmen nach außen geöffnet. Die Anpassung besteht hier im wesentlichen darin, daß das Insekt durch besondere Einrichtungen befähigt wird, beim Atemakt ein größeres Luftquantum mit hinabzunehmen, das zur Speisung der Tracheen während des Untergetauchtseins dient. Bei den Schwimmkäfern (*Hydrophiliden, Dytisciden*) befindet sich das Luftreservoir zwischen den Elytren und der Rückenhaut, es dient also der Raum, in dem die zusammengefalteten Hinterflügel liegen, zur Luftspeicherung. Die Abdominalstigmen, die bei den Landkäfern von den Elytren unbedeckt an den Flanken des Körpers liegen, öffnen sich demgemäß bei den Wasserkäfern unter den Elytren. Bei den Wasserwanzen (*Hydrocores*) wird die Luft vielfach durch feine Härchen festgehalten, die sich auf der Bauchseite des Tieres befinden (*Notonecta, Corixa* u. a.). Für die *Nepiden* wurden schon früher (Bd. I, S. 792) die beiden ventralen, bis zum Thorax ziehenden *Atemrinnen* erwähnt, welche den Stigmen Luft zuführen. Die Imago dieser Wanze besitzt weniger offene Stigmen als die Larve, da nur die beiden thoracalen sowie das erste und letzte (VIII.) abdominale Paar geöffnet bleiben. Wie bei *Ranatra* hat sich auch bei *Nepa* am Hinterende eine lange Atemröhre entwickelt, die mit den Atemrinnen kommuniziert. Sie besteht aus zwei sich aneinanderlegenden, aus dem Tergit hervorgehenden Halbröhren.

Eine Sonderstellung nehmen die unter Wasser lebenden Käfer der Gattung *Donacia* ein, die, wie auch gewisse Larven, die Atemluft den Intercellularräumen der

Wasserpflanzen entnehmen, deren Wurzeln sie annagen. — Bei den *Insektenlarven* ist das Wasserleben sehr verbreitet, indem es ziemlich in allen größeren Ordnungen vorkommt, und zwar sehr häufig auch bei Arten, die als Imagines nicht im Wasser leben. Ausschließlich im Wasser leben die Larven der *Plecopteren*, *Odonaten* und *Ephemeriden*, mit wenigen Ausnahmen diejenigen der *Trichopteren*. Unter den Neuropteren sind es die *Sialiden*, deren Larven ans Wasser angepaßt sind. Bei den Dipteren ist larvales Wasserleben charakteristisch für die Familien der *Culiciden*, *Chironomiden*, *Stratiomyiden* u. a. Bei den *Käfern* sind nur die auch im Imaginalzustande im Wasser lebenden Arten als Larven in diesem Element zu finden; das gleiche Gesetz gilt auch für die *Wanzen*. Eine seltene Ausnahme ist das Wasserleben bei den *Raupen* der *Schmetterlinge*.

Es lassen sich bei den wasserlebenden Insektenlarven offene und geschlossene Tracheensysteme unterscheiden. Für die ersten ist es charakteristisch, daß die Zahl der offenen Stigmen häufig sehr vermindert ist, so daß schließlich nur noch einige Paare oder ein einziges offen bleibt. Bei manchen aquatilen Larven der *Coleopteren* und *Lepidopteren* können die Stigmen wenigstens im Jugendzustand geöffnet bleiben; bei anderen, so unter den Coleopteren bei gewissen *Dytisciden*,

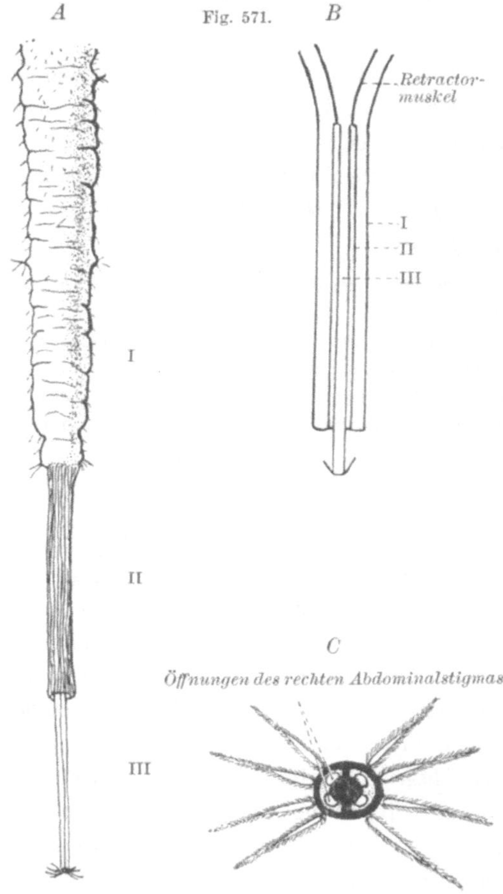

Eristalis tenax. Atemröhre der Larve. *A* in ausgestrecktem Zustande. *B* Schema des eingezogenen Zustandes. *C* von anal gesehen mit dem Stigmenpaar und den Borsten. I, II, III die drei Abschnitte der Röhre (nach GÄBLER 1930).
C. H.

Hydrophiliden und *Cyphoniden*, bleibt dagegen nur das hinterste Abdominalpaar offen, was häufig auch bei Dipterenlarven (*Culiciden*, *Psychodiden*, *Stratiomyiden* und gewissen *Musciden* (*Trichomyza*) vorkommt. Dieses Stigmenpaar kann dann an das Distalende einer kürzeren (*Culex*) oder bis sehr langen Atemröhre (*Stratiomys*, *Eristalis*) gerückt sein.

Bei *Eristalis* besteht die Atemröhre aus drei Teilen (Fig. 571 *I—III*), die durch Muskeln teleskopartig ineinander geschoben werden können, während ihre Ausstülpung durch den Druck der Körperflüssigkeit geschehen soll. Jedes der beiden an ihrem analen Ende befindlichen Stigmen mündet durch zwei Öffnungen nach außen; sie sind von einem Chitinring umgeben, der 8 fein behaarte Borsten trägt (Fig. 571 *C*).

Alle mit offenem Tracheensystem versehenen Larven müssen von Zeit zu Zeit zum Atemholen an die Oberfläche des Wassers. Als Luftreservoir dienen hierbei, soweit

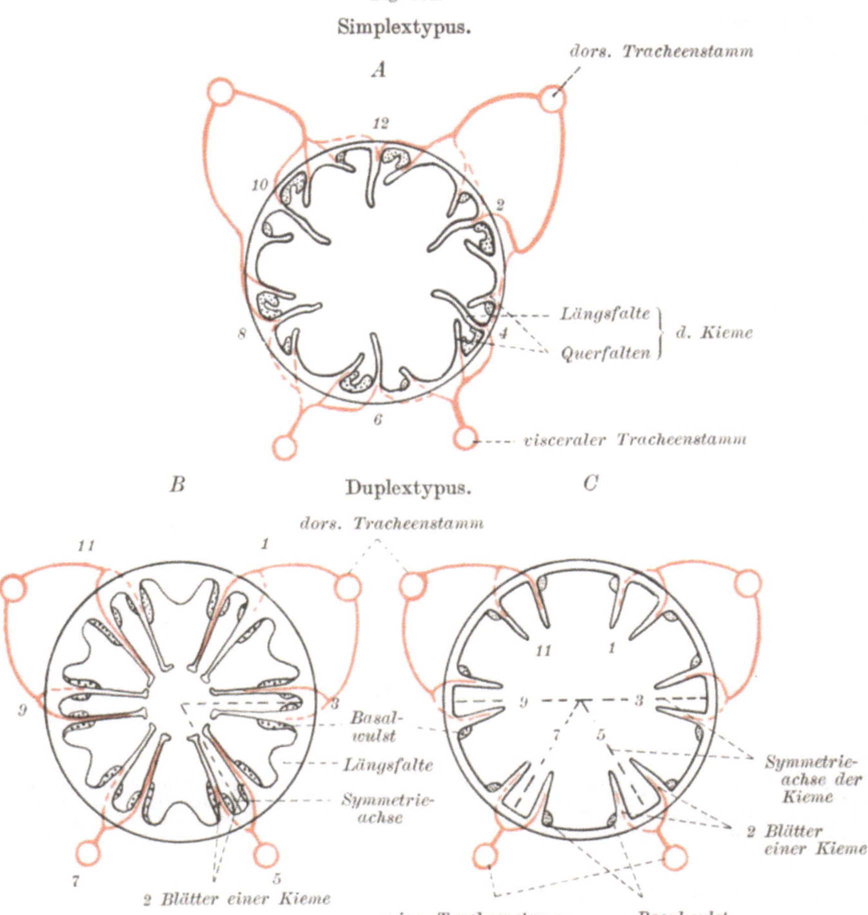

Anisoptere Odonatenlarven. Schematische Querschnitte durch drei Typen von Rectalkiemen und ihre Tracheenversorgung (Tracheen rot). *A* Simplexsystem (wellenförmiger Typus) von einer Gomphide. *B* und *C* Duplexsystem. *B* Aeschna brevistyla (blattförmiger Typus). *C* Libellulide (lamellenförmiger Typus) (nach TYLLIARD 1916). C. H.

nicht wie bei den Wasserwanzen die gleichen Einrichtungen wie bei den Imagines vorliegen, mitunter die sehr voluminösen Haupttracheenstämme (*Dytiscus*).

Geschlossene Tracheensysteme finden sich bei den Larven der *Ephemeriden, Phryganiden* (*Trichoptera*), bei gewissen Coleopteren (*Gyrinus, Pelobius, Cnemidotus*, Fig. 580, S. 630) oder auch im Jugendzustand der Larve (*Elmis, Donacia*), bei gewissen Lepidopteren (so *Nymphula stratiotata*); unter den Dipterenlarven soll sich das gleiche bei *Simulium, Ceratopogon, Tanypus, Corethra* und *Chironomus* finden.

Abgesehen von der allgemeinen Hautatmung und der von dieser ableitbaren Atmung durch Tracheenkiemen, auf die wir sogleich noch näher zu sprechen kommen, ist hier die *Darmatmung*, die wir schon früher für die *anisopteren Odonatenlarven* erwähnten, von großem Interesse. Dem schon auf S. 155 ff. über die *Rectalkiemen* Gesagten ist nach neueren Untersuchungen noch weiteres hinzuzufügen; vor allem, daß zwei Haupttypen unterschieden werden können:

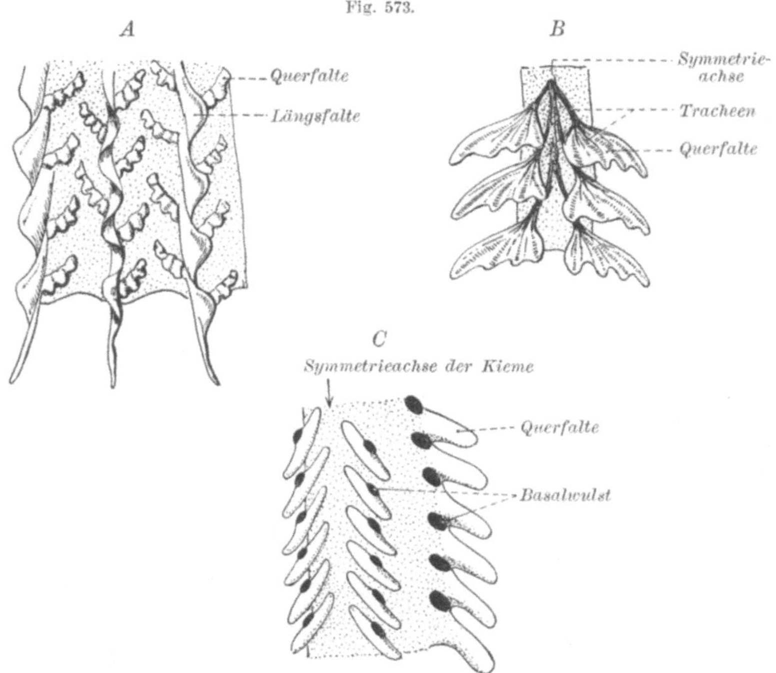

Halbschematische Darstellung von Flächenansichten von Rectalkiemen der **anisopteren Odonatenlarven.** *A* Gomphide (Simplexsystem), *B* und *C* Duplexsystem. *B* Aeschnide (blattförmiger Typus) fertig entwickelte Kieme. *C* Libellulide, erwachsene Larve (lamellenförmiger Typus). 1½ Kiemen, rechte halbe Kieme im Profil von außen gesehen (nach TYLLIARD 1916). C. H.

1. Das sogenannte *Simplexsystem* (Fig. 572 *A* und 573 *A*), bei dem die Kiemen als in das Lumen des Enddarms hineinragende, in verschiedener Weise gestaltete, entsprechend den Zahlen 2, 4, 6, 8, 10, 12 des Zifferblatts angeordnete Längsfalten ausgebildet sind, mit denen (in der Entwicklung später als sie auftretende) rechts und links alternierende kleinere Querfalten in Verbindung stehen (bei *niedrig stehenden anisopteren Odonaten*).

2. Das *Duplexsystem*, welches — wie die Entwicklungsgeschichte zeigt — aus dem ersteren sich dadurch hervorbildete, daß sich die Längsfalten immer mehr (*Aeschniden,* Fig. 572 *B* und 573 *B*) bis ganz rückbilden (*Libelluliden,* Fig. 572 *C* und 573 *C*), während sich die Querfalten zu den Kiemenblättern entwickeln, die in mannigfaltiger

Ausbildung je zwei symmetrisch zu einer mittleren Symmetrieachse in den Radien 1, 3, 5 usw. (nicht wie man früher annahm, 2, 4, 6 usw.) angeordnet sind und paarweise eine Kieme bilden, so daß also die Querfalten einer Kieme denen zweier verschiedener

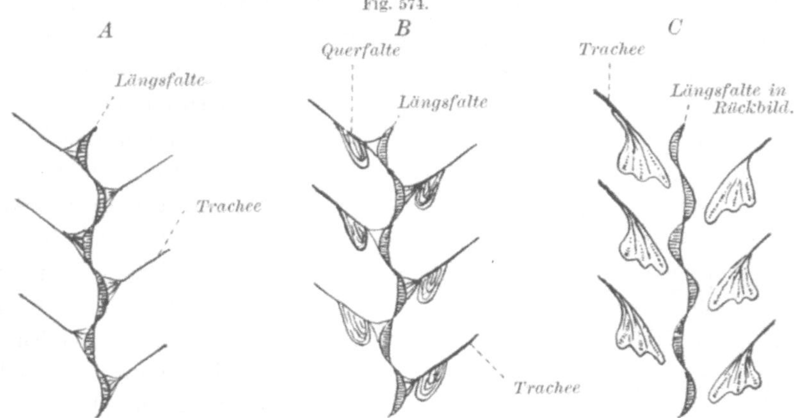

Schematische Darstellung der Entstehung des Duplexsystems aus dem Simplexsystem bei der Entwicklung von Anax. *A* Zweite Häutung: Längsfalte mit Tracheen, *B* Vierte Häutung: Entwicklung der Querfalten, *C* Siebente Häutung: Rückbildung der Längsfalten und Entwicklung der Querfalten zu blattförmigen Kiemen (nach TYLLIARD 1916).   C. H.

Kiemen des Simplexsystems entsprechen (vgl. Fig. 572 *A—C*). Diese Verhältnisse wurden bei *Aeschna* näher untersucht, deren junge Larven noch wohlausgebildete Längsfalten besitzen, während die später die Kiemen bildenden Querfalten sich erst im 3. Larvenstadium zu entwickeln beginnen (s. Fig. 574 und Figurenerklärung).

Die Tracheenversorgung geschieht von den dorsalen und visceralen Tracheenstämmen in der Weise, daß von den dorsalen je zwei, von den visceralen je eine abführende Trachee ausgeht, die alternierend rechts und links in der aus den Figuren ersichtlichen Weise capillare Zweige an die Kiemen abgibt. Über den Verlauf der Capillaren in den Kiemen gibt Fig. 575 Aufschluß; sie durchziehen das Kiemenblatt schlingenförmig und kehren zur Haupttrachee zurück. Über die Basalwülste wurde S. 157 berichtet; sie liegen jedoch nicht, wie dort angegeben, an der der Kiemenachse zugewandten, sondern an der ihr abgewandten Seite der Kieme (s. Fig. 573 *C*).

Libellula depressa. Ein Kiemenblättchen mit Basalwulst und Tracheencapillaren (Tracheolen) von der Fläche (nach SADONES 1896).   C. H.

Die Frage, ob die Rectalkiemen mit den Rectaldrüsen der Odonaten (und anderer Insekten) homolog seien, hat durch die obigen Untersuchungen gleichfalls ihre Lösung gefunden. Diese zeigten, daß die früher nicht erkannten Hauptfalten des Simplexsystems den Rectaldrüsen entsprechende Bildungen sind, die anal direkt in jene übergehen und — wie gleichfalls oben dargelegt wurde — alternierend (d. h. in den Radien 1, 3, 5 usw.) zu den in den Radien 2, 4, 6 usw. liegenden Kiemen des Duplexsystems angeordnet sind, ohne daß dies nach dem oben

Gesagten im Widerspruch zu ihrer nahen Verwandtschaft mit den Rectalkiemen stände. Diese Lösung stimmt allerdings mit der auf S. 157 vermuteten nicht ganz überein.

Die Tracheenkiemen müssen wir uns im allgemeinen so entstanden denken, daß sich zur Verstärkung der Hautatmung, an gewissen Integumentstellen besonders reichlich feine Tracheenverästelungen bildeten, und daß diese Hautstellen schließlich, ähnlich wie gewöhnliche Kiemen (Blutkiemen) in blatt- bis fadenförmige Anhänge auswuchsen, die in beschränkter bis großer Zahl vom Körper entspringen. Sowohl ihre Form als der Ort ihres Auftretens wechseln sehr von einfach blatt- oder fadenförmiger bis zu gegliederter, auch büschelig oder baumförmig verzweigter Gestalt. Häufig auf das Abdomen beschränkt, können sie doch auch am Thorax, ja an dem Kopf auftreten und sind bei einzelnen Formen fast über die ganze Körperoberfläche verbreitet. — Die in sie eintretenden Tracheenäste verzweigen sich meist reich, indem sich ihre Ästchen am Integument verbreiten.

Die *Ephemeridenlarven* (s. Fig. 576) tragen gewöhnlich an den vorderen Abdominalsegmenten je 1 Paar blatt- bis mehr fadenförmiger Tracheenkiemen, teils 7, teils nur 6 oder 5 Paar als tergale, dorsale Ausstülpungen

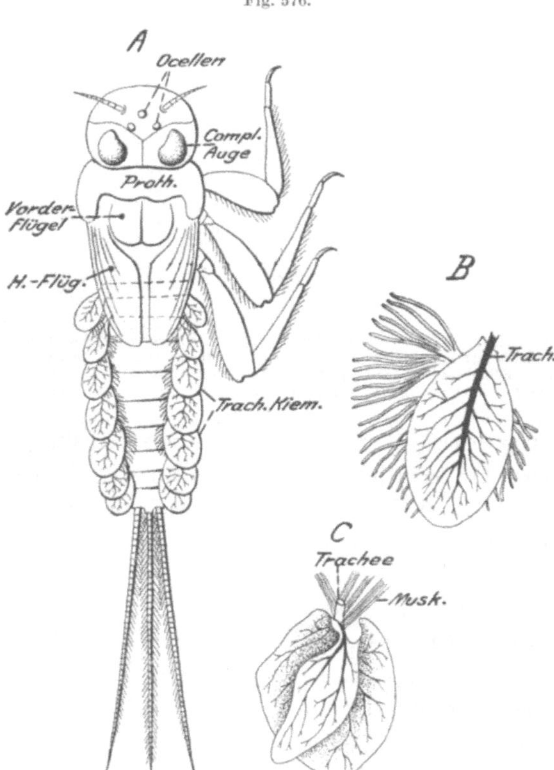

Heptagenia longicauda (Ephemeride). *A* Larve (8. Stadium) von der Dorsalseite. *B* Eine Tracheenkieme stärker vergrößert, Dorsalansicht. *C* Eine Tracheenkieme der Larve von Cloeopis diptera (8. Stadium) von der Dorsalseite (nach Vayssière 1882). v. Bu.

und nicht, wie man annahm, als seitliche, den rückgebildeten Extremitäten entsprechende Bildungen. Es sind entweder einfach lanzettförmige Blätter (Fig. 576 *A*) oder häufig tief gabelförmig gespaltene (Fig. 576 *C*). Ihre Ränder verlängern sich in faden- oder fransenartige, manchmal auch sekundär verzweigte Anhänge, in welche die Endverästelungen der Tracheen eintreten (Fig. 576 *B*). Bei gewissen Formen können diese Anhänge, die gelegentlich auch lamellenartig werden, von der Ventralfläche der Blätter entspringen, oder die Kiemen nehmen gelegentlich auch eine mehr büschelig verästelte Form an. Letzteres zeigen namentlich auch die Kiemenanhänge, welche bei gewissen Formen (*Jolia, Oligoneurus*) neben Abdominalkiemen am Kopf (2. Maxille) und an der Basis des ersten Thoracalbeins auftreten. — Interessant erscheint, daß bei einzelnen Ephemeridenlarven (so *Boetisca* und namentlich *Prosopistoma*, s. Fig. 577) eine Art Atemhöhle entsteht, indem sich die Anlagen des vorderen Flügelpaares über die dorsal gerückten Kiemen nach hinten hinüberlegen. Bei *Prosopistoma* tritt das Wasser durch zwei ventrale hintere Öffnungen in die Atemhöhle ein und strömt durch eine dorsale wieder aus.

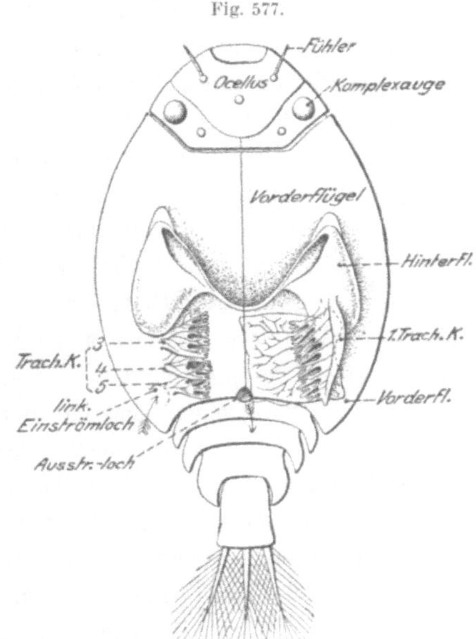

Prosopistoma punctifrons. Larve von der Dorsalseite. Die Vorderflügel, welche die Atemhöhle überdecken, durchsichtig gedacht, so daß die Tracheenkiemen in ihrer Höhle sichtbar. Auf der rechten Seite sind die 1. und 2. Tracheenkieme dargestellt (die viereckige 2. ist unter der 1. zu sehen); links sind diese beiden weggenommen gedacht, so daß die 3. bis 5. Kieme zu sehen sind. Links ist ferner das ventral gelegene Einströmungsloch in die Atemhöhle mit Strichlinien angedeutet (nach VAYSSIÈRE 1882 kombiniert). v. Bu.

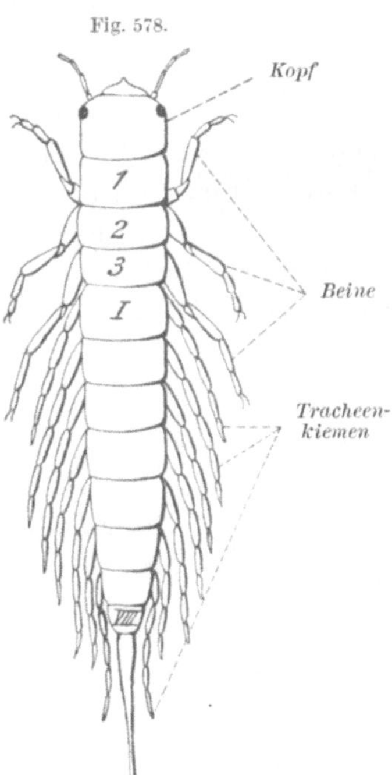

Sialis (Neuroptere). Larve mit gegliederten Tracheenkiemen. (Nach MIALL aus SCHRÖDER Hdb. d. Entom.). v. Bu.

Ähnliche Verhältnisse wie die Ephemeriden bietet die Neuroptere *Sialis* (Fig. 578, auch *Corydalis*) mit sieben fadenförmigen, beinartig gegliederten Kiemen der 7 ersten Abdominalsegmente. Auch gewisse Coleopterenlarven (*Gyrinus*) erinnern hieran, da sie nicht weniger als 10 Paar (*Psephenus* nur 5) ansehnliche, gefiederte Tracheenkiemen am Abdomen besitzen. — Den *Perliden* (*Plecoptera*) kommen dagegen häufig büschelförmige Kiemen zu, welche an die thoracalen der Ephemeriden erinnern; bei *Perla* am Thorax 6 Paare, je 2 pro Segment, eines etwas dorsal an der Beinbasis (supracoxal) und eines etwas ventral (substigmal), wozu sich jedoch bei gewissen Perliden an den ersten beiden Abdominalsegmenten laterale und am Hinterleibsende noch 1 Paar anale gesellen. Interessant erscheint, daß hier die feinen Tracheenästchen, in welche jeder Zweig sich in den Endfäden der Kiemen auflöst, distal ineinander übergehen, wie es für die Rectalkiemen- und drüsen (S. 157) geschildert wurde (s. auch Fig. 575, S. 627), ein Verhalten, das bei Tracheenkiemen vielleicht noch verbreiteter ist.

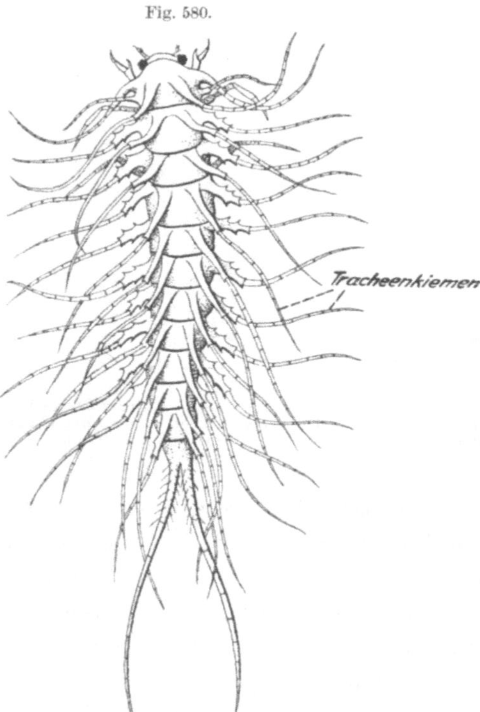

Caudalkieme von Diphlebia (Calopterygide) (nach TYLLIARD 1917). C. H.

Anale Kiemen finden sich auch bei den zygopteren *Odonatenlarven*, gewissen Dipteren (*Culex*) und einzelnen Käferlarven (*Elmis*).

Gewöhnlich sind bei den zygopteren Odonaten drei *Caudal-* oder *Schwanzkiemen:* eine dorsale mittlere und zwei ventrale seitliche vorhanden. Die Gestalt der Kiemen kann sehr verschieden sein: entweder ist ihr Querschnitt rund, und sie sehen sack- oder wurstförmig aus; gewöhnlich enden sie hinten in eine Spitze (*Diphlebia*, Fig. 579) oder die seitlichen Kiemen sind drei-, die mittleren viereckig (*Calopteryx*); ferner finden sich bei den *Lestiden* und *Agrioniden* lamellenförmig abgeplattete Kiemen. Es treten sowohl Tracheen als auch vom Haemocoel Blut in die Basis der Kiemen, und das Blut durchfließt sie in einem zuführenden und einem ableitenden Kanal und strömt von letzterem den Ostien des Herzens zu.

Die Tracheenkiemen, welche bei vielen *Phryganidenlarven* (*Trichoptera*) vorkommen, sind fadenförmig, jedoch häufig gabelig oder büschelig verzweigt. Sie beschränken sich meist auf das Abdomen, können sich jedoch auf die zwei hinteren Thoraxsegmente ausbreiten. Sie stehen seitlich oder ventral in je einer Reihe oder in sechs Reihen, je zwei dorsalen, ventralen und lateralen, über das ganze Abdomen hinziehend. Ausnahmsweise findet sich bei gewissen *Chironomusarten* (Dipteren) ein Büschel Tracheenkiemen neben dem „prothoracalen" Puppenstigma. — *Fadenförmige Kiemen*, die sich fast über den ganzen Körper ausbreiten, treten auch bei im Wasser lebenden *Larven* gewisser *Coleopteren* und *Lepidopteren* auf: so unter den ersteren bei *Cnemidotus* (Fig. 580) in vier Längsreihen auf der Dorsalseite, unter letzteren bei *Nymphula stratiotata* in drei Längsreihen büscheliger Fäden jederseits; ähnliches findet sich auch bei *Pyropalis*.

Cnemidotus caesus. Larve mit Tracheenkiemen von dorsal (nach SCHIÖDTE aus LAMPERT, Leben der Binnengewässer, 1. Aufl.). v. Bu.

Die Tracheenkiemen kommen meist nur im Larvenzustand vor und entwickeln sich gewöhnlich in diesem; manchmal erhalten sie sich noch bei den Puppen der Holometabolen (so *Phryganiden*) und können selbst bei den Imagines, wenn auch mehr oder weniger geschrumpft, noch erhalten bleiben, wie es zahlreiche *Perliden* (*Plecoptera*) zeigen.

Morphologisch wurden die Tracheenkiemen (besonders jene der Ephemeriden) früher von den Flügelanlagen abgeleitet oder auch umgekehrt letztere von ursprünglichen Tracheenkiemen. Auch eine Beziehung zwischen den Tracheenkiemen und den Stigmen der Imagines wurde öfters vermutet, daß nämlich letztere an Stelle der ersteren aufträten. Beide Ansichten scheinen nach den heutigen Erfahrungen unhaltbar, ebenso wie diejenige, welche die Ephemeridenkiemen als umgebildete abdominale Extremitäten deutet; dies ist dadurch widerlegt, daß die Kiemen erst nach der zweiten Larvenhäutung, und zwar als tergale Hautduplikaturen, auftreten (s. auch S. 628). Demnach scheinen alle diese vielgestalteten Tracheenkiemen der verschiedenen Gruppen nichts anderes darzustellen als lokalisierte Hautatmungsorgane, worauf schon früher hingewiesen wurde.

Die *Physiologie der Tracheenkiemen* wurde bei den Odonatenlarven und ganz neuerdings den Trichopterenlarven untersucht. In beiden Fällen ergab sich nach Amputation dieser Gebilde keine wesentliche Verringerung der Sauerstoffaufnahme, dagegen bei den Trichopteren eine deutliche Erschwerung der Kohlensäureabgabe. Die Tracheenkiemen dieser Tiere sind also unzweifelhaft Atmungsorgane. An Stelle von Tracheenkiemen treten bei einzelnen Larven *Blutkiemen* auf, d. h. schlauchförmige Anhänge, in die keine Tracheen eintreten, sondern nur Blut. Solche Organe finden sich häufiger bei den *Larven der Trichopteren*, besonders den *Hydropsychiden*, als Analschläuche (3—5), die durch Einstülpung der Enddarmwand entstehen, jedoch vorgestülpt werden können, und in welche zuweilen doch einige Tracheen eintreten. Auch bei einer *Coleoptere* (*Pelobius*) wurden Blutkiemen beobachtet als büschelförmige Schläuche an den Thoraxsegmenten; wogegen einzelne *Chironomuslarven* (Dipteren) am 8. Abdominalsegment 2 Paar derartige schlauchförmige Bildungen besitzen, die jedoch anscheinend garnicht respiratorisch wirken. Hier, wie auch bei *Corethra* und anderen Dipterenlarven, findet vielmehr Hautatmung statt, bei der das Blut als Sauerstoffüberträger dient. Bei *Chironomus* enthält es sogar Hämoglobin.

Röhren- oder Cuticularkiemen sind Atemorgane, welche früher den Tüpfelstigmen (s. S. 618) zugerechnet wurden; es sind die schon dort erwähnten sogenannten „*Prothoracalhörner*" der S*imuliumpuppen*. Ihre Gestalt ist etwa geweihartig (s. Fig. 564, S. 619); von dem Stamm des Horns gehen Äste, in bei den einzelnen Arten verschiedener Zahl und Anordnung, ab, deren Wände aus einer dünnen äußeren und einer dicken inneren Chitinschicht bestehen, die durch dünne, verzweigte Chitinfibrillen miteinander verbunden sind (Fig. 581). Die Insertionspunkte der Chitinfibrillen in der dünnen äußeren Chitinschicht der Äste des Horns sind es, die als verdünnte Hautstellen (*Tüpfel*) angesehen wurden, und diese Äste selbst wurden für verlängerte Knospen eines Tüpfelstigmas gehalten. Auf den recht komplizierten Bau des Horns sowie des sich im Innern des Puppenkörpers anschließenden Hohlraums kann nur kurz hingewiesen werden (s. auch die Fig. 581*A*).

Der von Chitinfibrillen durchzogene dorsale Hohlraum des Horns endet proximal in eine Luftkammer, die sich in den häufig als „*Tracheenerweiterung*" bezeichneten Raum (der der *Filzkammer* entsprechen soll) einstülpt; an dieser Stelle findet sich eine Verschlußvorrichtung, die den S. 619f. beschriebenen Verschlußapparaten ähnelt. Die Tracheenerweiterung hat eine netzförmige Wandverdickung und ist gegen den Raum, von dem die Tracheen ausgehen, durch ein durchlöchertes Diaphragma abgegrenzt. Der Wand dieses Raums setzt sich die *innere Stigmennarbe* an, die durch eine collabierte Trachee (*Narbenstrang*) mit dem geschlossenen äußeren Stigma der letzten Häutung (*äußere Stigmennarbe*) verbunden ist. Die eigentlichen Atemorgane sind die

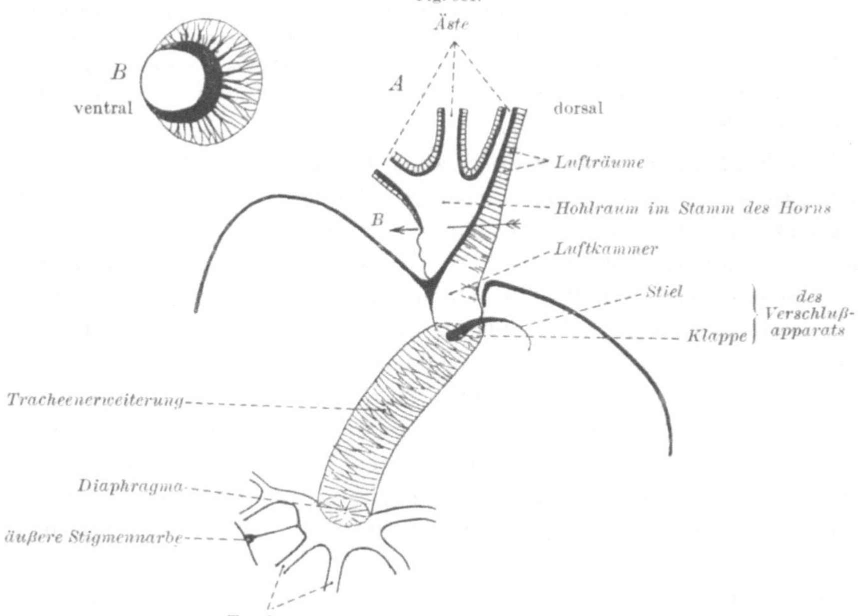

Simuliumpuppe „Prothoracalhorn". *A* Schematischer sagittaler Längsschnitt durch das Vorderende der Puppe und den Stamm des Horns. *B* Schematischer Querschnitt durch den Stamm des Horns bei *B* in Fig. *A* (nach TAYLOR 1902 und hauptsächlich nach PULIKOWSKY 1927).   C. H.

Lufträume zwischen den beiden Chitinschichten in den Ästen und dem Horn selbst; sie sollen Sauerstoffreservoire für die Tracheen darstellen, die als eine Anpassung an das Leben der festsitzenden Puppen in Gebirgsbächen mit häufig wechselndem Wasserniveau aufzufassen seien, welche auch unter Wasser an die Tracheen Luft abgeben können und andererseits in der Luft nicht collabieren.

Besondere Einrichtungen für die *Bewegung der Luft in den Tracheenröhrchen* sind, abgesehen von der Körpermuskulatur und den Bewegungen innerer Organe, welche bei ihren Contractionen, zum Teil in Verbindung mit dem Tracheenverschlußapparat, hierzu mitwirken können, nicht vorhanden. Zur In- und Exspiration, doch auch zur Luftbewegung in den Tracheen scheinen rhythmische Zusammenziehungen und Erweiterungen des Abdomens (seltener auch des Thorax) zu dienen, wie sie bei vielen

Insekten vorkommen. Anderen Insekten fehlen sichtbare Atembewegungen; hier scheint der Gasaustausch durch Diffusion vor sich zu gehen. Über die Art der Bewegung der Atemluft in den Tracheen gingen die Ansichten auseinander; wenn auch zum Teil ein gerichteter Atemstrom schon vermutet wurde, so sind die diesbezüglichen Untersuchungen doch nicht sehr zahlreich. Sie ergaben für eine Anzahl *Orthopteren* (Heuschrecken), daß die 4 vorderen Stigmenpaare (2 thoracale und 2 abdominale) der Inspiration, die 6 hinteren der Exspiration dienen, also als antagonistische Systeme wirken. Der Atemstrom bewegt sich von den Inspirations- zu den Exspirationsstigmen, also von vorn nach hinten; ebenso verhält sich *Phyllium siccifolium*, ferner unter den Coleopteren *Lucanus cervus*, unter den Hymenopten *Vespa orientalis* in normalem Zustande; bei Erregungszuständen der letzteren Form sollen jedoch die Thoracalstigmen auch der Exspiration dienen.

Bei *Notonectiden* soll nur das letzte abdominale Stigmenpaar inspiratorisch sein; es ist das einzige Stigmenpaar, welches bei der gewöhnlichen Atemstellung mit der Luft in Berührung kommt. Die Exspiration geschieht durch die Thoracalstigmenpaare. Bei *Corixa* hingegen erfolgt Inspiration durch das 2. Thoracalstigma, Exspiration durch alle übrigen. Die Mannigfaltigkeit ist groß und die Funktion der einzelnen Stigmen nur für relativ wenige Formen völlig sichergestellt; jedoch scheint eines erwiesen, daß die Stigmen nicht alle übereinstimmende Funktionen haben und ein gerichteter Atemstrom vorhanden ist. Während in der Regel sämtliche Gewebe des Insektenkörpers durch die Tracheencapillaren versorgt werden, findet in manchen Fällen eine mehr oder weniger weitgehende Reduktion des Tracheensystems statt. Die Versorgung der einzelnen Gewebe mit Sauerstoff erfolgt alsdann durch das Blut.

Bei der Larve der Dasselfliege *Hypoderma diana* tragen die Tracheenäste an ihren Enden je ein Büschel langer Capillaren. Da diese Büschel nur hier und da stehen, müssen alle an sie nicht unmittelbar angrenzenden Gewebe ihren Sauerstoff dem Blute entnehmen. Bei den Larven von *Corethra, Moschlonyx* u. a. ist das Tracheensystem in ein hydrostatisches System von 4 Luftblasen verwandelt. Die Wandung dieser Blasen ist verschieden stark, je nach der Wassertiefe, auf welche die Tiere eingestellt sind. Die Atmung erfolgt hier durch die Haut. Dasselbe gilt auch von den Larven vieler *Chironomiden*, deren Tracheensystem völlig verschwunden ist. Die Hautatmung dieser Larven wird wirksam durch das in der Leibeshöhlenflüssigkeit befindliche Hämoglobin unterstützt.

2. Vertebrata.
Schwimmblase der Fische und Lungen.
a) Schwimmblase.

Bei den Fischen findet sich sehr verbreitet ein gaserfülltes Organ, die *Fisch-* oder *Schwimmblase (Vesica aerea* oder *natatoria)*, deren Funktion zwar in fast allen Fällen eine hydrostatische ist, die aber, ebenso wie die Lunge, aus einer Ausstülpung des Vorderdarms hervorgeht. Sowohl aus diesem Grunde, wie auch wegen ihrer gelegentlichen Ausbildung als respiratorisches Organ, wurden schon in den frühesten Zeiten vergleichend anatomischer Forschung Beziehungen zwischen der dorsalen unpaaren Schwimmblase der *Holosteer* und *Teleosteer*, den ventralen, schwimmblasenähnlichen Säcken der *Crossopterygier* und den Lungen der *Dipnoer* und *Tetrapoden* vermutet und nur von sehr wenigen Forschern ganz in Abrede gestellt. Über die Art dieser Beziehungen, vor allem die Frage, welche der beiden Bildungen die ältere sei, aus der sich die andere hervorgebildet haben könne, ist man auch heute noch zu keiner einheitlichen Auffassung gelangt.

Drei verschiedene Anschauungen über die mutmaßlichen genetischen Beziehungen sind die verbreitetsten:

Die *erste* derselben, welche die dorsal mündende und unpaare Schwimmblase für das ältere Organ hält, aus der sich die ventralen, paarigen Lungen durch Spaltung und beiderseitige Wanderung um den Darm herum hervorgebildet hätten, fand nur wenige Anhänger, da sie weder entwicklungsgeschichtlich noch physiologisch begründet ist.

Eine *zweite* Theorie nimmt an, daß die ventral mündenden Schwimmblasen der *Crossopterygier* und die paarigen Lungen der *Dipnoer* das ältere Organ seien, welches sich bei den anderen Fischen in ein unpaares, dorsal liegendes hydrostatisches umgewandelt habe. Den Weg, den diese stufenweise Umbildung genommen habe, zeigen nach dieser Auffassung die Verhältnisse von *Polypterus* mit verschieden großen Lungen, ·ferner *Ceratodus*, der nur embryonal ein kleines Rudiment der linken Lunge besitzt, während die rechte dorsal liegt, aber ventral in den Oesophagus mündet und schließlich *Amia* mit dorsaler Einmündung und Lage des schwimmblasenartigen Organs und lungenartiger Blut- und Nervenversorgung (s. Fig. 591, S. 646). Die Formen unter den *Teleosteern*, deren Schwimmblase nicht ganz dorsal, sondern mehr oder weniger nach links (*Characiniden* [*Erythrinus*, *Macrodon*, *Lebiasina*]) oder nach rechts von der Mediane (*Siluroiden*, *Cyprinodontiden*, *Salmo*) münden, werden als Übergangsstadien dieser Verlagerung aufgefaßt, die bald links, bald rechts um den Darm vor sich gehen soll. Die dorsale Lage sei, ebenso wie der veränderte Bau, eine Folge des Funktionswechsels von einem Atemorgan in ein hydrostatisches.

Eine *dritte* Auffassung, die wohl die meisten Anhänger gefunden hat, hält Lunge und Schwimmblase für Organe, welche sich auf einen gemeinsamen Ursprung zurückführen lassen, nämlich auf die Kiementaschen. Man sieht in ihnen Organe, welche in der hinter den Kiementaschen liegenden Darmregion aus den ventralen bzw. dorsalen Teilen hinterer (etwa der 7. bis 9. oder auch weiter hinten liegender) Schlundtaschen hervorgegangen seien. Diese Anschauung fußt in ihren ersten Anfängen auf theoretischen Erwägungen, wurde aber gleichzeitig und unabhängig durch vergleichend anatomische Tatsachen bestätigt.

Der embryologische Nachweis des Ursprunges der Lungen aus Schlundtaschen war für die Amphibien erbracht und auch für die übrigen Klassen der Wirbeltiere wurde ihre postbranchiale, paarige Entstehung in neuerer Zeit sichergestellt. Die früheren Angaben von unpaarer Entstehung der Lungen erwiesen sich als durch gleichzeitige Entstehung der Trachea, namentlich beim Menschen, vorgetäuscht, deren Einmündung in den Darm man für die der Lungen ansah. Die Lungen entstehen jedoch unabhängig von der Trachea und treten mit ihr erst sekundär, durch Bildung eines Querwulstes (des *Bifurkationswulstes*), in Verbindung (s. S. 656).

Für die Schwimmblase fehlten entwicklungsgeschichtliche Untersuchungen, welche hiermit harmonieren, ganz, und ihre beim Erwachsenen oft am Ende des Vorderdarmes in der Magenregion liegende Einmündung sprach gegen ihr Hervorgehen aus Kiementaschen. In allerneuester Zeit ergaben voneinander unabhängige Untersuchungen, sowohl bei *Elasmobranchiern* (Chondropterygiern) als auch bei verschiedenen Arten der Gattung *Acipenser*, die Ausbildung laterodorsaler Ausstülpungen im postbranchialen Gebiet des Pharynx und der vorderen Oesophaguswand (Fig. 582 und 583), die nach Ort und Art der Entstehung hinteren Kiementaschenanlagen sehr ähnlich sind. Wie diese nähern sie sich analwärts, so daß die hintersten in der Mediane zu einem unpaaren

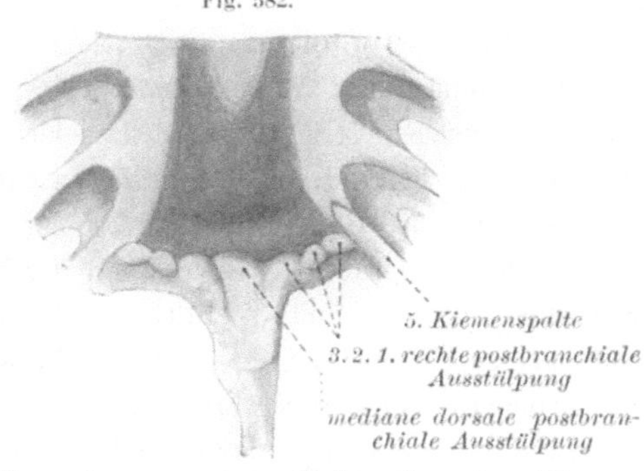

Torpedo marmorata. Embryo 14 mm lang, Kiemenregion von dorsal, nach Plattenmodell (nach WASSNEZOW 1932).   C. H.

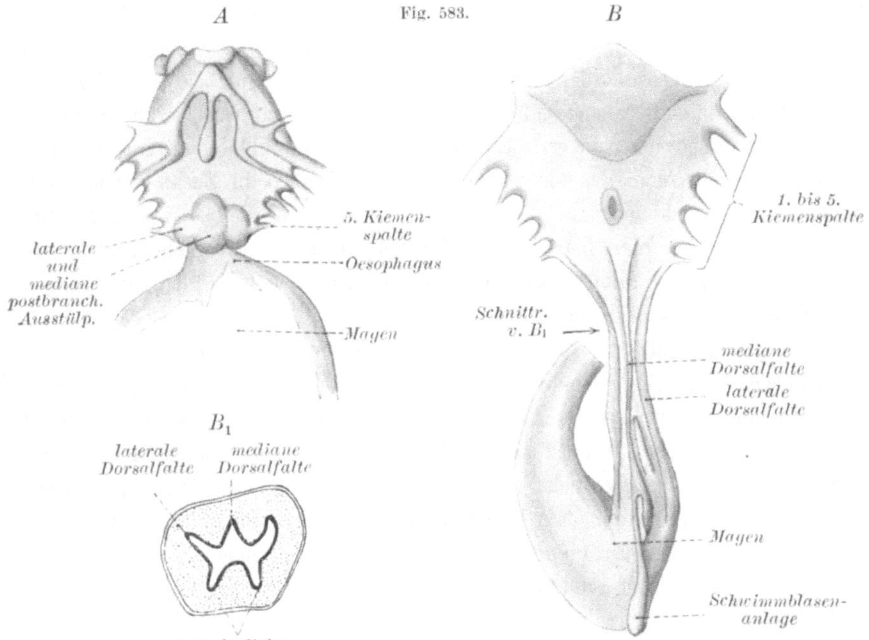

Acipenser stellatus. *A* Embryo 12,2 mm lang, Kiemenregion von dorsal, nach Plattenmodell. *B* desgl. und Vorderdarm von einem Embryo von 20,4 mm Länge. *B*₁ Oesophagus quer, s. Pfeil Fig. *B* (nach WASSNEZOW 1932).   C. H.

dorsalen Gebilde verschmelzen (s. Fig. 583 *A*), an dem zum Teil eine mittlere Furche die ursprüngliche Paarigkeit andeutet. Mit dem Auswachsen des Oesophagus werden sie in dorsale und ventrale Ausstülpungen geteilt und diese durch das Längenwachstum des Oesophagus in Längsfalten ausgezogen, die in typischer Weise zu 3 auf der dorsalen und zu 2 auf der ventralen Oesophaguswand verlaufen (s. Fig. 583 B_1). Bei verschiedenen Fischen (*Amia, Acipenser, Salmo, Syngnathus* u. a.) und auch anderen Wirbeltieren wurden derartige „kanonische“ Falten beschrieben, die sich entweder rückbilden oder zwischen denen später (mit Ausnahme von *Trygon*, bei dem die ursprünglichen Verhältnisse erhalten bleiben) noch weitere auftreten. Aus der medianen, anscheinend aus zwei seitlichen entstandenen Anlage geht bei *Acipenser stellatus* (s. Fig. 583 *B*) die Schwimmblase hervor, indem diese Falte sich anal bis auf die Magenwand erstreckt, sich hier von der Magenwand trennt und in ein blindes Säckchen — die erste Anlage der Schwimmblase — auswächst. Bei *Acipenser ruthenus* soll sich die rechte, bei *Acipenser sturio* die linksseitige Falte an ihrer Bildung beteiligen und, namentlich im ersteren Falle, in dem die laterale Falte über die mediane dominiert, die seitliche Verlagerung der Schwimmblasenmündung bewirken.

Bei *Amia* wurde eine sehr ähnliche Entwicklung schon früher beschrieben, jedoch ohne einen Hinweis auf ihre Ähnlichkeit mit der Kiementaschenentwicklung.

Diese Ergebnisse sind geeignet, auch den oft erhobenen Einwand zu entkräften, daß die Entstehung der Schwimmblase z. B. bei *Acipenser* so weit hinten geschähe, daß eine Beziehung zur Kiemenregion unmöglich sei, da sie zeigen, daß die Rückwärtsverlagerung eine sekundäre, durch das Wachstum der vorderen Oesophagusregion und ferner durch die Loslösung der ursprünglich sehr ausgedehnten Basis der Schwimmblase auf ihre endgültige, enge Mündung in den Vorderdarm herbeigeführt wird.

Untersuchungen über die erste Entstehung der Schwimmblase der *Knochenfische*, bei denen sie embryonal stets vorhanden ist und nur zum Teil im Zusammenhang mit ihrer Lebensweise sekundär rückgebildet wird, weisen in die gleiche Richtung. Zum Teil soll die Schwimmblase hier aus einer Epithelverdickung hervorgehen, die gleichfalls zu den Oesophagusfalten Beziehungen hat; jedoch genügen diese Untersuchungen noch nicht, um Entscheidendes auszusagen.

Im allgemeinen aber sind die hier kurz geschilderten entwicklungsgeschichtlichen Ergebnisse geeignet, die Anschauung von der Entwicklung der Lungen und Schwimmblase aus einem gemeinsamen Mutterboden — nämlich dem Gebiet und Material hinterer Schlundtaschen — zu stützen und das Verständnis für die Ähnlichkeit und nahe Verwandtschaft dieser meist so verschieden funktionierenden Organe, sowie für ihre verschiedene Anordnung am Vorderdarm, zu fördern. Ob man, wie von einer Seite geschieht, die beiden Organe wegen ihres Hervorgehens einerseits aus ventralen, andererseits aus dorsalen Schlundtaschenderivaten nicht für homolog erachtet oder für ihre Homologie eintritt, hängt wohl davon ab, welche Fassung man dem Homologiebegriff gibt. — Die obigen Ergebnisse über die Beziehungen zwischen Schwimmblase und Lunge zeigen jedoch, daß diese Organe nicht, wie man früher annahm, geeignet sind, etwas über die phylogenetische Folge der Tiergruppen auszusagen, bei denen sie sich finden.

Was die vergleichend anatomische Beurteilung der so mannigfach ausgebildeten *Schwimmblasen* der Fische, namentlich der *Teleosteer*, betrifft, so ermöglichen —

trotzdem ihre Entwicklungsgeschichte, besonders deren früheste Stadien, und auch ihre vergleichend anatomische Erforschung noch im Argen liegt — auch hier auf neuen Gesichtspunkten basierte Forschungen, die verschiedenen Formen in etwas klarere Beziehungen zueinander zu bringen.

Es erscheint hiernach, daß alle diese mannigfaltigen Ausbildungsformen als aus einer für alle übereinstimmenden Anlage hervorgegangen betrachtet werden können, welche die verschiedensten Entwicklungsmöglichkeiten bot. Die Schwimmblasen der Fische lassen sich hiernach als aus 3 Anteilen bestehend betrachten (Fig. 584 *A*): die Schwimmblase im engeren Sinne (*Vesica natatoria propria*) und den *Ductus pneumaticus*, der sich in seinem distalen Teil zur *Praevesica* erweitert, die den proximalen, aber meist anal liegenden Teil der Schwimmblase bildet, da der Ductus, wie die Entwicklungsgeschichte (s. S. 644) zeigt, sehr häufig von vornherein oder durch Drehung der Anlage hinten oder doch hinter der Mitte in die Blase mündet (s. Fig. 584). Der proximale Teil des Ductus stellt als kürzerer oder längerer, weiterer oder engerer Kanal die Verbindung zum Darm her, die ursprünglich stets vorhanden ist (*physostome Formen*, Fig. 584 *C* bis *G*), sich aber sekundär häufig rückbildet (*physocliste Formen*, Fig. 584 *A* und *B*). Während die Wand der Praevesica — durch flaches Epithel, eine zarte Tunica propria und ein reiches Capillarnetz ausgezeichnet — befähigt ist, als gasresorbierendes Organ und in ihrer höchsten Ausbildung als respiratorisches Organ zu funktionieren und sich entsprechend umzubilden, ist für die Vesica, mit derber Tunica propria, eine Gasdrüse verschiedener Form und Ausbildung charakteristisch. Die *Gasdrüse* produziert, wie neue Untersuchungen wahrscheinlich machen, ein Secret, das vermutlich an die Blutcapillaren der mit ihr stets in Verbindung stehenden Wundernetze abgegeben wird und eine Erhöhung des Gasdruckes im Blut herbeiführt (Näheres S. 646f.). Die Vesica dient also im Gegensatz zur Praevesica als ein gassecernirendes, hydrostatisch wirkendes Organ und kann in Verbindung mit letzterer Funktion Beziehung zu den Ohrlabyrinthen erlangen, die später (S. 648) näher erörtert werden soll. Die Ausbildung dieser beiden Anteile der Schwimmblase in der Reihe der Fische ist eine sehr wechselnde. Je nach der notwendigen physiologischen Leistung überwiegt bald die Ausbildung des einen, bald die des anderen Anteils, d. h. es gibt Formen mit hochentwickelter Vesica natatoria propria und Rückbildung der Praevesica auf einen oft unscheinbaren Rest — *das Oval* (Fig. 584 *B*) — einen von Capillaren unterlagerten Bezirk, welcher durch ein muskulöses Diaphragma von der die Gasdrüse enthaltenden Vesica getrennt ist (und sich auch durch sein Hervorgehen aus dem Ductus pneumaticus als Rest der Praevesica erweist) sowie völliges Schwinden des Ductus pneumaticus bei hochspezialisierten Physoclisten (*Percidae, Sciaenidae, Ophidiidae, Balistidae, Diodon* [*Gymnodontes*]). — Andererseits findet sich bei extremen Physostomen eine Praevesica in höchster Ausbildung als Atemorgan mit einem weiten Ductus. Solche Blasen, deren Wand meist durch bindegewebig-muskulöse Stränge einen zelligen Bau erhält, werden als „*pulmonoide*" bezeichnet; jedoch ist die respiratorische Funktion nicht bei allen sichergestellt. Sie finden sich bei den als Vorfahren der Teleosteer betrachteten *Holosteern*, aber auch bei den entfernter stehenden *Crossopterygiern*, *Dipnoern* und vor allem auch in den verschiedensten Gruppen der Teleosteer: Unter den Malacopterygiern in der Klasse der Mormyriden (Fig. 584 *F* und Fig. 596 S. 649) (*Gymnotiden*), Osteoglossiden (*Arapaima*, *Heterotis*), Elopiden (*Megalops cyprinoides*, *Chirocentrus*), Ostariophysen (Characiniden: *Erythrinus*, *Lebiasina*; *Siluroiden*) (Näheres s. S. 642). Die Vesica fehlt diesen Formen gänzlich, falls sie sich nicht in besonderer Funktion als hydrostatisches Organ mit den Ohrlabyrinthen in Verbindung setzt.

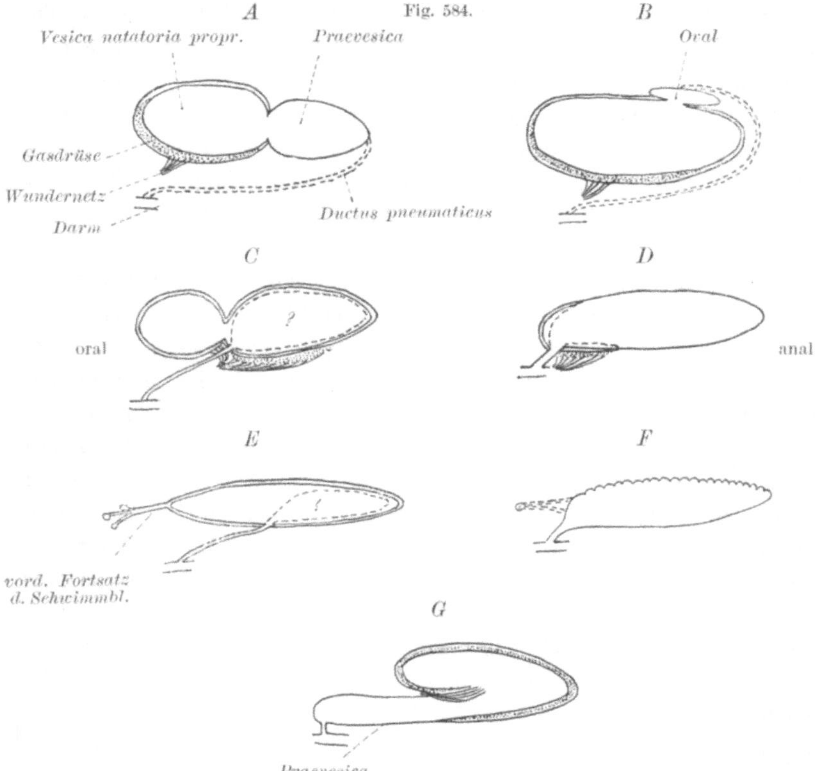

Diagramme verschiedener Teleosteerschwimmblasen. Vesica natatoria mit doppelter, Praevesica mit einfacher Contur. Die ev. in der Vesica aufgegangene Praevesica und der postembryonal schwindende Ductus gestrichelt; Gasdrüse punktiert. *A* Physoclisten mit analer Kammer. *B* Physoclisten mit Oval. *C* Cyprinoiden. *D* Esociden. *E* Clupeiden. *F* Mormyriden. *G* Anguilla. Über das (von C. H. eingefügte) ? in *C* und *E* s. Text S. 639 f. (nach RAUTHER 1923). C. H.

Es finden sich Übergangsformen, welche beide Teile in ziemlich gleicher Ausbildung zeigen, wie die jetzt mit den Acanthopterygiern vereinigten Physoclisten (*Anacanthinen*, *Percesoces*, *Ophiocephaliden*), deren Blase durch ein muskulöses, von einer Öffnung durchbohrtes Diaphragma in zwei nach Gestalt und Funktion verschiedene Abschnitte geteilt ist, die der Praevesica und der Vesica entsprechen (Fig. 584 *A*), wie z. B. *Opsanus* (Batrachidae), *Trigla*, *Prionotus* (Triglidae), *Tautoga* und *Tautoglabrus* (Labridae) sowie *Zeus*; auch bei Formen wie *Caranx trachurus*, dessen Blase äußerlich einheitlich erscheint, finden sich im Inneren diese beiden ver-

schieden ausgebildeten Abteilungen; ähnlich auch bei den Syngnathiden (Fig. 585).
Zuweilen ist, wie gesagt, die Abteilung äußerlich nicht sichtbar, zuweilen ja. Diese
letzteren Formen unterscheiden sich von außen nur durch die ursprünglich anale Ausmündung des später schwindenden Ductus in die Schwimmblase von solchen Physostomen, deren Ductus in das vordere Ende der hinteren Kammer, den *Isthmus* oder
einen kurzen engen Gang mündet, welcher bei den Ostariophysenfamilien *Cyprinoiden*
(Fig. 584 *C*) und *Characiniden* die beiden Abteilungen miteinander verbindet. Die
Annahme, daß diese Ähnlichkeit eine mehr äußere sei, und die Schwimmblase der letzteren Formen in ihrer ganzen Ausdehnung im wesentlichen als Vesica anzusprechen
sei, und daß ferner der Isthmus nicht dem Diaphragma der Physoclisten entspreche,
scheint nicht völlig sicher. Das Vorhandensein einer gasdrüsenähnlichen Bildung in
beiden Abteilungen spricht allerdings dafür. Ein in neuester Zeit gefundener Sphincter-
muskel des Isthmus und die gelegentliche Ausbildung des hinteren Teiles als Atmungs-

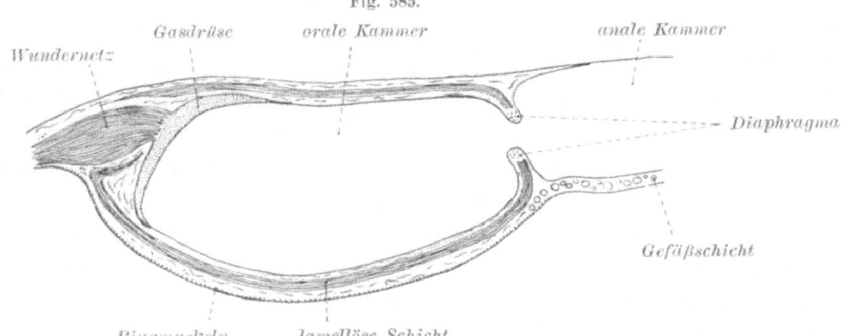

Hippocampus brevirostris. Sagittalschnitt durch die orale Kammer und den oralen Teil der analen (nach Rauther 1923).   C. H.

organ (*Erythrinus*) deuten jedoch an, daß auch hier eine Scheidung in eine Vesica und
Praevesica vorhanden ist, die allerdings bei den *Ostariophysen* meist eine wenig
charakteristische Ausbildung zeigen. Bei diesen bildet sich die Schwimmblase im Zusammenhang mit ihrer Beziehung zum Ohrlabyrinth durch Vermittlung der Weberschen Knöchelchen in ihrem oralen Teil sehr mannigfaltig um (einige *Cyprinoiden*,
Characiniden, *Siluroiden*), während ihr analer Teil völlig schwinden kann.
      Auch die *Clupeiden* schließen sich hier an; unter ihnen finden sich Formen, deren
Blase, ebenso wie bei den Cyprinoiden, in zwei Abteilungen geschieden ist; in die
hintere mündet der Ductus (s. Fig. 589 *A*, S. 644, *Stolephorus*); während bei anderen
die Blase einheitlich ist, die Einmündung des Ductus jedoch hinter der Mitte, an der
ventralen Blasenwand erfolgt (Fig. 588). Von der Mündungsstelle bis zum analen
Ende besitzt die Blase niederes Epithel, während im oralen Teil die Zellen immer
höher werden; hier finden sich dichte Blutcapillaren, welche den gassecernierenden
roten Körpern gleichgestellt werden, so daß auch hier zwei der Vesica und der Praevesica entsprechende Abteilungen der Schwimmblase zu existieren scheinen. Ebenso
wie bei den Cyprinoiden sind diese Verhältnisse nicht restlos geklärt; auch hier

wird zum Teil angenommen, daß die ganze Blase einer Vesica entspreche und die Praevesica in ihr aufgegangen sei (s. Fig. 584 *E*).

Bei den *Aalen* (Fig. 584 *G*), deren Schwimmblase gewöhnlich als einfache Blase mit einem etwa in der Mitte abgehenden, sehr weiten Ductus pneumaticus beschrieben wurde, hat die histologische Untersuchung von Entwicklungsstadien erwiesen, daß dieser Ductus der Praevesica mit subepithelialem Gefäßnetz entspricht, in die ein kurzer enger Ductus mündet, und die mit der Vesica teilweise verschmolzen scheint, was sich durch ein Nachvornumbiegen der Praevesica aus den Verhältnissen der Physoclisten erklären ließe. — Sehr schwer zu deuten sind die einfach sackförmigen Blasen, z. B. der *Esociden* (Fig. 584 *D*). Bei ihnen nimmt die Gasdrüse, die von Wundernetzen gespeist wird, den vordersten Bezirk der mit einem vorn einmündenden Ductus versehenen Blase ein, während die übrige Wand ein zartes Plattenepithel besitzt, unter dem sich Blutgefäße verästeln, so daß es den Anschein hat, als ob auch hier die beiden Abteilungen vorhanden wären, wenn auch die Gasdrüse schon bezüglich ihrer Lage sich abweichend verhält. Embryologische Untersuchungen fehlen hier noch gänzlich. Ähnlich verhält sich die Blase von *Umbra*, die gleichfalls am vorderen Ende eine Gasdrüse besitzt, während deren übrige Wand von Capillaren durchsetzt wird und — wie experimentell nachgewiesen wurde — der Atmung dient.

Diese Beispiele, die nur einen kleinen Ausschnitt aus der großen Formenfülle der Schwimmblasen darstellen, lassen den Schluß zu, daß man — soweit dies nach unseren noch unvollkommenen Kenntnissen, besonders über die Embryologie der Schwimmblasen der Fische möglich ist — berechtigt sei, einen allgemein gültigen, auf Homologie begründeten Bauplan der Schwimmblasen anzunehmen, daß aber die Variationen dieses Grundplanes vermutlich nicht als Stadien einer allmählichen Vervollkommnung gewertet werden können, wie dies vielfach geschehen ist, sondern als weitgehend durch biologische Ursachen herbeigeführt zu betrachten sind. Dies geht daraus hervor, daß gewisse, besonders wichtige Erscheinungen der Bauverhältnisse, wie z. B. der pulmonoide Charakter gewisser Schwimmblasen, wie wir (S. 637) sahen, in den verschiedensten, sonst einander fernstehenden Gruppen auftreten, daß ferner die Rückbildung des Ductus pneumaticus nicht nur bei den hochentwickelten, in ihrer Gesamtorganisation übereinstimmenden *Physoclisten*, sondern auch bei den häufig als *Physostomen* zusammengefaßten niederen Formen sich gelegentlich findet und andererseits unter den Physoclisten auch physostome Formen vorkommen.

Dies schließt natürlich nicht aus, daß es auf Grund allgemeiner anatomischer Ähnlichkeit zusammengefaßte Formenkreise gibt, die auch einander sehr ähnliche Schwimmblasen entwickeln wie die *Cyprinoiden* und die *Siluroiden*, ferner auch die *Clupeiden* u. a. Andererseits aber finden sich innerhalb dieser Formenkreise Abänderungen des Blasenbaues, die sicher auf abgeänderte Lebensbedingungen zurückzuführen sind. Dies zeigt die Umbildung der Schwimmblasen bodenbewohnender Formen unter den *Siluroiden* und *Cyprinoiden* deutlich, bei denen die Praevesica völlig schwindet und die Vesica von einer Knochenkapsel umschlossen wird und nur noch als Teil eines Sinnesapparates tätig ist (Näheres s. S. 654). Auch das Schwinden der

Schwimmblase bei *Pleuronectiden, Lepadogaster, Symbranchiden*, bei denen sie embryonal angelegt wird und zum Teil bei den pelagisch lebenden Jugendstadien funktioniert, hängt mit der Lebensweise dieser Fische am Grunde des Wassers zusammen. — Schwer zu deuten ist das Fehlen der Schwimmblase bei frei umherschwimmenden Fischen.

Nachdem wir ganz allgemein die vergleichend anatomischen Beziehungen der Schwimmblasen zu verstehen versuchten, soweit dies vorerst möglich ist, müssen wir auf Einzelheiten ihres anatomischen Baues noch etwas näher eingehen.

Von der *äußeren Gestalt der Blase* lernten wir bisher nur die einfach sackförmige, z. B. der *Esociden*, und die zweigeteilte der *Cyprinoiden* und einiger *Physoclisten* und *Clupeiden* kennen sowie die bei letzteren sich findenden vorderen Schläuche, welche die Verbindung zu den Labyrinthen herstellen. Auf diese wird S. 648 ff. nochmals

Fig. 586.

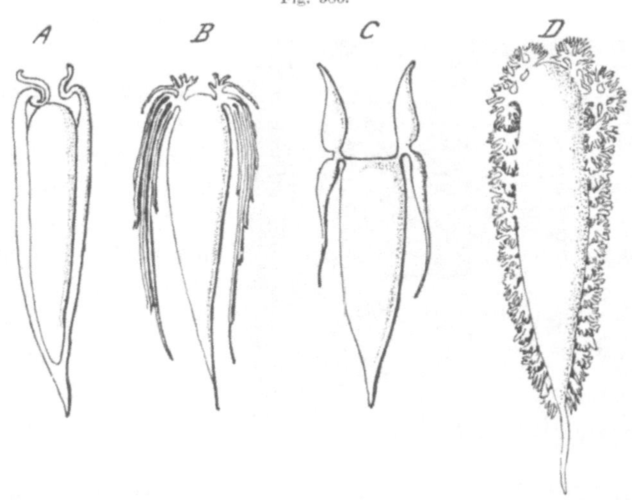

Schwimmblasen von Sciaeniden. *A* Otolithus cayennensis. *B* Corvina nigra. *C* Otolithus spec. *D* Ionius punctatus (nach Cuvier und Valenciennes, Hist. nat. poissons). C. H.

zurückzukommen sein. Vordere Fortsätze, jedoch ohne Verbindung zum Labyrinth, finden sich schwach entwickelt bei *Amia* (Fig. 234 *B*, S. 335), ansehnliche hornartige bei *Physoclisten* (auch *Plectognathen*), sogar verzweigt in zwei bis drei und mehr Anhänge jederseits (s. Fig. 586). Der Ursprung zweier nach vorn gerichteter langer Hörner kann jedoch auch weiter nach hinten verlegt sein (gewisse *Sciaeniden*, Fig. 586 *A*). Solche lateralen Fortsätze treten zuweilen in größerer bis sehr großer Zahl auf, wie sie sich in schwacher Entwicklung bei *Gadiden* finden, in sehr großer Zahl und häufig reicher Verzweigung namentlich bei vielen *Sciaeniden*, wo die Blase von ihnen umhüllt wird (Fig. 586 *D*). Auch die *Siluroiden*-Blase ist häufig mit Coeca versehen, die in Ausbuchtungen der benachbarten Knochen hineinragen und bis unter die Haut vordringen können.

Eine seltsame Entwicklung erreichen solche verzweigte Fortsätze der Schwimmblase bei den Sciaeniden *Callichthys* und *Otolithus*, indem sich ihre freien Enden beiderseits dorsal und ventral um die Blase bis zur dorsalen und ventralen Mittellinie herumschlagen. So bilden sie einen dorsalen und ventralen Sack um die eigentliche Blase; der Ventralsack umfaßt den Darm, die Leber und die Geschlechtsorgane; die Blase liegt also hier frei in der Leibeshöhle. Das Auftreten solch lateraler Fortsätze variiert namentlich unter den Sciaeniden ungemein, selbst bei nahe verwandten Arten, woraus schon hervorgeht, daß sie morphologisch nicht von besonderer Bedeutung sind. Ihre Ausbildung scheint mehr durch die Gestalt der betreffenden Fische und den der Blase zur Verfügung stehenden Raum bedingt. Über ihre Funktion ist nichts bekannt.

Eine lungenähnliche äußere Gestalt besitzt die Blase der dipneumonen *Dipnoer* und der *Crossopterygier*, indem sie aus zwei schlauchartigen Säcken besteht, welche

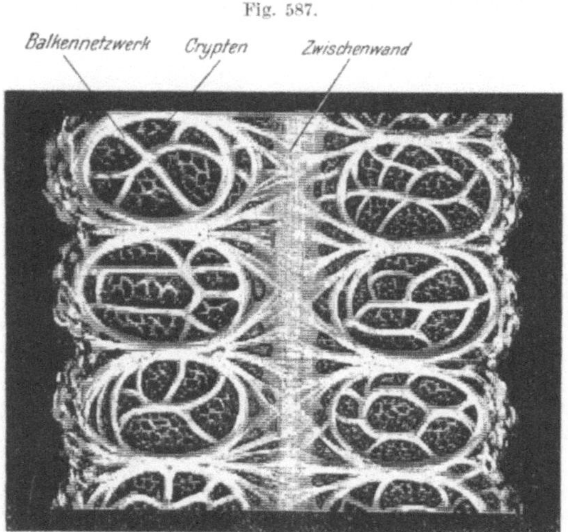

Lepidosteus. Stück der Schwimmblasenwand von innen (nach SCHIMKEWITSCH aus IHLE usw. Vergl. Anat.).

bei den letzteren ursprünglich durch 2 Ductus pneumatici in den Darm münden sollen. Bei den *Dipneumonen* ziehen sie gleichmäßig bis zum Hinterende der Leibeshöhle, bei den *Crossopterygiern* dagegen nur die rechte, während die linke viel kürzer bleibt. Äußerlich einfache Blasen können, wie schon S. 637 erwähnt, *innere Strukturen* zeigen, die auf eine Atemfunktion hinweisen. Bei *Lepidosteus* (*Holostei*, Fig. 587) findet sich sowohl an der dorsalen wie an der ventralen Wand ein in das Blaseninnere schwach einspringendes Septum (Zwischenwand Fig. 587); beide werden durch ein reiches Balkennetzwerk miteinander verbunden, wodurch zwei laterale Kammerreihen entstehen, deren Boden durch sekundäre und tertiäre, schwächer vorspringende netzförmige Septen in zahlreiche Crypten geteilt ist (s. Fig. 587). Dies erinnert sehr an die Lungen der Amphibien und Reptilien. Auch *Amia* zeigt solche Cryptenbildungen, jedoch schwächer und unregelmäßiger. Die Blase (Lunge) von *Ceratodus* gleicht in ihrem allgemeinen Bau jener von *Lepidosteus* sehr, wogegen jene der Dipneumonen ein mehr unregelmäßiges Cryptenwerk besitzen. — Die oben erwähnte pulmonoide Blase der *Characiniden* besitzt in der Vorderregion des hinteren Abschnittes gewöhnlich Längssepten, welche besonders bei den Gattungen *Erythrinus* und *Lebiasina* durch Querverbindungen zu einer zelligen Struktur führen. An den Bau der Blasen von *Lepidosteus* und *Ceratodus* erinnert die der Clupeide *Chirocentrus*, da sie jederseits eine Längsreihe von zwar einfacheren Kämmerchen zeigt. Zelligen Bau in mehr oder weniger guter Entwicklung kommt auch den Blasen der Physostomen: *Gymnarchus* (Fig. 596, S. 649), *Arapaima* und

Heterotis zu, unter den Physoclisten nur *Hemirhamphus* und der Scomberoide *Tetra-pterus*. Auch ohne zelligen Bau kann gelegentlich ein mittleres Längsseptum die Blase innerlich halbieren, wie es namentlich *Notopterus* (physostom) zeigt, dessen Blase fast in ganzer Länge durch ein Septum geteilt wird. Ferner findet sich bei nicht wenigen *Siluroiden* ein ventrales Septum in der hinteren größeren Blasenregion, die von der vorderen durch ein Transversalseptum teilweise gesondert ist. In diesem hinteren Abschnitt kann es durch Quersepten zu Kammer- und Cryptenbildung kommen. — Wie schon erwähnt, ist die respiratorische Funktion nur für folgende Gruppen der Knochenfische sichergestellt: für die *Holostei*, die Malacopterygier: *Gymnarchus*, *Arapaima*, *Erythrinus*, ferner für die Esocide *Umbra*. Die Blasenwand dieser letzteren Form ist zwar glatt, aber von Capillaren stark durchsetzt und besitzt durch ihre Größe eine ausgedehnte respiratorische Fläche. Hier zeigt sich, daß die Gestalt des *Ductus pneumaticus* für eine respiratorische Funktion von ausschlaggebender Bedeutung ist.

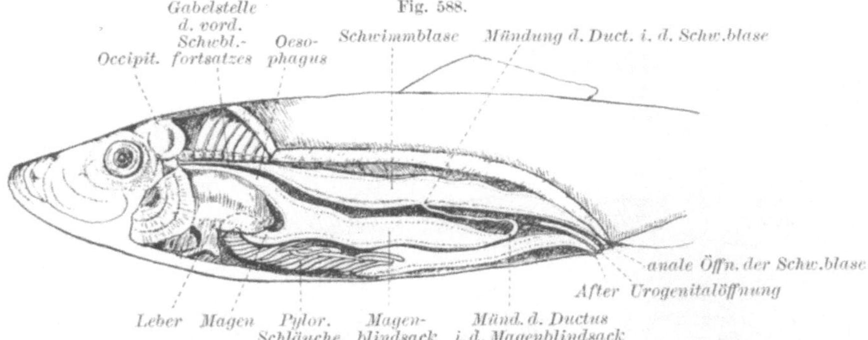

Clupea harengus, linksseitig geöffnet, Gonaden entfernt, Magenblindsack etwas nach hinten gedrückt (nach MAIER und SCHEURING 1923).   C. H.

Er ist bei *Umbra* und auch bei anderen der oben genannten Formen, z. B. den *Holosteern* und *Notopterus*, kurz und breit.

Im allgemeinen wird er bei den Physostomen zu einem engen Gang. Der als blasenartig erweiterter Ductus der Blase von *Anguilla* bezeichnete Teil wurde, wie schon erwähnt, als Praevesica erkannt (s. Fig. 584 *G*), von der ein kurzer, enger Ductus ausgeht. Die *Öffnung des Ductus* in den Oesophagus ist also meist sehr klein und zu etwaiger Luftzufuhr ungeeignet, vielmehr scheint er eher der Luftabgabe bei zu hohem Gasdruck in der Blase zu dienen. Zu gleichem Zwecke besitzen die meisten *Clupea-Arten* (Ausnahme *Clupea alosa* und *finta*) eine zweite feine Ausmündungsstelle des caudalen, spitz auslaufenden Blasenendes nach außen (Fig. 588), die dicht links von der Genitalöffnung in einer kloakenartigen niederen Grube liegt, welche den After, die Harn- und Geschlechtsöffnung enthält. Ferner findet sich bei *Caranx trachurus* (physoclist) ein feiner derartiger accessorischer Luftgang, der dorsal von der Vorderregion der Blase entspringt und längs der Aorta nach vorn zieht, um in die rechte Kiemenhöhle zu münden.

Die *Einmündung der Blase in den Darm* liegt auch beim erwachsenen Fisch manchmal weit vorn, kann sich jedoch, z. B. bei *Acipenser*, auf den Magen und im extremsten

Fall bei *Clupeiden* bis ans hintere Ende des Magencoecums verschieben (Fig. 588).
Über die sekundäre Verschiebung der Einmündung bei *Acipenser* findet sich S. 636
das Nähere. Auch für die *Clupea*-Arten, deren früheste Schwimmblasenstadien noch
unbekannt sind, konnte festgestellt werden, daß die Einmündung der Blase durch
Streckung des Darmes und ferner durch die Entwicklung des Magencoecums sekundär
immer weiter nach hinten verschoben wird. — Schon in der Einleitung wurde betont,
daß die Einmündung des Ductus in den Darm nach rechts oder links von der dorsalen
Mittellinie verschoben sein kann; s. das Nähere S. 634.

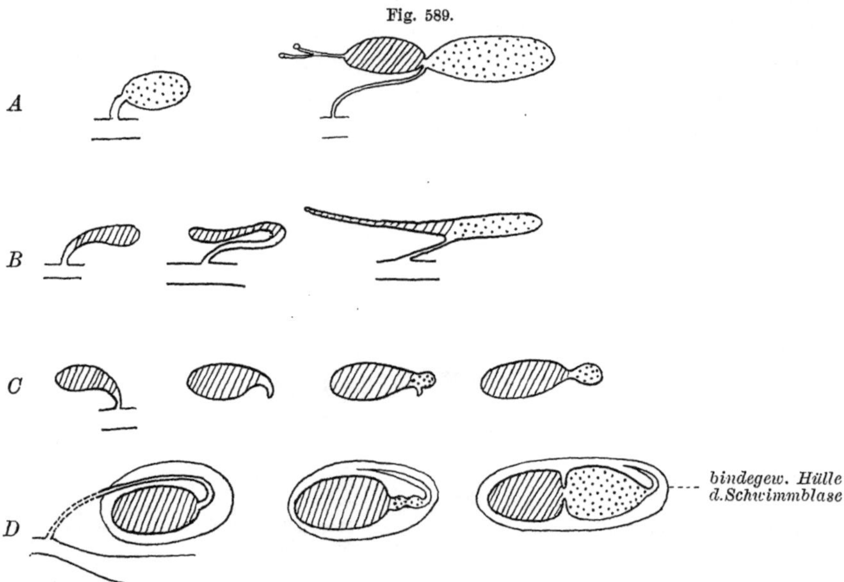

Fig. 589.

Schemata der Schwimmblasenentwickelung verschiedener Teleosteer: *A* Pellona helvetica (Clupeide),
Stolephorus (Clupeide), Cyprinus carpio (mit Ausnahme des vorderen Schwimmblasenfortsatzes) (nach
Beschreibungen bzw. Figuren von BEAUFORT 1909, TRACY 1911 und MOSER 1904), *B* Clupea harengus
(nach Beschreibung und Figuren von MAIER und SCHEURING 1923), *C* Opsanus (Acanthopterygier) und
D Siphonostoma, Tautoglabrus, Tautoga (Acanthopterygier) (nach TRACY 1911); oraler Teil
der Blase schraffiert, analer Teil punktiert. Ductus weiß, der sich rückbildende mit Strichliniencontur.
C. H.

Hier anschließend seien die noch sehr spärlichen und noch kein einheitliches Bild
ergebenden Resultate über die *Entwicklung der Schwimmblase* an einigen schematischen
Figuren kurz erläutert.

Bei den bisher untersuchten Physostomen sowohl bei *Cyprinoiden* wie auch solchen *Clupeiden*, deren Blase durch eine mittlere Einschnürung in 2 Kammern geteilt
ist (*Chanos arabicus, Stolephorus mitschelli, Pelona hevetica*), entsteht übereinstimmend zunächst, als Erweiterung des Ductus, die anale Kammer (Fig. 589 *A*), die analwärts auswächst. An ihrem oralen Ende knospt die Anlage der oralen Schwimm-
blasenkammer hervor, die bei den Clupeiden weiter in die vorderen, zum Labyrinth
führenden Schläuche auswächst. — *Clupea harengus*, dessen Schwimmblase zwar einheitlich ist, dessen Ductus jedoch, ebenso wie bei den erstgenannten Formen, hinter

der Mitte ihrer Längenausdehnung abgeht, scheint sich nach allerdings sehr kurzen Mitteilungen anders zu verhalten (s. Fig. 589 *B*). Hier soll eine anale Erweiterung des Ductus nach vorn umbiegen und zum oralen Teil der Schwimmblase auswachsen; ob der später analwärts auswachsende, anale Teil aus dem Ductus oder dem oralen Blasenteil hervorsproßt, ist aus dem kurzen Bericht nicht ersichtlich.

Für die *Physoclisten* scheint charakteristisch, daß vom Ductus zunächst oralwärts eine kolbenförmige Knospe zur oralen Kammer auswächst (Fig. 589 *C* und *D*), und daß sich später das distale Ende des Ductus zur analen Kammer erweitert, während sein proximaler Teil postembryonal zugrunde geht.

Das Auftreten des Ductus in jungen Entwicklungsstadien ist — neben den vermuteten phylogenetischen Ursachen — physiologisch bedingt, da neue Untersuchungen zeigten, daß auch die Physoclistenschwimmblase nur in Funktion treten kann, wenn dem Jungfisch Gelegenheit gegeben ist, zunächst einmal durch Luftschlucken das erste Gas in die Blase aufzunehmen.

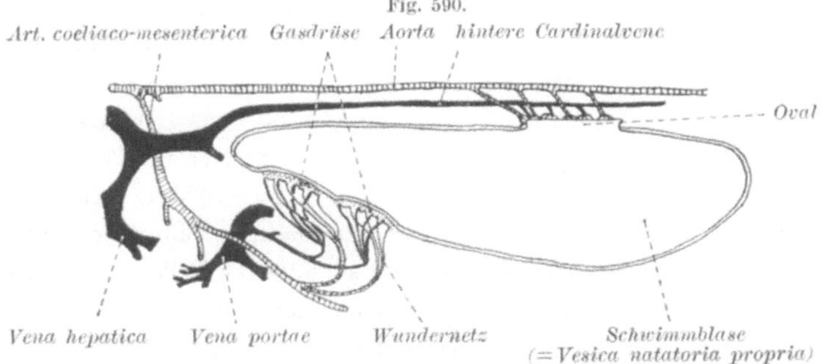

Schema der Blutversorgung einer Physoclistenschwimmblase (nach GOODRICH 1930).
C. H.

Die Blutversorgung der Schwimmblase. Die Blase wird reich mit Blut versorgt, und zwar bei den Teleosteern von arteriellen Gefäßen, in ihrem proximalen (analen) Teil (*Praevesica* und auch *Oval*, s. Fig. 590) gewöhnlich von der Aorta durch Vermittlung von Intercostalarterien, im distalen (oralen) Teil (*Vesica natatoria propria*) von der Coeliaca aus. Die abführenden Venen führen das Blut aus dem erstgenannten Teil gewöhnlich in die hintere Cardinalvene, aus dem letztgenannten in die Pfortader und die Lebervenen; jedoch können auch Abweichungen vorkommen, und jedenfalls scheint die Gefäßversorgung zum Teil durch topographische Verhältnisse bedingt und daher nicht von ausschlaggebender vergleichend anatomischer Bedeutung. Die Blasen der *Dipnoer*, die echten Lungen sehr nahestehen, erhalten wie diese ihr Blut vom 6. primitiven (bzw. 4.) Aortenbogen, und dieses tritt aus der Blase direkt zum Sinus venosus. Daß die dorsale Blase von *Amia* von den gleichen Gefäßen versorgt wird, wurde schon in der Einleitung (S. 634) erwähnt (s. auch Fig. 591).

Die zum oralen Teile der Blase tretenden Blutgefäße verzweigen sich in der Blasenwand; sie lösen sich namentlich an deren ventralem Teil in Wundernetze auf und treten zu den je nach Ausbildung als *rote Körper* (*rote Drüsen*) oder *Gasdrüsen* (*Epitheldrüsen*) bezeichneten, Sauerstoff secernierenden Organen.

Die *roten Körper* stellen die einfachere Ausbildungsform dar, die sich meist bei *Physostomen* findet. Ihr Epithel ist flach ausgebreitet und niedrig; sie können mehr diffus über die Wand des oralen Blasenabschnittes verteilt sein oder sich auf einem

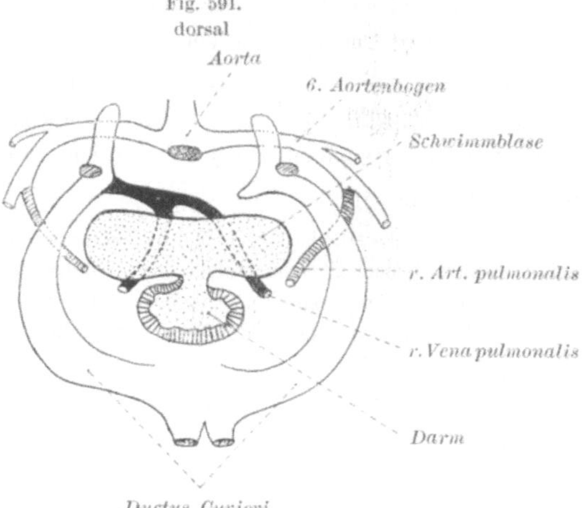

Amia. Schema der Blutversorgung der Schwimmblase im Querschnitt, von anal gesehen (nach GOODRICH 1909). C. H.

speziellen Teil der ventralen Wand lokalisieren. Die einzelnen Drüsenlappen der *Gasdrüsen* ordnen sich bei den Physoclisten in verschiedener Weise an, bald hufeisenförmig (z. B. *Ophidiiden*) sowie in Modifikationen der Hufeisenform bei *Corvena nigra* und *Dentex*; *Trigla* und *Zeus* (s. Fig. 592) sind hier gleichfalls anzuschließen. Baumartig verzweigt erscheint die Gasdrüse mit ihren Gefäßen und Wundernetzen bei *Perca fluviatilis* (s. Fig. 593 *A*), mehr blattartig

geteilt bei *Crenilabrus*. Auf die zahlreichen weiteren Formen kann hier nicht näher eingegangen werden. Die Drüsen besitzen in diesen letzteren Fällen — d. h. bei den *Physoclisten* — ein verdicktes Epithel, das sich faltenartig in das darunterliegende

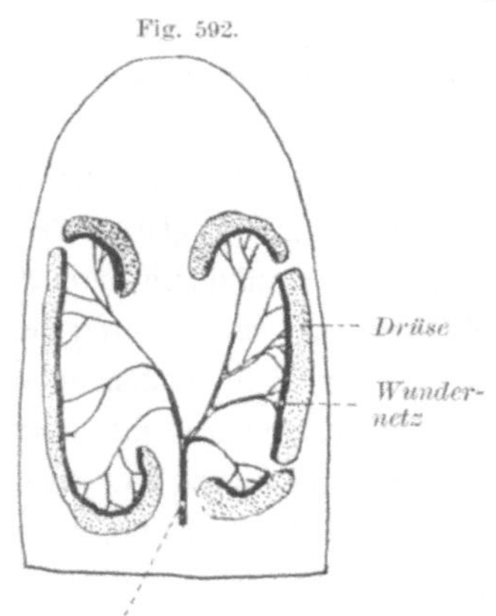

Zeus faber. Ventralwand der Schwimmblase mit Gasdrüse und Wundernetz (nach WOODLAND 1911). C. H.

Bindegewebe einsenkt und einer tubulösen oder alveolären Drüse ähnlich sieht (*Gobiiden, Trigliden*) oder die Drüse ist kompakt (Mehrzahl der *Acanthopterygier, Anacanthinen*). Die kompakte Form scheint aus der erstgenannten durch die Annahme der Verlötung der Drüsenlumina ableitbar; auch Übergangsformen treten auf. Da sich jedoch verschiedenartige Ausbildungsformen bei nahe verwandten Gattungen wie z. B. *Syngnathus* und *Hippocampus* finden, ist hierauf vergleichend anatomisch wenig Gewicht zu legen. In diese Drüsen dringen die zuführenden Blutgefäße ein, nachdem sie sich in feinste Capillaren aufgelöst haben, und treten in innigste Berührung mit den Drüsenzellen (Fig. 593 *B*); erst dann verbinden sie sich mit Venencapillaren, welche

ihnen parallel verlaufen, sich zu größeren Gefäßen sammeln und das Blut durch die Pfortader zum Herzen leiten. Bei einer Anzahl von Fischen (z. B. dem *Aal*) vereinigen sich die Capillaren vor dem Eintritt in die Drüse nochmals gruppenweise, um sich in der Drüse von neuem zu teilen, und die aus der Drüse austretenden Venencapillaren verhalten sich in gleicher Weise (s. Fig. 594). Man nennt dieses Wundernetz, im Gegensatz zu dem erstbeschriebenen „*unipolaren*", ein „*bipolares*".

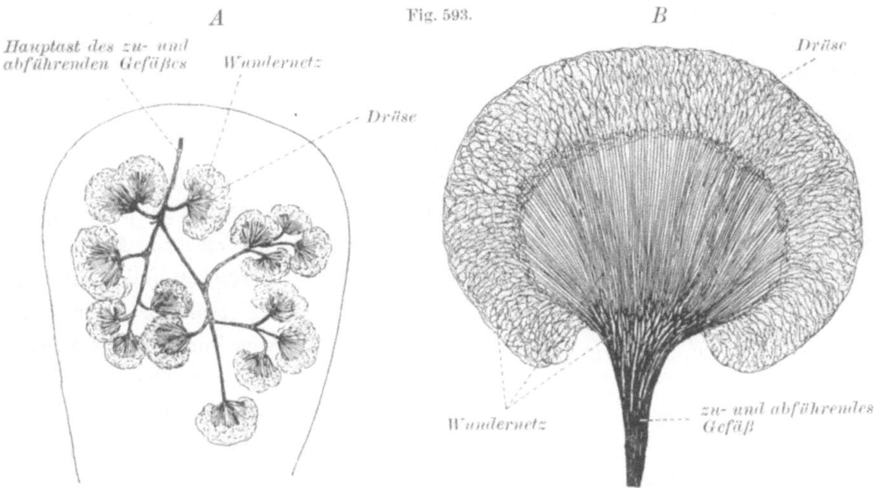

Perca fluviatilis. *A* Ventralwand der Schwimmblase von innen, mit Gasdrüsen, Gefäßen und Wundernetzen. *B* Eine Drüse stärker vergrößert, etwas schematisiert.   Orig. C. H.

In den Drüsenzellen bildet sich ein flüssiges Secret, das in Granulis in der Zelle gespeichert und aller Wahrscheinlichkeit nach in verflüssigtem Zustande an die Capillaren abgegeben wird, in denen es eine Erhöhung der Gasspannung im Blut und endlich Diffusion des Gases (vor allem Kohlensäure und Sauerstoff) in die Schwimmblase herbeiführt.

An den analen Teil der Blase (Praevesica) treten gleichfalls Gefäße heran, die jedoch, wie erwähnt, von den Intercostalarterien ihren Ursprung nehmen und sich dorsal von ihrer Wand ausbreiten. Diese Wand ist sehr dünn (sie besteht nur aus einschichtigem Plattenepithel) und dadurch sehr geeignet,

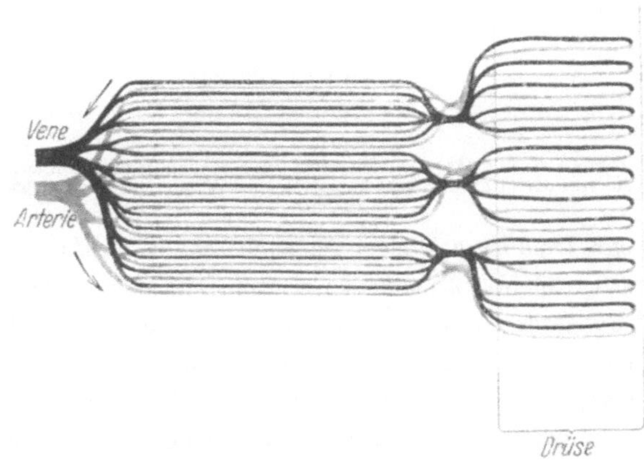

Schema eines biporalen Wundernetzes der Gasdrüse (Aal u. a.) (aus JACOBS 1930).

zusammen mit den Capillaren als gasresorbierendes Organ zu wirken. Dieser Abschnitt der Blase reduziert sich bei vielen Physoclisten, wie schon S. 637 erwähnt, auf einen ovalen Bezirk, „das Oval" (s. Fig. 595); dieses nimmt dann meist den analen, dorsalen Teil der Schwimmblase ein (Fig. 590) und ist von ihr, ebenso wie die Praevesica, durch ein muskulöses Diaphragma, welches beim Oval circuläre und radiäre Muskelfasern besitzt, gegen den übrigen Raum der Blase abschließbar. Das Diaphragma dient als Ventil, welches sich öffnet, wenn durch Steigen des Fisches in höhere Wasserschichten der Gasdruck in der Blase zu groß wird und eine Regulation durch Resorption des überschüssigen Gases erforderlich wird. Bei den Physostomen wird eine Verringerung der Gasmenge durch Entweichen von Gas durch den Ductus pneumaticus herbeigeführt.

Beziehungen der Blase zu den Ohrlabyrinthen. Bei manchen Teleosteern hat sich, wie angedeutet, ein eigentümlicher Zusammenhang zwischen der Blase und den Labyrinthen gebildet, der physiologisch und morphologisch von großem Interesse ist. Den einfachsten Einrichtungen dieser Art begegnet man sowohl bei gewissen Physostomen (z. B. *Notopterus, Hyodon*) als Physoclisten (manchen *Gadoiden, Macruriden, Beryciden* und *Spariden*). Sie bestehen darin, daß vom Vorderende der Blase ein Paar kanal- bis blasenartiger Fortsätze ausgehen. Diese Fortsätze erinnern, wie S. 641 erwähnt, an die auch sonst vorkommenden vorderen Hörner der Blase. Sie ziehen bei den erwähnten Physoclisten zu zwei nur häutig verschlossenen Öffnungen in der caudalen Schädelregion, an welche sie sich anlehnen. Gleichzeitig tritt vom entsprechenden Labyrinth aus ein Fortsatz des Sacculus gegen diese Öffnung. Bei *Noto-*

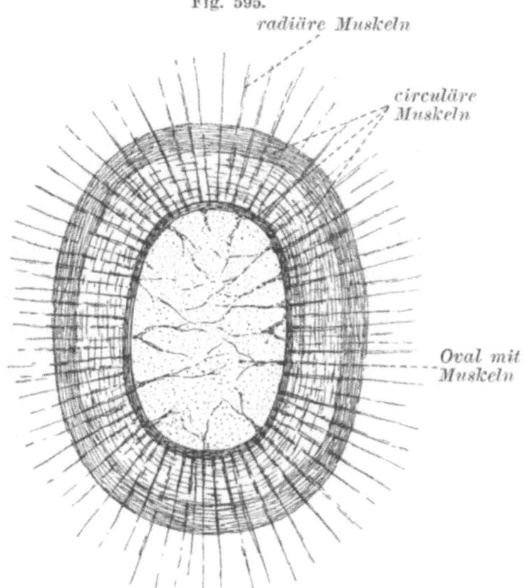

Perca fluviatilis. Oval von innen gesehen, Diaphragma geöffnet; die von dorsal an das Oval herantretenden Wundernetze sind nicht zu sehen. Orig. C. H.

pterus und *Hyodon* findet sich ähnliches; die Fortsätze sind bei letzteren mehr blasenartig. Bei *Notopterus* werden sie zum Teil von Fortsätzen der hinteren Schädelknochen (Basioccipitale, Prooticum) umwachsen, sind also z. T. in die Schädelwand aufgenommen. In noch höherem Maße ist dies bei *Megalops* (Elopide) der Fall, wo beide blasigen Fortsätze ganz in einer vom Prooticum, Opisthoticum, Pleuro- und Basioccipitale gebildeten Knochenkapsel (Bulla) liegen, die jedoch gegen das Labyrinth völlig geschlossen ist, weshalb eine Einwirkung auf dasselbe ausgeschlossen erscheint. Solche Verhältnisse lassen sich nur in Verbindung mit denen nahe verwandter Formen, bei denen eine funktionierende Verbindung zwischen Schwimmblase und Ohrlabyrinth sich findet, verstehen. Auch bei den *Mormyriden* findet sich lateral vom Labyrinth, den Sacculus dicht berührend, je eine lufterfüllte Blase (s. Fig. 596 *B*) (lateral von welcher, zwischen Epioticum, Pleurooccipitale und Pteroticum [Squamosum] ein häutig geschlossenes Foramen in der Schädelwand besteht), die jedoch ohne jede Verbindung zur Schwimmblase ist, was früher völlig unerklärbar war. Diese Blasen wurden erst durch die Kenntnis ihrer Ontogenese bei *Gymnarchus* als abgelöste Endpartien der beiden vorderen Fortsätze der Schwimmblase erkannt (s. Fig. 596 *A*).

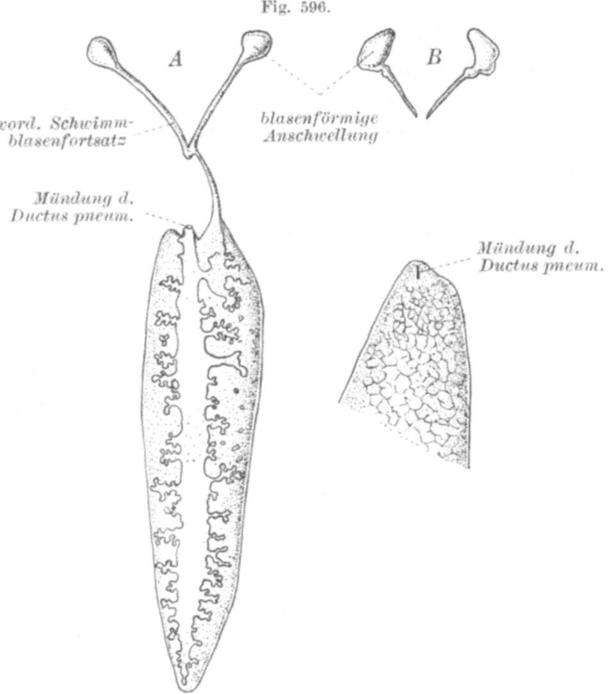

Gymnarchus. Schwimmblase mit vorderen Fortsätzen. *A* bei einem Embryo von 34 mm Länge. *B* Vorderende der Schwimmblase und losgelöste Fortsätze des erwachsenen Tieres (nach BALLANTHYNE 1927).   C. H.

An die geschilderten Verhältnisse schließen sich jene der *Clupeiden* an; bei diesen entspringen vom Vorderende der Schwimmblase, das manchmal röhrenförmig ausgezogen ist, zwei Kanälchen mit knorpelartiger Wand und sehr feinem Lumen; diese treten in die Pleurooccipitalia ein, nicht dagegen in die oben erwähnten Schädelforamina, die sich auch hier finden, und an welche sonst die Blasenfortsätze ansetzen. In den Pleurooccipitalia steigen beide Kanälchen, spindelförmig anschwellend (Fig. 597), etwas empor bis zur Grenze von Prooticum und Squamosum, wo sie sich in zwei

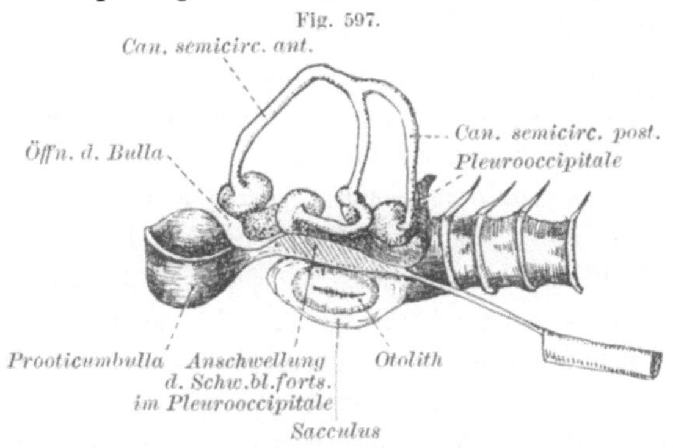

Clupea sprattus. Vorderes Ende der Wirbelsäule, linkes Ohrlabyrinth und orales Ende der Schwimmblase mit linkem Fortsatz sowie Prooticumbulla von links gesehen (nach MAIER und SCHEURING 1923).   C. H.

relativ kurze Ästchen teilen, von welchen das hintere im Squamosum, das vordere im Prooticum, mit einer blasenartigen Anschwellung dicht am Labyrinth endigt. (Eine Ausnahme bildet *Clupea sprattus*, welche nur die vordere Blase besitzt [Fig. 597]). Die Wand dieser beiden Bullae ist verknöchert; die hintere, äußere Blase liegt in dem vom knöchernen äußeren halbzirkelförmigen Kanal umschlossenen Raum; sie hat keine nähere Beziehung zum Labyrinth. Die vordere dagegen liegt dicht unter dem *Recessus utriculi* (Fig. 598), und die Ränder ihrer dorsomedial liegenden Öffnung (Fig. 597 und 598) stehen in direkter Berührung mit den *Maculae acusticae* und der diesen aufliegenden *Otolithenmembran*, so daß ein perilymphatischer Raum, der sich in die Bulla erstreckt, die Utriculuswand berührt. Dieser perilymphatische Raum breitet sich auch lateral von der Bulla aus und steht hier mit dem Seitenlinienkanal

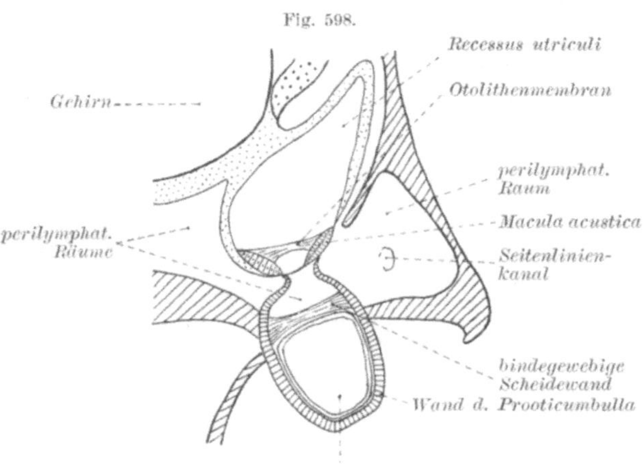

Schematischer Querschnitt durch die linke **Prooticumbulla** eines **Clupeiden** und ihre Umgebung (nach TRACY 1919/20 etwas verändert). C. H.

in Verbindung; er setzt sich ferner medial unter dem Gehirn bis zur Bulla der gegenüberliegenden Seite fort (Fig. 598). In der Bulla ist der perilymphatische Raum nur durch eine bindegewebige, elastische Wand von dem in sie hineinragenden dünnwandigen Blasenfortsatz getrennt (Fig. 598).

Über die Wirkungsweise dieses Mechanismus liegen entscheidende experimentelle Untersuchungen nicht vor. In jedem Falle scheint er geeignet, Änderungen im hydrostatischen Druck des Wassers, durch Vermittlung der Seitenlinie, auf die perilymphatischen Räume und von diesen auf die Maculae, die Otolithenmembran und den vorderen Fortsatz der Schwimmblase zu übertragen und dadurch Reflexe auszulösen: Es erfolgt Gassecretion bzw. Ableitung von Gas durch den Ductus oder der Reiz auf das Labyrinth veranlaßt eventuell den Fisch, Bewegungen auszuführen, die ihn in geeignete Tiefenregionen führen.

Die komplizierteste und eigenartigste Verbindung zwischen der Schwimmblase und den Labyrinthen findet sich bei einigen Physostomenfamilien, den schon früher erwähnten *Ostariophysen.* Es sind dies die *Cyprinoiden, Gymnotiden, Siluroiden* und *Characiniden.* Charakteristisch für sie ist, daß die Verbindung zwischen dem vorderen Blasenende und den Labyrinthen jederseits durch eine Reihe (Kette) von Knöchelchen hergestellt wird (WEBERscher *Apparat,* früher Gehörknöchelchen). Diese wurden von ihrem Entdecker für Homologa der Gehörknöchelchen der höheren Tetrapoden gehalten und daher *Stapes, Incus* und *Malleus* genannt, — Bezeichnungen, die so eingebürgert sind, daß man sie vielfach beibehalten hat, trotzdem man schon längst erkannte, daß sie mit den Gehörknöchelchen nichts zu tun haben, sondern teils aus Bestandteilen der vorderen Wirbel, teils aus selbständigen Verknöcherungen hervorgehen.

Von den meisten englischen Forschern werden die Bezeichnungen: *Scaphium* (= Stapes), *Intercalare* (= Incus) und *Tripus* (= Malleus) gebraucht.

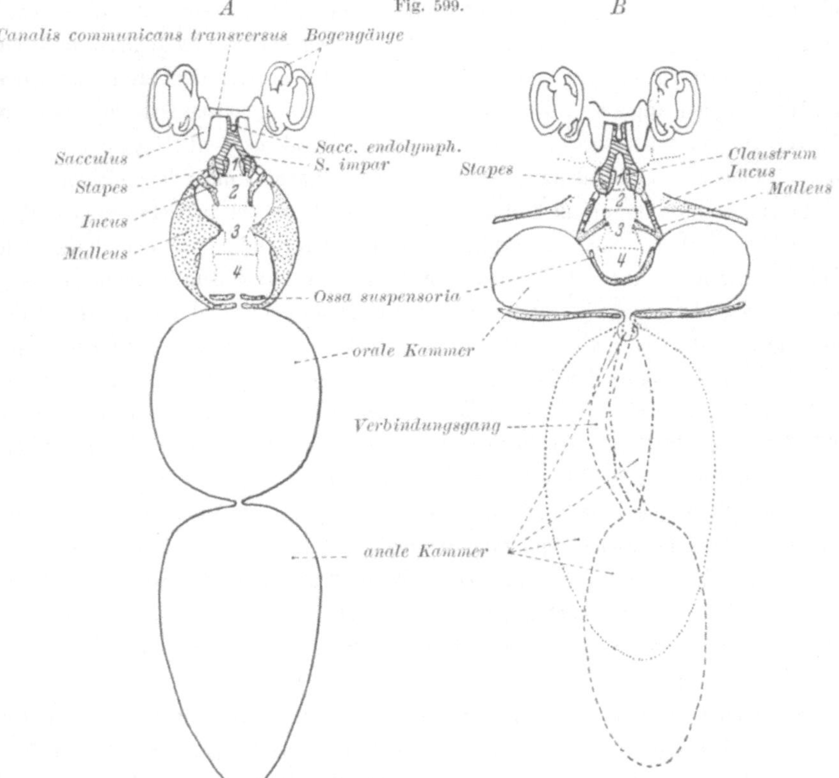

Cyprinoiden. Schemata der Schwimmblase, des WEBERschen Apparats und seiner Beziehung zu Wirbelsäule und Ohrlabyrinth. *A* Form mit bindegewebiger Hülle der oralen Kammer. *B* Form mit knöcherner Hülle der oralen Kammer; verschiedene Ausbildungsformen der analen Kammer (nach CHRANILOV 1927).   C. H.

Ein vorderstes Knöchelchen, *Claustrum*, führt diesen Namen ganz allgemein.

Wie bei den Clupeiden findet sich auch hier zwischen beiden Labyrinthen ein querer, im Basioccipitale verlaufender Kanal, der die Perilymphräume beider Labyrinthe verbindet. Dieser Kanal umschließt jedoch hier, wie schon Bd. 1, S. 766 erwähnt, noch einen inneren, mittels dessen die beiden Sacculi direkt zusammenhängen (früher als *Sinus impar* oder fälschlich als endolymphatischer Gang bezeichnet, da er mit dem ebenso genannten, bei Teleosteern blind endenden, vom Sacculus ausgehenden Fortsatz nichts zu tun hat; er wird daher in neuester Zeit vielleicht besser als *Canalis communicans transversus* bezeichnet [s. Fig. 599 *A*]). Letzterer erweitert sich in der

Medianebene zu einem ihm caudalwärts anhängenden Säckchen (*Saccus endolymphaticus*, auch *S. endolymphaticus Weberianus*), das in einer Erweiterung des perilymphatischen Kanals (*Sinus impar*) liegt, die sich bis in den ersten, stark verkümmerten Wirbel nach hinten erstreckt und meist etwas gegabelt endet (Fig. 599). Der Neuralkanal ist über dem ersten Wirbel und dem Beginn des zweiten, wegen Verkümmerung der Neuralbogen, nur häutig geschlossen, und das gegabelte Ende des Sinus impar bildet, indem es sich dorsolateral der Haut des Neuralkanals jederseits anlegt, zwei als *Atria des Sinus impar* bezeichnete Stellen. — Der oberen und zugleich äußeren Wand dieser Atria legt sich bei *Cyprinoiden* jederseits die vorderste der Verknöcherungen des WEBERschen Apparates, das *Claustrum*, an, das aber gewissen Ostariophysen, so *Gymnotidae*, einzelnen *Siluroidae* (wie: *Loricaria*, *Corydoras*, *Callichthys* u. a.) fehlt. Wo es bei letzteren vorhanden ist, liegt es dem Neuralkanal — nicht dem Atrium — an. Seitlich und hinten steht es in Verbindung mit dem *Stapes*, der mit dem ersten Wirbel gelenkt (Fig. 599 und 602). Der Stapes hängt durch ein Band mit dem ansehnlichsten Knochen der Kette, dem *Malleus*, zusammen, der sich mit seinem hinteren Fortsatz (dem *Processus posterior*, Fig. 600) dem Vorderende der Schwimmblase anheftet, während ein medialer (*Proc. articularis*) an der Wirbelsäule gelenkt oder mit ihr fest verbunden ist (Fig. 599). In dem Band zwischen Malleus und Stapes findet sich schließlich meist eine schlanke, selten (gewissen Siluroiden) fehlende Verknöcherung, welche jedoch gleichfalls einen Fortsatz gegen die Wirbelsäule entwickeln kann, der *Incus* (Fig. 599 *A*). Er kann manchmal recht klein bleiben (Fig. 599 *B*).

Eine gemeinsame Eigentümlichkeit aller Ostariophysen ist die, daß die Wirbel in der Region des WEBERschen Apparates zu einem „*Komplexwirbel*" (dem zweiten) verschmolzen sind, der bei den *Cyprinoiden* die Wirbel 2 und 3, bei den *Siluroiden* 2 bis 4 umfaßt, und bei letzteren auch mit dem 5. gewöhnlich noch innig verbunden bis verschmolzen ist. Ja bei *Synodontis* verschmelzen die Wirbel 2 bis 6 und z. B. bei den *Doradiden* 2 bis 7.

Morphologisch werden die erwähnten Knöchelchen des Apparates von Teilen der 3 ersten Wirbel abgeleitet, doch bestehen hinsichtlich ihrer Deutung erhebliche Differenzen. Am sichersten waren die Ansichten über den Ursprung des *Claustrum*, das teils als Processus spinosus, teils als Schlußstück des ersten Wirbels aufgefaßt wurde; nach neueren entwicklungsgeschichtlichen Untersuchungen an *Scardinus* scheint sicher, daß nur der Processus spinosus an seiner Bildung teil hat und die Schlußstücke sich ganz an den Schädel anlegen. *Stapes* und *Incus* wurden fast allgemein als die Neuralbogen des 1. und 2. Wirbels gedeutet; jedoch wurde nach den oben erwähnten Untersuchungen für den Hauptteil des Stapes — die bindegewebige *Concha stapedis* — erwiesen, daß er selbständig aus dem Bindegewebe entsteht und erst sekundär mit dem aus den Neuralbogen hervorgehenden Processus ascendens (superior) und articularis (inferior) stapedis in Verbindung tritt; die Concha bildet die bindegewebige Außenwand des Atrium des Sinus impar. Der *Incus* soll eine ganz selbständige Verknöcherung darstellen, die erst sekundär mit dem Neuralbogen des 2. Wirbels verwächst und bei *Siluroiden* und *Cobitiden* selbständig bleibt. Der Incus ist also dem Stapes nicht homonom (s. Bd. 1, S. 11), wie früher behauptet wurde, da sie aus ganz verschiedenen Anlagen hervorgehen. Der *Malleus* schließlich, der die Verbindung mit der Schwimmblase herstellt, ist beim Erwachsenen eine dreieckige Platte von sehr mannigfacher Größe und Gestalt (s. die Fig. 600 *A* bis *D* und Figurenerklärung). Sein Ursprung wird verschieden gedeutet; er soll aus Querfortsätzen und Rippen des 3. Wirbels hervorgehen oder nur aus ersteren, nach anderen nur aus letzteren oder aber, es soll eine verknöcherte Sehne, vielleicht auch die Verknöcherung der Tunica externa der Schwimmblase sich an seiner Bildung beteiligen. Die schon mehrfach erwähnten entwicklungsgeschichtlichen Untersuchungen ergaben, daß auch er aus einer selbständigen Verknöcherung hervorgeht, die unabhängig vom 3. Wirbel entsteht und sich erst sekundär mit dessen Querfortsatz und Rippe zum Malleus verbindet.

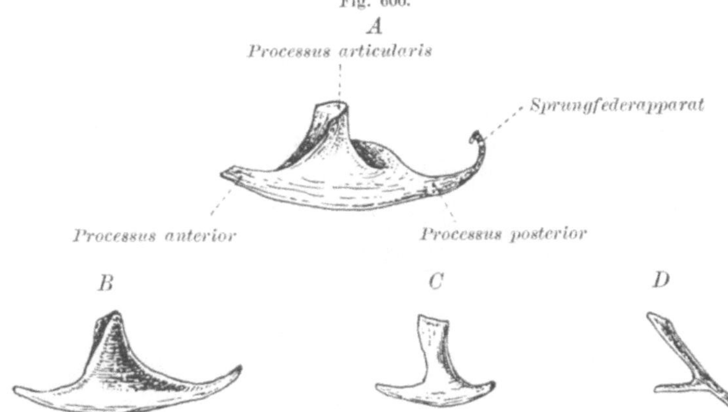

Verschiedene Ausbildungsformen des **Malleus** bei **Cyprinoiden**. *A* von **Catostomus** (mit bindegewebiger Hülle der oralen Kammer). *B* von **Leptobotia** (mit z. T. verknöcherter Hülle). *C* von **Gobiobotia** und *D* von **Nemachilus** (mit verknöcherter Hülle der oralen Kammer) (nach Chranilov 1927). C. H.

Diese Befunde über die ontogenetische Entwicklung der Weberschen Knöchelchen erleichtern auch die Erklärung ihrer eventuell möglichen phylogenetischen Entstehung; denn sie deuten darauf hin, daß zunächst eine bindegewebige Verbindung zwischen Schwimmblase und Labyrinthen bestanden habe, die erst zu einer Verknöcherung im Bindegewebe führte und erst sekundär mit den Wirbeln in Beziehung getreten sei.

Der Malleus sitzt dem Vorderende der Schwimmblasenwand an und tritt bei solchen Formen, bei denen die Schwimmblase von einer bindegewebigen Hülle umgeben ist, durch diese mit seinem hier verlängerten, hakenförmig gekrümmten, sehr elastischen Hinterende (*Sprungfederapparat*, Fig. 600 *A* u. 601) hindurch. Bei bodenbewohnenden *Cyprinoiden* und *Siluroiden* verknöchert diese Hülle (Näheres s. S. 655), und das der Schwimmblase ansitzende Hinterende des Malleus ist hier kurz und nicht eingekrümmt (Fig. 600 *B* u. *C*). — Eine weitere Bildung des Weberschen Apparates, zu welcher sowohl das hintere Ende des Malleus als auch das vordere Ende der Schwimmblase in Beziehung steht, sind die *Ossa suspensoria* (s. Fig. 601) (auch „central plate" genannt). Hierunter versteht man eine paarige Knochenbildung, die jederseits vom

4. Wirbel aus sich ventromedial erstreckt und bei *Cyprinoiden* die Aorta umschließt, während sie bei den *Siluroiden* seitlich dem Wirbel ansitzt. Sie entsteht als Verknöcherung direkt aus dem Bindegewebe, die von distal nach proximal fortschreitend, sich dem Wirbel anlegt und sowohl hierin, wie auch, namentlich bei den *Cyprinoiden*, in ihrer Beziehung zum Wirbel und zur Aorta, den Pharyngealfortsätzen an ihrem Schädel gleicht (von denen Bd. 1, S. 237 die Rede war). Die Ossa suspensoria wären hiernach als modifizierte Hämapophysen und nicht, wie früher angenommen wurde, als Rippen- oder Querfortsätze des 4. Wirbels zu betrachten. Bei den Cyprinoiden verwachsen sie, wie erwähnt, zu einer vom Wirbel *ventral* herabsteigenden, schildförmigen Platte, der die Schwimmblasenwand ansitzt, d. h. ihre Tunica externa, während die äußere bindegewebige Hülle hier eine Öffnung aufweist. Auch der Malleus

Fig. 601.

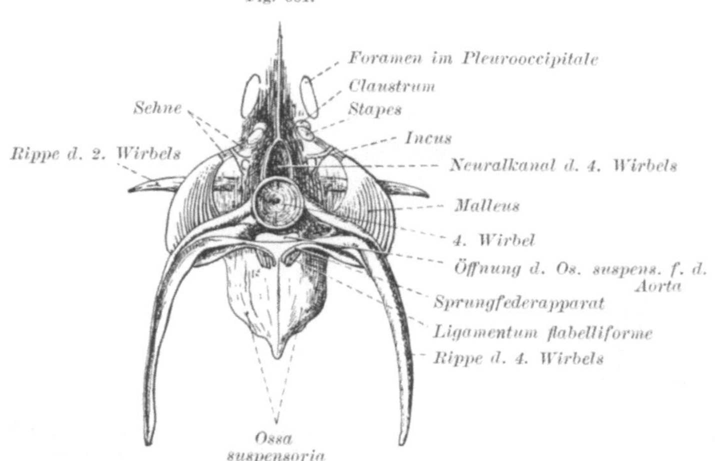

Cyprinus carpio. 4. Wirbel mit Rippen, Ossa suspensoria und WEBERschen Knöchelchen von anal gesehen; dorsal etwas auf den Beschauer zu geneigt, um die letzteren besser sichtbar zu machen.
Orig. C. H.

sitzt den Ossa suspensoria an, jedoch nicht direkt, sondern jederseits durch Vermittlung eines kleinen dreieckigen Muskels, des Tensor tripodis bzw. mallei. Nach anderer Ansicht, die, wie es nach eigenen Beobachtungen scheint, die richtige ist, soll diese Verbindung bindegewebig sein und wird als *Ligamentum flabelliforme mallei* (Fig. 601) bezeichnet.

Die oben erwähnte Knochenkapsel, welche bei bodenbewohnenden Cyprinoiden und Siluroiden den oralen Teil der Schwimmblase umgibt, tritt, ebenso wie die Blase selbst, in beiden Familien in je zwei verschiedenen Ausbildungsformen auf, entweder als einheitlicher Sack, oder sie besteht aus zwei seitlichen Abschnitten, die durch einen Querkanal verbunden sind (s. Fig. 602). Ferner gibt es Kapseln, die nur an den Seiten verknöchern und in der Mitte bindegewebig sind, z. B. bei *Leptobotia* (*Cobitide*, siehe Fig. 603). Stets besitzt die Kapsel 5 Öffnungen: die beiden vorderen (*Aperturae anteriores*) dienen den Malleis zum Durchtritt; die lateralen (*Aperturae externae*) sollen die Schwimmblasenwand mit den seitlichen subcutanen Lymphräumen der Haut in

Berührung bringen; während durch die anale (*Apertura posterior*) der Verbindungskanal zur hinteren Kammer hindurchtritt.

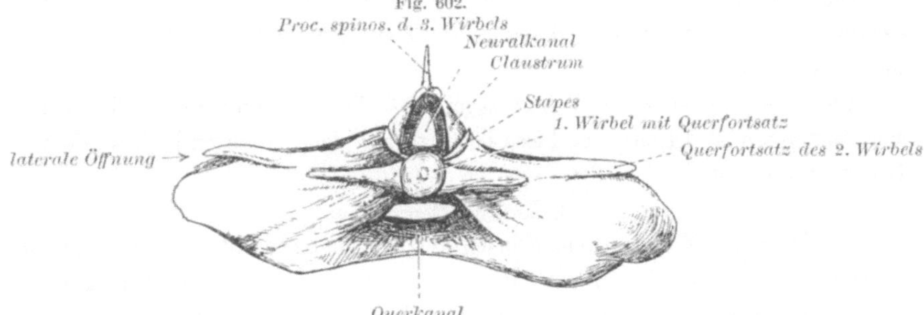

Knöcherne Kapsel der Schwimmblase von Nemachilus (Cobitide) von oral gesehen (nach Chranilov 1927).   C. H.

Die Bildung der Knochenkapsel soll von Wucherungen der Wirbel bzw. ihrer Rippen und Querfortsätze ausgehen, die im Bereich des Vorderendes der Schwimmblase liegen, nicht aber von deren bindegewebiger Hülle selbst. Die Weberschen

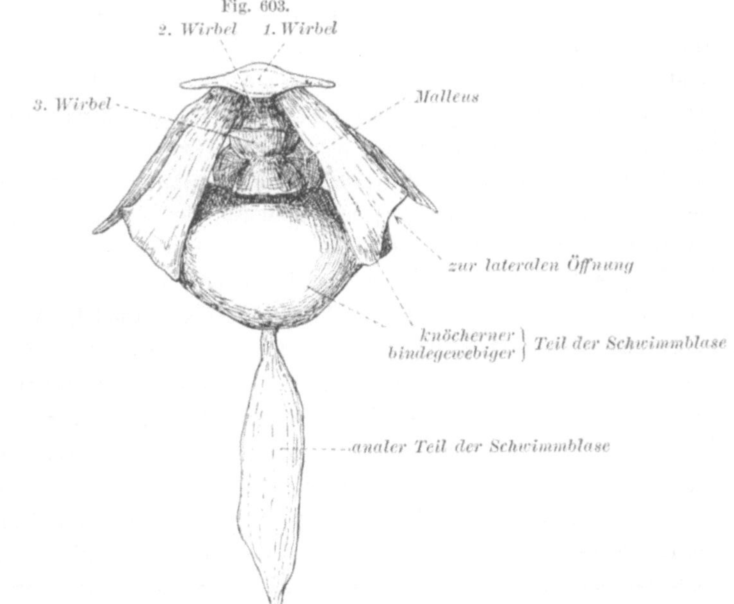

Schwimmblase von Leptobotia (Cobitide) von ventral gesehen (nach Chranilov 1927).   C. H.

Knöchelchen solcher Blasen werden beweglicher; sie sind nicht mehr so fest an der Wirbelsäule befestigt.

Die Kapsel hebt die Ausdehnungsfähigkeit der oralen Schwimmblasenabteilung auf, und damit schwindet deren hydrostatische Funktion. Hand in Hand damit geht meist auch eine weitgehende bis völlige Rückbildung des analen Blasenteiles (siehe

Fig. 599 *B* S. 651). Solche Blasen scheinen daher in Verbindung mit dem WEBERschen Apparat nur noch als Sinnesorgane zu dienen.

Die Funktion der Schwimmblase ist noch nicht genügend erforscht. Was davon bekannt ist, wurde im Zusammenhang mit der Beschreibung ihrer anatomischen Ausbildung erwähnt.

Zusammenfassend läßt sich kurz sagen, daß die Schwimmblase der Teleosteer meist ein Organ ist, welches den Fisch befähigt, sich dem jeweiligen hydrostatischen Druck anzupassen.

b) Lungen der Tetrapoden.

Da die wahrscheinliche Homologie der Tetrapodenlungen mit der Schwimmblase schon früher (s. S. 633 ff.) erörtert wurde, so gehen wir nicht nochmals hierauf ein. Typisch für die echten Lungen ist vor allem ihre stets einfache Einmündung in die *Ventralwand* des Pharynx, dicht hinter der letzten Kiemenspalte, so daß die Mündung (*Aditus* oder *Ostium laryngis*) bei den Erwachsenen stets dicht hinter der Zungenwurzel liegt und gewöhnlich einen Längsschlitz darstellt. — Die erste Anlage der beiden Lungen erfolgt, wie schon erwähnt, paarig als Ausstülpungen der lateralen oder lateroventralen Region des Vorderdarmes (selten zuerst solid), während der ursprünglich kurze, unpaare Mündungskanal, der im allgemeinen dem Ductus pneumaticus der Fische entspricht, zunächst als eine Rinne der Ventralwand des Vorderdarmes entsteht. Diese schließt sich hierauf von hinten nach vorn und löst sich ab, indem sie die Anlagen der beiden Lungensäcke, welche sich mehr ventral verschoben haben, aufnimmt, woran manchmal ein querer Wulst (der *Bifurcationswulst*) beteiligt ist. So entsteht die *Luftröhre* (*Trachea*), die ventral vom Vorderdarm verläuft, und ursprünglich, so bei den meisten Amphibien, ähnlich wie der primitive Ductus der Fische, sehr kurz bleibt und hinten nahezu direkt in beide Lungensäcke führt. Die Trachea der höheren Tetrapoden wächst ansehnlich aus, was besonders mit der Entwicklung der Halsregion und der dadurch bedingten caudalen Verschiebung von Lunge und Herz zusammenhängt. Schon frühzeitig erlangt die Luftröhrenwand zu ihrer Stütze und Festigung einen knorpligen bis knöchernen Skeletapparat, dessen Anlage sich wahrscheinlich von einem hinteren Kiemenbogen herleitet, sich jedoch eigenartig weiter entwickelt und sehr komplizieren kann. — Das Caudalende der Trachea teilt sich schon bei den Amphibien meist in zwei ihr ähnlich gestaltete Röhren (die *extrapulmonalen Bronchien*), welche in die Lungensäcke führen, aus deren Vorderenden sie hervorgegangen sind. — Schon bei vielen Amphibien (*Anuren*) erlangt die hier noch kurze Luftröhre die Nebenfunktion als Stimmapparat (*Larynx, Kehlkopf*). Bei den Reptilien und Säugetieren mit verlängerter Trachea ist nur der vorderste Teil derselben als Kehlkopf differenziert. Es läßt sich also bei ihnen ein vorderer, relativ kurzer Kehlkopfabschnitt und die darauffolgende eigentliche Trachea unterscheiden. Es gilt dies auch für den Fall, daß der Larynx keine Töne erzeugt. Bei den Vögeln entwickelt sich an der Gabelung der Bronchien, ein besonderer Tonapparat (*Syrinx*).

Die Lungensäcke stülpen sich während ihrer Entwicklung in die Leibeshöhle ein und erlangen damit einen Pleuraüberzug und, wie schon früher hervorgehoben wurde, wenigstens in ihrer oralen Region eine Befestigung durch das *Nebengekröse* (s. S. 466), an der Dorsalwand der Coelomhöhle oder dem Dorsalmesenterium des Darmes. Charakteristisch für die Lungensäcke erscheint überhaupt, daß sie sich, ähnlich wie die Schwimmblase (trotz der ventralen Lage und Einmündung der Trachea) vermittels der Bronchien beiderseits des Darmes dorsal emporschieben und an der Dorsalwand der Leibeshöhle hinziehen. Die Bildung einer *Pleurahöhle* bei den Amnioten wurde schon früher erörtert (s. S. 465) sowie darauf hingewiesen, daß durch deren teilweise Rückbildung (bei *Varaniden*, *Schildkröten* und besonders *Vögeln*, S. 478 und 479) ein noch innigerer Anschluß der Lungen an die Wand der Thoracalhöhle eintreten kann. Die primitiven Lungen, wie sie sich bei den *Amphibien* und nicht wenigen *Reptilien* finden, sind ähnlich wie die Schwimmblasen der Dipnoer und Ganoiden einfache Säcke mit einheitlichem inneren Lumen und einem Trabekelwerk, welches sich

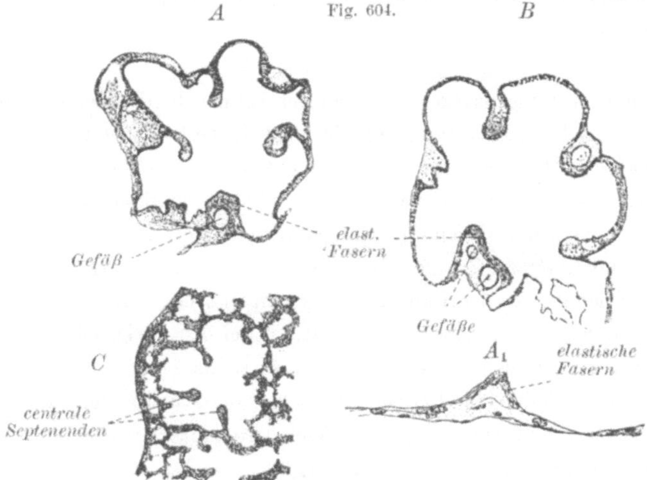

Querschnitte durch embryonale Lungen zur Demonstration der Septenbildung. *A* Hypogeophis. *A₁* Ein Septum stärker vergrößert. *B* Salamandra. *C* Perameles (nach MARCUS 1927). C. H.

nur in zwei Dimensionen ausbreitet. Von den *Reptilien* ab, doch bei den Amphibien schon angedeutet, tritt, im Zusammenhang mit der intensiveren Atmung, eine fortschreitende Komplikation der Lungen durch die zunehmende Vergrößerung ihrer respirierenden Innenfläche auf. Diese erfolgt durch fortgesetzte Bildung von Septen auf ihrer inneren Wand.

Diese Vorgänge wurden in neuester Zeit, z. B. bei Gymnophionen, Urodelen, Cheloniern, Krokodilen und Säugern, näher untersucht, und es zeigte sich bei allen Formen in gleicher Weise, daß der Beginn der Differenzierung der in das Mesoderm eingesenkten entodermalen Lungenanlage darin besteht, daß die Mesodermzellen sich an gewissen Stellen, und zwar zwischen Gefäßen und Epithel, zu Gruppen anordnen, in denen sich elastische Fasern bilden. Diese Zellgruppen wölben das Entodermepithel ins Innere vor, wodurch die Septenbildung eingeleitet wird. Jedes dieser Septen trägt also an seinem centralen Ende eine Verdickung (s. Fig. 604), die elastische Fasern

(Gefäße und auch Muskeln) enthält, welche als notwendige Voraussetzung und als treibende Kraft bei der Entstehung und Weiterbildung der Septen betrachtet werden. Mit der Septenbildung Hand in Hand geht natürlich in der Ontogenie ein Wachstum der Lungenwand; dieses führt jedoch nur zur Vergrößerung des Organs, während seine Differenzierung durch Septenbildung, also durch centripetales Wachstum stattfindet und nicht, wie dies früher und vielfach auch heute noch behauptet wird, durch centrifugale Sproßbildung.

Rückbildungsvorgänge an den Lungen treten im ganzen selten auf, so bei *schlangenartigen Amphibien*, *Sauriern* und *Schlangen* nur Rückbildung der einen Lunge, bei nicht wenigen *Salamandrinen* sogar eine totale Reduktion beider Lungen im Zusammenhang mit der Haut- und Darmatmung, welche bei den Amphibien noch eine wichtige Rolle spielt.

Wir besprechen zunächst die eigentlichen *Lungen*, dann die *Trachea* und endlich den *Larynx* sowie *Syrinx*.

Lungen der Amphibien.

Die dünnwandigen Lungensäcke erstrecken sich bei den Ichthyoden (namentlich *Proteus*, *Necturus* und *Amphiuma*) fast durch die ganze Leibeshöhle, sind dann jedoch gewöhnlich ungleich groß, indem der linke länger ist als der rechte, was noch ausgesprochener bei den schlangenähnlichen Gymnophionen vorkommt, deren eine (linke) Lunge (in vereinzelten Fällen die rechte) stark verkümmert ist. — Bei *Proteus* (Fig. 259, S. 366) und *Necturus* ist die mittlere Region der Säcke stark röhrenförmig verengt. Das Vorderende beider Lungen springt zipfelförmig vor, ähnlich wie es z. B. an der Schwimmblase von *Amia* vorkommt. — Bei den übrigen Urodelen und noch mehr bei den Anuren bleiben die Lungen kürzer, so daß sie gewöhnlich nur die Vorderhälfte der Leibeshöhle durchziehen oder auch diese nicht mehr vollständig (manche *Salamandrinen* und *Anuren*); ein Ausgleich wird dadurch geschaffen, daß die Lunge ihre respiratorische Oberfläche vergrößert.

Bei primitiven Urodelen kann der innere Hohlraum jedes Lungensackes ganz einheitlich sein; an der Innenfläche der Wand beginnt die Oberflächenvergrößerung durch Auftreten von niedrigen Septen. Die Lungen von *Proteus*, *Necturus* (annähernd auch *Triton*) haben noch eine von glattem respiratorischem Epithel bekleidete Innenfläche. Dies Verhalten erinnert daher an jenes der Schwimmblasen, muß aber im Hinblick auf die übrigen Urodelen und bei Berücksichtigung der hier im Verhältnis zum respiratorischen Epithel unverhältnismäßig stark entwickelten Pulmonalis als Rückbildung aufgefaßt werden. Bei den übrigen Amphibien tritt eine Weiterentwicklung auf, die zum Teil lebhaft an jene der Schwimmblase von *Lepidosteus* (Fig. 587, S. 642), *Amia* und der *Dipnoer* erinnert.

Auf der Innenfläche der Lunge dieser Amphibien erheben sich Septen in Form von Leisten, die, durch Septen zweiter Ordnung miteinander verbunden, in ihrer Gesamtheit ein Netzwerk von Leisten bilden, welche Luftwaben (Alveolen) umgrenzen. Die Hauptsepten (1. Ordnung) sind bald mehr in Längsreihen, bald unregelmäßiger, bald hauptsächlich in Querreihen (Fig. 605) angeordnet; sie dehnen sich nur in zwei

Dimensionen aus und beschränken sich auf die peripheren Teile der Lungen, im Inneren einen weiten Luftraum freilassend. Alle diese Lungen werden als muskulöse bezeichnet, da ihnen Knorpel und ferner ein Bronchus fehlt, mit dessen Auftreten die Lunge eine höhere Ausbildung erlangt. Bronchien finden sich unter den Amphibien nur bei den *Aglossa* (Pipa), bei den *Gymnophionen* und einigen Urodelen (*Salamandra*).

Hier treten in den freien, verdickten Enden der Septen verzweigte Knorpelstäbchen auf, die durch elastische Fasern miteinander zu einem Gitterwerk verbunden sind und den inneren Hohlraum der Lunge stark röhrenförmig einengen, d. h. zur Bildung eines *Bronchus* führen. Dieser Bronchus kann nur als Vorläufer eines echten Bronchus betrachtet werden, für welchen charakteristisch ist, daß er von Knorpelringen umgeben ist und einen Luftzuleitungsapparat ohne respiratorische Funktion darstellt, während der *Vor-* oder *Lungenbronchus* der obengenannten Formen nur als ein bei der Schluckatmung besonders in Anspruch genommener Teil der Lunge zu betrachten ist.

Sehr gut ausgebildet finden sich diese Verhältnisse bei den Gymnophionen (*Hypogeophis*); spärlicher tritt der Knorpel bei *Salamandra* auf. *Pipa* unter den Aglossa zeigt die Besonderheit, daß dem Knorpel der verdickten Septenenden in das Lumen der Lungen hereinragende Knorpelstacheln aufsitzen, deren Basen, besonders im Umkreis des Bronchus, zu Knochen-

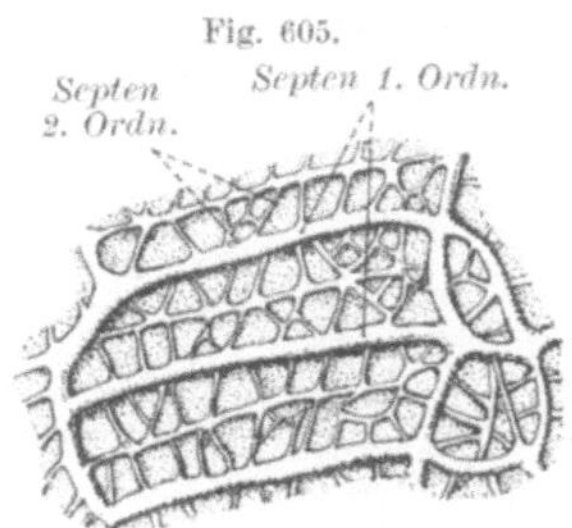

Rana mugiens. Ein Stück der Lungenwand von innen gesehen. Septen 1. Ordnung in Querreihen angeordnet (nach Trockenpräparat). Orig. C. H.

platten und Ringen verschmelzen, und die gleichen Strukturen finden sich in den langausgezogenen Lungenhälsen, die wohl als echte Bronchien aufzufassen sind.

Wie beim Gefäßsystem später eingehender darzulegen sein wird, spielt bei den Amphibien die Hautatmung eine bedeutsame, ja die Lungenatmung meist übertreffende Rolle. Wie erwähnt, kann dies bei einer großen Zahl von Salamandrinen (so einzelnen Formen aus der Unterfamilie der *Salamandrinae* und *Desmognathinae* sowie zahlreichen *Plethodontinae*) zu weitgehender Verkümmerung oder sogar völligem Schwund der Lunge und der Luftwege führen, womit auch das Gefäßsystem und das Herz erhebliche Modifikationen erfahren. — Außer der Hautatmung kommt jedoch den Amphibien, wie es scheint, allgemein noch eine Vorderdarmatmung zu, die sich gewöhnlich (so namentlich bei *Anuren*, doch auch vielen *Urodelen*) auf die Mund- und Pharyngealhöhle beschränkt (*Buccopharyngealatmung*), sich aber bei Lungenlosen auch auf den Oesophagus ausdehnen kann.

Sie kommt dadurch zustande, daß sich in den Wänden dieser Darmabschnitte ein reiches Capillargefäßnetz entwickelt, das bis nahe unter die Innenfläche des Epithels vorzudringen vermag. Regelmäßige Aufnahme und Abgabe von Luft durch die Nasenöffnungen in die Mundhöhle (bei geschlossenem Mund) ermöglichen die Buccopharyngealatmung, während sich die Oesophageal- und Lungenatmung der Amphibien, abweichend von jener der Amnioten (besonders Vögel und Säuger), durch eine Art Schluckprozeß, welcher die Luft in die Lungen oder den Oesophagus treibt, vollzieht.

Lungen der Reptilien.

Im Zusammenhang mit dem Übergang der Schluckatmung in die Saugatmung erheben sich bei den *Reptilien* die Lungen vom einfachen Bau der Amphibienlunge allmählich zu hoher Komplikation, reduzieren sich aber bei den höheren Formen in Bezug auf ihre Längenausdehnung, so daß die für Vögel und Säuger geltenden Verhältnisse hier schon angebahnt werden. Der einfachste Lungenbau findet sich, wie zu erwarten, noch bei den *Squamaten*, wogegen die *Placoiden* durchweg einen komplizierteren darbieten. Wie hervorgehoben, besitzen alle Reptilien eine bedeutend verlängerte, in Larynx und Trachea differenzierte Luftröhre, wogegen Bronchien

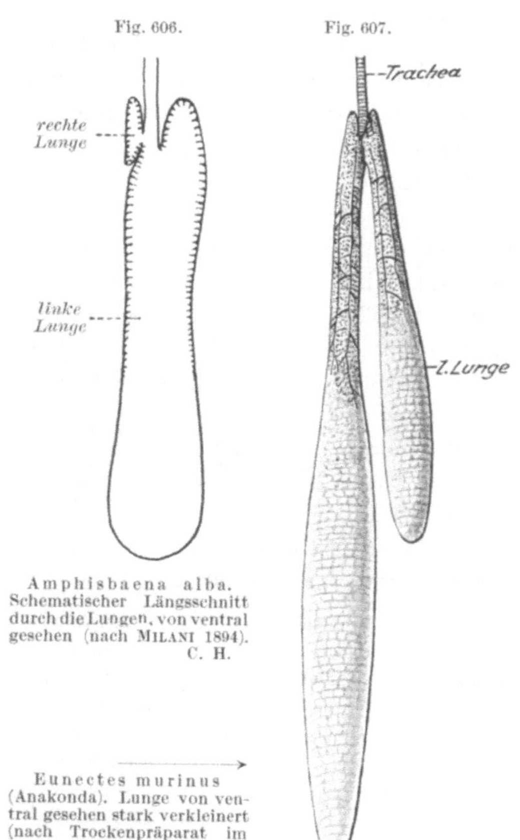

Amphisbaena alba.
Schematischer Längsschnitt
durch die Lungen, von ventral
gesehen (nach MILANI 1894).
C. H.

Eunectes murinus
(Anakonda). Lunge von ventral gesehen stark verkleinert
(nach Trockenpräparat im
aufgeblasenen Zustande).
Orig. O. B.

den primitiveren Squamaten (*Saurier* wie *Ophidier*) häufig noch ganz fehlen, die Lungensäcke also direkt vom Hinterende der Trachea entspringen. Unter den Sauriern erlangen die Bronchien nur bei den *Varaniden*, welche unter ihnen auch den kompliziertesten Lungenbau zeigen, innerhalb der Lunge eine erhebliche Länge. Allgemein gilt für die Reptilien, daß der vordere, oralwärts gerichtete Lungenzipfel, der schon bei den Amphibien angedeutet ist, sich stärker entwickelt und allmählich eine gewisse Selbständigkeit erlangt. Da er dorsal von der Trachea und den Bronchien vorspringt, so wird mit seiner ansehnlicheren Entwicklung die Einmündung der Bronchien in die Lunge weiter nach hinten auf die ventrale Lungenfläche verlagert, wie es unter den Sauriern besonders die *Varaniden*, namentlich aber die *Placoiden*

zeigen. — Die Größe der Lungensäcke, besonders ihre Erstreckung nach hinten durch die Leibeshöhle, bleibt schon bei den meisten Sauriern im allgemeinen eine mäßige, so daß die Gesamtgestalt ihrer Lungen etwa eine mehr oder weniger lang eiförmige ist. Bei den langgestreckten, schlangenartigen Formen dagegen werden sie länger zylindrisch, gewöhnlich aber ungleich groß, indem meist die linke kleiner bleibt, so bei den schlangenförmigen *Scincoiden* (z. B. *Anguis, Ophiosaurus = Pseudopus*); in gewissen Fällen (z. B. *Acontias*, auch *Typhlosaurus*) soll sie sogar völlig reduziert sein. Eine geringe Ungleichheit beider Lungen scheint jedoch unter den Sauriern überhaupt ziemlich verbreitet zu sein. Auch bei den schlangenartigen *Amphisbaeniden* ist die eine Lunge rudimentär (s. Fig. 606), soll sogar bei gewissen Formen ganz fehlen; daß aber hier gewöhnlich die rechte Lunge zurückgebildet ist, scheint sicher, obgleich gelegentlich auch die linke als rudimentär angegeben wird. — Dieselbe Ungleichheit der Lungen zeigen die *Ophidier*. Während bei den Riesenschlangen (*Boidae* [s. Fig. 607] und *Pythonidae*) die Größe der linken Lunge sich etwa auf die Hälfte der rechten reduziert, bleibt sie bei den meisten Schlangen (z. B. *Tropidonotus*) nur noch ein kleines Rudiment oder fehlt nicht selten ganz. Ausnahmsweise (*Heterodon*) soll die rechte Lunge rudimentär sein.

Die primitivste Lunge, wie sie sich bei den Rhynchocephalen und zahlreichen Sauriern (so *Tejiden*, *Scincoiden*) und allen *Ophidiern* erhielt, ist etwa noch auf dem Zustand jener der Amphibien stehen geblieben, mit ganz einheitlichem Hohlraum und einem von leistenförmigen Septen auf der Innenfläche der Wand gebildeten zierlichen Netzwerk (Fig. 607). Die höheren Septen 1. Ordnung sind mehr oder weniger deutlich in Querreihen geordnet (s. Fig. 607) und werden gegen das hintere Lungenende meist flacher. Dies tritt namentlich bei den Schlangen häufig stark hervor, wo der hintere Abschnitt der Lunge (oder doch der größeren rechten) die Wanderhebungen völlig verliert und glattwandig werden kann. Dieser Abschnitt funktioniert dann anscheinend nur als ein Luftreservoir — eine Erscheinung, der wir noch öfters begegnen werden. Solch einfache Saurierlungen sind häufig noch dadurch ausgezeichnet, daß sich lateral und medial, oder auch nur medial, ein schmaler, muskulöser Längsstreifen

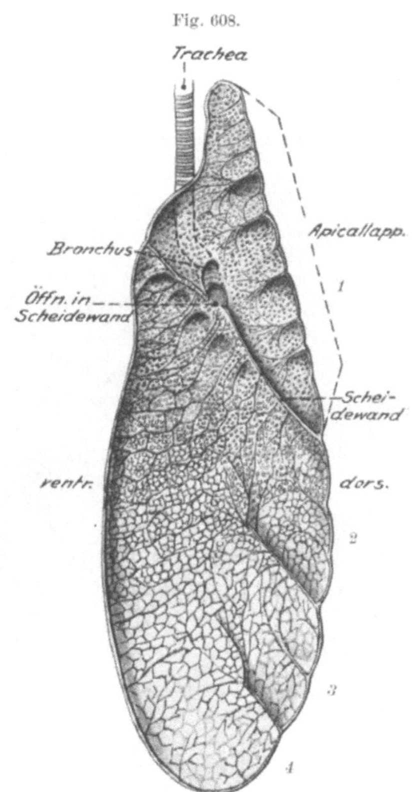

Iguana tuberculata. Linke Lunge parallel der Sagittalebene halbiert (Lunge im aufgeblasenen Zustande getrocknet). Man sieht das Innere der Medialfläche mit den 4 dorsalen Kammern und der Eintrittsstelle des Bronchus; Trachea und Bronchus, soweit verdeckt, in Strichlinien angegeben. Orig. O. B.

(Seitenstreif) findet, der durch Längsverbindung von Septenwänden entsteht. — Eine Komplikation erfahren die Lungen in verschiedenen Familien (so z. B. *Lacertiden*, *Geckoniden* u. a.) dadurch, daß sich ventral und dorsal, oder nur dorsal, eine Längsreihe größerer und stärker vertiefter Kammern bildet, die jedoch äußerlich wenig oder nicht hervortreten. Sie entstehen jedenfalls durch Einwachsen querer Septen. Für die *Iguaniden* (Fig. 608) und *Agamiden* erscheint charakteristisch, daß sich eine geringe Zahl, häufig 4, solcher dorsaler Kammern finden, die äußerlich durch Vorwölbungen schwach angedeutet sind und innerlich durch ziemlich stark vorspringende Septen geschieden werden. Die vorderste dieser Kammern, in welche der Bronchus mündet, wird vom vorderen Lungenzipfel gebildet und ist durch eine fast vollkommene Scheidewand von den folgenden getrennt; die Septen der hinteren Kammern sind viel unvollständiger.

Der Hauptcharakter der *Varanidenlungen*, deren Bau schon die ersten Anklänge an die Verhältnisse der Placoiden zeigt, besteht darin, daß durch die von der Wand

Fig. 609.

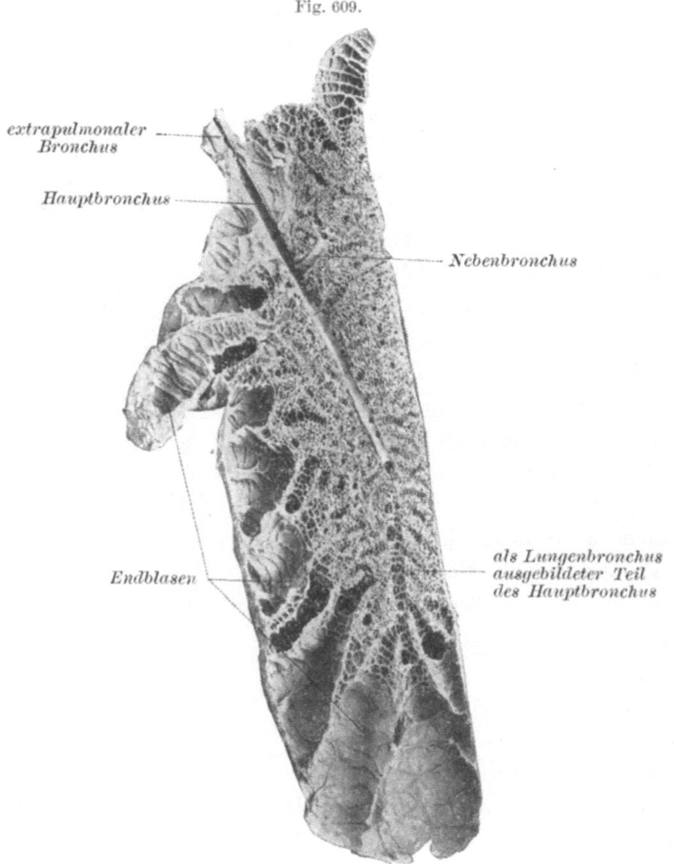

Varanus varius. Mediale Hälfte der linken Lunge. Photographie nach Trockenpräparat (aus MILANI 1894).

der Lungen ausgehende Septenbildung, die hier immer weiter centripetal fortschreitet, sich ein immer dichter werdendes respiratorisches Gewebe entwickelt. Es engt, wie wir das in seinen ersten Anfängen schon bei den Aglossen und Gymnophionen sahen, den centralen Luftraum der Lunge zu einem Kanal ein (Fig. 609), der bei den Varaniden eine direkte Fortsetzung des hier vorhandenen extrapulmonalen Bronchus darstellt. Wie dieser ist er in seinem proximalen Teil von Knorpelringen umgeben und gibt sehr bald nach seinem Eintritt in die Lunge einen oral umbiegenden Seitenzweig ab (s. Fig. 609). Bald nach dieser Abzweigung finden sich Knorpelringe nicht mehr im ganzen Umfange des Bronchus, sondern meist nur noch ventral, während die übrigen Wände des Bronchus von Lungengewebe gebildet werden, und im weiteren Verlauf umgibt dieses ihn von allen Seiten (s. Fig. 609). Ähnliches findet sich auch bei schlangenähnlichen Sauriern (z. B. *Anguis fragilis*). Wir haben hier also einen Bronchus vor uns, der in seinen verschiedenen Regionen die Stadien seiner Entwicklung vom muskulösen Lungenbronchus bis zum starren Stammbronchus darstellt, und sehen, daß dieser sich allmählich aus dem Lungengewebe, speziell den centralen Septenenden, hervorbildet.

Es unterliegt also keinem Zweifel, daß die frühere Ansicht, die auch jetzt noch zum Teil verfochten wird, unhaltbar ist, daß der Bronchus und die von ihm abgehenden Äste (Nebenbronchien 1. usw. Ordnung) den primär entstehenden Bestandteil der Lunge darstellen, und das respirierende Gewebe erst sekundär aus ihnen hervorgeht.

Das in dem centralen Teil der Lunge von *Varanus* als enges, schwammartiges Wabenwerk entwickelte Respirationsgewebe bleibt in den peripheren, äußere Auftreibungen bildenden, blasenförmigen Erweiterungen niedrig netzförmig (Fig. 609). Auch diese zum Teil ansehnlich entwickelten „Endblasen" scheinen, ebenso wie der früher erwähnte glattwandige Teil mancher Ophidierlungen, als Luftreservoire zu dienen.

Nach einer erst kürzlich erschienenen Untersuchung sollen sich zwischen diesen „Endblasen" von *Varanus* und einigen Schlangen direkte Verbindungen mit dem respiratorischen Gewebe der Lunge nach Art der Bronchi recurrentes der Vögel (s. S. 671 ff.) finden; sie seien als deren Vorläufer zu betrachten.

Ähnliche Endblasen finden sich im allgemeinen auch bei den *Chamaeleontiden*, bei welchen sowohl an der Ventralfläche als vom Hinterende der Lunge

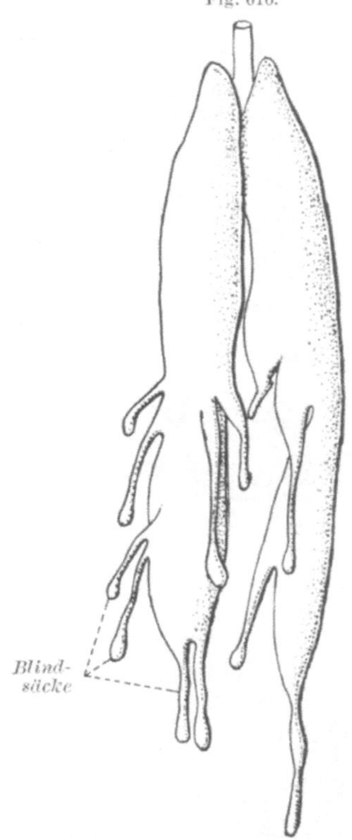

Chamaeleo monachus. Lungen mit Blindsäcken, mäßig stark gefüllt (nach WIEDERSHEIM 1886, etwas vereinfacht). C. H.

eine verschiedene Zahl schlauchförmiger, kürzerer bis ansehnlich langer, zipfelartiger bis manchmal gegabelter Blindsäcke ausgehen (Fig. 610). Diese reichen zum Teil weit in die Bauchhöhle hinein und sind sehr dünnwandig, höchstens an ihrem Ursprung noch alveolär, sonst aber glattwandig und an der Respiration nicht mehr beteiligt. Sie dienen bei den Chamaeleontiden auch zum Aufblasen des Körpers. — Ähnliches findet sich ferner bei der Iguanide *Polychrous* und bei dem mit den *Ascaloboten* verwandten *Uroplates*.

Daß auch fossile Reptilien, so die *Dinosaurier*, ähnliche luftsackartige Bildungen besaßen, läßt sich aus der Lufthaltigkeit ihrer Knochen erschließen. Daß diese Anhänge gewisser

Saurierlungen, ebenso wie die schon erwähnten *Endblasen,* im allgemeinen den Luftsäcken der Vögel (s. S. 670ff.) entsprechen, ist wohl nicht zu bezweifeln.

Die Lungen der *Placoiden* zeigen einen weiteren Fortschritt in ihrem Aufbau, sowohl bezüglich der luftzuführenden wie der respirierenden Teile. Äußerlich erscheinen sie bei den *Cheloniern* und *Crocodiliern* ziemlich verschieden, indem sie sich bei den letzteren nicht über die Leberregion nach hinten erstrecken, bei ersteren dagegen meist bis in die Beckenregion, ja noch über diese hinaus. Gleichzeitig sind die Lungen der Schildkröten sehr flach und niedrig, aber recht breit (s. Fig. 611), und ihre Dorsalfläche verwächst, unter Rückbildung der ursprünglichen Pleurahöhle, innig mit dem *Carapax (Rückenschild).* Es wurde versucht wahrscheinlich zu machen, daß sie dabei eine Verdrehung in dem Sinne erfuhren, daß ihre ursprünglichen Ventralflächen lateral, die dorsalen medial verschoben wurden. Die beiden Bronchien der *Chelonier* treten in geringer Entfernung hinter dem vorderen Lungenende meist ventral ein, während die Einmündungsstelle bei den *Crocodiliern* etwa bis in die Mittelregion der Lunge anal verschoben wurde, der Vorderzipfel der Lunge (auch *Apicallappen* genannt) also sehr groß ist (Fig. 613). Wie bei den Varaniden setzt sich der Bronchus mit seinem Knorpelskelet tief in die Lunge fort, indem er bei den meisten *Cheloniern* (nicht bei Testudineen) erst eine Strecke weit horizontal und ventrodorsal aufsteigend eindringt und dann anal umbiegt, bei den *Crocodiliern* dagegen schraubenförmig verläuft und anal in eine dorso-medial umbiegende Endkammer übergeht (Fig. 612 *C* u. 613).

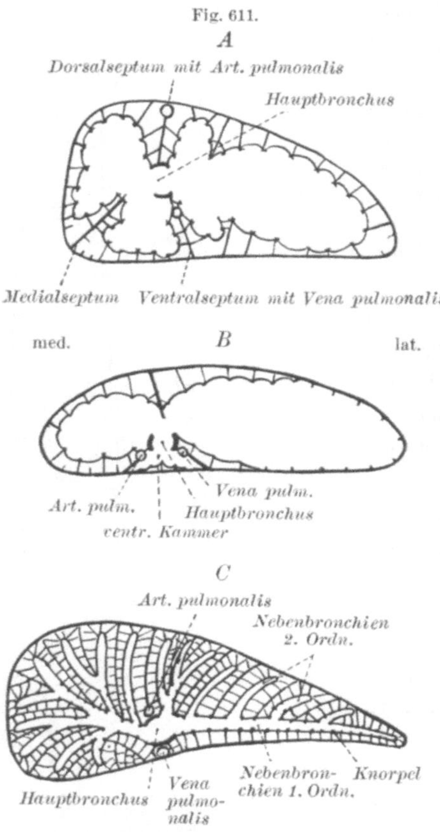

Schematische Querschnitte durch Chelonierlungen. *A* Emys lutaria. *B* Testudo graeca. *C* Thalassochelys corticata (nach GRÄPER 1931).   C. H.

In der Gruppe der Chelonier kompliziert sich der Bau der Lunge. Die *Landschildkröten, Emyden* und *Chelyden* zeigen die einfachere Art der Ausbildung; ihr intrapulmonaler Bronchus ist noch zum Teil als Lungenbronchus ausgebildet, von dem eine verschiedene, meist kleine Zahl von weiten Kammern mit relativ großen Öffnungen entspringen, die gegen die Außenfläche der Lungen ziehen (Fig. 611 *A, B* und 612 *A, B*). Zu ihnen gesellt sich eine das Caudalende der Lunge bildende ansehnliche Endkammer. Diese Kammern bilden je eine laterale und eine mediale Reihe; doch teilt sich bei *Emyden* die mediale fast an ihrem Ursprung in zwei, so daß zwei Reihen medialer Kammern nebeneinander hinziehen (Fig. 611 *A*). Auf dem Querschnitt der Lunge treten deshalb drei Längsscheidewände (Septen) hervor, welche die drei Kammerreihen von einander sondern (s. Fig. 611 *A*). Bei *Testudo graeca* liegt die dritte Kammerreihe ventral (Fig. 611 *B*); aus dem Verlauf der Gefäße in den Septen und der Lage der Bronchusöffnungen wird geschlossen, daß sie den medialen Kammerreihen von Emys entspreche. In gleicher Weise läßt sich auch die Kammeranordnung der übrigen Chelonierlungen vergleichen, woraus sich interessante Aufschlüsse über ihre Beziehungen zueinander zu ergeben scheinen.

Bei den primitiven Lungen bleiben die Kammern relativ einfach; jede entspricht in ihrem Bau etwa einer einfacheren Saurierlunge. Bei den übrigen Schildkröten, besonders den *Thalassochelyden* (Seeschildkröten) kompliziert sich der Bau bedeutend (Fig. 611 *C*), indem die Kammern zahlreicher werden und die Endkammer sich bedeutend verkleinert oder in sekundäre Kammern aufteilt. Gleichzeitig werden die Kammern enger, kanalartig, so daß sie als sekundäre Ausläufer des

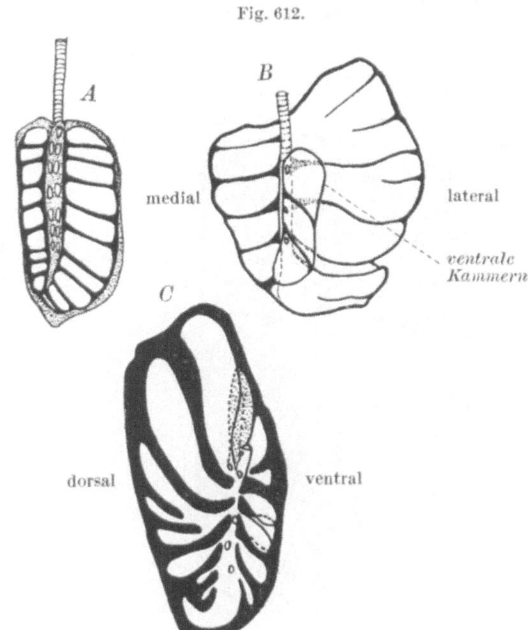

Fig. 612.

Schemata des Abgangs der Lungenkammern vom Hauptbronchus bei Placoiden. *A* Trionyx ferox, *B* Testudo graeca, *C* Alligator mississipiensis. *A* und *B* von ventral, *C* von medial gesehen. (*A* nach MARCUS 1927 vereinfacht, *B* und *C* nach HILBER 1933.) C. H.

Bronchus (*Nebenbronchien*) erscheinen, der hier als echter *Stamm-* oder *Hauptbronchus* entwickelt ist, während die Nebenbronchien noch z. T. als *Lungenbronchien* ausgebildet sind. Ferner aber ordnen sich bei höher differenzierten Schildkrötenlungen die Kammern nicht mehr rechtwinklig oder nahezu rechtwinklig (wie in Fig. 612 *A*), sondern radiär zum Hauptbronchus an und nehmen einen geschwungenen Verlauf, der den Windungen einer Schraube ähnlich erscheint (Fig. 612 *B*). Auch die muskulösen Septen, welche die Lungenalveolen umgeben, sind hier nicht netzförmig angeordnet, sondern sollen in zwei sich kreuzenden Schraubentouren verlaufen, welche sich an den Kreuzungspunkten gegeneinander verschieben können, so daß die durchstreichende Luft das so entstehende Rohr stark in die Länge ziehen oder in der Querrichtung erweitern kann, ohne daß eine Zerrung der Muskeln eintritt. Eine vollständig aus solchen Schrauben- oder Schneckengängen aufgebaute Lunge ist sehr dehnungsfähig. Dieser Bau wird nicht ganz korrekt als „Spiralbau“ bezeichnet.

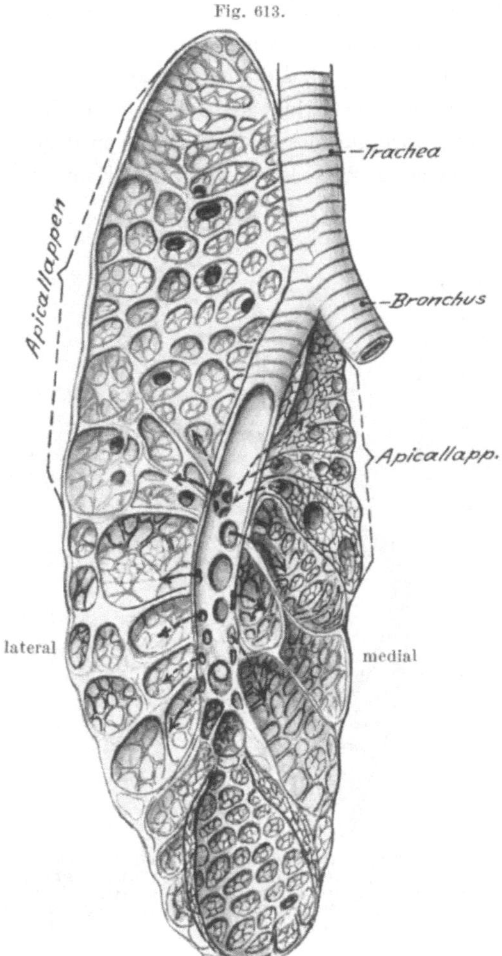

Alligator mississipiensis. Rechte Lunge eines großen Tieres stark verkleinert von der Ventralseite. Rechter Bronchus geöffnet sowie die Ventralfläche abgetragen, so daß ein ansehnlicher Teil der Lungenkammern zu sehen ist. Die dunklen Stellen in den dorsalen Kammern des Apicallappens stellen die Abgangsstellen tieferer dorsaler Kammern dar. Die eingezeichneten Pfeile deuten den Zusammenhang der sichtbaren Lungenkammern mit den Öffnungen der Bronchuswand an und zeigen ihren schraubigen Verlauf, was von besonderem Interesse, da diese Zeichnung schon 1919 angefertigt wurde. Die übrigen Öffnungen führen in Kammern der Dorsalseite. die nicht sichtbar. Nach Alkoholpräparat, etwas schematisiert. Orig. O. B.

Die Lunge der *Krokodile* zeigt eine Fortentwicklung dieser Bauverhältnisse (s. Fig. 613 mit Figurenerklärung und 612 *C*); das Verhalten des Bronchus wurde schon oben beschrieben, ebenso das Auftreten eines Apicallappens und einer Endkammer. Die dorsal vom Bronchus abgehenden Kammern sind bedeutend größer als die der ventralen Seite. Sie alle zeigen, wie das Schema (Fig. 612 *C*) erläutert, eine schraubige Anordnung, die sich auch in dem hier sehr hoch differenzierten Lungengewebe, das sie erfüllt, ausprägt. Die Alveolen sind im Centrum der Lunge dichter und feiner und vergröbern sich gegen die Oberfläche hin.

In der Entwicklung zeigen frühe Stadien noch eine zum Bronchus rechtwinklige Anordnung der Lungenkammern, die erst in eine radiäre und endlich in eine schraubige übergeht.

Lungen der Vögel.

Die Vogellungen bleiben relativ klein und gleichen in mancher Hinsicht jenen der Chelonier, indem sie mit der dorsalen Leibeswand der Thoracalregion innig verwachsen und ähnlich flach wie die der Chelonier sind. Ihre Umrisse in ventraler oder dorsaler Ansicht sind etwas abgerundet drei- bis viereckig, mit ziemlich geradem Medialrand (Fig. 614, S. 668). Nach hinten reichen sie höchstens bis zur 6. Thoracalrippe, und da sie sich zwischen die Rippen eindrängen, ja deren Vertebralenden umwachsen, so zeigt ihre Dorsalfläche entsprechende

Furchen und ihr Medialrand gewöhnlich diesen entsprechende Einkerbungen. Die Bronchien treten in die Ventralflächen der Lungen nahezu in deren Mittellinie ein, etwa auf der Grenze der beiden vorderen Drittel.

Über die Ontogenie der Vogellunge liegen neuere Untersuchungen nicht vor; die älteren nahmen für sie, ebenso wie für die der Reptilien und Säuger, das primäre Auftreten eines Bronchus an, von dem aus sich die Lunge centrifugal entwickeln soll. Es sind also weitere Untersuchungen abzuwarten, um zu sehen, ob sich nicht auch hier — ebenso wie bei den übrigen Wirbeltieren — eine centripetale Entwicklung ergeben wird.

Wie bei den Lungen der höheren Reptilien und der meisten Mammalier setzt sich der in die Lunge eintretende Bronchus als Stamm- oder Hauptbronchus (*Mesobronchus*) durch sie bis an ihr Caudalende fort. Er geht hier in einen ansehnlichen, dünnwandigen Luftsack (*Abdominalsack*) über. Mehrere ähnliche Luftsäcke gehen ferner von verschiedenen Stellen der ventralen Lungenfläche aus; sie bilden eine besondere Eigentümlichkeit der Vogellunge. Anfänge solcher Fortsatzbildungen sahen wir jedoch schon an den Lungen gewisser Saurier, namentlich der Chamaeleontiden (S. 663).

Der intrapulmonale Hauptbronchus zieht etwas schief lateral- und dorsalwärts durch die Lunge und mündet, wie bemerkt, an ihrem analen Ende (durch das *Ostium abdominale*) in den abdominalen Luftsack ein (Fig. 614). Kurz nach seinem Eintritt in die Lunge erweitert er sich häufig etwas zu dem sogenannten *Vestibulum*, das noch mit unvollständigen Knorpelringen versehen ist, welche in den folgenden Luftwegen fehlen. Vom Vestibulum entspringen medio-dorsal und dicht hintereinander 4 ansehnliche Bronchien 2. Ordnung (*Ventrobronchien* oder *Entobronchien* I bis IV, Fig. 614 *A*), zuweilen 5, bei *Pelecanus* 7, die, entsprechend ihrer Aufeinanderfolge, unter reicher Verzweigung die ganze Ventralfläche der Lunge bis zu ihrem Hinterende durchziehen. — Die feinen Verzweigungen der Entobronchien werden als *Parabronchien* (*Lungenpfeifen*) bezeichnet. — Vom distalen Teil des Hauptbronchus gehen mediodorsal, in gewisser Entfernung von den Entobronchien, und zwar ziemlich in seiner ganzen Ausdehnung, 6 bis 10, zur dorsalen Lungenfläche aufsteigende und sich hier reich verästelnde *Ecto-* oder *Dorsobronchien* aus (Fig. 614 *B*). Die feinen Parabronchien, in welche die Ectobronchien sich auflösen, verbreiten sich über die ganze Dorsalfläche und gehen an den Lungenrändern in die Parabronchien der Entobronchien über (*Anastomosen*, Fig. 614 *B*), so daß die gesamte Lungenoberfläche mit einem System feiner Luftkanäle versehen ist, die sämtlich zusammenhängen. Auch lateral entspringen vom Hauptbronchus einige etwas stärkere Äste, unter welchen namentlich einer, der sich nicht weiter teilt, durch Stärke auffällt; er bildet den Zufuhrkanal zum hinteren thoracalen Luftsack (*Saccus postthoracalis*), dessen *Ostium postthoracale* an der latero-analen Lungenecke liegt (s. Fig. 614 *A*). Außerdem ist aber der Hauptbronchus sowie seine Äste siebartig von einer großen Menge feiner Öffnungen durchbohrt, welche direkt in die *Parabronchien* des Lungeninneren führen.

So zeigt die Vogellunge das Eigentümliche, daß die größeren Luftröhren bis zu den Parabronchien herab sich dicht unter der Lungenoberfläche verbreiten, und daß sie nirgends mit blinden Endanschwellungen aufhören, daß vielmehr die feinen Röhren

Fig. 614.

A
Sacc. cervic.
Ost. cervic.
Sacc. interclavic.
Bronch.
Ost. recurr. d. Sacc. intercl.
Ost. recurr. d. Sacc. praethorac.
lateral
Sacc. praethor.
Ost. intercl.
Ost. praethor.
medial
Ost. recurr. d. Sacc. postthorac.
Ost. postthor.
Sacc. abdom.
Ostium abdom.
Ostia recurr. d. S. abdom.

B
Anastomosen d. Parabr. von Ento- u. Ectobronchus I
Parabr. d. Ectobr. I
Parabr. d. Entobr. I
Ectobronchus I
II
III
IV
V
VI
VII
medial
lateral
Bronchi recurr. d. Sacc. postthorac.
Bronchi recurr. d. S. abdominalis

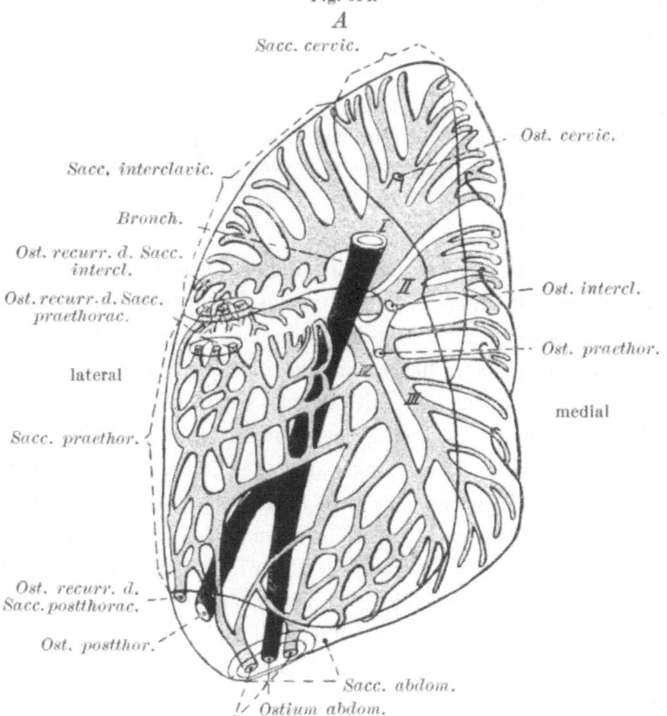

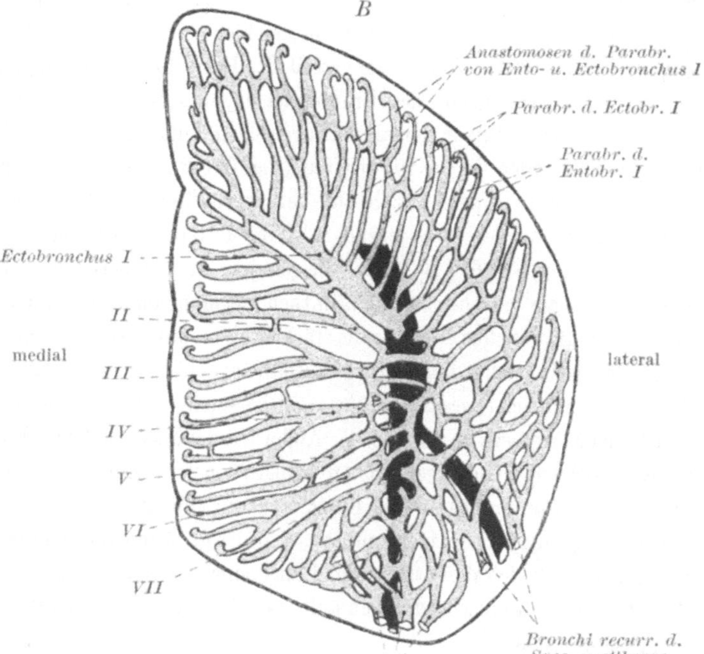

untereinander anastomosieren. Das gleiche Bauprinzip beherrscht auch den centralen Raum der Lungen. — Von den seither geschilderten feinen Parabronchien der Oberfläche treten überall ins Lungeninnere feine Röhrchen, welche mit den schon erwähnten, die vom Hauptbronchus und seinen Ästen ausgehen, anastomosieren, so daß das ganze Lungeninnere von einem zusammenhängenden Röhrchenwerk solcher Parabronchien durchzogen wird.

Diese bilden jedoch nicht die letzten Bestandteile der Luftröhren; vielmehr entwickeln sich von den Wänden der Parabronchien allseitig radiär von ihrem Lumen

Fig. 615.

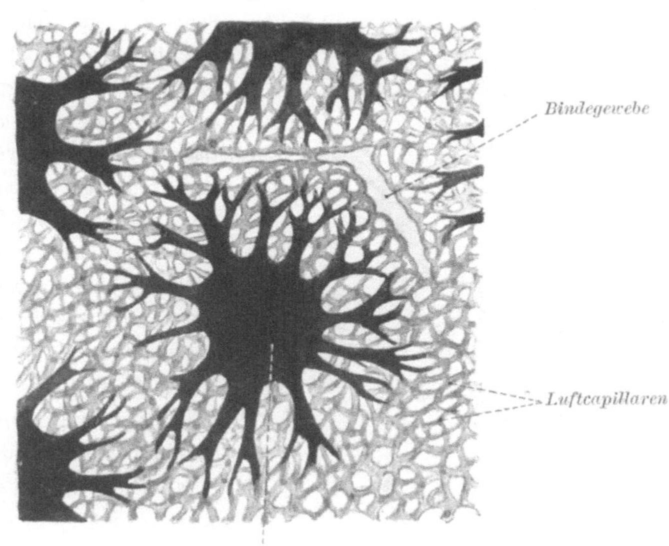

Schema der Parabronchien der Vögel; rechts Typus ihrer Endverzweigungen bei einem schlechten Flieger (Gallus domesticus). Die Luftcapillaren zweier benachbarter Pfeifen gehen nicht überall ineinander über (s. Text), links Typus eines guten Fliegers (Buteo vulgaris) mit allseitig communicierenden Luftcapillaren (Blutcapillaren fortgelassen) (nach G. FISCHER 1905, schematisiert). C. H.

ausgehende Ausstülpungen (Fig. 615), welche sich, von Blutcapillaren umsponnen, feinströhrig ausbreiten. Diese *Luftcapillaren* eines Parabronchus, doch auch jene benachbarter, öffnen sich ineinander, so daß sich zwischen den Parabronchien ein feinstes Netzwerk solcher Capillaren ausspannt (s. Fig. 615), dessen Lücken oder Zwischenräume völlig vom Netzwerk der Blutcapillaren (die in der Figur nicht angegeben sind) ausgefüllt werden. Blut- und Lufträume durchdringen sich demnach aufs innigste. — Das die einzelnen Parabronchien umgebende respiratorische Gewebe ist entweder von dem der benachbarten durch eine zarte Bindegewebslamelle einigermaßen abgesondert,

Erklärung zu Fig. 614. Gallus domesticus. *A* Schema der rechten Lunge von der Ventralseite mit dem Hauptbronchus und dem zum postthoracalen Luftsack führenden Nebenbronchus sowie den Ento-(Ventro-)bronchien *I—IV* und den von diesen ausgehenden Parabronchien. Die Ostien sowie die Ausbreitung der Luftsäcke über die ventrale Lungenfläche sind angegeben, ferner die von diesen wieder in die Lunge eintretenden Bronchi recurrentes mit ihren Parabronchien. *B* desgl. von der Dorsalseite mit den Ecto-(Dorso-)bronchien (nach JUILLET 1911/12). C. H.

in welchem Fall die Parabronchien auf Querschnitten in sechseckig prismatischen Partien des respiratorischen Gewebes liegen (schlechte Flieger, z. B. *Gallus*, s. Fig. 615 rechts), oder es fehlt eine solche Abgrenzung (gute Flieger, z. B. *Buteo*, s. Fig. 615 links).

Aus obiger Schilderung geht hervor, daß der Lungenbau der Vögel ein ganz eigenartiger geworden ist, dessen Entstehung wohl mit der bedeutenden Respirationsintensität in dieser Gruppe zusammenhängt. Die *Luftsäcke*, welche, wie schon erwähnt, eine besondere Eigentümlichkeit der Vogellunge darstellen, entspringen mit Ausnahme des *abdominalen* und *postthoracalen*, die von dem Hauptbronchus und einem lateralen Zweig desselben ihren Ursprung nehmen, von den Entobronchien (Fig. 614 *A*, S. 668). Vom Entobronchus I entspringt der vorderste oder *cervicale Luftsack* durch das *Ostium cervicale*, vom Entobronchus III mit gemeinsamem Ursprung der *Interclavicularsack* (auch *Clavicularsack* genannt) (*Ostium interclaviculare*) und der *vordere Thoracalsack* (*Saccus praethoracalis*) mit dem *Ostium praethoracale*. In gewissen Fällen (z. B. *Anas*, *Columba*) soll jedoch der Interclavicularsack vom Entobronchus I entspringen, eine Angabe, welche früher ziemlich allgemein für diesen Sack gemacht wurde. Die Wand der Säcke ist dünn, glatt und nur spärlich mit Blutgefäßen versehen. Die beiden vordersten Säcke, die cervicalen (*Saccus cervicales*), die relativ klein bleiben, besitzen eine länglich-cylindrische Form

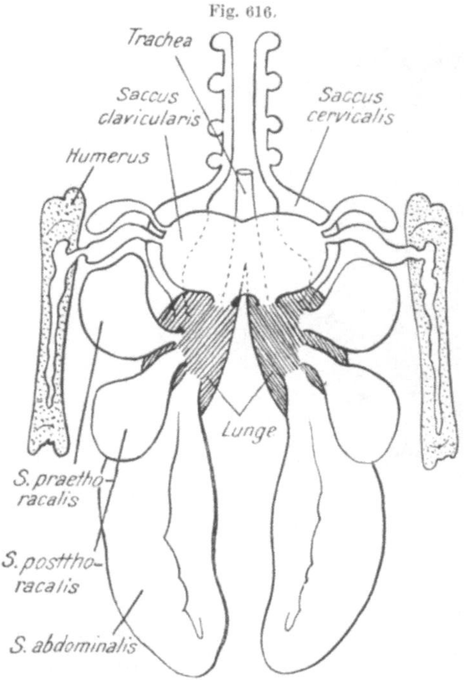

Schema einer **Vogellunge** mit **Luftsäcken**. von ventral gesehen (nach HALLER aus IHLE usw., Vergl. Anat.).

(s. Fig. 616). Sie schicken jederseits einen röhrenförmigen Fortsatz in die Halswirbelsäule hinein, der mehr oder weniger weit oralwärts zieht. Sie erstrecken sich jedoch auch mit einem hinteren Fortsatz über die mediale Lungenregion. Dorsal vom Oesophagus können beide Säcke durch eine quere Verbindung zusammenhängen (z. B. *Struthio*). Ein kanalartiges Divertikel kann jederseits den durch die Rippen gebildeten Vertebralkanal durchziehen. Auch in den Spinalkanal können sie Divertikel entsenden und hier gleichfalls Verbindungen zwischen beiden Seiten herstellen. — Die schon an den Cervicalsäcken gelegentlich auftretende unpaare Verschmelzung ist am zweitvordersten Sack, dem *interclavicularen*, fast ausnahmslos zu beobachten (s. Fig. 616), obgleich er ontogenetisch paarig angelegt wird; nur gelegentlich erhält sich seine Paarigkeit (so z. B. *Ciconia*, *Ardea*). Dieser Sack erfüllt den von der Clavicula

(*Furcula*) umspannten Raum und überdeckt ventral die Cervicalsäcke teilweise. Da die Vereinigung seiner ursprünglichen Anlagen um den Oesophagus, den hinteren Abschnitt der Trachea und die extrapulmonalen Bronchien geschieht, so durchsetzen diese Organe später den Sack. Seitlich entsendet er mehr oder weniger ansehnliche Divertikel in verschiedener Zahl zwischen die Brustmuskeln, so die *Saccus axillares*, *subpectorales* und *subscapulares*. Von einem dieser Divertikel entspringt jederseits der Luftkanal, welcher in das Proximalende des Humerus (s. Fig. 616), und der vorderen Extremität überhaupt, eindringt.

Der Saccus interclavicularis versorgt auch das Sternum, das Coracoid und die Clavicula mit Luft. Auch unter dem Sternum kann sich noch ein flaches Divertikel ausbreiten, das deshalb interessant erscheint, weil es mit dem vorderen Thoracalsack in Verbindung treten kann.

Der *Saccus praethoracalis* (= *diaphragmaticus* oder *thoracicus anterior*) bedeckt einen ansehnlichen Teil der ventralen Lungenfläche; hinten schließt sich ihm der *Saccus postthoracalis* (= *diaphragmaticus* oder *thoracicus posterior*) an, und schließlich folgt als hinterster und ansehnlichster der *Saccus abdominalis*, der in die Leibeshöhle bis zur Caudalregion reicht und sich den übrigen Eingeweiden, zwischen die er eindringt, anpaßt. Er besitzt daher in der Beckenregion häufig verschiedene Divertikelbildungen (bei *Schwimmvögeln, Hühnervögeln*). Von ihm aus kann die Luft in das Skelet der Hinterextremität eindringen.

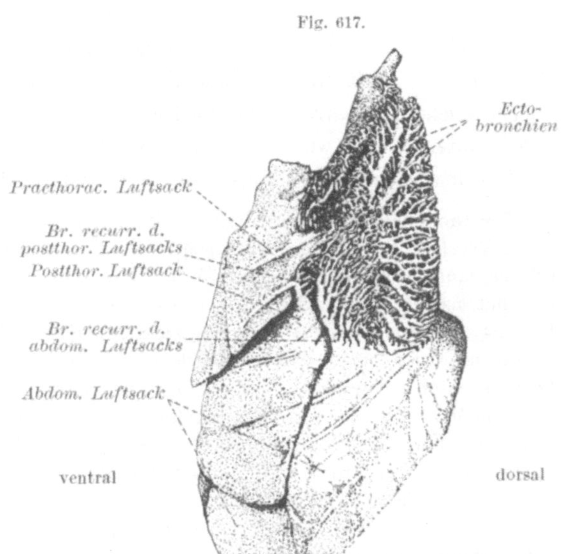

Squatarola helvetica (Schweizer-Kiebitz). Seitenansicht des Metallausgusses der linken Lunge mit den drei hinteren Luftsäcken und ihren Bronchi recurrentes sowie deren Verbindung mit dem Lungengewebe (nach F. E. SCHULZE 1911). C. H.

Eine morphologisch wie physiologisch wichtige Einrichtung der Luftsäcke (welche nur dem cervicalen völlig fehlt) ist die Bildung der *Saccobronchi* (*Bronchi recurrentes*); dies sind teils dicht an ihrem Ursprung (Abdominalsack, hinterer Thoracalsack), teils weit von diesem getrennte, bronchienartige, in die Lunge eintretende und sich hier zu Parabronchien verästelnde Kanäle, welche mit den oberflächlichen Parabronchien in netzförmigen Zusammenhang treten (s. Fig. 614, S. 668 und Fig. 617).

Die Entdeckung dieser Bronchi recurrentes, die noch nicht sehr lange zurückliegt, hat die Auffassung von der *Funktion der Luftsäcke* wesentlich verändert. Die heute am weitesten verbreitete Hypothese ist die folgende: Bei der Einatmung wird ein Teil der

Frischluft unmittelbar durch den Hauptbronchus den hinteren Luftsäcken zugeführt, während die sich gleichzeitig erweiternden vorderen Luftsäcke die verbrauchte Luft aus dem Lungenparenchym absaugen. Bei der Exspiration werden alle Luftsäcke synchron zusammengepreßt. Hierbei strömt die Frischluft aus den großen abdominalen Säcken durch die Bronchi recurrentes in das Lungenparenchym, das derart auch bei diesem Atemakt mit Sauerstoff versorgt wird. Die vorderen, mit kohlensäurereicher Luft versehenen Luftsäcke pressen ihren Inhalt bei der Exspiration durch den Hauptbronchus und die Trachea nach außen. Es wird also angenommen, daß vordere und hintere Luftsäcke trotz synchroner Arbeit in gewissem Sinne antagonistisch wirken. Die hierzu erforderlichen ventilartigen Einrichtungen, welche die Luft zwingen, das eine Mal diesen, das andere Mal jenen Weg zu nehmen, sind noch nicht hinlänglich erforscht.

Von den Luftsäcken können Divertikelbildungen ausgehen, welche zwischen die Muskeln und unter die Haut eindringen, wie letzteres namentlich bei *Sula* und *Pelecanus* reich verbreitet ist. Besonders aber werden die Knochen durch das Eindringen solcher Fortsätze in verschiedenem Grade lufthaltig (pneumatisch). Für die Extremitätenknochen wurde hierauf schon oben hingewiesen. — Die Pneumatizität der Knochen entwickelt sich erst postembryonal allmählich.

Der Grad ihrer Ausbreitung im Skelet ist jedoch sehr verschieden, indem sie sich bei gewissen Vögeln aus verschiedenen Gruppen nur auf die Schädelknochen erstreckt, bei anderen sich auf zahlreichere Skeletknochen: Wirbel, Rippen, Sternum, Schulter- und Beckengürtel ausdehnt, namentlich aber auch in sehr verschiedenem Maße auf die Extremitätenknochen. Teils ergreift sie hier nur den Humerus, seltener auch das Femur, schreitet jedoch zuweilen auch distal weiter fort, so daß schließlich bei einzelnen Formen (so z. B. *Pelecanus*) nur die Zehen nicht pneumatisch sind, bei *Buceros* sogar diese. In den Röhrenknochen schwindet dabei die Markerfüllung, und die spongiöse Knochensubstanz (Diploë) wird stark reduziert, so daß die dünnen, aber festen Wände dieser Knochen nur durch einzelne Knochenpfeiler verbunden bleiben. Über die Art, wie diese Lufterfüllung der Knochen durch die Divertikel der Luftsäcke geschieht, bleibt noch mancherlei zu ermitteln. — Die Schädelknochen werden, soweit festgestellt, nur von Luftgängen des Schädels selbst, so die Tuba Eustachii und Paukenhöhle versorgt, was auch bei den Crocodiliern schon angedeutet ist. — Nach den meisten Angaben sollen auch die Nasenhöhlen sich beteiligen, doch wird letzteres auch geleugnet. Hinsichtlich der Funktion und der Vorteile, welche die Luftsäcke und die Pneumatizität der Knochen den Vögeln gewähren, besteht noch viel Unsicherheit.

Eine direkte Beziehung der Pneumatizität der Knochen zur Flugbefähigung läßt sich nicht feststellen, da auch gute Flieger recht luftarme Knochen besitzen können und die etwaige Verminderung des spezifischen Gewichts des Körpers zu geringfügig ist, um in Frage zu kommen. Daß durch die Umbildung der Knochen zu hohlen Röhren, gleichbleibende Masse der Knochensubstanz vorausgesetzt, deren Festigkeit erhöht wird, ist vielleicht ebenfalls von Bedeutung.

Lungen der Säugetiere.

Wie bei der Besprechung des Coeloms dargelegt wurde, (s. S. 482 ff) sind die Lungen der Säuger den durch das Diaphragma gegen die Bauchhöhle ganz abgeschlossenen Pleurahöhlen eingelagert. Letztere umwachsen, wie ebenfalls dort schon erörtert wurde (s. S. 465 und Fig. 362), bei den meisten Säugern mit der Vergrößerung der Lungen von beiden Seiten auch das Pericard und das Herz, so daß sie die

ventrale Mittellinie des Thorax nahezu erreichen können. Demgemäß ist auch die
Lungengestalt häufig eine annähernd pyramidale, indem sich eine mediale Fläche,
welche gegen die der anderen Lunge und das Pericard schaut, eine caudale gegen das
Diaphragma gerichtete, und eine laterale, mehr oder weniger convex gewölbte unterscheiden lassen. Im einzelnen variiert jedoch die Form der Lungen bei den verschiedenen Gruppen erheblich, was teils
mit dem wechselnden Grad ihrer
ventralen Ausdehnung zusammenhängt, teils mit der Beschaffenheit
ihres Hinterendes, welches bald
breiter, bald mehr verjüngt ist, in
welchem Falle die pyramidale Form
sich mehr verliert. Eine besonders
ansehnliche caudale Verlängerung
der Lungen kann im Zusammenhang mit dem schiefen Verlauf des
Diaphragmas bei den *Cetaceen* auftreten. — Die beiden Lungen sind
häufig in Form und Größe ein wenig
verschieden, also etwas asymmetrisch. Nur selten sind sie ganz
einfach, meist mehr oder weniger
gelappt, was später zu erörtern ist.
Die extrapulmonalen Bronchien
treten stets in die Medialfläche
und zwar mehr oder weniger weit
hinter dem Vorderende ein, so daß
ein in verschiedenem Grad entwickelter Vorderzipfel stets vorkommt (Fig. 618), dessen Vorderende den *Apex* bildet. Ihr feinerer
Bau erlangt eine hohe Komplikation, die sich im allgemeinen nach
demselben Prinzip wie bei den placoiden Reptilien entwickelt, und
es wurde auch ihre Ontogenie im

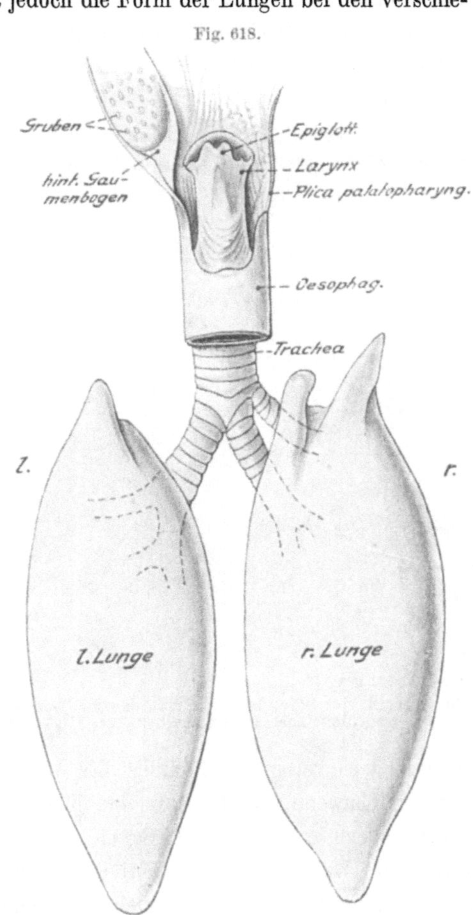

Phocaena communis (Tümmler). Lungen und Larynx
von der Dorsalseite. Die dorsale Wand des Cavum nasopharyngeum, in welches der Larynx hineinreicht, ist linksseitig erhalten und nach links herumgeklappt. Die Fortsetzungen der Bronchien bis zu ihrem ventralen Eintritt
in die Lungen in Strichlinien angegeben.
Orig. O. B.

Prinzip übereinstimmend gefunden, speziell die Entstehung der Bronchien aus dem
Lungengewebe durch centripetale Septenbildung (s. Fig. 604 C, S. 657). Es zeigte sich
ferner, daß eine scharfe Trennung, ja Gegenüberstellung von *Bronchialbaum* und
respiratorischem Gewebe, wie sie früher üblich war, nicht möglich ist, da der erstere
sich aus dem letzteren allmählich hervorbildet. Damit aber verliert auch der Bronchialbaum die große Bedeutung, die ihm beigelegt wurde, und es kann der Art seiner

Verzweigung vergleichend anatomisch nicht mehr so viel Gewicht beigelegt werden, wie dies geschah, als man in ihm die Grundlage für den Aufbau der ganzen Lunge sah; während man jetzt annimmt, daß der von dem Lungengewebe ausgehende Aufbau der Lunge, funktionell durch die wirbelförmig einströmende Luft bedingt, einen spiraligen (bzw. schraubigen) Bau zeigt.

Auch der feinere Bau der erwachsenen Lunge schließt an den der Reptilien nahe an, zeigt aber eine noch weitergehende Differenzierung und starke Vermehrung des respiratorischen Gewebes.

Die Bronchien teilen sich in immer feinere Ästchen bis zu den feinsten Luftröhrchen, den *Bronchioli,* auf (s. Fig. 619), die je ein Lungenläppchen (*Lobulus*) versorgen und daher auch *Läppchenbronchien* genannt werden. Sie verästeln sich im Läppchen noch weiter zu den *Bronchioli respiratorii,* an die sich die *Ductuli alveolares* anschließen, deren Wand aus Alveolen (*Alveoli pulmonum*) besteht (s. Fig. 619), die das respiratorische Epithel tragen und von feinsten Blutcapillaren umsponnen sind.

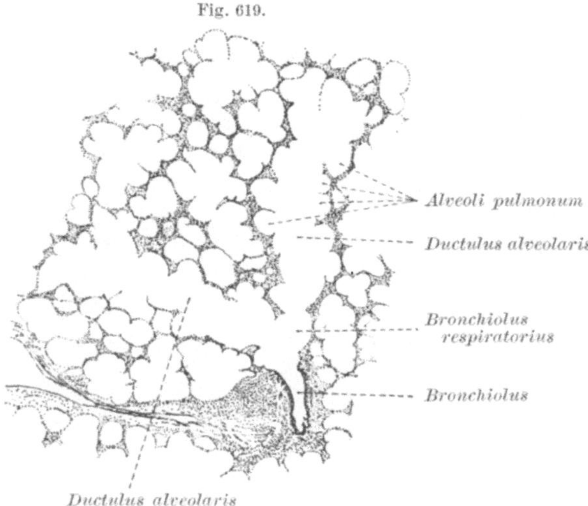

Schnitt durch eine **Pferdelunge** mit den Endverzweigungen der Bronchioli (nach EBNER aus SCHAFFER, Histologie). C. H.

Aus den centralen Enden der Septen 1. Ordnung entsteht der Haupt- oder Stammbronchus, aus denen der 2. und folgender Ordnung die entsprechenden Nebenbronchien; auch sie verlaufen schraubig. Die Bronchien gehen bei der fertig entwickelten Lunge reihenweise, meist rechts und links alternierend, vom Hauptbronchus ab, können jedoch auch nach allen Seiten wachsen. Besondere Beachtung fand der am Anfang des Hauptbronchus sich findende ansehnliche Nebenbronchus der rechten Lunge, der meist durch die Pulmonalarterie von dem auf ihn folgenden Nebenbronchus getrennt ist, da er oberhalb (oral) von ihr verläuft (*eparterieller Bronchus*), während der entsprechende Bronchus der linken Lunge oft anal (unter) derselben vom Hauptbronchus abgeht (*hyparterieller Bronchus*); jedoch kommt es auch vor, daß die apicalen Bronchien beider Seiten eparteriell verlaufen (*Bradypus, Equus, Elephas, Phoca,* s. Fig. 620).

Dieses Verhalten wurde auf verschiedenste Weise zu deuten gesucht. Es scheint nun nach allerneusten vergleichenden Untersuchungen, daß die verschiedene (bald mediane, bald nach links verschobene) Herzlage als Ursache dafür anzusehen ist, ob am Bronchialbaum rechts und links symmetrische Apicalbronchien (also beiderseits ep- bzw. hyparterielle Bronchien) vorkommen oder ob, wie dies bei nach links verschobener Herzlage sich findet, nur rechts ein eparterieller Bronchus vorhanden ist. Daß diese Auffassung das richtige trifft, scheint daraus hervorzugehen, daß normal nie eine Rechtsverlagerung des Herzens, aber auch nie nur links ein eparterieller Bronchus gefunden wurde.

Auch bei beiderseits eparteriellem Bronchus kann Asymmetrie entstehen dadurch, daß der Ursprung des rechten auf die Trachea verschoben ist, wie bei *Delphinus* und bei *Auchenia*. Alle übrigen Artiodactylen besitzen nur rechtsseitig einen eparteriellen Bronchus, der gleichfalls von der Trachea seinen Ursprung nimmt (s. *Bos*, Fig. 620 *B*).

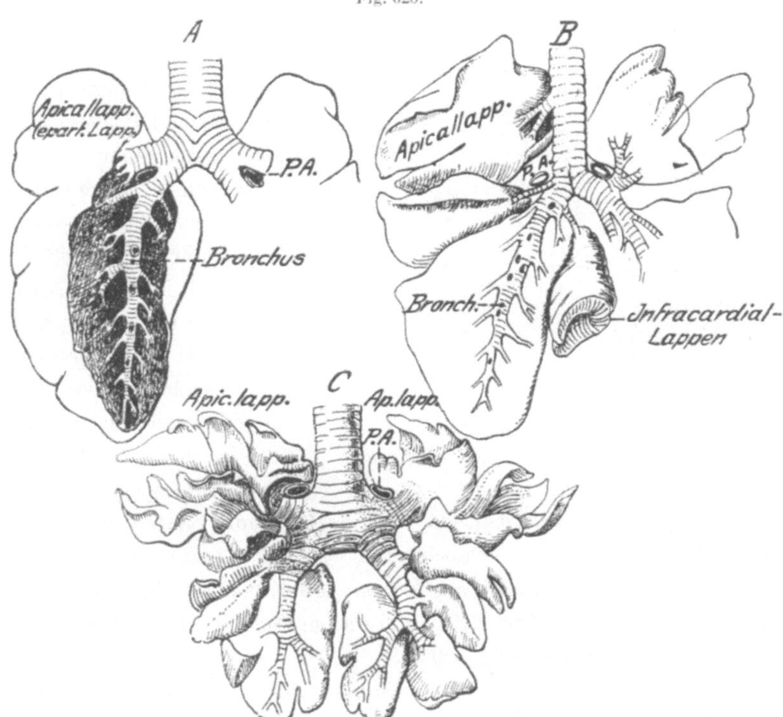

Säugerlungen von der Ventralseite. Der Verlauf des Bronchus und seiner Verzweigungen, nur in Fig. *A* freigelegt, in den übrigen Figuren nur eingezeichnet. Die Lage der Pulmonalarterie (P.A.) im Verhältnis zum Abgang des I. Nebenbronchus ist eingezeichnet. *A* P h o c a v i t u l i n a, *B* B o s t a u r u s, *C* H y s t r i x c r i s t a t a (nach AEBY 1880). O. B.

Lappenbildung. Schon bei den *Reptilien* sahen wir, daß die symmetrischen Lungenanlagen im Laufe der Entwicklung secundär asymmetrisch werden können, indem eine Lunge, namentlich bei Schlangen und langgestreckten Sauriern, kürzer werden und schließlich ganz schwinden kann. Hier führte die Körperform zur Asymmetrie.

Bei den *Säugern* spricht sich diese zuweilen auch in verschiedener Größe, in erster Linie jedoch in verschiedener Lappung der Lungen aus. Lappenbildung führt zu einer besseren Ausnützung des im Thorax zur Verfügung stehenden Raums; sie wird sich also vorzugsweise bei Tieren finden, deren Atembedürfnis durch lebhafte Bewegung gesteigert ist, während träge Tiere oder solche, die im Wasser leben (*Sirenen,*

Cetaceen, Pinnipedier, s. Fig. 618, S. 673 und Fig. 620*A*), eine Lappung nie besaßen oder im letzteren Falle durch Übergang zum Wasserleben, das den Kräfteverbrauch herabsetzt, verloren haben können. Dies zeigt der *Delphin,* dessen Lungen äußerlich ganz symmetrisch gebaut sind, an dessen rechter Lunge jedoch ein Apicalbronchus auftritt, der darauf hindeutet, daß seine landbewohnenden Vorfahren einen Apicallappen besessen haben, und ähnliches findet sich beim *Orang.* Es kann also die Symmetrie der Lungen eine primäre oder secundäre Erscheinung darstellen. Primär ungelappte symmetrische Lungen scheinen bei *Galeopithecus volans* und bei *Bradypus* vorzukommen; doch könnte bei letzterem auch die hängende Körperhaltung sie secundär herbeigeführt haben. *Galeopithecus* macht nur Gleitflugbewegungen und besitzt

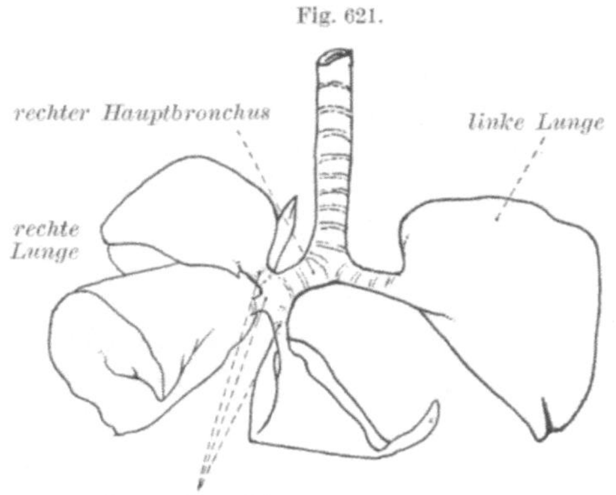

Lappung der Lunge von Echidna (nach MARCUS 1928).
C. H.

daher ungelappte Lungen, gut fliegende Fledermäuse, wie *Pteropus edulis* und *Phyllostoma spectrum* hingegen gelappte.

Der zuerst auftretende Lappen, der sich bildet, wenn das Herz vom Zwerchfell abrückt, ist der von der Medialfläche (meist) der rechten Lunge entspringende *infracardiale* (oder *mediale*); er schiebt sich in den zwischen Herz und Zwerchfell sich bildenden freien Raum ein (bei *Manis, Halmaturus, Didelphys* u. a.).

Der *Lobus infracardiacus* fehlt den im Wasser lebenden Säugern und auch dem Menschen. Manchmal findet er sich beiderseits wie an den sonst ungelappten Lungen von *Auchenia, Bradypus, Rhinolophus ferrum-equinum* u. a. und bei den extrem gelappten, wie *Hystrix cristata* (Fig. 620*C*) und *Cavia cobaya.* Normal gelappte Lungen besitzen stets nur den rechten (Fig. 620*B*).

Ferner neigt der Apicalzipfel der Lunge dazu, sich als besonderer Lappen abzugliedern, was bei einzelnen Formen an der rechten (z. B. *Homo* u. a.) oder an beiden Lungen (z. B. *Bos,* Fig. 620*B, Lemur*) zu einer vollständigen Isolierung führen kann. — An der rechten oder gleichzeitig auch der linken Lunge zeigt der erste Ventralbronchus häufig die gleiche Tendenz zur Lappenbildung (auch *Homo*), ja Isolierung (*Ornithorhynchus, Lemur, Cynocephalus*). Der caudale Teil der Lunge bildet dann einen hinteren oder unteren Lappen. Stets wird jeder Lappen von einem besonderen Bronchus (*Lappenbronchus,* s. Fig. 621) versorgt. Die Asymmetrie solcher Lungen besteht darin, daß sich die rechte Lunge — wie schon angedeutet — anders verhält als die linke, die häufig ungelappt bleibt, auch da, wo die rechte eine reiche Lappung zeigt, wie z. B. bei *Echidna* (s. Fig. 621).

Daß es die rechte Lunge ist, bei der sich meist Lappenbildung findet, hängt wohl mit der schon erwähnten Lage des Herzens zum Zwerchfell und dem rechtsseitigen

Verlauf der Vena cava zusammen. Erst bei den höheren Säugern tritt mit gesteigertem Atembedürfnis auch links Lappung auf: Die Lappung scheint hauptsächlich durch dieses bedingt; denn sie ermöglicht — wie früher erwähnt — eine ausgiebige Ausnutzung des zur Verfügung stehenden Thoracalraums. Sehr auffallend und physiologisch schwer erklärbar ist die starke Zerschlitzung der Lunge von *Hystrix* (Fig. 620*C*), einem Tier mit trägen, langsamen Bewegungen.

Ein Kriterium für die Höhe der Entwicklung ist Viellappigkeit jedenfalls nicht; denn es findet sich gleiche Lappung bei ganz entfernt stehenden Gruppen, während die Lungen nahe Verwandter oft ganz verschiedene Lappenbildung zeigen.

c) Luftwege (Trachea, Larynx und Syrinx).

Die Trachea der Amphibien bleibt meist ganz kurz und kann dann gleichzeitig als Kehlkopf fungieren (*Tracheo-Larynx*); ein besonderer Larynx hat sich hier nicht

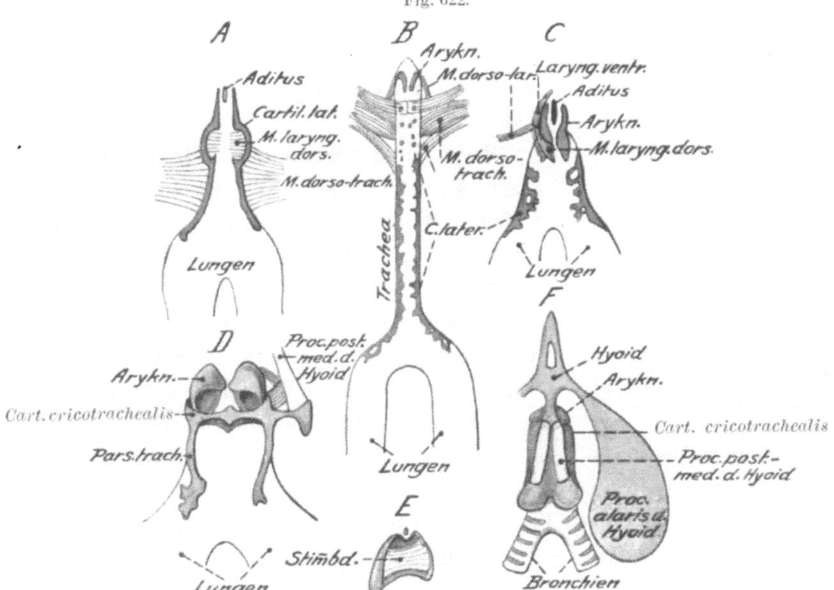

Tracheolarynx der Amphibien. Knorpel dunkel. *A* Proteus von der Dorsalseite. *B* Amphiuma tridactylum von der Ventralseite. *C* Triton alpestris von der Dorsalseite. *D* Bufo lentiginosus von dorsal. *E* Rana temporaria Aryknorpel mit Stimmband etwas schief von der Medialseite. *F* Pipa americana von ventral mit Zungenbein. (*A—E* nach Wilder 1895, *F* nach Grönberg 1893).
O. B.

differenziert. Im einfachsten Fall (bei den Ichthyoden, bes. *Proteus, Necturus, Amphiuma, Menopoma*) findet sich jederseits als Stütze in der Wand des Luftgangs ein Längsknorpelstreif (*Cartilago lateralis*), dessen Vorderende die beiden Seitenränder der Eingangsöffnung (*Aditus laryngis*, Fig. 622*A*) stützt, und dessen morphologische Deutung als ursprünglicher hinterer Kiemenbogen schon betont wurde. Im Zusammenhang mit der Kürze der Laryngo-Trachea bleiben die Seitenknorpel bei *Necturus* und *Proteus* sehr kurz; bei den Ichthyoden mit verlängertem Luftgang (*Siren, Amphiuma*, 622*B*, *Menopoma*) werden sie länger, da sie bis zum Beginn der Lungen reichen;

sie sind rinnenartig gestaltet, so daß sie den Luftgang umfassen und unregelmäßig sowie ziemlich variabel, da ihre Ränder mehr oder weniger gezackt erscheinen. Solche Lateralfortsätze können sich am Vorderende der Trachea von *Menopoma* regelmäßig wiederholen und dorsale, quere Verbindungen beider Seitenknorpel bilden. Ob eine Auflösung der Seitenknorpel in zwei Reihen kleiner Seitenknorpelchen auftreten kann, wie es für *Siren* gelegentlich angegeben wurde, scheint fraglich. In der langen Trachea der *Gymnophionen* (s. Fig. 623) endlich findet sich vorn ein ähnliches Verhalten wie bei *Menopoma*, während sich hinten die dorsalen queren Knorpelspangen voneinander isolieren, also dorsale Halbringe darstellen. — Aus obiger Schilderung geht hervor, daß die Ringe aus der Auflösung und Vereinigung der ursprünglichen Seitenknorpel hervorgehen, nicht etwa letztere aus der Verschmelzung ursprünglich gesonderter Knorpelreihen, wie gelegentlich angenommen wurde. Mit dieser Bildung von Knorpelringen in der Trachea wurde der Zustand erreicht, welchen die Trachea der *Amnioten* im allgemeinen darbietet, die stets von dicht aufeinander folgenden queren Halb- bis Ganzringen gestützt und gleichzeitig gegen Zusammenpressung geschützt wird.

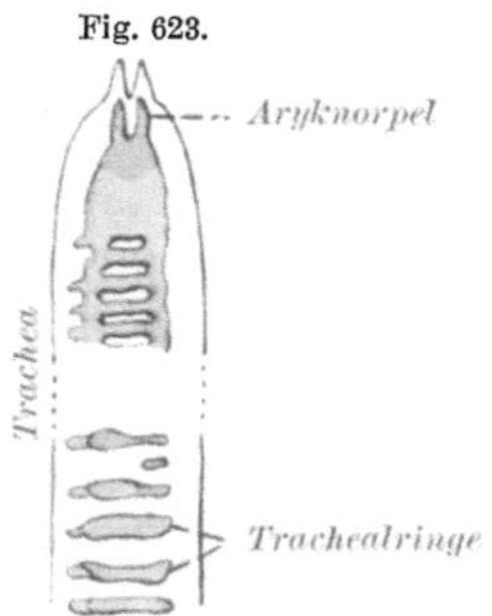

Fig. 623.

Coecilia tentaculata. Larynx, auf der Ventralseite durch Längsschnitt geöffnet und ausgebreitet (nach HENLE 1839). O. B.

Bevor wir das Skelet der Luftröhre näher verfolgen, sei die allgemeine Bildung der Trachea kurz erwähnt. Wie bemerkt, hängt ihre Länge besonders von der des Halses ab; sie bleibt daher bei den *Sauriern* (mit einigen Ausnahmen) gewöhnlich kurz, verlängert sich dagegen, wohl im Zusammenhang mit der großen Körperlänge, bei den *Ophidiern*, aber auch den meisten *Placoiden*, namentlich jedoch den *Vögeln* mit ihrem häufig so langen Hals, wie es auch bei einzelnen Säugern vorkommt. Die starke Verkürzung des Halses bei Sirenen und Cetaceen bedingt auch die der Trachea, weshalb hier die Spaltung in die beiden Bronchien schon dicht hinter dem Larynx eintritt (s. Fig. 618, S. 673). Letzteres gilt ebenso für die *Testudiniden* (Chelonier), wo aber die Bronchien sehr lang werden, die Kürze der Trachea also, wie auch bei einzelnen Vögeln (*Kolibris*), auf ihrer frühen Spaltung beruht. — Die Länge der Bronchien schwankt bei den Amnioten bedeutend, von äußerster Kürze (*Hatteria*) bis zu bedeutender Ausdehnung; meist bleiben sie aber mäßig lang.

Die Eigentümlichkeit, daß die Trachea gewisser Schildkröten (*Dermochelys*), mancher Vögel: vieler Impennes (*Pinguine*) und Longipennes (*Mövenartige*) sowie einzelner Säuger (*Pedetes caffer*) durch eine vertikale Längsscheidewand, welche von der Teilungsstelle in beide Bronchien eine verschiedene Strecke weit nach vorn zieht, in zwei laterale Räume geschieden wird, hat man als eine frühzeitige unvollständige Teilung in die Bronchien gedeutet. In diese Scheidewand können Fortsätze der trachealen Knorpelringe eintreten. In neuester Zeit wurden diese Verhältnisse gerade umgekehrt gedeutet und angenommen, daß die Trachea aus einer Verschmelzung paariger Bronchien entstehe.

Die Trachea verläuft meist ganz gestreckt oder macht nur geringe Biegungen. Bei gewissen Reptilien, Vögeln und Säugetieren hat sie dagegen einen komplizierteren

Verlauf. So bildet ihr hinteres Ende bei gewissen *Krokodilarten* eine Schlinge. Bei *Bradypus tridactylus* (Fig. 624), dem dreizehigen Faultier, biegt sie an der Stelle, wo die Bifurkation zu erwarten wäre, nach rechts um und verläuft ein Stück oralwärts. An dieses Stück schließt sich ein zweiter absteigender Schenkel an, der in die Bronchien übergeht. Diese, sowie die Bifurkationsstelle, liegen dem Zwerchfell auf; die Bronchien müssen also wieder nach vorn ziehen, um in das Lungenparenchym zu gelangen.

Die auffälligste Verlängerung und Aufwindung erreicht die Luftröhre bei manchen Vögeln aus verschiedenen Gruppen (*Lamellirostres, Gralliden, Kranichen, Hühnern* und *Singvögeln*, Fig. 625).

Wir gehen hier nur auf solche Bildungen ein, bei denen die Verlängerung der Trachea eine ansehnliche ist. In solchen Fällen tritt sie entweder am hinteren Hals-ende nicht in die Brusthöhle ein, sondern zieht unter der Bauchhaut längs des Ster-nums mehr oder weniger weit nach hinten, manch-mal bis zum Beginn der Hinterextremitäten, kehrt dann, unter Bildung einer bis mehrerer Schlingen, nach vorn um und tritt zwischen den Ästen der Clavicula, zuweilen noch weitere Schlingen bildend, in die Brusthöhle.

Derartige Tracheae, wie sie bei *Gallinaceae, Passeres* und *Lamellirostres* vorkom-men, werden auch als *extra-claviculare* (*präclaviculare*) bezeichnet. Sie sind zum Teil noch dadurch ausgezeichnet, daß die Schlingen von Kno-chen umwachsen werden können, so bei *Cygnus musicus* von der Crista (*Carina*) des Sternums. — Die Trachea kann aber auch direkt in die Brusthöhle eintreten und dann erst Schlingen bilden (*intraclaviculare = postclaviculare*), die gleichfalls in die Knochen einzudringen vermögen, so in die Mittelregion der Clavicula (*Numida*, [Perlhuhn]) oder von der Dorsalseite in die Crista des Sternums (*Grus* [Kranich], Fig. 626). — Die Verlängerung der Vogeltrachea hat charakteristischen Einfluß auf die Stimm-bildung. Je länger die Trachea ist, desto tiefer wird der im Syrinx erzeugte Ton. Nicht selten ist die Verlängerung auf die Männchen beschränkt, findet sich aber bei anderen in beiden Geschlechtern, selten allein bei den Weibchen.

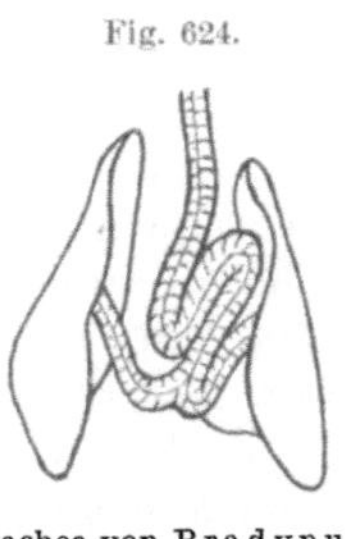

Fig. 624.

Trachea von **Bradypus tridactylus** (nach W. BLUME 1928). v. Bu.

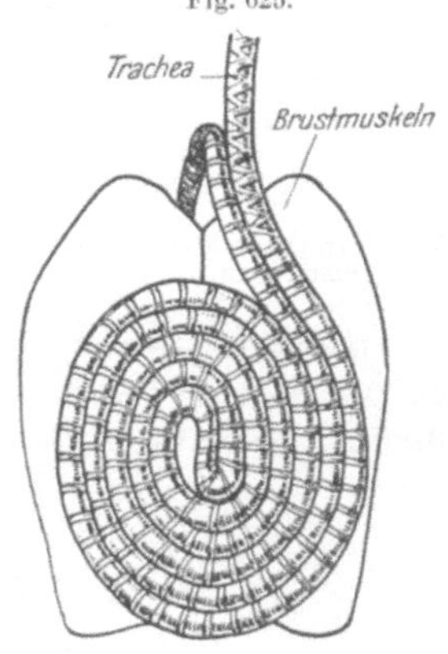

Fig. 625.

Baryta spec. (Laniide). Aufgerollte Trachea (nach HILZHEIMER u. HAEMPEL aus IHLE usw. Vergl. Anat.).

Bei den Männchen der enten- und taucherartigen Vögel (*Anatiden* und *Colymbiden*) treten häufig ein bis zwei spindel- bis blasenartige Erweiterungen in der Mittelregion der Luft-röhre auf und ebensolche besonderer Art an ihrem Hinterende, auf welche später beim Syrinx einzugehen sein wird. Blasenartige Anschwellung des hinteren Tracheaendes kommt auch bei gewissen Säugern (z. B. *Hystrix*) vor; gedacht sei hier auch des sackartigen, dünnhäutigen Ventralanhangs der Trachea, der sich vereinzelt findet, so bei den *Chamaeleontiden* auf der Grenze von Larynx und Trachea, bei *Dromaeus* (Ratiten) dagegen in der Mittelregion der

Trachea. Der erstere ließe sich daher auch zum Larynx rechnen, mit dem er durch einen feinen Spalt verbunden ist; der letztere hängt durch einen langen Längsspalt, welcher von den hier ventral geöffneten Knorpelringen gebildet wird, mit der Trachea zusammen.

Die *Skeletringe der Trachea* sind meist rein knorplig. Ihre Verknöcherung tritt bei vielen Vögeln auf (nicht z. B. bei *Ratiten, Tauben, Storch* u. a.), seltener bei einzelnen Mammaliern, gewissen Sauriern und Ophidiern (so z.B *Stellio* und *Boa*).

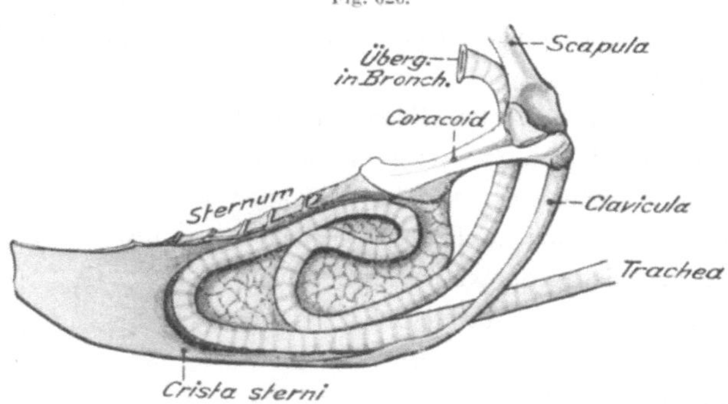

Grus cinerea. Sternum mit Trachea von rechts; die äußere rechte Lamelle der Crista (auch Carina) ist fortgenommen, um den Verlauf der Trachea im spongiösen Knochengewebe der Crista zu zeigen. Orig. C.H.

Die Skeletringe der Trachea sind bei den *Rhynchocephalen* sämtlich dorsal geöffnet; bei den *Cheloniern* und *Crocodiliern* gilt das gleiche für eine Anzahl der vordersten Ringe (Fig. 627). Bei den *Sauriern* bleibt gewöhnlich nur der vorderste geöffnet, die übrigen sind geschlossen.

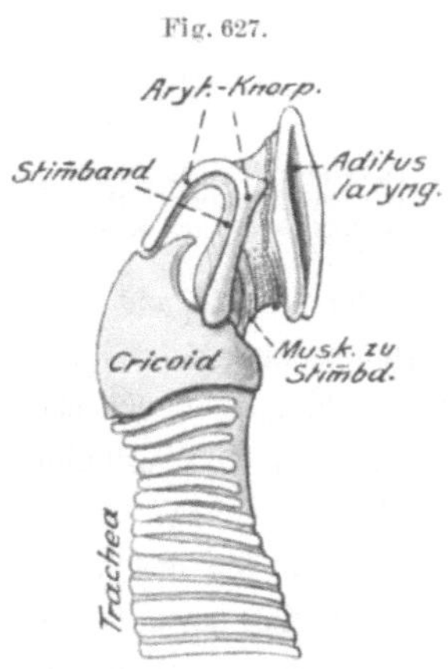

Alligator mississipiensis. Larynx von links gesehen. Einige Reste der Weichteile, so namentlich die Stimmbänder und der Aditus laryngis mit eingezeichnet. Orig. O. B.

Bei den *Vögeln* bleiben einer bis mehrere der vorderen Trachealringe geöffnet; auch finden sich in der hintersten Region der Vogeltrachea häufig dorsal offene Ringe, und ihre Bronchialringe verhalten sich in dieser Hinsicht ebenfalls verschieden. Den Säugern kommen fast stets dorsal offene Trachealringe zu, doch finden sich auch geschlossene (so einzelne *Marsupialier* u. a.), als seltene Ausnahme ventral geöffnete (so bei den *Mystacoceti;* bei *Odontoceti* sind es nur die vordersten). Die Trachealringe werden gewöhnlich durch eine zwischengeschaltete elastische Haut voneinander gesondert, können aber auch eine festere Verbindung miteinander eingehen. Namentlich bei den Vögeln können sie sich mehr oder weniger übereinanderschieben und sich decken. Beim Seelöwen (*Otaria jubata*) gehen von den dorsalen Enden der offenen Knorpelringe Fortsätze ab, die die benachbarten Ringe überdecken. Bei den *Delphinen* sind die Trachealringe sogar teilweise miteinander verwachsen. Eigenartig werden sie bei nicht wenigen Vögeln, indem sie alternierend in der einen Seitenhälfte hoch, in der anderen nieder sind. In einzelnen Fällen werden sie auch etwas unregelmäßig; so können sich ihre Enden spalten oder ihre Form spiralig werden (gewisse *Cetaceen* und *Krokodile*); auch knorplige Verbindungen können zwischen ihnen jederseits auftreten (gewisse *Ophidier, Lacerta*), was, ebenso wie ontogenetisch vorübergehende Verbindungen dieser Art (z. B. bei *Echidna*), vielleicht auf ihr Hervorgehen aus den ursprünglichen Seitenknorpeln hinweist.

Der Larynx. Während bei *Proteus* das gesamte Knorpelskelet aus einem Paar schlanker gekrümmter Knorpelstäbchen besteht (s. Fig. 622, S. 677), ist bei *Amphiuma,* bei *Siredon* und anderen *Salamandrinen* der vorderste Abschnitt der Cartilago lateralis selbständig geworden; man kann also hier zum ersten Male die Scheidung des Larynxskelets in zwei Teile erkennen, nämlich die oral gelegenen *Arytaenoide* und die anal sich anschließende *Cartilago cricotrachealis* (Cricoid). Dieser Knorpel läßt, wie schon erwähnt, bei vielen Genera unregelmäßig gezackte Ränder erkennen, die bei *Meno-poma* u. a. zu regelmäßig sich wieder-holenden dorsalen und ventralen Querverbindungen der beiden C. late-rales führen. Es entsteht also hier eine dorsale und ventrale Platte. Von den hier geschilderten Verhältnissen läßt sich die Gestalt der C. crico-trachealis bei den Anuren ableiten, deren einzelne Gattungen sich freilich sehr verschieden verhalten. So findet sich bei *Dendrobates tinctorius* nur ein dorsaler und ventraler Halbbogen, die lateral nur durch Bindegewebe zusammenhängen. Während also hier Anklänge an das Verhalten von *Meno-poma* sich zeigen, liegt bei anderen Anuren, z. B. bei *Acris gryllus*, eine Weiterbildung der eigentlichen C. la-terales vor, indem hier die C. crico-trachealis ihre stärkste Ausbildung in ihren seitlichen Partien zeigt, die dorsal und ventral nur durch sehr schwache Knorpelleisten verbunden sind. Bei *Pelobates* fehlt die dorsale Spange sogar ganz (Fig. 628 *B*). Bei

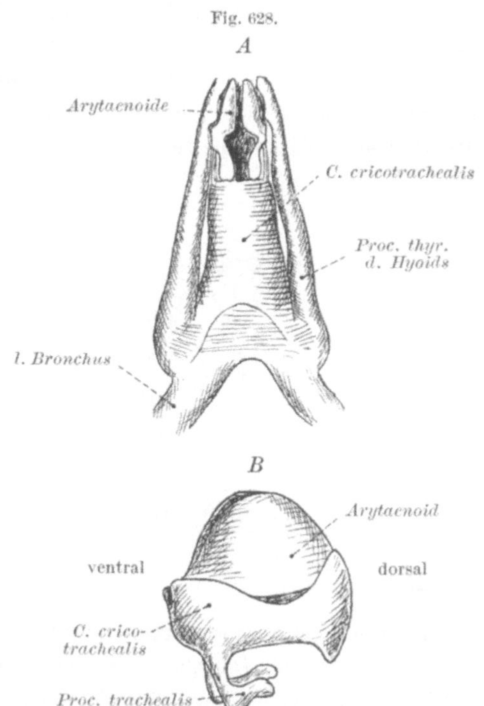

A Xenopus laevis. Larynx von der Dorsalseite. C. cricotrachealis röhrenförmig, mit den Hinterhörnern des Hyoids verwachsen. *B* Pelobates cultripes. Larynx von links gesehen. (Beides nach W. Blume 1932.) v. Bu.

den höher entwickelten Anuren, insbesondere den *Raniden*, hat die C. cricotrachealis stets die Form eines allseitig geschlossenen Ringes angenommen, der sich mit dem Cricoid der höheren Vertebraten vergleichen läßt (Fig. 629).

Von den Seiten dieses Ringknorpels entspringen als Reste der ursprünglichen C. laterales caudal gerichtete Fortsätze, die als *Processus tracheales, bronchiales* bzw. *pulmonales* bezeichnet werden. Sie sind am einfachsten bei *Hyla* und *Dendrobates* gestaltet, bei denen sie sehr kurz und hakenförmig erscheinen. Bei den *Raniden* haben sie die Form sehr schlanker und ziemlich langer Knorpelspangen, die zuweilen, z. B. bei *Rana esculenta* (Fig. 629), durch einen knorpeligen Querbügel miteinander ver-bunden sind. Bei den *Bufoniden* tragen die Processus branchiales am Ende zum Teil sehr große, schaufelförmige Bronchialfortsätze, die endlich bei *Xenopus calcaratus* zu richtigen Bronchialröhren mit gefensterter Wandung sich entwickelt haben.

Auch die *Arytaenoide* zeigen im Stamme der Anuren eine typische Weiterentwicklung. Sie sind im einfachsten Falle (*Pelobates*, *Rana*) dreieckige Gebilde von beträchtlicher Größe, die dem Oralrande der C. cricotrachealis in ganzer Breite aufsitzen (Fig. 628 *B*). Dabei sind sie, wie etwa zwei Muschelschalen, innen konkav und außen konvex geformt. Ihre Breite ist bei den genannten Formen größer als die Höhe, jedoch finden sich auch Arten, bei denen die Höhe der Arytaenoide dominiert. Indem diese Entwicklung sich fortsetzt, können sie bei gewissen spezialisierten Formen (*Xenopus*) ihre ursprüngliche Dreiecksform völlig verlassen und zu sehr eigentümlicher stabförmiger Bildung übergehen, an der ein plattenartiger oraler und ein lang-stabartiger analer Teil zu unterscheiden sind (Fig. 628 *A*).

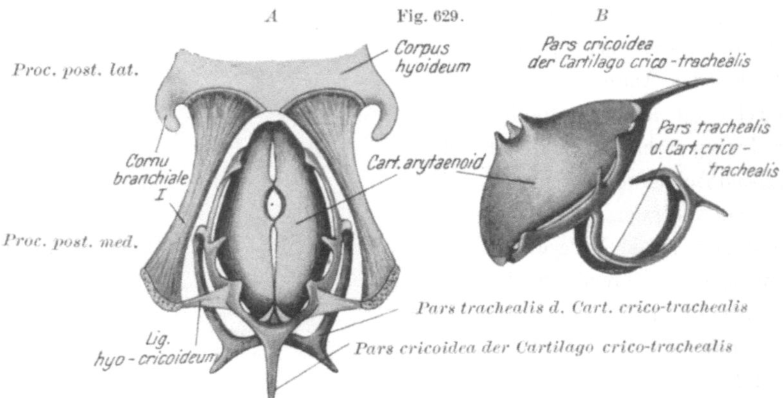

Larynx von Rana, *A* von dorsal, *B* von der Seite (nach GAUPP aus IHLE usw., Vergl. Anat.)

Bei den stimmbegabten Anuren zieht längs des Basalrandes ihrer Medialfläche vom Ventral- bis zum Dorsalrand eine etwas bogig verlaufende Schleimhautfalte hin, welche in das Kehlkopflumen einspringt (Fig. 622 *E*, S. 677), und deren Medialrand die eigentlichen Stimmlippen (*Labia vocalia*, Fig. 190, S. 273) bildet, zwischen welchen die enge Stimmritze (*Glottis*, Rima glottidis) offen bleibt. Durch Schwingungen der Stimmbänder beim Ausstoßen der Luft werden die Töne hervorgebracht. Vor und hinter diesen Schleimhautfalten ist die Lateralwand des Larynx taschenartig etwas eingesenkt.

Der gesamte Amphibienkehlkopf liegt zwischen den hinteren Kiemenbogen oder Zungenbeinhörnern, bei den Anuren zwischen den Processus postero-mediales (s. Bd. 1, Fig. 154, S. 269) und hängt mit diesen jederseits durch ein Ligament, das vom C. crico-trachealis ausgeht, oder auch knorpelig zusammen.

Bei den *Aglossen* tritt sogar eine innigere Verbindung des hintersten Abschnitts des Zungenbeinkörpers samt den Proc. postero-mediales mit der C. cricotrachealis ein (s. Fig. 622 *F*, S. 677), der hier (ähnlich auch schon bei *Bombinator*) zu einer kapselartigen Bildung wird, die namentlich als Resonanzapparat wirkt. Processus tracheales finden sich hier nicht, da sie, wie schon bemerkt, in Trachealringe zerfallen sind.

Sauropsiden. Das Kehlkopfskelet dieser Gruppe läßt sein Hervorgehen aus den ursprünglichen Seitenknorpeln häufig noch deutlich verfolgen. *Aryknorpel* sind überall vorhanden, und aus den Seitenknorpeln ist das System der knorpeligen Trachealringe hervorgegangen, weshalb das Kehlkopfskelet vom trachealen schärfer abgegrenzt ist als bei den Amphibien. Mit der Verlängerung der Trachea hat sich jedoch auch deren vorderer, als Larynx differenzierter Abschnitt verlängert, wie der Bau seines Skelets zeigt. Während nämlich der Ringknorpel der Amphibien, soweit sich beurteilen läßt, etwa einem Trachealring entspricht, geht der der Sauropsiden aus einer größeren Zahl vorderster Ringe hervor, die in verschiedenem Grad miteinander verschmelzen (s. Fig. 630). Deshalb erscheint der Cricoidknorpel im allgemeinen als ein in der Längsausdehnung viel höheres Gebilde als jener der Amphibien. Die Zahl der Ringe, welche in ihn eingehen, ist, soweit feststellbar, sehr verschieden, am größten in der Regel bei den *Ophidiern* (s. Fig. 631), wo sich noch etwa 6 bis 16 Ringe unterscheiden lassen, geringer meist bei den *Sauriern.*

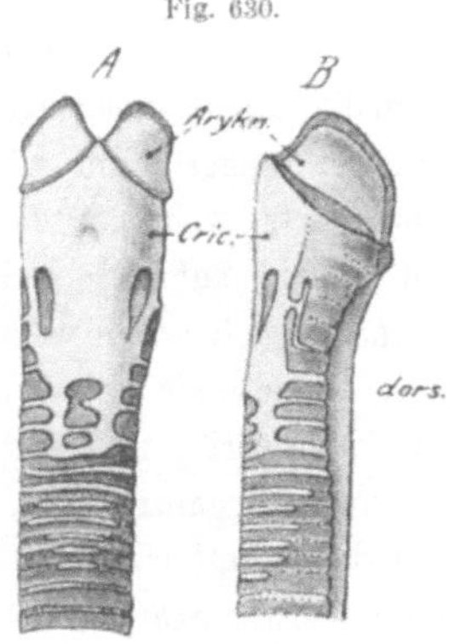

Fig. 630.

Varanus salvator. *A* Larynx von ventral, *B* von links. Knorpel z. T. verknöchert. Knochen hell, Knorpel dunkel. Orig. O. B.

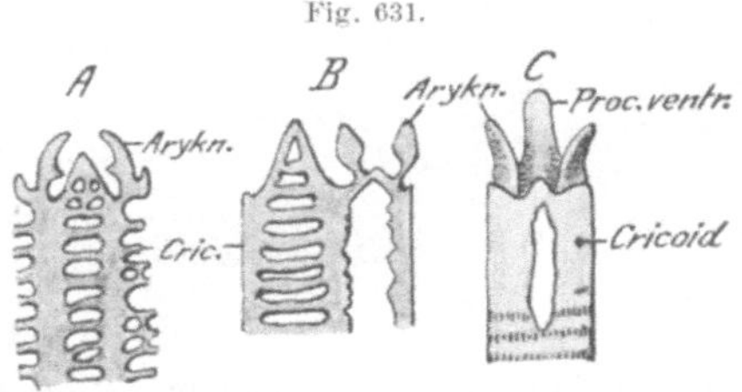

Fig. 631.

Larynxknorpel verschiedener Ophidier. *A* Hydrophis trigonocephalus, dorsal durch Längsschnitt geöffnet und ausgebreitet. *B* Psammophis monilifer, lateral aufgeschnitten und ausgebreitet. *C* Boa constrictor, Larynx von der Dorsalseite. Orig. O. B.

Schildkröten und *Vögeln*, bei denen sich ebenfalls noch die Andeutung einiger Ringe erkennen läßt. — Die Vereinigung der Larynxringe zu einem einheitlichen Knorpel wird zunächst durch die Erhaltung der ursprünglichen Seitenknorpel bewirkt, welche die Ringe untereinander verbinden; doch können sie zuweilen sämtlich oder teilweise noch dorsal offen bleiben, so daß der Kehlkopf dorsal nur häutig geschlossen ist. Meist tritt dagegen, dorsal wie ventral, ausgiebigere Verschmelzung der Ringe auf, wodurch eine einheitliche Knorpelwand des Larynx hergestellt wird, die jedoch gewöhnlich ventral und dorsal oder nur ventral noch eine Anzahl Querspalten zeigt, die ursprünglichen Zwischenräume der Ringe andeutend. Nur relativ selten sind die Larynxringe vollständig verschmolzen, so bei manchen Sauriern (z. B. *Chamaeleontiden*), gewissen *Schildkröten* (so *Chelone*, Fig. 632 *A*) und allen *Crocodiliern*. Die Form des Cricoidknorpels und damit die des Larynx überhaupt ist demnach gewöhnlich eine mehr oder weniger lang cylindrische bis ringförmige. Häufig entspringt vom vorderen Ventralrand des Cricoids ein meist zugespitzter, oraler Fortsatz (*Processus epiglotticus*), der sich in seltenen Fällen sogar ablösen kann. Eine eigentliche Epiglottisfalte vor dem Larynxeingang, wie sie den Säugern zukommt, wird aber den Sauropsiden gewöhnlich abgesprochen, obgleich zuweilen eine ähnlich funktionierende Bildung vorhanden ist.

Die *Aryknorpel* sitzen dem Oralrand des Cricoids meist beweglich auf; bei zahlreichen Schlangen sind sie mit ihm unbeweglich verbunden oder verwachsen. Da die Verbindungsweise innerhalb der Gattungen, ja sogar individuell verschieden ist, so scheint es zweifelhaft, ob der direkte Zusammenhang mit dem Cricoid als der erhalten gebliebene Urzustand gedeutet werden darf; wahrscheinlicher ist, daß es sich um sekundäre Verwachsung, im Zusammenhang mit der Funktionslosigkeit der Aryknorpel bei solch stimmlosen Formen, handelt. — Die Stellknorpel sind meist mäßig lange, dreieckige Gebilde, deren medialer langer Rand die Rima glottidis begrenzt, während die schmale Basis dem Cricoid aufsitzt. Bei einzelnen Sauriern und den Placoiden wird ihre Basis hingegen, ähnlich wie bei den Anuren, länger, ihre Höhe geringer. Dabei sitzen sie entweder mit der ganzen Basis dem Oralrand des Cricoids auf (so *Crocodilus*, *Gavialis* und die meisten *Schildkröten* [Fig. 632]) oder nur deren beiden Enden, so daß jeder Knorpel spangenartig erscheint (*Alligator*, Fig. 627, S. 680, und Fig. 633,

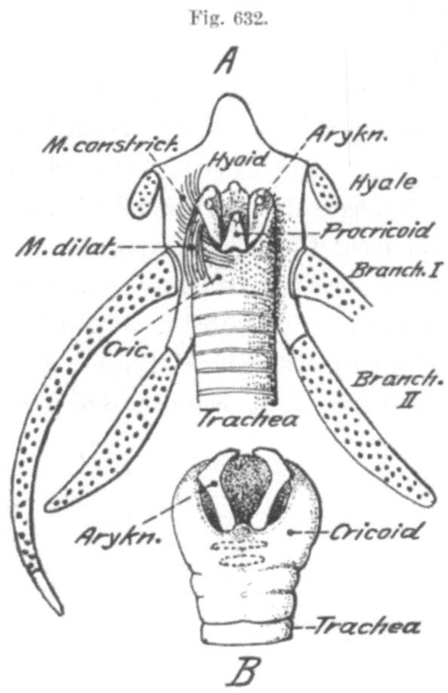

Larynx von Cheloniern. *A* Chelone viridis, Zungenbein mit aufliegendem Larynx von der Dorsalseite, Knorpel des Hyoids punktiert (nach HENLE 1839 und GOEPPERT 1901). *B* Testudo elephantopus. Larynx von der Dorsalseite (nach HENLE 1839). C. H.

und gewisse Chelonier, z. B. *Trionyx*). Auch die Aryknorpel der Vögel (Fig. 634) erinnern mehr an jene der Placoiden. — Etwas eigentümliche Verhältnisse zeigt das Cricoid mancher Schildkröten (*Emys*, *Chelone*, Fig. 632 *A*), indem hier seinem mittleren Dorsalrand ein unpaares besonderes Knorpelstückchen (*Procricoid*) aufsitzt, welches neben dem Cricoid zur Stütze des dorsalen Basalendes der Aryknorpel beiträgt.

Ähnliches findet sich auch im *Larynx der Vögel*, welcher zwar keinerlei Anteil an der Tonproduktion hat, sich hinsichtlich seiner Skeletteile aber dem Reptilienlarynx anschließt. Wie die Ringe der Trachea sind die Larynxknorpel der

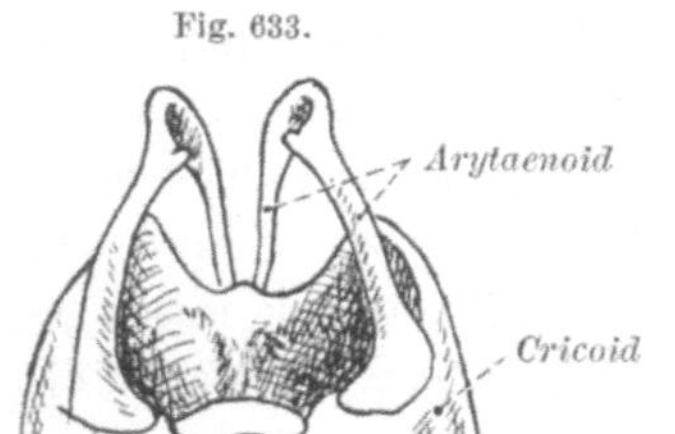

Cricoid und Aryknorpel von Alligator mississipiensis, von dorsal gesehen (nach L. SOELLER 1931). v. Bu.

Vögel häufig verknöchert. Ihr Ringknorpel (s. Fig. 634) oder -knochen bleibt, wie bei *Emys*, dorsal ungeschlossen; in den so gebildeten Zwischenraum schiebt sich ein kleines unpaares Skeletelement, das offenbar dem Procricoid der Chelonier entspricht und sich wie letzteres am Tragen der Aryknorpel beteiligt. Eine entsprechende Bildung scheint der Zwischenknorpel (Fig. 633) der *Krokodile* zu sein. Oft wird dies Procricoid durch die Dorsalenden des Cricoids und die Aryknorpel fast verdeckt. Das Cricoid der *Vögel* erlangt eine besondere Beschaffenheit, indem seine häufige Verknöcherung von drei Punkten ausgeht, nämlich einem ventralen und zwei dorsolateralen; so gehen also 3 Knorpelstücke aus ihm hervor, die entweder noch durch Knorpelmasse verbunden sind, oder aber, bei totaler Verknöcherung, mittels Naht zusammenstoßen. — Im allgemeinen lassen sich vier solche Elemente unterscheiden, aus denen das Cricoid der Vögel sich zusammensetzt: die große Ventralplatte, je ein Seitenstück und ein dorsales Stück (Fig. 635). Meist ist der Sauropsidenlarynx weiter oralwärts verschoben (s. Fig. 632), so daß er dem Zungenbeinkörper aufliegt und von ihm gestützt wird.

Nur verhältnismäßig wenige Reptilien (speziell *Ascalaboten, Chamaeleontiden, Crocodilier*) können Töne mittels ihres Larynx hervorbringen. Die Stimmbänder springen als Falten vom Basalrand der Aryknorpel in das Larynxlumen vor und sind auch außer bei den oben erwähnten noch bei einzelnen Sauriern vorhanden.

Mammalia. Der Säugerlarynx erscheint komplizierter als jener der besprochenen Tetrapoden, indem sich zu den Aryknorpeln und dem Cricoid ein neuer, meist recht ansehnlicher Knorpel, der *Schild-* oder *Thyreoidknorpel*, gesellt. Die vergleichende Anatomie und die Ontogenie erweisen sicher, daß am Säugerlarynx 4 Kiemenbögen beteiligt sind. Wie früher (Bd. 1, S. 310) erörtert wurde, entsteht aus dem

Fig. 634.

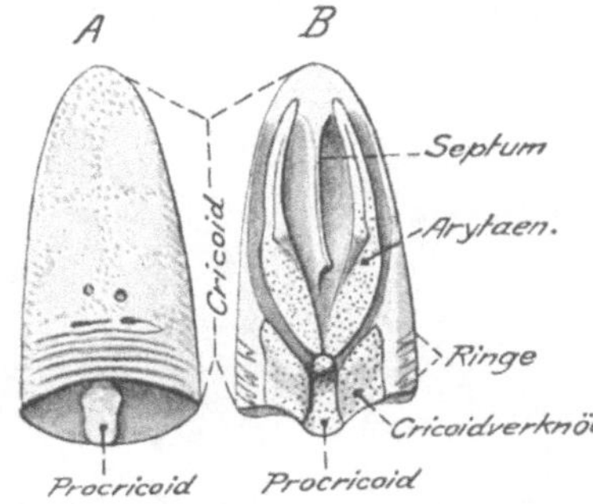

Grus cinerea (Kranich) Larynxskelet. *A* von ventral, *B* von dorsal. An der hinteren Partie ist speziell dorsal das Hervorgehen des Cricoids durch Verwachsung von Trachealringen deutlich zu sehen. Zwischen den Aryknorpeln erhebt sich ein Längsseptum des Cricoids. Die stärker verknöcherten Partien sind durch Punktierung angedeutet.
Orig. O. B.

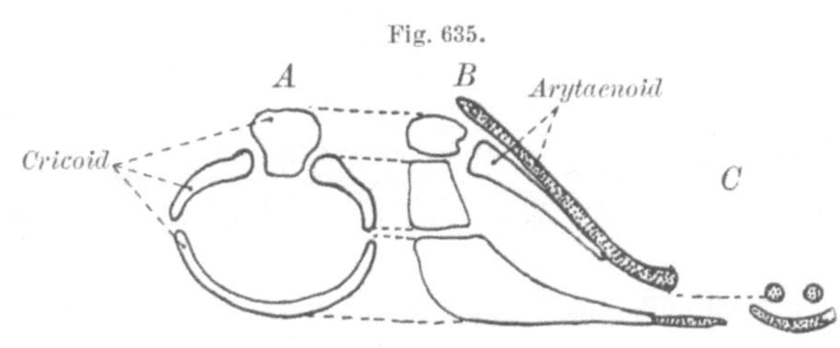

Fig. 635.

Gallus gallus. Schema des Kehlkopfgerüstes. *A* von oben, *B* von der Seite, *C* im Querschnitt. Knochen weiß, Knorpel punktiert (nach HEIDRICH 1908 aus KÜKENTHAL, Handb. d. Zool.).
C. H.

1. Kiemenbogen der Säuger das hintere (2.) Zungenbeinhorn; der Schildknorpel geht aus dem 2. und 3. Kiemenbogen hervor; der letzte Kiemenbogen bildet die caudal gelegenen Teile des Larynx und die Trachea.

Die primitivste Bildung des Larynx zeigen die *Monotremen*, bei denen die segmentale Anordnung des Kiemenbogenskelets noch deutlich zu erkennen ist (s. Fig. 636). Vom Hyoid gehen nach vorn die *Cornua hyalia* (Hyale) aus, schräg nach hinten die

Cornua branchialia, die dem 1. Kiemenbogen entsprechen (Branch. I, Fig. 636). Dicht hinter ihm folgen jederseits zwei ähnliche Bogen oder Hörner, die, nach hinten ziehend, sich dem Kehlkopf innig anlegen, nämlich die vorderen und hinteren *Thyreoidhörner*. Sie entsprechen sowohl vergleichend anatomisch als auch ontogenetisch dem 2. und dem 3. Branchialbogen. Die ventralen Teile dieser beiden Bogen sind wie jene der beiden Hyalhörner verknöchert, die dorsalen (oder distalen) dagegen knorpelig. Der Knorpel des 1. Thyreoidhornes verschmilzt mit dem des 2. Zungenbeinhornes; dorsal sind die beiden Thyreoidbogen weit geöffnet. Zwischen ihre Basis schiebt sich im Anschluß an den Zungenbeinkörper ein unpaares Knorpelstück, das offenbar der Copula des 2. und 3. Branchialbogens entspricht. Dem Thyreoid schließt sich nach hinten das Cricoid an, welchem sich die hinteren Thyreoidbogen außen dicht anlegen. Der Larynx der übrigen Säugetiere (Fig. 637) unterscheidet sich von dem der Monotremen hauptsächlich durch die Verschmelzung der beiden Thyreoidbogenpaare und ihrer Copula zu einem einheitlichen, sehr ansehnlichen Gebilde. Dieses Thyreoid läßt sich mit einem Brustharnisch vergleichen, indem es sich schützend um die Ventralseite und die Flanken des Kehlkopfes herumlegt, während es dorsal geöffnet bleibt. Seine Dorsalränder laufen vorn und hinten in je zwei hornartige Fortsätze aus, die im allgemeinen als Reste der Distalteile der beiden ursprünglichen Thyreoidbogen angesehen werden müssen. Dies folgt namentlich auch daraus, daß das vordere Thyreoidhorn stets seine nahe Beziehung zum hinteren Zungenbein bewahrt, mit dem es in verschiedener Weise zusammenhängt, entweder noch knorpelig (Synchondrose) oder durch ein Ligament.

Das Hervorgehen des Thyreoids aus zwei Bogen spricht sich häufig auch noch darin aus, daß seine lateralen Ränder eine mittlere Einkerbung zeigen oder das Thyreoid nahe diesen Rändern beiderseits von einem Foramen durchbohrt wird, durch welches ein Ast des Kehlkopfnervs oder eine Arterie tritt.

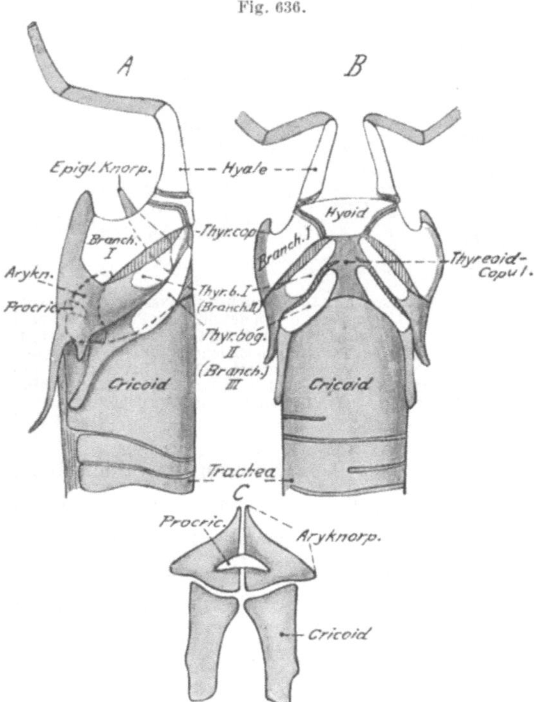

Echidna hystrix. Skelet des Hyoids und des Larynx. Knorpel dunkel, Verknöcherungen hell. *A* von rechts, *B* von der Ventralseite, *C* Aryknorpel, Cricoid und Procricoid von der Dorsalseite (nach GOEPPERT 1901) O. B. und C. H.

Der Cricoidknorpel schließt sich dem Schildknorpel hinten an und gelenkt mit ihm, indem sich ihm die hinteren Thyreoidhörner außen anlegen; doch kann auch (viele Marsupialier, z. B. *Halmaturus, Macropus* u. a.) eine knorpelige Verwachsung zwischen Thyreoid und Cricoid medio-ventral oder gleichzeitig durch die Thyreoidhörner eintreten. Wie oben erwähnt, bleibt das Cricoid bei *Echidna* und einigen Marsupialiern (*Phalangista*) dorsal geöffnet. Bei den übrigen Säugetieren schließt es sich hier. Ventral ungeschlossen ist es bei den *Cetaceen* und vielen *Carnivoren* (*Ursus, Mustelus, Lutra* und Verwandten). Das geschlossene Cricoid erreicht meist dorsal eine beträchtlich größere Höhe als ventral. Es entsteht so die beim *Pferd, Reh und vielen anderen Säugern* zu beobachtende Siegelringform, die eine dorsale Platte (*Lamina*)

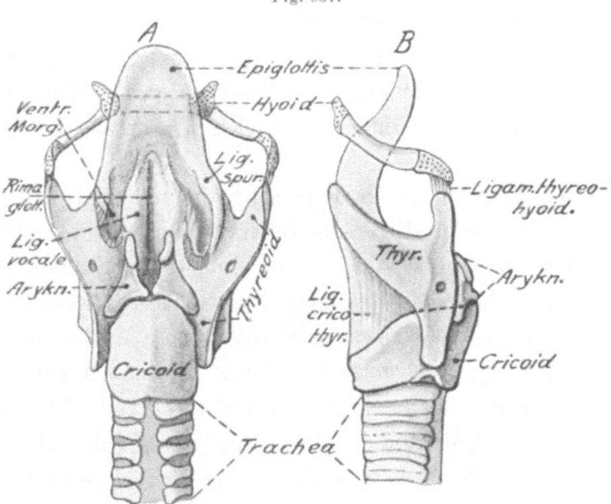

Felis leo. Larynx *A* von dorsal, geöffnet und ein wenig auseinandergezogen, so daß die Stimmritze (Rima glottidis), die Stimmbänder und Taschenbänder (Lig. spuria) sowie die Morgagnischen Taschen sichtbar sind. *B* von links. Orig. O. B.

und einen ventralen Bogen unterscheiden läßt. Das Cricoid, dem auch bei den Säugetieren die wichtige Aufgabe zufällt, den Arytaenoidknorpeln die Gelenkflächen zu bieten, liegt bei den meisten Säugetieren quer. Es kann jedoch auch, indem es sich oro-dorsal und ventro-anal verlängert, eine schiefe Lage erlangen, so sehr, daß es beim Nilpferd ventral bis zum 5. Trachealringe reicht und sich dorsal an der Bildung des Kehlkopfdaches beteiligt.

In gewissen Fällen (*Monotremen, Mystacoceti*) kann seine Sonderung von den vordersten Trachealringen unvollständig sein, was an ähnliche Vorkommnisse bei den Reptilien erinnert. Nicht wenige Säugetiere besitzen, ähnlich wie gewisse Chelonier, 1 bis 2 unpaare kleine sogenannte *Procricoide* (*Cartilagines interarytaenoidcae* oder *interarticulares*). Bei *Ornithorhynchus* sind zwei solche hintereinander gelegene vorhanden, von welchen das vordere den Aryknorpeln dorsal aufliegt, das hintere sich am Oralrande des Cricoids befindet; letzteres fehlt bei *Echidna* häufig. — Den übrigen Säugetieren kommt ein dem vorderen Procricoid entsprechendes Knorpelchen häufig zu, fehlt jedoch den Affen und dem Menschen gewöhnlich. — Ob diese Procricoide der Säugetiere von jenen der Reptilien abzuleiten sind, ist unsicher. Manche Forscher sind geneigt, sie mit den Aryknorpeln in Beziehung zu bringen, während jene der Sauropsiden meist vom Cricoid abgeleitet werden.

Die *Aryknorpel* (auch *Arytaenoide, Gießbeckenknorpel, Schnepfenknorpel* oder *Stellknorpel* genannt) stützen sich gelenkig auf den dorso-lateralen Oralrand des Cricoids; sie haben meist die Form einer abgestumpften Pyramide, deren Spitze dem Kehlkopfeingang zu gerichtet ist. Ihre etwas medial umgebogene Spitze gliedert sich häufig als ein besonderes Knorpelchen ab (*Cartilago santorini* oder *corniculata*). Bei den *Monotremen* sind die Aryknorpel durch eine Knorpelspange unmittelbar miteinander verbunden. Eine derartige Verbindung existiert auch bei gewissen höheren Säugern, wie dem Seelöwen (*Otaria jubata*) oder, in schwächerer Entwicklung, bei gewissen neuweltlichen Affen (*Nyctipithecus, Pithecia*). Ihrer Größe nach sind die Aryknorpel meist keine sehr ansehnlichen Gebilde. Beim *Seelöwen* dagegen sind sie weitaus die größten Knorpel des gesamten Kehlkopfes überhaupt, während die Thyreoide hier einigermaßen zurücktreten.

Die Arytaenoide haben neben ihrer Aufgabe, die Kehlkopfspalte zu erweitern oder zu verengern, bei den Säugetieren die weitere erlangt, die Stimmbänder in dem jeweils erforderlichen Spannungszustande zu erhalten. Diese Stimmbänder befinden sich auf der mit Schleimhaut ausgekleideten Innenfläche des Kehlkopfes. Sie entspringen von einem dorsal aufsteigenden Fortsatz jedes Aryknorpels und ziehen an der Innenfläche des Thyreoids ventral hin. Dicht vor und parallel mit ihnen zieht meist eine zweite Falte hin, das falsche Stimmband oder Taschenband (*Plica vesicularis*). Zwischen diesen beiden Falten senkt sich die laterale Schleimhaut des Larynx taschenförmig ein und bildet die sogenannten *Ventriculi laryngis* oder *Morgagnii* (*Morgagnische Taschen*), auf die später noch näher einzugehen sein wird.

Bei einigen Säugetieren, so namentlich den *Cetaceen*, sind die Stimmbänder mehr oder weniger rückgebildet, ja sie können sogar wie beim Seelöwen (*Otaria jubata*) gänzlich fehlen. Stimmlosigkeit ist hiermit nicht notwendigerweise verbunden. Der Seelöwe ist sogar ein ungewöhnlich lautes Tier. Er erzeugt seine Töne aber im Gegensatz zu den meisten anderen Säugern inspiratorisch.

Eine Besonderheit des Säugerlarynx bildet der *Kehldeckel* (*Epiglottis*) mit seinem Knorpel. Zwar findet sich schon bei den Sauropsiden, sogar auch bei den Amphibien, eine Querfalte der Pharynxschleimhaut vor dem Aditus, welche eine ähnliche Rolle wie die Epiglottis spielt, doch scheint sie der Säugerepiglottis nicht direkt vergleichbar. Der Kehldeckel entwickelt sich, indem die Schleimhaut des oralen Aditusrandes in verschiedenem Grade nach vorn zu einem zungen- bis schaufelartigem Gebilde auswächst (Fig. 637, S. 687 und Fig. 638), welches sich nach hinten über den Aditus hinüberlegen und ihn dadurch vor dem Eindringen von Nahrungsteilen schützen kann. Die Seitenränder des Deckels oder zwei von ihnen entspringende Falten (*Plicae aryepiglotticae*) setzen sich bis zur Spitze der Aryknorpel fort und ergänzen den von der Epiglottis gebildeten Schutz. — Bei den meisten Säugern ragt die Epiglottis bei ruhigem Atmen in den *Ductus nasopharyngeus* (*Cavum nasopharyngeum* [s. Fig. 618, S. 673]) hinein, liegt also dorsal vom *Velum palatinum* (Fig. 638 *B*), so daß durch das Cavum, die Epiglottis und die beiden seitlichen Falten, in welche das Velum jederseits

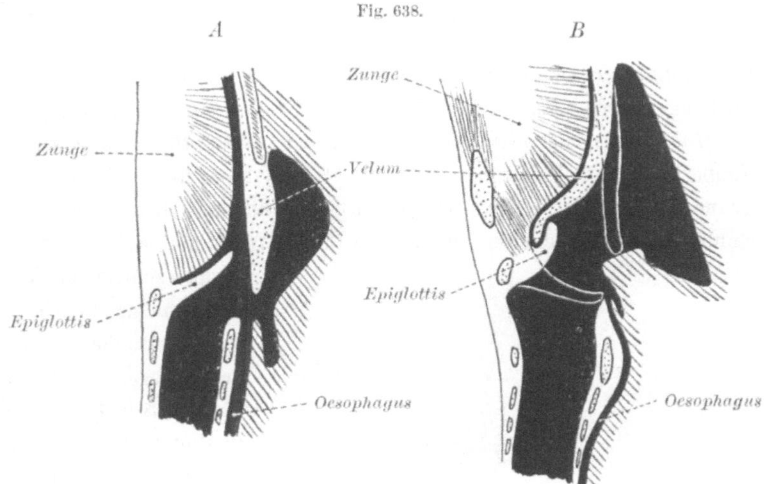

Fig. 638.

Praevelare und postvelare Lage der Epiglottis *A* beim Schwein und *B* beim Pferd. Lufträume: Ösophagus, Luftröhre usw. schwarz gezeichnet. In Fig. *B* geben die weißen Linien die Stellung von Velum und Epiglottis während des Schluckens an. (Aus ELLENBERGER und BAUM 1926, etwas verändert). v. Bu.

gegen den Kehlkopfeingang ausläuft, das C. nasopharyngeum sich bis zu letzterem fortsetzt und die Luftzufuhr gesichert wird. Bei manchen Säugern aber, so namentlich den meisten *Affen* (mit Ausnahme des Orang) und bei *Homo* tritt die Epiglottis nicht

mehr in das Cavum ein, sondern liegt vor bzw. ventral von ihm (prävelar, Fig. 638 *A*). — Stets enthält der Kehldeckel einen platten Knorpel, der häufig löcherig durchbrochen ist; sein Hinterrand stützt sich selten auf den Zungenbeinkörper (*Echidna*, Fig. 636 *A*, S. 686), sonst auf den Vorderrand des *Thyreoids* (Fig. 637, S. 687). Das Hinterende dieses Faserknorpels kann etwas paarig erscheinen, sogar zwei Fortsätze (*Basalfortsätze*, Fig. 639) bilden, die in die Plicae aryepiglotticae hineinreichen, ja sich bis zu den Aryknorpeln erstrecken können. Diese sich mitunter stark verbreiternden Fortsätze werden als die WRISBERGschen Knorpel bezeichnet (*Cart. cuneiformes*). Ihre meist für primär gehaltene Verbindung mit der Epiglottis behalten sie sehr oft bei (Fig. 639 *A*); andererseits können sie sich auch

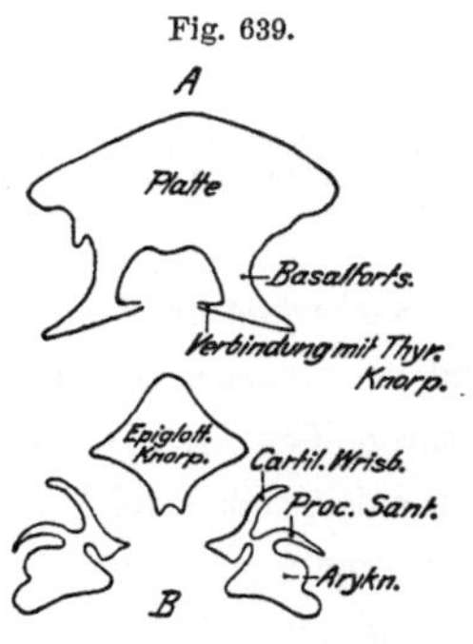

Fig. 639.

A Arvicola arvalis. Epiglottisknorpel mit paarigen Basalfortsätzen. *B* Canis familiaris. Epiglottisknorpel sowie Aryknorpel mit Anhangsgebilden (nach GOEPPERT 1901). C. H.

mit den Arytaenoiden verbinden (s. Fig. 639 *B*, *Canis*), was bei den neuweltlichen Affen stets der Fall ist. Bei vielen anderen Säugetieren liegen sie ohne Verbindung mit anderen Knorpelelementen frei in der Plica.

Es wurde versucht, auch den Epiglottisknorpel vom Visceralskelet, nämlich vom 4. Branchialbogen abzuleiten; doch stößt diese Hypothese auf erhebliche Schwierigkeiten, wegen der Lage des Knorpels vor dem Thyreoidbogen und wegen seiner vom übrigen Kehlkopfskelet (Hyalinknorpel) abweichenden histologischen Beschaffenheit, weshalb die Ansicht, es handele sich um eine selbständige Verknorpelung in der Epiglottis, vorherrschend geblieben ist.

Die erwähnte Beziehung des Larynx zum Cavum nasopharyngeum kann bei manchen Säugern noch inniger werden. Dies ist der Fall bei den Cetaceen (*Odontoceten*) sowie den *Beuteljungen* der *Marsupialier*. In beiden Fällen erhebt sich der Larynx, unter Einbeziehung der Epiglottis, als eine ventro-dorsal aufsteigende Röhre, die in das Cavum hineinreicht; so wird, namentlich in Verbindung mit den Gaumenfalten des Velums, die bei den Cetaceen durch einen queren Wulst hinter dem Larynx verbunden sind, ein direkter Zusammenhang zwischen dem Cavum nasopharyngeum und dem Larynx hergestellt (s. Fig. 618, S. 673). Diese Modifikation in der Lagerung des Larynx bedingt auch eine Umbildung seiner Knorpel, indem sich sowohl die Epiglottis als die beiden Aryknorpel zu senkrecht emporsteigenden rinnenförmigen Gebilden verlängern, welche die Wand des röhrenförmigen Larynx stützen (speziell *Odontoceti*). Gleichzeitig verwächst der Epiglottisknorpel häufig mit dem Thyreoidknorpel.

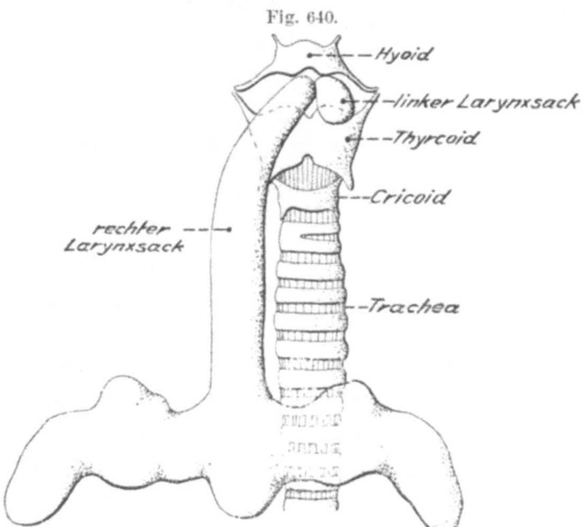

Anthropithecus troglodytes (Schimpanse). Larynx mit Trachea, Hyoid und den Kehlsäcken von der Ventralseite (nach EHLERS 1881, Larynx nach WIEDERSHEIM, Vergl. Anat.). v. Bu.

Sackartige Anhänge des Larynx, wie sie selten schon gewissen Sauriern zukommen, sind bei *Säugern* ziemlich verbreitet und entstehen in verschiedener Weise. Bei den anthropoiden Affen, insbesondere dem *Orang*, können solche *Kehlsäcke* eine sehr bedeutende Größe erreichen. So erstrecken sie sich beim Orang von der Trachea bis in die Sternalregion und senden von hier aus beiderseits Fortsätze in die Axillargegend. Bei *Hylobates* sind die beiden Kehlsäcke stets gleich groß; beim Orang und Schimpansen ist häufig ein Überwiegen des einen, also eine Asymmetrie zu konstatieren. Fig. 640 veranschaulicht hierfür einen extremen Fall. Daß beim Orang stets der rechte Kehlsack der größere sei, wie behauptet wurde, kann nicht als erwiesen gelten.

Auch bei den neuweltlichen Affen, den *Platyrrhinen*, sind häufig Kehlsäcke entwickelt; sie sind aber morphologisch ganz verschieden zu bewerten. Es lassen sich unterscheiden: ein dorsaler Kehlsack, der zwischen dem Cricoid und dem obersten Trachealring austritt (*Ateles*, Fig. 641), ein ventraler Kehlsack, der sich zwischen das

Vorderende des Thyreoids und die Epiglottis vorstülpt und in dem großen Zungenbeinkörper endigt (*Lagothrix*, *Mycetes*, Fig. 642), der dabei zu einer Art Trommel aufgetrieben werden kann (Mycetes), seitliche Vorstülpungen der Morgagnischen Taschen,

die entweder wie beim Orang zwei selbständige Kehlsäcke bilden können (*Mycetes*) oder aber, in das Corpus hyoideum eindringend, zwei oder, zusammenfließend, eine einheitliche Schallblase bilden können (*Nyctipithecus*, *Pithecia*, *Ateles*).

Kehlsäcke sind auch sonst bei den Säugetieren weit verbreitet. Ein dorsaler findet sich bei den Halbaffen *Indris* und *Lemur*, ein ventraler bei gewissen Ungulaten, z. B. *Hyaemoschus*, dem *Rentier*,

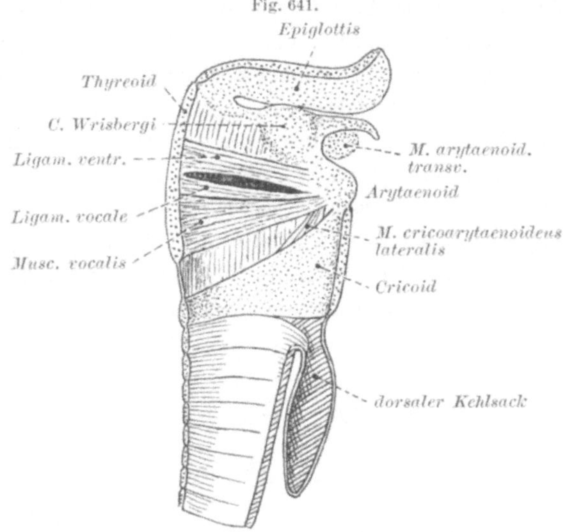

Ateles ater, Kehlkopf von innen und von links gesehen (nach H. LAMPERT 1926). v. Bu.

verschiedenen *Antilopen* sowie dem *Tapir*. Auch die *Bartenwale* haben einen solchen, und manche Insektivoren, wie der *Igel*, oder Chiropteren, wie *Rhinolophus*, verfügen über derartige Bildungen.

Die wie bei allen Tetrapoden quergestreifte *Larynxmuskulatur* der *Amphibien* setzt sich im einfachsten Falle aus einem paarigen Dilatator und einem ebensolchen

Constrictor zusammen. Der Dilatator nimmt ursprünglich (*Siredon*, *Siren*, *Salamandra*) seinen Ausgang von der Nackenfascie und zieht von hier aus bis zum Kehlkopf hinunter. Er ist als hinterstes Glied der Levatorum arcuum branchialium zu betrachten. Es läßt sich verfolgen, daß er bei den übrigen Amphibien seine Ansatzstelle allmählich ventralwärts verlegt.

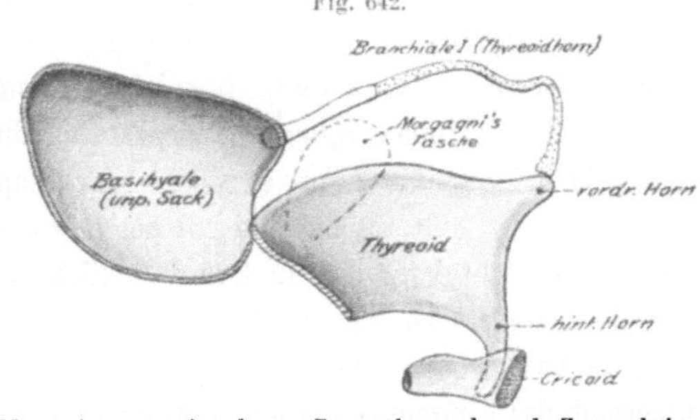

Mycetes seniculus. Larynxknorpel und Zungenbein halbiert, linke Hälfte. Knorpel des Branchiale I (hinteres Zungenbeinhorn) punktiert. Morgagnische Tasche in Strichlinien. Orig. O. B.

So entspringt er bei *Necturus* z. T. seitlich vom Pharynx von der Fascie der Rumpfmuskulatur. Die größte Verlagerung erleidet er bei den Anuren, bei denen er am *Processus postero-medialis* (*thyreoideus*) des Zungenbeins (Fig. 643*B*), teilweise auch an der Cart. cricotrachealis inseriert.

Die Schließmuskeln oder Constrictoren des Amphibienlarynx sind jedenfalls ursprünglich auch aus Kiemenbogenmuskeln hervorgegangen, die zum Pharynx in Beziehung standen. Bei den primitivsten Amphibien (*Proteus*) finden sich ein dorsales und ein ventrales Paar solcher Muskeln, die den Larynx gemeinsam ringförmig umgeben. Sie entspringen vom Lateralrand der Seitenknorpel und stoßen in der Sagittalebene in einer Naht (Raphe) zusammen (*Musculi laryngei dorsales* und *ventrales*, Fig. 645 *A*). Sie betätigen sich hier gleichzeitig noch als Constrictoren des Pharynx. Für die ventralen scheint es sicher, daß sie aus Constrictoren hervorgehen, welche die Branchialbogen ventral verbinden (sog. *Interarcuales ventrales*). Die dorsalen können vielleicht auch Beziehungen zu den Dorsopharyngei besitzen. Bei den höheren Amphibien wandeln sich diese Muskeln zu den Sphincteren des Larynx um, welche die Arytaenoide beiderseits umfassen, wobei der Dorsalis und der Ventralis jeder Seite zu einem einzigen Muskel verwachsen (Fig. 643 *A*). Bei den Anuren kommt es zu einer

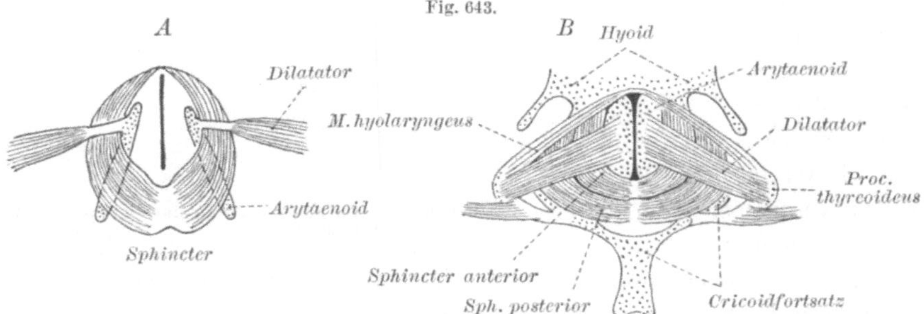

Kehlkopf von der Dorsalseite *A* Salamandra maculosa. *B* Rana temporaria
(nach GOEPPERT 1898).   v. Bu.

Zerlegung des Sphincters in zwei getrennte Muskeln. *Bufo, Bombinator, Ceratophrys* u. a. besitzen noch einen völlig einheitlichen Sphincter; bei *Chorophilus* läßt sich caudal eine Sonderung des Sphincters in zwei Züge, einen vorderen und einen hinteren, feststellen. Bei *Pelobates, Hyla* und *Rana* ist die Trennung in zwei vollständig gesonderte Muskeln, den Sphincter anterior und posterior durchgeführt (Fig. 643 *B*).

Bei den *Anuren* ist ferner als weiterer Kehlkopfmuskel noch der M. hyo-laryngeus zu nennen. Er fehlt anscheinend nur bei *Bombinator*. Funktionell wirkt er als Verengerer des Aditus laryngis und wird, freilich noch ohne genügende ontogenetische Stützung, als ein Derivat der Sphinctermuskeln angesehen. Er nimmt stets seinen Ausgang vom *Processus thyreoideus* und erstreckt sich von hier aus zum Larynx, wobei innerhalb des Anurenstammes ein sehr charakteristisches Cranialwärtswandern dieser Insertionsstelle zu konstatieren ist. Bei *Acrys* befestigt er sich an der Cart. cricotrachealis, bei *Alytes* an der Syndesmose dieses Knorpels mit dem Arytaenoid; bei *Pelobates* hat sich seine Insertionsstelle bis zum caudalen Ende des Arytaenoids verschoben, bei den *Hyliden* bis zum oralen Arytaenoidgebiet. Bei *Rana* endlich bilden die Muskeln beider Seiten eine vor den Arytaenoiden gelegene gemeinsame Insertionsraphe (s. Fig. 643).

Die Verhältnisse, die sich bei den *Reptilien* finden, schließen sich sehr eng an die der Amphibien an. Die Sphinctermuskeln zeigen sogar noch ein recht primitives Bild, indem gewöhnlich die Musculi laryngei dorsales und ventrales wie bei den niederen Amphibien deutlich vorhanden sind (s. Fig.645*A* u. *B*). Verändert ist häufig der Verlauf der Muskelfasern. Beim *Krokodil* sind z. B. die dorsalen Muskeln so angeordnet, daß sie den Aditus in die Länge ziehen und hierdurch seinen Schluß herbeiführen (Fig. 644). Die Dilatatoren haben denen der Amphibien gegenüber eine Weiterentwicklung erfahren. Nur bei den *Amphisbaeniden* inseriert ein Teil der Fasern noch am dritten Zungenbeinhorn, wie dies bei den Amphibien zum größten Teil der Fall ist. Ein anderer Teil der Fasern begibt sich zum Cricoid. Hierhin und an die vordersten Trachealbogen ziehen die Dilatatorfasern aller übrigen Reptilien. Sie haben sich also vom Zungenbein völlig losgelöst; der Kehlkopf ist hierdurch zu einem in sich ge-

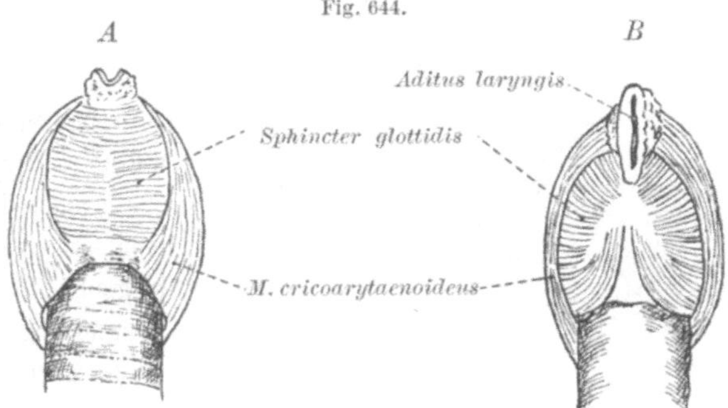

Kehlkopfmuskulatur von Alligator mississipiensis. *A* ventral, *B* dorsal
(nach L. SOELLER 1931.) v. Bu.

schlossenen Mechanismus geworden und hat eine Ausbildung erreicht, wie sie in diesem Punkte auch noch bei den Säugetieren anzutreffen ist.

Was die Säugetiere anlangt, so sind die Verhältnisse bei den Monotremen am übersichtlichsten (s. Fig. 646*A*). Die beiden ursprünglichen Constrictorenpaare, die M. laryngei ventrales und dorsales, lassen sich auch bei ihnen wiederfinden, was besonders anschaulich aus der Betrachtung des Querschnittes hervorgeht (s. Fig. 645*C*); die Arytaenoide trennen wie bei den Amphibien beide Gruppen. Die dorsalen Constrictoren gehen vom Procricoid aus und ziehen von hier aus z. T. zum Arytaenoid, zum anderen Teil zum Cricoid. Die ventralen Constrictoren besitzen ventral eine sehr lange Ansatzlinie, die von der Copula der Thyreoidbogen bis zum Cricoid sich verfolgen läßt. Alle diese Fasern ziehen zum Arytaenoid hin.

Der Dilatator (in Fig. 646*A* wegpräpariert) entspringt am caudalen Ende (Horn) des zweiten Thyreoidbogens, z. T. aber auch am Cricoid; der Muskel wird dementsprechend als *M. kerato-crico-arytaenoideus* bezeichnet. Die gleichen Verhältnisse finden sich auch bei den *Marsupialiern*, *Cetaceen* und gewissen *Rodentiern*. Bei den übrigen placentalen Säugetieren schwindet der Ansatz der Dilatatorfasern am Thyreoid wieder.

Bei den *Placentaliern* geht die Trennung der Constrictoren in eine dorsale und ventrale Gruppe einigermaßen verloren. Indessen läßt sich auch bei ihnen feststellen, daß Muskeln vorhanden sind, die den Laryngei ventrales und dorsales homolog sind. Als Homologon der ventralen Gruppe sind der Thyreo- und der Crico-arytaenoideus lateralis anzusehen; das dorsale Segment wird ursprünglich, wie bei den Monotremen, durch einen M. ary-procricoideus dargestellt. Von ihm leitet sich, verbunden durch viele Übergänge, der *M. interarytaenoideus* ab, der bei den meisten höheren Säugern die Arytaenoide unmittelbar miteinander verbindet (*Musculus arytaenoideus transversus*).

Die übrigen Kehlkopfmuskeln der Säuger, die zum großen Teile am Thyreoid ansetzen, sind einer vergleichend anatomischen Behandlung sehr viel schwerer zugänglich.

Die Wirkungen der Kehlkopfmuskeln der Säugetiere beziehen sich auf die Veränderung der Stimmritzenweite und die Spannung der Stimmbänder; sie sind kurz die folgenden (s. Fig. 646 *B*)[1]: Die Verengerung der Stimmritze erfolgt hauptsächlich durch den *M. cricoarytaenoideus lateralis* (1); er wird in

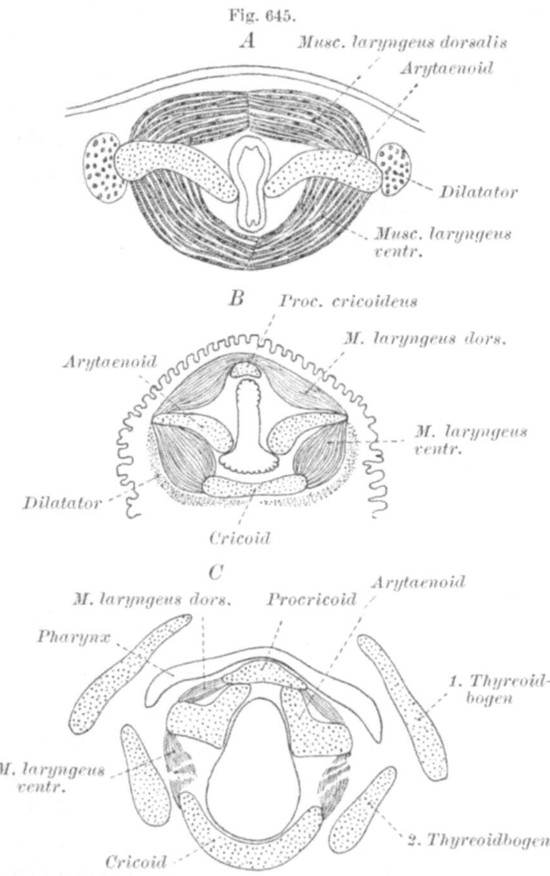

Querschnitte durch die **Kehlkopfregion**. *A* von **Siren lacertina**, *B* von **Tropidonotus natrix**, *C* von **Echidna** (nach GOEPPERT 1901). v. Bu.

seiner Wirkung unterstützt durch den unpaaren *M. arytaenoideus transversus* (2), der beide Arytaenoide verbindet, sowie die auf der Innenseite des Kehlkopfes gelegenen *M. ventriculares* (3) und *M. vocales* (4), die sich zwischen dem Processus muscularis der Arytaenoide und dem Thyreoid bzw. seinem Ligament zum Cricoid hin ausspannen. Die Erweiterung der Stimmritze geschieht ebenfalls durch eine Gruppe von Muskeln. Der wichtigste Dilatator ist der *M. cricoarytaenoideus dorsalis* (5); merkwürdigerweise

---

[1] Diese Darstellung bezieht sich auf das Pferd.

wirken die obengenannten Muskeln 1 und 2 ebenfalls erweiternd, wenn sie mit 5 zusammenarbeiten.

Die Spannung der Stimmbänder wird in erster Linie durch den *M. ventricularis* (3) bewirkt; unterstützend greift hier der *M. cricothyreoideus* (6) ein, der das Cricoid in

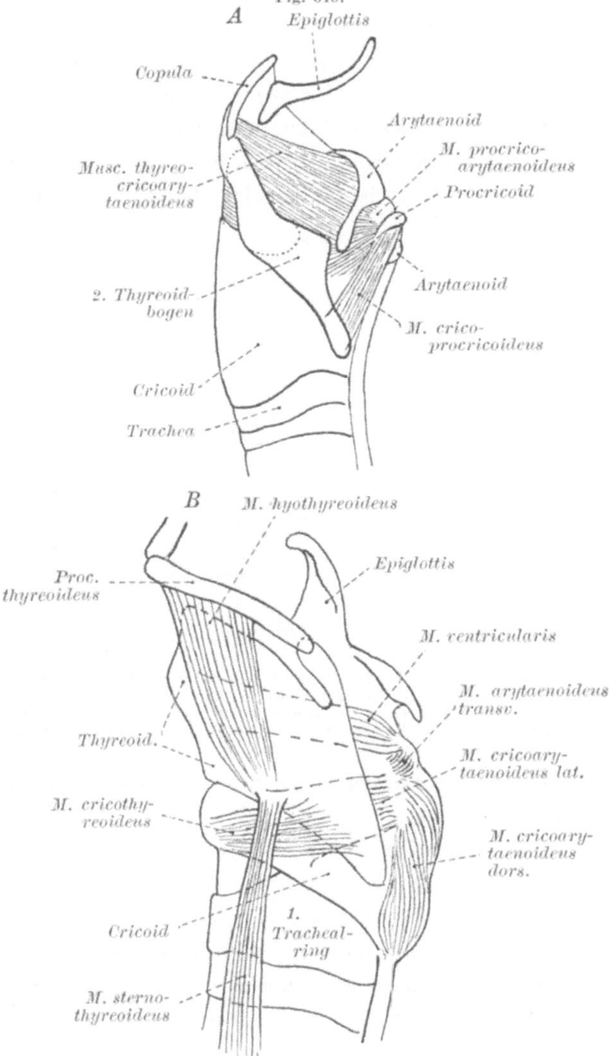

Kehlkopf *A* von Echidna und *B* vom Pferd von der linken Seite mit den wichtigsten Muskeln. In *A* ist der erste Thyreoidbogen und der Dilatator wegpräpariert. (*A* nach GOEPPERT 1901, *B* nach ELLENBERGER und BAUM 1926). v. Bu.

das Thyreoid hineinzieht und damit zugleich die am Cricoid gelenkig befestigten Arytaenoide nach vorn verschiebt. Hierdurch wird die Spannung der Stimmbänder, die zwischen dem Thyreoid und dem Arytaenoid aufgehängt sind, vergrößert. An der Spannung der Stimmbänder beteiligen sich ferner einige Muskeln, die vom Thyreoid zu anderen nicht zum Kehlkopf gehörigen Muskelskeletelementen ziehen, wie der *M. sternothyreoideus* und der *M. hypothyreoideus.* Sie verändern ebenfalls den Abstand zwischen Thyreoid und Arytaenoid.

Die Entspannung der Stimmbänder geschieht durch den *M. cricoarytaenoideus lateralis* und den *M. vocalis.*

Wie schon früher (Bd. I, S. 636) erwähnt, wird die eigentliche Kehlkopfmuskulatur vor allem vom Vagus durch den *Nervus recurrens* (*Laryngeus inferior*) innerviert, wie es schon bei den Amphibien (hier *Laryngeus longus*) der Fall ist. Auch der *Laryngeus superior* begibt sich bei den Tetrapoden zum Larynx. Bei den Reptilien sind es sogar Äste des *Glossopharyngeus,* die sich mit dem Laryngeus superior vereinigen; doch scheinen diese, wie der L. superior überhaupt, wesentlich sensibler

Fig. 647.

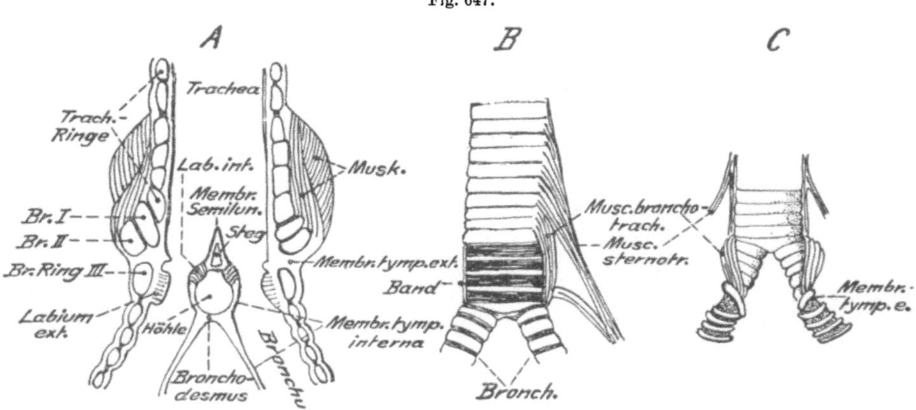

Syrinx. *A von Turdus merula* (S. bronchotrachealis) horizontaler Längsschnitt (nach HAECKER 1898). *B Thamnophilus* (S. trachealis) von der Ventralseite; die ventrale Wand der Trommel ist entfernt, um das Band zu zeigen, welches die Ringe lateral verbindet. *C Tyrannus sulphur* (S. bronchialis) von der Ventralseite. (*B* und *C* nach J. MÜLLER 1845.) C. H.

Natur zu sein. Bei den Säugern dagegen scheint sicher, daß der L. superior wenigstens den M. cricothyreoideus versorgt.

Syrinx oder unterer Kehlkopf der Vögel. Wie schon betont wurde, hat der Larynx der Vögel die Funktion eines Stimmapparats völlig verloren. Nur die Zischlaute der Gänse und ähnliche Lautäußerungen anderer Vögel entstehen durch Auspressen der Luft aus dem Larynx. Statt seiner wurde in der Region der Teilung der Trachea in die Bronchien ein besonderer Tonapparat entwickelt, der *Syrinx.* Bei der großen Mehrzahl stimmbegabter Vögel ist dies Organ gut entwickelt; bei relativ wenigen, so den *Ratiten,* gering; bei den Störchen (*Ciconia*) sowie gewissen Geiern (*Cathartes*) fehlt der Syrinx völlig; alle Tracheal- bzw. Bronchialbogen sind hier völlig geschlossen. Diese Vögel sind stumm. Wahrscheinlich handelt es sich in diesen Fällen um Reduktion. — Der Bau des Syrinx zeigt erhebliche Verschiedenheiten, obgleich ihm im allgemeinen ein übereinstimmendes Prinzip zugrunde liegt. Dieses besteht darin, daß zwischen aboralen Ringen der Trachea oder zwischen den hintersten Trachealund dem ersten Bronchialring oder zwischen vorderen Bronchialringen häutig geschlossene Stellen (Zwischenräume) bleiben, welche sich in das Lumen der Luftwege als eine Art Stimmbänder einzufalten vermögen und durch den Luftstrom in Schwingung versetzt werden können. Ermöglicht werden diese Schwingungen dadurch, daß der Syrinx im Saccus clavicularis gelegen ist, so daß die Membranen beiderseits an Luft grenzen. Da diese membranösen Stellen, die sich entweder zwischen der Trachea und den Bronchien oder zwischen einzelnen Bronchialringen finden, lateral (nach außen) gerichtet liegen, so werden sie als äußere Trommel- oder Paukenfelle (*Membranae tympaniformes externae*, Fig. 647*A* u. *C*) bezeichnet. Zu ihnen gesellen sich gewöhnlich zwei innere, die dadurch entstehen, daß eine Anzahl der vordersten Bronchialringe auf ihrer Medialseite ungeschlossen bleiben, und daß sich in dem so entstehenden Raum zwischen ihren Medialenden je eine Haut ausspannt, die *Membranae tympaniformes internae*, die gleichfalls an der Tonbildung teilnehmen, d. h. in verschiedenem Grad gespannt oder auch eingefaltet werden können (s. Fig. 647*A*). Ausnahmsweise ist jeder inneren Membran ein besonderer Knorpel (C. arytaenoidei) eingelagert. Die inneren Membranae tympaniformes können mitunter ganz fehlen, so beim Singschwan (*Cygnus cygnus*), oder miteinander verwachsend, eine einzige große Membran bilden (*C. olor*). Wie angegeben, können die äußeren Trommelfelle verschieden liegen, was namentlich zur Unterscheidung dreier Syrinxformen Veranlassung gab: nämlich 1. des *Syrinx trachealis* (Fig. 647 *B*), wo die Trommelfelle zwischen den hinteren Trachealringen liegen, 2. des *S. bronchialis* (Fig. 647 *C*), wo sie zwischen tieferen Bronchialringen sich ausspannen, und 3. des *S. bronchotrachealis* (Fig. 647 *A*), der verbreitetsten Form, wo sie im allgemeinen zwischen dem letzten Tracheal- und dem ersten Bronchialring liegen. Scharf scheinen diese Unterschiede jedoch nicht zu sein, da im Syrinx broncho-trachealis einige vorderste Bronchialringe häufig sehr innig mit dem Hinterende der Trachea verbunden sind; solche

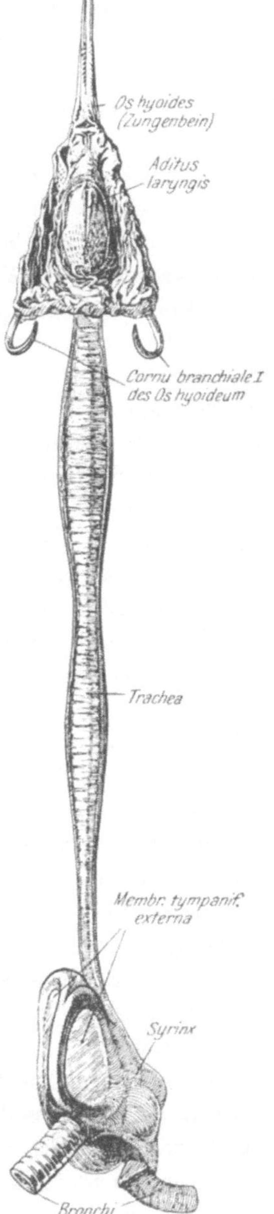

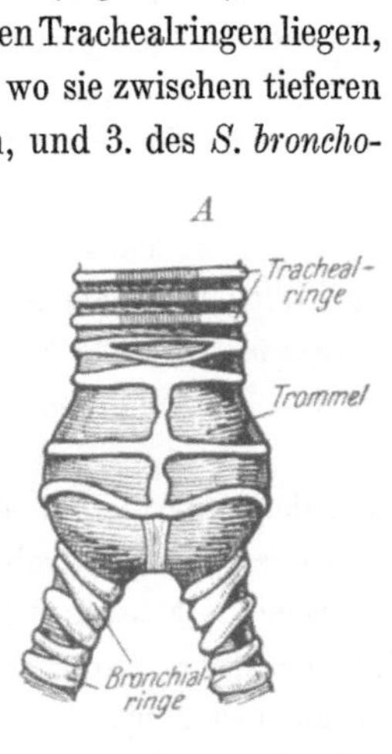

A Syrinx mit Trommel der Taube Phleoenas, *B* Trachea und Syrinx von Mergus spec. (aus Ihle usw., Vergl. Anat.).

Syrinx werden daher zu den broncho-trachealen gerechnet, obgleich ihre äußeren
Trommelfelle zwischen diesen vorderen Bronchialringen liegen (Fig. 647*A*). Nicht in
den Rahmen dieser Einteilung passen die erst neuerdings bekannt gewordenen Stimm-
organe von *Podiceps griseigena* und *P. cristatus*, deren Membranen in den unteren
Bronchien unmittelbar vor ihrem Eintritt in die Lungen gelegen sind.

Die im Bereiche des Syrinx gelegenen hintersten Trachealringe sind häufig mehr
oder weniger modifiziert. Sie können niedrig, auch dorsal offen bleiben oder sogar
in ventrale und dorsale Halbringe zerfallen, die lateral durch ein Längsband zusammenhängen. Zwischen solchen niedrigen Trachealringen bleiben daher häufig ringförmige
Zwischenräume, wie sie für den Syrinx trachealis (spez. zahlreiche *Passeres clamatores*)
charakteristisch sind. Doch findet sich eine ähnliche Bildung des hinteren Tracheal-
endes auch bei manchen *Tauben* und *Hühnern*. Im Gegensatz zu dieser Bildung tritt
namentlich beim Syrinx broncho-trachealis häufig eine Anzahl hinterster Trachealringe in besonders innige Verbindung, die bis zur Verwachsung gehen kann. Dieser
hintere Abschnitt der Trachea ist dann häufig etwas erweitert (Fig. 648) (manchmal
jedoch auch verengt) und wird als *Trommel* (Fig. 648*A*) bezeichnet; doch fehlt, wie gesagt, eine solche Trommelbildung vielen Vögeln ganz. In gewissen Gruppen kann die
Trommel stark anschwellen, so besonders bei den Männchen vieler *Anatiden*, *Mer-
giden* (Fig. 648*B*) und einzelnen anderen. Diese Anschwellung tritt gewöhnlich einseitig
links auf (Fig. 648*B*) oder ist doch auf dieser Seite stärker. Ihre einheitlich knöcherne Wand besitzt nicht selten auch membranöse Stellen. Innerlich kann sie durch
scheidewandartige Einwüchse mehr oder weniger gekammert sein.

Die Teilungsstelle der Trachea in die Bronchien ist, wie hervorgehoben, dadurch
ausgezeichnet, daß sich die inneren Trommelfelle hier in der Spitze des inneren Winkels
der Bronchien vereinigen. Diese ventro-dorsale Kante wird nun im gut ausgebildeten
Syrinx gewöhnlich dadurch verstärkt, daß ihr eine knöcherne oder knorplige Skelet-
leiste, der *Steg* (*Brücke*, *Pessulus*), eingelagert ist (s. Fig. 647*A*). Er fehlt z. B. den
Psittaci, Columbiden, Gallinaceen u. a.; dem Syrinx trachealis und bronchialis fehlt er
meist. Am Steg befestigen sich demnach die Vorderenden der beiden inneren Trommelfelle. Von seiner in das Trommellumen vorspringenden Kante erhebt sich häufig eine
Schleimhautfalte gewissermaßen als seine Fortsetzung (*Membrana semilunaris*), die
jedoch nur einer beschränkten Zahl von Vögeln zukommt (z. B. stets *Aëtomorpha* u. a.).
Ob sie an der Stimmbildung beteiligt ist, ist sehr zweifelhaft.

Der *Syrinx bronchialis* (s. Fig. 647*C*) tritt namentlich bei gewissen *Passeres clamatores, Macrochires*, gewissen *Coccygomorphen* und *Eulen* auf, deren Syrinx aber dem
broncho-trachealen sehr gleicht. Ein Steg fehlt ihm gewöhnlich, häufig auch das
innere Trommelfell.

Die Tonerzeugung im Syrinx der Vögel beruht auf einem wesentlich anderen
Prinzip als die im Larynx der Säugetiere. Die Stimmbänder der Säugetiere sind frei
in das Lumen der Trachea vorspringende, elastische Polster, die durch den Luftstrom
in Schwingungen gesetzt werden. Bei den Vögeln haben wir es, wie S. 697 erwähnt,
mit Membranen zu tun, die, um in Schwingungen geraten zu können, beiderseits an

Luft grenzen müssen. Es ist daher für das Funktionieren des Vogelsyrinx eine Tatsache von allergrößter Wichtigkeit, daß er im Luftraume des Saccus clavicularis eingebettet liegt.

Die Membranen des Vogelsyrinx müssen, um schwingen zu können, gespannt sein. Im Modellversuch mit dem Syrinx eines frischtoten Vogels kann diese Spannung durch Herstellung eines Überdrucks in dem den Syrinx umgebenden Luftraum erzielt werden. Beim lebenden Vogel wird die Spannung der Membranen durch die wechselnde Contraction der am Syrinx ansitzenden Muskeln verursacht und variiert.

Beteiligt an der Stimmbildung der Vögel ist sicherlich auch die stimmritzenartige Verengerung der Trachea oder der Bronchien, die in der Höhe der Tympanalmembranen in Zweizahl oder in Einzahl auftreten (s. Fig. 649). Stimmritzen können aber auch auf andere Weise zustande kommen. So finden sich, z. B. bei vielen *Passeres*, ausgehend von der lateralen Region gewisser Tracheal- und Bronchialringe, Schleimhauterhebungen mit elastischen Fasern, sogenannte *Labia externa*, denen innere gegenüberstehen, die von der Basis des Steges ausgehen. Die Stimmritze liegt zwischen beiden.

Die Trachea und der Syrinx stehen mit einem mehr oder weniger komplizierten *Muskelapparat* in Verbindung. Schon bei den Ophidiern finden sich je ein Paar Retractoren und Protractoren der Luftröhre, von welchen die ersteren vom Zungenbein oder den Rippen, die letzteren vom Unterkiefer zur Vorderregion der Trachea ziehen. Die Vögel besitzen fast stets (Ausnahme Trochilidae = *Kolibris*) ein Paar Herabzieher der Trachea, die bald höher, bald tiefer an ihr entspringen und fast stets am Vorderrande des Sternums

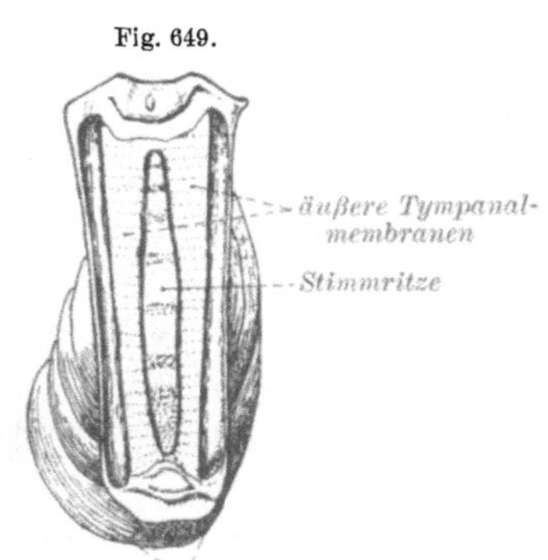

Fig. 649.

Cygnus cygnus. Syrinx durchschnitten. Ansicht der Stimmritze gegen die Trachea hin (nach RUPPELT 1933). C. H.

inserieren (*M. sterno-tracheales*). Ihre Contraction preßt die Skeletelemente des Syrinx aufeinander und bewirkt eine Spannung der Stimmbänder. Zu diesen Muskeln gesellt sich bei den *Lamellirostres* und *Palamediden* ein Paar ähnlicher, die von der Trachea zur Furcula (Clavicula) hinabsteigen (*M. furculo-* oder *ypsilo-tracheales*).

Vom Musculus sterno-trachealis zweigt sich bei den *Pici* (Spechten) ein Teil ab, der am ersten Bronchialbogen inseriert. Er wird bei den meisten anderen Vögeln selbständig und erscheint dann als *M. tracheo-bronchialis* oder, wenn er seine Insertionsstelle weiter cranial verlagert, als *M. trachealis*. Funktionell wirken diese Muskeln als Antagonisten des M. sterno-trachealis, indem sie das Vorderende des Syrinx nach vorn ziehen, die Skeletelemente des Syrinx also voneinander entfernen.

Im einfachsten Falle, wie er bei vielen Vögeln vorkommt, findet sich dieser Muskel nur in einem einzigen Paar, das häufig vom Hinterrande der Trachea zum ersten oder zu einem der ersten Bronchialringe zieht, bzw. auch direkt zum äußeren Trommelfell. Im Zusammenhange mit der Entfaltung des Stimmvermögens bei den Singvögeln

kann sich jedoch dieser Muskel in mehrere Paare aufteilen, mit verschiedenen Ansatz-
punkten in der Umgebung des äußeren Trommelfelles. Die primitiveren unter ihnen,
die sogenannten *Passeres oligomyodae*, haben zwei oder drei derartige Muskelpaare, die
höher entwickelten (*P. polymyodae*) niemals weniger als sieben Paare, manche sogar
deren neun. Sie lassen eine tiefere (Fig. 650 links) und eine oberflächliche Muskelschicht unterscheiden (s. Fig. 650 rechts). Die Stimmuskeln sind zwar in beiden Geschlechtern stets in derselben Zahl vorhanden, aber bei den Männchen der Singvögel
im allgemeinen stärker entwickelt.

Fig. 650.

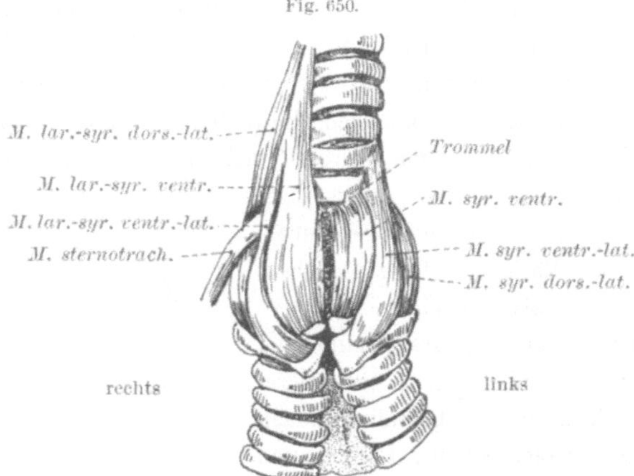

Melampitta gigantea. Syrinx von ventral gesehen; rechts oberflächliche, links tiefe Lage der Muskulatur
(nach E. MAYR aus KÜKENTHAL, Handb. d. Zool.).   C. H.

Da die Innervation der Muskeln der Trachea und des Syrinx in der Hauptsache vom
Hypoglossus und dem ersten Cervicalnerven geschieht, so scheint ihre Ableitung aus der hypobranchialen Stammmuskulatur (Rectussystem) gesichert, wie schon Bd. I, S. 447 hervorgehoben
wurde; bei den Schlangen dagegen gehört nur der Protractor der Trachea diesem System an,
der Retractor jedoch wohl der Branchialmuskulatur.

Vorlesungen über vergleichende Anatomie. Von Otto Bütschli †, Professor der Zoologie in Heidelberg.

1. Lieferung: **Einleitung; vergleichende Anatomie der Protozoen; Integument und Skelet der Metazoen.** Mit den Textfiguren 1—264. VIII, 401 Seiten. 1910. Unveränderter Neudruck 1928. RM 36.—*
2. Lieferung: **Allgemeine Körper- und Bewegungsmuskulatur; elektrische Organe und Nervensystem.** Mit den Textfiguren 265 bis 451. IV, 244 Seiten. 1912. Unveränderter Neudruck 1921. RM 9.—*
3. Lieferung: **Sinnesorgane und Leuchtorgane.** Mit den Textfiguren 452—722. 289 Seiten. 1921. Unveränderter Neudruck 1925. RM 24.—*
4. Lieferung: **Ernährungsorgane.** Herausgegeben von **F. Blochmann,** Tübingen, und **C. Hamburger,** Heidelberg. Mit den Textfiguren 1—274. IV, 380 Seiten. 1924. RM 27.—*
5. Lieferung: **Leibeshöhle.** Überarbeitet und herausgegeben von **C. Hamburger,** Heidelberg. Mit den Textfiguren 275—389. IV, 110 Seiten. 1931. RM 16.80*
7. und 8. Lieferung: **Blutgefäßsystem, Excretions- und Geschlechtsorgane;** Sachverzeichnis. In Vorbereitung.

Vergleichende Anatomie der Wirbeltiere. Herausgegeben von Professor J. E. W. Ihle, Amsterdam, Professor P. N. van Kampen, Leiden,

Professor **H. F. Nierstrasz,** Utrecht, Professor **J. Versluys,** Wien. Aus dem Holländischen übersetzt von G. Chr. Hirsch, Lektor in Utrecht. Mit 987 Abbildungen. VIII, 906 Seiten. 1927. RM 66. —; gebunden RM 68.40*

Vergleichende Anatomie des Nervensystems der wirbellosen Tiere unter Berücksichtigung seiner Funktion.

Von Dr. **Bertil Hanström,** Dozent der Zoologie an der Universität Lund. Mit 650 Abbildungen. XI, 628 Seiten. 1928. RM 76. —; gebunden RM 78.60*

Histologie und mikroskopische Anatomie. Von Professor Dr. Hans Petersen, Würzburg.

Erster und zweiter Abschnitt: **Das Mikroskop und allgemeine Histologie.** Mit 122 zum Teil farbigen Textabbildungen. III, 132 Seiten. 1922. RM 3.50*

Dritter Abschnitt: **Spezielle Histologie und mikroskopische Anatomie des Menschen.** Mit 221 zum Teil farbigen Textabbildungen. V, 153 Seiten. 1924. RM 12.—*

Vierter und fünfter Abschnitt: **Organe des Stoffverkehrs. Fortpflanzungsorgane.** Mit 447 zum Teil farbigen Abbildungen. VII, 385 Seiten. 1931. RM 39.—*

Sechster (Schluß-) Abschnitt: **Reizbearbeitung der Organe.** Die Haut. Das Nervensystem. Die Sinnesorgane. Erscheint Ende 1934.

Übungen aus der vergleichenden Physiologie. Atmung,

Verdauung, Blut, Stoffwechsel, Kreislauf, Nervenmuskelsystem. Von **Hermann J. Jordan,** Utrecht. Unter Mitwirkung von G. Chr. Hirsch, Utrecht. Mit 77 Abbildungen. VIII, 272 Seiten. 1927. RM 18.—*

---

*) *Auf die Preise der vor dem 1. Juli 1931 erschienenen Bücher wird ein Notnachlaß von 10% gewährt.*